Fundamentos de
psicofarmacologia
de Stahl

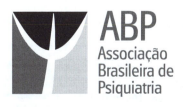
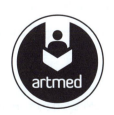

A Artmed é a editora oficial da ABP

AUTOR

Stephen M. Stahl é professor adjunto de Psiquiatria na University of California, San Diego, e professor visitante honorário de Psiquiatria na University of Cambridge, Reino Unido. Conduziu vários projetos de pesquisa premiados pelo National Institute of Mental Health, pelo Veterans Affairs e pela indústria farmacêutica. Autor de mais de 500 artigos e capítulos de livros, Dr. Stahl é coautor de *Transtornos relacionados a substâncias e do controle de impulsos: ilustrados* e *Integrando psicoterapia e psicofarmacologia: manual para clínicos*, publicados pela Artmed.

Nota à edição brasileira

Foram mantidas, ao longo do livro, as citações de nomes comerciais feitas pelo autor da obra; no entanto, como alguns medicamentos podem não estar disponíveis no Brasil no momento da prescrição, recomenda-se ao profissional que, quando necessário, consulte a lista de medicamentos registrados na Anvisa (https://consultas.anvisa.gov.br/#/medicamentos/).

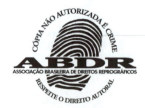

S781f Stahl, Stephen M.
Fundamentos de psicofarmacologia de Stahl : guia de prescrição / Stephen M. Stahl ; tradução: Sandra Maria Mallmann da Rosa ; revisão técnica: Gustavo Schestatsky. – 6. ed. – Porto Alegre : Artmed, 2019.
xii, 856 p. il. color. ; 25 cm.

ISBN 978-85-8271-529-1

1. Psicofarmacologia. 2. Medicamentos – Psiquiatria. 3. Psicofármacos. I. Título.

CDU 615.85

Catalogação na publicação: Karin Lorien Menoncin – CRB 10/2147

Fundamentos de psicofarmacologia de Stahl

guia de prescrição

6ª edição

Stephen M. Stahl

Tradução:
Sandra Maria Mallmann da Rosa

Revisão técnica:
Gustavo Schestatsky
Mestre em Psiquiatria pela Universidade Federal do Rio Grande do Sul (UFRGS).
Professor da Residência Médica em Psiquiatria do Hospital Psiquiátrico São Pedro.

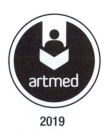

2019

Obra originalmente publicada sob o título *Prescriber's guide. Stahl's essential psychopharmacology*, 6th edition
ISBN 9781316618134

Copyright © 2017 by Cambridge University Press.
Cambridge University Press is part of the University of Cambridge.
This translation is published by arrangement with Cambridge University Press.

Gerente editorial: *Letícia Bispo de Lima*

Colaboraram nesta edição:

Coordenadora editorial: *Cláudia Bittencourt*

Capa: *Paola Manica*

Preparação de original: *Antonio Augusto da Roza*

Leitura final: *André Luís Lima, Camila Wisnieski Heck, Marcela Bezerra Meirelles* e *Vitória Duarte Martinez*

Editoração: *Techbooks*

Reservados todos os direitos de publicação, em língua portuguesa, à
ARTMED EDITORA LTDA., uma empresa do GRUPO A EDUCAÇÃO S.A.
Av. Jerônimo de Ornelas, 670 – Santana
90040-340 Porto Alegre RS
Fone: (51) 3027-7000 Fax: (51) 3027-7070

Unidade São Paulo
Rua Doutor Cesário Mota Jr., 63 – Vila Buarque
01221-020 São Paulo SP
Fone: (11) 3221-9033

SAC 0800 703-3444 – www.grupoa.com.br

É proibida a duplicação ou reprodução deste volume, no todo ou em parte, sob quaisquer
formas ou por quaisquer meios (eletrônico, mecânico, gravação, fotocópia, distribuição na Web
e outros), sem permissão expressa da Editora.

IMPRESSO NO BRASIL
PRINTED IN BRAZIL

ÍCONES

 agonista alfa-2

 agonista nicotínico parcial

 agonista parcial da serotonina 1A

 alimento medicinal

 antagonista de N-metil-D-aspartato

 antagonista da serotonina-dopamina

 anti-histamínico

 anticonvulsivante

 antidepressivo noradrenérgico e serotonérgico específico

 antidepressivo tricíclico/tetracíclico

 antiparkinsoniano/anticolinérgico

 antipsicótico convencional

 benzodiazepínico

 betabloqueador

 bloqueador alfa-adrenérgico

Ícones

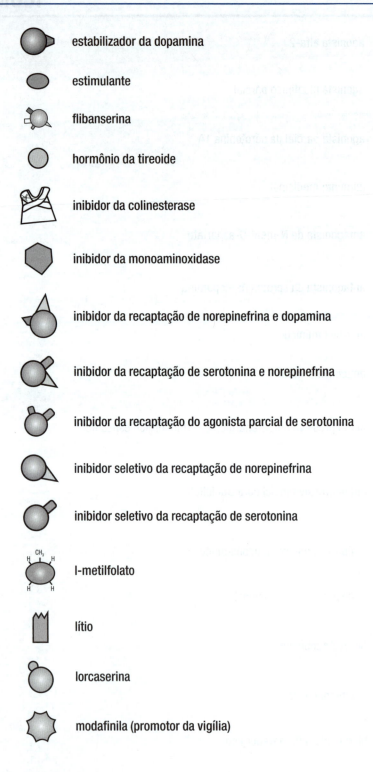

estabilizador da dopamina

estimulante

flibanserina

hormônio da tireoide

inibidor da colinesterase

inibidor da monoaminoxidase

inibidor da recaptação de norepinefrina e dopamina

inibidor da recaptação de serotonina e norepinefrina

inibidor da recaptação do agonista parcial de serotonina

inibidor seletivo da recaptação de norepinefrina

inibidor seletivo da recaptação de serotonina

l-metilfolato

lítio

lorcaserina

modafinila (promotor da vigília)

Ícones vii

 naltrexona-bupropiona

 nefazodona (antagonista/inibidor da recaptação de serotonina)

 oxibato sódico

 pimavanserina

 sedativo-hipnótico

 suvorexant

 tasimelteona

 topiramato/fentermina

 tratamento para dependência de álcool

 trazodona (antagonista/inibidor da recaptação de serotonina)

 vortioxetina

 Como a substância atua, mecanismo de ação

 Melhores combinações de potencialização para resposta parcial ou resistência ao tratamento

 Efeitos colaterais potencialmente fatais ou perigosos

Ganho de peso: Graus do ganho de peso associado à substância, com *incomum* indicando que ganho de peso foi relatado, mas não é esperado; *não incomum* indicando que ocorre em uma minoria significativa; *comum* indicando que muitos pacientes experimentam ganho de peso e/ou esse pode ocorrer em quantidade significativa; e *problemático* indicando que ocorre com frequência, pode ser em quantidade significativa e pode ser um problema de saúde em alguns pacientes.

Sedação: Graus de sedação associados à substância, com *incomum* indicando que sedação foi relatada, mas não é esperada; *não incomum* indicando que ocorre em uma minoria significativa; *comum* indicando que muitos pacientes experimentam sedação e/ou essa pode ocorrer em quantidade significativa; e *problemático* indicando que ocorre sedação com frequência, pode ser em quantidade significativa e pode ser um problema de saúde em alguns pacientes.

Dicas para dosagem baseadas na experiência pessoal do autor

Interações medicamentosas que podem ocorrer

Advertências e precauções relativas ao uso da substância

Dosagem e outras informações específicas para crianças e adolescentes

Informações referentes ao uso da substância durante a gravidez

Pérolas clínicas de informações baseadas na experiência clínica do autor

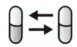
A arte da troca

Leituras sugeridas

ABREVIATURAS

ACh	acetilcolina
AChE	acetilcolinesterase
ADT	antidepressivo tricíclico
AINE	anti-inflamatório não esteroide
ALT	alanina aminotransferase
AMPA	ácido alfa-amino-3-hidroxi-5-metil-4-isoxazolepropiônico
APB	afeto pseudobulbar
AST	aspartato aminotransferase
BuChE	butilcolinesterase
CMI	clomipramina
CNA	contagem de neutrófilos absolutos
CPAP	pressão positiva contínua nas vias aéreas
CR	liberação controlada
CYP450	citocromo P450
DA	dopamina
DCL	demência com corpos de Lewy
de-CMI	desmetilclomipramina
dL	decilitro
DPOC	doença pulmonar obstrutiva crônica
ECG	eletrocardiograma
EEG	eletroencefalograma
ER	liberação prolongada
FAL	fosfatase alcalina sérica total
FDA	Food and Drug Administration
GABA	ácido gama-aminobutírico
HDL	lipoproteína de alta densidade
HMG CoA	beta-hidroxi-beta-metil-glutaril coenzima A
ILA	injetável de longa ação
IM	intramuscular
IMAO	inibidor da monoaminoxidase
IMC	índice de massa corporal
IR	liberação imediata
IRAPS	inibidor da recaptação do antagonista parcial de serotonina
IRM	imagem por ressonância magnética
IRMA	inibidor reversível da monoaminoxidase A
IRSN	inibidor da recaptação de serotonina e norepinefrina
ISRG	inibidor seletivo da recaptação de GABA
ISRS	inibidor seletivo da recaptação de serotonina

IV	intravenoso
lb	libra
LCS	líquido cerebrospinal
LDH	lactato desidrogenase
LDL	lipoproteína de baixa densidade
MAO	monoaminoxidase
mCPP	meta-cloro-fenil-piperazina
MDMA	3,4-metilenodioximetanfetamina (ecstasy)
mg	miligrama
mL	mililitro
mmHg	milímetros de mercúrio
NEB	neutropenia étnica benigna
NET	transportador de norepinefrina
NMDA	N-metil-D-aspartato
ODT	comprimido de desintegração oral
ODV	O-desmetilvenlafaxina
PA	pressão arterial
PCP	fenciclidina
PCR	proteína C reativa
PET	tomografia por emissão de pósitrons
prn	conforme necessário
qd	uma vez por dia
SAHOS	síndrome de apneia/hipopneia obstrutiva do sono
SNC	sistema nervoso central
SR	liberação sustentada
TAG	transtorno de ansiedade generalizada
TDAH	transtorno de déficit de atenção/hiperatividade
TDPM	transtorno disfórico pré-menstrual
TEPT	transtorno de estresse pós-traumático
TFG	taxa de filtração glomerular
TOC	transtorno obsessivo-compulsivo
TSH	hormônio estimulador da tireoide
VMA	ácido vanilmandélico
WBC	contagem de leucócitos

SUMÁRIO

	Introdução 13
1	Acamprosato 15
2	Agomelatina. 19
3	Alprazolam. 25
4	Amissulprida 31
5	Amitriptilina 39
6	Amoxapina. 47
7	Anfetamina (d) 53
8	Anfetamina (d,l) 59
9	Aripiprazol 67
10	Armodafinila 79
11	Asenapina 85
12	Atomoxetina. 91
13	Benzotropina 97
14	Blonanserina 101
15	Brexipiprazol. 107
16	Buprenorfina 115
17	Bupropiona 121
18	Buspirona. 127
19	Caprilideno. 131
20	Carbamazepina 135
21	Cariprazina. 141
22	Cetamina 147
23	Ciamemazina. 151
24	Citalopram 157
25	Clomipramina. 163
26	Clonazepam. 171
27	Clonidina 177
28	Clorazepato 183
29	Clordiazepóxido 189
30	Clorpromazina 195
31	Clozapina 201
32	Desipramina. 211
33	Desvenlafaxina 219
34	Dextrometorfano 225
35	Diazepam. 229
36	Difenidramina 235
37	Dissulfiram. 239
38	Donepezila 243
39	Dotiepina 249
40	Doxepina 255
41	Duloxetina 263
42	Escitalopram 269
43	Estazolam 275
44	Eszopiclona 279
45	Fenelzina 283
46	Fentermina-topiramato 289
47	Flibanserina. 293
48	Flufenazina 297
49	Flumazenil 305
50	Flunitrazepam 309
51	Fluoxetina 313
52	Flupentixol 319
53	Flurazepam 325
54	Fluvoxamina. 329
55	Gabapentina. 335
56	Galantamina. 341
57	Guanfacina. 347
58	Haloperidol. 351
59	Hidroxizina. 359
60	Iloperidona. 363
61	Imipramina. 369
62	Isocarboxazida 377
63	Lamotrigina 385
64	Levetiracetam 393
65	Levomilnaciprano 397
66	Lisdexanfetamina 403
67	Lítio 409
68	Lofepramina. 415
69	Loflazepato 421
70	Lorazepam. 427
71	Lorcaserina 433
72	Loxapina 437
73	Lurasidona. 443
74	Maprotilina. 451

75	Memantina....459	111	Risperidona....663
76	Mesoridazina....463	112	Rivastigmina....673
77	Metilfenidato (d)....469	113	Selegilina....679
78	Metilfenidato (d,l)....475	114	Sertindol....689
79	Metilfolato (l)....483	115	Sertralina....695
80	Mianserina....487	116	Sulpirida....703
81	Midazolam....493	117	Suvorexant....709
82	Milnaciprano....497	118	Tasimelteon....713
83	Mirtazapina....503	119	Temazepam....717
84	Moclobemida....509	120	Tiagabina....721
85	Modafinila....515	121	Tianeptina....727
86	Molindona....521	122	Tioridazina....731
87	Nalmefeno....525	123	Tiotixeno....737
88	Naltrexona....529	124	Topiramato....743
89	Naltrexona-bupropriona....533	125	Tranilcipromina....749
90	Nefazodona....537	126	Trazodona....755
91	Nortriptilina....543	127	Triazolam....761
92	Olanzapina....551	128	Triexifenidil....765
93	Oxazepam....561	129	Trifluoperazina....769
94	Oxcarbazepina....567	130	Tri-iodotironina....775
95	Oxibato de sódio....573	131	Trimipramina....779
96	Paliperidona....577	132	Valproato....787
97	Paroxetina....589	133	Vareniclina....793
98	Perfenazina....597	134	Venlafaxina....797
99	Perospirona....603	135	Vilazodona....803
100	Pimavanserina....607	136	Vortioxetina....809
101	Pimozida....611	137	Zaleplon....815
102	Pipotiazina....617	138	Ziprasidona....819
103	Prazosina....623	139	Zolpidem....827
104	Pregabalina....627	140	Zonisamida....831
105	Propranolol....631	141	Zopiclona....835
106	Protriptilina....635	142	Zotepina....839
107	Quazepam....641	143	Zuclopentixol....845
108	Quetiapina....645		
109	Ramelteon....653		Índice por uso....851
110	Reboxetina....657		Índice por classe....855

INTRODUÇÃO

Este livro reúne informações práticas, em formato acessível, sobre como usar as substâncias psicotrópicas na prática clínica.

Seria impossível, claro, incluir em uma única obra todos os dados disponíveis sobre determinada substância, e o objetivo aqui não é ser tão abrangente. Como o propósito deste *Guia* é integrar a arte da prática clínica com a ciência da psicofarmacologia, ele inclui apenas as informações essenciais, mantendo a concisão. Infelizmente, isso significa excluir fatos menos importantes e dados que, mesmo irrelevantes, poderiam de alguma forma ser úteis ao leitor, mas tornariam o livro excessivamente longo e diluiriam as informações mais importantes. Ao decidir sobre o que incluir e o que omitir, o autor se baseou no senso geral e em seus 30 anos de experiência clínica com pacientes. Além disso, consultou muitos clínicos experientes e analisou as evidências de ensaios clínicos controlados e registros regulatórios de agências governamentais.

Para que sejam atendidas as necessidades do clínico e a fim de facilitar atualizações futuras deste *Guia*, as opiniões dos leitores são muito bem-vindas. Os comentários podem ser enviados por *e-mail* para feedback@neiglobal.com. Mais especificamente, gostaríamos de *feedback* para as seguintes questões: as melhores e mais essenciais substâncias psicotrópicas estão incluídas aqui? Você encontrou erros? Há concordâncias ou discordâncias em relação a alguma opinião expressa pelo autor? Você tem sugestões de dicas ou pérolas adicionais para edições futuras? Quaisquer sugestões e comentários são bem-vindos.

Todas as substâncias selecionadas são apresentadas no mesmo formato gráfico visando facilitar o acesso rápido às informações. Mais especificamente, cada substância traz cinco seções: ■ terapêutica, ■ efeitos colaterais, ■ dosagem e uso, ■ populações especiais e ■ a arte da psicofarmacologia, seguidas pelas referências principais.

Terapêutica – abrange a classe da substância, para que ela é comumente prescrita, como atua, o tempo que leva para começar a agir, as melhores combinações de potencialização para resposta parcial ou resistência ao tratamento, entre outras informações.

Efeitos colaterais – explica como causa efeitos colaterais, traz uma lista de efeitos colaterais notáveis e de efeitos colaterais potencialmente fatais ou perigosos, inclui informações sobre ganho de peso e sedação, bem como orienta sobre como lidar com eles.

Dosagem e uso – apresenta a variação típica da dose, as formas de dosagem, dados sobre *overdose,* uso prolongado e outras advertências e precauções.

Populações especiais – traz informações específicas sobre possível insuficiência renal, hepática e cardíaca, além de precauções a serem tomadas no tratamento de idosos, crianças, adolescentes, gestantes e lactantes.

A arte da psicofarmacologia – apresenta opiniões do autor sobre questões como as vantagens e desvantagens potenciais do uso da substância, os principais sintomas-alvo e pérolas clínicas para que se obtenha o máximo benefício da substância.

Além disso, para aquelas substâncias cuja substituição pode ser complicada, foi incluída uma seção especial, denominada *A arte da troca*, que traz pérolas clínicas e representações gráficas para auxiliar no processo de substituição.

Neste *Guia*, você encontra uma lista dos ícones utilizados, uma lista das abreviações e, no final da obra, dois índices: o primeiro contempla os usos comuns das substâncias, sendo organizado por transtorno/sintoma (os agentes aprovados pela Food and Drug Association [FDA] para um uso específico são apresentados em negrito); o segundo índice está organizado pela classe da substância e lista todos os agentes que se enquadram em cada classe particular.

Recomendamos que os leitores consultem padrões de referência e livros-texto abrangentes de psiquiatria e farmacologia para informações mais aprofundadas. Também é importante lembrar que a seção *A arte da psicofarmacologia* retrata a opinião do autor.

É fortemente recomendado que os leitores se familiarizem com o uso-padrão dessas substâncias antes de experimentarem algumas de suas aplicações mais exóticas, como combinações e doses incomuns. Ler sobre ambas as substâncias antes de potencializar uma com outra também é muito recomendado. O psicofarmacologista também deve verificar regularmente a pressão arterial, o peso e o índice de massa corporal de seus pacientes. O clínico cuidadoso, além disso, deve analisar as interações medicamentosas entre as substâncias que agem e as que não agem no sistema nervoso central, incluindo aquelas prescritas por outros profissionais.

Algumas substâncias podem ser prescritas somente por especialistas, incluindo clozapina, tioridazina, pimozida, nefazodona, mesoridazina e inibidores da monoaminoxidase. Usos *off-label* não aprovados pela FDA e doses ou combinações de doses ainda não validadas adequadamente também devem ser usadas somente pelo especialista, que é capaz de ponderar os riscos e os benefícios na presença de evidências algumas vezes vagas e conflitantes. Gestantes e lactantes, assim como pessoas com duas ou mais doenças psiquiátricas, abuso de substância e/ou uma condição médica concomitante, podem ser pacientes indicados somente para o especialista. Substâncias controladas também requerem experiência do profissional. Use o seu melhor julgamento quanto ao seu nível de especialização, tendo em mente que todos nós estamos sempre aprendendo neste campo em constante e rápida evolução. A prática da medicina frequentemente é tanto uma ciência como uma arte. É importante permanecer dentro dos padrões de cuidados médicos para o campo, bem como dentro da sua zona de conforto pessoal, buscando, ao mesmo tempo, ajudar pacientes muito doentes e com frequência difíceis por meio do uso de medicamentos que, muitas vezes, podem transformar suas vidas e aliviar seu sofrimento.

Por fim, este livro pretende ser genuinamente útil para os praticantes da psicofarmacologia, apresentando uma mescla de fatos e opiniões selecionados pelo autor. Em última instância, as opções de prescrição são da responsabilidade do leitor. Foram empregados todos os esforços no preparo desta obra para oferecer informações acuradas e atualizadas, em consonância com os padrões e a prática aceitos no momento da sua publicação. Entretanto, a psicofarmacologia está evoluindo com rapidez, e o autor e o editor não podem garantir que as informações aqui contidas estejam totalmente livres de erro, sobretudo porque os padrões clínicos estão em constante mudança a partir da pesquisa e da regulação. Além disso, o autor e o editor não se responsabilizam pela atualização continuada dessas informações e por todo e qualquer dano, incluindo danos diretos ou consequentes, resultantes do uso das informações contidas neste livro. Os profissionais que recomendam essas substâncias e os pacientes que as utilizam são fortemente aconselhados a prestar atenção especial e consultar as informações fornecidas pelos fabricantes.

ACAMPROSATO

TERAPÊUTICA

Marcas • Campral

Genérico? Não nos Estados Unidos

Classe
- Nomenclatura baseada na neurociência: glutamato multimodal (Glu-MM)
- Tratamento para dependência alcoólica

Comumente prescrito para
(em negrito, as aprovações da FDA)
- Manutenção de abstinência alcoólica

Como a substância atua
- Teoricamente, reduz a neurotransmissão excitatória de glutamato e aumenta a neurotransmissão inibitória do ácido gama-aminobutírico (GABA)
- Liga-se a e bloqueia certos receptores de glutamato, incluindo receptores metabotrópicos de glutamato
- Como a abstinência alcoólica após administração crônica pode levar a atividade excessiva de glutamato e atividade deficiente de GABA, o acamprosato pode agir como "álcool artificial" para atenuar esses efeitos

Tempo para início da ação
- Demonstrou eficácia em ensaios com duração entre 13 e 52 semanas

Se funcionar
- Aumenta a abstinência alcoólica

Se não funcionar
- Avaliar e tratar os fatores que contribuem
- Considerar troca por outro agente
- Considerar potencialização com naltrexona

Melhores combinações de potencialização para resposta parcial ou resistência ao tratamento
- Naltrexona
- Terapia de potencialização pode ser mais efetiva do que monoterapia
- Potencialização com terapia comportamental, educacional e/ou de suporte, em grupo ou individual, é provavelmente essencial para o sucesso do tratamento

Exames
- Nenhum para indivíduos saudáveis

EFEITOS COLATERAIS

Como a substância causa efeitos colaterais
- Teoricamente, efeitos colaterais comportamentais devido a alterações nas concentrações de neurotransmissores nos receptores em partes do cérebro e do corpo que não aqueles que causam ações terapêuticas
- Efeitos colaterais gastrintestinais podem estar relacionados a grandes doses de uma substância derivada de aminoácido, aumentando a absorção osmótica no trato gastrintestinal

Efeitos colaterais notáveis
- Diarreia, náusea
- Ansiedade, depressão

Efeitos colaterais potencialmente fatais ou perigosos
- Ideação e comportamento suicida (suicidalidade)

Ganho de peso

- Relatado, mas não esperado

Sedação

- Relatada, mas não esperada

O que fazer com os efeitos colaterais
- Esperar
- Ajustar a dose
- Se os efeitos colaterais persistirem, descontinuar o uso

Melhores agentes de acréscimo para os efeitos colaterais
- Reduzir a dose ou trocar por outro agente pode ser mais efetivo, já que a maioria dos efeitos colaterais não pode ser melhorada com um agente de acréscimo

DOSAGEM E USO

Variação típica da dose
- 666 mg três vezes ao dia (>60 kg)
- 666 mg duas vezes ao dia (<60 kg)

Formas de dosagem
- Comprimidos de 333 mg

Como dosar
- O paciente deve iniciar o tratamento o mais rápido possível depois de atingir abstinência
- A dose recomendada é 666 mg três vezes ao dia; não é necessária titulação

Dicas para dosagem
- Fornecer material educacional e aconselhamento em combinação com o tratamento com acamprosato pode aumentar as chances de sucesso
- Os pacientes devem ser aconselhados a continuar o tratamento mesmo que ocorra recaída e a informar se voltaram a beber
- Embora a absorção de acamprosato não seja afetada por alimentos, a adesão poderá aumentar se pacientes que fazem regularmente três refeições por dia tomarem cada dose com o alimento
- A adesão com uma dosagem de três vezes ao dia pode ser um problema; fazer o paciente focar na dosagem oral frequente da substância, em vez de no comportamento frequente de beber, pode ser útil para alguns pacientes

Overdose
- Dados disponíveis limitados; diarreia

Uso prolongado
- Foi estudado em ensaios de até 1 ano

Formação de hábito
- Não

Como interromper
- Não é necessário reduzir a dose gradualmente

Farmacocinética
- Meia-vida terminal de 20 a 33 horas
- Excretado em forma inalterada pelos rins

Interações medicamentosas
- Não inibe as enzimas hepáticas e, assim, é improvável que afete as concentrações plasmáticas das substâncias metabolizadas por essas enzimas
- Não é metabolizado hepaticamente e, assim, é improvável que seja afetado por substâncias que induzem ou inibem as enzimas hepáticas
- A administração concomitante com naltrexona pode aumentar os níveis plasmáticos de acamprosato, mas isso não parece ser clinicamente significativo, e não é recomendado ajuste da dose

Outras advertências/precauções
- Monitorar os pacientes quanto ao surgimento de humor depressivo ou ideação e comportamento suicidas (suicidalidade)
- Usar com cautela em indivíduos com doença psiquiátrica conhecida

Não usar
- Se o paciente tiver insuficiência renal severa
- Se houver alergia comprovada a acamprosato

POPULAÇÕES ESPECIAIS

Insuficiência renal
- Para insuficiência moderada, a dose recomendada é de 333 mg, três vezes ao dia
- Contraindicado em insuficiência grave

Insuficiência hepática
- O ajuste da dose geralmente não é necessário

Insuficiência cardíaca
- Dados disponíveis limitados

Idosos
- Alguns pacientes podem tolerar melhor doses mais baixas
- Considerar o monitoramento da função renal

Crianças e adolescentes
- Segurança e eficácia não foram determinadas

Gravidez
- Válidas a partir de 30 de junho de 2015, a FDA norte-americana determina alterações no conteúdo e na forma das informações referentes a gravidez e lactação nos rótulos das substâncias de prescrição, incluindo a eliminação das categorias por letras para risco na gravidez; a Pregnancy

and Lactation Labeling Rule (PLLR ou regra final) aplica-se somente a substâncias de prescrição e será introduzida gradualmente para substâncias aprovadas a partir de 30 de junho de 2001
- Não foram realizados estudos controlados em gestantes
- Em estudos com animais, o acamprosato demonstrou teratogenicidade em doses aproximadamente iguais à humana (estudos com ratos) e em doses aproximadamente 3 vezes a humana (estudos com coelhos)
- Gestantes que precisam parar de beber podem considerar terapia comportamental antes de farmacoterapia
- Em geral, não recomendado para uso durante a gravidez, em especial durante o primeiro trimestre

Amamentação
- Desconhecido se o acamprosato é secretado no leite humano, mas presume-se que todos os psicotrópicos sejam secretados no leite materno
- Recomendado descontinuar a substância ou usar mamadeira

A ARTE DA PSICOFARMACOLOGIA

Potenciais vantagens
- Indivíduos que recentemente se abstiveram de álcool
- Para o bebedor diário crônico

Potenciais desvantagens
- Indivíduos que não estão abstinentes na época de início do tratamento
- Para bebedores compulsivos

Principais sintomas-alvo
- Dependência alcoólica

Pérolas
- Uma vez que o acamprosato serve como "álcool artificial", pode ser menos eficaz em situações nas quais o indivíduo ainda não está abstinente ou sofre uma recaída
- Assim, o acamprosato pode ser um tratamento preferido se o objetivo for a abstinência completa, mas pode não sê-lo se a meta for beber com risco reduzido

Leituras sugeridas

Anton RF, O'Malley SS, Ciraulo DA, et al. Combined pharmacotherapies and behavioral interventions for alcohol dependence: the COMBINE study: a randomized controlled trial. JAMA 2006;295(17):2003–17.

Kranzler HR, Gage A. Acamprosate efficacy in alcohol-dependent patients: summary of results from three pivotal trials. Am J Addictions 2008;17:70–6.

Rosner S, Leucht P, Soyka M. Acamprosate supports abstinence, naltrexone prevents excessive drinking: evidence from a met-analysis with unreported outcomes. J Psychopharmacol 2008;22:11–23.

AGOMELATINA

TERAPÊUTICA

Marcas • Valdoxan

Genérico? Não

Classe
- Nomenclatura baseada na neurociência: melatonina multimodal (Mel-MM)
- Agonista dos receptores melatonérgicos 1 e melatonérgicos 2
- Antagonista dos receptores 5HT2C

Comumente prescrita para
(em negrito, as aprovações da FDA)
- Depressão
- Transtorno de ansiedade generalizada

Como a substância atua
- As ações sobre os receptores melatonérgicos e 5HT2C podem ser sinérgicas e aumentar a neurotransmissão de norepinefrina e dopamina no córtex pré-frontal; pode ressincronizar os ritmos circadianos que estão perturbados na depressão
- Sem influência nos níveis extracelulares da serotonina

Tempo para início da ação
- O funcionamento durante o dia, anedonia e sono podem melhorar a partir da primeira semana de tratamento
- O início da ação terapêutica completa na depressão, em geral, não é imediato, frequentemente levando de 2 a 4 semanas
- Pode continuar a agir por muitos anos, prevenindo recaída dos sintomas

Se funcionar
- O objetivo do tratamento é a completa remissão dos sintomas atuais, bem como a prevenção de recaídas futuras
- O tratamento mais frequentemente reduz ou até elimina os sintomas, mas não é uma cura, já que os sintomas podem recorrer depois da interrupção do medicamento
- Continuar o tratamento até que todos os sintomas tenham desaparecido (remissão)
- Depois do desaparecimento dos sintomas, continuar o tratamento por 1 ano para o primeiro episódio de depressão
- Para o segundo episódio de depressão e posteriores, o tratamento poderá ser por tempo indefinido

Se não funcionar
- Muitos pacientes têm apenas uma resposta parcial, em que alguns sintomas melhoram, mas outros persistem (em especial insônia, fadiga e problemas de concentração)
- Outros pacientes podem ser não respondedores, algumas vezes chamados de resistentes ou refratários ao tratamento
- Considerar o aumento da dose depois de 2 semanas após o início do tratamento se a resposta for insuficiente (a decisão sobre o aumento da dose deve ser contraposta a um risco mais alto de elevação de transaminases; qualquer aumento na dose deve ser feito com base no benefício/risco para um paciente específico e com rigoroso respeito ao monitoramento dos testes da função hepática)
- Considerar troca por outro agente ou acréscimo de um agente de potencialização apropriado
- Considerar psicoterapia
- Considerar avaliação para outro diagnóstico ou para uma condição comórbida (p. ex., doença clínica, abuso de substância, etc.)
- Alguns pacientes podem experimentar aparente falta de consistência na eficácia devido à ativação de um transtorno bipolar latente ou subjacente, e requerendo descontinuação do antidepressivo e troca por um estabilizador do humor

Melhores combinações de potencialização para resposta parcial ou resistência ao tratamento
- ISRSs (excluindo fluvoxamina), IRSNs, bupropiona, reboxetina, atomoxetina (usar combinações de antidepressivos com cautela, pois isso pode ativar um transtorno bipolar ou ideação suicida)
- Modafinila, em especial para fadiga, sonolência e falta de concentração
- Estabilizadores do humor ou antipsicóticos atípicos para depressão bipolar, depressão psicótica ou depressão resistente ao tratamento
- Benzodiazepínicos

Exames
- Testes da função hepática antes do início do tratamento, depois em 3, 6, 12 e 24 semanas e, a partir daí, quando clinicamente indicado
- Quando aumentada a dose, devem ser realizados testes da função hepática com a mesma frequência de quando iniciado o tratamento
- Devem ser repetidos testes da função hepática dentro de 48 horas em todo paciente que desenvolver transaminases elevadas

EFEITOS COLATERAIS

Como a substância causa efeitos colaterais
- Reações adversas, em geral de leves a moderadas, podem ocorrer dentro das 2 primeiras semanas de tratamento
- Ações nos receptores melatonérgicos e nos receptores de 5HT2C podem contribuir para os efeitos colaterais descritos a seguir

Efeitos colaterais notáveis
- Náusea e vertigem são os mais comuns
- Outras reações adversas são: sonolência, fadiga, insônia, cefaleia, ansiedade, diarreia, constipação, dor abdominal superior, vômito, hiperidrose
- Aumento dos níveis de transaminases

Efeitos colaterais potencialmente fatais ou perigosos
- Rara hepatite, insuficiência hepática
- Teoricamente, a indução de mania é rara (alerta de classe)
- Rara ativação de ideação e comportamento suicida (suicidalidade) (estudos de curta duração não mostraram aumento no risco de suicidalidade com antidepressivos, comparando-se a placebo e idade acima dos 24 anos) (alerta de classe)

Ganho de peso

incomum | não incomum | comum | problemático

- Ocorre em uma minoria significativa
- Em estudos clínicos, as alterações no peso eram similares às daqueles que ingeriram placebo
- Foram relatados casos de redução do peso

Sedação (sonolência)

incomum | não incomum | comum | problemático

- Ocorre em uma minoria significativa
- Geralmente transitória
- Maior probabilidade de causar fadiga do que sedação

O que fazer com os efeitos colaterais
- Esperar
- Esperar
- Interromper se os níveis de transaminases atingirem 3 vezes o limite superior do normal
- Trocar por outra substância

Melhores agentes de acréscimo para os efeitos colaterais
- Frequentemente, é melhor tentar outra monoterapia com antidepressivo antes de recorrer a estratégias de acréscimo para tratar os efeitos colaterais
- Muitos efeitos colaterais são tempo-dependentes (i.e., iniciam imediatamente após a dosagem inicial e a cada aumento da dose, mas desaparecem com o tempo)
- Muitos efeitos colaterais não podem ser melhorados com um agente de acréscimo
- Teoricamente, ativação e agitação podem representar a indução de um estado bipolar, em especial uma condição bipolar tipo II disfórica mista, algumas vezes associada a ideação suicida, e requerem a adição de lítio, um estabilizador do humor ou um antipsicótico atípico, e/ou descontinuação de agomelatina (alerta de classe)

DOSAGEM E USO

Variação típica da dose
- 25 a 50 mg/dia na hora de dormir

Formas de dosagem
- Comprimidos de 25 mg

Como usar
- Dose inicial de 25 mg/dia na hora de dormir; após 2 semanas, pode ser aumentado para 50 mg/dia na hora de dormir

Dicas para dosagem
- Se ocorrer ansiedade intolerável, insônia, agitação, acatisia ou ativação após dosagem inicial ou descontinuação, considerar a possibilidade de um transtorno bipolar ativado e trocar por um estabilizador do humor ou um antipsicótico atípico

Overdose
- Sonolência e epigastria; fadiga, agitação, ansiedade, tensão, vertigem, cianose ou mal-estar também foram relatados

Uso prolongado
- O tratamento de até 12 meses demonstrou reduzir a taxa de recaída

Formação de hábito
• Não

Como interromper
• Sem necessidade de diminuir a dose gradualmente

Farmacocinética
• Meia-vida de 1 a 2 horas
• Metabolizada principalmente por CYP450 1A2

Interações medicamentosas
• O uso de agomelatina com inibidores potentes de CYP450 1A2 (p. ex., fluvoxamina) é contraindicado
• Tramadol aumenta o risco de convulsões em pacientes que tomam um antidepressivo (alerta de classe)

Outras advertências/precauções
• Usar com cautela em pacientes com fatores de risco para lesão hepática, como obesidade/sobrepeso/doença hepática gordurosa não alcoólica, diabetes, pacientes que ingerem grandes quantidades de álcool e/ou têm transtorno relacionado ao álcool, ou que tomam medicação associada a risco de lesão hepática. Os médicos devem perguntar aos seus pacientes se já tiveram problemas hepáticos.
• Se sintomas ou sinais de lesão hepática potencial (urina escura, fezes de cores claras, olhos/pele amarelados, dor na porção superior direita do abdome, fadiga constante de novo início e inexplicável) estiverem presentes, a agomelatina deve ser descontinuada imediatamente
• Usar com cautela em pacientes com transaminases elevadas pré-tratamento (> limite superior da variação normal e < 3 vezes o limite superior da variação normal)
• Descontinuar o tratamento se as transaminases séricas aumentarem para 3 vezes o limite superior do normal; testes da função hepática devem ser realizados regularmente até que as transaminases séricas retornem ao normal
• A agomelatina deve ser administrada na hora de dormir
• Usar com cautela em pacientes com transtorno bipolar, a menos que tratados concomitantemente com agente estabilizador do humor
• Ao tratar crianças *off label* (um uso não aprovado), ponderar cuidadosamente os riscos e os benefícios do tratamento farmacológico em relação

aos do não tratamento com antidepressivos, e documentar isso no prontuário do paciente
• Alertar os pacientes e seus cuidadores quanto à possibilidade de ativação de efeitos colaterais e aconselhá-los a relatar esses sintomas imediatamente
• Monitorar os pacientes quanto à ativação de ideação suicida, especialmente crianças e adolescentes

Não usar
• Se o paciente tiver insuficiência hepática
• Se o paciente tiver níveis de transaminases > 3 vezes o limite superior do normal
• Se o paciente estiver tomando um inibidor de PYP450 1A2 potente (p. ex., fluvoxamina, ciprofloxacino)
• Se o paciente estiver tomando um inibidor da MAO (IMAO)
• Se o paciente tiver intolerância à galactose, deficiência de lactase de Lapp ou má absorção de glicose-galactose
• Se houver uma alergia comprovada à agomelatina

POPULAÇÕES ESPECIAIS

Insuficiência renal
• A substância deve ser usada com cautela

Insuficiência hepática
• Contraindicado

Insuficiência cardíaca
• Não é necessário ajuste da dose

Idosos
• Eficácia e segurança foram estabelecidos (< 75 anos)
• Não é necessário ajuste da dose
• Não deve ser usado em pacientes com mais de 75 anos
• Não deve ser usado em pacientes idosos com demência

Crianças e adolescentes
• Ponderar cuidadosamente os riscos e os benefícios do tratamento farmacológico em relação aos do não tratamento com antidepressivos e documentar isso no prontuário do paciente

- Monitorar os pacientes pessoalmente com regularidade, em particular durante as primeiras semanas de tratamento
- Segurança e eficácia não foram estabelecidas e não é recomendada

Gravidez
- Não foram realizados estudos controlados em gestantes
- Em geral, não recomendado para uso durante a gravidez, especialmente durante o primeiro trimestre
- Deve-se ponderar o risco do tratamento para a criança (desenvolvimento fetal do primeiro trimestre, parto do recém-nascido no terceiro trimestre) contra o risco de nenhum tratamento (recorrência de depressão, saúde materna, vinculo com o bebê) para a mãe e a criança
- Para muitas pacientes, isso pode significar a continuidade do tratamento durante a gravidez

Amamentação
- Desconhecido se a agomelatina é secretada no leite humano, mas presume-se que todos os psicotrópicos sejam secretados no leite materno
- Portanto, a amamentação ou a substância precisa ser descontinuada
- O período pós-parto imediato é uma época de alto risco de depressão, especialmente em mulheres que tiveram episódios depressivos prévios, portanto, poderá ser necessário reinstituir a substância no final do terceiro trimestre ou logo após o parto para prevenir recorrência durante o pós-parto

A ARTE DA PSICOFARMACOLOGIA
Potenciais vantagens
- Pacientes com falta de energia, anedonia, comorbidade ansiosa e distúrbios do sono-vigília
- Pacientes particularmente preocupados com efeitos colaterais sexuais ou ganho de peso

Potenciais desvantagens
- Pacientes com insuficiência hepática

Principais sintomas-alvo
- Humor depressivo, anedonia
- Funcionamento
- Ansiedade na depressão

Pérolas
- A agomelatina representa uma nova abordagem para depressão por meio de um novo perfil farmacológico, agonista nos receptores MT1 / MT2 e antagonista nos receptores 5HT2C agindo sinergisticamente
- Essa sinergia empresta à agomelatina um perfil de eficácia distinto, diferente dos antidepressivos convencionais, com uma melhora potencialmente precoce e contínua ao longo do tempo
- A agomelatina melhora a anedonia no começo do tratamento
- Melhora a ansiedade no transtorno depressivo maior
- Pode ter menos abstinência/sintomas de descontinuação como eventos adversos do que outros antidepressivos
- Sem efeito significativo nos parâmetros cardíacos, como pressão arterial ou frequência cardíaca
- Alguns dados sugerem que a agomelatina pode ser especialmente eficaz para alcançar remissão funcional
- A agomelatina pode melhorar a qualidade do sono ao promover a manutenção apropriada dos ritmos circadianos subjacentes a um ciclo de sono-vigília normal

Leituras sugeridas

DeBodinat C, Guardiola-Lemaitre B, Mocaer E, et al. Agomelatine, the first melatonergic antidepressant: discovery, characterization, and development. Nat Rev Drug Discov 2010;9:628–42.

Goodwin GM, Emsley R, Rembry S, Rouillon F. Agomelatine prevents relapse in patients with major depressive disorder without evidence of a discontinuation syndrome: a 24-week randomized, double-blind, placebo-controlled trial. J Clin Psychiatry 2009;70:1128–37.

Kennedy SH, Avedisova A, Belaïdi C, Picarel-Blanchot F, de Bodinat C. Sustained efficacy of agomelatine 10 mg, 25 mg, and 25–50 mg on depressive symptoms and functional outcomes in patients with major depressive disorder. A placebo-controlled study over 6 months. Neuropsychopharmacol 2016;26(2):378–89.

Khoo AL, Zhou HJ, Teng M, et al. Network meta-analysis and cost-effectiveness analysis of new generation antidepressants. CNS Drugs 2015;29(8):695–712.

Martinotti G, Sepede G, Gambi F, et al. Agomelatine versus venlafaxine XR in the treatment of anhedonia in major depressive disorder: a pilot study. J Clin Psychopharmacol 2012;32(4):487–91.

Racagni G, Riva MA, Molteni R, et al. Mode of action of agomelatine: synergy between melatonergic and 5-HT2C receptors. World J Biol Psychiatry 2011;12(8):574–87.

Stahl SM, Fava M, Trivedi M, et al. Agomelatine in the treatment of major depressive disorder. An 8 week, multicenter, randomized, placebo-controlled trial. J Clin Psychiatry 2010;71(5):616–26.

Stahl SM. Mechanism of action of agomelatine: a novel antidepressant exploiting synergy between monoaminergic and melatonergic properties. CNS Spectrums 2014;19:207––12.

Stein DJ, Picarel-Blanchot F, Kennedy SH. Efficacy of the novel antidepressant agomelatine on anxiety symptoms in major depression. Hum Psychopharmacol 2013;28(2):151–9.

Taylor D, Sparshatt A, Varma S, Olofi njana O. Antidepressant efficacy of agomelatine: meta-analysis of published and unpublished studies. BMJ 201-4;348:g2496.

ALPRAZOLAM

TERAPÊUTICA

Marcas • Xanax, Xanax XR

Genérico? Sim

Classe
- Nomenclatura baseada na neurociência: modulador alostérico positivo de GABA (MAP-GABA)
- Benzodiazepínico (ansiolítico)

Comumente prescrito para
(em negrito, as aprovações da FDA)
- **Transtorno de ansiedade generalizada (IR)**
- **Transtorno de pânico (IR e XR)**
- Outros transtornos de ansiedade
- Ansiedade associada a depressão
- Transtorno disfórico pré-menstrual
- Síndrome do intestino irritável e outros sintomas somáticos associados a transtornos de ansiedade
- Insônia
- Mania aguda (adjuvante)
- Psicose aguda (adjuvante)
- Catatonia

Como a substância atua
- Liga-se aos receptores benzodiazepínicos no complexo de canais de cloreto dos receptores de GABA-A ativados por ligante
- Aumenta os efeitos inibitórios do GABA
- Estimula a condutância do cloreto através dos canais regulados por GABA
- Inibe a atividade neuronal, presumivelmente, nos circuitos do medo centrados na amígdala para oferecer benefícios terapêuticos em transtornos de ansiedade

Tempo para início da ação
- É comum algum alívio imediato com a primeira dosagem; pode levar várias semanas com dosagem diária para atingir benefício terapêutico máximo

Se funcionar
- Para sintomas de ansiedade de curta duração – após algumas semanas, descontinuar o uso ou usar "quando necessário"
- Para transtornos de ansiedade crônicos, o objetivo do tratamento é a completa remissão dos sintomas, além da prevenção de recaídas futuras
- Para transtornos de ansiedade crônicos, na maioria das vezes, o tratamento reduz ou até mesmo elimina os sintomas, mas não é uma cura, já que os sintomas podem recorrer após a interrupção do medicamento
- Para sintomas de ansiedade de longa duração, considerar a troca por um ISRS ou IRSN para manutenção de longo prazo
- Se for necessária manutenção de longo prazo com um benzodiazepínico, continuar o tratamento por 6 meses depois da resolução dos sintomas e então diminuir a dose lentamente
- Se reemergirem os sintomas, considerar tratamento com um ISRS ou IRSN ou o reinício do benzodiazepínico; algumas vezes, os benzodiazepínicos têm de ser utilizados em combinação com ISRSs ou IRSNs para melhores resultados

Se não funcionar
- Considerar troca por outro agente ou acréscimo de um agente de potencialização apropriado
- Considerar psicoterapia, especialmente, psicoterapia cognitivo-comportamental
- Considerar a presença concomitante de abuso de substância
- Considerar a presença de abuso de alprazolam
- Considerar outro diagnóstico, como uma condição clínica comórbida

Melhores combinações de potencialização para resposta parcial ou resistência ao tratamento
- Benzodiazepínicos são frequentemente utilizados como agentes de potencialização para antipsicóticos e estabilizadores do humor no tratamento de transtornos psicóticos e bipolares
- Benzodiazepínicos são frequentemente utilizados como agentes de potencialização para ISRSs e IRSNs no tratamento de transtornos de ansiedade
- Geralmente, não é racional combinar com outros benzodiazepínicos
- Cuidado na utilização como ansiolítico concomitante a outros hipnóticos sedativos para sono
- Considerar a potencialização do alprazolam com gabapentina ou pregabalina para tratamento de transtornos de ansiedade

Exames
- Em pacientes com transtornos convulsivos, doença clínica concomitante e/ou aqueles com múltiplas medicações concomitantes de longo prazo, é prudente realizar testes hepáticos e hemogramas periódicos

EFEITOS COLATERAIS

Como a substância causa efeitos colaterais

- Mesmo mecanismo para os efeitos colaterais que para os efeitos terapêuticos – isto é, decorrem de ações excessivas nos receptores benzodiazepínicos
- Adaptações de longo prazo nos receptores benzodiazepínicos podem explicar o desenvolvimento de dependência, tolerância e abstinência
- Geralmente, os efeitos colaterais são imediatos, mas com frequência desparecem com o tempo

Efeitos colaterais notáveis

✻ Sedação, fadiga, depressão
✻ Tontura, ataxia, fala mal articulada, fraqueza
✻ Esquecimento, confusão
✻ Hiperexcitabilidade, nervosismo
- Alucinações e mania raras
- Hipotensão rara
- Hipersalivação, boca seca

Efeitos colaterais potencialmente fatais ou perigosos

- Depressão respiratória, especialmente quando tomado com depressores do SNC em *overdose*
- Disfunção hepática, disfunção renal e discrasias sanguíneas raras

Ganho de peso

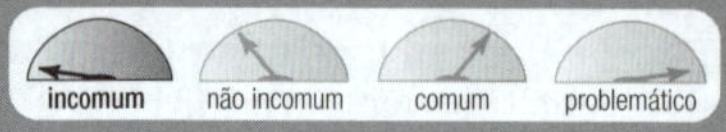
incomum
não incomum
comum
problemático

- Relatado, mas não esperado

Sedação

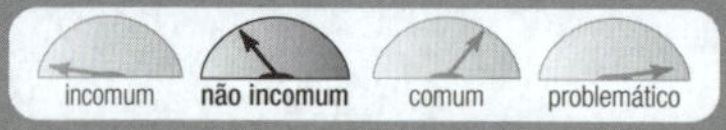
incomum
não incomum
comum
problemático

- Ocorre em uma minoria significativa
- Especialmente no início do tratamento ou quando a dose é aumentada
- Frequentemente se desenvolve tolerância com o tempo

O que fazer com os efeitos colaterais

- Esperar
- Esperar
- Esperar
- Reduzir a dose
- Trocar por alprazolam XR
- Tomar dose maior na hora de dormir para evitar efeitos sedativos durante o dia
- Trocar por outro agente
- Administrar flumazenil se os efeitos colaterais forem graves ou potencialmente fatais

Melhores agentes de acréscimo para os efeitos colaterais

- Muitos efeitos colaterais não podem ser melhorados com agente de acréscimo

DOSAGEM E USO

Variação típica da dose

- Ansiedade: alprazolam IR: 1 a 4 mg/dia
- Pânico: alprazolam IR: 5 a 6 mg/dia
- Pânico: alprazolam XR: 3 a 6 mg/dia

Formas de dosagem

- Alprazolam IR comprimidos de 0,25 mg com ranhura, 0,4 mg (Japão), 0,5 mg com ranhura, 0,8 mg (Japão), 1 mg com ranhura, 2 mg com múltiplas ranhuras
- Alprazolam IR comprimidos de dissolução oral de 0,25 mg, 0,5 mg, 1 mg, 2 mg
- Alprazolam IR solução, concentrado 1 mg/mL
- Alprazolam XR (liberação prolongada) comprimidos de 0,5 mg, 1 mg, 2 mg, 3 mg

Como dosar

- Para ansiedade, alprazolam IR deve ser iniciado com 0,75 a 1,5 mg/dia dividido em 3 doses; aumentar a dose a cada 3 a 4 dias até que seja alcançada a eficácia desejada; dose máxima geralmente 4 mg/dia
- Para pânico, alprazolam IR deve ser iniciado com 1,5 mg/dia dividido em 3 doses; aumentar 1 mg ou menos a cada 3 a 4 dias até que seja alcançada a eficácia desejada, aumentando em quantidades menores para dosagem maior que 4 mg/dia; pode requerer até 10 mg/dia para atingir a eficácia desejada em casos difíceis
- Para pânico, alprazolam XR deve ser iniciado com 0,5 a 1 mg/dia uma vez ao dia pela manhã; a dose pode ser aumentada em 1 mg/dia a cada 3 a 4 dias até que seja alcançada a eficácia desejada; dose máxima geralmente 10 mg/dia

Dicas para dosagem

- Usar a dose efetiva mais baixa possível pelo período de tempo mais curto possível (uma estratégia de minimização de benzodiazepínico)
- Avaliar regularmente a necessidade de tratamento continuado
- O risco de dependência pode aumentar com a dose e a duração do tratamento

- Para sintomas de ansiedade entre as administrações, a dose pode ser aumentada, ou pode ser mantida a mesma dose diária total, mas dividindo-a em administrações mais frequentes ou ministrando-a como formulação de liberação prolongada
- Também pode ser utilizado como dose "de acréscimo" ocasional quando necessário para ansiedade entre as doses
- Como o transtorno de pânico pode requerer doses acima de 4 mg/dia, o risco de dependência pode ser maior nesses pacientes
- Alguns pacientes gravemente doentes podem requerer 8 mg/dia ou mais
- Formulação com liberação prolongada precisa ser tomada somente 1 ou 2 vezes ao dia
- Não quebrar ou mastigar os comprimidos XR, pois isso irá alterar as propriedades da liberação controlada
- A frequência da dosagem na prática, em geral, é maior do que previsto pela meia-vida, pois a duração da atividade biológica é frequentemente mais curta do que a meia-vida farmacocinética terminal
- Alprazolam e alprazolam XR em geral são dosados em aproximadamente um décimo da dosagem de diazepam
- ✱ Alprazolam e alprazolam XR em geral são dosados em aproximadamente 2 vezes a dosagem de clonazepam

Overdose
- Foram relatados óbitos tanto em monoterapia quanto em conjunto com álcool; sedação, confusão, má coordenação, reflexos diminuídos, coma

Uso prolongado
- Risco de dependência, particularmente para períodos de tratamento mais longos do que 12 semanas e especialmente em pacientes com abuso passado ou atual de polissubstâncias

Formação de hábito
- Alprazolam é uma substância Classe IV
- Os pacientes podem desenvolver dependência e/ou tolerância com o uso prolongado

Como interromper
- Convulsões podem ocorrer raramente na abstinência, em especial se a retirada for abrupta; risco maior para doses acima de 4 mg e em pacientes com riscos adicionais de convulsão, incluindo aqueles com história de convulsões
- Reduzir gradativamente 0,5 mg a cada 3 dias para reduzir as chances de efeitos da abstinência
- Para casos difíceis de reduzir a dose gradualmente, considerar a redução muito mais lentamente depois de atingir 3 mg/dia, talvez 0,25 mg por semana ou menos (não para XR)
- Para outros pacientes com problemas graves de descontinuação de um benzodiazepínico, a dosagem poderá precisar ser reduzida gradativamente durante muitos meses (i.e., reduzir a dose em 1% a cada 3 dias, esmagando o comprimido em uma suspensão ou dissolvendo-o em 100 mL de suco de fruta e então descartando 1 mL e bebendo o restante; 3-7 dias depois, descartar 2 mL, e assim por diante). Essa é uma forma de redução biológica muito lenta e também uma forma de dessensibilização comportamental. Não para XR
- Procurar diferenciar a reemergência de sintomas que requerem reinstituição do tratamento de sintomas de abstinência
- Pacientes com ansiedade dependentes de benzodiazepínico e diabéticos dependentes de insulina não são aditos a suas medicações. Quando pacientes dependentes de benzodiazepínico interrompem sua medicação, os sintomas da doença podem reemergir, podem piorar (rebote), e/ou sintomas de abstinência podem surgir

Farmacocinética
- Metabolizado por CYP450 3A4
- Metabólitos inativos
- Meia-vida de eliminação de 12 a 15 horas
- Alimentos não afetam a absorção

 Interações medicamentosas
- Aumento dos efeitos depressivos quando tomado com outros depressores do SNC (ver seção Outras advertências/precauções, a seguir)
- Inibidores de CYP450 3A, como nefazodona, fluvoxamina, fluoxetina e até mesmo suco de toranja, podem reduzir a liberação de alprazolam e, assim, elevar seus níveis plasmáticos e aumentar os efeitos colaterais sedativos; a dose de alprazolam poderá precisar ser diminuída
- Assim, agentes antifúngicos azóis (como cetoconazol e itraconazol), antibióticos macrolídeos e inibidores da protease também podem elevar os níveis plasmáticos de alprazolam
- Indutores de CYP450 3A, como carbamazepina, podem aumentar a metabolização de alprazolam, reduzir seus níveis plasmáticos e, possivelmente, reduzir os efeitos terapêuticos

 Outras advertências/ precauções
- Tarja preta devido ao risco aumentado de efeitos depressores do SNC quando benzodiazepínicos e

medicações opioides forem utilizados em conjunto, incluindo, especificamente, risco de respiração lenta ou dificuldade para respirar e morte
- Se não estiverem disponíveis alternativas ao uso combinado de benzodiazepínicos e opioides, os clínicos devem limitar a dosagem e a duração de cada substância ao mínimo possível para obter eficácia terapêutica
- Os pacientes e seus cuidadores devem ser alertados a procurar atenção médica se ocorrer tontura incomum, vertigem, sedação, respiração lenta ou difícil
- As alterações na dosagem devem ser feitas em colaboração com o prescritor
- Usar com cautela em pacientes com doença pulmonar; relatos raros de morte após o início de benzodiazepínicos em pacientes com comprometimento pulmonar grave
- Uma história de abuso de substância ou álcool frequentemente cria maior risco de dependência
- Hipomania e mania ocorreram em pacientes deprimidos que tomavam alprazolam
- Usar somente com extrema cautela se o paciente tiver apneia obstrutiva do sono
- Alguns pacientes deprimidos podem experimentar uma piora na ideação suicida
- Alguns pacientes podem exibir pensamento anormal ou alterações comportamentais similares às causadas por outros depressores do SNC (i.e., ações depressoras ou ações de desinibição)

Não usar
- Se o paciente tiver glaucoma de ângulo fechado
- Se o paciente estiver tomando cetoconazol ou itraconazol (agentes antifúngicos azóis)
- Se houver uma alergia comprovada a alprazolam ou a alguma benzodiazepínico

POPULAÇÕES ESPECIAIS

Insuficiência renal
- A substância deve ser utilizada com cautela

Insuficiência hepática
- Começar com dose inicial mais baixa (0,5 a 0,75 mg/dia em 2 ou 3 doses divididas)

Insuficiência cardíaca
- Benzodiazepínicos têm sido utilizados para tratar ansiedade associada a infarto agudo do miocárdio

Idosos
- Devem começar com dose inicial mais baixa (0,5 a 0,75 mg/dia em 2 ou 3 doses divididas) e ser monitorados atentamente

Crianças e adolescentes
- Segurança e eficácia não estabelecidas, mas frequentemente utilizado, em especial no curto prazo e na extremidade inferior da escala de dosagem
- Os efeitos de longo prazo de alprazolam em crianças/adolescentes são desconhecidos
- Devem geralmente receber doses mais baixas e ser monitorados mais atentamente

Gravidez
- Válidas a partir de 30 de junho de 2015, a FDA norte-americana determina alterações no conteúdo e na forma das informações referentes a gravidez e lactação nos rótulos das substâncias de prescrição, incluindo a eliminação das categorias por letras para risco na gravidez; a Pregnancy and Lactation Labeling Rule (PLLR ou regra final) aplica-se somente a substâncias de prescrição e será introduzida gradualmente para substâncias aprovadas a partir de 30 de junho de 2001
- Possível risco aumentado de defeitos congênitos quando benzodiazepínicos são tomados durante a gravidez
- Devido aos riscos potenciais, em geral o alprazolam não é recomendado como tratamento para ansiedade durante a gravidez, especialmente durante o primeiro trimestre
- A substância deve ser reduzida gradualmente se descontinuada
- Bebês cujas mães receberam um benzodiazepínico no final da gravidez podem experimentar efeitos de abstinência
- Foi relatada flacidez neonatal em bebês cujas mães tomaram um benzodiazepínico durante a gravidez
- Convulsões, mesmo leves, podem causar dano ao embrião/feto

Amamentação
- É encontrada alguma quantidade da substância no leite materno
- ✱ Recomendado descontinuar a substância ou usar mamadeira
- Foram observados efeitos nos bebês, incluindo dificuldades de alimentação, sedação e perda de peso

A ARTE DA PSICOFARMACOLOGIA

Potenciais vantagens
- Rápido início da ação
- Menos sedação do que alguns outros benzodiazepínicos
- Disponibilidade de uma formulação XR com mais longa duração da ação

Potenciais desvantagens
- A euforia pode levar a abuso
- Abuso especialmente arriscado em abusadores de substância no passado ou no presente

Principais sintomas-alvo
- Ataques de pânico
- Ansiedade

 Pérolas

✱ Um dos benzodiazepínicos mais populares, especialmente entre médicos de cuidados primários e psiquiatras
- É um adjunto muito útil de ISRSs e IRSNs no tratamento de diversos transtornos de ansiedade
- Não é eficaz para tratamento de psicose como monoterapia, mas pode ser utilizado como adjunto de antipsicóticos
- Não é eficaz para tratamento de transtorno bipolar como monoterapia, mas pode ser utilizado como adjunto de estabilizadores do humor e antipsicóticos
- Pode tanto causar como tratar depressão em diferentes pacientes
- O risco de convulsão é maior durante os 3 primeiros dias após a descontinuação de alprazolam, especialmente naqueles com convulsões prévias, lesões na cabeça ou abstinência de substâncias de abuso
- A duração clínica da ação pode ser mais curta do que a meia-vida plasmática, levando a dosagem mais frequente do que 2 a 3 vezes ao dia para alguns pacientes, em especial com alprazolam de liberação imediata
- A adição de fluvoxamina, fluoxetina ou nefazodona pode aumentar os níveis de alprazolam e deixar o paciente muito sonolento, a menos que a dose de alprazolam seja reduzida pela metade ou mais
- Quando usar para tratamento de insônia, lembrar que ela pode ser sintoma de algum outro transtorno primário e, assim, justifica avaliação de condições psiquiátricas e/ou médicas comórbidas

✱ Alprazolam XR pode ser menos sedativo do que alprazolam de liberação imediata

✱ Alprazolam XR pode ser dosado menos frequentemente do que alprazolam de liberação imediata, bem como leva a menor surgimento de sintomas entre as doses e menos "consultas ao relógio" em pacientes ansiosos
- Elevações mais lentas nos níveis plasmáticos do alprazolam XR têm o potencial de reduzir o inconveniente de euforia/abuso, mas isso não foi comprovado
- Quedas mais lentas nos níveis plasmáticos do alprazolam XR têm o potencial de facilitar a descontinuação da substância, reduzindo os sintomas de abstinência, mas isso não foi comprovado

✱ Alprazolam XR geralmente tem duração de ação biológica mais longa do que clonazepam

✱ Se o clonazepam pode ser considerado um "ansiolítico semelhante a alprazolam de ação prolongada", então o alprazolam XR pode ser considerado "um ansiolítico semelhante a clonazepam de ação ainda mais prolongada" com potenciais características de melhor tolerabilidade em termos de menos euforia, abuso, dependência e problemas de abstinência, mas isso não foi comprovado
- Embora não tenham sido estudados sistematicamente, os benzodiazepínicos têm sido utilizados com eficácia para tratar catatonia e consistem no tratamento inicial recomendado

Leituras sugeridas

DeVane CL, Ware MR, Lydiard RB. Pharmacokinetics, pharmacodynamics, and treatment issues of benzodiazepines: alprazolam, adinazolam, and clonazepam. Psychopharmacol Bull 1991;27:463–73.

Greenblatt DJ, Wright CE. Clinical pharmacokinetics of alprazolam. Therapeutic implications. Clin Pharmacokinet 1993;24:453–71.

Jonas JM, Cohon MS. A comparison of the safety and efficacy of alprazolam versus other agents in the treatment of anxiety, panic, and depression: a review of the literature. J Clin Psychiatry 1993;54(Suppl):S25–45.

Klein E. The role of extended-release benzodiazepines in the treatment of anxiety: a risk-benefi t evaluation with a focus on extended-release alprazolam. J Clin Psychiatry 2002;63(Suppl 14):S27–33.

Speigel DA. Efficacy studies of alprazolam in panic disorder. Psychopharmacol Bull 1998;34:191–5.

van Marwijk H, Allick G, Wegman F, Bax A, Riphagen II. Alprazolam for depression. Cochrane Database Syst Rev 2012;7:CD007139.

AMISSULPRIDA

TERAPÊUTICA

Marcas • Solian

Genérico? Não

Classe
- Nomenclatura baseada na neurociência: antagonista do receptor de dopamina (ARD)
- Antipsicótico atípico (benzamida; possivelmente um estabilizador de dopamina e agonista dopaminérgico parcial)

Comumente prescrita para
(em negrito, as aprovações da FDA)
- Esquizofrenia, aguda e crônica (fora dos Estados Unidos, especialmente Europa)
- Distimia

Como a substância atua
- Teoricamente, bloqueia receptores pré-sinápticos da dopamina 2 em doses baixas
- Teoricamente, bloqueia receptores pós-sinápticos da dopamina 2 em doses mais elevadas
* Pode ser um agonista parcial nos receptores dopaminérgicos 2, o que, teoricamente, reduz a produção de dopamina quando as concentrações são altas e aumenta a produção quando tais concentrações são baixas
- Bloqueia os receptores dopaminérgicos 3, o que pode contribuir para suas ações clínicas
* Diferentemente de outros antipsicóticos atípicos, a amissulprida não tem ações potentes nos receptores de serotonina 2A ou serotonina 1A
* Tem ações antagonistas nos receptores de serotonina 7 e receptores de serotonina 2B, o que pode contribuir para os efeitos antidepressivos

Tempo para início da ação
- Os sintomas psicóticos podem melhorar dentro de 1 semana, mas pode levar várias semanas para efeito completo no comportamento, bem como na cognição e na estabilização afetiva
- Classicamente recomendado esperar pelo menos 4 a 6 semanas para determinar a eficácia da substância, mas, na prática, alguns pacientes requerem até 16 a 20 semanas para apresentar uma boa resposta, especialmente nos sintomas cognitivos

Se funcionar
- Mais frequentemente reduz os sintomas positivos na esquizofrenia, mas não os elimina
- Pode melhorar os sintomas negativos, além de sintomas agressivos, cognitivos e afetivos na esquizofrenia
- A maioria dos pacientes esquizofrênicos não tem uma remissão total dos sintomas, mas os reduz em cerca de um terço
- Talvez de 5 a 15% dos pacientes esquizofrênicos possam experimentar uma melhora global de mais de 50 a 60%, especialmente quando recebem tratamento estável por mais de 1 ano
- Tais pacientes são considerados super-respondentes ou "*awakeners*", uma vez que podem ficar suficientemente bem para obter emprego, viver de forma independente e manter relacionamentos de longa duração
- Continuar o tratamento até atingir um platô de melhora
- Depois de atingir um platô satisfatório, continuar o tratamento por no mínimo 1 ano depois do primeiro episódio de psicose
- Para segundo episódio de psicose ou episódios subsequentes, poderá ser necessário continuar o tratamento indefinidamente
- Mesmo para primeiros episódios de psicose, pode ser preferível continuar o tratamento indefinidamente a fim de evitar episódios subsequentes

Se não funcionar
- Tentar um dos outros antipsicóticos de primeira linha (risperidona, olanzapina, quetiapina, ziprasidona, aripiprazol, paliperidona, asenapina, iloperidona, lurasidona)
- Se duas ou mais monoterapias antipsicóticas não funcionarem, considerar clozapina
- Alguns pacientes podem requerer tratamento com um antipsicótico convencional
- Se nenhum antipsicótico atípico for efetivo, considerar doses mais altas ou potencialização com valproato ou lamotrigina
- Considerar a não adesão e trocar por outro antipsicótico com menos efeitos colaterais ou por um antipsicótico que possa ser dado por injeção *depot*
- Considerar início de reabilitação e psicoterapia, como a remediação cognitiva
- Considerar a presença de abuso de substância concomitante

Melhores combinações de potencialização para resposta parcial ou resistência ao tratamento
- Ácido valproico (valproato, divalproex, divalproex ER)
- A potencialização da amissulprida não foi estudada sistematicamente

- Outros anticonvulsivantes estabilizadores do humor (carbamazepina, oxcarbazepina, lamotrigina)
- Lítio
- Benzodiazepínicos

Exames
✻ Embora o risco de diabetes e dislipidemia com amissulprida não tenha sido estudado sistematicamente, é sugerido monitoramento como para todos os outros antipsicóticos

Antes de iniciar um antipsicótico atípico
✻ Pesar todos os pacientes e acompanhar o IMC durante o tratamento
- Obter a história pessoal e familiar de diabetes, obesidade, dislipidemia, hipertensão e doença cardiovascular
- Obter a circunferência da cintura (na altura do umbigo), pressão arterial, glicose plasmática em jejum e perfil lipídico em jejum
- Determinar se o paciente
  - tem sobrepeso (IMC 25,0 a 29,9)
  - é obeso (IMC ≥ 30)
  - tem pré-diabetes (glicose plasmática em jejum 100 a 125 mg/dL)
  - tem diabetes (glicose plasmática em jejum > 126 mg/dL)
  - tem hipertensão (PA > 140/90 mmHg)
  - tem dislipidemia (colesterol total, colesterol LDL e triglicerídeos aumentados; colesterol HDL reduzido)
- Tratar ou encaminhar esses pacientes para tratamento, incluindo o manejo nutricional e do peso, aconselhamento de atividade física, cessação do tabagismo e manejo clínico

Monitoramento depois de iniciar antipsicótico atípico
✻ IMC mensalmente por 3 meses, depois trimestralmente
- Considerar o monitoramento dos triglicerídeos em jejum mensalmente por vários meses em pacientes com alto risco de complicações metabólicas e ao iniciar ou trocar antipsicóticos
- Pressão arterial, glicose plasmática em jejum, lipídeos em jejum dentro de 3 meses e depois anualmente, porém de maneira mais precoce e frequente para pacientes com diabetes ou que ganharam > 5% do peso inicial
- Tratar ou encaminhar para tratamento e considerar troca por outro antipsicótico atípico para pacientes que adquirem sobrepeso, ou tornam-se obesos, pré-diabéticos, diabéticos, hipertensos ou dislipidêmicos enquanto recebem um antipsicótico atípico

✻ Mesmo em pacientes sem diabetes conhecida, manter-se vigilante para o início raro, mas potencialmente fatal, de cetoacidose diabética, o que sempre requer tratamento imediato, monitorando o início rápido de poliúria, polidipsia, perda de peso, náusea, vômitos, desidratação, respiração rápida, fraqueza e turvação da consciência, até mesmo coma
- ECG pode ser útil para pacientes selecionados (p. ex., aqueles com história pessoal ou familiar de prolongamento de QTc; arritmia cardíaca; infarto do miocárdio recente; insuficiência cardíaca descompensada; ou que tomam agentes que prolongam o intervalo QTc, como pimozida, tioridazina, antiarrítmicos selecionados, moxifloxacina, esparfloxacina, etc.)
- Pacientes em risco de distúrbios eletrolíticos (p. ex., aqueles em terapia diurética) devem ter medidas basais e periódicas de potássio e magnésio séricos
- Pacientes com baixa contagem de leucócitos (WBC) ou história de leucopenia/neutropenia induzida por substância devem ter monitoramento frequente com hemograma completo (CBC) durante os primeiros meses, e a amissulprida deve ser descontinuada ao primeiro sinal de declínio dos leucócitos na ausência de outros fatores causadores

EFEITOS COLATERAIS

Como a substância causa efeitos colaterais
- Bloqueando os receptores dopaminérgicos 2 no estriado, pode causar efeitos colaterais motores, especialmente em altas doses
- Bloqueando os receptores dopaminérgicos 2 na hipófise, pode causar elevações na prolactina
- É desconhecido o mecanismo de ganho de peso e da possível incidência aumentada de diabetes e dislipidemia com antipsicóticos atípicos

Efeitos colaterais notáveis
✻ Efeitos colaterais extrapiramidais
✻ Galactorreia, amenorreia
✻ Antipsicóticos atípicos podem aumentar o risco de diabetes e dislipidemia, embora os riscos específicos associados à amissulprida sejam desconhecidos
- Insônia, sedação, agitação, ansiedade
- Constipação, ganho de peso
- Discinesia tardia rara

Efeitos colaterais potencialmente fatais ou perigosos
- Síndrome neuroléptica maligna rara
- Convulsões raras
- Prolongamento de QTc dose-dependente
- Risco aumentado de morte e eventos cerebrovasculares em pacientes idosos com psicose relacionada a demência

Ganho de peso

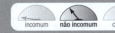

- Ocorre em uma minoria significativa

Sedação

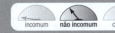

- Muitos experimentam e/ou pode ocorrer em quantidade significativa, especialmente em doses altas

O que fazer com os efeitos colaterais
- Esperar
- Esperar
- Esperar
- Reduzir a dose
- Para sintomas motores, acrescentar um agente anticolinérgico
- Tomar a maior parte da dose na hora de dormir para ajudar a reduzir a sedação durante o dia
- Perda de peso, programas de exercícios e manejo clínico para IMC alto, diabetes, dislipidemia
- Trocar por outro antipsicótico atípico

Melhores agentes de acréscimo para os efeitos colaterais
- Benzotropina ou triexifenidil para efeitos colaterais motores
- Muitos efeitos colaterais não podem ser melhorados com um agente de acréscimo

DOSAGEM E USO

Variação típica da dose
- Esquizofrenia: 400 a 800 mg/dia em 2 doses
- Sintomas negativos apenas: 50 a 300 mg/dia
- Distimia: 50 mg/dia

Formas de dosagem
- Formulações diferentes podem estar disponíveis em diferentes mercados
- Comprimidos de 50 mg, 100 mg, 200 mg, 400 mg
- Solução oral de 100 mg/mL

Como dosar
- Dose inicial de 400 a 800 mg/dia em 2 doses; doses diárias acima de 400 mg devem ser divididas em 2; máximo geralmente de 1.200 mg/dia
- Ver também a seção "A arte da troca", a seguir, depois da seção Pérolas

Dicas de dosagem
✱ Pode ser obtida eficácia para sintomas negativos em doses mais baixas, enquanto a eficácia para sintomas positivos pode requerer doses mais altas
- Pacientes que recebem doses baixas podem precisar tomar a substância apenas 1 vez por dia

✱ Para distimia e depressão, usar somente doses baixas

✱ Prolongamento de QTc dose-dependente, portanto, usar com cautela, especialmente em doses mais altas (> 800 mg/dia)

✱ A amissulprida pode se acumular em pacientes com insuficiência renal, requerendo diminuição da dosagem ou troca por outro antipsicótico para evitar prolongamento de QTc nesses indivíduos
- O tratamento deve ser suspenso se a contagem absoluta de neutrófilos cair abaixo de 1.000/mm³

Overdose
- Sedação, coma, hipotensão, efeitos colaterais extrapiramidais

Uso prolongado
- Amissulprida é usada para tratamento de esquizofrenia aguda e crônica

Formação de hábito
- Não

Como interromper
- Ver a seção "A arte da troca" de agentes individuais para como interromper amissulprida
- A descontinuação rápida pode levar a psicose de rebote e piora dos sintomas

Farmacocinética
- Meia-vida de eliminação de aproximadamente 12 horas
- Excretada basicamente inalterada

Interações medicamentosas
- Pode reduzir os efeitos de levodopa, agonistas dopaminérgicos

- Pode aumentar os efeitos de substâncias anti-hipertensivas
- Os efeitos no SNC podem ser aumentados se usada com um depressor do SNC
- Pode intensificar o prolongamento do intervalo QTc de outras substâncias capazes de prolongá-lo
- Como a amissulprida só é fracamente metabolizada, são esperadas poucas interações medicamentosas que possam elevar seus níveis plasmáticos

Outras advertências/precauções

- Usar com cautela em pacientes com abstinência alcoólica ou transtornos convulsivos devido a possível diminuição do limiar convulsivo
- Caso se desenvolvam sinais de síndrome neuroléptica maligna, o tratamento deve ser imediatamente descontinuado
- Como a amissulprida pode, de modo dose-dependente, prolongar o intervalo QTc, usar com cautela em pacientes que têm bradicardia ou estão tomando substâncias que possam induzir bradicardia (p. ex., betabloqueadores, bloqueadores dos canais de cálcio, clonidina, digitálicos)
- Como a amissulprida pode, de modo dose-dependente, prolongar o intervalo QTc, usar com cautela em pacientes que têm hipocalemia e/ou hipomagnesemia ou estão tomando substâncias capazes de induzir hipocalemia e/ou magnesemia (p. ex., diuréticos, laxativos estimulantes, anfotericina B intravenosa, glicocorticoides, tetracosactida)
- Usar somente com muita cautela em doença de Parkinson ou demência com corpos de Lewy, sobretudo em altas doses

Não usar
- Se o paciente tiver feocromocitoma
- Se o paciente tiver tumor dependente de prolactina
- Se a paciente estiver grávida ou amamentando
- Se o paciente estiver tomando agentes capazes de prolongar significativamente o intervalo QTc (p. ex., pimozida; tioridazina; antiarrítmicos selecionados, como quinidina, desoprimida, amiodarona e sotalol; antibióticos selecionados, como moxifloxacina e esparfloxacina)
- Se houver história de prolongamento de QTc ou arritmia cardíaca, infarto agudo do miocárdio recente, insuficiência cardíaca descompensada
- Se o paciente estiver tomando ciprasida, eritromicina intravenosa ou pentamidina
- Em crianças
- Se houver uma alergia comprovada a amissulprida

POPULAÇÕES ESPECIAIS

Insuficiência renal
- Usar com cautela; a substância pode se acumular
- A amissulprida é eliminada pela rota renal; em casos de insuficiência renal grave, a dose deve ser reduzida e deve-se considerar tratamento intermitente ou troca por outro antipsicótico

Insuficiência hepática
- Usar com cautela, mas geralmente não é necessária dose de ajuste

Insuficiência cardíaca
- A amissulprida produz um prolongamento do intervalo QTc dose-dependente que pode ser intensificado pela existência de bradicardia, hipocalemia e intervalo QTc longo congênito ou adquirido, os quais devem ser avaliados antes da administração de amissulprida
- Usar com cautela se tratar concomitantemente com uma medicação com probabilidade de produzir bradicardia prolongada, hipocalemia, lentificação da condução intracardíaca ou prolongamento do intervalo QTc
- Evitar amissulprida em pacientes com história de prolongamento de QTc, infarto agudo do miocárdio recente e insuficiência cardíaca descompensada

Idosos
- Alguns pacientes podem ser mais suscetíveis aos efeitos sedativos e hipotensores
- Embora antipsicóticos atípicos sejam comumente usados para transtornos comportamentais em demência, nenhum agente foi aprovado para tratamento de pacientes idosos com psicose relacionada a demência
- Pacientes idosos com psicose relacionada a demência tratados com antipsicóticos atípicos têm risco aumentado de morte em comparação ao placebo, e também têm risco aumentado de eventos cerebrovasculares

Crianças e adolescentes
- Eficácia e segurança não estabelecidas em pacientes com menos de 18 anos

Gravidez
- Embora estudos com animais não tenham apresentado efeitos teratogênicos, a amissulprida não é recomendada para uso durante a gravidez
- Existe o risco de movimentos musculares anormais e sintomas de abstinência em recém-nasci-

dos cujas mães tomaram um antipsicótico durante o terceiro trimestre; os sintomas podem incluir agitação, tônus muscular anormalmente aumentado ou reduzido, tremor, sonolência, dificuldade grave para respirar e dificuldade alimentar
- Sintomas psicóticos podem piorar durante a gravidez, e poderá ser necessária alguma forma de tratamento

Amamentação
- Desconhecido se a amissulprida é secretada no leite humano, mas presume-se que todos os psicotrópicos sejam secretados no leite materno
✱ Recomendado descontinuar a substância ou usar mamadeira

A ARTE DA PSICOFARMACOLOGIA

Potenciais vantagens
- Não tão claramente associada a ganho de peso quanto alguns outros antipsicóticos atípicos
- Para pacientes que respondem aos efeitos de ativação em baixa dosagem que reduzem sintomas negativos e depressão

Potenciais desvantagens
- Pacientes que têm dificuldade para aderir à dosagem 2 vezes ao dia
- Pacientes para quem a prolactina elevada pode não ser desejável (p. ex., mulheres possivelmente grávidas; meninas púberes com amenorreia; mulheres pós-menopausa com baixo nível de estrogênio que não fazem terapia de reposição hormonal)
- Pacientes com insuficiência renal grave

Principais sintomas-alvo
- Sintomas positivos de psicose
- Sintomas negativos de psicose
- Sintomas depressivos

Pérolas
✱ A eficácia foi particularmente bem demonstrada em pacientes nos quais predominam sintomas negativos
✱ O aumento na prolactina causado pela amissulprida pode interromper a menstruação
- Alguns pacientes resistentes ao tratamento com respostas inadequadas à clozapina podem se beneficiar com a potencialização com amissulprida

- Risco de diabetes e dislipidemia não bem estudados, mas não parece causar tanto ganho de peso quanto outros antipsicóticos atípicos
- Tem propriedades antipsicóticas atípicas (i.e., ação antipsicótica sem uma alta incidência de efeitos colaterais extrapiramidais), especialmente em baixas doses, mas não é um antagonista da serotonina e da dopamina
- Faz a mediação das suas propriedades antipsicóticas atípicas por meio de novas ações nos receptores dopaminérgicos, talvez ações agonistas parciais de estabilização da dopamina nos receptores dopaminérgicos 2
- Pode ser mais antagonista da dopamina 2 do que o aripiprazol, porém menos do que outros antipsicóticos atípicos ou convencionais
- As ações de ativação com baixa dosagem podem ser benéficas para sintomas negativos na esquizofrenia
- Doses bastante baixas podem ser úteis na distimia
- Comparada à sulpirida, a amissulprida tem melhor biodisponibilidade oral e maior potência, permitindo assim dosagem mais baixa, menor ganho de peso e menos efeitos colaterais extrapiramidais
- Comparada a outros antipsicóticos atípicos com antagonismo potente de serotonina 2A, a amissulprida pode ter mais efeitos colaterais extrapiramidais e elevação de prolactina, mas ainda pode ser classificada como um antipsicótico atípico, particularmente em baixas doses
- Os pacientes têm respostas antipsicóticas muito semelhantes a qualquer antipsicótico convencional, o que é diferente dos antipsicóticos atípicos em que as respostas antipsicóticas de pacientes individuais às vezes podem variar muito de um antipsicótico atípico para outro
- Pacientes com respostas inadequadas a antipsicóticos atípicos podem se beneficiar da determinação dos níveis plasmáticos da substância e, se baixos, de um aumento na dosagem ainda além dos limites de prescrição usuais
- Pacientes com respostas inadequadas a antipsicóticos atípicos também podem se beneficiar de uma tentativa de potencialização com um antipsicótico convencional ou troca por um antipsicótico convencional
- Entretanto, polifarmácia de longa duração com a combinação de um antipsicótico convencional com um antipsicótico atípico pode unir seus efeitos colaterais sem claramente potencializar a eficácia de cada um
- Para pacientes resistentes ao tratamento, especialmente aqueles com impulsividade, agressão, violência e autolesão, polifarmácia de longo prazo com 2 antipsicóticos atípicos ou com 1 antipsicó-

tico atípico e 1 antipsicótico convencional pode ser útil ou mesmo necessária mediante atento
- Em tais casos, pode ser benéfico combinar 1 antipsicótico *depot* com 1 antipsicótico oral
- Embora seja uma prática frequente de alguns prescritores, acrescentar dois antipsicóticos convencionais tem pouca lógica e pode reduzir a tolerabilidade sem claramente melhorar a eficácia

A ARTE DA TROCA

Troca de antipsicóticos orais para amissulprida

- É aconselhável iniciar amissulprida em uma dosagem intermediária e aumentar a dose rapidamente por 3 a 7 dias
- A experiência clínica tem mostrado que asenapina, quetiapina e olanzapina devem ser reduzidas lentamente, por um período de 3 a 4 semanas, para permitir que os pacientes se readaptem à retirada do bloqueio dos receptores colinérgicos, histaminérgicos e alfa-1
- Clozapina deve sempre ser reduzida lentamente, por um período de 4 semanas ou mais

*Benzodiazepínico ou medicação anticolinérgica podem ser administrados durante a titulação cruzada para ajudar a aliviar efeitos colaterais como insônia, agitação e/ou psicose

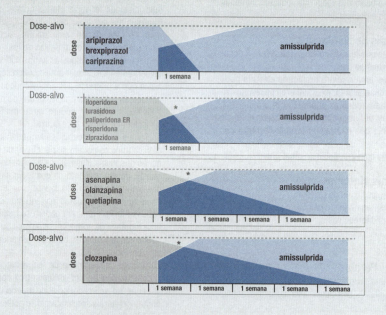

Leituras sugeridas

Burns T, Bale R. Clinical advantages of amisulpride in the treatment of acute schizophrenia. J Int Med Res 2001;29(6):451–66.

Curran MP, Perry CM. Spotlight on amisulpride in schizophrenia. CNS Drugs 2002;16(3):207–11.

Komossa K, Rummel-Kluge C, Hunder H, et al. Amisulpride versus other atypical antipsychotics for schizophrenia. Cochrane Database Syst Rev 2010;(1):CD006624.

Leucht S, Pitschel-Walz G, Engel RR, Kissling W. Amisulpride, an unusual "atypical" antipsychotic: a meta-analysis of randomized controlled trials. Am J Psychiatry 2002;159(2):180–90.

AMITRIPTILINA

TERAPÊUTICA

Marcas • Elavil

Genérico? Sim

Classe
- Nomenclatura baseada na neurociência: serotonina e norepinefrina multimodal (SN-MM)
- Antidepressivo tricíclico (ADT)
- Inibidor da recaptação de serotonina e norepinefrina

Comumente prescrita para
(em negrito, as aprovações da FDA)
- **Depressão**
- **Depressão endógena**
- �֍ Dor neuropática/dor crônica
- �֍ Fibromialgia
- ✶ Cefaleia
- ✶ Dor lombar inferior/dor cervical
- Ansiedade
- Insônia
- Depressão resistente ao tratamento

Como a substância atua
- Estimula os neurotransmissores serotonina e norepinefrina
- Bloqueia a bomba de recaptação da serotonina (transportadora da serotonina), possivelmente aumentando a neurotransmissão serotonérgica
- Bloqueia a bomba de recaptação da norepinefrina (transportadora da norepinefrina), possivelmente aumentando a neurotransmissão noradrenérgica
- Possivelmente, dessensibiliza os receptores da serotonina 1A e os receptores beta-adrenérgicos
- Como a dopamina é inativada pela recaptação da norepinefrina no córtex frontal, o qual em grande parte carece de transportadores de dopamina, a amitriptilina pode aumentar a neurotransmissão da dopamina nessa parte do cérebro

Tempo para início da ação
- Pode ter efeitos imediatos no tratamento de insônia ou ansiedade
- O início das ações terapêuticas não costuma ser imediato, frequentemente demorando de 2 a 4 semanas
- Se não estiver funcionando dentro de 6 a 8 semanas para depressão, poderá requerer um aumento na dosagem ou poderá não funcionar de forma alguma
- Pode continuar a agir por muitos anos, prevenindo recaída dos sintomas

Se funcionar
- O objetivo do tratamento da depressão é a remissão completa dos sintomas atuais, além da prevenção de recaídas futuras
- O objetivo do tratamento de condições de dor crônica, como dor neuropática, fibromialgia, cefaleia, dor lombar inferior e dor cervical, é reduzir ao máximo possível os sintomas, especialmente em combinação com outros tratamentos
- O tratamento de depressão na maioria das vezes reduz ou até mesmo elimina os sintomas, mas não é uma cura, já que os sintomas podem recorrer depois de interrompido o medicamento
- O tratamento de condições de dor crônica, como dor neuropática, fibromialgia, cefaleia, dor lombar inferior e dor cervical, pode reduzir os sintomas, mas raramente os elimina por completo, e não é uma cura, já que os sintomas recorrem depois de interrompido o medicamento
- Continuar o tratamento da depressão até que todos os sintomas tenham desaparecido (remissão)
- Depois que os sintomas de depressão desapareceram, continuar tratando por 1 ano para o primeiro episódio de depressão
- Para segundo episódio de depressão e episódios subsequentes, poderá ser necessário tratamento por tempo indefinido
- O uso em transtornos de ansiedade e condições de dor crônica, como dor neuropática, fibromialgia, cefaleia, dor lombar inferior e dor cervical, também pode exigir duração indefinida, mas o tratamento prolongado não está bem estudado nessas condições

Se não funcionar
- Muitos pacientes deprimidos têm apenas uma resposta parcial, em que alguns sintomas melhoram, mas outros persistem (especialmente insônia, fadiga e problemas de concentração)
- Outros pacientes deprimidos podem ser não respondedores, algumas vezes chamados de resistentes ao tratamento ou refratários ao tratamento
- Considerar o aumento da dose, troca por outro agente ou acréscimo de um agente de potencialização apropriado
- Considerar psicoterapia
- Considerar avaliação para outro diagnóstico ou para uma condição comórbida (p. ex., doença clínica, abuso de substância, etc.)
- Alguns pacientes podem experimentar aparente falta de consistência na eficácia em razão da ati-

vação de um transtorno bipolar latente ou subjacente, requerendo descontinuação do antidepressivo e troca por um estabilizador do humor

Melhores combinações de potencialização para resposta parcial ou resistência ao tratamento

- Lítio, buspirona, hormônio da tireoide (para depressão)
- Gabapentina, tiagabina, outros anticonvulsivantes, até mesmo opiáceos, se prescrito por especialistas, mediante monitoramento em casos difíceis (para dor crônica)

Exames

- ECG basal é recomendado para pacientes com mais de 50 anos
- ✻ Como antidepressivos tricíclicos e tetracíclicos estão frequentemente associados a ganho de peso, pesar todos os pacientes antes de iniciar o tratamento e determinar se o indivíduo já apresenta sobrepeso (IMC 25,0 a 29,9) ou obesidade (IMC ≥ 30)
- Antes de administrar uma substância que pode causar ganho de peso a um paciente com sobrepeso ou obeso, determinar se o indivíduo já tem pré-diabetes (glicose plasmática em jejum de 100 a 125 mg/dL), diabetes (glicose plasmática em jejum > 126 mg/dL) ou dislipidemia (colesterol total, colesterol LDL e triglicerídeos aumentados; colesterol HDL reduzido) e tratar ou encaminhar tais pacientes para tratamento, incluindo manejo nutricional e do peso, aconselhamento de atividade física, cessação do tabagismo e manejo clínico
- ✻ Monitorar peso e IMC durante o tratamento
- ✻ Durante a administração de uma substância a um paciente que ganhou > 5% do peso inicial, considerar a avaliação da presença de pré-diabetes, diabetes ou dislipidemia, ou considerar troca por antidepressivo diferente
- ECGs podem ser úteis para pacientes selecionados (p. ex., aqueles com história pessoal ou familiar de prolongamento de QTc; arritmia cardíaca; infarto do miocárdio recente; insuficiência cardíaca descompensada; ou que usem agentes que prolongam o intervalo QTc, tais como pimozida, tioridazina, antiarrítmicos selecionados, moxifloxacina, esparfloxacina, etc.)
- Pacientes em risco de distúrbios eletrolíticos (p. ex., pacientes em terapia diurética) devem ter as medidas basais e periódicas de potássio e magnésio séricos

EFEITOS COLATERAIS

Como a substância causa efeitos colaterais

- A atividade anticolinérgica pode explicar os efeitos de sedação, boca seca, constipação e visão turva
- Os efeitos sedativos e o ganho de peso podem ser devidos às propriedades anti-histamínicas
- O bloqueio dos receptores alfa-1 adrenérgicos pode explicar tontura, sedação e hipotensão
- Arritmias cardíacas e convulsões, especialmente em *overdose*, podem ser causadas pelo bloqueio dos canais iônicos

Efeitos colaterais notáveis

- Visão turva, constipação, retenção urinária, aumento no apetite, boca seca, náusea, diarreia, azia, gosto estranho na boca, ganho de peso
- Fadiga, fraqueza, tontura, sedação, cefaleia, ansiedade, nervosismo, agitação
- Disfunção sexual (impotência, alteração da libido)
- Transpiração, erupção cutânea, prurido

Efeitos colaterais potencialmente fatais ou perigosos

- Íleo paralítico, hipertermia (ADTs + agentes anticolinérgicos)
- Limiar reduzido para convulsão e convulsões raras
- Hipotensão ortostática, morte súbita, arritmias, taquicardia
- Prolongamento do intervalo QTc
- Insuficiência hepática, efeitos colaterais extrapiramidais
- Pressão intraocular aumentada
- Rara indução de mania
- Rara ativação de ideação e comportamento suicida (suicidalidade) (estudos de curto prazo não apresentaram aumento no risco de suicidalidade com antidepressivos comparados a placebo acima de 24 anos)

Ganho de peso

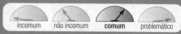

- Muitos experimentam e/ou pode ocorrer em quantidade significativa
- Pode aumentar o apetite e a fissura por carboidrato

Sedação

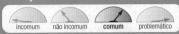

- Muitos experimentam e/ou pode ocorrer em quantidade significativa
- Pode se desenvolver tolerância aos efeitos sedativos com o uso prolongado

O que fazer com os efeitos colaterais

- Esperar
- Esperar
- Esperar
- Reduzir a dose
- Trocar por ISRS ou antidepressivo mais recente

Melhores agentes de acréscimo para os efeitos colaterais

- Muitos efeitos colaterais não podem ser melhorados com um agente de potencialização

DOSAGEM E USO

Variação típica da dose
- 50 a 150 mg/dia

Formas de dosagem
- Cápsulas de 25 mg, 50 mg, 100 mg

Como dosar
- Dose inicial de 25 mg/dia na hora de dormir; aumentar 25 mg a cada 3 a 7 dias
- 75 mg/dia em doses divididas; aumentar para 150 mg/dia; máximo de 300 mg/dia

Dicas para dosagem
- Se dada em dose única, deve geralmente ser administrada na hora de dormir devido às suas propriedades sedativas
- Se dada em doses divididas, a dose maior em geral deve ser dada na hora de dormir devido às suas propriedades sedativas
- Se os pacientes tiverem pesadelos, dividir a dose e não dar a maior na hora de dormir
- Pacientes tratados para dor crônica podem precisar apenas de doses mais baixas
- Se ocorrer ansiedade intolerável, insônia, agitação, acatisia ou ativação com o início ou descontinuação da dosagem, considerar a possibilidade de um transtorno bipolar ativado e trocar por estabilizador do humor ou antipsicótico atípico

Overdose
- Pode ocorrer morte; depressão do SNC, convulsões, arritmias cardíacas, hipotensão grave, alterações no ECG, coma

Uso prolongado
- Seguro

Formação de hábito
- Não

Como interromper
- Reduzir a dose gradualmente para evitar os efeitos de retirada
- Mesmo com a redução gradual da dose, alguns sintomas de retirada podem aparecer dentro das 2 primeiras semanas
- Muitos pacientes toleram redução de 50% da dose por 3 dias, depois outra redução de 50% por 3 dias, depois descontinuação
- Se surgirem sintomas de retirada durante a descontinuação, aumentar a dose para interromper os sintomas e depois reiniciar a retirada muito mais lentamente

Farmacocinética
- Substrato para CYP450 2D6 e 1A2
- Meia-vida plasmática de 10 a 28 horas
- Metabolizada em um metabólito ativo, nortiptilina, que é predominantemente um inibidor da recaptação de norepinefrina, por desmetilação via CYP450 1A2
- Alimentos não afetam a absorção

Interações medicamentosas
- O tramadol aumenta o risco de convulsões em pacientes que estão tomando ADTs
- O uso de ADTs com substâncias anticolinérgicas pode resultar em íleo paralítico ou hipertermia
- Fluoxetina, paroxetina, bupropiona, duloxetina e outros inibidores de CYP450 2D6 podem aumentar as concentrações de ADT
- Fluvoxamina, um inibidor de CYP450 1A2, pode diminuir a conversão de amitriptilina em nortriptilina e aumentar as concentrações plasmáticas de amitriptilina
- Cimetidina pode aumentar as concentrações plasmáticas de ADTs e causar sintomas anticolinérgicos
- Fenotiazinas ou haloperidol podem elevar as concentrações sanguíneas de ADT

- Pode alterar os efeitos de substâncias anti-hipertensivas; pode inibir os efeitos hipotensivos da clonidina
- O uso de ADTs com agentes simpatomiméticos pode aumentar a atividade simpática
- Metilfenidato pode inibir o metabolismo dos ADTs
- Ativação e agitação, sobretudo depois de troca ou acréscimo de antidepressivos, podem representar a indução de um estado bipolar, especialmente uma condição bipolar tipo II disfórica mista, algumas vezes associada a ideação suicida, e requer a adição de lítio, um estabilizador do humor ou um antipsicótico atípico e/ou descontinuação de amitriptilina

Outras advertências/precauções
- Acrescentar ou iniciar outros antidepressivos com cautela por até 2 semanas após a descontinuação de amitriptilina
- Geralmente, não usar com IMAOs, incluindo 14 dias depois da interrupção de IMAOs; não iniciar um IMAO por pelo menos 5 meias-vidas (5 a 7 dias para a maioria das substâncias) depois da descontinuação da amitriptilina, mas ver a seção Pérolas
- Usar com cautela em pacientes com história de convulsões, retenção urinária, glaucoma de ângulo fechado, hipertireoidismo
- ADTs podem aumentar o intervalo QTc, especialmente em doses tóxicas, o que pode ocorrer não apenas por *overdose* como também pela combinação de substâncias que inibem o metabolismo do ADT via CYP450 2D6, potencialmente causando arritmia do tipo *torsade de pointes* ou morte súbita
- Como os ADTs podem prolongar o intervalo QTc, usar com cautela em pacientes que têm bradicardia ou estão tomando substâncias que podem induzi–la (p. ex., betabloqueadores, bloqueadores dos canais de cálcio, clonidina, digitálicos)
- Como os ADTs podem prolongar o intervalo QTc, usar com cautela em pacientes que têm hipocalemia e/ou hipomagnesemia, ou estão tomando substâncias que podem induzir hipocalemia e/ou magnesemia (p. ex., diuréticos, laxativos estimulantes, anfotericina B, glicocorticoides, tetracosactida)
- No tratamento de crianças, ponderar cuidadosamente os riscos e benefícios do tratamento farmacológico em comparação ao não tratamento com antidepressivos, e documentar isso no prontuário do pacientes
- Distribuir as brochuras fornecidas pela FDA e pelas companhias farmacêuticas

---

- Alertar os pacientes e seus cuidadores sobre a possibilidade de efeitos colaterais de ativação e aconselhá-los a relatar esses sintomas imediatamente
- Monitorar os pacientes para a ativação de ideação suicida, especialmente crianças e adolescentes

Não usar
- Se o paciente estiver se recuperando de infarto do miocárdio
- Se o paciente estiver tomando agentes capazes de prolongar significativamente o intervalo QTc (p. ex., pimozida, tioridazina, antiarrítmicos selecionados, moxifloxacina, esparfloxacina)
- Se houver história de prolongamento do intervalo QTc ou arritmia cardíaca, infarto agudo do miocárdio recente, insuficiência cardíaca descompensada
- Se o paciente estiver tomando substâncias que inibem o metabolismo de ADT, incluindo inibidores de CYP450 2D6, exceto se prescrito por um especialista
- Se houver função reduzida de CYP450 2D6, como em pacientes que são fracos metabolizadores de 2D6, exceto se prescrito por um especialista e em baixas doses
- Se houver uma alergia comprovada a amitriptilina ou nortriptilina

POPULAÇÕES ESPECIAIS

Insuficiência renal
- Usar com cautela; poderá ser necessário reduzir a dose

Insuficiência hepática
- Usar com cautela; poderá ser necessário reduzir a dose

Insuficiência cardíaca
- É recomendado ECG basal
- Foi relatado que ADTs causam arritmias, prolongamento do tempo de condução, hipotensão ortostática, taquicardia sinusal e insuficiência cardíaca, especialmente em coração doente
- Infarto do miocárdio e AVC foram relatados com ADTs
- ADTs produzem prolongamento de QTc, o que pode ser potencializado pela existência de bradicardia, hipocalemia, intervalo longo de QTc congênito ou adquirido, os quais devem ser avaliados antes da administração de amitriptilina
- Usar com cautela se tratar concomitantemente com uma medicação provável de produzir bradi-

cardia prolongada, hipocalemia, lentificação da condução cardíaca ou prolongamento do intervalo QTc
- Evitar ADTs em pacientes com uma história conhecida de prolongamento de QTc, infarto agudo do miocárdio recente e insuficiência cardíaca descompensada
- Os ADTs podem causar um aumento sustentado da frequência cardíaca em pacientes com doença cardíaca isquêmica e podem piorar (reduzir) a variabilidade da frequência cardíaca, um risco independente de mortalidade em populações cardíacas
- Como ISRSs podem melhorar (aumentar) a variabilidade da frequência cardíaca em pacientes depois de um infarto do miocárdio, bem como a sobrevivência e o humor em indivíduos com angina aguda ou depois de um infarto do miocárdio, esses são agentes mais apropriados para a população cardíaca do que os antidepressivos tricíclicos/tetracíclicos

✱ A relação risco/benefício poderá não justificar o uso de ADTs em insuficiência cardíaca

Idosos
- É recomendado ECG basal para pacientes com mais de 50 anos
- Podem ser mais sensíveis aos efeitos anticolinérgicos, cardiovasculares, hipotensores e sedativos
- Dose inicial de 50 mg/dia; aumentar gradualmente até 100 mg/dia
- Redução no risco de suicidalidade com antidepressivos em comparação a placebo em adultos com mais de 65 anos

Crianças e adolescentes
- Ponderar cuidadosamente os riscos e benefícios do tratamento farmacológico em comparação ao não tratamento com antidepressivos, e documentar isso no prontuário do paciente
- Usar com cautela, observando a ativação de transtorno bipolar conhecido ou desconhecido e/ou ideação suicida, e informar os pais ou responsáveis sobre o risco para que possam ajudar a observar os pacientes, crianças ou adolescentes
- Monitorar os pacientes pessoalmente com regularidade, em particular durante as primeiras semanas de tratamento
- Em geral, não é recomendada para uso em pacientes com menos de 12 anos
- Vários estudos mostram falta de eficácia dos ADTs para depressão

- Pode ser utilizada para tratar enurese ou comportamentos hiperativos/impulsivos
- Alguns casos de morte súbita ocorreram em crianças que estavam tomando ADTs
- Adolescentes: dose inicial 50 mg/dia; aumentar gradualmente até 100 mg/dia

Gravidez
- Válidas a partir de 30 de junho de 2015, a FDA norte-americana determina alterações no conteúdo e na forma das informações referentes a gravidez e lactação nos rótulos das substâncias de prescrição, incluindo a eliminação das categorias por letras para risco na gravidez; a Pregnancy and Lactation Labeling Rule (PLLR ou regra final) aplica-se somente a substâncias de prescrição e será introduzida gradualmente para substâncias aprovadas a partir de 30 de junho de 2001
- Não foram conduzidos estudos controlados em gestantes
- Atravessa a placenta
- Foram relatados efeitos adversos em bebês cujas mães tomaram um ADT (letargia, sintomas de retirada, malformações fetais)
- Deve-se ponderar o risco do tratamento (primeiro trimestre do desenvolvimento fetal, terceiro trimestre no recém-nascido) para a criança em comparação ao risco de nenhum tratamento (recorrência de depressão, saúde materna, vínculo com o bebê) para a mãe e a criança
- Para muitos pacientes, isso poderá significar a continuidade do tratamento durante a gravidez

Amamentação
- É encontrada alguma quantidade da substância no leite materno

✱ Recomendado descontinuar a substância ou usar mamadeira

- O período pós-parto imediato é uma época de alto risco de depressão, especialmente em mulheres que tiveram episódios depressivos prévios, portanto poderá ser preciso reinstituir a substância no final do primeiro trimestre ou logo após o parto para prevenir recorrência durante o pós-parto
- Deve-se ponderar os benefícios da amamentação com os riscos e benefícios do tratamento com antidepressivo *versus* o não tratamento para o bebê e a mãe
- Para muitas pacientes, isso pode significar a continuidade do tratamento durante a amamentação

A ARTE DA PSICOFARMACOLOGIA

Potenciais vantagens
- Pacientes com insônia
- Depressão grave ou resistente ao tratamento
- Pacientes com uma ampla variedade de síndromes de dor crônica

Potenciais desvantagens
- Pacientes pediátricos e geriátricos
- Pacientes preocupados com ganho de peso
- Pacientes com doença cardíaca

Principais sintomas-alvo
- Humor deprimido
- Sintomas de ansiedade
- Sintomas somáticos
- Dor crônica
- Insônia

Pérolas
- Já foi um dos agentes mais prescritos para depressão
- Permanece sendo um dos ADTs mais preferíveis para tratamento de cefaleia e uma ampla variedade de síndromes de dor crônica, incluindo dor neuropática, fibromialgia, enxaqueca, dor cervical e dor lombar
- ✱ A preferência de alguns prescritores por amitriptilina em relação a outros antidepressivos tetracíclicos para o tratamento de síndromes de dor crônica está mais baseada na arte e em relatos informais do que em ensaios clínicos controlados, já que muitos ADTs/tetracíclicos podem ser efetivos para essas síndromes
- Em geral, os ADTs não são mais considerados uma opção de tratamento de primeira linha para depressão devido ao seu perfil de efeitos colaterais
- ✱ A amitriptilina demonstrou ser efetiva em insônia primária
- Os ADTs podem agravar sintomas psicóticos
- Deve ser evitado álcool devido aos efeitos aditivos no SNC
- Pacientes abaixo do peso normal podem ser mais suscetíveis a efeitos adversos cardiovasculares
- Crianças, pacientes com hidratação inadequada e aqueles com doença cardíaca podem ser mais suscetíveis a cardiotoxicidade induzida por ADT do que adultos saudáveis
- Somente para o especialista: embora costume ser proibido, um tratamento extremo e potencialmente perigoso, para pacientes muito resistentes ao tratamento, é dar um antidepressivo tricíclico/tetracíclico, exceto clomipramina, simultaneamente com um IMAO para indivíduos que não respondem a diversos outros antidepressivos
- Se essa opção for escolhida, iniciar o IMAO com o antidepressivo tricíclico/tetracíclico simultaneamente, em baixas doses, após a eliminação apropriada da substância, depois aumentar de modo alternado as doses desses agentes a cada poucos dias até uma semana, conforme tolerados
- Embora restrições dietéticas muito rígidas e restrições medicamentosas concomitantes devam ser observadas para prevenir crises hipertensivas e síndrome serotonérgica, os efeitos colaterais mais comuns das combinações MAO/tricíclicos ou tetracíclicos podem ser ganho de peso e hipotensão ortostática
- Pacientes fazendo uso de ADTs devem estar conscientes de que poderão experimentar sintomas como fotossensibilidade ou urina azul-esverdeada
- Os ISRSs podem ser mais efetivos do que os ADTs em mulheres, e ADTs podem ser mais efetivos do que ISRSs em homens
- Como os antidepressivos tricíclicos/tetracíclicos são substratos para CYP450 2D6, e 7% da população (especialmente pessoas brancas) podem ter uma variante genética levando a atividade reduzida de 2D6, tais pacientes podem não tolerar com segurança as doses normais de antidepressivos tricíclicos/tetracíclicos e requerer redução da dose
- Poderá ser necessário teste fenotípico para detectar a referida variante genética antes da dosagem com um antidepressivo tricíclico/tetracíclico, especialmente em populações vulneráveis, como crianças, idosos, populações cardíacas e aqueles com medicações concomitantes
- Pacientes que parecem ter efeitos colaterais extraordinariamente graves em doses normais ou baixas podem ter essa variante fenotípica de CYP450 2D6 e exigir doses baixas ou troca por outro antidepressivo não metabolizado por 2D6

Leituras sugeridas

Guaiana G, Barbui C, Hotopf M. Amitriptyline for depression. Cochrane Database Syst Rev 2007;(3): CD004186.

Hauser W, Petzke F, Uceyler N, Sommer C. Comparative efficacy and acceptability of amitriptyline, duloxetine and milnacipran in fi bromyalgia syndrome: a systematic review with meta-analysis. Rheumatology (Oxford) 2011;50(3):532--43.

Torrente Castells E, Vazquez Delgado E, Gay Escoda C. Use of amitriptyline for the treatment of chronic tension-type headache. Review of the literature. Med Oral Patol Oral Cir Bucal 2008;13(9):E567–72.

AMOXAPINA

TERAPÊUTICA

Marcas • Asendin

Genérico? Sim

Classe
- Nomenclatura baseada na neurociência: inibidor da recaptação de serotonina e norepinefrina (IRSN)
- Antidepressivo tricíclico (ADT), algumas vezes classificado como antidepressivo tetracíclico
- Inibidor da recaptação de norepinefrina
- Antagonista da serotonina 2A
- Substância-mãe e, especialmente, um metabólito ativo são antagonistas de dopamina 2

Comumente prescrita para
(em negrito, as aprovações da FDA)
- **Transtorno depressivo neurótico ou reativo**
- **Depressões endógenas e psicóticas**
- **Depressão acompanhada de ansiedade ou agitação**
- Fase depressiva de transtorno bipolar
- Ansiedade
- Insônia
- Dor neuropática/dor crônica
- Depressão resistente ao tratamento

Como a substância atua
- Estimula o neurotransmissor norepinefrina
- Bloqueia a bomba de recaptação da norepinefrina (transportador de norepinefrina), possivelmente aumentando a neurotransmissão noradrenérgica
- Como a dopamina é inativada pela recaptação de norepinefrina no córtex frontal, que em grande medida carece de transportadores de dopamina, a amoxapina pode aumentar a neurotransmissão de dopamina nessa parte do cérebro
- Um inibidor da bomba de recaptação de norepinefrina mais potente do que a bomba de recaptação da serotonina (transportador da serotonina)
- Em altas doses também pode estimular o neurotransmissor serotonina e, possivelmente, aumentar a neurotransmissão serotonérgica
- Bloqueia os receptores de dopamina 2, reduzindo os sintomas positivos de psicose

Tempo para início da ação
- O início da ação terapêutica não costuma ser imediato, mas frequentemente leva de 2 a 4 semanas

- Se não estiver funcionando em 6 a 8 semanas para depressão, pode requerer um aumento na dosagem ou não funcionar de forma alguma
- Pode continuar a agir por muitos anos, prevenindo recaída dos sintomas

Se funcionar
- O objetivo do tratamento é a completa remissão dos sintomas atuais, além da prevenção de recaídas futuras
- O tratamento, na maioria das vezes, reduz ou até mesmo elimina os sintomas, mas não é uma cura, já que os sintomas podem recorrer depois de interrompida a medicação
- Continuar o tratamento até que todos os sintomas tenham desaparecido (remissão)
- Depois que os sintomas desapareceram, continuar o tratamento por 1 ano para o primeiro episódio de depressão
- Para segundo episódio de depressão e episódios subsequentes, poderá ser necessário tratamento por tempo indefinido
- O uso em transtornos de ansiedade também poderá precisar ser por tempo indefinido

Se não funcionar
- Muitos pacientes apresentam apenas uma resposta parcial, em que alguns sintomas melhoram, mas outros persistem (especialmente insônia, fadiga e problemas de concentração)
- Outros pacientes podem ser não respondedores, algumas vezes chamados de resistentes ao tratamento ou refratários ao tratamento
- Considerar aumento da dose, troca por outro agente ou acréscimo de um agente de potencialização apropriado
- Considerar psicoterapia
- Considerar avaliação para outro diagnóstico ou para uma condição comórbida (p. ex., doença clínica, abuso de substância, etc.)
- Alguns pacientes podem experimentar aparente falta de consistência na eficácia devido à ativação de um transtorno bipolar latente ou subjacente, requerendo descontinuação do antidepressivo e troca por um estabilizador do humor

Melhores combinações de potencialização para resposta parcial ou resistência ao tratamento
- Lítio, buspirona, hormônio da tireoide

Exames
- ECG basal é recomendado para pacientes acima dos 50 anos

✻ Como antidepressivos tricíclicos e tetracíclicos estão frequentemente associados a ganho de peso, pesar todos os pacientes antes de iniciar o tratamento e determinar se o indivíduo já está com sobrepeso (IMC 25,0 a 29,9) ou obeso (IMC ≥ 30)

- Antes de administrar uma substância que possa causar ganho de peso para um paciente com sobrepeso ou obesidade, determinar se o indivíduo já tem pré-diabetes (glicose plasmática em jejum de 100 a 125 mg/dL), diabetes (glicose plasmática em jejum > 126 mg/dL) ou dislipidemia (colesterol total, colesterol LDL e triglicerídeos aumentados; colesterol HDL diminuído), e tratar ou encaminhar tais pacientes para tratamento, incluindo manejo nutricional e do peso, aconselhamento de atividade física, cessação do tabagismo e manejo clínico

✻ Monitorar peso e IMC durante o tratamento

✻ Enquanto é dada uma substância a um paciente que ganhou > 5% do peso inicial, considerar avaliação da presença de pré-diabetes, diabetes ou dislipidemia, ou considerar troca por um antidepressivo diferente

- Os ECGs podem ser úteis para pacientes selecionados (p. ex., aqueles com história pessoal ou familiar de prolongamento de QTc; arritmia cardíaca; infarto do miocárdio recente; insuficiência cardíaca descompensada; ou que tomam agentes que prolongam o intervalo QTc, como pimozida, tioridazina, antiarrítmicos selecionados, moxifloxacina, esparfloxacina, etc.)
- Pacientes em risco de distúrbios eletrolíticos (p. ex., pacientes em terapia diurética) devem ter medidas basais e periódicas de potássio e magnésio séricos

EFEITOS COLATERAIS

Como a substância causa efeitos colaterais

- A atividade anticolinérgica pode explicar os efeitos sedativos, boca seca, constipação e visão turva
- Os efeitos sedativos e ganho de peso podem ser devidos às propriedades anti-histamínicas
- O bloqueio dos receptores alfa-1 adrenérgicos pode explicar tontura, sedação e hipotensão
- Arritmias cardíacas e convulsões, especialmente em *overdose*, podem ser causadas pelo bloqueio dos canais iônicos

Efeitos colaterais notáveis

- Visão turva, constipação, retenção urinária, aumento do apetite, boca seca, náusea, diarreia, azia, gosto estranho na boca, ganho de peso
- Fadiga, fraqueza, tontura, sedação, cefaleia, ansiedade, nervosismo, agitação
- Disfunção sexual, sudorese

✻ Pode causar efeitos colaterais extrapiramidais, acatisia e, teoricamente, discinesia tardia

Efeitos colaterais potencialmente fatais ou perigosos

- Íleo paralítico, hipertermia (ADTs/tetracíclicos + agentes anticolinérgicos)
- Limiar convulsivo reduzido e convulsões raras
- Hipotensão ortostática, morte súbita, arritmias, taquicardia
- Prolongamento de QTc
- Insuficiência hepática, efeitos colaterais extrapiramidais
- Pressão intraocular aumentada
- Rara indução de mania
- Rara ativação de ideação e comportamento suicida (suicidalidade) (estudos de curto prazo não apresentaram aumento no risco de suicidalidade com antidepressivos em comparação a placebo acima dos 24 anos)

Ganho de peso

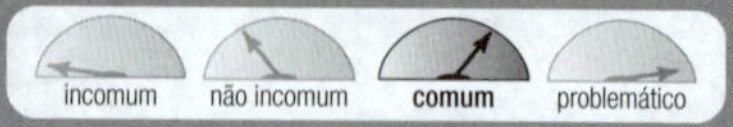

- Muitos experimentam e/ou pode ocorrer em quantidade significativa
- Pode aumentar o apetite e a fissura por carboidratos

Sedação

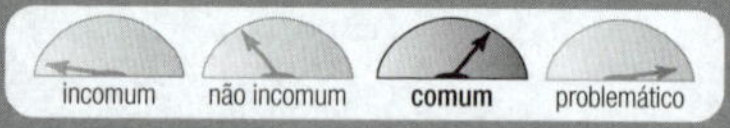

- Muitos experimentam e/ou pode ocorrer em quantidade significativa
- Pode aumentar o apetite e a fissura por carboidratos

O que fazer com os efeitos colaterais

- Esperar
- Esperar
- Esperar
- Reduzir a dose
- Trocar por ISRS ou antidepressivo mais recente

Melhores agentes de acréscimo para os efeitos colaterais
- Muitos efeitos colaterais não podem ser melhorados com um agente de acréscimo
- Podem ser usados anticolinérgicos para efeitos colaterais extrapiramidais ou trocar por outro antidepressivo

DOSAGEM E USO

Variação típica da dose
- 200 a 300 mg/dia

Formas de dosagem
- Comprimidos de 25 mg, 50 mg, 100 mg, 150 mg

Como dosar
- Dose inicial de 25 mg 2 a 3 vezes/dia; aumentar gradualmente para 100 mg 2 a 3 vezes/dia ou uma dose única na hora de dormir; máximo 400 mg/dia (pode ser dosada até 600 mg/dia em pacientes internados)

Dicas para dosagem
- Se for dada em dose única, deve ser administrada geralmente na hora de dormir devido às suas propriedades sedativas
- Se for dada em doses divididas, a dose maior deve ser dada geralmente na hora de dormir devido às suas propriedades sedativas
- Se os pacientes tiverem pesadelos, dividir a dose e não dar uma grande na hora de dormir
- Se ocorrer ansiedade, insônia, agitação ou acatisia intoleráveis, ou ativação no início da dosagem ou descontinuação, considerar a possibilidade de transtorno bipolar ativado e trocar por estabilizador do humor ou antipsicótico atípico

Overdose
- Pode ocorrer morte; convulsões, arritmias cardíacas, hipotensão grave, depressão do SNC, coma, alterações no ECG

Uso prolongado
- Geralmente seguro
- Alguns pacientes podem desenvolver discinesias de retirada ao descontinuar amoxapina depois de uso prolongado

Formação de hábito
- Alguns pacientes podem desenvolver tolerância

Como interromper
- Reduzir a dose gradualmente para evitar efeitos de retirada
- Mesmo com redução gradual da dose, alguns sintomas de retirada podem aparecer dentro das primeiras 2 semanas
- Muitos pacientes toleram redução de 50% da dose por 3 dias, depois outra redução de 50% por 3 dias, depois descontinuação
- Se surgirem sintomas de retirada durante a descontinuação, aumentar a dose para interromper os sintomas e depois reiniciar a retirada muito mais lentamente

Farmacocinética
- Substrato para CYP450 2D6
- Meia-vida da substância-mãe de aproximadamente 8 horas
- ✲ 7- e 8-hidroximetabólitos são ativos e têm propriedades antagonistas da serotonina 2A e dopamina 2, semelhante aos antipsicóticos atípicos
- ✲ Amoxapina é o metabólito *N*-desmetil do antipsicótico convencional loxapina
- Meia-vida dos metabólitos ativos de aproximadamente 24 horas

 ### Interações medicamentosas
- O tramadol aumenta o risco de convulsões em pacientes que tomam ADTs
- O uso de ADTs/tetracíclicos com substâncias anticolinérgicas pode resultar em íleo paralítico ou hipertermia
- Fluoxetina, paroxetina, bupropiona, duloxetina e outros inibidores de CYP450 2D6 podem aumentar as concentrações de ADT/tetracíclicos
- A cimetidina pode aumentar as concentrações plasmáticas de ADTs/tetracíclicos e causar sintomas anticolinérgicos
- Fenotiazinas ou haloperidol podem elevar as concentrações sanguíneas de ADT/tetracíclicos
- Pode alterar os efeitos de substâncias anti-hipertensivas; pode inibir os efeitos hipotensivos da clonidina
- O uso de ADTs/tetracíclicos com agentes simpatomiméticos pode aumentar a atividade simpática
- O metilfenidato pode inibir o metabolismo dos ADTs/tetracíclicos
- Ativação e agitação, sobretudo após troca ou acréscimo de antidepressivos, pode representar a indução de um estado bipolar, especialmente uma condição bipolar II disfórica mista, algumas vezes associada a ideação suicida, e requer a adição de lítio, um estabilizador do humor ou um antipsicótico atípico e/ou descontinuação de amoxapina

Outras advertências/precauções

- Acrescentar ou iniciar outros antidepressivos com cautela por até 2 semanas após a descontinuação de amoxapina
- Geralmente, não usar com IMAOs, incluindo 14 dias depois que IMAOs forem interrompidos; não iniciar um IMAO por no mínimo 5 meias-vidas (5 a 7 dias para a maioria das substâncias) depois da descontinuação de amoxapina, mas ver a seção Pérolas
- Utilizar com cautela em pacientes com história de convulsão, retenção urinária, glaucoma de ângulo fechado, hipertireoidismo
- Os ADTs/tetracíclicos podem aumentar o intervalo QTc, especialmente em doses tóxicas, o que pode ser atingido não só por *overdose*, mas também em combinação com substâncias que inibem seu metabolismo via CYP450 2D6, potencialmente causando arritmia do tipo *torsade de pointes* ou morte súbita
- Como ADTs/tetracíclicos podem prolongar o intervalo QTc, usar com cautela em pacientes que têm bradicardia ou estão tomando substâncias capazes de induzi–la (p. ex., betabloqueadores, clonidina, digitálicos)
- Como ADTs/tetracíclicos podem prolongar o intervalo QTc, usar com cautela em pacientes que têm hipocalemia e/ou hipomagnesemia, ou estão tomando substâncias capazes de induzir hipocalemia e/ou magnesemia (p. ex., diuréticos, laxativos estimulantes, anfotericina B intravenosa, glicocorticoides, tetracosactida)
- Ao tratar crianças, ponderar cuidadosamente os riscos e benefícios do tratamento farmacológico em relação aos do não tratamento com antidepressivos e documentar isso no prontuário do paciente
- Distribuir as brochuras fornecidas pela FDA e pela indústria farmacêutica
- Alertar pacientes e seus cuidadores sobre a possibilidade de efeitos colaterais ativadores e aconselhá-los a relatar esses sintomas imediatamente
- Monitorar os pacientes quanto à ativação de ideação suicida, especialmente crianças e adolescentes

Não usar

- Se o paciente estiver se recuperando de infarto do miocárdio
- Se o paciente estiver tomando agentes capazes de prolongar o intervalo QTc significativamente (p. ex., pimozida, tioridazina, antiarrítmicos selecionados, moxifloxacina, esparfloxacina)
- Se houver uma história de prolongamento de QTc ou arritmia cardíaca, infarto agudo do miocárdio recente, insuficiência cardíaca descompensada
- Se o paciente estiver tomando substâncias que inibem o metabolismo de ADT/tetracíclicos, incluindo inibidores de CYP450 2D6, exceto se prescrito por um especialista
- Se houver função reduzida de CYP450 2D6, como, por exemplo, pacientes que são metabolizadores lentos de 2D6, exceto se prescrito por um especialista e em baixas doses
- Se houver uma alergia comprovada à amoxapina ou loxapina

POPULAÇÕES ESPECIAIS

Insuficiência renal
- Usar com cautela – pode requerer dose mais baixa do que a dose adulta típica

Insuficiência hepática
- Usar com cautela – pode requerer dose mais baixa do que a dose adulta típica

Insuficiência cardíaca
- ECG basal é recomendado
- Foi relatado que ADTs/tetracíclicos causam arritmias, prolongamento do tempo de condução, hipotensão ortostática, taquicardia sinusal e insuficiência cardíaca, especialmente no coração doente
- Infarto do miocárdio e AVC foram relatados com ADTs/tetracíclicos
- ADTs/tetracíclicos produzem prolongamento de QTc, o qual pode ser potencializado pela existência de bradicardia, hipocalemia, intervalo longo de QTc congênito ou adquirido, devendo ser avaliados antes de administrar amoxapina
- Usar com cautela se tratar concomitantemente com uma medicação com probabilidade de produzir bradicardia prolongada, hipocalemia, lentificação da condução intracardíaca ou prolongamento do intervalo QTc
- Evitar ADTs/tetracíclicos em pacientes com uma história conhecida de prolongamento de QTc, infarto agudo do miocárdio recente e insuficiência cardíaca descompensada
- Os ADTs/tetracíclicos podem causar um aumento sustentado na frequência cardíaca em pacientes com doença cardíaca isquêmica e podem piorar (diminuir) a variabilidade da frequência cardíaca, um risco independente de mortalidade em populações cardíacas

- Como ISRSs podem melhorar (aumentar) a variabilidade da frequência cardíaca em pacientes depois de um infarto do miocárdio, bem como a sobrevida e o humor em pacientes com angina aguda ou depois de um infarto do miocárdio, estes são agentes mais apropriados para a população cardíaca do que antidepressivos tricíclicos/tetracíclicos

✱ A relação risco/benefício pode não justificar o uso de ADTs/tetracíclicos na insuficiência cardíaca

Idosos
- ECG basal é recomendado para pacientes com mais de 50 anos
- Podem ser mais sensíveis aos efeitos anticolinérgicos, cardiovasculares, hipotensores e sedativos
- Dose inicial de 25 mg/dia na hora de dormir; aumentar 25 mg/dia a cada semana; dose máxima 300 mg/dia

Crianças e adolescentes
- Ponderar cuidadosamente os riscos e benefícios do tratamento farmacológico em relação aos do não tratamento com antidepressivos e documentar isso no prontuário do paciente
- Utilizar com cautela, observando a ativação de um transtorno bipolar conhecido ou desconhecido e/ou ideação suicida e informar pais ou responsáveis sobre o risco para que possam ajudar a observar os pacientes crianças ou adolescentes
- Monitorar os pacientes pessoalmente com regularidade, em particular durante as primeiras semanas de tratamento
- Geralmente não recomendada para uso em pacientes com menos de 16 anos
- Vários estudos mostraram ausência de eficácia dos ADTs/tetracíclicos para depressão
- Pode ser utilizada para tratar enurese ou comportamentos hiperativos/impulsivos
- Ocorreram alguns casos de morte súbita em crianças que estavam tomando ADTs/tetracíclicos
- Adolescentes: dose inicial 25-50 mg/dia; aumentar gradualmente até 100 mg/dia em doses divididas ou dose única na hora de dormir

Gravidez
- Não foram conduzidos estudos controlados em gestantes
- Alguns estudos com animais apresentam efeitos adversos
- Amoxapina atravessa a placenta
- Foram relatados efeitos adversos em bebês cujas mães tomavam um ADT (letargia, sintomas de retirada, malformações fetais)
- Avaliar para tratamento com um antidepressivo com melhor relação risco/benefício

Amamentação
- É encontrada alguma quantidade da substância no leite materno

✱ Recomendado descontinuar a substância ou usar mamadeira

- O período pós-parto imediato é uma época de alto risco de depressão, especialmente em mulheres que tiveram episódios depressivos prévios, portanto poderá ser necessário reinstituir a substância no fim do terceiro trimestre ou logo após o parto para prevenir recorrência durante o pós-parto
- Avaliar para tratamento com um antidepressivo com melhor relação risco/benefício

A ARTE DA PSICOFARMACOLOGIA

Potenciais vantagens
- Depressão grave ou resistente ao tratamento
- Depressão psicótica resistente ao tratamento

Potenciais desvantagens
- Pacientes pediátricos e geriátricos
- Pacientes preocupados com ganho de peso
- Pacientes com doença cardíaca
- Pacientes com doença de Parkinson ou discinesia tardia

Principais sintomas-alvo
- Humor deprimido

Pérolas
- Em geral, os antidepressivos tricíclicos/tetracíclicos já não são considerados uma opção de tratamento de primeira linha para depressão devido ao seu perfil de efeitos colaterais
- Os antidepressivos tricíclicos/tetracíclicos continuam a ser úteis para depressão grave ou resistente ao tratamento

✱ Devido aos possíveis efeitos colaterais extrapiramidais, acatisia e risco teórico de discinesia tardia, considerar primeiro outros ADTs/tetracíclicos para uso prolongado em geral e para o tratamento de pacientes crônicos

- Os ADTs podem agravar sintomas psicóticos
- Deve ser evitado álcool devido aos efeitos aditivos no SNC
- Pacientes abaixo do peso podem ser mais suscetíveis a efeitos cardiovasculares adversos
- Crianças, pacientes com hidratação inadequada e indivíduos com doença cardíaca podem ser mais suscetíveis a cardiotoxicidade induzida por ADT do que pacientes saudáveis
- Somente para o especialista: embora costume ser proibido, um tratamento extremo e potencialmente perigoso, para pacientes muito resistentes ao tratamento, é dar um antidepressivo tricíclico/tetracíclico, exceto clomipramina, simultaneamente com um IMAO para indivíduos que não respondem a diversos outros antidepressivos
- O uso de IMAOs com clomipramina é sempre proibido devido ao risco de síndrome serotonérgica e morte
- A amoxapina pode ser o antidepressivo tricíclico/tetracíclico preferido para combinar com um IMAO em casos extremos devido às suas propriedades antagonistas de 5HT2A, teoricamente protetivas
- Se essa opção for escolhida, começar o IMAO com o antidepressivo tricíclico/tetracíclico simultaneamente, em baixas doses, após a eliminação apropriada da substância, depois aumentar de modo alternado as doses desses agentes a cada poucos dias até uma semana, conforme a tolerância
- Embora devam ser observadas restrições rígidas a alimentos e a medicamentos concomitantes para prevenir crises hipertensivas e síndrome serotonérgica, os efeitos colaterais mais comuns de combinações IMAO/tricíclicos ou tetracíclicos podem ser ganho de peso e hipotensão ortostática

- Pacientes que usam ADTs/tetracíclicos devem estar conscientes de que podem ter sintomas como fotossensibilidade ou urina azul-avermelhada
- Os ISRSs podem ser mais eficazes do que ADTs/tetracíclicos em mulheres, e ADTs/tetracíclicos podem ser mais eficazes do que ISRSs em homens
- ✱ Pode causar alguns efeitos motores, possivelmente devido aos efeitos nos receptores dopaminérgicos
- ✱ Amoxapina pode ter início de ação mais rápido do que alguns outros antidepressivos
- ✱ Pode ser farmacologicamente semelhante a um antipsicótico atípico em alguns pacientes
- ✱ Em altas doses, pacientes que formam altas concentrações de metabólitos ativos podem ter acatisia e efeitos colaterais extrapiramidais, bem como desenvolver discinesia tardia
- ✱ Estrutural e farmacologicamente relacionada ao antipsicótico loxapina
- Como os antidepressivos tricíclicos/tetracíclicos são substratos para CYP450 2D6 e 7% da população (especialmente pessoas brancas) podem ter uma variante genética, levando à atividade reduzida de 2D6, tais pacientes podem não tolerar com segurança doses normais de antidepressivos tricíclicos/tetracíclicos, requerendo redução da dose
- Pode ser necessário teste fenotípico para detectar a referida variante genérica antes da dosagem com um antidepressivo tricíclico/tetracíclico, especialmente em populações vulneráveis, como crianças, idosos, populações cardíacas e aqueles com medicações concomitantes
- Pacientes que parecem ter efeitos colaterais extraordinariamente graves em doses normais ou baixas podem ter essa variante fenotípica de CYP450 2D6 e requerem baixas doses ou troca por outro antidepressivo não metabolizado por 2D6

Leituras sugeridas

Anderson IM. Meta-analytical studies on new antidepressants. Br Med Bull 2001;57:161–78.

Anderson IM. Selective serotonin reuptake inhibitors versus tricyclic antidepressants: a meta-analysis of efficacy and tolerability. J Aff Disorders 2000;58:19–36.

Hayes PE, Kristoff CA. Adverse reactions to five new antidepressants. Clin Pharm 1986;5:471–80.

Jue SG, Dawson GW, Brogden RN. Amoxapine: a review of its pharmacology and efficacy in depressed states. Drugs 1982;24:1–23.

ANFETAMINA (D)

TERAPÊUTICA

Marcas
- Dexedrine
- Dexedrine Spansules
- Zenzedi
- ProCentra

Genérico? Sim

 Classe
- Nomenclatura baseada na neurociência: inibidor da recaptação e liberador de dopamina e norepinefrina (IRLDN)
- Estimulante

Comumente prescrita para
(em negrito, as aprovações da FDA)
- **Transtorno de déficit de atenção/hiperatividade (TDAH)** (acima dos 6 anos e acima dos 3 anos, dependendo da formulação)
- **Narcolepsia** (acima dos 12 anos ou acima dos 6 anos, dependendo da formulação)
- Depressão resistente ao tratamento

 Como a substância atua
* Aumenta a ação da norepinefrina e, especialmente, da dopamina, bloqueando sua recaptação e facilitando sua liberação
- O aumento das ações da dopamina e da norepinefrina em determinadas regiões cerebrais pode melhorar atenção, concentração, função executiva e vigília (p. ex., córtex pré-frontal dorsolateral)
- O aumento das ações da dopamina em outras regiões do cérebro (p. ex., gânglios da base) pode melhorar a hiperatividade
- O aumento de dopamina e norepinefrina em ainda outras regiões do cérebro (p. ex., córtex pré-frontal medial, hipotálamo) pode melhorar depressão, fadiga e sonolência

Tempo para início da ação
- Alguns efeitos imediatos podem ser vistos com a primeira dosagem
- Pode demorar várias semanas para que seja atingido benefício terapêutico máximo

Se funcionar (para TDAH)
- O objetivo do tratamento de TDAH é a redução dos sintomas de desatenção, hiperatividade motora e/ou impulsividade que perturbam o funcionamento social, acadêmico e/ou ocupacional
- Continuar o tratamento até que todos os sintomas estejam sob controle ou a melhora esteja estável e, depois, continuá-lo indefinidamente enquanto persistir a melhora
- Reavaliar periodicamente a necessidade de tratamento
- Tratamento para TDAH iniciado na infância pode precisar continuar na adolescência e na idade adulta, se for documentado benefício contínuo

Se não funcionar (para TDAH)
- Considerar ajuste da dose ou troca por outra formulação de d-anfetamina ou outro agente
- Considerar terapia comportamental
- Considerar a presença de não adesão e aconselhar o paciente e os pais
- Considerar avaliação para outro diagnóstico ou para uma condição comórbida (p. ex., transtorno bipolar, abuso de substância, doença clínica, etc.)
* Alguns pacientes com TDAH e alguns deprimidos podem experimentar ausência de eficácia consistente devido à ativação de um transtorno bipolar latente ou subjacente, requerendo acréscimo de um estabilizador do humor ou troca por um estabilizador do humor

 Melhores combinações de potencialização para resposta parcial ou resistência ao tratamento
* Melhor tentar outras monoterapias antes de potencializar
- Para o especialista, pode ser combinada a formulação de liberação imediata com uma de liberação prolongada de d-anfetamina para TDAH
- Para o especialista, pode ser combinada com modafinila ou atomoxetina para TDAH
- Para o especialista, pode ocasionalmente ser combinada com antipsicóticos atípicos em casos de transtorno bipolar ou TDAH muito resistentes ao tratamento
- Para o especialista, pode ser combinada com antidepressivos para estimular a eficácia antidepressiva em casos de depressão altamente resistentes ao tratamento, monitorando o paciente atentamente

Exames
- Antes do tratamento, avaliar a presença de doença cardíaca (história, história familiar, exame físico)
- A pressão arterial deve ser monitorada regularmente
- Em crianças, monitorar peso e altura

EFEITOS COLATERAIS

Como a substância causa efeitos colaterais
- Elevações da norepinefrina perifericamente podem causar efeitos colaterais autonômicos, incluindo tremor, taquicardia, hipertensão e arritmias cardíacas
- Elevações da norepinefrina e da dopamina centralmente podem causar efeitos colaterais no SNC; como insônia, agitação, psicose e abuso de substância

Efeitos colaterais notáveis
✲ Insônia, cefaleia, exacerbação de tiques, nervosismo, irritabilidade, superestimulação, tremor, tontura
- Anorexia, náusea, boca seca, constipação, diarreia, perda de peso
- Pode temporariamente retardar o crescimento normal em crianças (controverso)
- Disfunção sexual no longo prazo (impotência, alterações da libido), mas também pode melhorar disfunção sexual no curto prazo

Efeitos colaterais potencialmente fatais ou perigosos
- Episódios psicóticos, especialmente com abuso parenteral
- Convulsões
- Palpitações, taquicardia, hipertensão
- Rara ativação de hipomania, mania ou ideação suicida (controverso)
- Efeitos adversos cardiovasculares, morte súbita em pacientes com anormalidades cardíacas estruturais preexistentes

Ganho de peso

- Relatado, mas não esperado
- Alguns pacientes podem experimentar perda de peso

Sedação

- Relatada, mas não esperada
- Ativação muito mais comum do que sedação

O que fazer com os efeitos colaterais
- Esperar
- Ajustar a dose
- Trocar por estimulante de longa duração
- Trocar por outro agente
- Para insônia, evitar dosagem à tarde/noite

Melhores agentes de acréscimo para os efeitos colaterais
- Betabloqueadores para efeitos colaterais autonômicos periféricos
- Redução da dose ou troca por outro agente pode ser mais eficaz, já que a maioria dos efeitos colaterais não pode ser melhorada com um agente de acréscimo

DOSAGEM E USO

Variação típica da dose
- Narcolepsia: 5 a 60 mg/dia (doses divididas para comprimidos, dose única matinal para cápsula Spansule)
- TDAH: 5 a 40 mg/dia (doses divididas para comprimidos, dose única matinal para cápsula Spansule)

Formas de dosagem
- Comprimidos de liberação imediata de 2,5 mg, 5 mg, 7,5 mg, 10 mg, 15 mg, 20 mg, 30 mg
- Cápsulas de liberação prolongada de 5 mg, 10 mg, 15 mg
- Solução oral de liberação imediata de 5 mg/5 mL

Como dosar
- Narcolepsia, acima dos 12 anos (cápsulas Spansule ou comprimidos): dose inicial de 10 mg/dia; pode ser aumentada em 10 mg por semana; dar a primeira dose ao acordar; o comprimido é administrado em doses divididas
- Narcolepsia, 6 a 12 anos (comprimido IR): dose inicial de 5 mg/dia; pode ser aumentada em 5 mg por semana; administrada em doses divididas
- TDAH, acima dos 6 anos (cápsulas Spansule ou comprimidos): dose inicial de 5 mg/dia; pode ser aumentada em 5 mg por semana; dar a primeira dose ao acordar
- TDAH, 3 a 5 anos (comprimidos IR): dose inicial de 2,5 mg/dia; pode ser aumentada em 2,5 mg por semana; administrada em doses divididas

Dicas para dosagem
- A duração da ação clínica frequentemente difere da meia-vida farmacológica
✲ Dextroanfetamina de liberação imediata tem duração da ação clínica de 3-6 horas

✳ Dextroanfetamina de liberação prolongada (Dexedrine Spansule) tem até 8 horas de duração da ação clínica
- Os comprimidos contêm tartrazina, que pode causar reações alérgicas, particularmente em pacientes alérgicos a aspirina
- As Dexedrine Spansules são de liberação controlada e, portanto, não devem ser mastigadas, mas engolidas inteiras

✳ A distribuição com liberação controlada de dextroanfetamina pode ter duração suficientemente longa para permitir a eliminação da dosagem na hora do almoço em muitos pacientes, mas não em todos

✳ Essa inovação pode ser um elemento prático importante na utilização do estimulante, eliminando incômodos e dificuldades pragmáticas da dosagem na hora do almoço na escola, incluindo problemas de armazenamento, distração e necessidade de um profissional médico para supervisionar a dosagem fora de casa
- Evitar dosagem no fim do dia devido ao risco de insônia

✳ É possível dosar somente durante a semana escolar para alguns pacientes com TDAH
- Os usos *off-label* são dosados da mesma forma que para TDAH

✳ É possível interromper a substância durante as férias de verão para reavaliar sua utilidade terapêutica e os efeitos no crescimento, bem como permitir a recuperação de alguma supressão do crescimento, além de avaliar outros efeitos colaterais e a necessidade de reinstituir tratamento estimulante no período escolar seguinte
- Os efeitos colaterais são geralmente relacionados à dose
- Ingestão com alimento pode retardar o pico de ação em 2 a 3 horas

Overdose
- Raramente fatal; pânico, hiper-reflexia, rabdomiólise, respiração rápida, confusão, coma, alucinação, convulsão, arritmia, alteração na pressão arterial, colapso circulatório

Uso prolongado
- Frequentemente usado no longo prazo para TDAH quando o monitoramento constante documenta continuidade da eficácia
- Pode desenvolver dependência e/ou abuso
- Pode desenvolver tolerância aos efeitos terapêuticos em alguns pacientes
- O uso prolongado de estimulantes pode estar associado a supressão do crescimento em crianças (controverso)

- Pode ser prudente monitorar periodicamente peso, pressão arterial, hemograma completo, contagem de plaquetas e função hepática

Formação de hábito
- Alto potencial de abuso, substância Classe II
- Os pacientes podem desenvolver tolerância, dependência psicológica

Como interromper
- Reduzir a dose gradualmente para evitar efeitos de retirada
- A retirada após uso terapêutico crônico pode revelar sintomas de transtorno subjacente, requerendo acompanhamento e reinstituição do tratamento
- É necessária supervisão atenta durante a retirada de uso abusivo, já que pode ocorrer depressão grave

Farmacocinética
- Meia-vida de aproximadamente 10 a 12 horas

 Interações medicamentosas
- Pode afetar a pressão arterial e deve ser usada com cautela com agentes utilizados para controlar a pressão arterial
- Agentes de acidificação gastrintestinal (guanetidina, reserpina, ácido glutâmico, ácido ascórbico, sucos de frutas, etc.) e agentes de acidificação urinária (cloreto de amônio, fosfato sódico, etc.) reduzem os níveis plasmáticos de anfetamina, de tal forma que esses agentes podem ser úteis para administração após *overdose*, mas também podem reduzir a eficácia terapêutica das anfetaminas
- Agentes de alcalinização gastrintestinal (bicarbonato de sódio, etc.) e agentes de alcalinização urinária (acetazolamida, algumas tiazidas) aumentam os níveis plasmáticos de anfetamina e potencializam suas ações
- Desipramina e protriptilina podem causar aumentos extraordinários e sustentados nas concentrações cerebrais da d-anfetamina, bem como somar-se aos seus efeitos cardiovasculares
- Teoricamente, outros agentes com propriedades bloqueadoras da recaptação de norepinefrina, como venlafaxina, duloxetina, atomoxetina, milnaciprano e reboxetina, também podem se somar aos efeitos no SNC e cardiovasculares da anfetamina
- As anfetaminas podem neutralizar os efeitos sedativos dos anti-histamínicos

- Haloperidol, clorpromazina e lítio podem inibir os efeitos estimulantes das anfetaminas
- Teoricamente, antipsicóticos atípicos também podem inibir os efeitos estimulantes das anfetaminas
- Teoricamente, as anfetaminas podem inibir a ação antipsicótica dos antipsicóticos
- Teoricamente, as anfetaminas podem inibir a ação de estabilização do humor dos antipsicóticos atípicos em alguns pacientes
- Em geral, combinações de anfetaminas com estabilizadores do humor (lítio, anticonvulsivantes, antipsicóticos atípicos) são apenas para especialistas, monitorando atentamente os pacientes, e quando falham outras opções
- A absorção de fenobarbital, fenitoína e etossuximida é retardada pelas anfetaminas
- As anfetaminas inibem os bloqueadores adrenérgicos e aumentam os efeitos adrenérgicos da norepinefrina
- As anfetaminas podem antagonizar os efeitos hipotensores dos alcaloides de veratrum e outros anti-hipertensivos
- As anfetaminas aumentam os efeitos analgésicos da meperidina
- As anfetaminas contribuem para a estimulação excessiva do SNC se usadas com grandes doses de propoxifeno
- As anfetaminas podem elevar os níveis plasmáticos de corticosteroides
- Os IMAOs retardam a absorção das anfetaminas e, assim, potencializam suas ações, o que pode causar cefaleia, hipertensão e raramente crise hipertensiva e hipertermia maligna, algumas vezes com resultados fatais
- Não é recomendado o uso com IMAOs, incluindo dentro de 14 dias do uso de IMAO, mas isso pode, algumas vezes, ser considerado por especialistas que monitoram atentamente pacientes deprimidos quando falham outras opções de tratamento para depressão

 Outras advertências/precauções

- Usar com cautela em pacientes com algum grau de hipertensão, hipertireoidismo ou história de abuso de substância
- Crianças que não estão crescendo ou ganhando peso devem interromper o tratamento, pelo menos temporariamente
- Pode piorar tiques motores e fônicos
- Pode piorar sintomas de transtorno do pensamento e transtornos comportamentais em pacientes psicóticos
- Os estimulantes têm um alto potencial para abuso e devem ser usados com cautela em pacientes com uma história atual ou passada de abuso de substância ou alcoolismo, ou em indivíduos emocionalmente instáveis
- A administração de estimulantes por períodos prolongados deve ser evitada sempre que possível ou feita somente mediante monitoramento atento, pois pode levar a acentuada tolerância e dependência de substância, incluindo dependência psicológica com graus variados de comportamento anormal
- Deve ser dada particular atenção à possibilidade de que alguns indivíduos obtenham estimulantes para uso não terapêutico ou para distribuição a terceiros, e, de modo geral, as substâncias devem ser prescritas comedidamente, documentando seu uso apropriado
- A dosagem típica foi associada a morte súbita em crianças com anormalidades cardíacas estruturais
- Não é um tratamento de primeira linha apropriado para depressão ou para fadiga normal
- Pode reduzir o limiar convulsivo
- Emergência ou piora de ativação e agitação pode representar a indução de um estado bipolar, especialmente uma condição bipolar tipo II disfórica mista, algumas vezes associada a ideação suicida, e requer a adição de um estabilizador do humor e/ou a descontinuação da d-anfetamina

Não usar
- Se o paciente tiver ansiedade extrema ou agitação
- Se o paciente tiver tiques motores ou síndrome de Tourette ou se houver história familiar de Tourette, a menos que administrada por um especialista nos casos em que os benefícios potenciais para TDAH prevaleçam sobre os riscos de piora dos tiques
- Geralmente não deve ser administrada com um IMAO, incluindo dentro de 14 dias do uso de IMAO, exceto em circunstâncias extremas e por um especialista
- Se o paciente tiver arteriosclerose, doença cardiovascular ou hipertensão grave
- Se o paciente tiver glaucoma
- Se o paciente tiver anormalidades cardíacas estruturais
- Se houver uma alergia comprovada a algum agente simpatomimético

POPULAÇÕES ESPECIAIS

Insuficiência renal
- Não é necessário ajuste da dose

Insuficiência hepática
- Usar com cautela

Insuficiência cardíaca
- Usar com cautela, sobretudo em pacientes com infarto do miocárdio recente ou outras condições que poderiam ser afetadas negativamente pelo aumento na pressão arterial
- Não usar em pacientes com anormalidades cardíacas estruturais

Idosos
- Alguns pacientes podem tolerar melhor doses mais baixas

Crianças e adolescentes
- Segurança e eficácia não estabelecidas em crianças com menos de 3 anos
- O uso em crianças pequenas deve ser reservado ao especialista
- A d-anfetamina pode piorar os sintomas de transtornos comportamentais e transtorno do pensamento em crianças psicóticas
- A d-anfetamina tem efeitos agudos no hormônio de crescimento; os efeitos de longo prazo são desconhecidos, mas peso e altura devem ser monitorados durante tratamento de longa duração
- Narcolepsia: 6 a 12 anos; dose inicial de 5 mg/dia; aumentar de 5 mg por semana
- TDAH: 3 a 5 anos: dose inicial de 2,5 mg/dia; aumentar 2,5 mg por semana
- Foi relatada morte súbita em crianças e adolescentes com problemas cardíacos sérios
- A American Heart Association recomenda ECG antes de iniciar tratamento estimulante em crianças, embora nem todos os especialistas concordem

Gravidez
- Válidas a partir de 30 de junho de 2015, a FDA norte-americana determina alterações no conteúdo e na forma das informações referentes a gravidez e lactação nos rótulos das substâncias de prescrição, incluindo a eliminação das categorias por letras para risco na gravidez; a Pregnancy and Lactation Labeling Rule (PLLR ou regra final) aplica-se somente a substâncias de prescrição e será introduzida gradualmente para substâncias aprovadas a partir de 30 de junho de 2001
- Não foram conduzidos estudos controlados em gestantes
- Há um risco maior de nascimento prematuro e baixo peso no nascimento em bebês cujas mães tomam d-anfetamina durante a gravidez
- Bebês cujas mães tomam d-anfetamina durante a gravidez podem experimentar sintomas de retirada
- Em estudos animais, a d-anfetamina causou ossificação esquelética tardia e reduziu o ganho de peso pós-desmame em ratos; não ocorreu malformação maior em estudos com ratos ou coelhos
- O uso em mulheres com potencial reprodutivo requer ponderação dos benefícios potenciais para a mãe contra os riscos potenciais para o feto
* Para pacientes com TDAH, em geral, a d-anfetamina deve ser descontinuada antes de gravidez prevista

Amamentação
- É encontrada alguma quantidade da substância no leite materno
* Recomendado descontinuar a substância ou usar mamadeira
- Se o bebê apresentar sinais de irritabilidade, poderá ser necessário descontinuar a substância

A ARTE DA PSICOFARMACOLOGIA

Potenciais vantagens
- Pode funcionar em pacientes com TDAH não responsivos a outros estimulantes
- Estabelecida a eficácia no longo prazo de formulações de liberação imediata e Spansule

Potenciais desvantagens
- Pacientes com abuso de substância presente ou passado
- Pacientes com transtorno bipolar ou psicose presente ou passado

Principais sintomas-alvo
- Concentração, capacidade de atenção
- Hiperatividade motora
- Impulsividade
- Fadiga física e mental
- Sonolência durante o dia
- Depressão

Pérolas
* Pode ser útil para tratamento de sintomas depressivos em pacientes idosos clinicamente doentes

✳ Pode ser útil para tratamento de depressão pós-AVC
✳ Uma estratégia clássica de potencialização para depressão refratária ao tratamento
✳ Especificamente, pode ser útil para tratamento de disfunção cognitiva e fadiga como sintomas residuais de transtorno depressivo maior não responsivo a múltiplos tratamentos prévios
✳ Também pode ser útil para o tratamento de comprometimento cognitivo, sintomas depressivos e fadiga severa em pacientes com infecção pelo HIV e naqueles com câncer
- Pode ser utilizada para potencializar analgesia opioide e reduzir a sedação, particularmente em manejo no fim da vida
- Alguns pacientes respondem ou toleram melhor d-anfetamina do que metilfenidato, e vice-versa
- Alguns pacientes podem se beneficiar de um acréscimo ocasional de 5 a 10 mg de d-anfetamina de liberação imediata à sua base diária de Dexedrine Spansules de liberação sustentada

✳ Apesar das advertências, pode ser um adjunto útil para IMAOs para tratamento extremo de transtornos do humor altamente refratários quando monitorados com vigilância
✳ Pode reverter disfunção sexual causada por doença psiquiátrica e por algumas substâncias, como ISRSs, incluindo diminuição da libido, disfunção erétil, ejaculação retardada e anorgasmia
- Antipsicóticos atípicos podem ser úteis no tratamento de consequências estimulantes ou psicóticas de *overdose*
- A ingestão com alimento pode retardar os picos de ação em 2 a 3 horas
- A meia-vida e a duração da ação clínica tendem a ser mais curtas em crianças menores
- O abuso da substância pode, na verdade, ser menor em adolescentes com TDAH tratados com estimulantes do que naqueles que não são tratados

Leituras sugeridas

Fry JM. Treatment modalities for narcolepsy. Neurology 1998;50(2 Suppl 1):S43–8.

Greenhill LL, Pliszka S, Dulcan MK, et al. Practice parameter for the use of stimulant medications in the treatment of children, adolescents, and adults. J Am Acad Child Adolesc Psychiatry 2002;41(2):S26–49.

Jadad AR, Boyle M, Cunningham C, Kim M, Schachar R. Treatment of attention-deficit/hyperactivity disorder. Evid Rep Technol Assess (Summ) 1999;(11): i–viii, 1–341.

Stiefel G, Besag FM. Cardiovascular effects of methylphenidate, amphetamines, and atomoxetine in the treatment of attention-deficit hyperactivity disorder. Drug Saf 2010;33(10):821–42.

Vinson DC. Therapy for attention-deficit hyperactivity disorder. Arch Fam Med 1994;3:445–51.

Wender PH, Wolf LE, Wasserstein J. Adults with ADHD. An overview. Ann N Y Acad Sci 2001;931:1–16.

ANFETAMINA (D,L)

TERAPÊUTICA

Marcas
- Adderall
- Adderall XR
- Evekeo
- Adzenys-XR-ODT
- Dyanavel XR

Genérico? Sim

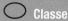 **Classe**
- Nomenclatura baseada na neurociência: inibidor da recaptação e liberador de dopamina e norepinefrina (IRLDN)
- Estimulante

Comumente prescrita para
(em negrito, as aprovações da FDA)
- **Transtorno de déficit de atenção/hiperatividade (TDAH) em crianças de 3 a 12 anos (Adderall, Evekeo)**
- **Transtorno de déficit de atenção/hiperatividade (TDAH) em crianças de 6 a 17 anos (Adderall XR, Evekeo, Dyanavel XR, Adzenys XR-ODT) e em adultos (Adderall XR, Evekeo, Adzenys XR-ODT)**
- **Narcolepsia (Adderall, Evekeo)**
- Obesidade exógena
- Depressão resistente ao tratamento

 Como a substância atua
✻ Aumenta a ação da norepinefrina e, especialmente, da dopamina, bloqueando sua recaptação e facilitando sua liberação
- O aumento da ação da dopamina e da norepinefrina em certas regiões do cérebro (p. ex., córtex pré-frontal dorsolateral) pode melhorar atenção, concentração, função executiva e vigília
- O aumento da ação da dopamina em outras regiões do cérebro (p. ex., gânglios da base) pode melhorar a hiperatividade
- O aumento da dopamina e da norepinefrina em outras regiões do cérebro (p. ex., córtex pré-frontal medial, hipotálamo) pode melhorar depressão, fadiga e sonolência

Tempo para início da ação
- Alguns efeitos imediatos podem ser vistos com a primeira dose
- Pode levar várias semanas para ser atingido o benefício terapêutico máximo

Se funcionar (para TDAH)
- O objetivo do tratamento de TDAH é a redução dos sintomas de desatenção, hiperatividade motora e/ou impulsividade que perturbam o funcionamento social, acadêmico e/ou ocupacional
- Continuar o tratamento até que todos os sintomas estejam sob controle ou a melhora seja estável, e depois continuar o tratamento indefinidamente enquanto persistir a melhora
- Reavaliar periodicamente a necessidade de tratamento
- Tratamento para TDAH iniciado na infância pode precisar continuar na adolescência e na idade adulta se for documentado benefício contínuo

Se não funcionar (para TDAH)
- Considerar ajuste da dose ou troca por outra formulação de d,l-anfetamina ou para outro agente
- Considerar terapia comportamental
- Considerar a ocorrência de não adesão e aconselhar o paciente e os pais
- Considerar avaliação para outro diagnóstico ou para uma condição comórbida (p. ex., transtorno bipolar, abuso de substância, doença clínica, etc.)

✻ Alguns pacientes com TDAH e alguns indivíduos deprimidos podem experimentar ausência de eficácia consistente devido à ativação de um transtorno bipolar latente ou subjacente, necessitando de acréscimo ou troca por um estabilizador do humor

 Melhores combinações de potencialização para resposta parcial ou resistência ao tratamento
- Melhor tentar outras monoterapias antes de potencializar
- Para o especialista, é possível combinar a formulação de liberação imediata com uma formulação de liberação sustentada de d,l-anfetamina para TDAH
- Para o especialista, é possível combinar com modafinila ou atomoxetina para TDAH
- Para o especialista, é possível ocasionalmente combinar com antipsicóticos atípicos em casos de transtorno bipolar ou TDAH muito resistentes ao tratamento
- Para o especialista, é possível combinar com antidepressivos para estimular a eficácia do antidepressivo em casos de depressão muito resistente ao tratamento, monitorando o paciente atentamente

Exames
- Antes do tratamento, avaliar a presença de doença cardíaca (história, história familiar, exame físico)
- A pressão arterial deve ser monitorada regularmente
- Em crianças, monitorar o peso e a altura

EFEITOS COLATERAIS

Como a substância causa efeitos colaterais
- O aumento de norepinefrina perifericamente pode causar efeitos colaterais autonômicos, incluindo tremor, taquicardia, hipertensão e arritmias cardíacas
- O aumento na norepinefrina e dopamina centralmente pode causar efeitos colaterais no SNC, como insônia, agitação, psicose e abuso de substância

Efeitos colaterais notáveis
✱ Insônia, dor de cabeça, exacerbação dos tiques, nervosismo, irritabilidade, excesso de estimulação, tremor, tontura
- Anorexia, náusea, boca seca, constipação, diarreia, perda de peso
- Pode temporariamente retardar o crescimento normal em crianças (controverso)
- Disfunção sexual no longo prazo (impotência, alterações na libido), mas também pode melhorar disfunção sexual no curto prazo

Efeitos colaterais potencialmente fatais ou perigosos
- Episódios psicóticos, especialmente com abuso parenteral
- Convulsões
- Palpitações, taquicardia, hipertensão
- Rara ativação de hipomania, mania ou ideação suicida (controverso)
- Efeitos adversos cardiovasculares, morte súbita em pacientes com anormalidades cardíacas estruturais preexistentes

Ganho de peso

- Relatado, mas não esperado
- Alguns pacientes podem experimentar perda de peso

Sedação

- Relatada, mas não esperada
- Ativação muito mais comum do que sedação

O que fazer com os efeitos colaterais
- Esperar
- Ajustar a dose
- Trocar por um estimulante de ação prolongada
- Trocar por outro agente
- Para insônia, evitar dosagem à tarde/noite

Melhores agentes de acréscimo para os efeitos colaterais
- Betabloqueadores para efeitos colaterais autonômicos periféricos
- Redução da dose ou troca por outro agente pode ser mais eficaz, uma vez que a maioria dos efeitos colaterais não pode ser melhorada com um agente de acréscimo

DOSAGEM E USO

Variação típica da dose
- Narcolepsia: 5 a 60 mg/dia em doses divididas
- TDAH: 5 a 40 mg/dia (doses divididas para comprimido de liberação imediata, dose matinal uma vez ao dia para comprimido de liberação prolongada)
- Obesidade exógena: 30 mg/dia em doses divididas

Formas de dosagem
- Adderall de liberação imediata, comprimidos bi-sulcados de 5 mg, 7,5 mg, 10 mg, 12,5 mg, 15 mg, 20 mg, 30 mg
- Evekeo de liberação imediata, comprimidos sulcados de 5 mg, 10 mg
- Comprimidos de desintegração oral de liberação prolongada (Adzens XR-ODT) de 3,1 mg, 6,3 mg, 9,4 mg, 12,5 mg, 15,7 mg, 18,8 mg
- Comprimidos de liberação prolongada (Adderall XR) de 5 mg, 10 mg, 15 mg, 20 mg, 25 mg, 30 mg
- Suspensão oral de liberação prolongada (Dynavel XR) de 2,5 mg/mL

Como dosar
- Adderall ou Evekeo de liberação imediata em TDAH (acima dos 6 anos): dose inicial de 5 mg, uma ou duas vezes ao dia; pode ser aumentado em 5 mg por semana; dose máxima geralmente de 40 mg/dia; dividir a dose diária, com a primei-

ra dose ao acordar e a cada 4 a 6 horas depois disso
- Evekeo de liberação imediata em TDAH (3 a 5 anos): dose inicial de 2,5 mg/dia; pode ser aumentado em 2,5 mg/dia; administrado em doses divididas
- Adderall ou Evekeo de liberação imediata em narcolepsia (acima dos 12 anos); dose inicial de 10 mg/dia; pode ser aumentado em 10 mg por semana; dividir a dose diária, com a primeira dose ao acordar e a cada 4 a 6 horas depois disso
- Evekeo de liberação imediata em narcolepsia (6 a 12 anos): dose inicial de 5 mg/dia; pode ser aumentado em 5 mg por semana; administrado em doses divididas
- Comprimido de liberação prolongada em TDAH: dose inicial de 10 mg/dia pela manhã; pode ser aumentado em 5 a 10 mg/dia com intervalos semanais; dose máxima geralmente de 30 mg/dia
- Evekeo de liberação imediata em obesidade exógena (acima dos 12 anos): dose diária usual de 30 mg; tomado em doses divididas de 5 a 10 mg, 30 a 60 minutos antes das refeições

Dicas para dosagem
- A duração da ação clínica frequentemente difere da meia-vida farmacológica
✱ d,l-anfetamina de liberação imediata tem ação clínica com duração de 3 a 6 horas
✱ d,l-anfetamina de ação prolongada tem ação clínica com duração de até 8 horas
- O Adderall XR é de liberação controlada e, portanto, não deve ser mastigado, mas somente engolido inteiro
- A suspensão oral de liberação prolongada (Dyanavel XR) e o comprimido de desintegração oral de liberação prolongada (Adzens XR-ODT) não devem ser substituídos por outros produtos de anfetamina com a mesma equivalência em mg devido às diferentes composições básicas das anfetaminas e seus perfis farmacocinéticos
✱ A distribuição com liberação controlada de d,l--anfetamina tem duração suficientemente longa para permitir a eliminação da dosagem na hora do almoço
✱ Essa inovação pode ser um elemento prático importante na utilização do estimulante, eliminando os incômodos e as dificuldades pragmáticas da dosagem na hora do almoço na escola, incluindo problemas de armazenagem, possível distração e necessidade de um profissional médico para supervisionar a dosagem fora de casa
- Evitar dosagem no fim do dia devido ao risco de insônia
- É possível administrar somente durante a semana escolar para alguns pacientes com TDAH
- Os usos *off-label* são dosados da mesma maneira que para TDAH
✱ É possível interromper a substância durante as férias de verão para reavaliar sua utilidade terapêutica e os efeitos no crescimento, bem como permitir a recuperação de alguma supressão do crescimento, além de avaliar outros efeitos colaterais e a necessidade de reinstituir tratamento estimulante no período escolar seguinte
- Os efeitos colaterais estão geralmente relacionados à dose
- Ingerir com alimentos pode retardar o pico de ação em 2 a 3 horas

Overdose
- Raramente fatal; pânico, hiper-reflexia, rabdomiólise, respiração rápida, confusão, coma, alucinações, convulsões, arritmia, alteração na pressão arterial, colapso circulatório

Uso prolongado
- Frequentemente de uso prolongado para TDAH quando o monitoramento documenta eficácia contínua
- Pode desenvolver dependência e/ou abuso
- Pode desenvolver tolerância aos efeitos terapêuticos em alguns pacientes
- O uso prolongado do estimulante pode estar associado à supressão do crescimento em crianças (controverso)
- É prudente monitorar periodicamente peso, pressão arterial, hemograma, contagem de plaquetas e função hepática

Formação de hábito
- Alto potencial para abuso, substância Classe II
- Os pacientes podem desenvolver tolerância, dependência psicológica

Como interromper
- Reduzir a dose gradualmente para evitar os efeitos da retirada
- A retirada após o uso terapêutico crônico pode evidenciar sintomas de transtorno subjacente e requerer acompanhamento e reinstituição do tratamento
- É necessária supervisão cuidadosa durante a retirada no caso de uso abusivo, uma vez que pode ocorrer depressão grave

Farmacocinética
- Adderall e Adderall XR são uma mistura de sais de d-anfetamina e l-anfetamina na razão de 3:1

- Uma única dose de Adderall XR 20 mg fornece níveis de substância de d-anfetamina e l-anfetamina comparáveis a Adderall de liberação imediata 20 mg administrado em 2 doses divididas com 4 horas de intervalo
- Em adultos, a meia-vida da d-anfetamina é de 10 horas, e da l-anfetamina, de 13 horas
- Para crianças entre 6 e 12 anos, a meia-vida da d-anfetamina é de 9 horas, e da l-anfetmina, de 11 horas

 Interações medicamentosas
- Pode afetar a pressão arterial e deve ser usada com cautela com agentes utilizados para controlar a pressão arterial
- Agentes acidificantes gastrintestinais (guanetidina, reserpina, ácido glutâmico, ácido ascórbico, sucos de frutas, etc.) e agentes acidificantes urinários (cloreto de amônio, fosfato sódico, etc.) reduzem os níveis plasmáticos de anfetamina, portanto, podem ser úteis para administrar após *overdose*, mas também podem diminuir a eficácia terapêutica das anfetaminas
- Agentes alcalinizantes gastrintestinais (bicarbonato de sódio, etc.) e agentes alcalinizantes urinários (acetazolamida, algumas tiazidas) aumentam os níveis plasmáticos de anfetamina e potencializam suas ações
- Desipramina e protriptilina podem causar aumentos extraordinários e sustentados nas concentrações cerebrais de anfetamina, bem como somar-se aos efeitos cardiovasculares da anfetamina
- Teoricamente, outros agentes com propriedades bloqueadoras da recaptação de norepinefrina, como venlafaxina, duloxetina, atomoxetina, milnaciprano e reboxetina, também podem se somar aos efeitos cardiovasculares e no SNC das anfetaminas
- As anfetaminas podem se contrapor aos efeitos sedativos dos anti-histamínicos
- Haloperidol, clorpromazina e lítio podem inibir os efeitos estimulantes das anfetaminas
- Teoricamente, os antipsicóticos também devem inibir os efeitos estimulantes das anfetaminas
- Teoricamente, as anfetaminas podem inibir as ações antipsicóticas dos antipsicóticos
- Teoricamente, as anfetaminas podem inibir as ações estabilizadoras do humor dos antipsicóticos atípicos em alguns pacientes
- Em geral, as combinações de anfetaminas com estabilizadores do humor (lítio, anticonvulsivantes, antipsicóticos atípicos) são reservadas apenas para especialistas, monitorando os pacientes atentamente e quando falham outras opções

- A absorção de fenobarbital, fenitoína e etossuximida é retardada pelas anfetaminas
- As anfetaminas inibem os bloqueadores adrenérgicos e aumentam os efeitos adrenérgicos da norepinefrina
- As anfetaminas podem antagonizar os efeitos hipotensores dos alcaloides de veratrum e outros anti-hipertensivos
- As anfetaminas aumentam os efeitos analgésicos da meperidina
- As anfetaminas contribuem para a estimulação excessiva do SNC se usadas com altas doses de propoxifeno
- As anfetaminas podem elevar os níveis plasmáticos de corticoide
- Os IMAOs retardam a absorção das anfetaminas e, assim, potencializam suas ações, o que pode causar dor de cabeça, hipertensão e, raramente, crise hipertensiva e hipertermia maligna, algumas vezes com resultados fatais
- O uso com IMAOs, incluindo dentro de 14 dias de uso de IMAO, não é aconselhado, mas pode algumas vezes ser considerado por especialistas que monitoram atentamente pacientes deprimidos quando falham outras opções de tratamento para depressão

 Outras advertências/precauções
- Usar com cautela em pacientes com algum grau de hipertensão, hipertireoidismo ou história de abuso de substância
- Crianças que não estão crescendo ou ganhando peso devem interromper o tratamento, pelo menos temporariamente
- Pode piorar tiques motores e fônicos
- Pode piorar sintomas de transtorno do pensamento e transtorno comportamental em pacientes psicóticos
- Os estimulantes têm um alto potencial para abuso e devem ser utilizados com cautela em pacientes com história atual ou passada de abuso de substância ou alcoolismo, ou em pacientes emocionalmente instáveis
- A administração de estimulantes por períodos de tempo prolongados deve ser evitada sempre que possível ou feita somente com acompanhamento atento, já que pode levar a tolerância acentuada e dependência da substância, incluindo dependência psicológica com graus variados de comportamento anormal
- Deve ser dada particular atenção à possibilidade de que alguns indivíduos obtenham estimulantes para uso não terapêutico ou para distribuição a terceiros, e de modo geral as substâncias devem

ser prescritas comedidamente, documentando seu uso apropriado
- A dosagem usual foi associada a morte súbita em crianças com anormalidades cardíacas estruturais
- Não é um tratamento de primeira linha apropriado para depressão ou para fadiga normal
- Pode reduzir o limiar convulsivo
- Emergência ou piora da ativação e agitação pode representar a indução de um estado bipolar, especialmente uma condição bipolar tipo II disfórica mista algumas vezes associada a ideação suicida, e requer a adição de um estabilizador do humor e/ou a descontinuação de d,l-anfetamina

Não usar
- Se o paciente tiver ansiedade extrema ou agitação
- Se o paciente tiver tiques motores ou síndrome de Tourette ou se houver uma história familiar de Tourette, a menos que administrado por um especialista nos casos em que os benefícios potenciais para TDAH compensam os riscos de piora dos tiques
- Em geral, não devem ser administrados com um IMAO, incluindo dentro de 14 dias de uso de IMAO, exceto em circunstâncias extremas e por um especialista
- Se o paciente tiver arteriosclerose, doença cardiovascular ou hipertensão grave
- Se o paciente tiver glaucoma
- Se o paciente tiver anormalidades cardíacas estruturais
- Se houver uma alergia comprovada a algum agente simpatomimético

POPULAÇÕES ESPECIAIS

Insuficiência renal
- Não é necessário ajuste da dose

Insuficiência hepática
- Não é necessário ajuste da dose

Insuficiência cardíaca
- Usar com cautela, particularmente em pacientes com infarto do miocárdio recente ou outras condições que poderiam ser afetadas negativamente pelo aumento na pressão arterial
- Não usar em pacientes com anormalidades cardíacas estruturais

Idosos
- Alguns pacientes podem tolerar doses mais baixas

Crianças e adolescentes
- Segurança e eficácia não estabelecidas em pacientes com menos de 3 anos
- O uso em crianças pequenas deve ser reservado para o especialista
- A d,l-anfetamina pode piorar os sintomas de transtorno comportamental e transtorno do pensamento em crianças psicóticas
- A d,l-anfetamina tem efeitos agudos no hormônio do crescimento; os efeitos de longo prazo são desconhecidos, mas peso e altura devem ser monitorados durante tratamento prolongado
- TDAH: entre 3 e 5 anos; dose inicial de 2,5 mg/dia; pode ser aumentado 2,5 mg por semana
- Narcolepsia: entre 6 e 12 anos: dose inicial de 5 mg/dia; aumentar 5 mg por semana
- Foi relatada morte súbita em crianças e adolescentes com problemas cardíacos sérios
- A American Heart Association recomenda ECG antes de iniciar tratamento estimulante em crianças, embora nem todos os especialistas concordem

Gravidez
- Válidas a partir de 30 de junho de 2015, a FDA norte-americana determina alterações no conteúdo e na forma das informações referentes a gravidez e lactação nos rótulos das substâncias de prescrição, incluindo a eliminação das categorias por letras para risco na gravidez; a Pregnancy and Lactation Labeling Rule (PLLR ou regra final) aplica-se somente a substâncias de prescrição e será introduzida gradualmente para substâncias aprovadas a partir de 30 de junho de 2001
- Não foram conduzidos estudos controlados em gestantes
- Bebês cujas mães tomam d,l-anfetamina durante a gravidez podem experimentar sintomas de retirada
- Em estudos com ratos e coelhos, a d,l-anfetamina não afetou o desenvolvimento embrionário e fetal ou a sobrevivência durante a organogênese em doses de aproximadamente 1,5 e 8 vezes a dose humana máxima recomendada de 30 mg/dia (crianças)
- Em estudos com animais, a d-anfetamina causou ossificação esquelética tardia e ganho de peso reduzido após o desmame em ratos; não ocorre-

ram malformações importantes em estudos com ratos ou coelhos
- O uso em mulheres com potencial reprodutivo requer avaliação dos benefícios potenciais para a mãe em relação aos riscos potenciais para o feto

✽ Para pacientes com TDAH, em geral a d,l-anfetamina deve ser descontinuada antes de gestações previstas

Amamentação
- Alguma quantidade da substância é encontrada no leite materno

✽ Recomendado descontinuar a substância ou usar mamadeira
- Se o bebê apresentar sinais de irritabilidade, poderá ser necessário descontinuar a substância

A ARTE DA PSICOFARMACOLOGIA

Potenciais vantagens
- Pode funcionar em pacientes com TDAH não respondedores a outros estimulantes, incluindo sulfato de d-anfetamina puro
- Nova opção de liberação sustentada

Potenciais desvantagens
- Pacientes com abuso de substância atual ou passado
- Pacientes com transtorno bipolar ou psicose atual ou passado

Principais sintomas-alvo
- Concentração, capacidade de concentração
- Hiperatividade motora
- Impulsividade
- Fadiga física e mental
- Sonolência diurna
- Depressão

Pérolas

✽ Pode ser útil no tratamento de sintomas depressivos em pacientes idosos clinicamente doentes

✽ Pode ser útil no tratamento de depressão pós-AVC

✽ Uma estratégia de potencialização clássica para depressão refratária ao tratamento

✽ Especificamente, pode ser útil no tratamento de disfunção cognitiva e fadiga como sintomas residuais de transtorno depressivo maior não responsivo a múltiplos tratamentos prévios

✽ Também pode ser útil para o tratamento de comprometimento cognitivo, sintomas depressivos e fadiga severa em pacientes com infecção pelo HIV e naqueles com câncer
- Pode ser utilizado para potencializar analgesia opioide e reduzir a sedação, particularmente em manejo no fim da vida

✽ Apesar das advertências, pode ser um adjunto útil dos IMAOs para tratamento extremo de transtornos do humor altamente refratários quando monitorados com vigilância

✽ Pode reverter disfunção sexual causada por doença psiquiátrica e por algumas substâncias, como ISRSs, incluindo diminuição da libido, disfunção erétil, ejaculação retardada e anorgasmia
- Antipsicóticos atípicos podem ser úteis no tratamento de consequências estimulantes ou psicóticas de *overdose*
- Ingerir com alimentos pode retardar o pico de ação por 2 a 3 horas
- A meia-vida e a duração da ação clínica tendem a ser mais curtas em crianças menores
- O abuso da substância pode na verdade ser mais baixo em adolescentes com TDAH tratados com estimulantes do que naqueles que não são tratados
- Alguns pacientes respondem ou toleram melhor d,l-anfetamina do que metilfenidato, e vice-versa

✽ Adderall e Adderall XR são uma mistura de sais de d-anfetamina e l-anfetamina na razão de 3:1

✽ Especificamente, Adderall e Adderall XR combinam 1 parte de sacarato de dextroanfetamina, 1 parte de sulfato de dextroanfetamina, 1 parte de aspartato de d,l-anfetamina e 1 parte de sulfato de d,l-anfetamina

✽ Essa mistura de sais pode ter um perfil farmacológico diferente, incluindo o mecanismo da ação terapêutica e a duração da ação, se comparada à dextroanfetamina pura, que é administrada como o sal sulfato

✽ Especificamente, a d-anfetamina pode ter ação mais profunda sobre a dopamina do que sobre a norepinefrina, enquanto a l-anfetamina pode ter uma ação mais balanceada sobre a dopamina e a norepinefrina

✽ Teoricamente, isso pode levar a ações relativamente mais noradrenérgicas da mistura de sais de anfetamina em Adderall do que de sulfato de dextroanfetamina puro, mas isso não está comprovado e não tem significância clínica clara
- Entretanto, alguns pacientes podem responder ou tolerar Adderall/Adderall XR diferentemente do que ocorreria com sulfato de dextroanfetamina puro
- As cápsulas de Adderall XR também contêm 2 tipos de grânulos com a substância, concebidos para fornecer anfetaminas pulsadas duplas, visando prolongar sua liberação

Leituras sugeridas

Fry JM. Treatment modalities for narcolepsy. Neurology 1998;50(2 Suppl 1):S43–8.

Greenhill LL, Pliszka S, Dulcan MK, et al. Practice parameter for the use of stimulant medications in the treatment of children, adolescents, and adults. J Am Acad Child Adolesc Psychiatry 2002;41(2 Suppl):S26–49.

Jadad AR, Boyle M, Cunningham C, Kim M, Schachar R. Treatment of attention-deficit/ hyperactivity disorder. Evid Rep Technol Assess (Summ) 1999;(11): i–viii, 1–341.

Stiefel G, Besag FM. Cardiovascular effects of methylphenidate, amphetamines, and atomoxetine in the treatment of attention-deficit hyperactivity disorder. Drug Saf 2010;33(10):821–42.

Vinson DC. Therapy for attention-deficit hyperactivity disorder. Arch Fam Med 1994;3:445–51.

Wender PH, Wolf LE, Wasserstein J. Adults with ADHD. An overview. Ann NY Acad Sci 2001;931:1–16.

ARIPIPRAZOL

TERAPÊUTICA

Marcas
- Abilify
- Abilify Maintena
- Aristada

Genérico? Sim

Classe
- Nomenclatura baseada na neurociência: agonista parcial de receptores de dopamina e serotonina (APRDS)
- Agonista parcial da dopamina (estabilizador da dopamina, antipsicótico atípico, antipsicótico de terceira geração; algumas vezes incluído como um antipsicótico de segunda geração; também estabilizador do humor)

Comumente prescrito para
(em negrito, as aprovações da FDA)
- **Esquizofrenia (acima dos 13 anos) (Abilify, Abilify Maintena, Aristada)**
- **Manutenção da estabilidade na esquizofrenia**
- **Mania aguda/mania mista (acima dos 10 anos; monoterapia e adjunto)**
- **Manutenção bipolar (monoterapia e adjunto)**
- **Depressão (adjunto)**
- **Irritabilidade relacionada a autismo em crianças entre 6 e 17 anos**
- **Síndrome de Tourette em crianças entre 6 e 18 anos**
- **Agitação aguda associada a esquizofrenia ou transtorno bipolar (IM)**
- Depressão bipolar
- Outros transtornos psicóticos
- Transtornos comportamentais em demências
- Transtornos comportamentais em crianças e adolescentes
- Transtornos associados a problemas com controle dos impulsos

Como a substância atua
- Agonismo parcial nos receptores de dopamina 2
- Teoricamente, reduz a produção de dopamina quando as concentrações estão altas, melhorando assim os sintomas positivos e mediando as ações antipsicóticas
- Teoricamente, aumenta a produção de dopamina quando as concentrações estão baixas, melhorando assim sintomas cognitivos, negativos e humor
- As ações nos receptores de dopamina 3 teoricamente podem contribuir para a eficácia de aripiprazol
- O agonismo parcial nos receptores de 5HT1A pode ser relevante em doses clínicas
- O bloqueio dos receptores de serotonina tipo 2A pode contribuir em doses clínicas para estimular a liberação de dopamina em determinadas regiões do cérebro, reduzindo assim os efeitos colaterais motores e possivelmente melhorando os sintomas cognitivos e afetivos
- O bloqueio dos receptores de serotonina tipo 2C e 7 e as ações agonistas parciais nos receptores 5HT1A podem contribuir para ações antidepressivas

Tempo para início da ação
- Os sintomas psicóticos e maníacos podem melhorar dentro de 1 semana, mas pode levar várias semanas para efeito completo no comportamento, bem como na cognição e na estabilização afetiva
- Classicamente recomendado esperar no mínimo de 4 a 6 semanas para determinar a eficácia da substância, mas, na prática, alguns pacientes precisam de até 16 a 20 semanas para apresentar uma boa resposta, especialmente nos sintomas cognitivos

Se funcionar
- Na maioria das vezes, reduz os sintomas positivos na esquizofrenia, mas não os elimina
- Pode melhorar os sintomas negativos, bem como os sintomas agressivos, cognitivos e afetivos na esquizofrenia
- A maioria dos pacientes esquizofrênicos não tem uma remissão total dos sintomas, mas uma redução de aproximadamente um terço
- Talvez de 5 a 15% dos pacientes esquizofrênicos consiga experimentar uma melhora global de mais de 50 a 60%, especialmente quando recebem tratamento estável por mais de 1 ano
- Tais pacientes são considerados super-respondedores ou "*awakeners*", já que podem ficar suficientemente bem para obter emprego, viver de forma independente e manter relações de longa duração
- Muitos pacientes bipolares podem experimentar uma redução dos sintomas pela metade ou mais
- Continuar o tratamento até atingir um platô de melhora
- Depois de atingir um platô satisfatório, continuar o tratamento por, no mínimo, 1 ano depois do primeiro episódio de psicose
- Para segundo episódio de psicose e episódios subsequentes, poderá ser necessário tratamento por tempo indefinido
- Mesmo para primeiros episódios de psicose, pode ser preferível continuar o tratamento indefinidamente para evitar episódios posteriores

- O tratamento pode não só reduzir a mania, mas também prevenir recorrências de mania em transtorno bipolar

Se não funcionar
- Tentar outros antipsicóticos atípicos (risperidona, olanzapina, quetiapina, ziprasidona, paliperidona, amissulprida, asenapina, iloperidona, lurasidona)
- Se duas ou mais monoterapias antipsicóticas não funcionarem, considerar clozapina
- Alguns pacientes podem requerer tratamento com um antipsicótico convencional
- Se nenhum antipsicótico de primeira linha for efetivo, considerar doses mais elevadas ou potencialização com valproato ou lamotrigina
- Considerar a não adesão e trocar por outro antipsicótico com menos efeitos colaterais ou por antipsicótico que possa ser dado por injeção *depot*
- Considerar o início de reabilitação e psicoterapia, como a remediação cognitiva
- Considerar a presença de abuso de substância concomitante

Melhores combinações de potencialização para resposta parcial ou resistência ao tratamento
- Ácido valproico (valproato, divalproex, divalproex ER)
- Outros anticonvulsivantes estabilizadores do humor (carbamazepina, oxcarbazepina, lamotrigina)
- Lítio
- Benzodiazepínicos

Exames

Antes de iniciar um antipsicótico atípico
✸ Pesar todos os pacientes e acompanhar o IMC durante o tratamento
- Obter a história pessoal basal e familiar de diabetes, obesidade, dislipidemia, hipertensão e doença cardiovascular
✸ Obter a circunferência da cintura (na altura do umbigo), pressão arterial, glicose plasmática em jejum e perfil lipídico em jejum
- Determinar se o paciente
  - tem sobrepeso (IMC de 25,0 a 29,9)
  - é obeso (IMC >30)
  - tem pré-diabetes (glicose plasmática em jejum 100-125 mg/dL)
  - tem diabetes (glicose plasmática em jejum > 126 mg/dL)
  - tem hipertensão (PA > 140/90 mg Hg)
  - tem dislipidemia (colesterol total, colesterol LDL e triglicerídeos aumentados; colesterol HDL reduzido)
- Tratar ou encaminhar esses pacientes para tratamento, incluindo nutrição e controle do peso, aconselhamento de atividade física, cessação de tabagismo e manejo clínico

Monitoramento depois de iniciar um antipsicótico atípico
✸ IMC mensalmente por 3 meses, depois trimestralmente
✸ Considerar o monitoramento dos triglicerídeos em jejum mensalmente, por vários meses, em pacientes com alto risco de complicações metabólicas e quando iniciar ou trocar os antipsicóticos
✸ Pressão arterial, glicose plasmática em jejum, lipídeos em jejum dentro de 3 meses e depois anualmente, porém de modo mais precoce e frequente para pacientes com diabetes ou que ganharam > 5% do peso inicial
- Tratar ou encaminhar para tratamento e considerar troca por outro antipsicótico atípico para pacientes que adquirem sobrepeso, ou tornam-se obesos, pré-diabéticos, diabéticos, hipertensos ou dislipidêmicos enquanto recebem um antipsicótico atípico
✸ Mesmo em pacientes sem diabetes conhecido, manter vigilância para o início raro, mas potencialmente fatal, de cetoacidose diabética, que sempre requer tratamento imediato, monitorando o início súbito de poliúria, polidipsia, perda de peso, náusea, vômitos, desidratação, respiração rápida, fraqueza e turvação da consciência, até mesmo coma
- Pacientes com baixa contagem de leucócitos ou história de leucopenia/neutropenia induzida por substância devem ter um hemograma completo monitorado frequentemente durante os primeiros meses, e o aripiprazol deve ser descontinuado ao primeiro sinal de declínio dos leucócitos na ausência de outros fatores causativos

EFEITOS COLATERAIS

Como a substância causa efeitos colaterais

- Bloqueando os receptores alfa-1 adrenérgicos, pode causar tontura, sedação e hipotensão
- Ações agonistas parciais nos receptores de dopamina 2 no estriado podem causar efeitos colaterais motores, como acatisia
- Ações agonistas parciais nos receptores de dopamina 2 também podem causar náusea, vômitos ocasionais e efeitos colaterais de ativação

✻ O mecanismo de um possível ganho de peso é desconhecido; ganho de peso não é comum com aripiprazol, podendo ter um mecanismo diferente dos antipsicóticos atípicos nos quais esse efeito colateral é comum ou problemático

✻ O mecanismo de uma possível incidência aumentada de diabetes ou dislipidemia é desconhecido; a experiência inicial sugere que essas complicações não estão claramente associadas a aripiprazol e, se presentes, podem ter um mecanismo diferente do mecanismo dos antipsicóticos atípicos associados a uma incidência aumentada de diabetes e dislipidemia

Efeitos colaterais notáveis

✻ Tontura, insônia, acatisia, ativação

✻ Náusea, vômitos

- Hipotensão ortostática, ocasionalmente durante a dosagem inicial
- Constipação
- Cefaleia, astenia, sedação
- Risco teórico de discinesia tardia

Efeitos colaterais potencialmente fatais ou perigosos

- Raros problemas de controle dos impulsos
- Rara síndrome neuroléptica maligna (risco muito reduzido comparado com os antipsicóticos convencionais)
- Convulsões raras
- Risco aumentado de morte e eventos cerebrovasculares em pacientes idosos com psicose relacionada a demência

Ganho de peso

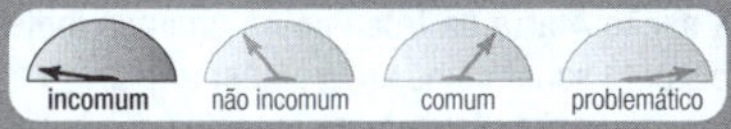

- Relatado em alguns pacientes, especialmente aqueles com baixo IMC, mas não esperado
- Menos frequente e menos grave do que para a maioria dos antipsicóticos
- Pode haver maior risco de ganho de peso em crianças do que em adultos

Sedação

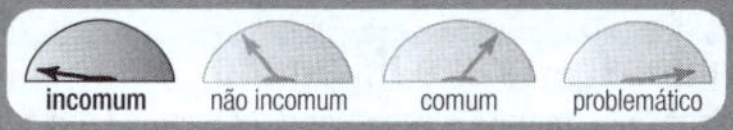

- Relatada em alguns pacientes, mas não esperada
- Pode ser menor do que para alguns outros antipsicóticos, mas nunca diga nunca
- Pode ser ativadora

O que fazer com os efeitos colaterais

- Esperar
- Esperar
- Esperar
- Reduzir a dose
- Anticolinérgicos ou uma baixa dose de benzodiazepínico ou um betabloqueador podem reduzir a acatisia quando presente
- Perda de peso, programas de exercícios e manejo clínico para IMC alto, diabetes, dislipidemia
- Trocar por outro antipsicótico atípico

Melhores agentes de acréscimo para os efeitos colaterais

- Benzotropina ou triexifenidil para efeitos colaterais motores e acatisia
- Muitos efeitos colaterais não podem ser melhorados com um agente de acréscimo

DOSAGEM E USO

Variação típica da dose

- 15 a 30 mg/dia para esquizofrenia e mania
- 2 a 10 mg/dia para potencialização de ISRSs/IRSNs em depressão
- 5 a 15 mg/dia para autismo
- 5 a 20 mg/dia para síndrome de Tourette
- 300 a 400 mg/4 semanas (LAI Maintena; ver seção Formulações *depot* de Aripiprazol, depois da seção Pérolas para dosagem e uso)
- 441 mg, 662 mg ou 882 mg administrados mensalmente ou 882 mg administrados a cada 6 semanas (LAI Aristada; ver Seção Formulações *depot* de Aripiprazol, depois da Seção Pérolas para dosagem e uso)

Formas de dosagem

- Comprimidos de 2 mg, 5 mg, 10 mg, 15 mg, 20 mg, 30 mg
- Comprimidos de desintegração oral de 10 mg, 15 mg

- Solução oral de 1 mg/mL
- Injeção de 9,75 mg/1,3 mL
- *Depot* (Maintena) 300 mg, 400 mg
- *Depot* (Aristada) 441 mg, 662 mg, 882 mg

Como dosar – oral e IM agudo

- Esquizofrenia, mania: a recomendação inicial aprovada é de 10 a 15 mg/dia; dose máxima aprovada de 30 mg/dia
- Depressão (adjunto): dose inicial de 2 a 5 mg/dia; pode ser aumentada em 5 mg/dia a intervalos de não menos de 1 semana; dose máxima de 15 mg/dia
- Autismo: dose inicial de 2 mg/dia; pode ser aumentada em 5 mg/dia a intervalos de não menos de 1 semana; dose máxima de 15 mg/dia
- Síndrome de Tourette (pacientes pesando menos de 50 kg): dose inicial de 2 mg/dia; depois de 2 dias, aumentar para 5 mg/dia; depois de 1 semana adicional, pode ser aumentada para 10 mg/dia se necessário
- Síndrome de Tourette (pacientes pesando mais de 50 kg): dose inicial de 2 mg/dia; depois de 2 dias, aumentar para 5 mg/dia; após mais 5 dias, pode ser aumentada para 10 mg/dia; pode ser aumentada em 5 mg/dia a intervalos de não menos de 1 semana; dose máxima de 20 mg/dia
- Agitação: 9,75 mg/1,3 mL; máximo de 30 mg/dia
- *Depot*: deve-se iniciar aripiprazol oral primeiro; depois de estabelecida a tolerabilidade, pode ser administrada injeção inicial com uma dosagem sobreposta de 14 dias (Maintena) ou 21 dias (Aristada) de aripiprazol oral; doses iniciais e de manutenção são descritas nas dicas para dosagem na próxima seção
- Solução oral: doses da solução podem ser substituídas por doses em comprimidos em uma relação de mg por mg até 25 mg; pacientes que recebem comprimidos de 30 mg devem receber solução de 25 mg

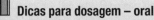

Dicas para dosagem – oral

✱ **Para alguns, menos pode ser mais:** com frequência, pacientes não agudamente psicóticos podem precisar receber doses mais baixas (p. ex., de 2,5 a 10 mg/dia) para evitar acatisia e ativação e para tolerabilidade máxima
- **Para outros, mais pode ser mais:** raramente, os pacientes podem precisar receber doses acima de 30 mg/dia para eficácia ideal
- Considerar a administração de 1 a 5 mg como solução oral para crianças e adolescentes, bem como para adultos muito sensíveis aos efeitos colaterais

✱ Embora estudos sugiram que pacientes que trocam de outro antipsicótico para aripiprazol podem responder bem com troca rápida ou com titulação cruzada, a experiência clínica sugere que muitos podem responder melhor adicionando uma dose intermediária ou completa de aripiprazol à dose de manutenção do primeiro antipsicótico por pelo menos vários dias, e possivelmente por até 3 ou 4 semanas, antes de desacelerar a titulação de retirada do primeiro antipsicótico. Ver também a seção A arte da troca, a seguir, depois da seção Pérolas
- Em vez de aumentar a dose acima desses níveis em pacientes agudamente agitados que requerem ações antipsicóticas agudas, considerar a potencialização com um benzodiazepínico ou antipsicótico convencional, seja por via oral ou intramuscular
- Em vez de aumentar a dose acima desses níveis em respondedores parciais, considerar a potencialização com um anticonvulsivante estabilizador do humor, como valproato ou lamotrigina
- Crianças e idosos em geral devem receber dosagens no extremo inferior do espectro de dosagem
- Devido à sua meia-vida muito longa, o aripiprazol levará mais tempo para atingir um estado estável após iniciada a dosagem e para ser eliminado quando interrompida a dosagem, se comparado a outros antipsicóticos atípicos
- O tratamento deve ser suspenso se a contagem de neutrófilos absolutos cair abaixo de 1.000/mm^3

Overdose
- Não foram relatados óbitos; sedação, vômitos

Uso prolongado
- Aprovado para retardar recaída em tratamento de longa duração para esquizofrenia
- Aprovado para manutenção de longo prazo em transtorno bipolar
- Frequentemente usado para manutenção de longo prazo em vários transtornos comportamentais

Formação de hábito
- Não

Como interromper
- Ver a seção A arte da troca sobre agentes individuais para saber como interromper aripiprazol
- A descontinuação rápida teoricamente pode levar a psicose de rebote e piora dos sintomas, porém menos provável com aripiprazol devido à sua meia-vida longa

Farmacocinética
- Metabolizado primariamente por CYP450 2D6 e CYP450 3A4
- Meia-vida de eliminação média: 75 horas (aripiprazol) e 94 horas (principal metabólito, desidro-aripiprazol)
- Alimentos não afetam a absorção

Interações medicamentosas
- Cetoconazol e possivelmente outros inibidores de CYP450 3A4, como nefazodona, fluvoxamina e fluoxetina, podem aumentar os níveis plasmáticos de aripiprazol
- Carbamazepina e possivelmente outros indutores de CYP450 3A4 podem reduzir os níveis plasmáticos de aripiprazol
- Quinidina e possivelmente outros inibidores de CYP450 2D6, como paroxetina, fluoxetina e duloxetina, podem aumentar os níveis plasmáticos de aripiprazol
- O aripiprazol pode intensificar os efeitos de substâncias anti-hipertensivas
- O aripiprazol pode antagonizar levodopa, agonistas dopaminérgicos

Outras advertências/precauções
- Foram relatados problemas com controle dos impulsos em pacientes que tomam aripiprazol, incluindo jogo, compras, comer e atividade sexual compulsivos; usar com cautela quando prescrever para indivíduos com alto risco de problemas de controle dos impulsos (p. ex., pacientes com transtorno bipolar, personalidade impulsiva, transtorno obsessivo-compulsivo, transtornos relacionados a substâncias) e monitorar todos quanto à emergência desses sintomas; a dose deve ser reduzida ou descontinuada caso se manifestem problemas com controle dos impulsos
- Usar com cautela em pacientes com condições que predispõem à hipotensão (desidratação, calor excessivo)
- Disfagia foi associada ao uso de antipsicóticos, e o aripiprazol deve ser utilizado com cautela em pacientes com risco de pneumonia por aspiração

Não usar
- Se houver uma alergia comprovada a aripiprazol

POPULAÇÕES ESPECIAIS

Insuficiência renal
- Não é necessário ajuste da dose

Insuficiência hepática
- Não é necessário ajuste da dose

Insuficiência cardíaca
- O uso em pacientes com insuficiência cardíaca não foi estudado, portanto usar com cautela devido ao risco de hipotensão ortostática

Idosos
- Geralmente, não é necessário ajuste da dose, mas alguns pacientes idosos podem tolerar melhor doses mais baixas
- Embora antipsicóticos atípicos sejam comumente utilizados para transtornos comportamentais em demência, nenhum agente foi aprovado para tratamento de pacientes idosos com psicose relacionada à demência
- Pacientes idosos com psicose relacionada à demência tratados com antipsicóticos atípicos têm um risco aumentado de morte em comparação a placebo, e também têm um risco aumentado de eventos cerebrovasculares

Crianças e adolescentes
- Aprovado para uso em esquizofrenia (acima dos 13 anos), episódios maníacos/mistos (acima dos 10 anos), irritabilidade associada a autismo (entre 6 e 17 anos) e tratamento de síndrome de Tourette (entre 6 e 18 anos)
- Experiência clínica e dados iniciais sugerem que aripiprazol pode ser seguro e efetivo para transtornos comportamentais em crianças e adolescentes, especialmente em doses mais baixas
- Crianças e adolescentes que usam aripiprazol podem precisar ser monitorados com mais frequência do que adultos e podem tolerar melhor doses mais baixas
- Pode haver maior risco de ganho de peso em crianças do que em adultos

Gravidez
- Válidas a partir de 30 de junho de 2015, a FDA norte-americana determina alterações no conteúdo e na forma das informações referentes a gravidez e lactação nos rótulos das substâncias de prescrição, incluindo a eliminação das categorias por letras para risco na gravidez; a Pregnancy and Lactation Labeling Rule (PLLR ou regra final)

aplica-se somente a substâncias de prescrição e será introduzida gradualmente para substâncias aprovadas a partir de 30 de junho de 2001
- Não foram realizados estudos controlados em gestantes
- Há um risco de movimentos musculares anormais e sintomas de retirada em recém-nascidos cujas mães tomavam um antipsicótico durante o terceiro trimestre; os sintomas podem incluir agitação, tônus muscular anormalmente aumentado ou diminuído, tremor, sonolência, dificuldade intensa para respirar e dificuldade de alimentação
- Em estudos com animais, o aripiprazol demonstrou toxicidade desenvolvimental, incluindo possíveis efeitos teratogênicos, em doses mais altas do que a recomendada para humanos
- Sintomas psicóticos podem piorar durante a gravidez, podendo ser necessária alguma forma de tratamento
- O aripiprazol pode ser preferível a anticonvulsivantes estabilizadores do humor caso seja necessário tratamento durante a gravidez
- National Pregnancy Registry for Atypical Antipsychotics: 1-866-961-2388 ou http://womensmentalhealth.org/clinical-and-research-programs/pregnancyregistry/

Amamentação
- Alguma quantidade da substância é encontrada no leite materno
- ✱ Recomendado descontinuar a substância ou usar mamadeira
- Os bebês de mulheres que optam por amamentar durante o uso de aripiprazol devem ser monitorados para possíveis efeitos adversos

A ARTE DA PSICOFARMACOLOGIA

Potenciais vantagens
- Alguns casos de psicose e transtorno bipolar refratários ao tratamento com outros antipsicóticos
- ✱ Pacientes preocupados com ganho de peso e aqueles que já apresentam obesidade ou sobrepeso
- ✱ Pacientes com diabetes
- ✱ Pacientes com dislipidemia (especialmente triglicerídeos elevados)
- Pacientes que requerem início rápido de ação antipsicótica sem titulação da dosagem
- ✱ Pacientes que desejam evitar sedação

Potenciais desvantagens
- Pacientes cuja sedação é desejada
- Pode ser mais difícil dosar em crianças, idosos ou em usos "*off-label*"

Principais sintomas-alvo
- Sintomas positivos de psicose
- Sintomas negativos de psicose
- Sintomas cognitivos
- Humor instável e depressão
- Sintomas agressivos

Pérolas
- ✱ Aprovado como tratamento adjunto para depressão (p. ex., com ISRSs, IRSNs)
- Pode funcionar melhor na faixa de 2 a 10 mg/dia do que em doses mais elevadas para potencialização de ISRSs/IRSNs em depressão unipolar resistente ao tratamento
- Frequentemente usado para depressão bipolar como agente de potencialização para lítio, valproato e/ou lamotrigina
- ✱ Bem aceito na prática clínica quando se deseja evitar ganho de peso, porque esse feito ocorre menos em comparação à maioria dos outros antipsicóticos
- ✱ Bem aceito na prática clínica quando se deseja evitar sedação, porque esse efeito ocorre menos em comparação à maioria dos outros antipsicóticos em todas as doses
- ✱ Pode até mesmo ser ativador, o que pode ser reduzido pela diminuição da dose ou início com dose mais baixa
- Caso se deseje sedação, um benzodiazepínico pode ser acrescentado por curta duração no início do tratamento até que os sintomas de agitação e insônia estejam estabilizados, ou intermitentemente, quando necessário
- ✱ Pode não apresentar risco de diabetes ou dislipidemia, mas ainda assim é indicado monitoramento
- Relatos informais da sua utilidade em casos de psicoses resistentes ao tratamento
- Tem um perfil de tolerabilidade muito favorável na prática clínica
- Perfil de tolerabilidade favorável levando a usos "*off-label*" para muitas indicações além de esquizofrenia (p. ex., transtorno bipolar tipo II, incluindo as fases hipomaníaca, mista, de ciclagem rápida e depressiva; depressão resistente ao tratamento; transtornos de ansiedade)
- Uma formulação intramuscular de curta duração está disponível, assim como *depot* de longa duração

- Não possui propriedades antagonistas de D1, anticolinérgicas e anti-histamínicas, o que pode explicar a relativa ausência de sedação ou efeitos colaterais cognitivos na maioria dos pacientes
- A alta afinidade de aripiprazol com receptores de D2 significa que a combinação com outros antipsicóticos antagonistas de D2 pode reverter suas ações, e, assim, geralmente faz sentido não combinar com outros antipsicóticos
- Uma exceção para isso está no caso de hiperprolactinemia ou galactorreia, quando mesmo a administração de uma dose baixa (1 a 5 mg) pode reverter a hiperprolactinemia/galactorreia de outros antipsicóticos, também provando que o aripiprazol interfere nas ações D2 de outros antipsicóticos
- A Abilify Maintena (*depot*) pode ser particularmente adequada para psicose de início precoce/primeiro episódio de psicose com vistas a reduzir as re-hospitalizações e reforçar a adesão com uma carga relativamente baixa de efeitos colaterais

FORMULAÇÕES *DEPOT*

	Monoidrato (Maintena)	Lauroxil (Aristada)
Veículo	Água	Água
Tmáx	6,5 a 7,1 dias	44,1 a 50,0 dias
T½ com múltipla dosagem	29,9 a 46,5 dias	29,2 a 34,9 dias
Tempo para atingir estado estável		4 injeções mensais
Capaz de ser abastecido	Não	Não
Esquema de dosagem (manutenção)	4 semanas	4 a 6 semanas
Local de injeção	Glúteo intramuscular	Injeção intramuscular no deltoide (dose de 441 mg apenas) ou glúteo (441, 662 ou 882 mg)
Calibre da agulha	21	20 ou 21
Formas de dosagem	300 mg, 400 mg	441 mg, 662 mg, 882 mg
Volume de injeção	200 mg/mL; variação de 0,8 mL (160 mg) a 2 mL (400 mg)	441 mg/1,6 mL; 662 mg/2,4 mL; 882 mg/3,2 mL

Variação típica da dose
- 300 a 400 mg/4 semanas (monoidrato de Maintena)
- 441 mg, 662 mg ou 882 mg administrados mensalmente ou 882 mg administrados a cada 6 semanas (lauroxil Aristada)

Como dosar
- Não recomendado para pacientes que inicialmente não demonstraram tolerabilidade a aripiprazol oral (em ensaios clínicos, 2 doses orais ou IM de curta duração costumam ser utilizadas para estabelecer a tolerabilidade)
- O abastecimento não é possível, necessitando de cobertura oral por 14 dias (Maintena) ou 21 dias (Aristada)
- Conversão de oral para Maintena: administrar injeção inicial de 400 mg com uma dosagem sobreposta de aripiprazol oral por 14 dias
- Conversão de oral para Aristada: administrar injeção inicial (441 mg, 662 mg ou 882 mg) com uma dosagem sobreposta de aripiprazol oral por 21 dias

Aripiprazol

Dicas para dosagem
- Com injeções de longa ação (ILAs), a constante da taxa de absorção é mais lenta do que a de eliminação, resultando em cinética "*flip-flop*" – isto é, o tempo para o estado de equilíbrio é uma função da taxa de absorção, enquanto a concentração no estado de equilíbrio é uma função da taxa de eliminação
- O passo limitante da taxa para os níveis plasmáticos da substância para ILAs não é o metabolismo da substância, mas a absorção lenta do local da injeção
- Em geral, são necessárias 5 meias-vidas de uma medicação para atingir 97% dos níveis de estado de equilíbrio
- As meias-vidas longas de antipsicóticos *depot* significam que é preciso carregar a dose adequadamente (se possível) ou fornecer suplementação oral
- A falha em carregar a dose adequadamente leva a titulação cruzada prolongada ou a níveis plasmáticos subterapêuticos do antipsicótico por semanas ou meses em pacientes que não estão recebendo (ou aderindo à) suplementação oral
- Como os níveis plasmáticos de antipsicótico aumentam gradualmente com o tempo, as exigências de dose podem por fim diminuir em relação à dose inicial; a obtenção dos níveis plasmáticos periódicos pode ser benéfica para impedir aumento desnecessário dos níveis plasmáticos
- O momento para obter um nível sanguíneo dos pacientes que estão recebendo ILA é a manhã do dia em que irão receber a injeção seguinte
- Vantagens: refrigeração não necessária; opção de injeções por 6 semanas com Aristada
- Desvantagens: ambas as formulações requerem cobertura oral
- É necessário ajuste redutor da dose para metabolizadores lentos de CYP450 2D6 e pacientes que estão tomando inibidores fortes de CYP450 2D6 ou 3A4, pois isso pode levar a níveis plasmáticos subterapêuticos

	Maintena	
	Dose ajustada para pacientes que tomam 400 mg	Dose ajustada para pacientes que tomam 300 mg
Metabolizadores lentos de 2D6	300 mg	N/A
Pacientes que tomam inibidores fortes de 2D6 ou 3A4	300 mg	200 mg
Metabolizadores lentos de 2D6 tomando inibidores de 3A4 concomitante	200 mg	N/A
Pacientes que tomam inibidores de 2D6 E 3A4	200 mg	160 mg
Pacientes que tomam indutores de 3A4	Evitar	Evitar

	Aristada		
	Dose ajustada para pacientes que tomam 441 mg	Dose ajustada para pacientes que tomam 662 mg	Dose ajustada para pacientes que tomam 882 mg
Metabolizadores lentos de 2D6	N/A	N/A	N/A
Pacientes que tomam inibidores fortes de 2D6 OU 3A4	N/A	441 mg	662 mg
Metabolizadores lentos de 2D6 que tomam inibidores de 3a4 concomitantes	N/A	441 mg	441 mg
Pacientes que tomam inibidores de 2D6 E 3A4	N/A	Evitar	Evitar
Pacientes que tomam indutores de 3A4	662 mg	N/A	N/A

Troca de antipsicóticos orais para formulações *depot* de aripiprazol

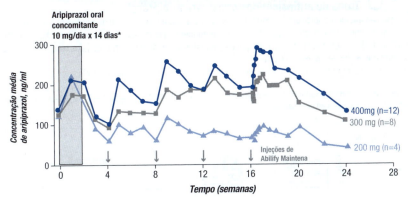

Cinética do monoidrato de aripiprazol

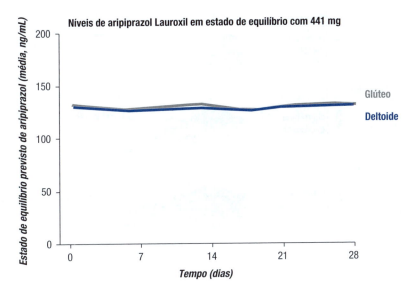

Níveis de aripiprazol Lauroxil em estado de equilíbrio com 441 mg

- A descontinuação do antipsicótico oral pode iniciar após a cobertura oral de 14 dias (Maintena) ou 21 dias (Aristada)
- Como descontinuar formulações orais
  - Não é necessária titulação descendente para: amissulprida, aripiprazol, brexpiprazol, cariprazina, paliperidona ER
  - É necessária titulação descendente por 1 semana para: iloperidona, lurasidona, risperidona, ziprasidona
  - É necessária titulação descendente por 3 a 4 semanas para: asenapina, olanzapina, quetiapina
  - É necessária titulação descendente por mais de 4 semanas para: clozapina
  - Para pacientes que tomam benzodiazepínico ou medicação anticolinérgica, isso pode ser continuado durante a titulação cruzada para ajudar a aliviar efeitos colaterais como insônia, agitação e/ou psicose. Depois que o paciente estiver estável com uma ILAs, esses podem ser reduzidos gradualmente, um por vez, quando apropriado

A ARTE DA TROCA

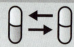 **Troca de antipsicóticos orais para aripiprazol**
- É aconselhável iniciar aripiprazol em dose intermediária e aumentar a dose rapidamente por 3-7 dias
- A experiência clínica tem mostrado que asenapina, quetiapina e olanzapina devem ser reduzidas lentamente por um período de 3 a 4 semanas para permitir que os pacientes se readaptem à retirada dos bloqueadores de receptores colinérgicos, histaminérgicos e alfa-1
- Clozapina deve sempre ser reduzida lentamente por um período de 4 semanas ou mais

*Benzodiazepínico ou medicação anticolinérgica podem ser administrados durante a titulação cruzada para ajudar a aliviar efeitos colaterais como insônia, agitação e/ou psicose

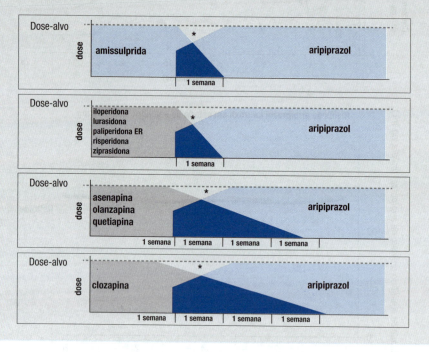

Leituras sugeridas

Andrezina R, Josiassen RC, Marcus RN, et al. Intramuscular aripiprazole for the treatment of acute agitation in patients with schizophrenia or schizoaffective disorder: a double--blind, placebo-controlled comparison with intramuscular haloperidol. Psychopharmacology 2006;188(3):281–92.

Citrome L. Adjunctive aripiprazole, olanzapine, or quetiapine for major depressive disorder: an analysis of number needed to treat, number needed to harm, and likelihood to be helped or harmed. Postgrad Med 2010;122(4):39–48.

El-Sayeh HG, Morganti C. Aripiprazole for schizophrenia. Cochrane Database Syst Rev 2006;2:CD004578.

Kane JM, Sanchez R, Perry PP, et al. Aripiprazole intramuscular depot as maintenance treatment in patients with schizophrenia: a 52-week, multicenter, randomized, double-blind, placebo-controlled study. J Clin Psychiatry 2012;73(5):617–24.

Marcus RN, McQuade RD, Carson WH, et al. The efficacy and safety of aripiprazole as adjunctive therapy in major depressive disorder: a second multicenter, randomized, double-blind, placebo-controlled study. J Clin Psychopharmacol 2008;28(2):156–65.

Nasrallah HA. Atypical antipsychotic-induced metabolic side effects: insights from receptor-binding profiles. Mol Psychiatry 2008;13(1):27–35.

Smith LA, Cornelius V, Warnock A, Tacchi MJ, Taylor D. Pharmacological interventions for acute bipolar mania: a systematic review of randomized placebo-controlled trials. Bipolar Disord 2007;9(6):551–60.

ARMODAFINILA

TERAPÊUTICA

Marcas • Nuvigil

Genérico? Sim

Classe
- Nomenclatura baseada na neurociência: inibidor da recaptação de dopamina (IRD)
- Promotor de vigília

Comumente prescrita para
(em negrito, as aprovações da FDA)
- **Redução de sonolência excessiva em pacientes com narcolepsia e transtornos do sono-vigília do tipo trabalho em turnos**
- **Redução de sonolência excessiva em pacientes com apneia obstrutiva do sono/síndrome de hipopneia (AOSSH) (adjunto do tratamento-padrão para obstrução subjacente das vias aéreas)**
- Transtorno de déficit de atenção/hiperatividade (TDAH)
- Fadiga e sonolência na depressão
- Fadiga em esclerose múltipla
- Depressão bipolar

Como a substância atua
- Desconhecido, mas claramente diferente dos estimulantes clássicos como metilfenidato e anfetamina
- Liga-se a e requer a presença do transportador dopaminérgico; também requer a presença de receptores alfa-adrenérgicos
- Hipoteticamente atua como inibidor do transportador de dopamina
- Aumenta a atividade neuronal seletivamente no hipotálamo
- ✻ Possivelmente aumenta a atividade no centro de vigília hipotalâmico (núcleo tuberomamilar) dentro da troca hipotalâmica de sono-vigília por um mecanismo desconhecido
- ✻ Ativa neurônios do núcleo tuberomamilar que liberam histamina
- ✻ Ativa outros neurônios hipotalâmicos que liberam orexina/hipocretina

Tempo para início da ação
- Pode reduzir imediatamente a sonolência diurna e melhorar o desempenho em tarefas cognitivas dentro de 2 horas da primeira dosagem
- Podem ser necessários vários dias para otimizar a dosagem e a melhora clínica

Se funcionar
- ✻ Melhora a sonolência diurna e pode melhorar a atenção, bem como a fadiga
- ✻ Em geral, não impede o adormecimento quando necessário
- Pode não normalizar completamente a vigília
- Tratar até que a melhora se estabilize, e depois continuar o tratamento indefinidamente enquanto persistir a melhora (estudos apoiam pelo menos 12 semanas de tratamento)

Se não funcionar
- ✻ Mudar a dose; alguns pacientes podem responder melhor com um aumento da dose, mas alguns podem, na verdade, responder melhor com uma redução dela
- Potencializar ou considerar um tratamento alternativo para sonolência diurna, fadiga ou TDAH

Melhores combinações de potencialização para resposta parcial ou resistência ao tratamento
- ✻ A armodafinila é um adjunto para tratamentos-padrão para AOSSH; se a pressão positiva contínua nas vias aéreas (CPAP) for o tratamento de escolha, deve ser feito um esforço máximo de tratar primeiro com CPAP antes de iniciar armodafinila, CPAP deve ser mantida após o início do fármaco
- ✻ A armodafinila é, ela própria, uma terapia de potencialização de antidepressivos para sonolência e fadiga residuais no transtorno depressivo maior
- ✻ A armodafinila é, ela própria, uma terapia de potencialização de estabilizadores do humor para depressão bipolar
- Melhor tentar outra monoterapia antes de potencializar com outras substâncias no tratamento de sonolência associada a transtornos do sono-vigília ou de problemas de concentração em TDAH
- A combinação de armodafinila com estimulantes como metilfenidato ou anfetamina ou com atomoxetina para TDAH não foi estudada sistematicamente
- Entretanto, tais combinações podem ser opções úteis para o especialista, mediante monitoramento atento, após diversas monoterapias para sonolência ou TDAH terem falhado

Exames
- Nenhum para indivíduos saudáveis

EFEITOS COLATERAIS

Como a substância causa efeitos colaterais

- Desconhecido
- Efeitos colaterais no SNC possivelmente devido a ações excessivas deste em vários sistemas neurotransmissores

Efeitos colaterais notáveis

✻ Dor de cabeça
- Ansiedade, tontura, insônia
- Boca seca, diarreia, náusea

Efeitos colaterais potencialmente fatais ou perigosos

- Alterações isquêmicas transitórias no ECG em pacientes com prolapso da válvula mitral ou hipertrofia ventricular esquerda foram relatadas (raras)
- Rara ativação de (hipo)mania, ansiedade, alucinações ou ideação suicida
- Raras reações dermatológicas graves (síndrome de Stevens-Johnson e outras)
- Angioedema, reações anafilactoides e reações de hipersensibilidade multiórgãos foram relatados

Ganho de peso

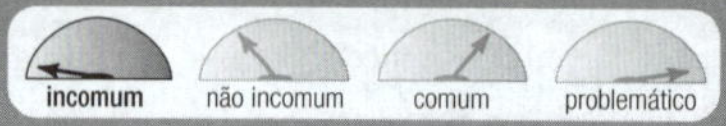

- Relatado, mas não esperado

Sedação

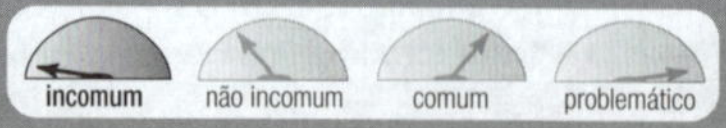

- Relatada, mas não esperada
- Os pacientes costumam ficar em vigília e alguns podem ser ativados

O que fazer com os efeitos colaterais

- Esperar
- Reduzir a dose
- Para ativação ou insônia, não administrar à noite
- Se persistirem efeitos colaterais inaceitáveis, descontinuar o uso
- Para efeitos colaterais potencialmente fatais ou perigosos, descontinuar imediatamente (p. ex., ao primeiro sinal de uma erupção cutânea relacionada à substância)

Melhores agentes de acréscimo para os efeitos colaterais

- Muitos efeitos colaterais não podem ser melhorados com um agente de acréscimo

DOSAGEM E USO

Variação típica da dose

- 150 a 250 mg/dia

Formas de dosagem

- Comprimidos de 50 mg, 150 mg, 250 mg

Como dosar

- Titulação crescente e decrescente necessária apenas se não for idealmente eficaz na dose-padrão inicial de 150 mg 1 vez por dia
- Para AOS e narcolepsia, dar como dose única pela manhã
- Para transtorno do sono-vigília do tipo trabalho em turnos, dar como dose única 1 hora antes do início do turno de trabalho

Dicas para dosagem

✻ Para sonolência, mais pode ser mais: as doses mais altas podem ser melhores do que as mais baixas em pacientes com sonolência diurna em transtornos do sono-vigília

✻ Para problemas de concentração e fadiga, menos pode ser mais: as doses mais baixas podem ser paradoxalmente melhores do que as mais altas em alguns pacientes

- Em altas doses, pode induzir de modo leve seu próprio metabolismo, possivelmente por ações de indução de CYP450 3A4
- A dose pode ser aumentada em alguns pacientes com tratamento prolongado devido à autoindução; interromper a substância por um tempo pode restaurar a eficácia na dose original
- A farmacocinética e a experiência clínica sugerem que a armodafinila tem mais longa duração da ação do que a modafinila racêmica, geralmente requerendo administração de apenas 1 vez ao dia

Overdose

- Agitação, insônia, aumento nos parâmetros hemodinâmicos
- A experiência pós-comercialização inclui sintomas do SNC, como inquietação, desorientação, confusão, excitação e alucinações; alterações digestivas como náusea e diarreia; e alterações cardiovasculares como taquicardia, bradicardia, hipertensão e dor torácica

Uso prolongado

- A necessidade de tratamento continuado deve ser reavaliada periodicamente

Formação de hábito
- Classe IV; pode ter algum potencial para abuso, mas incomum na prática clínica

Como interromper
- Não é necessário reduzir gradativamente; os pacientes podem ter sonolência com a descontinuação

Farmacocinética
- Metabolizado pelo fígado
- Meia-vida de eliminação de aproximadamente 15 horas
- Inibe CYP450 2C19
- Induz CYP450 3A4 (e levemente 1A2)

Interações medicamentosas
- Pode aumentar os níveis plasmáticos de substâncias metabolizadas por CYO450 2C19 (p. ex., diazepam, fenitoína, propranolol)
- Pode reduzir os níveis plasmáticos dos substratos de CYP450 3A4 como etinilestradiol e triazolam
- Devido à indução de CYP450 3A4, a eficácia dos contraceptivos esteroides pode ser reduzida por armodafinila, incluindo 1 mês após a descontinuação
- Indutores ou inibidores de CYP450 3A4 podem afetar os níveis de armodafinila (p. ex., carbamazepina pode reduzir os níveis plasmáticos de modafinila; fluvoxamina e fluoxetina podem elevar os níveis plasmáticos de armodafinila)
- A armodafinila pode reduzir levemente seus próprios níveis pela autoindução de CYP450 3A4
- Pacientes em uso de armodafinila e varfarina devem ter monitorados os tempos de protrombina
- Metilfenidato e dextroanfetamina podem retardar a absorção de armodafinila em 1 hora
- ✱ Entretanto, a coadministração com metilfenidato ou dextroanfetamina não altera significativamente a farmacocinética da armodafinila ou do outro estimulante
- Estudos da interação com IMAOs não foram realizados, mas os IMAOs podem ser administrados com armodafinila por especialistas com monitoramento atento

Outras advertências/ precauções
- Pacientes com história de abuso de substância devem ser acompanhados atentamente
- A armodafinila pode causar efeitos no SNC semelhantes aos causados por outros agentes no SNC (p. ex., alterações no humor e teoricamente ativação de psicose, mania ou ideação suicida)

- A armodafinila deve ser usada em pacientes com transtornos do sono-vigília que foram completamente avaliados para narcolepsia, AOSSH e transtorno do sono-vigília do tipo trabalho em turnos
- Em pacientes com AOSSH para quem a CPAP é o tratamento de escolha, deve ser feito um esforço máximo para tratar primeiro com a CPAP antes de iniciar armodafinila, e depois a CPAP deve ser continuada
- A eficácia de contraceptivos orais pode ser reduzida quando utilizados com armodafinila e por 1 mês após a descontinuação dessa substância
- A armodafinila não é um substituto para o sono

Não usar
- Se houver uma alergia comprovada a armodafinila ou modafinila

POPULAÇÕES ESPECIAIS

Insuficiência renal
- Usar com cautela

Insuficiência hepática
- Reduzir a dose em pacientes gravemente comprometidos

Insuficiência cardíaca
- Usar com cautela
- Não recomendado para pacientes com história de hipertrofia ventricular esquerda, alterações isquêmicas no ECG, dor torácica, arritmias ou infarto do miocárdio recente

Idosos
- Experiência limitada em pacientes com mais de 65 anos
- A eliminação de armodafinila pode estar reduzida em pacientes idosos

Crianças e adolescentes
- Segurança e eficácia não foram estabelecidas
- Pode ser utilizado com cautela por especialistas em crianças e adolescentes

Gravidez
- Válido a partir de 30 de junho de 2015, a FDA norte-americana determina alterações no con-

teúdo e na forma das informações referentes a gravidez e lactação nos rótulos das substâncias de prescrição, incluindo a eliminação das categorias por letras para risco na gravidez; a Pregnancy and Lactation Labeling Rule (PLLR ou regra final) aplica-se somente a substâncias de prescrição e será introduzida gradualmente para substâncias aprovadas a partir de 30 de junho de 2001
- Não foram conduzidos estudos controlados em gestantes
- Restrição de crescimento intrauterino e aborto espontâneo foram relatados com armodafinila e modafinila
- Em estudos com animais, foi observada toxicidade desenvolvimental em exposições plasmáticas clinicamente relevantes
- O uso em mulheres em idade fértil requer ponderação dos benefícios potenciais para a mãe em relação aos riscos potenciais para o feto
✳ Em geral, a armodafinila deve ser descontinuada antes de gravidez prevista

Amamentação
- Desconhecido se a armodafinila é secretada no leite humano, mas presume-se que todos os psicotrópicos sejam secretados no leite materno
✳ Recomenda-se descontinuar a substância ou utilizar mamadeira

A ARTE DA PSICOFARMACOLOGIA

Potenciais vantagens
- Seletivo para áreas do cérebro envolvidas na promoção do sono/vigília
- Menos ativador e menor abuso potencial do que estimulantes

Potenciais desvantagens
- Pode não funcionar tão bem quanto os estimulantes em alguns pacientes

Principais sintomas-alvo
- Sonolência
- Concentração
- Fadiga física e mental

Pérolas
- A armodafinila é o enantiômero R de mais longa duração da modafinila racêmica
- A armodafinila mantém concentrações plasmáticas mais altas no fim do dia do que a modafinila na sua comparação de mg para mg, o que teoricamente pode resultar em vigília melhorada durante o dia com o primeiro quando comparado ao segundo
✳ A armodafinila não é um substituto para o sono
✳ O tratamento para privação de sono é dormir, não armodafinila
- Estudos controlados sugerem que a armodafinila melhora a atenção em AOSSH e transtorno do sono-vigília do tipo trabalho em turnos, mas estudos controlados sobre a atenção não foram realizados em TDAH ou transtorno depressivo maior
- Estudos controlados de modafinila racêmica em TDAH sugerem melhora na atenção
✳ Pode ser útil para tratar fadiga em pacientes com depressão e outras condições, como esclerose múltipla, distrofia miotônica, HIV/aids
- Pode ser útil no tratamento de sonolência associado a analgesia com opioide, particularmente em manejo no fim da vida
- A sensação subjetiva associada à armodafinila costuma ser a da vigília normal, não de estimulação, embora raramente possa ocorrer tremor
✳ Comparado aos estimulantes tradicionais, a armodafinila tem um novo mecanismo de ação, novos usos terapêuticos e menos abuso potencial
- Antagonistas de alfa-1 como prazosina podem bloquear as ações terapêuticas da armodafinila
- Alguns ensaios controlados sugerem eficácia em depressão bipolar como um adjunto de antipsicóticos atípicos

Leituras sugeridas

Darwish M, Kirby M, Hellriegel ET, Robertson P Jr. Armodafinil and modafinil have substantially different pharmacokinetic profiles despite having the same terminal half-lives: analysis of data from three randomized, single-dose, pharmacokinetic studies. Clin Drug Investig 2009;29(9):613–23.

Darwish M, Kirby M, Hellriegel ET, Robertson Jr P. Interaction profile of armodafinil with medications metabolized by cytochrome P450 enzymes 1A2, 3A4, and 2C19 in healthy subjects. Clin Pharmacokinet 2008;47(1):61–74.

Garnock-Jones KP, Dhillon S, Scott LJ. Armodafinil. CNS Drugs 2009;23(9):793–803.

ASENAPINA

TERAPÊUTICA

Marcas • SAPHRIS

Genérico? Não

Classe
- Nomenclatura baseada na neurociência: antagonista de receptores de dopamina, serotonina e norepinefrina (ARDSN)
- Antipsicótico atípico (antagonista da serotonina-dopamina; antipsicóticos de segunda geração; também um estabilizador do humor)

Comumente prescrita para
(em negrito, as aprovações da FDA)
- **Esquizofrenia, aguda e manutenção (adultos)**
- **Mania aguda/mania mista, monoterapia (entre 10 e 17 anos e em adultos)**
- **Mania aguda/mania mista, adjunto de lítio ou valproato (adultos)**
- Outros transtornos psicóticos
- Manutenção bipolar
- Depressão bipolar
- Depressão resistente ao tratamento
- Transtornos comportamentais em demência
- Transtornos comportamentais em crianças e adolescentes
- Transtornos associados a problemas com o controle dos impulsos

Como a substância atua
- Bloqueia os receptores dopaminérgicos 2, reduzindo sintomas positivos de psicose e estabilizando sintomas afetivos
- Bloqueia os receptores de serotonina 2A, causando aumento da liberação da dopamina em certas regiões do cérebro e, assim, reduzindo os efeitos colaterais motores, bem como possivelmente melhorando os sintomas cognitivos e afetivos
- ✷ As propriedades antagonistas da serotonina 2C, serotonina 7 e alfa-2 podem contribuir para as ações antidepressivas

Tempo para início da ação
- Os sintomas psicóticos podem melhorar dentro de 1 semana, mas poderá demorar várias semanas para efeito completo no comportamento e na cognição
- Classicamente recomendado esperar pelo menos de 4 a 6 semanas para determinar a eficácia da substância, mas, na prática, alguns pacientes podem precisar de até 16 a 20 semanas para apresentar uma boa resposta, especialmente nos sintomas cognitivos

Se funcionar
- Na maioria das vezes reduz os sintomas positivos, mas não os elimina
- Pode melhorar os sintomas negativos, além dos sintomas agressivos, cognitivos e afetivos na esquizofrenia
- A maioria dos pacientes com esquizofrenia não tem uma remissão total dos sintomas, mas uma redução dos sintomas de aproximadamente um terço
- Talvez de 5 a 15% dos pacientes com esquizofrenia experimentem uma melhora geral de mais de 50 a 60%, especialmente ao receber tratamento estável por mais de 1 ano
- Tais pacientes são considerados super-respondedores ou "*awakeners*", já que podem ficar suficientemente bem para obter emprego, viver de forma independente e manter relações de longa duração
- Muitos pacientes bipolares podem experimentar uma redução dos sintomas pela metade ou mais
- Continuar o tratamento até atingir um platô de melhora
- Depois de atingir um platô satisfatório, continuar o tratamento por no mínimo 1 ano depois do primeiro episódio de psicose
- Para segundo episódio de psicose e episódios subsequentes, poderá ser necessário tratamento por tempo indefinido
- Mesmo para primeiros episódios de psicose, pode ser preferível continuar o tratamento
- O tratamento pode não só reduzir a mania, mas também prevenir recorrências de mania em transtorno bipolar

Se não funcionar
- Tentar um dos outros antipsicóticos atípicos (risperidona, olanzapina, quetiapina, ziprasidona, aripiprazol, paliperidona, iloperidona, amissulprida, lurasidona)
- Se 2 ou mais monoterapias antipsicóticas não funcionarem, considerar clozapina
- Alguns pacientes podem requerer tratamento com um antipsicótico convencional
- Se nenhum antipsicótico de primeira linha for efetivo, considerar doses mais altas ou potencialização com valproato ou lamotrigina
- Considerar a não adesão e trocar por outro antipsicótico com menos efeitos colaterais ou por antipsicótico que possa ser dado por injeção *depot*

- Considerar início de reabilitação e psicoterapia, como a remediação cognitiva
- Considerar abuso de substância concomitante

Melhores combinações de potencialização para resposta parcial ou resistência ao tratamento

- Ácido valproico (valproato, divalproex, divalproex ER)
- Outros anticonvulsivantes estabilizadores do humor (carbamazepina, oxcarbazepina, lamotrigina)
- Lítio
- Benzodiazepínicos

Exames

Antes de iniciar um antipsicótico atípico
✻ Pesar todos os pacientes e acompanhar o IMC durante o tratamento
- Obter a história pessoal basal e familiar de diabetes, obesidade, dislipidemia, hipertensão e doença cardiovascular

✻ Obter a circunferência da cintura (na altura do umbigo), pressão arterial, glicose plasmática em jejum e perfil lipídico em jejum
- Determinar se o paciente
  - tem sobrepeso (IMC de 25,9 a 29,9)
  - está obeso (IMC > 30)
  - tem pré-diabetes (glicose plasmática em jejum de 100 a 125 mg/dL)
  - tem diabetes (glicose plasmática em jejum > 126 mg/dL)
  - tem hipertensão (PA > 140/90 mmHg)
  - tem dislipidemia (colesterol total, colesterol LDL e triglicerídeos aumentados; colesterol HDL reduzido)
- Tratar ou encaminhar esses pacientes para tratamento, incluindo manejo nutricional e do peso, aconselhamento de atividade física, cessação do tabagismo e manejo clínico

Monitoramento depois de iniciar um antipsicótico atípico
✻ IMC mensalmente por 3 meses, depois trimestralmente
✻ Considerar o monitoramento dos triglicerídeos em jejum mensalmente, por vários meses, em pacientes com alto risco de complicações metabólicas e ao iniciar ou trocar antipsicóticos
✻ Pressão arterial, glicose plasmática em jejum, lipídeos em jejum dentro de 3 meses e depois anualmente, porém de modo mais precoce e frequente para pacientes com diabetes ou que ganharam >5% do peso inicial
- Tratar ou encaminhar para tratamento e considerar troca por outro antipsicótico atípico para pacientes que adquirem sobrepeso ou tornam-se obesos, pré-diabéticos, diabéticos, hipertensos ou dislipidêmicos enquanto recebem um antipsicótico atípico

✻ Mesmo em pacientes sem diabetes conhecida, permanecer vigilante quanto ao início raro, mas com risco de vida, de cetoacidose diabética, o que sempre requer tratamento imediato por meio do monitoramento do início rápido de poliúria, polidipsia, perda de peso, náusea, vômitos, desidratação, respiração rápida, fraqueza e turvação da consciência, até mesmo coma
- Pacientes com baixa contagem de leucócitos ou história de leucopenia/neutropenia induzida por substância devem ter hemograma completo monitorado frequentemente durante os primeiros meses, e a asenapina deve ser descontinuada ao primeiro sinal de declínio em leucócitos na ausência de outros fatores causadores

EFEITOS COLATERAIS

Como a substância causa efeitos colaterais
- Bloqueando os receptores alfa-1 adrenérgicos, pode causar tontura, sedação e hipotensão
- Bloqueando os receptores de dopamina 2 no estriado, pode casar efeitos colaterais motores
- Bloqueando os receptores de dopamina 2 na hipófise, pode teoricamente causar elevações na prolactina
- O mecanismo do ganho de peso e a incidência aumentada de diabetes e dislipidemia com antipsicóticos atípicos é desconhecido

Efeitos colaterais notáveis
✻ Sedação, tontura
- Hipoestesia oral
- Reações no local da aplicação: úlceras orais, bolhas, descamação, inflamação
✻ Efeitos colaterais extrapiramidais, acatisia
✻ Pode aumentar o risco de diabetes e dislipidemia
- Discinesia tardia rara (risco muito reduzido em comparação aos antipsicóticos convencionais)
- Hipotensão ortostática

Asenapina **87**

 Efeitos colaterais potencialmente fatais ou perigosos
- Reações de hipersensibilidade tipo 1 (anafilaxia, angioedema, baixa pressão arterial, ritmo cardíaco rápido, língua inchada, dificuldade de respirar, chiado, erupção cutânea)
- Foi relatada hiperglicemia, em alguns casos extrema e associada a cetoacidose ou coma hiperosmolar ou morte em pacientes que tomam antipsicóticos atípicos
- Risco aumentado de morte e eventos cerebrovasculares em pacientes idosos com psicose relacionada a demência
- Síndrome neuroléptica maligna rara (risco muito reduzido em comparação aos antipsicóticos convencionais)

Ganho de peso

- Ocorre em uma minoria significativa
- Pode ser menor do que para alguns antipsicóticos, mas maior do que para outros

Sedação

- Muitos experimentam e/ou pode ocorrer em quantidade significativa

O que fazer com os efeitos colaterais
- Esperar
- Esperar
- Esperar
- Anticolinérgicos podem reduzir efeitos colaterais motores quando presentes
- Perda de peso, programas de exercícios e manejo clínico para IMC alto, diabetes, dislipidemia
- Trocar por outro antipsicótico atípico

Melhores agentes de acréscimo para os efeitos colaterais
- Benzotropina ou triexifenidil para efeitos colaterais motores
- Muitos efeitos colaterais não podem ser melhorados com um agente de acréscimo

DOSAGEM E USO

Variação típica da dose
- 10 a 20 mg/dia em 2 doses divididas para esquizofrenia
- 10 a 20 mg/dia em 2 doses divididas para mania bipolar

Formas de dosagem
- Comprimidos sublinguais de 2,5 mg, 5 mg, 10 mg

Como dosar
- Deve ser administrada por via sublingual; os pacientes não devem comer ou beber por 10 minutos após a administração
- Esquizofrenia: dose inicial de 10 mg/dia em 2 doses divididas; dose máxima geralmente de 20 mg/dia em 2 doses divididas; experiência limitada com administração 1 vez ao dia
- Mania bipolar (adultos, monoterapia): dose inicial de 20 mg/dia em 2 doses divididas; a dose pode ser reduzida para 10 mg/dia em 2 doses divididas se houver efeitos adversos
- Mania bipolar (adultos, adjunto): dose inicial de 10 mg/dia em 2 doses divididas; pode ser aumentada para 20 mg/dia em 2 doses divididas
- Mania bipolar (crianças, monoterapia): dose inicial de 5 mg/dia em 2 doses divididas; após 3 dias, pode ser aumentada para 10 mg/dia em 2 doses divididas; após mais 3 dias, pode ser aumentada para 20 mg/dia em 2 doses divididas
- Pacientes pediátricos podem ser mais sensíveis a distonia com dosagem inicial se o esquema recomendado para titulação não for seguido

 Dicas para dosagem
- A asenapina não é absorvida depois de engolida (menos de 2% biodisponível oralmente) e, portanto, deve ser administrada por via sublingual (35% biodisponível), já que engolir tornaria o fármaco inativo
- Os pacientes devem ser instruídos a colocar o comprimido sob a língua e deixar que dissolva completamente, o que irá ocorrer em segundos; o comprimido não deve ser dividido, triturado, mastigado ou engolido
- Os pacientes não podem comer ou beber por 10 minutos após a administração sublingual para que a substância na cavidade oral possa ser absorvida localmente e não lançada no estômago (onde não seria absorvida)
- O uso 1 vez ao dia parece teoricamente possível porque a meia-vida da asenapina é de 13 a 39 horas, mas isso não foi muito estudado e pode ser limitado pela necessidade de expor uma área

reduzida da superfície da língua a uma quantidade restrita de dosagem sublingual da substância
- Alguns pacientes podem responder a doses maiores do que 20 mg/dia, mas nenhuma administração deve ser maior do que 10 mg, necessitando-se, assim, de 3 ou 4 doses diárias separadas
- Devido ao rápido início da ação, pode ser utilizada como uma dose "p.r.n." ou "quando necessário" de rápida ação para agitação ou piora transitória de psicose ou mania em vez de uma injeção
- O tratamento deve ser suspenso se a contagem absoluta de neutrófilos cair abaixo de 1.000/mm³

Overdose
- Agitação, confusão

Uso prolongado
- Não estudado, mas é frequentemente necessário tratamento de manutenção de longo prazo para esquizofrenia e transtorno bipolar

Formação de hábito
- Não

Como interromper
- Redução gradativa da dose, por 2 a 4 semanas quando possível, sobretudo quando iniciado simultaneamente um novo antipsicótico durante troca (i.e., titulação cruzada)
- Teoricamente, a descontinuação rápida pode levar a psicose de rebote e piora dos sintomas

Farmacocinética
- Meia-vida de 13 a 39 horas
- Inibe CYP450 2D6
- Substrato para CYP450 1A2
- A biodisponibilidade ideal é com administração sublingual (~35%); se for consumido alimento ou líquido dentro de 10 minutos da administração, a biodisponibilidade diminui para 28%; e para 2% se a asenapina for engolida

Interações medicamentosas
- Pode aumentar os efeitos de agentes anti-hipertensivos
- Pode antagonizar levodopa, agonistas de dopamina
- Inibidores de CYP450 1A2 (p. ex., fluvoxamina) podem elevar os níveis de asenapina
- Via inibição de CYP450 2D6, a asenapina pode teoricamente interferir nos efeitos analgésicos da codeína e aumentar os níveis plasmáticos de alguns betabloqueadores e da atomoxetina

- Via inibição de CYP450, a asenapina pode teoricamente aumentar as concentrações de tioridazina e causar arritmias cardíacas perigosas

 Outras advertências/ precauções
- Usar com cautela em pacientes com condições que predispõem à hipotensão (desidratação, calor excessivo)
- Disfagia foi associada ao uso de antipsicótico, e asenapina deve ser utilizada com cautela em pacientes em risco de pneumonia por aspiração

Não usar
- Se houver uma alergia comprovada a asenapina

POPULAÇÕES ESPECIAIS

Insuficiência renal
- Geralmente não é necessário ajuste de dose

Insuficiência hepática
- Não é necessário ajuste de dose para insuficiência moderada
- Não recomendada para pacientes com insuficiência hepática grave

Insuficiência cardíaca
- A substância deve ser utilizada com cautela devido ao risco de hipotensão ortostática

Idosos
- Alguns pacientes podem tolerar melhor doses mais baixas
- Embora antipsicóticos atípicos sejam comumente usados para transtornos comportamentais em demência, nenhum agente foi aprovado para tratamento de pacientes idosos com psicose relacionada a demência
- Pacientes idosos com psicose relacionada a demência tratados com antipsicóticos atípicos têm risco aumentado de morte em comparação ao placebo, e também têm um risco aumentado de eventos cerebrovasculares

 Crianças e adolescentes
- Aprovado para tratar episódios maníacos/mistos agudos de transtorno bipolar tipo I em crianças com mais de 10 anos

- Crianças e adolescentes que usam asenapina podem precisar ser monitorados com mais frequência do que adultos

Gravidez
- Válidas a partir de 30 de junho de 2015, a FDA norte-americana determina alterações no conteúdo e na forma das informações referentes a gravidez e lactação nos rótulos das substâncias de prescrição, incluindo a eliminação das categorias por letras para risco na gravidez; a Pregnancy and Lactation Labeling Rule (PLLR ou regra final) aplica-se somente a substâncias de prescrição e será introduzida gradualmente para substâncias aprovadas a partir de 30 de junho de 2001
- Não foram conduzidos estudos controlados em gestantes
- Há risco de movimentos musculares anormais e sintomas de abstinência em recém-nascidos cujas mães tomaram um antipsicótico durante o terceiro trimestre; os sintomas podem incluir agitação, tônus muscular anormalmente aumentado ou diminuído, tremor, sonolência, dificuldade intensa para respirar e dificuldade de alimentação
- Em estudos com animais, a asenapina aumentou a perda pós-implantação e reduziu o peso e a sobrevivência dos filhotes em doses similares ou menores do que as doses clínicas recomendadas; não houve aumento na incidência de anormalidades estruturais
- Os sintomas psicóticos podem piorar durante a gravidez, com a eventual necessidade de alguma forma de tratamento
- A asenapina pode ser preferível a anticonvulsivantes estabilizadores do humor se for necessário tratamento durante a gravidez
- National Pregnancy Registry for Atypical Antipsychotics: 1-866-961-2388 ou http://womensmentalhealth.org/clinical-and-research-programs/pregnancyregistry/

Amamentação
- Desconhecido se a asenapina é secretada no leite humano, mas presume-se que todos os psicotrópicos sejam secretados no leite materno
- ✱ Recomendado descontinuar a substância ou utilizar mamadeira
- Bebês de mulheres que optam por amamentar enquanto usam asenapina devem ser monitorados para possíveis efeitos adversos

A ARTE DA PSICOFARMACOLOGIA

Potenciais vantagens
- Pacientes que requerem início rápido de ação antipsicótica sem titulação da dosagem

Potenciais desvantagens
- Pacientes que têm menos probabilidade de adesão

Principais sintomas-alvo
- Sintomas positivos de psicose
- Sintomas negativos de psicose
- Sintomas cognitivos
- Humor instável (depressão e mania)
- Sintomas agressivos

Pérolas
- A estrutura química da asenapina está relacionada ao antidepressivo mirtazapina e compartilha muitas das mesmas propriedades farmacológicas de ligação da mirtazapina, além de diversas outras
- Não aprovada para depressão, mas as propriedades de ligação sugerem uso potencial em depressão resistente ao tratamento e depressão bipolar
- A administração sublingual pode requerer a prescrição de asenapina para pacientes confiáveis e aderentes ou para aqueles que têm algum familiar que possa supervisionar a administração da substância
- Pacientes com respostas inadequadas a antipsicóticos atípicos podem se beneficiar com a determinação dos níveis plasmáticos da substância e, se baixos, com um aumento na dosagem para além dos limites de prescrição usuais
- Pacientes com respostas inadequadas a antipsicóticos atípicos também podem se beneficiar de um ensaio de potencialização com um antipsicótico convencional ou a troca por um antipsicótico convencional
- Entretanto, a polifarmácia prolongada com uma combinação de um antipsicótico convencional com um antipsicótico atípico pode combinar seus efeitos colaterais sem aumentar claramente a eficácia de cada um
- Para pacientes resistentes ao tratamento, especialmente aqueles com impulsividade, agressão, violência e autolesão, a polifarmácia de longa duração com 2 antipsicóticos atípicos ou com 1 atípico e 1 convencional pode ser útil ou mesmo necessária, mediante monitoramento atento
- Em tais casos, poderá ser benéfico combinar 1 antipsicótico *depot* com 1 oral
- Embora seja uma prática frequente por alguns clínicos, acrescentar 2 antipsicóticos convencionais tem pouca fundamentação e pode reduzir a tolerabilidade sem melhora clara da eficácia

A ARTE DA TROCA

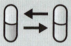 **Troca de antipsicóticos orais para asenapina**
- Com aripiprazol, amissulprida e paliperidona ER, é possível a interrupção imediata; iniciar asenapina em dose média
- Com risperidona, ziprazidona, iloperidona e lurasidona: iniciar asenapina gradualmente, titulando por no mínimo 2 semanas para permitir que os pacientes se tornem tolerantes ao efeito sedativo

*Poderá ser necessário reduzir clozapina lentamente por 4 semanas ou mais

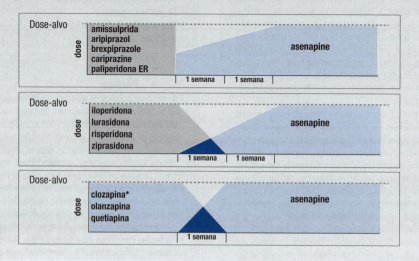

Leituras sugeridas

Citrome L. Asenapine for schizophrenia and bipolar disorder: a review of the efficacy and safety profile for this newly approved sublingually absorbed second-generation antipsychotic. Int J Clin Pract 2009;63(12):1762–84.

Shahid M, Walker GB, Zorn SH, Wong EH. Asenapine: a novel psychopharmacologic agent with a unique human receptor signature. J Psychopharmacol 2009;23(1):65–73.

Tarazi F, Stahl SM. Iloperidone, asenapine and lurasidone: a primer on their current status. Exp Opin Pharmacother 2012;13(13):1911–22.

ATOMOXETINA

TERAPÊUTICA

Marcas • Strattera

Genérico? Sim

 Classe
- Nomenclatura baseada na neurociência: inibidor da recaptação de norepinefrina (IRN)
- Inibidor seletivo de recaptação da norepinefrina (ISRN)

Comumente prescrita para
(em negrito, as aprovações da FDA)
- **Transtorno de déficit de atenção/hiperatividade (TDAH) em adultos e crianças com mais de 6 anos**
- Depressão resistente ao tratamento

 Como a substância atua
- Estimula o neurotransmissor norepinefrina e também pode aumentar a dopamina no córtex pré-frontal
- Bloqueia as bombas de recaptação de norepinefrina, também conhecidas como transportadores de norepinefrina
- Possivelmente isso aumenta a neurotransmissão noradrenérgica
- Como a dopamina é inativada pela recaptação de norepinefrina no córtex frontal, que em grande parte carece de transportadores de dopamina, a atomoxetina também pode aumentar a neurotransmissão de dopamina nesta parte do cérebro

Tempo para início da ação
✱ O início da ação terapêutica em TDAH pode ser visto já no primeiro dia de dosagem
- As ações terapêuticas podem continuar a melhorar por 8 a 12 semanas
- Se não estiver funcionando dentro de 6 a 8 semanas, poderá não funcionar

Se funcionar
- O objetivo do tratamento de TDAH é a redução dos sintomas de desatenção, hiperatividade motora e/ou impulsividade que perturbam o funcionamento social, acadêmico e/ou ocupacional
- Continuar o tratamento até que todos os sintomas estejam sob controle ou a melhora seja estável, e depois continuá-lo indefinidamente enquanto persistir a melhora
- Reavaliar periodicamente a necessidade de tratamento

- Tratamento para TDAH iniciado na infância pode precisar ser continuado na adolescência e idade adulta se for documentado benefício contínuo

Se não funcionar
- Considerar o ajuste da dose ou troca por outro agente
- Considerar terapia comportamental
- Considerar a presença de não adesão e aconselhar os pacientes e os pais
- Considerar avaliação para outro diagnóstico ou para uma condição comórbida (p. ex., transtorno bipolar, abuso de substância, doença clínica, etc.)
- Alguns pacientes podem experimentar aparente falta de consistência na eficácia devido à ativação de um transtorno bipolar latente ou subjacente, requerendo descontinuação de atomoxetina e troca por um estabilizador do humor

 Melhores combinações de potencialização para resposta parcial ou resistência ao tratamento
✱ Melhor tentar outras monoterapias antes de potencializar
- ISRSs, IRSNs ou mirtazapina para depressão resistente ao tratamento (usar combinações de antidepressivos com atomoxetina com cautela, pois isso pode teoricamente ativar transtorno bipolar e ideação suicida)
- Estabilizadores do humor ou antipsicóticos atípicos para transtorno bipolar comórbido
- Para o especialista, é possível combinar com modafinila, metilfenidato ou anfetamina para TDAH

Exames
- Nenhum recomendado para pacientes saudáveis
- Pode ser prudente monitorar a pressão arterial e a frequência cardíaca ao iniciar o tratamento e até que os incrementos da dosagem tenham se estabilizado

EFEITOS COLATERAIS

Como a substância causa efeitos colaterais
- A norepinefrina aumenta em partes do cérebro e do corpo e em outros receptores além daqueles que causam ações terapêuticas (p. ex., ações indesejadas da norepinefrina na liberação de acetilcolina, causando redução do apetite, aumento da frequência cardíaca e pressão arterial, boca seca, retenção urinária, etc.)

- A maior parte dos efeitos colaterais é imediata, mas frequentemente desaparece com o tempo
- A ausência de aumento de atividade dopaminérgica nas áreas límbicas teoricamente explica a ausência de abuso potencial de atomoxetina

Efeitos colaterais notáveis
✷ Sedação, fadiga (particularmente em crianças)
✷ Redução do apetite
✷ Priapismo raro
- Frequência cardíaca aumentada (6-9 batimentos/min)
- Pressão arterial aumentada (2-4 mmHg)
- Insônia, tontura, ansiedade, agitação, agressão, irritabilidade
- Boca seca, constipação, náusea, vômitos, dor abdominal, dispepsia
- Hesitação urinária, retenção urinária (homens mais velhos)
- Dismenorreia, transpiração
- Disfunção sexual (homens: diminuição da libido, disfunção erétil, impotência, disfunção ejaculatória, orgasmo anormal; mulheres: diminuição da libido, orgasmo anormal)

Efeitos colaterais potencialmente fatais ou perigosos
- Frequência cardíaca aumentada e hipertensão
- Hipotensão ortostática
- Lesão hepática grave (raro)
- Hipomania e teoricamente rara indução de mania
- Rara ativação de ideação e comportamento suicida (suicidalidade) (estudos de curto prazo não mostraram um aumento no risco de suicidalidade com antidepressivos comparados a placebo acima dos 24 anos)

Ganho de peso

- Relatado, mas não esperado
- Os pacientes podem experimentar perda de peso

Sedação

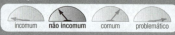

- Ocorre em uma minoria significativa, particularmente em crianças

O que fazer com efeitos colaterais
- Esperar
- Esperar
- Esperar
- Reduzir a dose
- Se dada 1 vez ao dia, pode-se mudar para divisão em duas vezes ao dia
- Se a atomoxetina estiver sedando, tomar à noite para reduzir a sonolência diurna
- Em poucas semanas, trocar ou acrescentar outras substâncias

Melhores agentes de acréscimo para os efeitos colaterais
- Para hesitação urinária, dar um bloqueador alfa-1 como tansulosina
- Geralmente, é melhor tentar outra monoterapia antes de recorrer a estratégias de acréscimo para tratar os efeitos colaterais
- Muitos efeitos colaterais são dose-dependentes (i.e., aumentam à medida que a dose aumenta, ou reemergem até que volte a se desenvolver tolerância)
- Muitos efeitos colaterais são tempo-dependentes (i.e., iniciam imediatamente após a dosagem e a cada aumento da dose, mas desaparecem com o tempo)
- Ativação e agitação podem representar a indução de um estado bipolar, especialmente uma condição disfórica bipolar tipo II mista, algumas vezes associada a ideação suicida, e requerem a adição de lítio, um estabilizador do humor ou um antipsicótico atípico e/ou descontinuação de atomoxetina

DOSAGEM E USO

Variação típica da dose
- 0,5 a 1,2 mg/kg/dia em crianças de até 70 kg; 40 a 100 mg/dia em adultos

Formas de dosagem
- Cápsulas de 10 mg, 18 mg, 25 mg, 40 mg, 60 mg, 80 mg, 100 mg

Como dosar
- Para crianças com menos de 70 kg: dose inicial de 0,5 mg/kg por dia; depois de 7 dias, pode ser aumentada para 1,2 mg/kg por dia, uma vez pela manhã ou dividida; dose máxima de 1,4 mg/kg por dia ou 100 mg/dia; o que for menos
- Para adultos e crianças com mais de 70 kg: dose inicial de 40 mg/dia; depois de 7 dias, pode ser aumentada para 80 mg/dia uma vez pela manhã ou dividida; depois de 2 a 4 semanas, pode ser aumentada para 100 mg/dia, se necessário; dose máxima diária de 100 mg

Dicas para dosagem
- Pode ser dada 1 vez ao dia pela manhã
- ✱ A eficácia com dosagem de 1 vez ao dia, apesar da meia-vida de 5 horas, sugere que os efeitos terapêuticos persistem além dos efeitos farmacológicos diretos, ao contrário dos estimulantes cujos efeitos costumam estar intimamente relacionados aos níveis plasmáticos da substância
- Dosagem de 1 vez ao dia pode aumentar os efeitos colaterais gastrintestinais
- Uma dosagem inicial menor permite a detecção daqueles pacientes que podem ser especialmente sensíveis a efeitos colaterais como taquicardia e pressão arterial elevada
- Os pacientes especialmente sensíveis aos efeitos colaterais da atomoxetina podem incluir aqueles indivíduos com deficiência da enzima que metaboliza a atomoxetina, CYP450 2D6 (i.e., 7% dos brancos e 2% dos afro-americanos)
- Nesses indivíduos, a substância deve ser titulada lentamente para tolerabilidade e eficácia
- Outros indivíduos podem requerer dose diária total de até 1,8 mg/kg

Overdose
- Não foram relatados óbitos quando em monoterapia; sedação, agitação, hiperatividade, comportamento anormal, sintomas gastrintestinais

Uso prolongado
- Seguro

Formação de hábito
- Não

Como interromper
- Não é necessário reduzir a dose gradualmente

Farmacocinética
- Metabolizada por CYP450 2D6
- Meia-vida de aproximadamente 5 horas
- Alimentos não afetam a absorção

Interações medicamentosas
- O tramadol aumenta o risco de convulsões em pacientes que estão tomando um antidepressivo
- As concentrações plasmáticas de atomoxetina podem ser aumentadas por substâncias que inibem CYP450 2D6 (p. ex., paroxetina, fluoxetina), portanto a dose de atomoxetina pode precisar ser reduzida se for coadministrada

- A coadministração de atomoxetina e albuterol oral ou IV pode levar a aumento na frequência cardíaca e pressão arterial
- A coadministração com metilfenidato não aumenta os efeitos colaterais cardiovasculares além daqueles vistos com metilfenidato isolado
- Utilizar com cautela com IMAOs, incluindo 14 dias depois de os IMAOs terem sido interrompidos (para o especialista)

Outras advertências/precauções
- O crescimento (altura e peso) deve ser monitorado durante o tratamento com atomoxetina; para pacientes que não estão crescendo ou ganhando peso satisfatoriamente, deve ser considerada a interrupção do tratamento
- Utilizar com cautela em pacientes com hipertensão, taquicardia, doença cardiovascular ou doença cerebrovascular
- Utilizar com cautela em pacientes com transtorno bipolar
- Utilizar com cautela em pacientes com retenção urinária, hipertrofia prostática benigna
- Relatos raros de hepatotoxicidade; embora a mortalidade não tenha sido estabelecida, a atomoxetina deve ser descontinuada em pacientes que desenvolvem icterícia ou outra evidência de disfunção hepática significativa
- Utilizar com cautela com substâncias anti-hipertensivas
- Risco aumentado de morte súbita foi relatado em crianças com anormalidades cardíacas estruturais ou outras condições cardíacas sérias
- Ao tratar crianças, ponderar cuidadosamente os riscos e benefícios do tratamento farmacológico em relação aos do não tratamento e documentar isso no prontuário do paciente
- Distribuir brochuras fornecidas pela FDA e pelas companhias farmacêuticas
- Alertar os pacientes e seus cuidadores quanto à possibilidade de efeitos colaterais de ativação e aconselhá-los a relatar esses sintomas imediatamente
- Monitorar os pacientes para a ativação de ideação suicida, especialmente crianças e adolescentes

Não usar
- Se o paciente estiver tomando um IMAO (exceto conforme observado na seção sobre interações medicamentosas)

- Se o paciente tiver feocromocitoma ou história de feocromocitoma
- Se o paciente tiver um transtorno cardiovascular grave que possa se deteriorar com aumentos clinicamente importantes na frequência cardíaca e na pressão arterial
- Se o paciente tiver glaucoma de ângulo fechado
- Se houver alergia comprovada a atomoxetina

POPULAÇÕES ESPECIAIS

Insuficiência renal
- Geralmente não é necessário ajuste de dose

Insuficiência hepática
- Para pacientes com insuficiência hepática moderada, a dose deve ser reduzida para 50% da normal
- Para pacientes com comprometimento hepático grave, a dose deve ser reduzida para 25% da normal

Insuficiência cardíaca
- Usar com cautela, porque a atomoxetina pode aumentar a frequência cardíaca e a pressão arterial
- Não utilizar em pacientes com anormalidades cardíacas estruturais

Idosos
- Alguns pacientes podem tolerar melhor doses mais baixas
- Redução no risco de suicidalidade com antidepressivos em comparação a placebo em adultos com mais de 65 anos

Crianças e adolescentes
- Aprovada para tratar TDAH em crianças com mais de 6 anos
- A dose-alvo recomendada é de 1,2 mg/kg por dia
- Não usar em crianças com anormalidades cardíacas estruturais ou outros problemas cardíacos sérios
- Ponderar cuidadosamente os riscos e benefícios de tratamento farmacológico em relação aos do não tratamento e documentar isso no prontuário do paciente
- Monitorar os pacientes pessoalmente com regularidade, em particular durante as primeiras semanas de tratamento

- Usar com cautela, observando a ativação de transtorno bipolar conhecido ou desconhecido e/ou ideação suicida, e informar os pais ou responsáveis sobre esse risco para que possam ajudar a observar os pacientes, crianças ou adolescentes

Gravidez
- Válidas a partir de 30 de junho de 2015, a FDA norte-americana determina alterações no conteúdo e na forma das informações referentes a gravidez e lactação nos rótulos das substâncias de prescrição, incluindo a eliminação das categorias por letras para risco na gravidez; a Pregnancy and Lactation Labeling Rule (PLLR ou regra final) aplica-se somente a substâncias de prescrição e será introduzida gradualmente para substâncias aprovadas a partir de 30 de junho de 2001
- Não foram conduzidos estudos controlados em gestantes
- Alguns estudos com animais apresentaram efeitos adversos
- O uso em mulheres com potencial reprodutivo requer ponderação dos benefícios potenciais para a mãe em relação aos riscos potenciais para o feto

✱ Para mulheres com potencial reprodutivo, a atomoxetina em geral deve ser descontinuada antes de gestações previstas

Amamentação
- Desconhecido se a atomoxetina é secretada no leite humano, mas presume-se que todos os psicotrópicos sejam secretados no leite materno

✱ Recomendado descontinuar a substância ou utilizar mamadeira

A ARTE DA PSICOFARMACOLOGIA

Potenciais vantagens
- Não é conhecido potencial para abuso

Potenciais desvantagens
- Pode não agir tão rapidamente quanto os estimulantes em alguns pacientes quando o tratamento é iniciado

Principais sintomas-alvo
- Concentração, capacidade de atenção
- Hiperatividade motora
- Humor depressivo

Pérolas

✱ Ao contrário de outros agentes aprovados para TDAH, a atomoxetina não tem potencial para abuso e não é uma substância classificada

✱ Apesar do nome de inibidor seletivo da recaptação de norepinefrina, a atomoxetina estimula a dopamina e a norepinefrina no córtex frontal, possivelmente explicando suas ações terapêuticas sobre a atenção e a concentração

- Como a dopamina é inativada pela recaptação de norepinefrina no córtex frontal, que em grande parte carece de transportadores da dopamina, a atomoxetina pode aumentar tanto a dopamina como a norepinefrina, possivelmente causando ações terapêuticas no TDAH
- Como a dopamina é inativada pela recaptação desta no *nucleus accumbens*, que em grande parte carece de transportadores de norepinefrina, a atomoxetina não aumenta a dopamina nessa parte do cérebro, possivelmente explicando por que esse fármaco carece da potencial para abuso
- O mecanismo de ação da atomoxetina conhecido como um inibidor seletivo da recaptação de norepinefrina sugere sua eficácia como antidepressivo
- As ações pró-adrenérgicas podem ser teoricamente úteis para o tratamento de dor crônica
- O mecanismo de ação da atomoxetina e suas ações antidepressivas potenciais sugerem que ela tem potencial para desestabilizar um transtorno bipolar latente ou não diagnosticado, similar às ações conhecidas de antidepressivos comprovados
- Assim, administrar com cautela a pacientes com TDAH que também podem ter transtorno bipolar
- Ao contrário dos estimulantes, a atomoxetina pode não exacerbar os tiques em pacientes com síndrome de Tourette com TDAH comórbido
- Foi observada retenção urinária em homens com mais de 50 anos que apresentavam fluxo urinário limítrofe com o uso de outros agentes com propriedades de bloqueio potente da recaptação de norepinefrina (p. ex., reboxetina, milnaciprano), portanto, administrar atomoxetina com cautela nesses pacientes
- A atomoxetina era originalmente chamada de tomoxetina, mas o nome foi mudado para evitar confusão potencial com tamoxifeno, o que poderia levar a erros no fornecimento da substância

Leituras sugeridas

Garnock-Jones KP, Keating GM. Atomoxetine: a review of its use in attention-deficit hyperactivity disorder in children and adolescents. Paediatr Drugs 2009;11(3):203–26.

Kelsey D, Sumner C, Casat C, et al. Once daily atomoxetine treatment for children with attention deficit hyperactivity behavior including an assessment of evening and morning behavior: a double-blind, placebo-controlled trial. Pediatrics 2004;114:el–8.

Michelson D, Adler L L, Spencer T, et al. Atomoxetine in adults with ADHD: two randomized, placebo-controlled studies. Biol Psychiatry 2003;53(2):112–20.

Michelson D, Buitelaar JK, Danckaerts M, et al. Relapse prevention in pediatric patients with ADHD treated with atomoxetine: a randomized, double-blind, placebo-controlled study. J Am Acad Child Adolesc Psychiatry 2004;43(7):896––904.

Stiefel G, Besag FM. Cardiovascular effects of methylphenidate, amphetamines, and atomoxetine in the treatment of attention-deficit hyperactivity disorder. Drug Saf 2010;33(10):821–42.

BENZOTROPINA

TERAPÊUTICA

Marcas • Cogentin

Genérico? Sim

Classe
• Agente antiparkinsoniano; anticolinérgico

Comumente prescrita para
(em negrito, as aprovações da FDA)
• **Transtornos extrapiramidais**
• **Parkinsonismo**
• **Reações distônicas agudas**
• Distonia idiopática generalizada
• Distonias focais
• Distonia responsiva a dopa

Como a substância atua
• Diminui o excesso de atividade da acetilcolina causado pela remoção da inibição da dopamina quando os receptores dopaminérgicos são bloqueados
• Também pode inibir a recaptação e armazenamento da dopamina nos receptores dopaminérgicos centrais, prolongando a ação dopaminérgica

Tempo para início da ação
• Para transtornos extrapiramidais e parkinsonismo, o início da ação pode ser dentro de minutos ou horas

Se funcionar
• Reduz os efeitos colaterais motores
• Não diminui a capacidade dos antipsicóticos de causar discinesia tardia

Se não funcionar
• Considerar troca por triexifenidil, difenidramina ou um benzodiazepínico
• Os transtornos que se desenvolvem depois do uso prolongado de um antipsicótico podem não responder ao tratamento
• Considerar a descontinuação do agente que precipitou o efeito colateral extrapiramidal

Melhores combinações de potencialização para resposta parcial ou resistência ao tratamento
• Se ineficaz, trocar por outro agente em vez de acrescentar
• Benzotropínico é, por si mesmo, um agente de acréscimo para antipsicóticos

Exame
• Nenhum para indivíduos saudáveis

EFEITOS COLATERAIS

Como a substância causa efeitos colaterais
• Impede a ação da acetilcolina nos receptores muscarínicos

Efeitos colaterais notáveis
• Boca seca, visão turva, diplopia
• Confusão, alucinações
• Constipação, náusea, vômitos
• Dilatação do colo/íleo paralítico/obstrução intestinal
• Disfunção erétil

Efeitos colaterais potencialmente fatais ou perigosos
• Glaucoma de ângulo fechado
• Insolação, especialmente em pacientes idosos
• Taquicardia, arritmias cardíacas, hipotensão
• Retenção urinária
• Agentes anticolinérgicos como benzotropina podem exacerbar ou revelar discinesia tardia

Ganho de peso

incomum — não incomum — comum — problemático

• Relatado, mas não esperado

Sedação

incomum — não incomum — **comum** — problemático

• Muitos experimentam e/ou pode ocorrer em quantidade significativa

O que fazer com os efeitos colaterais
• Para confusão ou alucinações, descontinuar o uso
• Para sedação, reduzir a dose e/ou tomar a dose inteira à noite
• Para boca seca, mastigar chicletes ou beber água
• Para retenção urinária, obter uma avaliação urológica; pode ser necessário descontinuar o uso

Melhores agentes de acréscimo para os efeitos colaterais
• Muitos efeitos colaterais não podem ser melhorados com um agente de acréscimo

DOSAGEM E USO

Variação típica da dose
- Transtornos extrapiramidais: 2 a 8 mg/dia
- Parkisonismo: 0,5 a 6 mg/dia

Formas de dosagem
- Comprimidos de 0,5 mg, 1 mg, 2 mg
- Injeção de 1 mg/mL

Como dosar
- Transtornos extrapiramidais: de 1 a 4 mg 1 ou 2 vezes ao dia; pode ser dada por via oral ou parenteral
- Parkisonismo (oral): dose inicial de 0,5 mg 1 vez ao dia; aumentar 0,5 mg em intervalos de 5 a 6 dias até que seja alcançada a eficácia desejada

Dicas para dosagem
- Se ocorrer efeito colateral extrapiramidal induzido por substância logo após o início de um neuroléptico, provavelmente será transitório; assim, tentar retirar a benzotropina depois de 1 a 2 semanas para determinar se ainda é necessária
- Os pacientes podem tomar benzotropina 1 vez por dia à noite para melhorar o sono e permitir que levantem cedo pela manhã
- Tomar benzotropina com as refeições pode reduzir os efeitos colaterais
- Dosagens intramuscular e intravenosa são igualmente efetivas e de ação rápida

Overdose
- Colapso circulatório, parada cardíaca, depressão ou parada respiratória, psicose, choque, coma, convulsão, ataxia, combatividade, anidrose e hipertermia, febre, disfagia, diminuição dos ruídos intestinais, pupilas pouco reativas

Uso prolongado
- Seguro
- A eficácia pode diminuir com o tempo (anos), e efeitos colaterais como sedação e comprometimento cognitivo podem piorar

Formação de hábito
- Não

Como interromper
- Não é necessário reduzir a dose gradualmente

Farmacocinética
- Meia-vida de 36 horas, embora o maior efeito dure cerca de 6 a 8 horas
- O metabolismo não é bem entendido

Interações medicamentosas
- O uso com amantadina pode aumentar os efeitos colaterais
- A benzotropina e todos os outros agentes anticolinérgicos podem aumentar os níveis séricos e os efeitos da digoxina
- Pode diminuir a concentração de haloperidol e outras fenotiazinas, causando piora dos sintomas de esquizofrenia
- Pode reduzir a motilidade gástrica, resultando em aumento da desativação gástrica de levodopa e redução na eficácia

Outras advertências/precauções
- Usar com cautela em temperatura quente, pois a benzotropina pode aumentar a suscetibilidade a insolação
- Agentes anticolinérgicos têm efeitos aditivos quando utilizados com substâncias de abuso como canabinoides, barbitúricos, opioides e álcool

Não usar
- Em pacientes com glaucoma, particularmente o de ângulo fechado
- Em pacientes com obstrução pilórica ou duodenal, úlceras pépticas estenosantes, hipertrofia da próstata ou obstruções do colo vesical, acalasia ou megacólon
- Se houver uma alergia comprovada a benzotropina

POPULAÇÕES ESPECIAIS

Insuficiência renal
- Sem efeitos conhecidos, mas utilizar com cautela

Insuficiência hepática
- Sem efeitos conhecidos, mas utilizar com cautela

Insuficiência cardíaca
- Utilizar com cautela em pacientes com arritmias conhecidas, especialmente taquicardia

Idosos
- Utilizar com cautela
- Pacientes idosos podem ser mais suscetíveis a efeitos colaterais

Crianças e adolescentes
- Não usar em crianças com menos de 3 anos
- Distonias generalizadas podem responder ao tratamento anticolinérgico, e pacientes jovens costumam tolerar melhor a medicação do que os idosos
- A dose usual é de 0,05 mg/kg uma ou duas vezes ao dia

Gravidez
- Válidas a partir de 30 de junho de 2015, a FDA norte-americana determina alterações no conteúdo e na forma das informações referentes a gravidez e lactação nos rótulos das substâncias de prescrição, incluindo a eliminação das categorias por letras para risco na gravidez; a Pregnancy and Lactation Labeling Rule (PLLR ou regra final) aplica-se somente a substâncias de prescrição e será introduzida gradualmente para substâncias aprovadas a partir de 30 de junho de 2001
- Não foram realizados estudos controlados em gestantes

Amamentação
- É desconhecido se a benzotropina é secretada no leite humano, mas presume-se que todos os psicotrópicos sejam secretados no leite materno
- ✱ Recomendado descontinuar a substância ou usar mamadeira, a não ser que o benefício potencial para a mãe justifique o risco potencial para a criança
- Bebês de mulheres que optam por amamentar enquanto tomam benzotropina devem ser monitorados para possíveis efeitos adversos

A ARTE DA PSICOFARMACOLOGIA

Potenciais vantagens
- Transtornos extrapiramidais relacionados ao uso de antipsicóticos, particularmente em contexto agudo

Potenciais desvantagens
- Pacientes com transtornos extrapiramidais de longa duração podem não responder ao tratamento
- Distonias generalizadas (menos estabelecida como tratamento do que triexifenidil)

Principais sintomas-alvo
- Tremor, acinesia, rigidez, sialorreia

Pérolas
- Agente de primeira linha para transtornos extrapiramidais relacionados ao uso de antipsicóticos
- Adjunto útil em pacientes mais jovens com doença de Parkinson com tremor, mas triexifenidil é mais comumente usado
- Útil no tratamento de doença de Parkinson pós-encefálica e para reações extrapiramidais, exceto discinesias tardias
- Pacientes com doença de Parkinson pós-encefálica normalmente toleram melhor doses mais altas do que aqueles com doença de Parkinson idiopática
- Distonias generalizadas são mais prováveis de se beneficiar com terapia anticolinérgica do que distonias focais; o triexifenidil é usado mais comumente do que benzotropina
- A sedação limita o uso, especialmente em pacientes mais velhos
- Pacientes com comprometimento cognitivo podem apresentar resposta pior
- Pode causar efeitos colaterais cognitivos com o uso crônico, portanto tentativas periódicas de descontinuação podem ser úteis para justificar o uso contínuo, especialmente em ambientes institucionais quando utilizada como um adjunto para antipsicóticos
- Pode ser abusada em ambientes institucionais ou correcionais
- Comumente utilizada em formulação oral ou intramuscular, quando necessário, com antipsicóticos concomitantes, para reduzir ou prevenir efeitos colaterais extrapiramidais

Leituras sugeridas

Brocks DR. Anticholinergic drugs used in Parkinson's disease: an overlooked class of drugs from a pharmacokinetic perspective. J Pharm Pharm Sci 1999;2(2):39–46.

Colosimo C, Gori MC, Inghilleri M. Postencephalitic tremor and delayed-onset parkinsonism. Parkinsonism Relat Disord 1999;5(3):123–4.

Costa J, Espírito-Santo C, Borges A, et al. Botulinum toxin type A versus anticholinergics for cervical dystonia. Cochrane Database Syst Rev 2005;(1):CD004312.

Hai NT, Kim J, Park ES, Chi SC. Formulation and biopharmaceutical evaluation of transdermal patch containing benztropine. Int J Pharm 2008;357(1–2):55–60.

BLONANSERINA

TERAPÊUTICA

Marcas • Lonasen

Genérico? Não

Classe
- Antipsicótico atípico (antagonista da serotonina e da dopamina; antipsicótico de segunda geração; também um potencial estabilizador do humor)

Comumente prescrita para
(em negrito, as aprovações da FDA)
- Esquizofrenia
- Mania aguda/mania mista
- Outros transtornos psicóticos
- Manutenção bipolar
- Depressão bipolar
- Depressão resistente ao tratamento
- Transtornos comportamentais em demência
- Transtornos comportamentais em crianças e adolescentes
- Transtornos associados a problemas com o controle dos impulsos

Como a substância atua
- Bloqueia os receptores de dopamina 2, reduzindo os sintomas positivos de psicose e estabilizando os sintomas afetivos
- Bloqueia os receptores de serotonina 2A, causando aumento da liberação de dopamina em certas regiões do cérebro e, assim, reduzindo os efeitos colaterais motores e possivelmente melhorando a cognição e os sintomas afetivos
- Teoricamente, as ações nos receptores de dopamina 3 podem contribuir para a eficácia de blonanserina

Tempo para início da ação
- Os sintomas psicóticos podem melhorar dentro de 1 semana, mas pode levar várias semanas para efeito completo no comportamento e na cognição
- Classicamente recomendado esperar pelo menos de 4 a 6 semanas para determinar a eficácia da substância, mas, na prática, alguns pacientes podem precisar de até 16 a 20 semanas para apresentar uma boa resposta, especialmente no comprometimento cognitivo e resultados funcionais

Se funcionar
- Na maioria das vezes, reduz os sintomas positivos, mas não os elimina
- Pode melhorar os sintomas negativos, bem como os sintomas agressivos, cognitivos e afetivos na esquizofrenia
- A maioria dos pacientes com esquizofrenia não tem remissão total dos sintomas, mas uma redução de aproximadamente um terço
- Talvez de 5 a 15% dos pacientes com esquizofrenia experimentem uma melhora global de mais de 50 a 60%, especialmente ao receber tratamento estável por mais de 1 ano
- Tais pacientes são considerados super-respondedores ou "*awakeners*", uma vez que podem ficar suficientemente bem para obter emprego, viver de forma independente e manter relações de longa duração
- Continuar o tratamento até atingir um platô de melhora
- Depois de atingir um platô satisfatório, continuar o tratamento por no mínimo 1 ano após o primeiro episódio de psicose
- Para segundo episódio de psicose e episódios subsequentes, poderá ser necessário continuar o tratamento por tempo indefinido
- Mesmo para primeiros episódios de psicose, pode ser preferível continuar o tratamento

Se não funcionar
- Tentar outro antipsicótico atípico (risperidona, olanzapina, quetiapina, ziprazidona, aripiprazol, paliperidona, asenapina, iloperidona, lurasidona, amissulprida)
- Se 2 ou mais monoterapias antipsicóticas não funcionarem, considerar clozapina
- Alguns pacientes podem requerer tratamento com um antipsicótico convencional
- Se nenhum antipsicótico de primeira linha for efetivo, considerar doses mais altas ou potencialização com valproato ou lamotrigina
- Levar em consideração a não adesão e trocar por outro antipsicótico com menos efeitos colaterais ou por antipsicótico que possa ser administrado por injeção *depot*
- Considerar o início de reabilitação e psicoterapia, como a remediação cognitiva
- Considerar abuso de substância concomitante

Melhores combinações de potencialização para resposta parcial ou resistência ao tratamento
- Ácido valproico (valproato, divalproex, divalproex XR)
- Anticonvulsivantes estabilizadores do humor (carbamazepina, oxcarbazepina, lamotrigina)
- Lítio
- Benzodiazepínicos

Exames

Antes de iniciar um antipsicótico atípico
✵ Pesar todos os pacientes e acompanhar o IMC durante o tratamento
- Obter a história pessoal basal e familiar de diabetes, obesidade, dislipidemia, hipertensão e doença cardiovascular
✵ Obter a circunferência da cintura (na altura do umbigo), pressão arterial, glicose plasmática em jejum e perfil lipídico em jejum
- Determinar se o paciente
  - tem sobrepeso (IMC de 25,0 a 29,9)
  - é obeso (IMC > 30)
  - tem pré-diabetes (glicose plasmática em jejum de 100-125 mg/dL)
  - tem diabetes (glicose plasmática em jejum ≥ 126 mg/dL)
  - tem hipertensão (PA > 140/90 mg Hg)
  - tem dislipidemia (colesterol total, colesterol LDL e triglicerídeos aumentados; colesterol HDL diminuído)
- Tratar ou encaminhar esses pacientes para tratamento, incluindo manejo de nutrição e do peso, aconselhamento de atividade física, cessação do tabagismo e manejo clínico

Monitoramento depois de iniciar um antipsicótico atípico
✵ IMC mensalmente por 3 meses, depois trimestralmente
✵ Considerar monitoramento dos triglicerídeos em jejum mensalmente, por vários meses, em pacientes com alto risco de complicações metabólicas e ao iniciar ou trocar antipsicóticos
✵ Pressão arterial, glicose plasmática em jejum, lipídeos em jejum dentro de 3 meses e depois anualmente, porém de modo mais precoce e frequente para pacientes com diabetes ou que ganharam > 5% do peso inicial
- Tratar ou encaminhar para tratamento e considerar troca por outro antipsicótico atípico para pacientes que adquirem sobrepeso ou tornam-se obesos, pré-diabéticos, diabéticos, hipertensos ou dislipidêmicos enquanto recebem um antipsicótico atípico

✵ Mesmo em pacientes sem diabetes conhecida, manter vigilância para o início raro, mas potencialmente fatal, de cetoacidose diabética, o que sempre requer tratamento imediato, monitorando o início súbito de poliúria, polidipsia, perda de peso, náusea, vômitos, desidratação, respiração rápida, fraqueza e turvação da consciência, até mesmo coma
- Pacientes com baixa contagem de leucócitos ou história de leucopenia/neutropenia induzida por substância devem ter hemograma completo monitorado frequentemente durante os primeiros meses, e a blonanserina deve ser descontinuada ao primeiro sinal de declínio em leucócitos na ausência de outros fatores causadores

EFEITOS COLATERAIS

Como a substância causa efeitos colaterais
- Bloqueando os receptores de dopamina 2 no estriado, pode causar efeitos colaterais motores
- Bloqueando os receptores de dopamina 2 na hipófise, pode causar elevações na prolactina
- O mecanismo do ganho de peso e da incidência aumentada de diabetes e dislipidemia com antipsicóticos atípicos é desconhecido

Efeitos colaterais notáveis
- Acatisia, efeitos colaterais extrapiramidais
- Insônia, ansiedade, sedação
- Retenção urinária
- Risco teórico de discinesia tardia

Efeitos colaterais potencialmente fatais ou perigosos
- Hiperglicemia, em alguns casos extrema e associada a cetoacidose ou coma hiperosmolar ou morte, foi relatada em pacientes que tomam antipsicóticos atípicos
- Risco aumentado de morte e eventos cerebrovasculares em pacientes idosos com psicose relacionada a demência
- Rara síndrome neuroléptica maligna (risco muito reduzido em comparação a antipsicóticos convencionais)
- Raras convulsões

Ganho de peso

- Relatado, mas não esperado

Sedação

- Muitos experimentam e/ou pode ocorrer em quantidade significativa

O que fazer com os efeitos colaterais
- Esperar
- Esperar
- Esperar
- Anticolinérgicos podem reduzir os efeitos colaterais motores quando presentes
- Perda de peso, programas de exercícios e manejo clínico para IMCs altos, diabetes, dislipidemia
- Trocar por outro antipsicótico atípico

Melhores agentes de acréscimo para os efeitos colaterais
- Benzotropina ou triexifenidil para efeitos colaterais motores
- Betabloqueadores ou benzodiazepínicos podem reduzir acatisia, quando presente
- Muitos efeitos colaterais não podem ser melhorados com um agente de acréscimo

DOSAGEM E USO

Variação típica da dose
- 8 a 16 mg/dia divididos em 2 doses

Formas de dosagem
- Comprimidos de 2 mg, 4 mg, 8 mg
- Pó com 20 mg por 1 g de pó

Como dosar
- Dose inicial de 8 mg/dia divididos em 2 doses; dose de manutenção de 8 a 16 mg/dia divididos em 2 doses; dose máxima de 24 mg/dia
- A blonanserina deve ser tomada após uma refeição, pois as concentrações máximas são aumentadas quando o paciente está alimentado; entretanto, como o aumento na exposição sistêmica continua até pelo menos 4 horas após a ingestão alimentar, a blonanserina pode ser tomada antes da hora de dormir

Dicas para dosagem
- Iniciar com dosagem de 2 vezes ao dia; depois de estabilizados, alguns pacientes respondem bem com uma dose dada à noite

Overdose
- Dados limitados

Uso prolongado
- Não estudado exaustivamente depois de 56 semanas, mas com frequência é necessário tratamento de manutenção de longo prazo para esquizofrenia
- A utilidade no longo prazo deve ser reavaliada periodicamente em pacientes individuais, mas o tratamento poderá precisar ser continuado por muitos anos em pacientes com esquizofrenia

Formação de hábito
- Não

Como interromper
- Titulação descendente, em especial quando iniciar simultaneamente um novo antipsicótico enquanto é feita a troca (i.e., titulação cruzada)
- A descontinuação rápida pode teoricamente levar a psicose de rebote e piora dos sintomas

Farmacocinética
- Meia-vida de eliminação de 10 a 16 horas depois de dose única
- Metabolizado por CYP450 3A4

Interações medicamentosas
- Indutores de CYP450 3A4, como carbamazepina, podem reduzir os níveis plasmáticos de blonanserina
- Inibidores de CYP450 3A4, como cetoconazol, nefazodona, fluvoxamina e fluoxetina, podem aumentar os níveis plasmáticos de blonanserina
- Pode aumentar os efeitos de agentes anti-hipertensivos
- Pode antagonizar levodopa, agonistas dopaminérgicos

Outras advertências/precauções
- Utilizar com cautela em pacientes com condições que predispõem a hipotensão (desidratação, calor excessivo)

- Disfagia foi associada ao uso de antipsicótico, e a blonanserina deve ser utilizada com cautela em pacientes com risco de pneumonia por aspiração

Não usar
- Em conjunto com adrenalina/epinefrina
- Se o paciente estiver tomando cetoconazol
- Se houver uma alergia comprovada a blonanserina

POPULAÇÕES ESPECIAIS

Insuficiência renal
- Não estudada

Insuficiência hepática
- Utilizar com cautela; pode ser necessário diminuir a dose

Insuficiência cardíaca
- O uso em pacientes com insuficiência cardíaca não foi estudado, portanto utilizar com cautela

Idosos
- Alguns pacientes podem tolerar melhor doses mais baixas
- Embora antipsicóticos atípicos sejam comumente usados para transtornos comportamentais em demência, nenhum agente foi aprovado para tratamento de idosos com psicose relacionada a demência
- Pacientes idosos com psicose relacionada a demência tratados com antipsicóticos atípicos têm risco aumentado de morte em comparação ao placebo, e também têm risco aumentado de eventos cerebrovasculares

Crianças e adolescentes
- Segurança e eficácia não foram estabelecidas
- Crianças e adolescentes que usam blonanserina podem precisar ser monitorados com mais frequência do que adultos

Gravidez
- Não foram conduzidos estudos controlados em gestantes

- Os sintomas psicóticos podem piorar durante a gravidez, e alguma forma de tratamento poderá ser necessária

Amamentação
- Desconhecido se a blonanserina é secretada no leite humano, mas presume-se que todos os antipsicóticos sejam secretados no leite materno
✱ Recomendado descontinuar a substância ou usar mamadeira, a não ser que o benefício potencial para a mãe justifique o risco potencial para a criança
- Bebês de mulheres que optam por amamentar sob uso de blonanserina devem ser monitorados para possíveis efeitos adversos

A ARTE DA PSICOFARMACOLOGIA

Potenciais vantagens
- Pode ser útil quando outros antipsicóticos falharam em oferecer resposta adequada ou não foram tolerados

Potenciais desvantagens
- Pacientes que requerem dosagem 1 vez ao dia desde o início do tratamento
- Pacientes que requerem administração intramuscular

Principais sintomas-alvo
- Sintomas positivos de psicose
- Sintomas negativos de psicose
- Sintomas cognitivos
- Humor instável (depressão e mania)
- Sintomas agressivos

Pérolas
- Perfil de ligação relativamente seletivo
- Não aprovado para mania, mas quase todos os antipsicóticos atípicos aprovados para tratamento agudo de esquizofrenia também se mostraram efetivos no tratamento agudo de mania

Leituras sugeridas

Deeks ED, Keating GM. Blonanserin. A review of its use in the management of schizophrenia. CNS Drugs 2010;24(1):65--84.

Hida H, Mouri A, Mori K, et al. Blonanserin ameliorates phencyclidine-induced visual-recognition memory deficits: the complex mechanism of blonanserin action involving D3-5-HT2A and D1-NMDA receptors in the mPFC. Neuropsychopharmacology 2015;40(3):601-13.

Kishi T, Matsuda Y, Nakamura H, Iwata N. Blonanserin for schizophrenia: a systematic review and meta-analysis of double-blind, randomized, controlled trials. J Psychiatr Res 2013;47(2):149-54.

Yang J, Bahk WM, Cho HS, et al. Efficacy and tolerability of blonanserin in the patients with schizophrenia: a randomized, double-blind, risperidone-compared trial. Clin Neuropharmacol 2010;33(4):169-75.

BREXPIPRAZOL

TERAPÊUTICA

Marcas • Rexulti

Genérico? Não

Classe
- Agonista parcial da dopamina (estabilizador da dopamina, antipsicótico atípico, antipsicótico de terceira geração; algumas vezes incluído como antipsicótico de segunda geração; também um estabilizador do humor potencial)

Comumente prescrito para
(em negrito, as aprovações da FDA)
- **Esquizofrenia**
- **Depressão resistente ao tratamento (adjunto)**
- Mania aguda/mania mista
- Outros transtornos psicóticos
- Manutenção bipolar
- Depressão bipolar
- Transtornos comportamentais em demência
- Transtornos comportamentais em crianças e adolescentes
- Transtornos associados a problemas de controle dos impulsos

Como a substância atua
✲ Agonismo parcial nos receptores dopaminérgicos 2
- Teoricamente, reduz a produção de dopamina quando as concentrações estão altas, melhorando os sintomas positivos e mediando as ações antipsicóticas
- Teoricamente, aumenta a produção de dopamina quando as concentrações estão baixas, melhorando os sintomas cognitivos, negativos e do humor
- Agonista parcial nos receptores 5H1A, o que pode ser benéfico para humor, ansiedade e cognição em diversos transtornos
- O bloqueio dos receptores de serotonina tipo 2A pode contribuir em doses clínicas para causar aumento da liberação de dopamina em certas regiões do cérebro, reduzindo os efeitos colaterais motores e possivelmente melhorando sintomas cognitivos e afetivos
- O bloqueio dos receptores alfa-1B pode reduzir efeitos colaterais motores como acatisia
- O bloqueio dos receptores alfa-2C pode contribuir para as ações antidepressivas
- Teoricamente, as ações nos receptores dopaminérgicos 3 podem contribuir para a eficácia do brexiprazol
- Bloqueia os receptores da serotonina 7, o que pode ser benéfico para humor, comprometimento cognitivo e sintomas negativos na esquizofrenia, bem como nos transtornos bipolar e depressivo maior

Tempo para início da ação
- Os sintomas psicóticos podem melhorar dentro de 1 semana, mas poderá levar várias semanas para efeito completo no comportamento e na cognição
- Para psicose, classicamente recomendado esperar pelo menos de 4 a 6 semanas para determinar a eficácia da substância, mas, na prática, alguns pacientes podem requerer até 16 a 20 semanas para apresentar uma boa resposta, especialmente no comprometimento cognitivo e em resultados funcionais
- Para depressão, o início das ações terapêuticas não costuma ser imediato frequentemente demorando de 2 a 4 semanas

Se funcionar (para esquizofrenia)
- Na maioria das vezes reduz os sintomas positivos, mas não os elimina
- Pode melhorar os sintomas negativos, além dos sintomas agressivos, cognitivos e afetivos na esquizofrenia
- A maioria dos pacientes com esquizofrenia não tem uma remissão total dos sintomas, mas uma redução de cerca de um terço
- Talvez de 5 a 15% dos pacientes com esquizofrenia consigam experimentar uma melhora global de mais de 50 a 60%, especialmente quando recebem tratamento estável por mais de 1 ano
- Tais pacientes são considerados super-respondedores ou *"awakeners"*, já que podem ficar suficientemente bem para obter emprego, viver de maneira independente e manter relações de longa duração
- Continuar o tratamento até atingir um platô de melhora
- Depois de atingir um platô satisfatório, continuar o tratamento por no mínimo 1 ano depois do primeiro episódio de psicose
- Para segundo episódio e episódios subsequentes, poderá ser necessário continuar o tratamento por tempo indefinido
- Mesmo para primeiros episódios de psicose, pode ser preferível continuar o tratamento

Se funcionar (para depressão)
- O objetivo do tratamento é a remissão completa dos sintomas atuais, além da prevenção de futuras recaídas
- O tratamento na maioria das vezes reduz ou até mesmo elimina os sintomas, mas não é uma cura, já que os sintomas podem recorrer depois da interrupção do tratamento

- Continuar o tratamento até que todos os sintomas tenham desaparecido (remissão) ou reduzido significativamente
- Após o desparecimento dos sintomas, continuar tratando por 1 ano para o primeiro episódio de depressão
- Para segundo episódio e episódios subsequentes, poderá ser necessário tratamento por tempo indefinido

Se não funcionar (para esquizofrenia)

- Tentar um dos outros antipsicóticos atípicos
- Se 2 ou mais monoterapias com antipsicóticos não funcionarem, considerar clozapina
- Alguns pacientes podem requerer tratamento com um antipsicótico convencional
- Se nenhum antipsicótico atípico de primeira linha for efetivo, considerar doses mais altas ou potencialização com valproato ou lamotrigina
- Considerar a não adesão e trocar por outro antipsicótico com menos efeitos colaterais ou por antipsicótico que possa ser administrado por injeção *depot*
- Considerar o início de reabilitação e psicoterapia
- Considerar a presença de abuso de substância concomitante

Se não funcionar (para depressão)

- Alguns pacientes podem ser não respondedores, sendo algumas vezes chamados de resistentes ou refratários ao tratamento
- Alguns pacientes que têm uma resposta inicial podem recair mesmo que continuem o tratamento, sendo algumas vezes denominados "*poop out*" (que param de responder)
- Considerar psicoterapia
- Considerar avaliação para outro diagnóstico ou para uma condição comórbida (p. ex., doença clínica, abuso de substância, etc.)
- Alguns pacientes podem experimentar aparente falta de consistência na eficácia devido à ativação de um transtorno bipolar latente ou subjacente

Melhores combinações de potencialização para resposta parcial ou resistência ao tratamento

- Para depressão, brexpiprazol é por si só um agente de potencialização
- Ácido valproico (valproato, divalproex, divalproex ER)
- Anticonvulsivantes estabilizadores do humor (carbamazepina, oxcarbazepina, lamotrigina)
- Lítio
- Benzodiazepínicos

Exames

Antes de iniciar um antipsicótico atípico

✻ Pesar todos os pacientes e acompanhar o IMC durante o tratamento

- Obter a história pessoal basal e familiar de diabetes, obesidade, dislipidemia, hipertensão e doença cardiovascular

✻ Obter circunferência da cintura (na altura do umbigo), pressão arterial, glicose plasmática em jejum e perfil lipídico em jejum

- Determinar se o paciente
- tem sobrepeso (IMC de 25,0 a 29,9)
- é obeso (IMC ≥ 30)
- tem pré-diabetes (glicose plasmática em jejum de 100 a 125 mg/dL)
- tem diabetes (glicose plasmática em jejum ≥ 126 mg/dL)
- tem hipertensão (PA > 140/90 mmHg)
- tem dislipidemia (colesterol total, colesterol LDL e triglicerídeos aumentados; colesterol HDL reduzido)
- Tratar ou encaminhar esses pacientes para tratamento, incluindo manejo nutricional e do peso, aconselhamento de atividade física, cessação do tabagismo e manejo clínico

Monitoramento depois de iniciar um antipsicótico atípico

✻ IMC mensalmente por 3 meses, depois trimestralmente

✻ Considerar o monitoramento dos triglicerídeos em jejum mensalmente, por vários meses, em pacientes com alto risco de complicações metabólicas e ao iniciar ou trocar os antipsicóticos

✻ Pressão arterial, glicose plasmática em jejum, lipídeos em jejum dentro de 3 meses e depois anualmente, porém de modo mais precoce e frequente para pacientes com diabetes ou que ganharam > 5% do peso inicial

- Tratar ou encaminhar para tratamento e considerar troca por outro antipsicótico atípico para pacientes que adquirem sobrepeso ou tornam-se obesos, pré-diabéticos, diabéticos, hipertensos ou dislipidêmicos enquanto recebem um antipsicótico atípico

✻ Mesmo em pacientes sem diabetes conhecida, manter vigilância para o início raro, mas potencialmente fatal, de cetoacidose diabética, o que sempre requer tratamento imediato, por meio do monitoramento do início súbito de poliúria, polidipsia, perda de peso, náusea, vômitos, desidratação, respiração rápida, fraqueza e turvação da consciência, até mesmo coma

- Pacientes com baixa contagem de leucócitos ou história de leucopenia/neutropenia induzida por substância devem ter hemograma completo monitorado frequentemente durante os primeiros meses, e o brexpiprazol deve ser descontinuado ao primeiro sinal de declínio em leucócitos na ausência de outros fatores causadores

EFEITOS COLATERAIS

Como a substância causa efeitos colaterais
- Bloqueando os receptores alfa-1 adrenérgicos, pode causar tontura, sedação e hipotensão
- As ações agonistas parciais nos receptores de dopamina 2 no estriado podem causar efeitos colaterais motores, como acatisia
- As ações agonistas parciais nos receptores de dopamina 2 e 5HT1A também podem causar náusea, vômitos ocasionais e efeitos colaterais ativadores
- O mecanismo do ganho de peso e da incidência aumentada de diabetes e dislipidemia com antipsicóticos atípicos é desconhecido

Efeitos colaterais notáveis
- Ganho de peso
- Acatisia (dose-dependente), inquietação (dose-dependente), ansiedade
- Sedação, dor de cabeça
- Risco teórico de discinesia tardia

 Efeitos colaterais potencialmente fatais ou perigosos
- Hiperglicemia, em alguns casos extrema e associada a cetoacidose ou coma hiperosmolar ou morte, foi relatada em pacientes que tomam antipsicóticos atípicos
- Risco aumentado de morte e eventos cerebrovasculares em pacientes idosos com psicose relacionada a demência
- Síndrome neuroléptica maligna rara (risco muito reduzido em comparação aos antipsicóticos convencionais)
- Convulsões raras

Ganho de peso

- Ocorre em uma minoria significativa

Sedação

- Ocorre em uma minoria significativa

O que fazer com os efeitos colaterais
- Esperar
- Esperar
- Esperar
- Anticolinérgicos podem reduzir os efeitos colaterais motores quando presentes
- Perda de peso, programas de exercícios e manejo clínico para IMCs altos, diabetes, dislipidemia
- Trocar por outro antipsicótico atípico

Melhores agentes de acréscimo para os efeitos colaterais
- Benzotropina e triexifenidil para efeitos colaterais motores
- Betabloqueadores ou algumas vezes benzodiazepínicos para acatisia
- Muitos efeitos colaterais não podem ser melhorados com um agente de acréscimo

DOSAGEM E USO

Variação típica da dose
- Esquizofrenia: 2 a 4 mg 1 vez ao dia
- Depressão: 2 mg uma vez ao dia

Formas de dosagem
- Comprimidos de 0,25 mg, 0,5 mg, 1 mg, 2 mg, 3 mg, 4 mg

Como dosar
- Esquizofrenia: Dose inicial de 1 mg 1 vez ao dia nos dias 1 a 4; aumentar para 2 mg 1 vez ao dia nos dias 5 a 7; aumentar para 4 mg 1 vez ao dia no 8º dia; dose máxima de 4 mg 1 vez ao dia
- Depressão: Dose inicial de 0,5 a 1 mg 1 vez ao dia; aumentar em intervalos semanais de até 1 mg 1 vez ao dia, e depois até 2 mg 1 vez ao dia; dose máxima de 3 mg 1 vez ao dia

 Dicas para dosagem
- Pode ser tomado com ou sem alimentos

Overdose
- Experiência limitada

Uso prolongado
- Segurança e eficácia demonstradas para esquizofrenia em um estudo de manutenção com duração de mais de 1 ano
- Deve ser avaliada periodicamente a utilidade de longo prazo em pacientes individuais, mas poderá ser preciso continuar o tratamento por muitos anos em indivíduos com esquizofrenia ou depressão resistente ao tratamento

Formação de hábito
- Não

Como interromper
- Uma vez que falta experiência clínica, poderá ser prudente a titulação descendente, em especial quando simultaneamente é iniciado um novo antipsicótico durante uma troca (i.e., titulação cruzada)
- No entanto, a meia-vida longa sugere que é possível interromper o brexpiprazol abruptamente
- O método para interrupção de brexpiprazol pode variar dependendo do agente para o qual está sendo trocado; veja as orientações sobre troca de agentes individuais para saber como interrompê-lo
- Teoricamente, a descontinuação rápida pode levar a psicose de rebote e piora dos sintomas, mas isso é menos provável com o brexpiprazol devido à sua meia-vida longa

Farmacocinética
- Meia-vida média de 91 horas (brexpiprazol) e 86 horas (metabólito principal DM-3144)
- Primariamente metabolizado por CYP450 2D6 e CYP450 3A4

 Interações medicamentosas
- Em pacientes que estão recebendo um inibidor forte/moderado de CYP450 3A4 (p. ex., cetoconazol), o brexpiprazol deve ser administrado na metade da dose usual
- Em pacientes que estão recebendo um indutor forte de CYP450 3A4 (p. ex., carbamazepina), o brexpiprazol deve ser administrado no dobro da dose usual
- Em pacientes com esquizofrenia que estão recebendo um inibidor forte/moderado de CYP450 2D6 (p. ex., quinidina) ou que são reconhecidamente metabolizadores lentos de CYP450 2D6, o brexpiprazol deve ser administrado na metade da dose usual
- Entretanto, ensaios clínicos em transtorno depressivo maior levaram em conta a potencial administração concomitante de inibidores fortes de CYP450 2D6 (p. ex., paroxetina, fluoxetina), portanto, a dose de brexpiprazol não precisa ser ajustada nesses casos
- Em pacientes que estão recebendo um inibidor forte/moderado de CYP3A4 e um inibidor forte/moderado de CYP450 2D6, o brexpiprazol deve ser administrado com um quarto da dose típica
- Em pacientes que recebem um inibidor forte/moderado de CYP3A4 e são reconhecidamente metabolizadores lentos de CYP450 2D6, o brexpiprazol deve ser administrado com um quarto da dose típica
- Pode aumentar os efeitos de agentes anti-hipertensivos
- Pode antagonizar levodopa, agonistas dopaminérgicos

 Outras advertências/precauções
- Utilizar com cautela em pacientes com condições que predispõem a hipotensão (desidratação, calor excessivo)
- Disfagia foi associada ao uso de antipsicóticos, e o brexpiprazol deve ser utilizado com cautela em pacientes em risco de pneumonia por aspiração

Não usar
- Se houver alergia comprovada a brexpiprazol

POPULAÇÕES ESPECIAIS

Insuficiência renal
- Estágio moderado, grave ou final: a dose máxima recomendada para depressão é de 2 mg 1 vez ao dia e, para esquizofrenia, de 3 mg 1 vez ao dia

Insuficiência hepática
- Moderada a grave; a dose máxima recomendada para depressão é de 2 mg 1 vez ao dia e, para esquizofrenia, de 3 mg 1 vez ao dia

Insuficiência cardíaca
- O uso em pacientes com insuficiência cardíaca não foi estudado, portanto utilizar com cautela

Idosos
- Alguns pacientes idosos podem tolerar melhor doses mais baixas
- Embora antipsicóticos atípicos sejam comumente utilizados para transtornos comportamentais em demência, nenhum agente foi aprovado para tratamento de idosos com psicose relacionada a demência
- Pacientes idosos com psicose relacionada a demência tratados com antipsicóticos atípicos têm risco aumentado de morte em comparação ao placebo, e também têm risco aumentado de eventos cerebrovasculares

Crianças e adolescentes
- Segurança e eficácia não foram estabelecidas
- Crianças e adolescentes usando brexpiprazol podem precisar ser monitorados mais frequentemente do que adultos

Gravidez
- Válidas a partir de 30 de junho de 2015, a FDA norte-americana determina alterações no conteúdo e na forma das informações referentes a gravidez e lactação nos rótulos das substâncias de prescrição, incluindo a eliminação das categorias por letras para risco na gravidez; a Pregnancy and Lactation Labeling Rule (PLLR ou regra final) aplica-se somente a substâncias de prescrição e será introduzida gradualmente para substâncias aprovadas a partir de 30 de junho de 2001
- Não foram conduzidos estudos controlados em gestantes
- Em estudos com animais, o brexpiprazol não demonstrou teratogenicidade
- Existe um risco de movimentos musculares anormais e sintomas de retirada em recém-nascidos cujas mães tomaram um antipsicótico durante o terceiro trimestre; os sintomas podem incluir agitação, tônus muscular anormalmente aumentado ou reduzido, tremor, sonolência, dificuldade intensa para respirar e dificuldade alimentar
- Os sintomas psicóticos podem piorar durante a gravidez, e alguma forma de tratamento poderá ser necessária
- O brexpiprazol pode ser preferível a anticonvulsivantes estabilizadores do humor se for necessário tratamento durante a gravidez
- National Pregnancy Registry for Atypical Antipsychotics: 1-866-961-2388 ou http://womensmentalhealth.org/clinical-and-research-programs/pregnancyregistry/

Amamentação
- Desconhecido se o brexpiprazol é secretado no leite humano, mas presume-se que todos os antipsicóticos sejam secretados no leite materno
- ✱ Recomendado descontinuar a substância ou utilizar mamadeira, a menos que o benefício potencial para a mãe justifique o risco potencial para a criança
- Bebês de mulheres que optaram por amamentar durante o uso de brexpiprazol devem ser monitorados quanto a possíveis efeitos adversos

A ARTE DA PSICOFARMACOLOGIA

Potenciais vantagens
- Para pacientes que não toleram aripiprazol

Potenciais desvantagens
- Alto custo

Principais sintomas-alvo
- Sintomas positivos de psicose
- Sintomas negativos de psicose
- Sintomas cognitivos
- Humor instável e depressão
- Sintomas agressivos

Pérolas
- Aprovado como tratamento adjunto para depressão
- Dados com animais sugerem que o brexpiprazol pode melhorar o comprometimento cognitivo na esquizofrenia
- O brexpiprazol também está sendo estudado em ensaios clínicos em transtorno de déficit de atenção/hiperatividade, transtorno de estresse pós-traumático e agitação associada a demência de Alzheimer
- Não aprovado para mania, mas quase todos os antipsicóticos atípicos aprovados para tratamento agudo de esquizofrenia também demonstraram eficácia no tratamento agudo de mania
- As diferenças farmacológicas de aripiprazol sugerem menos acatisia com brexpiprazol, mas não há ensaios comparativos
- Comparado ao aripiprazol, o brexpiprazol tem ligação mais potente de vários sítios receptores em relação à ligação do receptor de dopamina 2, a saber, os receptores 5HT1A, 5HT2A e alfa-1; no entanto, a importância clínica dessas diferenças ainda está sob investigação

A ARTE DA TROCA

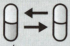 **Troca de antipsicóticos orais para brexpiprazol**
- É aconselhável iniciar brexpiprazol em uma dose intermediária e aumentá-la rapidamente durante 3 a 7 dias
- A experiência clínica demonstrou que asenapina, quetiapina e olanzapina devem ser reduzidas lentamente por um período de 3 a 4 semanas, para permitir que os pacientes se readaptem à retirada dos receptores bloqueadores colinérgicos, histaminérgicos e alfa-1
- A clozapina deve sempre ser reduzida lentamente por um período de 4 semanas ou mais

*Um benzodiazepínico ou medicação anticolinérgica podem ser administrados durante titulação cruzada para ajudar a aliviar efeitos colaterais como insônia, agitação e/ou psicose

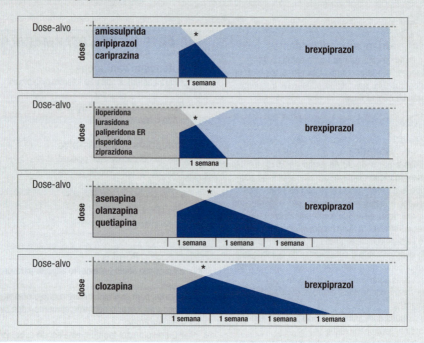

Leituras sugeridas

Correll Cu, Skuban A, Ouyang J, et al. Efficacy and safety of brexpiprazole for the treatment of acute schizophrenia: a 6-week randomized, double-blind, placebo-controlled trial. Am J Psychiatry 2015;172(9):870–80.

Kane JM, Skuban A, Ouyang J, et al. A multicenter, randomized, double-blind, controlled phase 3 trial of fixed-dose brexpiprazole for the treatment of adults with acute schizophrenia. Schizophr Res 2015;164(1–3):127–35.

Maeda K, Lerdrup L, Sugino H, et al. Brexpiprazole II: antipsychotic-like and procognitive effects of a novel serotonin-dopamine activity modulator. J Pharmacol Exp Ther 2014;350(3):605–14.

Oosterhof CA, El Mansari M, Blier P. Acute effects of brexpiprazole on serotonin, dopamine, and norepinephrine systems: an in vivo electrophysiologic characterization. J Pharmacol Exp Ther 2014;351(3):585–95.

BUPRENORFINA

TERAPÊUTICA

Marcas
- Suboxone (com naloxona)
- Probuphine (implante)

Genérico? Sim (não para buprenorfina com naxolona ou implante)

Classe
- Agonista parcial do receptor opioide mu

Comumente prescrita para (sublingual)
(em negrito, as aprovações da FDA)
- **Tratamento de manutenção de dependência de opioide**
- Tratamento de manutenção de dependência de opioide em pacientes que atingiram e mantiveram estabilidade clínica prolongada em doses baixas a moderadas (não mais do que 8 mg) de um produto contendo buprenorfina transmucosa (implante)

Como a substância atua
- Liga-se com forte afinidade ao receptor opioide de mu, impedindo que opioides exógenos se liguem ali e, assim, impossibilitando os efeitos prazerosos do consumo de opioides
- Como a buprenorfina é um agonista parcial, pode causar abstinência imediata em um paciente que atualmente está tomando opioides (i.e., reduz a estimulação do receptor na presença de um agonista completo), mas pode aliviar a abstinência se o indivíduo já a estiver experimentando (i.e., aumenta a estimulação do receptor na ausência de um agonista completo)
- Buprenorfina também é um antagonista no receptor opioide kappa
- Em combinação com naxolona: a naxolona é um antagonista do receptor opioide mu e, portanto, pode bloquear os efeitos da buprenorfina; no entanto, como a naloxona tem fraca biodisponibilidade sublingual, ela não interfere nos efeitos da buprenorfina quando utilizada apropriadamente. A naxolona tem bom potencial para biodisponibilidade parenteral; assim, se for feita uma tentativa de administrar a formulação buprenorfina/naxolona por via intravenosa, a naxolona impedirá qualquer efeito de recompensa da buprenorfina.

Tempo para início da ação
- Os efeitos sobre a abstinência podem ser imediatos
- Os efeitos na redução de transtorno pelo uso/dependência de opioide podem requerer muitos meses de tratamento

Se funcionar
- Reduz a fissura, diminui o consumo de opioides
- Reduz os efeitos da abstinência de opioide
- Reduz os efeitos de recompensa do consumo de opioide

Se não funcionar
- Avaliar e tratar os fatores contribuintes
- Considerar troca por outro agente
- Se pacientes que estão recebendo o implante sentirem uma necessidade de dosagem complementar, precisam ser avaliados, e deve-se considerar buprenorfina transmucosa

Melhores combinações de potencialização para resposta parcial ou resistência ao tratamento
- A potencialização com terapia comportamental, educacional e/ou de apoio em grupos ou individual é provavelmente a chave para o sucesso do tratamento
- A buprenorfina pode ser prescrita em combinação com naxolona (Suboxone) para reduzir o potencial para abuso ou desvio

Exames
- Testes da função hepática basal e durante o tratamento

EFEITOS COLATERAIS

Como a substância causa efeitos colaterais
- Ligando-se aos receptores opioides mu

Efeitos colaterais notáveis
- Cefaleia, constipação, náusea
- Hipoestesia oral, glossodínia
- Hipotensão ortostática

- Específicos do implante: dor, prurido, eritema no local do implante

Efeitos colaterais potencialmente fatais ou perigosos
- Depressão respiratória
- Hepatotoxicidade

Ganho de peso

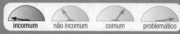

- Relatado, mas não esperado

Sedação

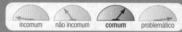

- Muitos experimentam e/ou pode ocorrer em quantidade significativa

O que fazer com os efeitos colaterais
- Esperar
- Reduzir a dose
- Trocar por outro agente

Melhores agentes de acréscimo para os efeitos colaterais
- A redução da dose ou troca por outro agente pode ser mais efetiva, já que a maioria dos efeitos colaterais não pode ser melhorada com um agente de acréscimo

DOSAGEM E USO

Variação típica da dose
- Sublingual: 8 a 32 mg/dia
- Implante: 4 implantes que se fixem por 6 meses

Formas de dosagem
- Comprimidos sublinguais de 2 mg, 8 mg
- Comprimidos sublinguais (com naxolona) de 2 mg/0,5 mg, 8 mg/2 mg
- Filmes sublinguais (com naxolona) de 2 mg/0,5 mg, 4 mg/1 mg, 8 mg/2 mg, 12 mg/3 mg
- Cada implante tem 26 mm de comprimento e 2,5 mm de diâmetro e contém 74,2 mg de buprenorfina (equivalente a 80 mg de cloridrato de buprenorfina)

Como dosar – sublingual
- Os pacientes devem estar em um estado de abstinência leve antes de iniciar buprenorfina

Início (7 dias)			
	Dia 1	Dia 2	Dias 3 a 7
Buprenorfina	8 mg	12 ou 16 mg	Aumentar em incrementos de 4 mg; máximo de 32 mg
Buprenorfina/ naloxona	8 mg/ 2 mg	12 mg/ 3 mg ou 16 mg/ 4 mg	Aumentar em incrementos de 4 mg/1 mg; máximo de 32 mg/8 mg

- Observar o paciente por pelo menos 2 horas com a dose inicial, depois vê-lo 1 a 2 vezes na primeira semana
- Atingir a dose mais baixa possível que elimine os sintomas de abstinência e o uso ilícito de opioide
- A dose de estabilização (até 2 meses) e de manutenção costuma ser de 8 a 24 mg (8 mg/2 até 24 mg/6 mg para buprenorfina/naloxona)
- Durante a estabilização, os pacientes devem ser vistos 1 vez por semana
- Durante a manutenção, os pacientes devem ser vistos quinzenal ou mensalmente

Dicas para dosagem
- A buprenorfina deve ser administrada por via sublingual, já que engoli-la reduz sua biodisponibilidade
- Os pacientes devem ser instruídos a colocar a formulação sublingual sob a língua e deixar que dissolva completamente; a formulação não deve ser dividida, triturada, mastigada ou engolida
- Pode ser dosada menos frequentemente do que 1 vez por dia; a dose deve ser dobrada para cada intervalo adicional de 24 horas
- Com frequência, a buprenorfina é utilizada isoladamente para iniciar o tratamento, enquanto que a buprenorfina/naloxona é preferida para estabilização e tratamento de manutenção
- Somente buprenorfina com naloxona deve ser utilizada para administração não supervisionada, a menos que o paciente tenha uma alergia comprovada a naloxona
- Pode ser distribuída nos consultórios clínicos por aqueles que obtêm uma autorização do DEA DATA 2000

- Pacientes que estão trocando entre as 2 formulações sublinguais (comprimido e filme) devem iniciar na mesma dose que o produto administrado previamente; no entanto, como o filme sublingual tem maior biodisponibilidade do que o comprimido sublingual, os pacientes devem ser monitorados para supermedicação (ao trocar de comprimido para filme) ou submedicação (ao trocar de filme para comprimido); poderá ser necessário ajuste da dose

Como dosar – implante
- O paciente deve ter atingido e mantido estabilidade clínica prolongada com buprenorfina transmucosa
- Quatro implantes são inseridos subcutaneamente na parte interna do antebraço por 6 meses de tratamento e são removidos no fim do sexto mês

Dicas para dosagem – implante
- Os implantes devem ser inseridos e removidos por profissionais treinados certificados no programa Probuphine REMS; as informações estão disponíveis em http://www.probuphinerems.com ou 1-844-859-6341
- Os pacientes devem estar atualmente com uma dose de manutenção de 8 mg/dia ou menos de buprenorfina transmucosa e não devem fazer transição para uma dose mais baixa pelo único propósito de trocar por implante
- Os pacientes devem estar usando dose estável de buprenorfina transmucosa (8 mg/dia ou menos) por 3 meses ou mais sem qualquer necessidade de dosagem ou ajustes complementares
- Examinar o local de inserção 1 semana após a colocação do implante para identificar sinais de infecção ou outros problemas
- Os pacientes não devem receber prescrições de buprenorfina transmucosa para usar quando necessário; os indivíduos que sentem necessidade de dosagem complementar precisam ser avaliados, e deve-se considerar um tratamento alternativo
- Para tratamento continuado, novos implantes podem ser inseridos subcutaneamente em uma área na parte interna do antebraço que não tenha sido utilizada previamente no momento da remoção
- Se não forem inseridos novos implantes no mesmo dia da remoção, os pacientes devem ser mantidos em sua dosagem prévia de buprenorfina transmucosa
- Depois de uma inserção em cada braço, a maioria dos pacientes deve ser levada de volta para buprenorfina transmucosa se for desejada continuação do tratamento, uma vez que não há experiência com reinserção nos locais de administração previamente utilizados ou inserção em outros locais que não o antebraço

Overdose
- Pode ser fatal (menos comum em comparação à metadona); depressão respiratória, sedação, pupilas contraídas, bradicardia, hipotensão, coma

Uso prolongado
- Poderá ser necessário tratamento de manutenção; o período de manutenção típico é de até 2 anos, mas poderá ser preciso continuar por tempo indefinido

Formação de hábito
- Buprenorfina é uma substância Classe III
- Pode causar dependência física

Como interromper
- Os pacientes podem experimentar uma síndrome de abstinência leve se a buprenorfina for interrompida abruptamente
- Reduzir gradativamente para evitar efeitos de abstinência

Farmacocinética
- Metabolizada por CYP450 3A4
- A meia-vida de eliminação de buprenorfina sublingual é de 24 a 42 horas
- A meia-vida de eliminação de naloxona é de 2 a 12 horas
- Implante: Tmax é 12 horas; o tempo para um estado de equilíbrio é de 4 semanas

Interações medicamentosas
- Ocorreram efeitos depressivos aumentados, particularmente em depressão respiratória, quando tomada com outros depressores do SNC; considerar a redução da dose de um deles ou ambos quando tomados concomitantemente
- As concentrações plasmáticas de buprenorfina podem ser aumentadas por substâncias que inibem CYP450 3A4, portanto, a dose desse fármaco pode precisar ser reduzida se coadministrado
- Pacientes que estão tomando um inibidor de CYP450 3A4 que fazem a transferência para o implante devem ser monitorados para garantir que os níveis plasmáticos de buprenorfina sejam adequados
- Se um inibidor de CYP450 3A4 for iniciado em um paciente com o implante, o indivíduo deve ser monitorado para sinais de superdosagem

- Se um inibidor de CYP450 3A4 for descontinuado em um paciente com o implante, o indivíduo deve ser monitorado para sinais de abstinência
- As concentrações plasmáticas de buprenorfina podem ser reduzidas por substâncias que induzem CYP450 3A4, portanto, a dose desse fármaco pode precisar ser aumentada se coadministrado
- Pacientes que tomam um indutor de CYP450 3A4 e fazem a transferência para o implante devem ser monitorados para garantir que os níveis plasmáticos de buprenorfina não sejam excessivos
- Se um indutor de CYP450 3A4 for iniciado em um paciente com o implante, o indivíduo deve ser monitorado para sinais de abstinência
- Se um indutor de CYP450 3A4 for descontinuado em um paciente com o implante, o indivíduo deve ser monitorado para sinais de superdosagem

Outras advertências/precauções
- Embora o risco seja menor, a buprenorfina pode ser abusada de maneira similar a outros opioides
- O mau uso parenteral de buprenorfina/naloxona pode resultar em síndrome de abstinência de opioide acentuada
- Para prevenir abstinência em pacientes dependentes de opioides, os indivíduos devem estar em um estado de abstinência leve antes de iniciar o tratamento
- Tentativas dos pacientes de superar o bloqueio dos receptores opioides tomando grandes quantidades de opioides exógenos podem levar a intoxicação por opioide ou mesmo *overdose* fatal
- Usar com cautela em pacientes com função respiratória comprometida
- O risco de depressão respiratória é aumentado com o uso concomitante de depressores do SNC, em particular com administração parenteral
- Pode causar depressão respiratória grave, possivelmente fatal, em crianças expostas a ela de modo acidental
- Podem ocorrer sintomas de abstinência quando é feita troca de metadona para buprenorfina
- A buprenorfina pode elevar a pressão do líquido cerebrospinal e deve ser utilizada com cautela em pacientes com lesões na cabeça, lesões intracranianas e outras circunstâncias em que a pressão cerebrospinal pode estar aumentada
- A buprenorfina pode aumentar a pressão intracoledocal e deve ser administrada com cautela a pacientes com disfunção do trato biliar
- Usar com cautela em pacientes debilitados e naqueles com mixedema ou hipotireoidismo, insuficiência adrenal cortical (p. ex., doença de Addison); depressão do SNC ou coma; psicoses tóxicas; hipertrofia prostática ou estenose uretral; alcoolismo agudo; *delirium tremens*; ou cifoescoliose
- Usar o implante com cautela em pacientes com história de formação de queloide, doença do tecido conjuntivo ou história de infecções recorrentes por *Staphylococens aureus* resistente à meticilina
- Lesão e migração nervosa raras resultando em embolia e morte podem ocorrer devido à inserção imprópria do implante no braço; migração local, protusão e expulsão também podem ocorrer como consequência de inserção imprópria ou incompleta; pode ocorrer protusão ou expulsão como resultado de infecção
- No caso de um implante ser expelido, o paciente deve guardá-lo em um saco plástico longe do alcance de crianças e levá-lo ao seu médico para se certificar de que tenha sido expelido por inteiro
- O profissional prescritor precisará monitorar o paciente até que o implante seja substituído

Não usar
- Como analgésico
- Se o paciente nunca tiver consumido opioides
- Se houver alergia comprovada a buprenorfina
- Se o paciente tiver insuficiência hepática grave (combinações de buprenorfina/naloxona unicamente)
- Se houver uma alergia comprovada a naloxona (combinações de buprenorfina/naloxona unicamente)

POPULAÇÕES ESPECIAIS

Insuficiência renal
- Não é necessário ajuste da dose

Insuficiência hepática
- Em pacientes com insuficiência de moderada a grave, os níveis plasmáticos de buprenorfina podem estar mais altos e a meia-vida pode ser mais longa; assim, esses pacientes devem ser monitorados para sinais e sintomas de toxicidade ou *overdose*
- Para insuficiência grave, a dose deve ser reduzida
- Como o ajuste da dose não é possível com o implante, ele não é recomendado para uso em pacientes com insuficiência hepática de moderada a grave
- A insuficiência hepática resulta em eliminação reduzida de naloxona, portanto os pacientes com insuficiência grave não devem tomar combina-

ções de buprenorfina/naloxona; cautela é justificável para pacientes com insuficiência moderada

Insuficiência cardíaca
• Usar com cautela

Idosos
• Usar com cautela
• Alguns pacientes podem tolerar melhor doses mais baixas

Crianças e adolescentes
• Segurança e eficácia não foram estabelecidas

Gravidez
• Válidas a partir de 30 de junho de 2015, a FDA norte-americana determina alterações no conteúdo e na forma das informações referentes a gravidez e lactação nos rótulos das substâncias de prescrição, incluindo a eliminação das categorias por letras para risco na gravidez; a Pregnancy and Lactation Labeling Rule (PLLR ou regra final) aplica-se somente a substâncias de prescrição e será introduzida gradualmente para substâncias aprovadas a partir de 30 de junho de 2001
• Não foram conduzidos estudos controlados em gestantes
• A buprenorfina pode ser preferível à metadona em gestantes
• Foi relatada abstinência neonatal após o uso de buprenorfina durante a gravidez

• Em estudos com animais, foram observados eventos adversos em doses clinicamente relevantes; não foram vistos efeitos teratogênicos claros
• Geralmente não recomendado para uso durante a gravidez, em especial durante o primeiro trimestre

Amamentação
• Alguma quantidade da substância é encontrada no leite materno
✱ Recomendado descontinuar a substância ou utilizar mamadeira

A ARTE DA PSICOFARMACOLOGIA

Potenciais vantagens
• Pacientes com dependência física de leve a moderada

Potenciais desvantagens
• Pacientes que não conseguem tolerar sintomas leves de abstinência

Principais sintomas-alvo
• Dependência de opioide

Pérolas
• Considerada uma medicação "para tomar em casa", geralmente tem menos estigma e melhor adesão do que a metadona
• Relativamente conveniente de administrar, com dosagem flexível e de fácil descontinuação

---

Leituras sugeridas

Bonhomme J, Shim RS, Gooden R, Tyus D, Rust G. Opioid addiction and abuse in primary care practice: a comparison of methadone and buprenorphine as treatment options. J Natl Med Assoc 2012;104(7–8):342–50.

Jones HE, Finnegan LP, Kaltenbach K. Methadone and buprenorphine for the management of opioid dependence in pregnancy. Drugs 2012;72(6):747–57.

Kraus ML, Alford DP, Kotz MM, et al. Statement of the American Society of Addiction Medicine Consensus Panel on the use of buprenorphine in office-based treatment of opioid addiction. J Addict Med 2011;5(4):254–63.

Yokell MA, Zaller ND, Green TC, Rich JD. Buprenorphine and buprenorphine/naloxone diversion, misuse, and illicit use: an international review. Curr Drug Abuse Rev 2011;4(1):28–41.

BUPROPIONA

TERAPÊUTICA

Marcas
- Wellbutrin, Wellbutrin SR, Wellbutrin XL
- Zyban
- Aplenzin

Genérico? Sim

Classe
- Nomenclatura baseada na neurociência: inibidor da recaptação e liberador de dopamina (IRLD)
- IRND (inibidor da recaptação de norepinefrina e dopamina); antidepressivo; tratamento contra tabagismo

Comumente prescrita para
(em negrito, as aprovações da FDA)
- **Transtorno depressivo maior (bupropiona, bupropiona SR e bupropiona XL)**
- **Transtorno afetivo sazonal (bupropiona XL)**
- **Adição a nicotina (bupropiona SR)**
- Depressão bipolar
- Transtorno de déficit de atenção/hiperatividade (TDAH)
- Disfunção sexual

Como a substância atua
- Estimula os neurotransmissores norepinefrina e dopamina
- Bloqueia a bomba de recaptação de norepinefrina (transportador de norepinefrina), possivelmente aumentando a neurotransmissão noradrenérgica
- Como a dopamina é inativada pela recaptação de norepinefrina no córtex frontal, que em grande parte carece de transportadores dopaminérgicos, a bupropiona é capaz de aumentar a neurotransmissão de dopamina nessa parte do cérebro
- Bloqueia a bomba de recaptação da dopamina (transportador da dopamina), possivelmente aumentando a neurotransmissão dopaminérgica

Tempo para início da ação
- O início das ações terapêuticas não costuma ser imediato, frequentemente demorando de 2 a 4 semanas
- Se não estiver funcionando dentro de 6 a 8 semanas para depressão, poderá ser necessário aumentar a dosagem ou poderá não funcionar
- Pode continuar a agir por muitos anos, prevenindo recaída dos sintomas

Se funcionar
- O objetivo do tratamento da depressão é a remissão completa dos sintomas atuais, além da prevenção de recaídas futuras
- O tratamento da depressão, na maioria das vezes, reduz ou até mesmo elimina os sintomas, mas não é uma cura, uma vez que os sintomas podem recorrer após a interrupção do medicamento
- Continuar o tratamento da depressão até que todos os sintomas tenham desaparecido (remissão)
- Depois que os sintomas de depressão desapareceram, continuar tratando por 1 ano para o primeiro episódio de depressão
- Para segundo episódio de depressão e episódios subsequentes, poderá ser necessário continuar o tratamento por tempo indefinido
- O tratamento para adição à nicotina deve consistir de um tratamento único por 6 semanas

Se não funcionar
- Muitos pacientes têm apenas uma resposta parcial, em que alguns sintomas melhoram, mas outros persistem (especialmente insônia, fadiga e problemas de concentração)
- Outros pacientes podem ser não respondedores, sendo algumas vezes chamados de resistentes ou refratários ao tratamento
- Alguns pacientes que têm uma resposta inicial podem recair mesmo que continuem o tratamento, sendo algumas vezes chamados de "*poop-out*" (que param de responder)
- Considerar aumento da dose, troca por outro agente ou acréscimo de um agente de potencialização apropriado
- Considerar psicoterapia
- Considerar avaliação para outro diagnóstico ou para uma condição comórbida (p. ex., doença clínica, abuso de substância, etc.)
- Alguns pacientes podem experimentar aparente falta de consistência na eficácia devido à ativação de um transtorno bipolar latente ou subjacente, requerendo descontinuação do antidepressivo e troca por um estabilizador do humor, embora isso possa ser um problema menos frequente com a bupropiona se comparada a outros antidepressivos

Melhores combinações de potencialização para resposta parcial ou resistência ao tratamento
- Trazodona para insônia residual
- Benzodiazepínicos para ansiedade residual

* Pode ser acrescentada a ISRSs para reverter disfunção sexual induzida por ISRS, apatia induzida por ISRS (usar combinações de antidepressivos com cautela, pois isso pode ativar transtorno bipolar e ideação suicida)
* Pode ser acrescentada a ISRSs para tratar respondedores parciais
* Frequentemente utilizada como agente de potencialização de estabilizadores do humor e/ou antipsicóticos atípicos em depressão bipolar
- Estabilizadores do humor ou antipsicóticos atípicos também podem ser acrescentados à bupropiona para depressão psicótica ou depressão resistente ao tratamento
- Hipnóticos para insônia
- Mirtazapina, modafinila, atomoxetina (acrescentar com cautela e em doses mais baixas, já que a bupropiona pode teoricamente elevar os níveis da atomoxetina) tanto para sintomas residuais de depressão quanto para transtorno de déficit de atenção

Exames
- É recomendado avaliar pressão arterial basal e periódica durante o tratamento

EFEITOS COLATERAIS

Como a substância causa efeitos colaterais
- Os efeitos colaterais provavelmente são causados em parte por ações da norepinefrina e dopamina em áreas do cérebro com efeitos indesejados (p. ex., insônia, tremor, agitação, cefaleia, tontura)
- Os efeitos colaterais provavelmente também são causados em parte pelas ações da norepinefrina na periferia com efeitos indesejados (p. ex., efeitos simpáticos e parassimpáticos como boca seca, constipação, náusea, anorexia, sudorese)
- A maior parte dos efeitos colaterais é imediata, mas geralmente desaparece com o tempo

Efeitos colaterais notáveis
- Boca seca, constipação, náusea, perda de peso, anorexia, mialgia
- Insônia, tontura, dor de cabeça, agitação, ansiedade, tremor, dor abdominal, zumbido
- Sudorese, erupção cutânea
- Hipertensão

Efeitos colaterais potencialmente fatais ou perigosos
- Raras convulsões (maior incidência para liberação imediata do que para liberação prolongada; o risco aumenta com doses acima do máximo recomendado; o risco aumenta para pacientes com fatores predisponentes)
- Foram relatadas reações anafilactoides/anafiláticas e síndrome de Stevens-Johnson
- Hipomania (mais provável em pacientes bipolares, mas talvez menos comum do que com alguns outros antidepressivos)
- Rara indução de mania
- Rara ativação de ideação e comportamento suicida (suicidalidade) (estudos de curto prazo não mostraram um aumento no risco de suicidalidade com antidepressivos em comparação a placebo em indivíduos com mais de 24 anos)

Ganho de peso
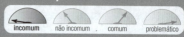
- Relatado, mas não esperado
- Os pacientes podem experimentar perda de peso

Sedação
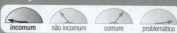
- Relatada, mas não esperada

O que fazer com os efeitos colaterais
- Esperar
- Esperar
- Esperar
- Manter a dose mais baixa possível
- Tomar no máximo até o meio da tarde para evitar insônia
- Trocar por outra substância

Melhores agentes de acréscimo para os efeitos colaterais
- Geralmente, é melhor tentar outra monoterapia com antidepressivo antes de recorrer a estratégias de acréscimo para tratar os efeitos colaterais
- Trazodona ou um hipnótico para insônia induzida pela substância
- Mirtazapina para insônia, agitação e efeitos colaterais gastrintestinais
- Benzodiazepínicos ou buspirona para ansiedade e agitação induzidas pela substância

- Muitos efeitos colaterais são dose-dependentes (i.e., aumentam à medida que a dose é aumentada ou ressurgem até que se desenvolva tolerância)
- Muitos efeitos colaterais são tempo-dependentes (i.e., começam imediatamente após a dosagem e a cada aumento da dose, mas desaparecem com o tempo)
- Ativação e agitação podem representar a indução de um estado bipolar, especialmente uma condição bipolar tipo II disfórica mista algumas vezes associada a ideação suicida, e requerem a adição de lítio, um estabilizador do humor ou antipsicótico atípico e/ou a descontinuação da bupropiona

DOSAGEM E USO

Variação típica da dose
- Bupropiona: 225 a 450 mg em 3 doses divididas (dose única máxima de 150 mg)
- Bupropiona SR: 200 a 450 mg em 2 doses divididas (dose única máxima de 200 mg)
- Bupropiona XL: 150 a 450 mg 1 vez ao dia (dose única máxima de 450 mg)
- Hidrobrometo de bupropiona: 174 a 522 mg 1 vez ao dia (dose única máxima de 522 mg)

Formas de dosagem
- Bupropiona: comprimidos de 75 mg, 100 mg
- Bupropiona SR (liberação sustentada): comprimidos de 100 mg, 150 mg, 200 mg
- Bupropiona XL (liberação prolongada): comprimidos de 150 mg, 300 mg, 450 mg
- Hidrobrometo de bupropiona (liberação prolongada): comprimidos de 174 mg, 378 mg, 522 mg

Como dosar
- Depressão: para bupropiona de liberação imediata, a dosagem deve ser em doses divididas, iniciando com 75 mg 2 vezes ao dia, aumentando para 100 mg 2 vezes ao dia, depois para 100 mg 3 vezes ao dia; dose máxima de 450 mg por dia
- Depressão: para bupropiona SR, dose inicial de 100 mg 2 vezes ao dia, aumentar para 150 mg 2 vezes ao dia depois de no mínimo 3 dias; esperar 4 semanas ou mais para garantir os efeitos da substância antes de aumentar a dose; dose máxima de 400 mg por dia
- Depressão: para bupropiona XL, dose inicial de 150 mg por dia pela manhã; pode ser aumentada para 300 mg 1 vez ao dia depois de 4 dias; dose única máxima de 450 mg 1 vez ao dia
- Depressão: para hidrobrometo de bupropiona, dose inicial de 174 mg 1 vez ao dia pela manhã; pode ser aumentada para 522 mg administrados como dose única
- Adição à nicotina [para bupropiona SR]: dose inicial de 150 mg/dia 1 vez ao dia, aumentar para 150 mg/dia 2 vezes ao dia depois de no mínimo 3 dias; dose máxima de 300 mg/dia; o tratamento com bupropiona deve começar 1 a 2 semanas antes de ser descontinuado o tabagismo

Dicas para dosagem
- A formulação XL substituiu as formulações de liberação imediata e SR como a opção preferida
- XL é mais bem dosada 1 vez ao dia, enquanto a SR é mais bem dosada 2 vezes ao dia e a liberação imediata é mais bem dosada 3 vezes ao dia
- Dosagem maior que 450 mg/dia (400 mg/dia SR) aumenta o risco de convulsão
- Pacientes que não respondem a 450 mg/dia devem descontinuar o uso ou obter os níveis sanguíneos de bupropiona e seu principal metabólito ativo 6-hidroxi-bupropiona
- Se os níveis da substância-mãe e metabólito ativo forem baixos apesar da dosagem em 450 mg/dia, os especialistas podem aumentar a dosagem com prudência para além da faixa terapêutica monitorando atentamente, informando o paciente do risco potencial de convulsões e ponderando a relação risco/benefício em indivíduos difíceis de tratar
- Quando utilizada para depressão bipolar, costuma ser um agente de potencialização para estabilizadores do humor, lítio e/ou antipsicóticos atípicos
- Para interrupção do tabagismo, pode ser utilizada em conjunto com terapia de reposição de nicotina
- Não quebrar ou mastigar comprimidos SR ou XL, pois isso irá alterar as propriedades de liberação controlada
- Quanto mais ansioso e agitado o paciente, mais baixa a dose inicial, mais lenta a titulação e mais provável a necessidade de um agente concomitante como trazodona ou um benzodiazepínico
- Se ocorrer ansiedade intolerável, insônia, agitação, acatisia ou ativação após o início da dosagem ou descontinuação, considerar a possibilidade de um transtorno bipolar ativado e trocar por um estabilizador do humor ou antipsicótico atípico

Overdose
- Raramente letal; convulsões, distúrbios cardíacos, alucinações, perda da consciência

Uso prolongado
- Para interrupção do tabagismo, o tratamento por até 6 meses provou ser efetivo
- Para depressão, o tratamento por até 1 ano provou reduzir a taxa de recaída

Formação de hábito
- Não
- Pode ser abusada por indivíduos que trituram e depois aspiram ou injetam

Como interromper
- É prudente reduzir gradativamente para evitar efeitos de retirada, mas tolerância, dependência ou reações de retirada não estão bem documentadas

Farmacocinética
- Inibe CYP450 2D6
- Meia-vida da substância-mãe de 10 a 14 horas
- Meia-vida do metabólito de 20 a 27 horas
- Alimentos não afetam a absorção

Interações medicamentosas
- O tramadol aumenta o risco de convulsões em pacientes que estão tomando um antidepressivo
- Pode aumentar os níveis de ADT; utilizar com cautela com ADTs ou ao trocar de um ADT para bupropiona
- Utilizar com cautela com IMAOs, incluindo 14 dias depois de interrompê-los (para o especialista)
- Há risco aumentado de reação hipertensiva se a bupropiona for utilizada em conjunto com IMAOs ou outras substâncias que aumentam a norepinefrina
- Pode haver risco aumentado de hipertensão se a bupropiona for combinada com terapia de reposição de nicotina
- Via inibição de CYP450 2D6, teoricamente, a bupropiona pode interferir nas ações analgésicas da codeína e aumentar os níveis plasmáticos de alguns betabloqueadores e da atomoxetina
- Via inibição de CYP450 2D6, teoricamente, a bupropiona pode aumentar as concentrações de tioridazina e causar arritmias cardíacas perigosas

Outras advertências/precauções
- Usar com cautela com outras substâncias que aumentam o risco de convulsões (ADTs, lítio, fenotiazinas, tioxantenos, alguns antipsicóticos)
- A bupropiona deve ser utilizada com cautela em pacientes que estão tomando levodopa ou amantadina, já que esses agentes podem aumentar a neurotransmissão de dopamina e ser ativadores
- Não utilizar se o paciente tiver insônia grave
- Usar com cautela em pacientes com transtorno bipolar, a menos que tratados concomitantemente com agente estabilizador do humor
- Ao tratar crianças, ponderar cuidadosamente os riscos e benefícios do tratamento farmacológico em relação aos do não tratamento e documentar isso no prontuário do paciente
- Distribuir as brochuras fornecidas pela FDA e pelas companhias farmacêuticas
- Alertar pacientes e seus cuidadores sobre a possibilidade de efeitos colaterais ativadores e aconselhá-los a relatar tais sintomas imediatamente
- Monitorar os pacientes para ativação de ideação suicida, especialmente crianças e adolescentes
- A descontinuação do tabagismo pode levar a alterações farmacocinéticas ou farmacodinâmicas em outras substâncias que o paciente esteja tomando, o que pode requerer ajuste da dose

Não usar
- Zyban ou Aplenzin em combinação um com o outro ou com alguma formulação de Wellbutrin
- Se o paciente tiver história de convulsões
- Se o paciente for anoréxico ou bulímico, seja atualmente ou no passado, mas consulte a seção Pérolas
- Se o paciente estiver abruptamente descontinuando álcool, uso de sedativo ou medicação anticonvulsivante
- Se o paciente tiver sofrido lesão recente na cabeça
- Se o paciente tiver um tumor no sistema nervoso
- Se o paciente estiver tomando um IMAO (exceto conforme observado na seção Interações medicamentosas)
- Se o paciente estiver tomando tioridazina
- Se houver alergia comprovada à bupropiona

POPULAÇÕES ESPECIAIS

Insuficiência renal
- Dose inicial mais baixa, talvez administrar com menor frequência
- A concentração da substância pode ficar aumentada
- O paciente deve ser monitorado atentamente

Insuficiência hepática
- Dose inicial mais baixa, talvez administrar com menor frequência

- O paciente deve ser monitorado atentamente
- Em cirrose hepática grave, a bupropiona XL deve ser administrada em dose de não mais de 150 mg em dias alternados

Insuficiência cardíaca
- Dados disponíveis limitados
- Evidências de elevação na pressão arterial em posição supina
- Usar com cautela

Idosos
- Alguns pacientes podem tolerar melhor doses mais baixas
- Redução no risco de suicidalidade com antidepressivos em comparação ao placebo em adultos com mais de 65 anos

Crianças e adolescentes
- Ponderar cuidadosamente os riscos e benefícios do tratamento farmacológico em relação aos do não tratamento com antidepressivos e documentar isso no prontuário do paciente
- Monitorar os pacientes pessoalmente com regularidade, em particular durante as primeiras semanas de tratamento
- Usar com cautela, observando a ativação de um transtorno bipolar conhecido ou desconhecido e/ou ideação suicida, e informar pais ou responsáveis sobre o risco para que possam ajudar a observar a criança ou adolescente
- Segurança e eficácia não foram estabelecidas
- Pode ser utilizada para TDAH em crianças ou adolescentes
- Pode ser utilizada para cessação do tabagismo em adolescentes
- Pesquisas preliminares sugerem eficácia em depressão e TDAH comórbidos
- A dosagem pode seguir o padrão adulto para adolescentes
- Crianças podem requerer doses mais baixas inicialmente, com uma dose máxima de 300 mg/dia

Gravidez
- Válidas a partir de 30 de junho de 2015, a FDA norte-americana determina alterações no conteúdo e na forma das informações referentes a gravidez e lactação nos rótulos das substâncias de prescrição, incluindo a eliminação das categorias por letras para risco na gravidez; a Pregnancy and Lactation Labeling Rule (PLLR ou regra final) aplica-se somente a substâncias de prescrição e será introduzida gradualmente para substâncias aprovadas a partir de 30 de junho de 2001
- Não foram realizados estudos controlados em gestantes
- Estudos epidemiológicos não indicam risco aumentado de malformações congênitas de modo geral ou de malformações cardiovasculares
- Em estudos com animais, não foram observadas evidências claras de teratogenicidade; entretanto, incidências levemente aumentadas de malformações fetais e variações esqueléticas foram observadas em estudos com coelhos em doses aproximadamente iguais ou maiores do que as doses humanas máximas recomendadas, e pesos fetais maiores ou reduzidos foram observados em estudos com ratos em doses superiores às doses humanas máximas recomendadas
- Gestantes que desejam parar de fumar podem considerar terapia comportamental antes de farmacoterapia
- Geralmente não recomendado para uso durante a gravidez, em especial durante o primeiro trimestre
- Deve ser ponderado o risco do tratamento (desenvolvimento fetal do primeiro trimestre, parto do recém-nascido no terceiro trimestre) para a criança em relação ao risco do não tratamento (recorrência de depressão, saúde materna, vínculo com o bebê) para a mãe e a criança
- Para muitos pacientes, isso pode significar a continuidade do tratamento durante a gravidez

Amamentação
- Alguma quantidade da substância é encontrada no leite materno
- Se a criança ficar irritável ou sedada, ou a amamentação ou a substância precisará ser descontinuada
- O período pós-parto imediato é uma época de alto risco de depressão, especialmente em mulheres que tiveram episódios depressivos prévios, portanto, poderá ser necessário reinstituir a substância no fim do terceiro trimestre ou logo após o parto para prevenir recorrência durante o pós-parto
- Devem ser ponderados os benefícios da amamentação com os riscos e benefícios do tratamento com antidepressivo *versus* não tratamento para o bebê e a mãe
- Para muitos pacientes, isso pode significar a continuidade do tratamento durante a amamentação

A ARTE DA PSICOFARMACOLOGIA

Potenciais vantagens
- Depressão retardada
- Depressão atípica
- Depressão bipolar
- Pacientes preocupados com disfunção sexual
- Pacientes preocupados com ganho de peso

Potenciais desvantagens
- Pacientes que experimentam perda de peso associada a sua depressão
- Pacientes excessivamente ativados

Principais sintomas-alvo
- Humor depressivo
- Distúrbio do sono, especialmente hipersônia
- Fissura associada à abstinência de nicotina
- Funcionamento cognitivo

Pérolas
* Pode ser efetiva se ISRSs falharam ou pararam de funcionar
- Menos provável de produzir hipomania do que alguns outros antidepressivos
* Pode melhorar a lentificação cognitiva/pseudodemência
* Reduz hipersônia e fadiga
- Aprovada para ajudar a reduzir a fissura durante cessação do tabagismo
- Uso episódico em transtorno de déficit de atenção
- Pode causar disfunção sexual apenas esporadicamente
- Pode exacerbar tiques
- A bupropiona pode não ser tão efetiva em transtornos de ansiedade quanto muitos outros antidepressivos

- A proibição para uso em transtornos alimentares devido ao risco aumentado de convulsões está relacionada a observações passadas quando bupropiona de liberação imediata era dosada em níveis muito altos para pacientes com baixo peso corporal com anorexia nervosa ativa
- A prática atual sugere que pacientes com IMC normal sem fatores de risco adicionais para convulsões podem se beneficiar com bupropiona, especialmente se administradas doses prudentes da formulação XL; esse tratamento deve ser administrado por especialistas, e os pacientes devem ser monitorados atentamente e informados dos riscos potenciais
- A formulação recentemente aprovada de sais de hidrobrometo pode facilitar a alta dosagem para pacientes difíceis de tratar, pois permite a administração de doses únicas de comprimidos de até 450 mg equivalentes ao sal de hidrocloreto de bupropiona (comprimido de 522 mg), diferentemente de formulações de liberação controlada de hidrocloreto de bupropiona para as quais a dose maior em um único comprimido é de 300 mg
- Como os sais do brometo têm propriedades anticonvulsivantes, os sais de hidrobrometo de bupropiona podem teoricamente reduzir o risco de convulsões, mas isso não foi comprovado
- O enantiômero ativo do metabólito ativo principal [(+)-6-hidroxi-bupropiona] está em desenvolvimento clínico como um novo antidepressivo
- A combinação de bupropiona e naltrexona demonstrou eficácia como tratamento para obesidade e atualmente está sendo investigada em um estudo de longo prazo que visa avaliar os resultados desse tratamento na saúde cardiovascular
- Foram concluídos ensaios de fase II da combinação de bupropiona e zonisamida para tratamento de obesidade

Leituras sugeridas

Clayton AH. Extended-release bupropion: an antidepressant with a broad spectrum of therapeutic activity? Expert Opin Pharmacother 2007;8(4):457–66.

Ferry L, Johnston JA. Efficacy and safety of bupropion SR for smoking cessation: data from clinical trials and five years of postmarketing experience. Int J Clin Pract 2003;57(3):224–30.

Foley KF, DeSanty KP, Kast RE. Bupropion: pharmacology and therapeutic applications. Expert Rev Neurother 2006;6(9):1249–65.

Jefferson JW, Pradko JF, Muir KT. Bupropion for major depressive disorder: pharmacokinetic and formulation considerations. Clin Ther 2005;27(11):1685–95.

Papakostas GI, Nutt DJ, Hallett LA, et al. Resolution of sleepiness and fatigue in major depressive disorder: a comparison of bupropion and the selective serotonin reuptake inhibitors. Biol Psychiatry 2006;60(12):1350–5.

BUSPIRONA

TERAPÊUTICA

Marcas • BuSpar

Genérico? Sim

Classe
- Nomenclatura baseada na neurociência: agonista parcial do receptor de serotonina (APRS)
- Ansiolítico (azapirona; agonista parcial de serotonina 1A; estabilizador da serotonina)

Comumente prescrita para
(em negrito, as aprovações da FDA)
- **Manejo dos transtornos de ansiedade**
- **Tratamento de curta duração de sintomas de ansiedade**
- Ansiedade e depressão mista
- Depressão resistente ao tratamento (adjunto)

Como a substância atua
- Liga-se aos receptores de serotonina 1A
- Teoricamente, as ações agonistas parciais pós-sinápticas podem diminuir a atividade serotonérgica e contribuir para ações ansiolíticas
- Teoricamente, as ações agonistas parciais nos autorreceptores pré-sinápticos somatodêndricos de serotonina podem estimular a atividade serotonérgica e contribuir para ações antidepressivas

Tempo para início da ação
- Geralmente, leva de 2 a 4 semanas para atingir eficácia
- Se não estiver funcionando dentro de 6 a 8 semanas, poderá ser necessário um aumento da dosagem ou poderá simplesmente não funcionar

Se funcionar
- O objetivo do tratamento é a remissão completa dos sintomas, além da prevenção de recaídas futuras
- O tratamento na maioria das vezes reduz ou mesmo elimina os sintomas, mas não é uma cura, já que os sintomas podem recorrer depois que o medicamento for interrompido
- Transtornos de ansiedade crônicos podem requerer manutenção de longo prazo com buspirona para controlar os sintomas

Se não funcionar
- Considerar troca por outro agente (um benzodiazepínico ou antidepressivo)

Melhores combinações de potencialização para resposta parcial ou resistência ao tratamento
- Sedativo hipnótico para insônia
- A buspirona é frequentemente administrada como um agente de potencialização para ISRSs ou IRSNs

Exames
- Nenhum para indivíduos saudáveis

EFEITOS COLATERAIS

Como a substância causa efeitos colaterais
- Ações agonistas parciais da serotonina em partes do cérebro e do corpo e em outros receptores além daqueles que causam ações terapêuticas

Efeitos colaterais notáveis
✱ Tontura, dor de cabeça, nervosismo, sedação, excitação
- Náusea
- Inquietação

Efeitos colaterais potencialmente fatais ou perigosos
- Raros sintomas cardíacos

Ganho de peso

- Relatado, mas não esperado

Sedação

- Ocorre em uma minoria significativa

O que fazer com os efeitos colaterais
- Esperar
- Esperar
- Esperar
- Reduzir a dose
- Dar a dose total diária dividida em 3, 4 ou mais doses
- Trocar por outro agente

Melhores agentes de acréscimo para os efeitos colaterais
- Muitos efeitos colaterais não podem ser melhorados com um agente de acréscimo

DOSAGEM E USO

Variação típica da dose
- 20 a 30 mg/dia

Formas de dosagem
- Comprimidos de 5 mg sulcados, 10 mg sulcados, 15 mg multisulcados, 30 mg multisulcados

Como dosar
- Dose inicial de 15 mg 2 vezes ao dia; aumentar em incrementos de 5 mg/dia a cada 2 ou 3 dias até que seja alcançada a eficácia desejada; dose máxima geralmente de 60 mg/dia

Dicas de dosagem
- Requer dosagem 2 a 3 vezes ao dia para efeito completo
- A absorção é afetada por alimento, portanto a administração com ou sem alimentos deve ser consistente

Overdose
- Nenhum óbito relatado em monoterapia; sedação, tortura, pupilas reduzidas, náusea, vômitos

Uso prolongado
- Dados limitados sugerem que é segura

Formação de hábito
- Não

Como interromper
- Em geral, não é necessário reduzir a dose gradualmente

Farmacocinética
- Metabolizada primariamente por CYP450 3A4
- Meia-vida de eliminação de aproximadamente 2 a 3 horas
- A absorção é afetada por alimentos

Interações medicamentosas
- Usar com cautela com IMAOs, incluindo 14 dias depois de interrompê-los (para especialista)
- Inibidores de CYP450 3A4 (p. ex., fluoxetina, fluvoxamina, nefazodona) podem reduzir a eliminação de buspirona e elevar seus níveis plasmáticos, portanto, poderá ser necessário reduzir a dose de buspirona quando dada concomitantemente com esses agentes
- Indutores de CYP450 3A4 (p. ex., carbamazepina) podem aumentar a eliminação de buspirona, portanto, poderá ser necessário aumentar a dose
- A buspirona pode aumentar as concentrações plasmáticas de haloperidol
- A buspirona pode elevar os níveis de nordiazepam, o metabólito ativo de diazepam, o que pode resultar em aumento de sintomas de tontura, cefaleia ou náusea

Outras advertências/precauções
- Nenhuma

Não usar
- Se o paciente estiver tomando um IMAO (exceto conforme observado na seção Interações medicamentosas)
- Se houver uma alergia comprovada a buspirona

POPULAÇÕES ESPECIAIS

Insuficiência renal
- Usar com cautela
- Não recomendada para pacientes com insuficiência renal grave

Insuficiência hepática
- Usar com cautela
- Não recomendada para pacientes com insuficiência hepática grave

Insuficiência cardíaca
- A buspirona tem sido utilizada para tratar hostilidade em pacientes com insuficiência cardíaca

Idosos
- Alguns pacientes podem tolerar melhor doses mais baixas
-

Crianças e adolescentes
- Estudos em crianças entre 6 e 17 anos não mostram redução significativa nos sintomas de ansiedade em transtorno de ansiedade generalizada (TAG)
- O perfil de segurança em crianças encoraja o uso

Gravidez
- Válidas a partir de 30 de junho de 2015, a FDA norte-americana determina alterações no conteúdo e na forma das informações referentes a gravidez e lactação nos rótulos das substâncias de prescrição, incluindo a eliminação das categorias por letras para risco na gravidez; a Pregnancy and Lactation Labeling Rule (PLLR ou regra final) aplica-se somente a substâncias de prescrição e será introduzida gradualmente para substâncias aprovadas a partir de 30 de junho de 2001
- Não foram conduzidos estudos controlados em gestantes
- Estudos com animais não apresentaram efeitos adversos
- Geralmente não recomendada na gravidez, mas pode ser mais segura do que algumas outras opções

Amamentação
- Alguma quantidade da substância é encontrada no leite materno
- Vestígios podem estar presentes em lactentes cujas mães estejam utilizando buspirona
- Se a criança fica irritável ou sedada, a amamentação ou a substância poderá precisar ser descontinuada

A ARTE DA PSICOFARMACOLOGIA

Potenciais vantagens
- Perfil de segurança
- Ausência de dependência e abstinência
- Ausência de disfunção sexual ou ganho de peso

Potenciais desvantagens
- Demora 4 semanas para resultados, enquanto os benzodiazepínicos têm efeitos imediatos

Principais sintomas-alvo
- Ansiedade

Pérolas
✱ A buspirona não parece causar dependência e não apresenta praticamente nenhum sintoma de abstinência
- Pode ter menos efeitos colaterais graves do que os benzodiazepínicos
✱ A buspirona geralmente não causa disfunção sexual
- A buspirona pode reduzir disfunção sexual associada a TAG e a antidepressivos serotonérgicos
- Os efeitos sedativos podem ser mais prováveis com doses acima de 20 mg/dia
- Pode ter menos eficácia ansiolítica do que os benzodiazepínicos para alguns pacientes
- A buspirona é geralmente reservada como um agente de potencialização para tratar ansiedade

Leituras sugeridas

Apter JT, Allen LA. Buspirone: future directions. J Clin Psychopharmacol 1999;19:86–93.

Mahmood I, Sahaiwalla C. Clinical pharmacokinetics and pharmacodynamics of buspirone, an anxiolytic drug. Clin Pharmacokinet 1999;36:277–87.

Pecknold JC. A risk-benefit assessment of buspirone in the treatment of anxiety disorders. Drug Saf 1997;16:118–32.

Sramek JJ, Hong WW, Hamid S, Nape B, Cutler NR. Meta-analysis of the safety and tolerability of two dose regimens of buspirone in patients with persistent anxiety. Depress Anxiety 1999;9:131–4.

CAPRILIDENO

TERAPÊUTICA

Marcas • Axona

Genérico? Não

 Classe
- Alimento medicinal
- Estimulante cognitivo

Comumente prescrito para
(em negrito, as aprovações da FDA)
- **Manejo dietético dos processos metabólicos associados à doença de Alzheimer (leve a moderada)**
- Comprometimento cognitivo leve

 Como a substância atua
- Induz hipercetonemia e oferece um substrato energético alternativo à glicose no cérebro
- O caprilideno é processado no intestino, resultando em ácidos graxos de cadeia média que passam para o fígado e sofrem oxidação obrigatória, por fim sendo transformados em corpos cetônicos (acetoacetato e ácido beta-hidroxibutírico)
- Os corpos cetônicos atravessam a barreira hematoencefálica e são captados pelos neurônios, entrando nas mitocôndrias, onde aumentam a eficiência mitocondrial
- Os corpos cetônicos também geram ATP e aumentam os *pools* de acetil-CoA e acetilcolina

Tempo para início da ação
- Pode começar a agir imediatamente

Se funcionar
- Pode melhorar ou estabilizar a memória e a função cognitiva, mas não reverte o processo degenerativo

Se não funcionar
- Considerar um inibidor da colinesterase ou memantina

 Melhores combinações de potencialização para resposta parcial ou resistência ao tratamento
- Inibidores da colinesterase ou memantina

Exames
- Nenhum para indivíduos saudáveis
- Os níveis de triglicerídeos devem ser monitorados periodicamente em indivíduos que satisfazem os critérios para síndrome metabólica (i.e., circunferência da cintura elevada, triglicerídeos elevados, pressão arterial alta, HDL em jejum reduzido e/ou glicose em jejum elevada)

EFEITOS COLATERAIS

Como a substância causa efeitos colaterais
- O caprilideno é processado no intestino, o que pode contribuir para efeitos colaterais gastrintestinais

Efeitos colaterais notáveis
- Diarreia, flatulência, dispepsia
- Náusea, cefaleia

 Efeitos colaterais potencialmente fatais ou perigosos
- Não relatados

Ganho de peso
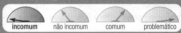
- Relatado, mas não esperado
- Alguns pacientes podem experimentar perda de peso

Sedação
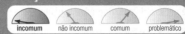
- Relatada, mas não esperada

O que fazer com os efeitos colaterais
- Ingerir com alimento
- Tomar em goles, lentamente, por cerca de 30 minutos
- Considerar a redução da dose

Melhores agentes de acréscimo para os efeitos colaterais
- Muitos efeitos colaterais não podem ser melhorados com um agente de acréscimo
- Simeticona, antiácidos ou antidiarreicos de venda livre

DOSAGEM E USO

Variação típica da dose
- 40 g/dia

Formas de dosagem
- Pó com 40 g/pacote

Como dosar
- Um pacote de 40 g de caprilideno deve ser bem misturado com 100 a 250 mL de líquido; a dosagem deve ocorrer logo após uma refeição (preferivelmente café da manhã ou almoço)

 Dicas para dosagem
- Cada pacote de 40 g de pó de caprilideno contém 20 g de triglicerídeos de cadeia média
- Os efeitos colaterais gastrintestinais são reduzidos se o caprilideno for ingerido com alimentos e/ou aos goles, lentamente, por cerca de 30 minutos
- Alguns pacientes podem requerer uma dose inicial mais baixa para melhorar a tolerabilidade

Overdose
- Não foram relatados óbitos; diarreia, algumas vezes grave

Uso prolongado
- Não estudado
- A substância pode perder eficácia com a progressão da doença de Alzheimer

Formação de hábito
- Não

Como interromper
- Não é necessário reduzir gradativamente

Farmacocinética
- Absorvido no intestino; metabolizado no fígado
- Atravessa a barreira hematoencefálica

 Interações medicamentosas
- Nenhuma relatada

 Outras advertências/precauções
- Usar com cautela em pacientes com hipersensibilidade conhecida a óleo de palma ou coco
- Usar com cautela em pacientes em risco de cetoacidose (p. ex., alcoolistas, pacientes com diabetes mal controlada)
- Usar com cautela em pacientes com história de condições inflamatórias gastrintestinais

Não usar
- Se houver uma alergia comprovada ao caprilideno, leite ou soja

POPULAÇÕES ESPECIAIS

Insuficiência renal
- Não estudado

Insuficiência hepática
- Não estudado

Insuficiência cardíaca
- Não estudado

Idosos
- Não é necessário ajuste de dose

 Crianças e adolescentes
- Segurança e eficácia não foram estabelecidas

 Gravidez
- Não foram conduzidos estudos controlados em gestantes
- Estudos com animais não apresentaram efeitos teratogênicos

Amamentação
- Desconhecido se o caprilideno é secretado no leite humano

A ARTE DA PSICOFARMACOLOGIA

Potenciais vantagens
- Pacientes com problemas de memória residual no tratamento da doença de Alzheimer

Potenciais desvantagens
- Pacientes com transtornos gastrintestinais

Principais sintomas-alvo
- Perda de memória na doença de Alzheimer
- Perda de memória em déficit cognitivo leve

Pérolas
- Em geral, não é vista reversão drástica dos sintomas de doença de Alzheimer com caprilideno
- ✱ Talvez somente 50% dos pacientes com doença de Alzheimer sejam diagnosticados, apenas 50% destes são tratados, e somente por 200 dias, em uma doença que dura de 7 a 10 anos
- É preciso avaliar a falta e a perda de eficácia durante meses, não semanas
- Pacientes que se queixam de problemas de memória podem ter depressão, enquanto aqueles cujos cônjuges ou filhos se queixam de seus problemas de memória podem ter doença de Alzheimer
- Tratar o paciente, mas perguntar ao cuidador sobre a eficácia
- O que você vê pode depender do quão precocemente você trata
- Os primeiros sintomas da doença de Alzheimer, em geral, são alterações do humor; assim, a doença pode inicialmente ser diagnosticada como depressão
- Mulheres podem experimentar sintomas cognitivos na perimenopauusa em consequência de alterações hormonais que não são um sinal de demência ou doença de Alzheimer
- Se o tratamento com antidepressivos não conseguir melhorar a apatia e o humor depressivo nos idosos, é possível que isso represente início de doença de Alzheimer
- O retardo na progressão da doença de Alzheimer não é evidência de ações de modificação da doença do caprilideno
- Os efeitos colaterais mais proeminentes do caprilideno são gastrintestinais, os quais em geral são leves e transitórios
- Perda de peso pode ser um problema em pacientes com Alzheimer com debilitação e desgaste muscular

Leituras sugeridas

Henderson ST. Ketone bodies as therapeutic for Alzheimer's disease. Neurotherapeutics 2008;5(3):470–80.

Traul KA, Driedger A, Ingle DL, Nakhasi D. Review of the toxicologic properties of medium-chain triglycerides. Food Chem Toxicol 2000;38:79–98.

CARBAMAZEPINA

TERAPÊUTICA

Marcas
- Tegretol
- Carbatrol
- Equetro

Genérico? Sim (não para formulação de liberação prolongada)

Classe
- Nomenclatura baseada na neurociência: bloqueador dos canais de sódio e cálcio dependentes de voltagem do glutamato (BC-Glu)
- Anticonvulsivante, antineurálgico para dor crônica, antagonista dos canais de sódio sensíveis a voltagem

Comumente prescrita para
(em negrito, as aprovações da FDA)
- **Convulsões parciais com sintomatologia complexa**
- **Convulsões tônico-clônicas generalizadas (grande mal)**
- **Padrões de convulsão mistos**
- **Dor associada a neuralgia do nervo trigêmeo verdadeiro**
- **Mania aguda/mania mista (Equetro)**
- Neuralgia glossofaríngea
- Depressão bipolar
- Manutenção bipolar
- Psicose, esquizofrenia (adjunto)

Como a substância atua
✷ Atua como um bloqueador dependente do uso de canais de sódio sensíveis a voltagem
✷ Interage com a conformação do canal aberto dos canais de sódio sensíveis a voltagem
✷ Interage em um sítio específico da subunidade alfa formadora de poros dos canais de sódio sensíveis a voltagem
- Inibe a liberação de glutamato

Tempo para início da ação
- Para mania aguda, os efeitos devem ocorrer dentro de algumas semanas
- Pode levar várias semanas até meses para otimizar um efeito na estabilização do humor
- Deve reduzir as convulsões em 2 semanas

Se funcionar
- O objetivo do tratamento é a completa remissão dos sintomas (p. ex., convulsões, mania, dor)
- Continuar o tratamento até que todos os sintomas tenham desaparecido ou até que a melhora seja estável, e depois continuar tratando indefinidamente enquanto persistir a melhora
- Continuar o tratamento indefinidamente para evitar recorrência de mania e convulsões
- O tratamento de dor neuropática crônica na maioria das vezes reduz, mas não elimina a dor e não é uma cura, já que os sintomas costumam recorrer depois que o medicamento é interrompido

Se não funcionar (para transtorno bipolar)
✷ Muitos pacientes têm apenas uma resposta parcial, em que alguns sintomas são melhorados, mas outros persistem ou continuam a oscilar sem estabilização do humor
- Outros pacientes podem ser não respondedores, sendo algumas vezes chamados de resistentes ou refratários ao tratamento
- Considerar aumento da dose, troca por outro agente ou o acréscimo de um agente de potencialização apropriado
- Considerar o acréscimo de psicoterapia
- Considerar *biofeedback* ou hipnose para dor
- Para transtorno bipolar, considerar a ocorrência de não adesão e aconselhar o paciente
- Trocar por outro estabilizador do humor com menos efeitos colaterais ou por carbamazepina de liberação prolongada
- Considerar avaliação para outro diagnóstico ou para uma condição comórbida (p. ex., doença clínica, abuso de substância, etc.)

Melhores combinações de potencialização para resposta parcial ou resistência ao tratamento
- Lítio
- Antipsicóticos atípicos (especialmente risperidona, olanzapina, quetiapina, ziprasidona e aripiprazol)
- Valproato (carbamazepina pode diminuir os níveis de valproato)
- Lamotrigina (carbamazepina pode diminuir os níveis de lamotrigina)
✷ Antidepressivos (com cautela, porque podem desestabilizar o humor em alguns pacientes, incluindo indução de ciclagem rápida ou ideação suicida; em particular, considerar bupropiona; também ISRSs, IRSNs, outros; em geral evitar ADTs, IMAOs)

Exames
✷ Antes de iniciar: hemograma, testes da função hepática, renal e da tireoide

- Durante o tratamento: hemograma a cada 2 a 4 semanas por 2 meses, depois a cada 3 a 6 meses durante o tratamento
- Durante o tratamento: testes da função hepática, renal e da tireoide a cada 6 a 12 meses
- Considerar o monitoramento dos níveis de sódio devido à possibilidade de hiponatremia
✻ Antes de iniciar: indivíduos com ascendência em amplas áreas da Ásia devem considerar rastreio para a presença do alelo HLA-B*1502; aqueles com esse alelo não devem ser tratados com carbamazepina

EFEITOS COLATERAIS

Como a substância causa efeitos colaterais
- Efeitos colaterais no SNC teoricamente devidos a ações excessivas nos canais de sódio sensíveis a voltagem
- Metabólito principal (10,11-epóxido-carbamazepina) pode ser a causa de muitos efeitos colaterais
- Efeitos anticolinérgicos leves podem contribuir para sedação e visão turva

Efeitos colaterais notáveis
✻ Sedação, tontura, confusão, instabilidade da marcha, cefaleia
✻ Náusea, vômitos, diarreia
- Visão turva
✻ Leucopenia benigna (transitória; em até 10%)
✻ Erupção cutânea

Efeitos colaterais potencialmente fatais ou perigosos
✻ Anemia aplástica rara, agranulocitose (sangramento incomum ou hematomas, aftas, infecções, febre, dor de garganta)
✻ Raras reações dermatológicas graves (púrpura, síndrome de Stevens-Johnson)
- Raros problemas cardíacos
- Rara indução de psicose ou mania
✻ SIADH (síndrome da secreção inapropriada de hormônio antidiurético) com hiponatremia
- Frequência aumentada de convulsões generalizadas (em pacientes com crises de ausência atípicas)
- Rara ativação de ideação e comportamento suicida (suicidalidade)

Ganho de peso

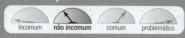

- Ocorre em uma minoria significativa

Sedação

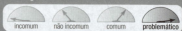

- Frequente e pode ocorrer em quantidade significativa
- Alguns pacientes podem não tolerar
- Relacionada à dose
- Pode passar com o tempo, mas comumente não em altas doses
- Efeitos no SNC significativamente menores com formulação de liberação controlada (p. ex., Equetro, Carbatrol)

O que fazer com os efeitos colaterais
- Esperar
- Esperar
- Esperar
- Ingerir com alimentos ou dividir a dose para evitar efeitos gastrintestinais
- Carbamazepina de liberação prolongada pode ser pulverizada sobre alimentos moles
- Ingerir à noite para reduzir sedação diurna
- Trocar por outro agente ou por carbamazepina de liberação prolongada

Melhores agentes de acréscimo para os efeitos colaterais
- Muitos efeitos colaterais não podem ser melhorados com um agente de acréscimo

DOSAGEM E USO

Variação típica da dose
- 400 a 1.200 mg/dia
- Menos de 6 anos: 10 a 20 mg/kg por dia

Formas de dosagem
- Comprimidos de 100 mg mastigáveis, 200 mg mastigáveis, 200 mg
- Comprimidos de liberação prolongada de 100 mg, 200 mg, 400 mg
- Cápsulas de liberação prolongada de 100 mg, 200 mg, 300 mg
- Suspensão oral de 100 mg/5 mL (450 mL)

Como dosar
- Para transtorno bipolar e convulsões (acima dos 13 anos): dose inicial de 200 mg 2 vezes ao dia (comprimido) ou 1 colher de chá (100 mg) 4 vezes ao dia (suspensão); a cada semana aumentar até 200 mg/dia em doses divididas (2 doses para formulação de liberação prolongada, 3 a 4 doses para outros comprimidos); dose máxima geralmente de 1.200 mg/dia para adultos e de 1.000 mg/dia para crianças com menos de 15 anos; dose de manutenção geralmente de 800 a 1.200 mg/dia para adultos; alguns pacientes podem requerer até 1.600 mg/dia
- Convulsões (menos de 13 anos): ver a seção Crianças e adolescentes
- Neuralgia do trigêmeo: dose inicial de 100 mg 2 vezes ao dia (comprimido) ou meia colher de chá (50 mg) 4 vezes ao dia; a cada semana aumentar até 200 mg/dia em doses divididas (100 mg a cada 12 horas para formulações em comprimido, 50 mg 4 vezes ao dia para formulação em suspensão); dose máxima geralmente de 1.200 mg/dia
- Devem ser utilizadas dose inicial mais baixa e titulação mais lenta para suspensão de carbamazepina

Dicas de dosagem
- Ocorrem níveis de pico mais elevados com a formulação em suspensão do que com a mesma dose da formulação em comprimido, portanto a suspensão em geral deve ser iniciada com uma dose menor e titulada lentamente
- Ingerir carbamazepina com alimentos para evitar efeitos gastrintestinais
✼ A titulação lenta da dose pode retardar o início da ação terapêutica, mas melhora a tolerabilidade aos efeitos sedativos
- Formulações de liberação controlada (p. ex., Equetro, Carbatrol) podem reduzir significativamente a sedação e outros efeitos colaterais no SNC
- Deve ser titulada lentamente na presença de outros agentes sedativos, como outros anticonvulsivantes, para melhor tolerar os efeitos colaterais sedativos aditivos
✼ Às vezes, pode-se minimizar o impacto da carbamazepina sobre a medula óssea dosando lentamente e monitorando com atenção ao iniciar o tratamento; a tendência inicial a leucopenia/neutropenia pode ser revertida com o tempo com a dosagem conservadora continuada e permitir subsequentes incrementos na dosagem mediante monitoramento atento

✼ Com o tempo a carbamazepina frequentemente requer um ajuste ascendente da dosagem, pois a substância induz seu próprio metabolismo, dessa maneira reduzindo seus próprios níveis plasmáticos durante as primeiras semanas de tratamento
- Não quebrar ou mastigar comprimidos de carbamazepina de liberação prolongada, pois isso irá alterar as propriedades de liberação controlada

Overdose
- Pode ser fatal (a dose fatal mais baixa em adultos é 3,2 g, em adolescentes é 4 g e em crianças é 1,6 g); náusea, vômitos, movimentos involuntários, batimento cardíaco irregular, retenção urinária, respiração dificultosa, sedação, coma

Uso prolongado
- Pode diminuir o impulso sexual
- Pode ser necessário o monitoramento das funções hepática, renal e da tireoide, hemograma e sódio

Formação de hábito
- Não

Como interromper
- Reduzir a dose gradualmente; poderá ser necessário ajustar a dose das medicações concomitantes quando a carbamazepina estiver sendo descontinuada
✼ A descontinuação rápida pode aumentar o risco de recaída no transtorno bipolar
- Pacientes com epilepsia podem convulsionar com a retirada, especialmente se abrupta
- Sintomas de descontinuação incomuns

Farmacocinética
- Metabolizada no fígado, principalmente por CYP450 3A4
- Excretada por via renal
- Metabólito ativo (10,11-epóxido-carbamazepina)
- Meia-vida inicial de 26 a 65 horas (35 a 40 horas para formulação de liberação prolongada); meia-vida de 12 a 17 horas com doses repetidas
- A meia-vida do metabólito ativo é de aproximadamente 34 horas
✼ É não só um substrato para CYP450 3A4, mas também um indutor de CYP450 3A4
✼ Assim, a carbamazepina induz seu próprio metabolismo, frequentemente requerendo um ajuste ascendente da dosagem
- Também é um indutor de CYP450 2C9 e indutor fraco de 1A2 e 2C19
- Alimentos não afetam a absorção

Carbamazepina 137

Carbamazepina

Interações medicamentosas
- Substâncias anticonvulsivantes indutoras enzimáticas (a própria carbamazepina, além de fenobarbital, fenitoína e primidona) podem aumentar a eliminação de carbamazepina e diminuir seus níveis plasmáticos
- Indutores de CYP450 3A4, como a própria carbamazepina, podem diminuir os níveis plasmáticos de carbamazepina
- Inibidores de CYP450 3A4, como nefazodona, fluvoxamina e fluoxetina, podem aumentar os níveis plasmáticos de carbamazepina
- A carbamazepina pode aumentar os níveis plasmáticos de clomipramina, fenitoína, primidona
- A carbamazepina pode diminuir os níveis plasmáticos de acetaminofeno, clozapina, benzodiazepínicos, dicumarol, doxiciclina, teofilina, varfarina e haloperidol, bem como de outros anticonvulsivantes como fensuximida, metossuximida, etossuximida, fenitoína, tiagabina, topiramato, lamotrigina e valproato
- A carbamazepina pode diminuir os níveis plasmáticos de contraceptivos hormonais e afetar de forma adversa a sua eficácia
- O uso combinado de carbamazepina com outros anticonvulsivantes pode levar a função alterada da tireoide
- O uso combinado de carbamazepina e lítio pode aumentar o risco de efeitos neurotóxicos
- Os efeitos depressores são aumentados por outros depressores do SNC (álcool, IMAOs, outros anticonvulsivantes, etc.)
- O uso combinado de suspensão de carbamazepina com formulações líquidas de clorpromazina demonstrou resultar em excreção de um precipitado emborrachado alaranjado; por isso, o uso combinado de suspensão de carbamazepina com algum medicamento líquido não é recomendado

Outras advertências/precauções
✷ Os pacientes devem ser monitorados cuidadosamente para sinais de sangramento incomum ou hematomas, feridas na boca, infecções, febre ou dor de garganta, pois o risco de anemia aplástica e agranulocitose com o uso de carbamazepina é 5 a 8 vezes maior do que na população em geral (o risco na população em geral não tratada é de 6 pacientes por 1 milhão por ano para agranulocitose e 2 pacientes por 1 milhão por ano para anemia aplástica)

- Como a carbamazepina tem uma estrutura química tricíclica, usar com cautela com IMAOs, incluindo 14 dias após interrompê-los (para o especialista)
- Pode exacerbar glaucoma de ângulo fechado
- Como a carbamazepina pode diminuir os níveis plasmáticos de contraceptivos hormonais, ela também pode reduzir sua eficácia
- Pode ser preciso restringir a ingestão de líquidos devido ao risco de desenvolvimento da síndrome da secreção inapropriada de hormônio antidiurético, hiponatremia e suas complicações
- Usar com cautela em pacientes com transtornos convulsivos mistos que incluem crises de ausência atípicas porque a carbamazepina foi associada a frequência aumentada de convulsões generalizadas nesses pacientes
- Indivíduos com o alelo HLA-B*1502 têm risco aumentado de desenvolver a síndrome de Stevens-Johnson e necrólise epidérmica tóxica
- Alertar pacientes e seus cuidadores sobre a possibilidade de ativação de ideação suicida e aconselhá-los a relatar imediatamente esses efeitos colaterais

Não usar
- Se o paciente tiver história de supressão da medula óssea
- Se o paciente testar positivo para o alelo HLA-B*1502
- Se houver uma alergia comprovada a algum composto tricíclico
- Se houver uma alergia comprovada à carbamazepina
- Suspensão: em pacientes com problemas hereditários com intolerância à frutose

POPULAÇÕES ESPECIAIS

Insuficiência renal
- A carbamazepina é secretada pelos rins, portanto poderá ser necessário reduzir a dose

Insuficiência hepática
- A substância deve ser utilizada com cautela

Ocorreram casos raros de insuficiência hepática

Insuficiência cardíaca
- A substância deve ser utilizada com cautela

Idosos
- Alguns pacientes podem tolerar melhor doses mais baixas
- Pacientes idosos podem ser mais suscetíveis aos efeitos adversos

Crianças e adolescentes
- Aprovado o uso para epilepsia; a faixa terapêutica de carbamazepina total no plasma é considerada a mesma para crianças e adultos
- De 6 a 12 anos: dose inicial de 100 mg 2 vezes ao dia (comprimidos) ou meia colher de chá (50 mg) 4 vezes ao dia (suspensão); a cada semana, aumentar até 100 mg/dia em doses divididas (2 doses para formulação de liberação prolongada, 3 a 4 doses para todas as outras formulações); dose máxima geralmente de 1.000 mg/dia; dose de manutenção geralmente de 400 a 800 mg/dia
- Até os 5 anos: dose inicial de 10 a 20 mg/kg por dia em doses divididas (2 a 3 doses para formulações em comprimidos, 4 doses para suspensão); aumentar semanalmente conforme necessário; dose máxima geralmente de 35 mg/kg/dia

Gravidez
- Válidas a partir de 30 de junho de 2015, a FDA norte-americana determina alterações no conteúdo e na forma das informações referentes a gravidez e lactação nos rótulos das substâncias de prescrição, incluindo a eliminação das categorias por letras para risco na gravidez; a Pregnancy and Lactation Labeling Rule (PLLR ou regra final) aplica-se somente a substâncias de prescrição e será introduzida gradualmente para substâncias aprovadas a partir de 30 de junho de 2001

✱ O uso durante o primeiro trimestre pode aumentar o risco de defeitos no tubo neural (p. ex., espinha bífida) ou outras anomalias congênitas
- O uso em mulheres em idade reprodutiva requer ponderação dos benefícios potenciais para a mãe contra os riscos para o feto

✱ Se a substância for continuada, realizar testes para detectar defeitos congênitos

✱ Se a substância for continuada, começar com folato 1 mg/dia no início da gravidez para reduzir o risco de defeitos no tubo neural
- Antiepileptic Drug Pregnancy Registry: (888)233-2334

- O uso de anticonvulsivantes em combinação pode causar prevalência mais alta de efeitos teratogênicos do que monoterapia anticonvulsivante
- Reduzir a substância gradualmente se descontinuar
- Convulsões, mesmo que leves, podem causar danos ao embrião/feto

✱ Para pacientes bipolares, a carbamazepina deve geralmente ser descontinuada antes de gestações previstas
- Doença bipolar recorrente durante a gravidez pode ser muito perturbadora
- Para pacientes bipolares, devido ao risco de recaída no período pós-parto, poderá ser preciso reiniciar o tratamento com alguma forma de estabilizador do humor imediatamente após o parto se a paciente não for medicada durante a gravidez

✱ Antipsicóticos atípicos podem ser preferíveis a lítio ou anticonvulsivantes como carbamazepina se o tratamento de transtorno bipolar for necessário durante a gravidez
- Sintomas bipolares podem recorrer ou piorar durante a gravidez, e alguma forma de tratamento poderá ser necessária

Amamentação
- Alguma quantidade de substância é encontrada no leite materno

✱ Recomendado descontinuar a substância ou utilizar mamadeira
- Se a substância for continuada durante a amamentação, o bebê deve ser monitorado para possíveis efeitos adversos, incluindo efeitos hematológicos
- Se o bebê apresentar sinais de irritabilidade ou sedação, poderá ser necessário descontinuar a substância
- Alguns casos de convulsões neonatais, depressão respiratória, vômitos e diarreia foram relatados em bebês cujas mães receberam carbamazepina durante a gravidez

✱ O transtorno bipolar pode recorrer durante o período pós-parto, particularmente se houver história anterior de episódios pós-parto de depressão ou psicose
- As taxas de recaída podem ser mais baixas em mulheres que recebem tratamento profilático para episódios pós-parto de transtorno bipolar
- Antipsicóticos atípicos e anticonvulsivantes como valproato podem ser mais seguros do que carbamazepina no período pós-parto durante a amamentação

A ARTE DA PSICOFARMACOLOGIA

Potenciais vantagens

- Transtornos bipolar e psicótico resistentes ao tratamento

Potenciais desvantagens

- Pacientes que não desejam ou não conseguem aderir à testagem sanguínea e ao monitoramento atento
- Pacientes que não conseguem tolerar sedação
- Pacientes grávidas

Principais sintomas-alvo

- Incidência de convulsões
- Humor instável, especialmente mania
- Dor

Pérolas

- A carbamazepina foi o primeiro anticonvulsivante amplamente utilizado para o tratamento de transtorno bipolar e agora tem aprovação formal para mania aguda e mania mista

✻ Uma formulação de liberação prolongada tem melhores evidências de eficácia e melhor tolerabilidade em transtorno bipolar do que a carbamazepina de liberação imediata

- A frequência da dosagem, bem como sedação, diplopia, confusão e ataxia podem ser reduzidas com a carbamazepina de liberação prolongada
- O risco de efeitos colaterais sérios é maior nos primeiros meses de tratamento
- Efeitos colaterais comuns, como sedação, frequentemente desaparecem depois de alguns meses

✻ Pode ser efetiva em pacientes que não respondem a lítio ou outros estabilizadores do humor

- Pode ser eficaz para a fase depressiva de transtorno bipolar e para manutenção no transtorno bipolar
- Pode ser complicado usar com medicações concomitantes

Leituras sugeridas

Leucht S, McGrath J, White P, Kissling W. Carbamazepine for schizophrenia and schizoaffective psychoses. Cochrane Database Syst Rev 2002;(3):CD001258.

Marson AG, Williamson PR, Hutton JL, Clough HE, Chadwick DW. Carbamazepine versus valproate monotherapy for epilepsy. Cochrane Database Syst Rev 2000;(3):CD001030.

Smith LA, Cornelius V, Warnock A, Tacchi MJ, Taylor D. Pharmacological interventions for acute bipolar mania: a systematic review of randomized placebo-controlled trials. Bipolar Disord 2007;9(6):551–60.

Weisler RH, Kalali AH, Ketter TA. A multicenter, randomized, double-blind, placebo-controlled trial of extended-release carbamazepine capsules as monotherapy for bipolar disorder patients with manic or mixed episodes. J Clin Psychiatry 2004;65:478–84.

CARIPRAZINA

TERAPÊUTICA

Marcas • Vraylar

Genérico? Não

Classe
- Nomenclatura baseada na neurociência: antagonista de receptores de dopamina, serotonina e norepinefrina (ARDSN)
- Agonista parcial de dopamina (estabilizador da dopamina, antipsicótico atípico, antipsicótico de terceira geração; algumas vezes incluído como antipsicótico de segunda geração; também um potencial estabilizador do humor)

Comumente prescrita para
(em negrito, as aprovações da FDA)
- **Esquizofrenia**
- **Mania aguda/mania mista**
- Outros transtornos psicóticos
- Manutenção bipolar
- Depressão bipolar
- Depressão resistente ao tratamento
- Transtornos comportamentais na demência
- Transtornos comportamentais em crianças e adolescentes
- Transtornos associados a problemas com o controle dos impulsos

Como a substância atua
✱ Agonismo parcial nos receptores dopaminérgicos 2
- Teoricamente, reduz a produção de dopamina quando suas concentrações são altas, melhorando os sintomas positivos e mediando as ações antipsicóticas
- Teoricamente, aumenta a produção de dopamina quando suas concentrações são baixas, melhorando sintomas cognitivos, negativos e do humor
- Liga-se preferencialmente aos receptores de dopamina 3, em vez de aos receptores da dopamina 2, em baixas doses; a importância clínica é desconhecida, mas teoricamente pode contribuir para a eficácia da cariprazina nos sintomas negativos. Teoricamente, o agonismo parcial de D3 pode ser útil para tratar cognição, humor, emoções e recompensa/uso de substância
- A cariprazina também tem alta afinidade pelos receptores de serotonina 1A (agonista parcial) e 2B (antagonista)
- A cariprazina tem afinidade moderada pelos receptores de serotonina 2A (antagonista)

Tempo para início da ação
- Sintomas psicóticos e maníacos podem melhorar dentro de 1 semana, mas pode demorar várias semanas para efeito completo no comportamento e na cognição
- Classicamente recomendado esperar de 4 a 6 semanas para determinar a eficácia antipsicótica completa da substância, mas, na prática, alguns pacientes podem precisar de até 16 a 20 semanas para apresentar uma boa resposta, especialmente em déficit cognitivo e resultados funcionais

Se funcionar
- Na maioria das vezes reduz os sintomas positivos, mas não os elimina
- Pode reduzir e eliminar sintomas de mania aguda
- Pode melhorar os sintomas negativos, além dos sintomas agressivos, cognitivos e afetivos na esquizofrenia
- A maioria dos pacientes com esquizofrenia não tem remissão total dos sintomas, mas redução de aproximadamente um terço
- Talvez de 5 a 15% dos pacientes com esquizofrenia consigam experimentar uma melhora global de mais de 50 a 60%, especialmente quando recebem tratamento estável por mais de 1 ano
- Tais pacientes são considerados super-respondedores ou "*awakeners*", uma vez que podem ficar suficientemente bem para obter emprego, viver de forma independente e manter relações de longa duração
- Continuar o tratamento até atingir um platô de melhora
- Depois de atingir um platô satisfatório, continuar o tratamento por no mínimo 1 ano depois do primeiro episódio de psicose
- Para segundo episódio de psicose e episódios subsequentes, poderá ser necessário tratamento por tempo indeterminado
- Mesmo para primeiros episódios de psicose, pode ser preferível continuar o tratamento

Se não funcionar
- Tentar um dos outros antipsicóticos atípicos
- Se 2 ou mais monoterapias antipsicóticas não funcionarem, considerar clozapina

- Alguns pacientes podem requerer tratamento com um antipsicótico convencional
- Se nenhum antipsicótico atípico de primeira linha for eficaz para esquizofrenia, considerar doses mais altas ou potencialização com valproato ou lamotrigina
- Considerar lítio e anticonvulsivantes estabilizadores do humor para mania
- Considerar a não adesão e trocar por outro antipsicótico com menos efeitos colaterais ou por um antipsicótico que possa ser dado por injeção *depot*
- Considerar o início de reabilitação e psicoterapia
- Considerar a ocorrência de abuso de substância concomitante

Melhores combinações de potencialização para resposta parcial ou resistência ao tratamento

- Ácido valproico (valproato, divalproex, divalproex ER)
- Lamotrigina
- Lítio
- Benzodiazepínicos

Exames

Antes de iniciar um antipsicótico atípico

✻ Pesar todos os pacientes e acompanhar o IMC durante o tratamento

- Obter a história pessoal basal e familiar de diabetes, obesidade, dislipidemia, hipertensão e doença cardiovascular

✻ Obter circunferência da cintura (na altura do umbigo), pressão arterial, glicose plasmática em jejum e perfil lipídico em jejum

- Determinar se o paciente
  - tem sobrepeso (IMC de 25,0 a 29,9)
  - é obeso (IMC > 30)
  - é pré-diabético (glicose plasmática em jejum de 100 a 125 mg/dL)
  - tem diabetes (glicose plasmática em jejum > 126 mg/dL)
  - tem hipertensão (PA > 140/90 mmHg)
  - tem dislipidemia (colesterol total, colesterol LDL e triglicerídeos aumentados; colesterol HDL reduzido)
- Tratar ou encaminhar esses pacientes para tratamento, incluindo manejo nutricional e do peso, aconselhamento de atividade física, cessação do tabagismo e manejo clínico

Monitoramento depois de iniciar antipsicótico atípico

✻ IMC mensalmente por 3 meses, depois trimestralmente

✻ Considerar o monitoramento mensal dos triglicerídeos em jejum por vários meses em pacientes com alto risco de complicações metabólicas e ao iniciar ou trocar antipsicóticos

✻ Pressão arterial, glicose plasmática em jejum, lipídeos em jejum dentro de 3 meses e depois anualmente, porém de modo mais precoce e frequente para pacientes com diabetes ou que ganharam > 5% do peso inicial

- Tratar ou encaminhar para tratamento e considerar troca por outro antipsicótico atípico para pacientes que adquirem sobrepeso ou tornam-se obesos, pré-diabéticos, diabéticos, hipertensos ou dislipidêmicos enquanto recebem um antipsicótico atípico

✻ Mesmo em pacientes sem diabetes conhecida, manter vigilância para o início raro, mas potencialmente fatal, de cetoacidose diabética, que sempre requer tratamento imediato, monitorando o início súbito de poliúria, polidipsia, perda de peso, náusea, vômitos, desidratação, respiração rápida, fraqueza e turvação da consciência, até mesmo coma

- Pacientes com baixa contagem de leucócitos ou com história de leucopenia/neutropenia induzida por substância devem ter hemograma completo monitorado com frequência durante os primeiros meses, e a cariprazina deve ser descontinuada ao primeiro sinal de declínio nos leucócitos na ausência de outros fatores causadores

EFEITOS COLATERAIS

Como a substância causa efeitos colaterais

- Ações agonistas parciais nos receptores de dopamina 2 no estriado podem causar efeitos colaterais motores, como acatisia (ocasionalmente)
- Ações agonistas parciais nos receptores de dopamina 2 também podem causar náusea, vômitos ocasionais e efeitos colaterais de ativação
- Os mecanismos de ganho de peso e a incidência aumentada de diabetes e dislipidemia com antipsicóticos atípicos são desconhecidos

Efeitos colaterais notáveis

- Acatisia, efeitos colaterais extrapiramidais, inquietação
- Desconforto gastrintestinal
- Sedação
- Risco teórico de discinesia tardia

Cariprazina

Efeitos colaterais potencialmente fatais ou perigosos
- Hiperglicemia, em alguns casos extrema e associada a cetoacidose ou coma hiperosmolar ou morte, foi relatada em pacientes que tomavam antipsicóticos atípicos
- Risco aumentado de morte e eventos cerebrovasculares em pacientes idosos com psicose relacionada a demência
- Rara síndrome neuroléptica maligna (risco muito reduzido em comparação aos antipsicóticos convencionais)
- Raras convulsões

Ganho de peso

- Ocorre em uma minoria significativa

Sedação
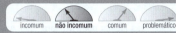
- Ocorre em uma minoria significativa

O que fazer com os efeitos colaterais
- Esperar
- Esperar
- Esperar
- Anticolinérgicos ou um benzodiazepínico em baixa dose ou um betabloqueador podem reduzir efeitos de acatisia quando presente
- Perda de peso, programas de exercícios e manejo clínico para IMCs altos, diabetes, dislipidemia
- Trocar por outro antipsicótico atípico

Melhores agentes de acréscimo para os efeitos colaterais
- Betabloqueadores e algumas vezes benzodiazepínicos para acatisia
- Benzotropina ou triexifenidil para efeitos colaterais motores
- Muitos efeitos colaterais não podem ser melhorados com um agente de acréscimo

DOSAGEM E USO

Variação típica da dose
- Esquizofrenia: 1,5 a 6 mg 1 vez ao dia
- Mania bipolar: 3 a 6 mg 1 vez ao dia

Formas de dosagem
- Cápsulas de 1,5 mg, 3 mg, 4,5 mg, 6 mg

Como dosar
- Esquizofrenia: dose inicial de 1,5 mg 1 vez ao dia; pode ser aumentada para 3 mg 1 vez ao dia no dia 2; pode ser aumentada em incrementos de 1,5 a 3 mg para atingir a dose terapêutica (dose recomendada de 1,5 a 6 mg 1 vez ao dia)
- Mania bipolar: dose inicial de 1,5 mg 1 vez ao dia; pode ser aumentada para 3 mg 1 vez ao dia no dia 2; pode ser aumentada em incrementos de 1,5 a 3 mg para atingir a dose terapêutica (dose recomendada de 3 a 6 mg 1 vez ao dia)

Dicas para dosagem
- Devido à sua meia-vida longa e à meia-vida especialmente longa de seus metabólitos ativos, monitorar efeitos adversos e resposta durante várias semanas após o início de cariprazina e a cada alteração na dose; também a eliminação da substância ativa levará várias semanas
- Devido à sua meia-vida longa, a perda de algumas doses pode não ser tão prejudicial em comparação a outros antipsicóticos
- Pode ser tomada com ou sem alimentos

Overdose
- Experiência limitada

Uso prolongado
- Não estudado exaustivamente, mas com frequência é necessário tratamento de manutenção de longa duração para esquizofrenia e mania bipolar
- Periodicamente, deve ser avaliada a utilidade de longo prazo em pacientes individuais, mas poderá ser necessário continuar o tratamento por muitos anos em pacientes com esquizofrenia

Formação de hábito
- Não

Como interromper
- Uma vez que a experiência clínica é escassa, pode ser prudente titulação descendente, em especial quando for iniciado simultaneamente um novo antipsicótico durante a troca (i.e., titulação cruzada)
- Entretanto, as meias-vidas longas da cariprazina e seus metabólitos ativos sugerem que pode ser possível interrompê-la abruptamente
- O método para interrupção da cariprazina pode variar dependendo do agente pelo qual está sen-

do trocada; veja as orientações de troca sobre agentes individuais para saber como interromper a cariprazina
• Teoricamente, a descontinuação rápida pode levar a psicose de rebote e piora dos sintomas, porém isso é menos provável com cariprazina devido à sua meia-vida longa

Farmacocinética
• Metabolizada por CYP450 3A4 em dois metabólitos ativos de ação prolongada
• Com base no tempo para atingir um estado de equilíbrio, a meia-vida da cariprazina é de 2 a 4 dias e, para um dos seus metabólitos ativos, cariprazina didesmetil (DDCAR), é de 1 a 3 semanas

Interações medicamentosas
• Início de um inibidor forte de CYP450 3A4 em pacientes com uma dose estável de cariprazina: reduzir pela metade a dose atual da cariprazina (para indivíduos que tomam 4,5 mg, reduzir para 1,5 mg ou 3 mg 1 vez ao dia; para aqueles que tomam 1,5 mg 1 vez ao dia, reduzir para 1,5 mg em dias alternados)
• Início de cariprazina em pacientes que tomam um inibidor forte de CYP450 3A4: administrar 1,5 mg no dia 1; não usar no dia 2; administrar 1,5 mg nos dias 3 e 4; dose máxima 3 mg 1 vez ao dia
• Não é recomendado o uso concomitante de cariprazina e um indutor de CYP450 3A4
• Pode aumentar os efeitos de agentes anti-hipertensivos
• Pode antagonizar a levodopa e agonistas de dopamina

Outras advertências/precauções
• Usar com cautela em pacientes com condições que predispõem a hipotensão (desidratação, calor excessivo)
• Disfagia tem sido associada ao uso de antipsicóticos, e a cariprazina deve ser utilizada com cautela em pacientes com risco de pneumonia por aspiração

Não usar
• Se houver uma alergia comprovada a cariprazina

POPULAÇÕES ESPECIAIS

Insuficiência renal
• Insuficiência leve a moderada (eliminação da creatinina < 30 mL/minuto): não é necessário ajuste da dose
• Grave ou estágio final: não recomendada

Insuficiência hepática
• Insuficiência leve a moderada (escore de Child-Pugh entre 5 e 9): não é necessário ajuste da dose
• Grave: não recomendada

Insuficiência cardíaca
• O uso em pacientes com insuficiência cardíaca não foi estudado, portanto, utilizar com cautela

Idosos
• Alguns pacientes idosos podem tolerar melhor doses mais baixas
• Embora antipsicóticos atípicos sejam comumente utilizados para transtornos comportamentais em demência, nenhum agente foi aprovado para o tratamento de idosos com psicose relacionada a demência
• Pacientes idosos com psicose relacionada a demência tratados com antipsicóticos atípicos estão em risco aumentado de morte em comparação a placebo, e também têm um risco aumentado de eventos cerebrovasculares

Crianças e adolescentes
• Segurança e eficácia não foram estabelecidas
• Crianças e adolescentes que usam cariprazina podem precisar ser monitorados mais frequentemente do que adultos

Gravidez
• Válidas a partir de 30 de junho de 2015, a FDA norte-americana determina alterações no conteúdo e na forma das informações referentes a gravidez e lactação nos rótulos das substâncias de prescrição, incluindo a eliminação das categorias por letras para risco na gravidez; a Pregnancy and Lactation Labeling Rule (PLLR ou regra final)

aplica-se somente a substâncias de prescrição e será introduzida gradualmente para substâncias aprovadas a partir de 30 de junho de 2001
- Não foram conduzidos estudos controlados em gestantes
- Em ratos, a administração de cariprazina durante a organogênese causou malformações, menor sobrevivência dos filhotes e retardos no desenvolvimento em exposições menores do que a exposição humana na dose máxima recomendada para humanos (6 mg/dia); a cariprazina não foi teratogênica em coelhos em doses de até 4,6 vezes a dose humana máxima recomendada
- Há um risco de movimentos musculares anormais e sintomas de retirada em recém-nascidos cujas mães tomaram um antipsicótico durante o terceiro trimestre; os sintomas podem incluir agitação, tônus muscular anormalmente aumentado ou diminuído, tremor, sonolência, dificuldade intensa para respirar e dificuldade alimentar
- Sintomas psicóticos podem piorar durante a gravidez, e alguma forma de tratamento pode ser necessária
- National Pregnancy Registry for Atypical Antipsychotics: 1-866-961-2388 ou http://womensmentalhealth.org/clinical-and-research-programs/pregnancyregistry/

Amamentação
- É desconhecido se cariprazina é secretada no leite humano, mas presume-se que todos os psicotrópicos sejam secretados no leite materno
✱ Recomendado descontinuar a substância ou usar mamadeira, a menos que o benefício potencial para a mãe justifique o risco potencial para a criança
- Bebês de mulheres que optam por amamentar enquanto tomam cariprazina devem ser monitorados para possíveis efeitos adversos

A ARTE DA PSICOFARMACOLOGIA

Potenciais vantagens
- Para pacientes que não toleram aripiprazol ou brexpiprazol
- Possivelmente, sintomas negativos da esquizofrenia

Potenciais desvantagens
- Cara

Principais sintomas-alvo
- Sintomas positivos de psicose
- Sintomas negativos de psicose
- Sintomas de mania aguda/mania mista
- Sintomas cognitivos
- Humor instável (depressão e mania)
- Sintomas agressivos

Pérolas
- A cariprazina é metabolizada em um metabólito ativo de muito longa duração; portanto, é possível que, com o tempo, apareçam eventos adversos várias semanas após o início de uso da cariprazina devido ao acúmulo desta e seus principais metabólitos
- Também é possível que a cariprazina ou seus metabólitos ativos de muito longa duração sejam desenvolvidos como um "*depot* oral", ou seja, uma formulação oral de muito longa duração para administração oral semanal ou até mesmo mensal
- Com base em ensaios clínicos de curta duração, a cariprazina parece ter um perfil metabólico favorável, com alterações nos triglicerídeos, glicose de jejum e colesterol similares ao placebo; entretanto, ela pode causar uma pequena quantidade de ganho de peso dose-dependente
- A cariprazina também está sendo utilizada para o tratamento de depressão bipolar e como um adjunto para o tratamento de depressão unipolar resistente ao tratamento
- As ações preferenciais sobre D3 (em relação a D2) representam um novo perfil farmacológico, especialmente em doses mais baixas; as vantagens clínicas desse perfil ainda precisam ser determinadas, porém modelos animais sugerem que ter como alvo os receptores de D3 pode ser vantajoso para o humor, sintomas negativos e abuso de substância
- Todos os antipsicóticos se ligam ao receptor de D3 *in vitro*, mas apenas a cariprazina tem afinidade maior pelo receptor de D3 do que a própria dopamina, portanto é o único antipsicótico com agonismo parcial funcional de D3 *in vivo* no cérebro humano

A ARTE DA TROCA

Troca de antipsicóticos orais para cariprazina
- É aconselhável iniciar cariprazina com uma dose intermediária e aumentar a dose rapidamente durante 3 a 7 dias
- A experiência clínica tem demonstrado que asenapina, quetiapina e olanzapina devem ser reduzidas lentamente por um período de 3 a 4 semanas para permitir que os pacientes se readaptem à retirada do bloqueio dos receptores colinérgicos, histaminérgicos e alfa-1
- A clozapina deve sempre ser reduzida lentamente por um período de 4 semanas ou mais

*Benzodiazepínico ou medicação anticolinérgica podem ser administrados durante titulação cruzada para ajudar a aliviar efeitos colaterais como insônia, agitação e/ou psicose

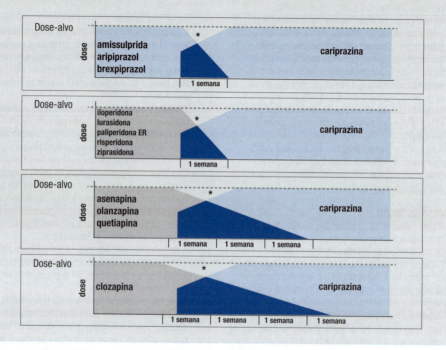

Leituras sugeridas

Choi YK, Adham N, Kiss B, Gyertyán I, Tarazi FI. Long-term effects of cariprazine exposure on dopamine receptor subtypes. CNS Spectr 2014;19(3):268–77.

Citrome L. Cariprazine in schizophrenia: clinical efficacy, tolerability, and place in therapy. Adv Ther 2013;30(2):114–26.

Vieta E, Durgam S, Lu K, et al. Effect of cariprazine across the symptoms of mania in bipolar I disorder: Analyses of pooled data from phase II/III trials. Eur Neuropsychopharmacol 2015;25(11):1882–91.

CETAMINA

TERAPÊUTICA

Marcas • Ketalar

Genérico? Sim

Classe
- Antagonista do receptor *N*-metil-*D*-aspartato (NMDA)

Comumente prescrita para
(em negrito, as aprovações da FDA)
- **Indução e manutenção de anestesia geral**
- Dor/dor neuropática
- Sedação
- Depressão resistente ao tratamento (experimental)

Como a substância atua
- A cetamina é um inibidor dos canais abertos não competitivos do receptor NMDA; especificamente, liga-se ao sítio de fenciclidina do receptor NMDA
- Isso leva à liberação *downstream* do glutamato e à consequente estimulação de outros receptores de glutamato, incluindo receptores AMPA
- Teoricamente, a cetamina pode ter efeitos antidepressivos em baixas doses (subanestésicas), porque a ativação dos receptores AMPA leva à ativação de cascatas de transdução de sinal que causam a expressão de proteínas sinápticas e um aumento na densidade das espinhas dendríticas
- Baixas doses (subanestésicas) também produzem analgesia e modulam a sensibilização central, hiperalgesia e tolerância a opioides

Tempo para início da ação
- Para depressão resistente ao tratamento, os efeitos antidepressivos podem ocorrer dentro de horas
- Para dor neuropática, os efeitos podem ocorrer dentro de horas, mas pode levar semanas para o efeito completo

Se funcionar
- Para depressão resistente ao tratamento, pode aliviar imediatamente o humor deprimido e a ideação suicida, mas os efeitos antidepressivos podem durar apenas alguns dias
- Para dor neuropática, o uso pode ser continuado enquanto for benéfico

Se não funcionar
- Tentar um antidepressivo tradicional ou eletroconvulsoterapia (ECT) para depressão resistente ao tratamento
- Tentar analgésicos e tratamentos tradicionais para dor neuropática

Melhores combinações de potencialização para resposta parcial ou resistência ao tratamento
- Para dor neuropática, pode ser utilizada com cautela com opioides
- Para depressão resistente ao tratamento, combinações não foram estudadas sistematicamente

Exames
- Nenhum para indivíduos saudáveis

EFEITOS COLATERAIS

Como a substância causa efeitos colaterais
- Efeito direto nos receptores NMDA

Efeitos colaterais notáveis
- Quando utilizada como um agente de indução/manutenção anestésica (geralmente em doses > 2 mg/kg IV), pode produzir psicose emergente, incluindo alucinações auditivas e visuais, inquietação, desorientação, sonhos vívidos e comportamento irracional. Movimentos involuntários espontâneos, nistagmo, hipertônus e vocalizações também são comuns. Esses efeitos adversos são incomuns com terapia em muito baixa dose.
- Pressão aumentada no LCS, eritema (transitório), erupção morbiliforme (transitória), anorexia, dor/eritema no local da injeção, exantema no local da injeção, tônus aumentado da musculatura esquelética, pressão intraocular aumentada, secreções brônquicas aumentadas, potencial para dependência com uso prolongado, reações de emergência (inclui confusão, estado onírico, excitação, comportamento irracional, imagens vívidas)
- Fenômenos psicomiméticos (euforia, disfasia, afeto embotado, retardo psicomotor, sonhos vívidos, pesadelos, atenção, memória e julgamento prejudicados, ilusões, alucinações, imagem corporal alterada), delirium, tontura, diplopia, visão turva, nistagmo, audição alterada, hipertensão, taquicardia, hipersalivação, náusea e vômitos, eritema e dor no local da injeção
- Toxicidade no trato urinário
- Quando utilizada em doses mais altas em anestesia, são muito comuns movimentos tônico-

-clônicos (> 10%); no entanto, estes não foram relatados depois de uso oral ou com as doses parenterais mais baixas utilizadas para analgesia

 Efeitos colaterais potencialmente fatais ou perigosos
- Síncope ou arritmias cardíacas
- Hipertensão/hipotensão
- Anafilaxia
- Depressão do SNC
- Depressão respiratória/apneia
- Obstrução das vias aéreas/laringoespasmo

Ganho de peso

- Relatado, mas não esperado

Sedação

- Muitos experimentam e/ou pode ocorrer em quantidade significativa

O que fazer com os efeitos colaterais
- Pré-tratamento com um benzodiazepínico reduz a incidência de psicose em > 50%
- Para efeitos colaterais no SNC, a descontinuação de medicações de ação central não essenciais pode ajudar

Melhores agentes de acréscimo para os efeitos colaterais
- Muitos efeitos colaterais não podem ser melhorados com um agente de acréscimo

DOSAGEM E USO

Variação típica da dosagem
- Oral: 10 a 50 mg
- Infusão IV: 1 a 10 μg/kg por minuto

Formas de dosagem
- Solução oral: 50 mg/mL
- Injeção: 50 mg/mL

Como dosar
- Para dor (oral): dose inicial de 10 mg; titulação ascendente conforme apropriado
- Para dor (IM): 2 a 4 mg/kg
- Para dor (IV): 0,2 a 0,75 mg/kg

Para dor (infusão IV contínua): 2 a 7 μg/kg por minuto

 Dicas para dosagem
- Titulação lenta pode reduzir os efeitos colaterais
- Alimentos não afetam a absorção
- Para uso oral: para preparar 100 mL de 50 mg/5 mL de cetamina solução oral
  - Frascos 2 x 10 mL de cetamina genérica 50 mg/mL para injeção (concentração mais barata)
- 80 mL de água purificada
- Armazenar em um refrigerador com data de expiração de 1 semana a partir da fabricação
- Os pacientes podem adicionar seu próprio saborizante, p.ex., suco de fruta, logo antes de usar, para disfarçar o gosto amargo
- Para uso sublingual:
  - Colocar sob a língua e pedir que o paciente não engula por 2 minutos
  - Usar uma alta concentração para minimizar o volume da dose; reter > 2 mL é difícil
  - Iniciar com 10 mg
- Incompatibilidade
  - A cetamina forma precipitados com barbitúricos e diazepam (dados do fabricante); não misturar
  - Misturar lorazepam com cetamina também não é recomendado; faltam dados sobre compatibilidade, e há um risco de adsorção de lorazepam nos tubos

Overdose
- Inquietação, psicose, alucinações, estupor

Uso prolongado
- Seguro

Formação de hábito
- Não

Como interromper
- Não é necessário reduzir a dose gradualmente

Farmacocinética
- Meia-vida plasmática: alfa: 10 a 15 minutos; beta: 2,5 horas; 1 a 3 horas IM; 2,5 a 3 horas oralmente; 12 horas norcetamina
- Metabolizada por CYP450 2B6, 2C9 e 3A4

Interações medicamentosas
- Usar com cautela com outras substâncias que são antagonistas de NMDA (amantadina, memantina, dextrometorfano)
- A cetamina pode aumentar os efeitos de outros sedativos, incluindo benzodiazepínicos, barbitúricos, opioides, anestésicos e álcool
- Inibidores de CYP3A4 (p. ex., claritromicina, cetoconazol) podem aumentar as concentrações plasmáticas de cetamina e reduzir as de norcetamina, mas a relevância clínica disso não é clara
- As concentrações plasmáticas de cetamina são aumentadas por diazepam
- Barbitúricos e hidroxizina podem aumentar os efeitos da cetamina; evitar combinação

Outras advertências/precauções
- Usar com cautela em pacientes com história atual ou passada de transtorno psiquiátrico; epilepsia, glaucoma, hipertensão, insuficiência cardíaca e uma história de acidentes cerebrovasculares

Não usar
- Se o paciente tiver uma condição na qual um aumento na pressão arterial seria perigoso
- Se o paciente tiver esquizofrenia ou outro transtorno psicótico
- Se o paciente tiver uma condição na qual um aumento na pressão intraocular seria perigoso
- Se houver uma alergia comprovada a cetamina

Idosos
- Alguns pacientes podem tolerar melhor doses mais baixas

Crianças e adolescentes
- Segurança e eficácia não foram estabelecidas

Gravidez
- Válidas a partir de 30 de junho de 2015, a FDA norte-americana determina alterações no conteúdo e na forma das informações referentes a gravidez e lactação nos rótulos das substâncias de prescrição, incluindo a eliminação das categorias por letras para risco na gravidez; a Pregnancy and Lactation Labeling Rule (PLLR ou regra final) aplica-se somente a substâncias de prescrição e será introduzida gradualmente para substâncias aprovadas a partir de 30 de junho de 2001
- Não foram conduzidos estudos controlados em gestantes
- Usar somente se os potenciais benefícios compensarem os possíveis riscos para o feto

Amamentação
- É desconhecido se a cetamina é secretada no leite humano, mas presume-se que todos os psicotrópicos sejam secretados no leite materno
- ✱ Recomentado descontinuar a substância ou usar mamadeira

POPULAÇÕES ESPECIAIS

Insuficiência renal
- Reduzir a dose para insuficiência moderada
- Não deve ser utilizada em insuficiência grave

Insuficiência hepática
- Não é necessária redução da dose

Insuficiência cardíaca
- Usar com cautela

A ARTE DA PSICOFARMACOLOGIA

Potenciais vantagens
- Para dor, pode ser especialmente útil quando utilizada em conjunto com opioides
- Depressão gravemente resistente ao tratamento, ideação suicida

Potenciais desvantagens
- Pode produzir disforia, pesadelos, excitação (incomum com terapia em muito baixa dose)
- Os efeitos antidepressivos são de curta duração

Principais sintomas-alvo
- Dor
- Depressão resistente ao tratamento

Pérolas
- As ações em depressão resistente ao tratamento são transitórias, durando apenas alguns dias após a infusão
- O uso de cetamina pode causar sintomas no trato urinário (p. ex., frequência, urgência, incontinência de urgência, disúria e hematúria); o agente causal não foi determinado, mas irritação direta por cetamina e/ou seus metabólitos é uma possibilidade. (Investigações revelaram cistite intersticial, atividade excessiva do detrusor, redução da capacidade da bexiga; os sintomas geralmente se resolvem várias semanas depois da interrupção de cetamina.)
- Pode ser utilizada em combinação com agentes anticolinérgicos para reduzir hipersalivação
- Não misturar com barbitúricos ou diazepam (pode ocorrer precipitação)
- A broncodilatação é benéfica em pacientes com doença pulmonar obstrutiva crônica (DPOC) ou asmática. Os reflexos laríngeos podem permanecer intactos ou podem ser limitados.
- A ação depressora miocárdica direta da cetamina pode ser vista em pacientes estressados com deficiência de catecolaminas
- A cetamina libera catecolaminas endógenas (adrenalina, norepinefrina), que mantêm a pressão arterial e a frequência cardíaca, e aumentam a demanda de oxigênio do miocárdio
- A cetamina aumenta o metabolismo cerebral e o fluxo sanguíneo cerebral ao produzir um bloqueio não competitivo do receptor pós-sináptico neuronal NMDA
- Baixa o limiar convulsivo
- Estudos laboratoriais/clínicos recentes apoiam o uso de cetamina em baixa dose para melhorar analgesia/resultados pós-operatórios
- Pode ser especialmente benéfica para dor neuropática refratária/síndrome dolorosa regional complexa
- Pode ser especialmente benéfica quando utilizada em conjunto com opioides
- A (S)-cetamina está disponível em uma solução livre de conservantes na Europa; no entanto, atualmente não está aprovada pela FDA. A S(+)-cetamina pode ser mais potente e tem menos efeitos colaterais quando utilizada por via intravenosa do que o racemato. Embora não tenha sido testada rigorosamente e não esteja disponível nos Estados Unidos, alguns pesquisadores europeus utilizaram a solução livre de conservantes para uso intratecal/epidural – isso não é recomendado

Leituras sugeridas

Cohen SP, Liao W, Gupta A, Plunkett A. Ketamine in pain management. Adv Psychosom Med 2011;30:139–61.

Duman RS, Voleti B. Signaling pathways underlying the pathophysiology and treatment of depression: novel mechanisms for rapid-acting agents. Trends Neurosci 2012;35(1):47–56.

Schwartzman RJ, Alexander GM, Grothusen JR. The use of ketamine in complex regional pain syndrome: possible mechanisms. Expert Rev Neurother 2011;11(5):719–34.

Stahl SM. Mechanism of action of ketamine. CNS Spectrums 2013;18(4):171–4.

Zarate CA Jr, Singh JB, Carlson PH, et al. A randomized trial of an N-methyl-Daspartate antagonist in treatment-resistant major depression. Arch Gen Psychiatry 2006;63(8):856–64.

CIAMEMAZINA

TERAPÊUTICA

Marcas • Tercian

Genérico? Não nos Estados Unidos

Classe
- Antipsicótico convencional (neuroléptico, fenotiazina, antagonista de dopamina 2, antagonista de serotonina e dopamina)

Comumente prescrita para
(em negrito, as aprovações da FDA)
- Esquizofrenia
- ✱ Ansiedade associada a psicose (curto prazo)
- Ansiedade associada a transtornos não psicóticos, incluindo transtornos do humor e transtornos da personalidade (curto prazo)
- Depressão grave
- Transtorno bipolar
- Outros transtornos psicóticos
- Agitação/agressão agudas (injeção)
- Abstinência de benzodiazepínico

Como a substância atua
- Bloqueia os receptores dopaminérgicos 2, reduzindo sintomas positivos de psicose
- ✱ Embora classificada como um antipsicótico convencional, a ciamemazina é um antagonista potente de serotonina 2A
- A afinidade com uma miríade de outros receptores de neurotransmissores pode contribuir para a eficácia da ciamemazina
- ✱ Especificamente, ações antagonistas nos receptores 5HT2C podem contribuir para efeitos ansiolíticos notáveis em muitos pacientes
- As ações antagonistas de 5HT2C também podem contribuir para as ações antidepressivas na depressão grave e para a melhora dos sintomas cognitivos e negativos de esquizofrenia em alguns pacientes

Tempo para início da ação
- Os sintomas psicóticos podem melhorar com altas doses dentro de 1 semana, mas pode levar várias semanas para efeito completo no comportamento
- As ações ansiolíticas podem melhorar com baixas doses dentro de 1 semana, mas poderá levar vários dias até semanas para efeito completo no comportamento

Se funcionar
- Altas doses na maioria das vezes reduzem os sintomas positivos em esquizofrenia, mas não os eliminam
- Baixas doses na maioria das vezes reduzem os sintomas de ansiedade em transtornos psicóticos e não psicóticos
- A maioria dos pacientes com esquizofrenia não tem uma remissão total dos sintomas, mas uma redução de aproximadamente um terço
- Continuar o tratamento para esquizofrenia até atingir um platô de melhora
- Depois de atingir um platô satisfatório, continuar o tratamento por pelo menos 1 ano, depois do primeiro episódio de psicose em esquizofrenia
- Para segundo episódio de psicose na esquizofrenia e episódios subsequentes, poderá ser necessário tratamento por tempo indefinido
- Para tratamento sintomático de ansiedade em transtornos psicóticos e não psicóticos, também poderá ser necessário tratar por tempo indefinido, monitorando os riscos *versus* benefícios do tratamento prolongado
- Reduz os sintomas de mania psicótica aguda, mas não comprovada como estabilizador do humor ou como tratamento de manutenção efetivo em transtorno bipolar
- Depois da redução dos sintomas psicóticos na mania, considerar troca por um estabilizador do humor e/ou um antipsicótico atípico para estabilização e manutenção do humor por longo prazo

Se não funcionar
- Para tratamento de sintomas psicóticos, considerar experimentar um dos antipsicóticos atípicos de primeira linha (risperidona, olanzapina, paliperidona, amissulprida)
- Considerar a tentativa de outro antipsicótico convencional
- Se 2 ou mais monoterapias com antipsicótico não funcionarem, considerar clozapina
- Para tratamento dos sintomas de ansiedade, considerar acréscimo de um benzodiazepínico ou troca por um benzodiazepínico

Melhores combinações de potencialização para resposta parcial ou resistência ao tratamento
- Em geral, é melhor trocar por outro agente
- A potencialização de antipsicóticos convencionais não foi estudada sistematicamente
- A adição de um anticonvulsivante estabilizador do humor como valproato, carbamazepina ou

lamotrigina pode ser útil na esquizofrenia e na mania bipolar
- A potencialização com lítio na mania bipolar pode ser útil
- Adição de um benzodiazepínico, especialmente para agitação de curta duração
- Adição de antidepressivo para depressão grave

Exames
✱ Como os antipsicóticos convencionais estão frequentemente associados a ganho de peso, pesar todos os pacientes antes de iniciar o tratamento e determinar se o indivíduo já está com sobrepeso (IMC de 25,0 a 29,9) ou obeso (IMC ≥ 30)
- Antes de dar uma substância que pode causar ganho de peso para um paciente com sobrepeso ou obeso, determinar se o indivíduo já tem pré-diabetes (glicose em jejum de 100 a 125 mg/dL), diabetes (glicose plasmática em jejum de > 125 mg/dL) ou dislipidemia (colesterol total, colesterol LDL e triglicerídeos aumentados) e tratar ou encaminhar tais pacientes para tratamento, incluindo manejo nutricional e do peso, aconselhamento de atividade física, cessação do tabagismo e manejo clínico

✱ Monitorar o peso e o IMC durante o tratamento
✱ Considerar o monitoramento dos triglicerídeos em jejum mensalmente, por vários meses, em pacientes com alto risco de complicações metabólicas e ao iniciar ou trocar antipsicóticos
✱ Enquanto é dada uma substância para um paciente que ganhou > 5% do peso inicial, considerar avaliação da presença de pré-diabetes, diabetes ou dislipidemia, ou considerar troca por um antipsicótico diferente
- Deve ser verificada a pressão arterial em idosos antes de iniciar e para as primeiras semanas de tratamento
- Monitoramento de níveis elevados de prolactina de benefício clínico duvidoso
- Pacientes com baixa contagem de leucócitos ou história de leucopenia/neutropenia induzida por substância devem ter hemograma completo monitorado frequentemente durante os primeiros meses, e a ciamemazina deve ser descontinuada ao primeiro sinal de declínio de leucócitos na ausência de outros fatores causadores

EFEITOS COLATERAIS

Como a substância causa efeitos colaterais
- Bloqueando os receptores de dopamina 2 no estriado, pode causar efeitos colaterais motores com (altas) doses de antipsicótico
- Propensão muito mais baixa para causar efeitos colaterais motores nas baixas doses utilizadas para tratar ansiedade
- Bloqueando os receptores de dopamina 2 na hipófise, pode causar elevações na prolactina, mas, ao contrário, de outros antipsicóticos convencionais, elevações da prolactina em baixas doses de ciamemazina são incomuns ou transitórias
- Bloqueando os receptores de dopamina 2 excessivamente nas vias mesocorticais e mesolímbicas da dopamina, sobretudo em altas doses, pode causar piora dos sintomas negativos e cognitivos (síndrome de déficit induzido por neurolépticos)
- Ações anticolinérgicas, especialmente em altas doses, podem causar sedação, visão turva, constipação, boca seca
- Ações anti-histamínicas podem contribuir para ações ansiolíticas em baixas doses e para sedação e ganho de peso em altas doses
- Bloqueando os receptores alfa-1 adrenérgicos, a ciamemazina pode causar tontura, sedação e hipotensão especialmente em altas doses
- O mecanismo do ganho de peso e da possível incidência aumentada de diabetes e dislipidemia com antipsicóticos convencionais é desconhecido

Efeitos colaterais notáveis
✱ Síndrome de déficit induzido por neuroléptico (incomum em baixas doses)
- Acatisia
- Efeitos colaterais extrapiramidais, parkinsonismo, discinesia tardia (incomum em baixas doses)
- Galactorreia, amenorreia (incomum em baixas doses)
- Hipotensão, taquicardia (incomum em baixas doses)
- Boca seca, constipação, perturbação da visão, retenção urinária
- Sedação

- Redução da transpiração
- Ganho de peso (pode ser incomum em baixas doses)
- Disfunção sexual
- Efeitos metabólicos, tolerância à glicose

 Efeitos colaterais potencialmente fatais ou perigosos
- Rara síndrome neuroléptica maligna
- Raras convulsões
- Rara icterícia, agranulocitose
- Risco aumentado de morte e eventos cerebrovasculares em pacientes idosos com psicose relacionada a demência

Ganho de peso

- Relatado, mas não esperado, especialmente em baixas doses

Sedação

- Muitos experimentam e/ou pode ocorrer em quantidade significativa, especialmente em altas doses
- A sedação costuma ser dose-dependente e pode não ser experimentada como tal, mas como ações ansiolíticas sobre a ansiedade e agressão em baixas doses, em que a ciamemazina pode funcionar com um antipsicótico atípico (p. ex., < 300 mg/dia; especialmente 25 a 100 mg/dia)

O que fazer com os efeitos colaterais
- Esperar
- Esperar
- Esperar
- Para sintomas motores, adicionar um agente anticolinérgico
- Reduzir a dose
- Para sedação, dar à noite
- Trocar por antipsicótico atípico
- Perda de peso, programas de exercícios e manejo clínico para IMCs altos, diabetes e dislipidemia

Melhores agentes de acréscimo para os efeitos colaterais
- Benzotropina ou triexifenidil para efeitos colaterais motores
- Benzodiazepínicos podem ser úteis para acatisia
- Muitos efeitos colaterais não podem ser melhorados com um agente de acréscimo

DOSAGEM E USO

Variação típica da dose
- 50 a 300 mg na hora de dormir para tratamento de psicose
- 25 a 100 mg para ansiedade; duração do tratamento de 4 semanas
- Crianças (acima de 6 anos): 1 a 4 mg/kg por dia
- Injeção: 25 a 100 mg/dia

Formas de dosagem
- Comprimidos de 25 mg, 100 mg
- Solução oral de 40 mg/mL
- Injeção de 50 mg/5 mL

Como dosar
- Psicose: dose típica de manutenção de 50 a 300 mg na hora de dormir; dose máxima de 600 mg/dia dividida em 2 ou 3 administrações; depois de 2 semanas, considerar a redução para a dose efetiva mais baixa possível
- Ansiedade (adultos): dose típica de 25 a 100 mg/dia; reduzir a dose se a sedação for inaceitável; duração máxima do tratamento de 4 semanas
- Ansiedade (crianças): dose usual de 1 a 4 mg/kg por dia

 Dicas para dosagem
- Tem propriedades antipsicóticas convencionais nas altas doses originalmente recomendadas (300 a 600 mg/dia)
- ✱ Estudos de ligação, estudos com PET e observações clínicas sugerem que a ciamemazina pode ser "atípica", com poucos efeitos colaterais motores ou elevações da prolactina, em baixas doses (abaixo de 300 mg/dia)
- ✱ Evidências clínicas sugerem benefícios ansiolíticos substanciais com 25 a 100 mg/dia em muitos pacientes
- ✱ Evidências clínicas sugerem poucos efeitos colaterais extrapiramidais e pouca elevação da prolactina, embora com ações ansiolíticas, antiagressão e antidepressivas demonstráveis com doses abaixo de 300 mg/dia
- Ações antipsicóticas robustas nos sintomas positivos podem requerer dosagem acima de 300 mg/dia
- Doses baixas, de até 100 mg/dia, podem ser utilizadas para potencializar resposta de respondedores parciais a outros antipsicóticos convencionais ou atípicos, especialmente para ações ansiolíticas
- O tratamento deve ser suspenso se a contagem de neutrófilos absoluta cair abaixo de 1.000/mm^3

Overdose
- Efeitos colaterais extrapiramidais, sedação, hipotensão, coma, depressão respiratória

Uso prolongado
- Alguns efeitos colaterais podem ser irreversíveis (p. ex., discinesia tardia)

Formação de hábito
- Não

Como interromper
- Reduzir a dose lentamente (por 6 a 8 semanas), em especial ao iniciar simultaneamente um novo antipsicótico durante a troca (i.e., titulação cruzada)
- A descontinuação oral rápida de altas doses de fenotiazinas em pacientes psicóticos pode levar a psicose de rebote e piora dos sintomas
- Se estiverem sendo utilizados agentes antiparkinsonianos, eles devem em geral ser continuados por algumas semanas depois que a ciamemazina for descontinuada

Farmacocinética
- Meia-vida de 10 horas

 Interações medicamentosas
- Pode reduzir os efeitos da levodopa; contraindicado uso com agonistas da dopamina, além da levodopa
- Pode aumentar os efeitos de substâncias anti-hipertensivas, exceto guanetidina, cujas ações anti-hipertensivas as fenotiazinas podem antagonizar
- Pode aumentar o prolongamento de QTc causado por outras substâncias
- Podem ocorrer efeitos aditivos se utilizada com depressores do SNC
- Podem ocorrer efeitos anticolinérgicos se utilizada com atropina ou compostos relacionados
- Alguns pacientes que fizeram uso de um neuroléptico e lítio desenvolveram uma síndrome encefalopática similar à síndrome neuroléptica maligna
- A epinefrina pode baixar a pressão arterial; diuréticos e álcool podem aumentar o risco de hipotensão quando administrados com uma fenotiazina

 Outras advertências/ precauções
- Caso se desenvolvam sinais de síndrome neuroléptica maligna, o tratamento deve ser descontinuado imediatamente
- Usar com cautela em pacientes com distúrbios respiratórios
- Usar com cautela em pacientes com abstinência alcoólica ou transtornos convulsivos porque fenotiazinas podem reduzir o limiar convulsivo
- Não usar epinefrina no caso de *overdose*, pois a interação com alguns agentes pressores pode baixar a pressão arterial
- Evitar exposição indevida à luz solar
- Evitar exposição a calor extremo
- Usar com cautela em pacientes com distúrbios respiratórios, glaucoma ou retenção urinária
- Efeitos antieméticos de fenotiazinas podem mascarar sinais de outros transtornos ou *overdose*; a supressão do reflexo da tosse pode causar asfixia
- Observar sinais de toxicidade ocular (depósitos corneanos e lenticulares) como para outras fenotiazinas
- Usar apenas com cautela ou em baixas doses na doença de Parkinson ou na demência de corpos de Lewy
- Como a ciamemazina pode prolongar o intervalo QTc de modo dose-dependente, usar com cautela em pacientes que têm bradicardia ou que estão tomando substâncias capazes de induzir bradicardia (p. ex., betabloqueadores, bloqueadores dos canais de cálcio, clonidina, digitálico)
- Uma vez que a ciamemazina pode prolongar o intervalo QTc de modo dose-dependente, usar com cautela em pacientes que têm hipercalemia e/ou hipomagnesemia ou estão tomando substâncias capazes de induzir hipocalemia e/ou magnesemia (p. ex., diuréticos, laxativos estimulantes, anfotericina B intravenosa, glicocorticoides, tetraciclases)
- A ciamemazina pode aumentar o intervalo QTc, potencialmente causando arritmia do tipo *torsades de pointes* ou morte súbita

Não usar
- Se houver uma história de prolongamento de QTc ou arritmia cardíaca, infarto agudo do miocárdio recente, insuficiência cardíaca descompensada
- ✷ Se o intervalo QTc for maior do que 450 mseg ou se estiver tomando um agente capaz de prolongar o intervalo QTc
- Se o paciente estiver tomando sultoprida
- Se o paciente estiver em estado comatoso ou tiver depressão do SNC
- Se houver a presença de discrasias sanguíneas, depressão da medula óssea ou doença hepática
- Se houver dano cerebral subcortical
- Se o paciente tiver sensibilidade ou intolerância ao glúten (os comprimidos contêm glúten)
- Se o paciente tiver galactosemia congênita, não absorver adequadamente glicose/galactose ou tiver déficit de lactase (os comprimidos contêm lactose)

- Se o paciente for intolerante a frutose, não absorver adequadamente glicose/galactose ou tiver déficit de sacarose-isomaltase (solução oral apenas; a solução oral contém sacarose)
- Se houver alergia comprovada a ciamemazina
- Se houver sensibilidade conhecida a uma fenotiazina

POPULAÇÕES ESPECIAIS

Insuficiência renal
- Usar com cautela

Insuficiência hepática
- Usar com cautela

Insuficiência cardíaca
- Pode ocorrer toxicidade cardiovascular, especialmente hipotensão ortostática

Idosos
- Pacientes idosos podem ser mais suscetíveis a efeitos adversos
- Devem ser utilizadas doses mais baixas, e o paciente deve ser monitorado atentamente
- Em geral, doses acima de 100 mg/dia não são recomentadas
- Pacientes idosos com psicose relacionada a demência tratados com antipsicóticos têm um risco aumentado de morte em comparação a placebo, e também têm um risco aumentado de eventos cerebrovasculares

Crianças e adolescentes
- Algumas vezes utilizada para transtornos comportamentais graves em crianças com mais de 6 anos
- Solução oral é preferível a outras formulações

Gravidez
- Há um risco de movimentos musculares anormais e sintomas de retirada em recém-nascidos cujas mães tomaram um antipsicótico durante o terceiro trimestre; os sintomas podem incluir agitação, tônus muscular anormalmente aumentado ou diminuído, tremor, sonolência, dificuldade intensa para respirar e dificuldade alimentar
- Relatos de efeitos colaterais extrapiramidais, icterícia, hiper-reflexia e hiporreflexia em bebês cujas mães tomaram uma fenotiazina durante a gravidez
- Fenotiazinas só devem ser utilizadas durante a gravidez se claramente necessário
- Sintomas psicóticos podem piorar durante a gravidez e alguma forma de tratamento poderá ser necessária
- Antipsicóticos atípicos podem ser preferíveis a fenotiazinas ou anticonvulsivantes estabilizadores do humor se for necessário tratamento durante a gravidez

Amamentação
- Desconhecido se a ciamemazina é secretada no leite humano, mas presume-se que todos os psicotrópicos sejam secretados no leite materno

✱ Recomendado descontinuar a substância ou usar mamadeira

A ARTE DA PSICOFARMACOLOGIA

Potenciais vantagens
- Para ansiedade em pacientes com doenças psicóticas
- Para ansiedade em pacientes com doenças não psicóticas
- Para depressão grave

Potenciais desvantagens
- Pacientes com discinesia tardia
- Crianças
- Idosos

Principais sintomas-alvo
- Ansiedade associada a psicose
- Ansiedade
- Agressão
- Agitação
- Sintomas positivos de psicose
- Depressão grave

Pérolas
- Um dos antipsicóticos mais frequentemente prescritos na França, sobretudo como ansiolítico de baixa dose para pacientes psicóticos

✱ Parece ter ações ansiolíticas únicas em baixas doses, sem ansiedade de rebote após a descontinuação

* Baixas doses raramente associadas a efeitos colaterais motores ou elevação da prolactina
* Recentemente descobriu-se ser um antagonista da serotonina e dopamina com ligação mais potente de receptores 5HT2A e 5HT2C do que de receptores D2 (estudos de ligação e PET scans)
  - Baixas doses parecem saturar os receptores 5HT2A no córtex frontal, ao mesmo tempo sem saturar os receptores D2 no estriado, explicando assim as propriedades antipsicóticas e ansiolíticas aparentemente atípicas em baixas doses
  - Pode ser uma terapia de segunda linha útil na facilitação da retirada de benzodiazepínico para aqueles pacientes em quem a substituição por outro benzodiazepínico não é efetiva ou não é apropriada

Leituras sugeridas

Lemoine P, Kermadi I, Garcia-Acosta S, Garay RP, Dib M. Double-blind, comparative study of cyamemazine vs. bromazepam in the benzodiazepine withdrawal syndrome. Prog Neuropsychopharmacol Biol Psychiatry 2006;30(1):131–7.

Hameg A, Bayle F, Nuss P, Dupuis P, et al. Affinity of cyamemazine, an anxiolytic antipsychotic drug, for human recombinant dopamine vs. serotonin receptor subtypes. Biochem Pharmacol 2003;65(3):435–40.

Hode Y, Reimold M, Demazieres A, et al. A positron emission tomography (PET) study of cerebral dopamine D2 and serotonine 5-HT2A receptor occupancy in patients treated with cyamemazine (Tercian). Psychopharmacology (Berl) 2005;180(2):377–84.

CITALOPRAM

TERAPÊUTICA

Marcas • Celexa

Genérico? Sim

Classe
- Nomenclatura baseada na neurociência: inibidor da recaptação de serotonina (IRS)
- ISRS (inibidor seletivo da recaptação de serotonina); frequentemente classificado como antidepressivo, mas não é apenas um antidepressivo

Comumente prescrito para
(em negrito, as aprovações da FDA)
- **Depressão**
- Transtorno disfórico pré-menstrual (TDPM)
- Transtorno obsessivo-compulsivo (TOC)
- Transtorno de pânico
- Transtorno de ansiedade generalizada (TAG)
- Transtorno de estresse pós-traumático (TEPT)
- Transtorno de ansiedade social (fobia social)

Como a substância atua
- Estimula o neurotransmissor serotonina
- Bloqueia a bomba de recaptação da serotonina (transportador da serotonina)
- Dessensibiliza os receptores de serotonina, especialmente autorreceptores de serotonina 1A
- Possivelmente, aumenta a neurotransmissão serotonérgica
- ✱ O citalopram também tem ações antagonistas leves nos receptores de histamina H1
- ✱ O enantiômero inativo R de citalopram pode interferir nas ações terapêuticas do enantiômero ativo S nas bombas de recaptação da serotonina

Tempo para início da ação
- O início das ações terapêuticas não costuma ser imediato, frequentemente demorando de 2 a 4 semanas
- Se não estiver funcionando dentro de 6 a 8 semanas, poderá ser necessário um aumento da dosagem ou poderá simplesmente não funcionar
- Pode continuar a agir por muitos anos, prevenindo recaída dos sintomas

Se funcionar
- O objetivo do tratamento é a completa remissão dos sintomas atuais, além da prevenção de recaídas futuras
- O tratamento, na maioria das vezes, reduz ou até mesmo elimina os sintomas, mas não é uma cura, já que os sintomas podem recorrer depois que a medicação é interrompida
- Continuar o tratamento até que todos os sintomas tenham desaparecido (remissão) ou reduzido significativamente (p. ex., TOC, TEPT)
- Depois que os sintomas desapareceram, continuar tratando por 1 ano para o primeiro episódio de depressão
- Para segundo episódio de depressão e episódios subsequentes, poderá ser necessário tratamento por tempo indefinido
- O uso em transtornos de ansiedade também poderá ser necessário por tempo indefinido

Se não funcionar
- Muitos pacientes têm apenas uma resposta parcial em que alguns sintomas são melhorados, mas outros persistem (especialmente insônia, fadiga e problemas de concentração em depressão)
- Outros pacientes podem ser não respondedores, sendo algumas vezes chamados de resistentes ou refratários ao tratamento
- Alguns pacientes que tem uma resposta inicial podem recair mesmo que continuem o tratamento, sendo algumas vezes denominados "*poop out*" (que param de responder)
- Considerar o aumento da dose, a troca por outro agente ou o acréscimo de um agente de potencialização apropriado
- Considerar psicoterapia
- Considerar avaliação para outro diagnóstico ou para uma condição comórbida (p. ex., doença clínica, abuso de substância, etc.)
- Alguns pacientes podem experimentar aparente falta de consistência na eficácia devido à ativação de um transtorno bipolar latente ou subjacente, requerendo descontinuação do antidepressivo e troca por um estabilizador do humor

Melhores combinações de potencialização para resposta parcial ou resistência ao tratamento
- Trazodona, especialmente para insônia
- Bupropiona, mirtazapina, reboxetina ou atomoxetina (adicionar com cautela e em doses mais baixas, já que o citalopram pode teoricamente elevar os níveis de atomoxetina); usar combinações de antidepressivos com cautela, pois isso pode ativar transtorno bipolar e ideação suicida
- Modafinila, especialmente para fadiga, sonolência e falta de concentração

- Estabilizadores do humor ou antipsicóticos atípicos para depressão bipolar, depressão psicótica, depressão resistente ao tratamento ou transtornos de ansiedade resistentes ao tratamento
- Benzodiazepínicos
- Se tudo o mais falhar para transtornos de ansiedade, considerar gabapentina ou tiagabina
- Hipnóticos para insônia
- Classicamente, lítio, buspirona ou hormônio da tireoide

Exames
- Nenhum para indivíduos saudáveis

EFEITOS COLATERAIS

Como a substância causa efeitos colaterais
- Teoricamente, devido a aumentos nas concentrações de serotonina nos receptores de serotonina em partes do cérebro e do corpo além daquelas que causam ações terapêuticas (p. ex., ações indesejadas da serotonina nos centros do sono causando insônia, ações indesejadas da serotonina no intestino causando diarreia, etc.)
- O aumento da serotonina pode causar liberação reduzida de dopamina e contribuir para embotamento emocional, lentidão cognitiva e apatia em alguns pacientes
- A maioria dos efeitos colaterais é imediata, mas frequentemente desaparece com o tempo, em contraste com a maioria dos efeitos terapêuticos que são tardios e intensificados com o tempo
- ✱ As peculiares propriedades anti-histamínicas leves do citalopram podem contribuir para sedação e fadiga em alguns pacientes

Efeitos colaterais notáveis
- Disfunção sexual (dose-dependente; homens: retardo na ejaculação, disfunção erétil; homens e mulheres: diminuição do desejo sexual, anorgasmia)
- Gastrintestinais (diminuição do apetite, náusea, diarreia, constipação, boca seca)
- Sobretudo no SNC (insônia dose-dependente, mas também sedação, agitação, tremores, cefaleia, tontura)
- Ativação (curto prazo: pacientes com transtorno bipolar ou psicótico diagnosticado ou não diagnosticado podem ser mais vulneráveis às ações ativadoras dos ISRSs no SNC)
- Sudorese (dose-dependente)

- Hematoma e sangramento raro
- Hiponatremia rara (sobretudo em pacientes idosos e geralmente reversível quando o citalopram é descontinuado)
- SIADH (síndrome da secreção inapropriada do hormônio antidiurético)

Efeitos colaterais potencialmente fatais ou perigosos
- Convulsões raras
- Rara indução de mania
- Rara ativação de ideação e comportamento suicida (suicidalidade) (estudos de curta duração não mostraram um aumento no risco de suicidalidade com antidepressivos em comparação ao placebo acima dos 24 anos de idade)

Ganho de peso

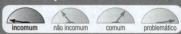

- Relatado, mas não esperado
- O citalopram foi associado a ganho e perda de peso em vários estudos, mas de modo geral é relativamente neutro quanto ao peso

Sedação

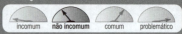

- Ocorre em uma minoria significativa

O que fazer com os efeitos colaterais
- Esperar
- Esperar
- Esperar
- Tomar pela manhã se insônia durante a noite
- Tomar à noite se sedação durante o dia
- Em poucas semanas, trocar por outro agente ou adicionar outras substâncias

Melhores agentes de acréscimo para os efeitos colaterais
- Frequentemente, é melhor tentar outro ISRS ou outra monoterapia com antidepressivo antes de recorrer a estratégias de acréscimo para tratar os efeitos colaterais
- Trazodona ou um hipnótico para insônia
- Bupropiona, sildenafila, vardenafila ou tadalafila para disfunção sexual
- Bupropiona para embotamento emocional, lentificação cognitiva ou apatia
- Mirtazapina para insônia, agitação e efeitos colaterais gastrintestinais

- Benzodiazepínicos para nervosismo e ansiedade, especialmente no início do tratamento e para pacientes ansiosos
- Muitos efeitos colaterais são dose-dependentes (i.e., eles aumentam à medida que a dose aumenta, ou ressurgem até que se volte a desenvolver tolerância)
- Muitos efeitos colaterais tempo-dependentes (i.e., iniciam imediatamente após a dosagem e a cada aumento da dose, mas desaparecem com o tempo)
- Ativação e agitação podem representar a indução de um estado bipolar, especialmente uma condição bipolar tipo II disfórica mista algumas vezes associada a ideação suicida, e requerem a adição de lítio, um estabilizador do humor ou um antipsicótico atípico e/ou a descontinuação do citalopram

DOSAGEM E USO

Variação típica da dose
- 20 a 40 mg/dia

Formas de dosagem
- Comprimidos de 10 mg, 20 mg sulcados, 40 mg sulcados
- Comprimidos de desintegração oral de 10 mg, 20 mg, 40 mg
- Cápsulas de 10 mg, 20 mg, 40 mg

Como dosar
- Dose inicial de 20 mg/dia; aumentar em 20 mg/dia depois de 1 ou mais semanas; máximo de 40 mg/dia; administração em dose única, pela manhã ou à noite

Dicas para dosagem
- O citalopram já não deve mais ser prescrito em doses acima de 40 mg/dia porque pode causar alterações anormais na atividade elétrica do coração
- Algumas controvérsias quanto ao limite de dosagem de 40 mg/dia pela FDA, e doses mais altas podem ser prescritas por especialistas
- Os comprimidos são sulcados; assim, por questão de economia, dar 10 mg como metade do comprimido de 20 mg, ou 20 mg como metade do comprimido de 40 mg, já que os comprimidos têm quase o mesmo custo em muitos mercados

- Muitos pacientes respondem melhor a 40 mg do que a 20 mg
- Dado 1 vez ao dia, a qualquer hora do dia em que for mais bem tolerado pelo indivíduo
- Se ocorrer ansiedade intolerável, insônia, agitação, acatisia ou ativação após o início da dosagem ou na descontinuação, considerar a possibilidade de um transtorno bipolar ativado e trocar por estabilizador do humor ou antipsicótico atípico

Overdose
- Foram relatados casos raros de óbito com *overdose* de citalopram, tanto isoladamente quando em combinação com outras substâncias
- Vômitos, sedação, distúrbios no ritmo cardíaco, tontura, sudorese, náusea, tremor
- Raramente amnésia, confusão, coma, convulsões

Uso prolongado
- Seguro

Formação de hábito
- Não

Como interromper
- Não costuma ser necessário reduzir a dose gradualmente
- Entretanto, em geral é prudente reduzir de forma gradual para evitar possíveis reações de retirada
- Muitos pacientes toleram redução de 50% na dose por 3 dias, depois outra redução de 50% por 3 dias, depois descontinuação
- Se surgirem sintomas de retirada durante a descontinuação, aumentar a dose para interromper os sintomas e depois reiniciar a retirada muito mais lentamente

Farmacocinética
- A substância-mãe tem meia-vida de 23 a 45 horas
- Inibidor fraco de CYP450 2D6
- Metabolizado por CYP450 3A4 e 2C19

Interações medicamentosas
- O tramadol aumenta o risco de convulsões em pacientes que tomam um antidepressivo
- Pode aumentar os níveis de ADT; usar com cautela com ADTs
- Pode causar uma "síndrome serotonérgica" fatal quando combinado com IMAOs, portanto não usar

- com IMAOs ou por no mínimo 14 dias depois da interrompê-los
- Não iniciar um IMAO por no mínimo 5 meias-vidas (5 a 7 dias para a maioria das substâncias) após a descontinuação de citalopram
- Pode deslocar substâncias de alta ligação proteica (p. ex., varfarina)
- Raramente, pode causar fraqueza, hiper-reflexia e incoordenação quando combinado com sumatriptano ou possivelmente outros triptanos, requerendo monitoramento atento do paciente
- Possível risco aumentado de sangramento, especialmente quando combinado com anticoagulantes (p. ex., varfarina, AINEs)
- AINEs podem prejudicar a eficácia dos ISRSs
- Não deve ser dosado acima de 20 mg/dia em pacientes que tomam um inibidor de CYP450 2C19 (p. ex., cimetidina) devido ao risco de prolongamento de QT
- Via inibição de CYP450 2D6, o citalopram teoricamente pode interferir nas ações analgésicas da codeína e aumentar os níveis plasmáticos de alguns betabloqueadores e de atomoxetina
- Via inibição de CYP450 2D6, o citalopram teoricamente pode aumentar as concentrações de tioridazina e causar arritmias cardíacas perigosas

 Outras advertências/ precauções

- Usar com cautela em pacientes com história de convulsões
- Usar com cautela em pacientes com transtorno bipolar, a menos que tratados com agente estabilizador do humor concomitante
- Ao tratar crianças, ponderar cuidadosamente os riscos e benefícios de tratamento farmacológico contra os riscos e benefícios de não tratamento com antidepressivos e documentar isso no prontuário do paciente
- Distribuir as brochuras fornecidas pela FDA e pelas companhias farmacêuticas
- Alertar os pacientes e seus cuidadores sobre a possibilidade de efeitos colaterais ativadores e aconselhá-los a relatar tais sintomas imediatamente
- Monitorar os pacientes para a ativação de ideação suicida, especialmente crianças e adolescentes

Não usar
- Se o paciente estiver tomando um IMAO
- Se o paciente estiver tomando tioridazina ou pimozida
- Se houver uma alergia comprovada a citalopram ou escitalopram

POPULAÇÕES ESPECIAIS

Insuficiência renal
- Sem ajuste da dose para insuficiência leve a moderada
- Usar com cautela em pacientes com insuficiência grave

Insuficiência hepática
- Não deve ser utilizado em doses acima de 20 mg/dia
- Em alguns pacientes, poderá ser preciso dosar com cautela no extremo inferior da variação da dose para obter a tolerabilidade máxima

Insuficiência cardíaca
- Pode causar alterações anormais na atividade elétrica do coração em doses acima de 40 mg/dia
- O tratamento de depressão com ISRSs em pacientes com angina aguda ou depois de infarto do miocárdio pode reduzir eventos cardíacos e melhorar a sobrevida, assim como o humor

Idosos
- Doses acima de 20 mg/dia não devem ser utilizadas em pacientes com mais de 60 anos
- Em alguns pacientes, poderá ser preciso dosar no extremo inferior da variação da dose para obter a tolerabilidade máxima
- O risco de SIADH com ISRSs é mais alto em idosos
- O citalopram pode ser um ISRS especialmente bem tolerado em idosos
- Redução no risco de suicidalidade com antidepressivos em comparação ao placebo em adultos acima de 65 anos

 Crianças e adolescentes

- Ponderar cuidadosamente os riscos e benefícios do tratamento farmacológico em relação aos do não tratamento com antidepressivos e documentar isso no prontuário do paciente
- Monitorar os pacientes pessoalmente com regularidade, em particular, durante as primeiras semanas de tratamento
- Usar com cautela, observando a ativação de transtorno bipolar conhecido ou desconhecido e/ou ideação suicida, e informar os pais ou responsáveis desse risco para que possam ajudar a observar a criança ou adolescente
- Não especificamente aprovado, mas dados preliminares sugerem que o citalopram é seguro e eficaz em crianças e adolescentes com TOC e depressão

Gravidez
- Válidas a partir de 30 de junho de 2015, a FDA norte-americana determina alterações no conteúdo e na forma das informações referentes a gravidez e lactação nos rótulos das substâncias de prescrição, incluindo a eliminação das categorias por letras para risco na gravidez; a Pregnancy and Lactation Labeling Rule (PLLR ou regra final) aplica-se somente a substâncias de prescrição e será introduzida gradualmente para substâncias aprovadas a partir de 30 de junho de 2001
- Não foram conduzidos estudos controlados em gestantes
- Geralmente não recomendado para uso durante a gravidez, em especial durante o primeiro trimestre
- No entanto, poderá ser necessário tratamento contínuo durante a gravidez, e não foi comprovado se é prejudicial para o feto
- No parto poderá haver mais sangramento na mãe e irritabilidade ou sedação transitórias no recém-nascido
- Deve ser ponderado o risco do tratamento (desenvolvimento fetal do primeiro trimestre, parto do recém nascido no terceiro trimestre) para a criança contra o do não tratamento (recorrência de depressão, saúde materna, vínculo com o bebê) para a mãe e a criança
- Para muitas pacientes, isso pode significar a continuidade do tratamento durante a gravidez
- A exposição a ISRSs no início da gravidez pode estar associada a risco aumentado de defeitos cardíacos septais (o risco absoluto é pequeno)
- O uso de ISRS além da 20ª semana de gravidez pode estar associado a risco aumentado de hipertensão pulmonar em recém-nascidos, embora isso não esteja comprovado
- A exposição a ISRSs no fim da gravidez pode estar associada a risco aumentado de hipertensão gestacional e pré-eclâmpsia
- Recém-nascidos expostos a ISRSs ou IRSNs no fim do terceiro trimestre desenvolveram complicações que requerem hospitalização prolongada, suporte respiratório e alimentação por sonda; os sintomas relatados são compatíveis com um efeito tóxico direto de ISRSs e IRSNs ou, possivelmente, uma síndrome de descontinuação da substância, e incluem sofrimento respiratório, cianose, apneia, convulsões, instabilidade da temperatura, dificuldade alimentar, vômitos, hipoglicemia, hipotonia, hipertonia, hiper-reflexia, tremor, nervosismo, irritabilidade e choro constante

Amamentação
- É encontrada alguma quantidade da substância no leite materno
- Alguns vestígios podem estar presentes em lactentes cujas mães fazem uso de citalopram
- Se a criança se tornar irritável ou sedada, poderá ser necessário descontinuar a amamentação ou a substância
- O período pós-parto imediato é uma época de alto risco de depressão, especialmente em mulheres que tiveram episódios depressivos anteriormente, portanto, poderá ser necessário reinstituir a substância no fim do terceiro trimestre ou logo após o parto para prevenir recorrência durante o pós-parto
- Devem ser ponderados os benefícios da amamentação em relação aos riscos e benefícios do tratamento com antidepressivo *versus* não tratamento para o bebê e a mãe
- Para muitas pacientes, isso pode significar a continuidade do tratamento durante a amamentação

A ARTE DA PSICOFARMACOLOGIA

Potenciais vantagens
- Pacientes idosos
- Pacientes excessivamente ativados ou sedados por outros ISRSs

Potenciais desvantagens
- Pode ser necessária a titulação da dosagem para atingir eficácia ideal
- Pode ser sedativo em alguns pacientes

Principais sintomas-alvo
- Humor depressivo
- Ansiedade
- Ataques de pânico, comportamento evitativo, reexperiência, hiperexcitação
- Distúrbio do sono, tanto insônia quanto hipersonia

Pérolas
✽ Pode ser mais tolerável do que alguns outros antidepressivos
- Pode causar menos disfunção sexual do que alguns outros ISRSs
- Pode ser especialmente bem tolerado em idosos
✽ Pode ser menos bem tolerado do que escitalopram

- A documentação da eficácia em transtornos de ansiedade é menos extensa do que para escitalopram e outros ISRSs
- Pode causar "embotamento" cognitivo e afetivo
- Algumas evidências sugerem que o tratamento com citalopram somente durante a fase lútea pode ser mais eficaz do que o tratamento contínuo para pacientes com TDPM

- Os ISRSs podem ser menos efetivos em mulheres acima dos 50 anos, especialmente se não estão tomando estrogênio
- Os ISRSs podem ser úteis para fogachos em mulheres na perimenopausa
- A não resposta a citalopram em idosos pode requerer a consideração de prejuízo cognitivo leve ou doença de Alzheimer

 Leituras sugeridas

Cipriani A, Purgato M, Furukawa TA, et al. Citalopram versus other anti-depressive agents for depression. Cochrane Database Syst Rev 2012;11(7):CD006534.

Rush AJ, Trivedi MH, Wisniewski SR. Acute and longer-term outcomes in depressed outpatients requiring one or several treatment steps: a STAR*D report. Am J Psychiatry 2006;163(11):1905–17.

Vieweg WV, Hasnain M, Howland RH, et al. Citalopram, QTc interval prolongation, and torsade de pointes. How should we apply the recent FDA ruling? Am J Med 2012;125(9):859–68.

CLOMIPRAMINA

TERAPÊUTICA

Marcas • Anafranil

Genérico? Sim

Classe
- Nomenclatura baseada na neurociência: inibidor da recaptação de serotonina (IRS)
- Antidepressivo tricíclico (ADT)
- A substância-mãe é um potente inibidor da recaptação de serotonina
- O metabólito ativo é um potente inibidor da recaptação de norepinefrina

Comumente prescrita para
(em negrito, as aprovações da FDA)
- ✻ Transtorno obsessivo-compulsivo
- Depressão
- ✻ Depressão grave e resistente ao tratamento
- ✻ Síndrome de catalepsia
- Ansiedade
- Insônia
- Dor neuropática/dor crônica

Como a substância atua
- Estimula os neurotransmissores serotonina e norepinefrina
- Bloqueia a bomba de recaptação da serotonina (transportador da serotonina), possivelmente aumentando a neurotransmissão serotonérgica
- Bloqueia a bomba de recaptação de norepinefrina (transportador de norepinefrina), possivelmente aumentando a neurotransmissão noradrenérgica
- Possivelmente dessensibiliza receptores de serotonina 1A e receptores beta adrenérgicos
- Como a dopamina é inativada pela recaptação de norepinefrina no córtex frontal, o qual em grande parte carece de transportadores de dopamina, a clomipramina pode aumentar a neurotransmissão de dopamina nessa parte do cérebro

Tempo para início da ação
- Pode ter efeitos imediatos no tratamento de insônia ou ansiedade
- O início das ações terapêuticas na depressão não costuma ser imediato, frequentemente demorando de 2 a 4 semanas
- O início da ação terapêutica no TOC pode demorar de 6 a 12 semanas
- Se não estiver funcionando para depressão dentro de 6 a 8 semanas, poderá ser necessário um aumento da dosagem ou poderá simplesmente não funcionar
- Se não estiver funcionando para TOC dentro de 12 semanas, poderá não funcionar
- Pode continuar a agir por muitos anos, prevenindo recaída dos sintomas

Se funcionar
- O objetivo do tratamento da depressão é a completa remissão dos sintomas atuais, além da prevenção de recaídas futuras
- O tratamento na maioria das vezes reduz ou até mesmo elimina os sintomas, mas não é uma cura, já que os sintomas podem recorrer depois da interrupção do tratamento
- Embora o objetivo do tratamento de TOC também seja a remissão completa dos sintomas, isso é menos provável do que na depressão
- O objetivo do tratamento de dor neuropática crônica é reduzir os sintomas o máximo possível, especialmente em combinação com outros tratamentos
- Continuar o tratamento para depressão até que todos os sintomas tenham desaparecido (remissão)
- Depois que os sintomas de depressão tenham desaparecido, continuar o tratamento por 1 ano para o primeiro episódio de depressão
- Para segundo episódio de depressão e episódios subsequentes, poderá ser necessário tratamento por tempo indefinido
- O uso em TOC também poderá precisar ser indefinido, começando a partir da época do tratamento inicial
- O uso em outros transtornos de ansiedade e dor crônica também poderá precisar ser por tempo indefinido, mas o tratamento de longa duração não está bem estudado nessas condições

Se não funcionar
- Muitos pacientes têm apenas uma resposta parcial, em que alguns sintomas são melhorados, mas outros persistem (especialmente insônia, fadiga e problemas de concentração)
- Outros pacientes podem ser não respondedores, sendo algumas vezes chamados de resistentes ou refratários ao tratamento
- Considerar aumento da dose, troca por outro agente ou adição de um agente de potencialização apropriado
- Considerar psicoterapia, especialmente terapia comportamental no TOC
- Considerar avaliação para outro diagnóstico ou para uma condição comórbida (p. ex. doença clínica, abuso de substância, etc.)
- Alguns pacientes podem experimentar aparente falta de consistência na eficácia devido à ativa-

ção de um transtorno bipolar latente ou subjacente, requerendo a descontinuação do antidepressivo e troca por um estabilizador do humor

Melhores combinações de potencialização para resposta parcial ou resistência ao tratamento

- Lítio, buspirona, hormônio (para depressão e TOC)
- Para o especialista: considerar a adição cautelosa de fluvoxamina para TOC resistente ao tratamento
- Hormônio da tireoide (para depressão)
- Antipsicóticos atípicos (para TOC)

Exames

- ECG basal é recomendado para pacientes acima dos 50 anos
- ✣ O monitoramento dos níveis plasmáticos da substância pode estar disponível para o especialista em laboratórios especializados
- ✣ Como antidepressivos tricíclicos e tetracíclicos estão frequentemente associados a ganho de peso, antes de iniciar o tratamento, pesar todos os pacientes e determinar se o indivíduo já está com sobrepeso (IMC de 25,0 a 29,9) ou obeso (IMC ≥ 30)
- Antes de dar uma substância que possa causar ganho de peso para um paciente com sobrepeso ou obeso, determinar se o indivíduo já tem pré-diabetes (glicose plasmática em jejum de 100 a 125 mg/dL), diabetes (glicose plasmática em jejum > 126 mg/dL) ou dislipidemia (colesterol total, colesterol LDL e triglicerídeos aumentados; colesterol HDL reduzido) e tratar ou encaminhar tais pacientes para tratamento, incluindo manejo nutricional e do peso, aconselhamento de atividade física, cessação do tabagismo e manejo clínico
- ✣ Peso e IMC durante o tratamento
- ✣ Enquanto é dada uma substância a um paciente que ganhou > 5% do peso inicial, considerar avaliação da presença de pré-diabetes, diabetes ou dislipidemia, ou considerar a troca por um antidepressivo diferente
- ECGs podem ser úteis para pacientes selecionados, como, por exemplo, aqueles com história pessoal ou familiar de prolongamento de QTc; arritmia cardíaca; infarto do miocárdio recente; insuficiência cardíaca descompensada; ou que tomam agentes que prolongam o intervalo QTc como pimozida, tioridazina, antiarrítmicos selecionados, moxifloxacina, esparfloxacina, etc.)
- Pacientes em risco de distúrbios eletrolíticos (p. ex., aqueles em terapia com diuréticos) devem ter medidas de potássio e magnésio séricos basais e periódicas

EFEITOS COLATERAIS

Como a substância causa efeitos colaterais

- A atividade anticolinérgica pode explicar os efeitos sedativos, boca seca, constipação e visão turva
- Os efeitos sedativos e o ganho de peso podem ser devidos às propriedades anti-histamínicas
- O bloqueio dos receptores alfa-1 adrenérgicos pode explicar a tontura, a sedação e a hipotensão
- Arritmias cardíacas e convulsões, especialmente em *overdose*, podem ser causadas pelo bloqueio dos canais iônicos

Efeitos colaterais notáveis

- Visão turva, constipação, retenção urinária, aumento do apetite, boca seca, náusea, diarreia, azia, gosto estranho na boca, ganho de peso
- Fadiga, fraqueza, tontura, sedação, cefaleia, ansiedade, nervosismo, inquietação
- Disfunção sexual, sudorese

Efeitos colaterais potencialmente fatais ou perigosos

- Íleo paralítico, hipertermia (ADTs + agentes anticolinérgicos)
- Diminuição do limiar convulsivo e raras convulsões
- Hipotensão ortostática, morte súbita, arritmias, taquicardia
- Prolongamento de QTc
- Insuficiência hepática, efeitos colaterais extrapiramidais
- Aumento da pressão intraocular
- Rara indução de mania
- Rara ativação de ideação e comportamento suicida (suicidalidade) (estudos de curta duração não apresentaram um aumento no risco de suicidalidade com antidepressivos em comparação ao placebo acima dos 24 anos de idade)

Ganho de peso

- Muitos experimentam e/ou pode ocorrer em quantidade significativa
- Pode aumentar o apetite e a fissura por carboidrato

Sedação

- Muitos experimentam e/ou pode ocorrer em quantidade significativa

- Com o uso prolongado, pode se desenvolver tolerância ao efeito sedativo

O que fazer com os efeitos colaterais
- Esperar
- Esperar
- Esperar
- Reduzir a dose
- Trocar por ISRS ou antidepressivo mais novo

Melhores agentes de acréscimo para os efeitos colaterais
- Muitos efeitos colaterais não podem ser melhorados com um agente de acréscimo

DOSAGEM E USO

Variação típica da dose
- 100 a 200 mg/dia

Formas de dosagem
- Cápsulas de 25 mg, 50 mg, 75 mg

Como dosar
- Dose inicial de 25 mg/dia; aumentar ao longo de 2 semanas para 100 mg/dia; dose máxima geralmente de 250 mg/dia

 Dicas para dosagem
- Se dada em dose única, deve geralmente ser administrada na hora de dormir devido às suas propriedades sedativas
- Se dada em doses divididas, em geral a dose maior deve ser dada na hora de dormir devido às suas propriedades sedativas
- Se os pacientes tiverem pesadelos, dividir a dose e não dar a dose maior na hora de dormir
- Pacientes tratados para dor crônica podem precisar apenas de doses mais baixas

✱ Pacientes tratados para TOC podem com frequência requerer doses no extremo superior da variação da dosagem (p. ex., 200 a 250 mg/dia)
- O risco de convulsão aumenta com a dose, especialmente com clomipramina em doses acima de 250 mg/dia

✱ A dose de 300 mg pode estar associada a uma incidência de convulsões de até 7/1.000, um risco em geral inaceitável
- Se ocorrer ansiedade intolerável, insônia, agitação, acatisia ou ativação após o início da dosagem ou na descontinuação, considerar a possibilidade de transtorno bipolar ativado e trocar por estabilizador do humor ou antipsicótico atípico

Overdose
- Pode ocorrer morte; convulsões, arritmias cardíacas, hipotensão grave, depressão do SNC, coma, alterações no ECG

Uso prolongado
- Dados limitados, mas parece ser eficaz e segura no longo prazo

Formação de hábito
- Não

Como interromper
- Reduzir a dose gradualmente para evitar efeitos de retirada
- Mesmo com redução gradual da dose, podem aparecer alguns sintomas de retirada dentro das 2 primeiras semanas
- Muitos pacientes toleram redução de 50% da dose por 3 dias, depois outra redução de 50% por 3 dias, depois descontinuação
- Se surgirem sintomas de retirada durante a descontinuação, elevar a dose para interromper os sintomas e depois reiniciar a retirada muito mais lentamente

Farmacocinética
- Substrato para CYP450 2D6 e 1A2
- Metabolizada para um metabólito ativo, desmetil-clomipramina, predominantemente um inibidor da recaptação de norepinefrina, pela desmetilação via CYP450 1A2
- Inibe CYP450 2D6
- Meia-vida de aproximadamente 17 a 28 horas
- Alimentos não afetam a absorção

 Interações medicamentosas
- O tramadol aumenta o risco de convulsões em pacientes que tomam ADTs
- Pode causar uma "síndrome serotonérgica" fatal quando combinada com IMAOs, portanto não usar com IMAO ou no mínimo 14 dias depois da interrupção dos IMAOs
- Não iniciar um IMAO por pelo menos 5 meias-vidas (5 a 7 dias para a maioria das substâncias)
- O uso de ADTs com substâncias anticolinérgicas pode resultar em íleo paralítico ou hipertermia
- Fluoxetina, paroxetina, bupropiona, duloxetina e outros inibidores de CYP450 2D6 podem aumentar as concentrações de ADT

- A fluvoxamina, um inibidor de CYP450 1A2, pode reduzir a conversão de clomipramina para desmetil-clomipramina e aumentar suas concentrações plasmáticas
- A cimetidina pode aumentar as concentrações plasmáticas de ADTs e causar sintomas anticolinérgicos
- Fenotiazinas e haloperidol podem elevar as concentrações sanguíneas de ADT
- Pode alterar os efeitos de substâncias anti-hipertensivas
- O uso de ADTs com agentes simpatomiméticos pode aumentar a atividade simpática
- Os ADTs podem inibir os efeitos hipotensores da clonidina
- O metilfenidato pode inibir o metabolismo de ADTs
- Ativação e agitação, sobretudo depois de trocar ou adicionar antidepressivos, podem representar a indução de um estado bipolar, especialmente uma condição bipolar tipo II disfórica mista algumas vezes associada a ideação suicida, e requerem a adição de lítio, um estabilizador do humor ou um antipsicótico atípico, e/ou a descontinuação de clomipramina

Outras advertências/ precauções

- Adicionar ou iniciar com cautela outros antidepressivos por até 2 semanas depois de descontinuar clomipramina
- Usar com cautela em pacientes com história de convulsões, retenção urinária, glaucoma de ângulo fechado, hipertireoidismo
- Os ADTs podem aumentar o intervalo QTc, especialmente em doses tóxicas, o que pode ocorrer não só por *overdose*, mas também pela combinação com substâncias que inibem o metabolismo de ADT via CYP450 2D6, potencialmente causando arritmia do tipo *torsade de pointes* ou morte súbita
- Uma vez que os ADTs podem prolongar o intervalo QTc, usar com cautela em pacientes que têm bradicardia ou estejam tomando substâncias capazes de induzir bradicardia (p. ex., betabloqueadores, bloqueadores dos canais de cálcio, clonidina, digitálico)
- Uma vez que os ADTs podem prolongar o intervalo QTc, usar com cautela em pacientes que têm hipocalemia e/ou hipomagnesemia ou estejam tomando substâncias capazes de induzir hipocalemia e/ou magnesemia (p. ex., diuréticos, laxativos estimulantes, anfotericina B intravenosa, glicocorticoides, tetracosactida)

- Ao tratar crianças, ponderar cuidadosamente os riscos e benefícios de tratamento farmacológico em relação aos riscos e benefícios de não tratamento com antidepressivos e documentar isso no prontuário dos pacientes
- Distribuir as brochuras fornecidas pela FDA e pelas companhias farmacêuticas
- Alertar pacientes e seus cuidadores sobre a possibilidade de efeitos colaterais de ativação e alertá-los a relatar tais sintomas imediatamente
- Monitorar os pacientes para ativação de ideação suicida, especialmente crianças e adolescentes

Não usar
- Se o paciente estiver tomando um IMAO
- Se o paciente estiver se recuperando de infarto do miocárdio
- Se o paciente estiver tomando agentes capazes de prolongar significativamente o intervalo QTc (p. ex., pimozida, tioridazina, antiarrítmicos selecionados, moxifloxacina, esparfloxacina)
- Se houver uma história de prolongamento de QTc ou arritmia cardíaca, infarto agudo do miocárdio recente, insuficiência cardíaca descompensada
- Se o paciente estiver tomando substâncias que inibem o metabolismo de ADT, incluindo inibidores de CYP450 2D6, exceto se prescrito por um especialista
- Se houver função reduzida de CYP450 2D6, como os pacientes que são metabolizadores lentos de 2D6, exceto se prescrito por um especialista e em baixas doses
- Se houver uma alergia comprovada a clomipramina

POPULAÇÕES ESPECIAIS

Insuficiência renal
- Usar com cautela

Insuficiência hepática
- Usar com cautela

Insuficiência cardíaca
- É recomendado ECG basal
- Foi relatado que ADTs causam arritmias, prolongamento do tempo de condução, hipotensão ortostática, taquicardia sinusal e insuficiência cardíaca, especialmente no coração doente
- Infarto do miocárdio e AVC foram relatados com ADTs
- Os ADTs produzem prolongamento de QTc, o que pode ser potencializado pela existência de bradi-

cardia, hipocalemia, intervalo longo de QTc congênito ou adquirido, os quais devem ser avaliados antes da administração de clomipramina
- Usar com cautela se tratar concomitantemente com uma medicação com probabilidade de produzir bradicardia prolongada, hipocalemia, lentificação da condução intracardíaca ou prolongamento do intervalo QTc
- Evitar ADTs em pacientes com uma história conhecida de prolongamento de QTc, infarto agudo do miocárdio recente e insuficiência cardíaca descompensada
- Os ADTs podem causar um aumento sustentado na frequência cardíaca em pacientes com doença cardíaca isquêmica e podem piorar (diminuir) a variabilidade da frequência cardíaca, um risco independente de mortalidade em populações cardíacas
- Uma vez que os ISRSs podem melhorar (aumentar) a variabilidade da frequência cardíaca em pacientes depois de um infarto do miocárdio, bem como a sobrevida e o humor em pacientes com angina aguda ou depois de infarto do miocárdio, esses são agentes mais apropriados para a população cardíaca do que antidepressivos tricíclicos/tetracíclicos

✱ A relação risco/benefício pode não justificar o uso de ADTs em insuficiência cardíaca

Idosos
- É recomendado ECG basal para pacientes com mais de 50 anos
- Podem ser mais sensíveis aos efeitos anticolinérgicos, cardiovasculares, hipotensores e sedativos
- A dose poderá precisar ser mais baixa do que a típica para adultos, pelo menos inicialmente
- Redução no risco de suicidalidade com antidepressivos em comparação ao placebo em adultos acima dos 65 anos

Crianças e adolescentes
- Ponderar cuidadosamente os riscos e benefícios do tratamento farmacológico em relação aos do não tratamento com antidepressivos e documentar isso no prontuário do paciente
- Monitorar os pacientes pessoalmente com regularidade, em particular durante as primeiras semanas de tratamento
- Usar com cautela, observando a ativação de transtorno bipolar conhecido ou desconhecido e/ou ideação suicida, e informar os pais ou responsáveis desse risco para que possam ajudar a observar a criança ou o adolescente

- Não recomendada para uso em crianças com menos de 10 anos
- Vários estudos mostram ausência de eficácia dos ADTs para depressão
- Pode ser utilizada para tratar enurese ou comportamentos hiperativos/impulsivos
- Efetiva para TOC em crianças
- Alguns casos de morte súbita ocorreram em crianças que faziam uso de ADTs
- A dose em crianças e adolescentes deve ser titulada até um máximo de 100 mg/dia ou 3 mg/kg por dia depois de 2 semanas, após as quais a dose pode ser titulada até um máximo de 200 mg/dia ou 3 mg/kg por dia

Gravidez
- Válidas a partir de 30 de junho de 2015, a FDA norte-americana determina alterações no conteúdo e na forma das informações referentes a gravidez e lactação nos rótulos das substâncias de prescrição, incluindo a eliminação das categorias por letras para risco na gravidez; a Pregnancy and Lactation Labeling Rule (PLLR ou regra final) aplica-se somente a substâncias de prescrição e será introduzida gradualmente para substâncias aprovadas a partir de 30 de junho de 2001
- Não foram conduzidos estudos controlados em gestantes
- A clomipramina atravessa a placenta
- Foram relatados efeitos adversos em bebês cujas mães tomaram um ADT (letargia, sintomas de retirada, malformações fetais)
- Deve ser ponderado o risco do tratamento (desenvolvimento fetal no primeiro trimestre, parto do recém-nascido no terceiro trimestre) para a criança em relação ao do não tratamento (recorrência de depressão, piora de TOC, saúde materna, vínculo com o bebê) para a mãe e a criança
- Para muitos pacientes, isso pode significar a continuidade do tratamento durante a gravidez

Amamentação
- É encontrada alguma quantidade da substância no leite materno

✱ Recomendado descontinuar a substância ou usar mamadeira

- O período do pós-parto imediato é uma época de alto risco de depressão e piora de TOC, sobretudo em mulheres que previamente tiveram episódios depressivos ou sintomas de TOC, portanto poderá ser necessário reinstituir a substância no fim do terceiro trimestre ou logo após o parto para

- prevenir recorrência ou exacerbação durante o pós-parto
- Devem ser ponderados os benefícios da amamentação em relação aos riscos e benefícios do tratamento antidepressivo *versus* os do não tratamento para o bebê e a mãe
- Para muitos pacientes, isso pode significar a continuidade do tratamento durante a amamentação

A ARTE DA PSICOFARMACOLOGIA

Potenciais vantagens
- Pacientes com insônia
- Depressão grave ou resistente ao tratamento
- Pacientes com TOC e depressão comórbidos
- Pacientes com catalepsia

Potenciais desvantagens
- Pacientes pediátricos e geriátricos
- Pacientes preocupados com ganho de peso
- Pacientes com doenças cardíacas
- Pacientes com transtornos convulsivos

Principais sintomas-alvo
- Humor depressivo
- Pensamentos obsessivos
- Comportamentos compulsivos

Pérolas

✳ O único ADT com eficácia comprovada para TOC
- Normalmente, a clomipramina (CMI), um potente bloqueador da recaptação de serotonina, em estado de equilíbrio é metabolizada extensamente para seu metabólito ativo desmetil-clomipramina (de-CMI), um potente bloqueador da recaptação de norepinefrina, pela enzima CYP450 1A2
- Assim, no estado de equilíbrio, a atividade plasmática da substância é geralmente mais noradrenérgica (com níveis mais altos de de-CMI) do que serotonérgica (com níveis mais baixos de CMI da substância-mãe)
- A adição do inibidor de ISRS e CYP450 1A2 fluvoxamina bloqueia essa conversão e resulta em níveis mais altos de CMI do que níveis de de-CMI
- Para o especialista apenas: a adição do ISRS fluvoxamina à CMI no TOC resistente ao tratamento pode estimular de forma potente a atividade serotonérgica, não só devido à inerente atividade farmacodinâmica serotonérgica aditiva da fluvoxamina adicionada à CMI, mas também devido a uma interação farmacocinética favorável inibindo CYP450 1A2 e, assim, convertendo o metabolismo de CMI em um portfólio serotonérgico mais poderoso da substância-mãe

✳ Um dos ADTs mais favorecidos para o tratamento de depressão grave
- Em geral, os ADTs não são mais considerados uma opção de tratamento de primeira linha para depressão devido ao seu perfil de efeitos colaterais
- Os ADTs continuam a ser úteis para depressão grave ou resistente ao tratamento
- Os ADTs são frequentemente uma opção de tratamento de primeira linha para dor crônica

✳ Única entre os ADTs, a clomipramina tem uma interação potencialmente fatal com IMAOs, além do perigo de hipertensão característico de todas as combinações de IMAO-ADT

✳ Uma síndrome serotonérgica potencialmente fatal com febre alta, convulsões e coma, análoga à causada por ISRSs e IMAOs, pode ocorrer com clomipramina e ISRSs, possivelmente devido às propriedades potentes do bloqueio da recaptação de serotonina da clomipramina
- Os ADTs podem agravar sintomas psicóticos
- O álcool deve ser evitado devido aos efeitos aditivos no SNC
- Pacientes abaixo do peso normal podem ser mais suscetíveis a efeitos cardiovasculares adversos
- Crianças, pacientes com hidratação inadequada e pacientes com doença cardíaca podem ser mais suscetíveis a cardiotoxicidade induzida por ADT do que adultos saudáveis
- Pacientes que fazem uso de ADTs devem estar cientes de que podem experimentar sintomas como fotossensibilidade ou urina azul-esverdeada
- Os ISRSs podem ser mais eficazes do que ADTs em mulheres, e os ADTs podem ser mais efetivos do que ISRSs em homens
- Como antidepressivos tricíclicos/tetracíclicos são substratos para CYP450 2D6, e 7% da população (especialmente pessoas brancas) podem ter uma variante genética levando à atividade reduzida de 2D6, tais pacientes podem não tolerar com segurança doses normais de antidepressivos tricíclicos/tetracíclicos e requerer redução da dose
- Poderá ser necessário teste fenotípico para detectar essa variante genética antes da dosagem com um antidepressivo tricíclico/tetracíclico, especialmente em populações vulneráveis, como crianças, idosos, populações cardíacas e aqueles que usam medicações concomitantes
- Pacientes que parecem ter efeitos colaterais extraordinariamente graves com doses normais ou baixas podem ter esta variante fenotípica de CYP450 2D6 e requerem baixas doses ou troca por outro antidepressivo não metabolizado por 2D6

Leituras sugeridas

Anderson IM. Meta-analytical studies on new antidepressants. Br Med Bull 2001;57:161–78.

Anderson IM. Selective serotonin reuptake inhibitors versus tricyclic antidepressants: a meta-analysis of efficacy and tolerability. J Aff Disorders 2000;58:19–36.

Cox BJ, Swinson RP, Morrison B, Lee PS. Clomipramine, fluoxetine, and behavior therapy in the treatment of obsessive-compulsive disorder: a meta-analysis. J Behav Ther Exp Psychiatry 1993;24:149–53.

Feinberg M. Clomipramine for obsessive-compulsive disorder. Am Fam Physician 1991;43:1735–8.

CLONAZEPAM

TERAPÊUTICA

Marcas • Klonopin

Genérico? Sim

Classe
- Nomenclatura baseada na neurociência: modulador alostérico positivo de GABA (MAP-GABA)
- Benzodiazepínico (ansiolítico, anticonvulsivante)

Comumente prescrito para
(em negrito, as aprovações da FDA)
- **Transtorno de pânico, com ou sem agorafobia**
- **Síndrome de Lennox-Gastaut (variante do pequeno mal)**
- **Convulsão acinética**
- **Convulsão mioclônica**
- **Convulsão com crise de ausência (pequeno mal)**
- Convulsões atônicas
- Outros transtornos convulsivos
- Outros transtornos de ansiedade
- Mania aguda (adjunto)
- Psicose aguda (adjunto)
- Insônia
- Catatonia

Como a substância atua
- Liga-se aos receptores benzodiazepínicos no complexo dos canais de cloreto dos receptores de GABA-A ativados por ligante
- Aumenta os efeitos inibitórios do GABA
- Estimula a condutância de cloreto através dos canais regulados de GABA
- Inibe a atividade neuronal possivelmente nos circuitos do medo centrados na amígdala, proporcionando benefícios terapêuticos em transtornos de ansiedade
- Ações inibitórias no córtex cerebral podem proporcionar benefícios terapêuticos em transtornos convulsivos

Tempo para início da ação
- É comum algum alívio imediato com a primeira dosagem; pode levar várias semanas com dosagem diária para ser atingido benefício terapêutico máximo

Se funcionar
- Para sintomas de ansiedade de curta duração – depois de algumas semanas, descontinuar o uso ou usar "quando necessário"
- Para transtornos de ansiedade crônicos, o objetivo do tratamento é a remissão completa dos sintomas, além da prevenção de recaídas futuras
- Para transtornos de ansiedade crônicos, o tratamento na maioria das vezes reduz ou até mesmo elimina os sintomas, mas não é uma cura, já que os sintomas podem recorrer depois que o medicamento é interrompido
- Para sintomas de ansiedade de longa duração, considerar a troca por um ISRS ou IRSN para manutenção de longo prazo
- Se for necessária manutenção de longo prazo com um benzodiazepínico, continuar o tratamento por 6 meses depois da resolução dos sintomas, e depois reduzir a dose lentamente
- Se os sintomas ressurgirem, considerar tratamento com um ISRS ou IRSN, ou considerar o reinício do benzodiazepínico; algumas vezes, os benzodiazepínicos têm de ser utilizados em combinação com ISRSs ou IRSNs para melhores resultados
- Para tratamento de longa duração de transtornos convulsivos, não é incomum o desenvolvimento de tolerância, a escalada da dose e a perda da eficácia, necessitando de acréscimo ou troca por outros anticonvulsivantes

Se não funcionar
- Considerar a troca por outro agente ou a adição de um agente de potencialização apropriado
- Considerar psicoterapia, especialmente psicoterapia cognitivo-comportamental
- Considerar a presença de abuso de substância concomitante
- Considerar a ocorrência de abuso de clonazepam
- Considerar outro diagnóstico como uma condição clínica comórbida

Melhores combinações de potencialização para resposta parcial ou resistência ao tratamento
- Os benzodiazepínicos são frequentemente utilizados como agentes de potencialização para antipsicóticos e estabilizadores do humor no tratamento de transtornos psicóticos e bipolares
- Os benzodiazepínicos são frequentemente utilizados como agentes de potencialização para ISRSs e IRSNs no tratamento de transtornos de ansiedade
- Em geral, não é racional combinar com outros benzodiazepínicos
- Cautela se for utilizado como ansiolítico concomitantemente com outros hipnóticos sedativos para o sono

- O clonazepam é comumente combinado com outros anticonvulsivantes para o tratamento de transtornos convulsivos

Testes
- Em pacientes com transtornos convulsivos, doença clínica concomitante e/ou aqueles com múltiplas medicações concomitantes de longa duração, pode ser prudente testes hepáticos e hemogramas periódicos

EFEITOS COLATERAIS

Como a substância causa efeitos colaterais
- Mesmo mecanismo para efeitos colaterais que para os efeitos terapêuticos – ou seja, devido às ações excessivas nos receptores benzodiazepínicos
- As adaptações de longo prazo nos receptores benzodiazepínicos podem explicar o desenvolvimento de dependência, tolerância e abstinência
- Os efeitos colaterais são geralmente imediatos, mas costumam desaparecer com o tempo

Efeitos colaterais notáveis
✱ Sedação, fadiga, depressão
✱ Tontura, ataxia, fala mal articulada, fraqueza
✱ Esquecimento, confusão
✱ Hiperexcitabilidade, nervosismo
- Raras alucinações, mania
- Rara hipotensão
- Hipersalivação, boca seca

Efeitos colaterais potencialmente fatais ou perigosos
- Depressão respiratória, especialmente quando tomado com depressores do SNC em *overdose*
- Raras disfunção hepática, disfunção renal, discrasias sanguíneas
- Convulsões do tipo grande mal

Ganho de peso

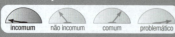

- Relatado, mas não esperado

Sedação

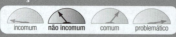

- Ocorre em uma minoria significativa

- Especialmente no início do tratamento ou quando a dose é aumentada
- Frequentemente se desenvolve tolerância com o tempo

O que fazer com os efeitos colaterais
- Esperar
- Esperar
- Esperar
- Reduzir a dose
- Tomar a dose maior na hora de dormir para evitar os efeitos sedativos durante o dia
- Trocar por outro agente
- Administrar flumazenil se os efeitos colaterais forem graves ou ameaçarem a vida

Melhores agentes de acréscimo para os efeitos colaterais
- Muitos efeitos colaterais não podem ser melhorados com um agente de acréscimo

DOSAGEM E USO

Variação típica da dose
- Convulsões: dependente da resposta individual do paciente, até 20 mg/dia
- Pânico: 0,5 a 2 mg/dia divididos em doses ou 1 vez na hora de dormir

Formas de dosagem
- Comprimidos de 0,5 mg sulcados, 1 mg, 2 mg
- Desintegração oral (*wafer*): 0,125 mg, 0,25 mg, 0,5 mg, 1 mg, 2 mg

Como dosar
- Convulsões: 1,5 mg divididos em 3 doses, aumentar 0,5 mg a cada 3 dias até atingir o efeito desejado; dividir em 3 doses iguais ou então dar a dose maior na hora de dormir; dose máxima geralmente de 20 mg/dia
- Pânico – 1 mg/dia; iniciar com 0,25 mg dividido em 2 doses, aumentar para 1 mg depois de 3 dias; dosar 2 vezes ao dia ou 1 vez na hora de dormir; dose máxima geralmente de 4 mg/dia

Dicas para dosagem
- Para transtornos de ansiedade, usar a dose efetiva mais baixa possível pelo período de tempo mais curto possível (uma estratégia de restrição de benzodiazepínico)
- Avaliar regularmente a necessidade de tratamento contínuo

- O risco de dependência pode aumentar com a dose e a duração do tratamento
- Para sintomas de ansiedade entre as doses, pode-se aumentar a dose ou manter a mesma, mas dividida em doses mais frequentes
- Também pode ser utilizado como dose ocasional "extra" para ansiedade entre as doses
- Uma vez que transtorno convulsivo pode requerer doses muito mais altas do que 2 mg/dia, o risco de dependência pode ser maior nesses pacientes
- Uma vez que transtorno de pânico pode requerer doses um pouco mais altas do que 2 mg/dia, o risco de dependência pode ser maior nesses pacientes do que naqueles com ansiedade mantidos com doses mais baixas
- Alguns pacientes com convulsões gravemente doentes podem requerer mais do que 20 mg/dia
- Alguns pacientes com pânico gravemente doentes podem requerer 4 mg/dia ou mais
- A frequência da dosagem na prática é muitas vezes maior do que o previsto para a meia-vida, já que a duração da atividade biológica é frequentemente menor do que a meia-vida farmacocinética terminal

✻ O clonazepam é geralmente dosado com metade da dosagem de alprazolam
- Poderá ser necessária a escalada da dose caso se desenvolva tolerância em transtornos convulsivos
- Não costuma ser necessária escalada da dose em transtorno de ansiedade, uma vez que geralmente não se desenvolve tolerância a clonazepam no tratamento de transtornos de ansiedade

✻ Disponível como um comprimido de desintegração oral (*wafer*)

Overdose
- Raramente fatal em monoterapia; sedação, confusão, coma, reflexos diminuídos

Uso prolongado
- Pode perder a eficácia para convulsões; o aumento da dose pode recuperar a eficácia
- Risco de dependência, em particular para períodos de tratamento mais longos do que 12 semanas e especialmente em pacientes com abuso passado ou atual de polissubstâncias

Formação de hábito
- O clonazepam é uma substância Classe IV
- Os pacientes podem desenvolver dependência e/ou tolerância com o uso prolongado

Como interromper
- Pacientes com história de convulsões podem convulsionar durante a retirada, especialmente se esta for abrupta
- Reduzir a dose gradualmente 0,25 mg a cada 3 dias para reduzir as chances de efeitos de abstinência
- Para casos difíceis de reduzir a dose gradualmente, considerar a redução com muito mais lentidão depois de atingir 1,5 mg/dia, talvez com apenas 0,125 mg ou menos por semana
- Para outros pacientes com problemas graves para descontinuar benzodiazepínico, poderá ser necessário reduzir a dosagem gradualmente por muitos meses (i.e., reduzir 1% a cada 3 dias, triturando o comprimido e suspendendo ou dissolvendo em 100 mL de suco de fruta, então descartando 1 mL e bebendo o resto; 3-7 dias depois, descartar 2 mL, e assim por diante). Essa é uma forma de redução biológica da dose muito lenta e também de dessensibilização comportamental
- Cuidar para diferenciar entre reemergência dos sintomas que requer reinstituição do tratamento e sintomas de abstinência
- Pacientes com ansiedade dependentes de benzodiazepínico e diabéticos dependentes de insulina não são aditos a suas medicações. Quando pacientes dependentes de benzodiazepínico interrompem sua medicação, os sintomas da doença podem reemergir, piorar (rebote) e/ou podem emergir sintomas de abstinência

Farmacocinética
- Meia-vida longa se comparada a outros ansiolíticos benzodiazepínicos (meia-vida de eliminação aproximadamente de 30 a 40 horas)
- Substrato para CYP450 3A4
- Alimentos não afetam a absorção

 Interações medicamentosas
- Efeitos depressores aumentados quando tomado com depressores do SNC (veja seção Outras advertências/precauções, a seguir)
- Inibidores de CYP450 3A4 podem afetar a eliminação de clonazepam, mas geralmente não é necessário o ajuste da dosagem
- O flumazenil (utilizado para reverter os efeitos dos benzodiazepínicos) pode precipitar convulsões e não deve ser utilizado em pacientes tratados para transtornos convulsivos com clonazepam
- O uso de clonazepam com valproato pode causar estado de ausência

 Outras advertências/precauções
- Tarja preta devido ao risco aumentado de efeitos depressores do SNC quando benzodiazepínicos e medicações opioides são utilizados em conjunto,

incluindo especificamente o risco de respiração lenta ou dificuldade para respirar e morte
- Se não estiverem disponíveis alternativas ao uso combinado de benzodiazepínicos e opioides, os clínicos devem limitar a dosagem e a duração de cada substância ao mínimo possível em que é obtida eficácia terapêutica
- Pacientes e seus cuidadores devem ser alertados a buscar atenção médica caso ocorra tontura incomum, atordoamento, sedação, respiração lenta ou dificuldade para respirar, ou ausência de responsividade
- As dosagens devem ser feitas em colaboração com o prescritor
- Usar com cautela em pacientes com doença pulmonar; raros relatos de morte após o início de benzodiazepínicos em pacientes com insuficiência pulmonar grave
- História de abuso de substância ou álcool frequentemente cria maior risco para dependência
- O clonazepam pode induzir convulsões do tipo grande mal em pacientes com transtornos convulsivos múltiplos
- Usar somente com extrema cautela se o paciente tiver apneia obstrutiva do sono
- Alguns pacientes deprimidos podem experimentar uma piora de ideação suicida
- Alguns pacientes podem exibir pensamento anormal ou alterações no comportamento similares aos causados por outros depressores do SNC (i.e., ações depressoras ou ações de desinibição)

Não usar
- Se o paciente tiver glaucoma de ângulo fechado
- Se o paciente tiver doença hepática grave
- Se houver uma alergia comprovada a clonazepam ou a algum benzodiazepínico

POPULAÇÕES ESPECIAIS

Insuficiência renal
- A dose deve ser reduzida

Insuficiência hepática
- A dose deve ser reduzida

Insuficiência cardíaca
- Benzodiazepínicos têm sido utilizados para tratar ansiedade associada a infarto agudo do miocárdio

Idosos
- Devem receber doses mais baixas e ser monitorados

Crianças e adolescentes
- Convulsões – até 10 anos ou 30 kg – 0,01 a 0,03 mg/kg por dia divididos em 2 a 3 doses; dose máxima de 0,05 mg/kg por dia
- Segurança e eficácia não estabelecidas em transtorno de pânico
- Para ansiedade, crianças e adolescentes devem geralmente receber doses mais baixas e ser monitorados mais atentamente
- Os efeitos de longo prazo de clonazepam em crianças e adolescentes são desconhecidos

Gravidez
- Válidas a partir de 30 de junho de 2015, a FDA norte-americana determina alterações no conteúdo e na forma das informações referentes a gravidez e lactação nos rótulos das substâncias de prescrição, incluindo a eliminação das categorias por letras para risco na gravidez; a Pregnancy and Lactation Labeling Rule (PLLR ou regra final) aplica-se somente a substâncias de prescrição e será introduzida gradualmente para substâncias aprovadas a partir de 30 de junho de 2001
- Possível risco aumentado de defeitos congênitos quando benzodiazepínicos são tomados durante a gravidez
- Devido aos riscos potenciais, o clonazepam não costuma ser recomendado como tratamento para ansiedade durante a gravidez, especialmente durante o primeiro trimestre
- A substância deve ser reduzida gradualmente se for descontinuada
- Bebês cujas mães receberam um benzodiazepínico no fim da gravidez podem experimentar efeitos de abstinência
- Foi relatada flacidez neonatal em bebês cujas mães tomaram um benzodiazepínico durante a gravidez
- Convulsões, mesmo que leves, podem causar danos para o embrião/feto

Amamentação
- É encontrada alguma quantidade da substância no leite materno

✱ Recomendado descontinuar a substância ou usar mamadeira
- Foram observados efeitos no bebê que incluem dificuldades alimentares, sedação e perda de peso

A ARTE DA PSICOFARMACOLOGIA

Potenciais vantagens
- Rápido início da ação
- Menos sedação do que alguns outros benzodiazepínicos
- Duração de ação mais longa do que alguns outros benzodiazepínicos
- Disponibilidade de comprimidos de desintegração oral (*wafer*)

Potenciais desvantagens
- O desenvolvimento de tolerância pode requerer aumentos na dose, especialmente em transtornos convulsivos
- Risco de abuso especialmente alto em abusadores de substância no passado ou no presente

Principais sintomas-alvo
- Frequência e duração das convulsões
- Descargas de ondas e espículas na ausência de convulsões (pequeno mal)
- Ataques de pânico
- Ansiedade

Pérolas
* Um dos benzodiazepínicos mais populares para ansiedade, especialmente entre os psiquiatras
- É um adjunto muito útil para ISRSs e IRSNs no tratamento de diversos transtornos de ansiedade
- Não eficaz para tratar psicose como monoterapia, mas pode ser utilizado como um adjunto para antipsicóticos
- Não eficaz para tratar transtorno bipolar como monoterapia, mas pode ser utilizado como um adjunto para estabilizadores do humor e antipsicóticos
- Geralmente utilizado como tratamento de segunda linha para convulsões do tipo pequeno mal se succinimidas forem ineficazes
- Pode ser utilizado como um adjunto ou como monoterapia para transtornos convulsivos
- O clonazepam é o único benzodiazepínico utilizado como tratamento isolado de manutenção para transtornos convulsivos
* Mais fácil de reduzir a dose gradualmente do que alguns outros benzodiazepínicos de meia-vida longa
* Pode ter menos potencial para abuso do que alguns outros benzodiazepínicos
* Pode causar menos depressão, euforia ou dependência do que alguns outros benzodiazepínicos
* O clonazepam é frequentemente considerado um "ansiolítico semelhante a alprazolam de mais longa ação" com melhores características de tolerabilidade em termos de menos euforia, abuso, dependência e problemas de abstinência, mas isso não foi comprovado
- Ao usar para tratar insônia, lembrar que insônia pode ser um sintoma de algum outro transtorno primário e, assim, justifica-se uma avaliação para condições psiquiátricas e/ou clínicas comórbidas
- Embora não sistematicamente estudados, os benzodiazepínicos têm sido utilizados com eficácia para tratar catatonia e consistem no tratamento inicial recomendado

Leituras sugeridas

Davidson JR, Moroz G. Pivotal studies of clonazepam in panic disorder. Psychopharmacol Bull 1998;34:169–74.

DeVane CL, Ware MR, Lydiard RB. Pharmacokinetics, pharmacodynamics, and treatment issues of benzodiazepines: alprazolam, adinazolam, and clonazepam. Psychopharmacol Bull 1991;27:463–73.

Iqbal MM, Sobhan T, Ryals T. Effects of commonly used benzodiazepines on the fetus, the neonate, and the nursing infant. Psychiatr Serv 2002;53:39–49.

Panayiotopoulos CP. Treatment of typical absence seizures and related epileptic syndromes. Paediatr Drugs 2001;3:379––403.

CLONIDINA

TERAPÊUTICA

Marcas
- Duraclon (injeção)
- Catapres
- Kapvay

Genérico? Sim (não para transdérmico)

Classe
- Nomenclatura baseada na neurociência: agonista do receptor de norepinefrina (ARN)
- Anti-hipertensivo; agente hipotensor agonista de alfa-2 de ação central, não estimulante para TDAH

Comumente prescrita para
(em negrito, as aprovações da FDA)
- **Hipertensão**
- **Transtorno de déficit de atenção/hiperatividade (TDAH) (Kapvay)**
- Transtorno de déficit de atenção/hiperatividade (TDAH)
- Síndrome de Tourette
- Abstinência de substância, incluindo opiáceos e álcool
- Transtornos de ansiedade, incluindo transtorno de estresse pós-traumático (TEPT) e transtorno de ansiedade social
- Hipersalivação induzida por clozapina
- Calorões na menopausa
- Dor grave em pacientes com câncer que não é aliviada adequadamente por analgésicos opioides isolados (combinação com opiáceos)

Como a substância atua
- Para TDAH, teoricamente tem ações centrais nos receptores alfa-2 pós-sinápticos no córtex pré-frontal
- Para hipertensão, estimula os receptores alfa-2 adrenérgicos no tronco encefálico, reduzindo o fluxo simpático a partir do SNC e reduzindo a resistência periférica, resistência vascular renal, frequência cardíaca e pressão arterial
- É uma imidazolina, portanto também interage nos receptores de imidazolina

Tempo para início da ação
- Para TDAH, pode levar algumas semanas para que sejam vistos os benefícios terapêuticos máximos
- A pressão arterial pode baixar 30 a 60 minutos após a primeira dose; maior redução vista depois de 2 a 4 horas
- Pode levar várias semanas para controlar a pressão arterial adequadamente

Se funcionar
- O objetivo do tratamento de TDAH é a redução dos sintomas de desatenção, hiperatividade motora e/ou impulsividade que perturbam o funcionamento social, acadêmico e/ou ocupacional
- Continuar o tratamento até que todos os sintomas estejam sob controle ou a melhora seja estável, e depois continuá-lo indefinidamente enquanto persistir a melhora
- Reavaliar periodicamente a necessidade de tratamento
- Tratamento para TDAH iniciado na infância poderá precisar ser continuado na adolescência e idade adulta se for documentado benefício continuado
- Para hipertensão, continuar o tratamento indefinidamente e verificar a pressão arterial com regularidade

Se não funcionar
- Considerar ajuste da dose ou troca por outro agente
- Considerar terapia comportamental
- Considerar a ocorrência de não adesão e aconselhar o paciente e os pais
- Considerar avaliação para outro diagnóstico ou para uma condição comórbida (p. ex., transtorno bipolar, abuso de substância, doença clínica, etc.)

Melhores combinações de potencialização para resposta parcial ou resistência ao tratamento
- Melhor tentar outra monoterapia antes de potencializar para TDAH
- Possivelmente combinação com estimulantes (com cautela, pois os benefícios da combinação são pouco documentados e há alguns relatos de eventos adversos sérios)
- Combinações para TDAH devem ser para o especialista, monitorando o paciente atentamente, e quando outras opções de tratamento tiverem falhado
- Clortalidona, diuréticos do tipo tiazida e furosemida para hipertensão

Exames
- A pressão arterial deve ser verificada regularmente durante o tratamento

EFEITOS COLATERAIS

Como a substância causa efeitos colaterais
- Ações excessivas nos receptores alfa-2 e/ou nos receptores de imidazolina

Efeitos colaterais notáveis
- ✱ Boca seca
- ✱ Tontura, constipação, sedação
- Fraqueza, fadiga, impotência, perda da libido, insônia, cefaleia
- Depressão maior
- Reações dermatológicas (especialmente com clonidina transdérmica)
- Hipotensão, síncope ocasional
- Taquicardia
- Nervosismo, agitação
- Náusea, vômitos

 Efeitos colaterais potencialmente fatais ou perigosos
- Bradicardia sinusal, bloqueio atrioventricular
- Durante a retirada, encefalopatia hipertensiva, acidentes cerebrovasculares e morte (raro)

Ganho de peso

incomum / não incomum / comum / problemático

- Relatado, mas não esperado

Sedação

incomum / não incomum / comum / problemático

- Muitos experimentam e/ou pode ocorrer em quantidade significativa
- Alguns pacientes podem não tolerar
- Pode desaparecer com o tempo

O que fazer com os efeitos colaterais
- Esperar
- Tomar dose maior na hora de dormir para evitar sedação durante o dia
- Trocar por outra medicação com melhor evidência de eficácia
- ✱ Para reações de retirada e descontinuação, poderá ser necessário reinstituir a clonidina e reduzir a dose muito lentamente quando estabilizado

Melhores agentes de acréscimo para os efeitos colaterais
- A redução da dose ou troca por outro agente pode ser mais eficaz, já que a maioria dos efeitos colaterais não pode ser melhorada com um agente de acréscimo

DOSAGEM E USO

Variação típica da dose
- Liberação prolongada para TDAH: 0,1 a 0,4 mg/dia em doses divididas
- Liberação imediata para hipertensão: 0,2 a 0,6 mg/dia em doses divididas
- Abstinência de opioide: 0,1 mg 3 vezes ao dia (pode ser mais alta no contexto de internação)

Formas de dosagem
- Comprimidos de liberação prolongada de 0,1 mg, 0,2 mg
- Comprimidos de liberação imediata de 0,1 mg sulcados, 0,2 mg sulcados, 0,3 mg sulcados
- Tópica (administração por 7 dias) 0,1 mg/24 horas, 0,2 mg/24 horas, 0,3 mg/24 horas
- Injeção de 0,1 mg/mL, 0,5 mg/mL

Como dosar
- Oral (para TDAH): dose inicial de 0,1 mg na hora de dormir; pode ser aumentada em 0,1 mg/dia a cada semana com a dosagem dividida e dose maior na hora de dormir; dose máxima geralmente de 0,4 mg/dia em doses divididas
- Para abstinência de opioide: 0,1 mg 3 vezes ao dia; a dose seguinte deve ser suprimida se a pressão arterial cair abaixo de 90/60 mmHg; pacientes ambulatoriais não devem receber suprimento para mais de 3 dias, a desintoxicação em geral pode ser atingida em 4 a 6 dias para opioides de curta ação
- Oral (para hipertensão): dose inicial de 0,1 mg em 2 doses divididas, manhã e noite; pode ser aumentada em 0,1 mg/dia a cada semana; dose máxima geralmente de 2,4 mg/dia
- Tópica (para hipertensão): aplicar uma vez a cada 7 dias em área sem pelos; trocar a localização a cada aplicação
- Injeção (para hipertensão): dose inicial 30 mcg/h; máximo 40 mcg/h; 500 mg/mL devem ser diluídos

 Dicas para dosagem
- O comprimido de liberação prolongada não deve ser mastigado, triturado ou quebrado antes de engolir, pois isso poderia alterar as propriedades de liberação controlada
- Não substituir produtos diferentes de clonidina entre si numa proporção de mg para mg porque apresentam diferentes perfis farmacocinéticos
- Os efeitos adversos estão relacionados à dose e são geralmente transitórios
- A última dose do dia deve ocorrer na hora de dormir, de modo que a pressão arterial esteja controlada durante a noite

- Se a clonidina for interrompida abruptamente, pode ocorrer hipertensão de rebote dentro de 2 a 4 dias, portanto, ao descontinuar, reduzir a dose de forma gradual em decréscimos de não mais do que 0,1 mg a cada 3 a 7 dias
- O uso de clonidina em combinação com outro agente anti-hipertensivo pode atenuar o desenvolvimento de tolerância aos efeitos anti-hipertensivos da clonidina
- A probabilidade de reações de descontinuação graves com sintomas do SNC e cardiovasculares pode ser maior após a administração de altas doses de clonidina

✵ Em pacientes que desenvolveram sensibilização localizada ao contato com clonidina transdérmica, a continuidade da dosagem transdérmica em outras áreas da pele ou a substituição por clonidina oral pode estar associada ao desenvolvimento de uma erupção cutânea generalizada, urticária ou angioedema

✵ Se administrada com um betabloqueador, interromper este primeiro vários dias antes da descontinuação gradual de clonidina em casos de descontinuação planejada

Overdose
- Hipotensão, hipertensão, miose, depressão respiratória, convulsões, bradicardia, hipotermia, coma, sedação, reflexos diminuídos, fraqueza, irritabilidade, arritmia

Uso prolongado
- Os pacientes podem desenvolver tolerância aos efeitos anti-hipertensivos

✵ Estudos não estabeleceram a utilidade da clonidina para usos de longo prazo no SNC

✵ Estar ciente de que esquecer de tomar clonidina ou acabar a medicação pode levar à descontinuação abrupta e a reações e complicações associadas à retirada

Formação de hábito
- Relatos de algum abuso por aditos a opiáceos
- Relatos de algum abuso por pacientes dependentes de não opioides

Como interromper
✵ Reações de descontinuação são comuns e algumas vezes graves
- A descontinuação abrupta pode resultar em nervosismo, agitação, dor de cabeça e tremor, com rápida elevação na pressão arterial
- Situações raras de encefalopatia hipertensiva, acidente cerebrovascular e morte foram relatados após a retirada de clonidina

- Reduzir a dose gradualmente por 2 a 4 dias ou mais para evitar efeitos de <u>rebote</u> (nervosismo, aumento da pressão arterial)
- Se administrada com um betabloqueador, interromper este primeiro vários dias antes da descontinuação gradual de clonidina

Farmacocinética
- Meia-vida de 12 a 16 horas
- Metabolizada pelo fígado
- Excretada pelos rins

 Interações medicamentosas
- A probabilidade de reações de descontinuação graves com sintomas no SNC e cardiovasculares pode ser maior quando a clonidina estiver combinada com tratamento com betabloqueador
- Efeitos <u>depressores</u> e sedativos aumentados quando tomada com outros depressores do SNC
- Os ADTs podem reduzir os efeitos hipotensores da clonidina
- Lesões nas córneas de ratos aumentadas pelo uso de clonidina com amitriptilina
- O uso de clonidina com agentes que afetam a função do nodo sinusal ou função nodal AV (p. ex., digitálico, bloqueadores dos canais de cálcio, betabloqueadores) pode resultar em bradicardia ou bloqueio AV

 Outras advertências/ precauções
- Houve casos de encefalopatia hipertensiva, acidentes cerebrovasculares e morte após a descontinuação abrupta
- Se utilizada com um betabloqueador, este deve ser interrompido vários dias antes de reduzir gradualmente a clonidina
- Em pacientes que desenvolveram sensibilização localizada ao contato com clonidina transdérmica, a continuação da dosagem transdérmica em outras áreas da pele ou a substituição com clonidina oral pode estar associada ao desenvolvimento de uma erupção cutânea generalizada, urticária ou angioedema
- Injeção não é recomendada para uso no manejo da dor obstétrica, no pós-parto ou perioperatória
- Vestígios de alumínio ou outros metais, mesmo pequenos, no verso de adesivos transdérmicos podem causar queimaduras na pele se utilizados durante IRM, portanto alertar os pacientes que tomam formulação transdérmica sobre essa possibilidade e aconselhá-los a informar se precisarem de uma IRM

Não usar
- Se houver uma alergia comprovada à clonidina

POPULAÇÕES ESPECIAIS

Insuficiência renal
- Usar com cautela e possivelmente reduzir a dose

Insuficiência hepática
- Usar com cautela

Insuficiência cardíaca
- Usar com cautela em pacientes com infarto do miocárdio recente, insuficiência coronária grave, doença cerebrovascular

Idosos
- Pacientes idosos podem tolerar melhor uma dose inicial mais baixa
- Pacientes idosos podem ser mais sensíveis aos efeitos sedativos

Crianças e adolescentes
- Segurança e eficácia não estabelecidas para crianças com menos de 6 anos
- Crianças podem ser mais sensíveis aos efeitos hipertensivos da retirada do tratamento
✻ Uma vez que crianças comumente têm doenças gastrintestinais que levam a vômitos, é maior a sua probabilidade de descontinuar clonidina abruptamente e, portanto, são mais suscetíveis a episódios hipertensivos resultantes da incapacidade abrupta de tomar a medicação
- Crianças têm mais probabilidade de experimentar depressão do SNC com *overdose* e podem até mesmo exibir sinais de toxicidade com 0,1 mg de clonidina
- Injeção pode ser utilizada em pacientes com câncer pediátrico com dor grave que não responde a outras medicações

Gravidez
- Válidas a partir de 30 de junho de 2015, a FDA norte-americana determina alterações no conteúdo e na forma das informações referentes a gravidez e lactação nos rótulos das substâncias de prescrição, incluindo a eliminação das categorias por letras para risco na gravidez; a Pregnancy and Lactation Labeling Rule (PLLR ou regra final) aplica-se somente a substâncias de prescrição e será introduzida gradualmente para substâncias aprovadas a partir de 30 de junho de 2001
- Não foram conduzidos estudos controlados em gestantes
- Alguns estudos com animais mostraram efeitos adversos
- O uso em mulheres com potencial reprodutivo requer avaliação dos benefícios potenciais para a mãe em relação aos riscos para o feto
✻ Para pacientes com TDAH, a clonidina geralmente deve ser descontinuada antes de gestações previstas

Amamentação
- Alguma quantidade da substância é encontrada no leite materno
- Não foram relatados efeitos adversos em bebês em aleitamento
- Caso se desenvolva irritabilidade ou sedação em bebês em aleitamento, poderá ser necessário descontinuar a substância ou usar mamadeira

A ARTE DA PSICOFARMACOLOGIA

Potenciais vantagens
- Sem potencial para abuso conhecido; não é uma substância controlada

Potenciais desvantagens
- Não bem estudada em adultos com TDAH
- Reações de retirada
- Pacientes que não aderem ao tratamento
- Pacientes fazendo uso concomitante de medicações para o SNC

Principais sintomas-alvo
- Concentração
- Hiperatividade motora
- Comportamento opositor e impulsivo
- Pressão arterial alta

Pérolas
✻ A clonidina de liberação prolongada é aprovada para TDAH em crianças entre 6 e 17 anos
- Como monoterapia ou em combinação com metilfenidato para TDAH com transtorno da conduta ou transtorno de oposição desafiante, pode melhorar

sintomas de agressão, opositores e de transtorno da conduta

- A clonidina é algumas vezes utilizada em combinação com estimulantes para reduzir os efeitos colaterais e aumentar os efeitos terapêuticos sobre a hiperatividade motora
- Existem relatos de que doses de 0,1 mg em 3 doses divididas reduzem insônia induzida por estimulante, além da impulsividade

✱ A clonidina também pode ser efetiva para tratamento de transtornos de tique, incluindo a síndrome de Tourette

- Pode suprimir os tiques especialmente na síndrome de Tourette grave, e pode ser ainda melhor na redução de comportamentos violentos explosivos na síndrome de Tourette
- Com frequência, a sedação é inaceitável em vários pacientes, apesar da melhora nos sintomas do SNC, e leva à descontinuação do tratamento, especialmente para TDAH e síndrome de Tourette
- Considerada um tratamento investigacional para a maioria das outras aplicações ao SNC
- Pode bloquear os sintomas autonômicos nos transtornos de ansiedade e do pânico (p. ex., palpitações, sudorese) e também melhora a ansiedade subjetiva
- Pode ser útil na diminuição da excitação autonômica do TEPT
- Pode ser útil como uma medicação de uso "se necessário" para medo de plateia ou outras situações socialmente fóbicas previsíveis
- Também pode ser útil quando adicionada a ISRSs para redução da excitação e dos sintomas dissociativos em TEPT
- Pode bloquear sintomas autonômicos de abstinência de opioide (p. ex., palpitações, sudorese) especialmente em pacientes internados, mas dores musculares, irritabilidade e insônia podem não ser bem suprimidas pela clonidina
- Frequentemente prescrita com naltrexona para suprimir sintomas de abstinência de opioide; isso requer monitoramento do paciente por 8 horas no primeiro dia devido à gravidade potencial da abstinência induzida por naltrexona e aos efeitos potenciais da clonidina na pressão arterial
- Pode ser útil na redução de hipertensão, taquicardia e tremores associados a abstinência alcoólica, mas não das convulsões ou de *delirium tremens* em abstinência alcoólica complicada
- A clonidina pode melhorar relações sociais, respostas emocionais e respostas sensoriais em transtorno do espectro autista
- A clonidina pode reduzir a incidência de calorões na menopausa
- A resposta do hormônio do crescimento à clonidina pode ser reduzida durante a menstruação
- A clonidina estimula a secreção do hormônio do crescimento (não foram observados efeitos crônicos)
- O álcool pode reduzir os efeitos da clonidina no hormônio do crescimento

✱ A guanfacina é um agente hipotensivo agonista de alfa-2 centralmente ativo relacionado que tem sido utilizado para aplicações similares no SNC, mas não foi tão investigada ou utilizada quanto a clonidina

✱ A guanfacina pode ser mais bem tolerada do que clonidina em alguns pacientes (p. ex., sedação) ou funcionar melhor em alguns indivíduos para aplicações ao SNC do que clonidina, mas não há ensaios comparativos

Leituras sugeridas

American Psychiatric Association. Practice guideline for the treatment of patients with substance use disorders, second edition. Am J Psychiatry 2007;164(4):1–86.

Burris JF. The USA experience with the clonidine transdermal therapeutic system. Clin Auton Res 1993;3:391–6.

Croxtall JD. Clonidine extended-release: in attention-deficit hyperactivity disorder. Paediatr Drugs 2011;13(5):329–36.

Gavras I, Manolis AJ, Gayras H. The alpha2-adrenergic receptors in hypertension and heart failure: experimental and clinical studies. J Hypertens 2001;19:2115–24.

Neil MJ. Clonidine: clinical pharmacology and therapeutic use in pain management. Curr Clin Pharmacol 2011;6(4):280–7.

CLORAZEPATO

TERAPÊUTICA

Marcas
- Azene
- Tranxene

Genérico? Sim

Classe
- Nomenclatura baseada na neurociência: modulador alostérico positivo de GABA (MAP-GABA)
- Benzodiazepínico (ansiolítico)

Comumente prescrito para
(em negrito, as aprovações da FDA)
- **Transtorno de ansiedade**
- **Sintomas de ansiedade**
- **Abstinência alcoólica aguda**
- **Convulsões parciais (adjunto)**
- Catatonia

Como a substância atua
- Liga-se aos receptores benzodiazepínicos no complexo dos canais de cloreto dos receptores de GABA-A ativados por ligante
- Aumenta os efeitos inibitórios de GABA
- Estimula a condutância do cloreto através dos canais regulados por GABA
- Presumivelmente, inibe a atividade neuronal nos circuitos do medo centrados na amígdala, proporcionando benefícios terapêuticos em transtornos de ansiedade

Tempo para início da ação
- É comum algum alívio imediato com a primeira dosagem; pode levar várias semanas com dosagem diária para benefício terapêutico máximo

Se funcionar
- Para sintomas de ansiedade de curta duração – depois de algumas semanas, descontinuar o uso ou usar "quando necessário"
- Para transtornos de ansiedade crônicos, o objetivo do tratamento é a completa remissão dos sintomas, além da prevenção de recaídas futuras
- Para transtornos de ansiedade crônicos, o tratamento na maioria das vezes reduz ou até mesmo elimina os sintomas, mas não é uma cura, já que os sintomas podem recorrer depois de interrompido o tratamento
- Para sintomas de ansiedade de longa duração, considerar troca por um ISRS ou IRSN para manutenção de longo prazo
- Se for necessária manutenção de longo prazo com um benzodiazepínico, continuar o tratamento por 6 meses depois que os sintomas se resolverem e então reduzir a dose lentamente
- Se os sintomas ressurgirem, considerar tratamento com um ISRS ou IRSN ou o reinício do benzodiazepínico; algumas vezes, os benzodiazepínicos devem ser utilizados em combinação com ISRSs ou IRSNs para melhores resultados

Se não funcionar
- Considerar troca por outro agente ou adicionar um agente de potencialização apropriado
- Considerar psicoterapia, especialmente psicoterapia cognitivo-comportamental
- Considerar a presença de abuso de substância concomitante
- Considerar a presença de abuso de clorazepato
- Considerar outro diagnóstico, como uma condição clínica comórbida

Melhores combinações de potencialização para resposta parcial ou resistência ao tratamento
- Os benzodiazepínicos são frequentemente utilizados como agentes de potencialização para antipsicóticos e estabilizadores do humor no tratamento de transtornos psicóticos e bipolares
- Os benzodiazepínicos são frequentemente utilizados como agentes de potencialização para ISRSs e IRSNs no tratamento de transtornos de ansiedade
- Geralmente não é racional combinar com outros benzodiazepínicos
- Cautela se for utilizado como um ansiolítico concomitantemente com outros hipnóticos sedativos para sono

Exames
- Em pacientes com transtornos convulsivos, doença clínica concomitante e/ou aqueles com múltiplas medicações concomitantes de longa duração, é prudente realizar periodicamente testes hepáticos e hemogramas

EFEITOS COLATERAIS

Como a substância causa efeitos colaterais
- Mesmo mecanismo para os efeitos colaterais que para os efeitos terapêuticos – ou seja, devido a ações excessivas nos receptores benzodiazepínicos

- As adaptações de longo prazo nos receptores benzodiazepínicos podem explicar o desenvolvimento de dependência, tolerância e abstinência
- Os efeitos colaterais costumam ser imediatos, mas frequentemente desparecem com o tempo

Efeitos colaterais notáveis
✳ Sedação, fadiga, depressão
✳ Tontura, ataxia, fala mal articulada, fraqueza
✳ Esquecimento, confusão
✳ Nervosismo
- Raras alucinações e mania
- Rara hipotensão
- Hipersalivação, boca seca

Efeitos colaterais potencialmente fatais ou perigosos
- Depressão respiratória, especialmente quando tomado com depressores do SNC em *overdose*
- Raras disfunção hepática, disfunção renal, discrasias sanguíneas

Ganho de peso

incomum — não incomum — comum — problemático

- Relatado, mas não esperado

Sedação

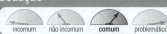
incomum — não incomum — **comum** — problemático

- Muitos experimentam e/ou pode ocorrer em quantidade significativa
- Especialmente no início do tratamento ou quando a dose é aumentada
- Frequentemente se desenvolve tolerância com o tempo

O que fazer com os efeitos colaterais
- Esperar
- Esperar
- Esperar
- Reduzir a dose
- Tomar a dose maior na hora de dormir para evitar os efeitos sedativos durante o dia
- Trocar por outro agente
- Administrar flumazenil se os efeitos colaterais forem graves ou potencialmente fatais

Melhores agentes de acréscimo para os efeitos colaterais
- Muitos efeitos colaterais não podem ser melhorados com um agente de acréscimo

DOSAGEM E USO

Variação típica da dose
- Ansiedade: 15 a 60 mg/dia em doses divididas
- Abstinência alcoólica: 30 a 60 mg/dia em doses divididas

Formas de dosagem
- Comprimidos de 3,75 mg sulcados, 7,5 mg sulcados, 15 mg sulcados, 22,5 mg dose única, 11,25 mg dose única de meia potência

Como dosar
- Ansiedade: dose inicial de 15 mg/dia em doses divididas; ajustar a dose quando necessário nos dias subsequentes; o comprimido de dose única pode ser dado 1 vez ao dia na hora de dormir depois que o paciente estiver estável; máximo geralmente de 90 mg/dia
- Abstinência alcoólica: dose inicial de 30 mg, depois de 30 a 60 mg em doses divididas; segundo dia, de 45 a 90 mg em doses divididas; terceiro dia, de 22,5 a 45 mg em doses divididas; quarto dia, de 15 a 30 mg em doses divididas; depois do quarto dia, reduzir a dose gradualmente e descontinuar quando o paciente estiver estável; máximo geralmente de 90 mg/dia
- Epilepsia: dose inicial de 7,5 mg 3 vezes ao dia; aumentar em 7,5 mg por semana; máximo geralmente de 90 mg/dia

Dicas para dosagem
- Usar a dose efetiva mais baixa possível pelo período de tempo mais curto possível (uma estratégia de restrição do benzodiazepínico)
- Avaliar regularmente a necessidade de continuação do tratamento
- O risco de dependência pode aumentar com a dose e a duração do tratamento
- Para sintomas de ansiedade entre as doses, pode-se aumentar ou manter a mesma dose diária total, mas dividi-la em administrações mais frequentes
- Também pode ser utilizada uma dose "extra" ocasional quando necessário para ansiedade entre as doses
- Como os transtornos de ansiedade podem requerer doses mais altas, o risco de dependência pode ser maior nesses pacientes
- A frequência da dosagem na prática é muitas vezes maior do que o previsto pela meia-vida, já que a duração da atividade biológica é frequentemente mais curta do que a meia-vida farmacocinética terminal

Overdose
- Pode ocorrer óbito; hipotensão, cansaço, ataxia, confusão, coma

Uso prolongado
- Evidência de eficácia por até 16 semanas
- Risco de dependência, em particular por períodos mais longos do que 12 semanas e especialmente em pacientes com abuso passado ou presente de polissubstâncias

Formação de hábito
- O clorazepato é uma substância Classe IV
- Os pacientes podem desenvolver dependência e/ou tolerância com o uso prolongado

Como interromper
- Pacientes com história de convulsões podem convulsionar durante a retirada, especialmente se a retirada for abrupta
- Reduzir a dose gradualmente 7,5 mg a cada 3 dias para reduzir as chances de efeitos de abstinência
- Para casos difíceis de reduzir a dose gradualmente, considerar redução de modo muito mais lento depois de atingir 30 mg/dia, talvez 3,75 mg por semana ou menos
- Para outros pacientes com problemas graves para descontinuar um benzodiazepínico, poderá ser necessário reduzir gradualmente a dose durante muitos meses (i.e., reduzir 1% da dose a cada 3 dias triturando o comprimido e fazendo suspensão ou dissolvendo em 100 mL de suco de fruta e, então, descartando 1 mL e bebendo o restante; 3 a 7 dias depois, descartar 2 mL, e assim por diante). Essa é uma forma de redução biológica da dose muito lenta, bem como de dessensibilização comportamental
- Procurar diferenciar entre a reemergência de sintomas que requerem reinstituição do tratamento e sintomas de abstinência
- Indivíduos com ansiedade dependentes de benzodiazepínico e diabéticos dependentes de insulina não são aditos a suas medicações. Quando pacientes dependentes de benzodiazepínicos interrompem sua medicação, sintomas da doença podem reemergir, piorar (rebote) e/ou sintomas de abstinência podem emergir

Farmacocinética
- Meia-vida de eliminação de 40 a 50 horas

 ## Interações medicamentosas
- Efeitos depressores aumentados quando tomado com outros depressores do SNC (ver seção Outras advertências/precauções, a seguir)

 ## Outras advertências/precauções
- Tarja preta devido ao risco aumentado de efeitos depressores no SNC quando benzodiazepínicos e medicações opioides são utilizados em conjunto, incluindo especificamente o risco de respiração lenta ou dificuldade de respirar e morte
- Se alternativas ao uso combinado de benzodiazepínicos e opioides não estiverem disponíveis, os clínicos devem limitar a dosagem e duração de cada substância ao mínimo possível para ainda atingir eficácia terapêutica
- Os pacientes e seus cuidadores devem ser alertados a procurar atenção médica se ocorrer tontura incomum, atordoamento, sedação, respiração lenta ou dificuldade para respirar, ou irresponsividade
- Alterações na dosagem devem ser feitas em colaboração com o prescritor
- Usar com cautela em pacientes com doença pulmonar; raros relatos de morte após o início de benzodiazepínicos em pacientes com insuficiência pulmonar grave
- História de abuso de substância ou álcool frequentemente cria maior risco de dependência
- Alguns pacientes deprimidos podem experimentar uma piora da ideação suicida
- Alguns pacientes podem exibir pensamento anormal ou mudanças comportamentais similares às causadas por outros depressores do SNC (i.e., ações depressoras ou ações de desinibição)

Não usar
- Se o paciente tiver glaucoma de ângulo fechado
- Se houver uma alergia comprovada a clorazepato ou a algum benzodiazepínico

POPULAÇÕES ESPECIAIS

Insuficiência renal
- Dose inicial de 7,5 a 15 mg/dia em doses divididas ou em 1 dose na hora de dormir

Insuficiência hepática
- Dose inicial de 7,5 a 15 mg/dia em doses divididas ou em 1 dose na hora de dormir

Insuficiência cardíaca
- Benzodiazepínicos têm sido utilizados para tratar ansiedade associada a infarto agudo do miocárdio

Idosos

- Dose inicial de 7,5 a 15 mg/dia em doses divididas ou em 1 dose na hora de dormir

Crianças e adolescentes

- Não recomendado para uso em crianças com menos de 9 anos
- Dose inicial recomendada: 7,5 mg 2 vezes ao dia

Gravidez

- Válidas a partir de 30 de junho de 2015, a FDA norte-americana determina alterações no conteúdo e na forma das informações referentes a gravidez e lactação nos rótulos das substâncias de prescrição, incluindo a eliminação das categorias por letras para risco na gravidez; a Pregnancy and Lactation Labeling Rule (PLLR ou regra final) aplica-se somente a substâncias de prescrição e será introduzida gradualmente para substâncias aprovadas a partir de 30 de junho de 2001
- Possível risco aumentado de defeitos congênitos quando benzodiazepínicos são tomados durante a gravidez
- Devido aos riscos potenciais, o clorazepato não costuma ser recomendado como tratamento para ansiedade durante a gravidez, especialmente durante o primeiro trimestre
- A dosagem da substância deve ser diminuída gradualmente se for descontinuada
- Bebês cujas mães receberam um benzodiazepínico no fim da gravidez podem experimentar efeitos de abstinência
- Foi relatada flacidez neonatal em bebês cujas mães tomaram um benzodiazepínico durante a gravidez
- Convulsões, mesmo leves, podem causar dano ao embrião/feto

Amamentação

- Alguma quantidade da substância é encontrada no leite materno

✻ Recomendado descontinuar a substância ou usar mamadeira

- Foram relatados efeitos dos benzodiazepínicos em bebês em aleitamento, incluindo dificuldades alimentares, sedação e perda de peso

A ARTE DA PSICOFARMACOLOGIA

Potenciais vantagens

- Rápido início da ação

Potenciais desvantagens

- Euforia pode levar a abuso
- Risco de abuso especialmente elevado em abusadores de substância no passado ou atuais

Principais sintomas-alvo

- Ataques de pânico
- Ansiedade
- Incidência de convulsões (adjunto)

Pérolas

- Pode ser muito útil como adjunto de ISRSs e IRSNs no tratamento de diversos transtornos de ansiedade
- Não eficaz para tratamento de psicose como monoterapia, mas pode ser utilizado como adjunto de antipsicóticos
- Não eficaz para tratamento de transtorno bipolar como monoterapia, mas pode ser utilizado como adjunto para estabilizadores do humor e antipsicóticos

✻ Costuma ser mais utilizado do que alguns outros benzodiazepínicos para tratamento de abstinência alcoólica

- Em diferentes pacientes, pode tanto causar depressão quanto tratá-la
- Ao utilizá-lo para tratar insônia, lembrar que insônia pode ser um sintoma de algum outro transtorno primário, justificando assim avaliação para condições psiquiátricas e/ou clínicas comórbidas
- Embora não estudados sistematicamente, os benzodiazepínicos têm sido utilizados com eficácia para tratar catatonia e são o tratamento inicial recomendado

Leituras sugeridas

Griffith JL, Murray GB. Clorazepate in the treatment of complex partial seizures with psychic symptomatology. J Nerv Ment Dis 1985;173:185–6.

Kiejna A, Kantorska-Janiec M, Malyszczak K. [The use of chlorazepate dipotassium (Tranxene) in the states of restlessness and agitation]. Psychiatr Pol 1997;31:753–60.

Mielke L, Breinbauer B, Schubert M, et al. [Comparison of the effectiveness of orally administered clorazepate dipotassium and nordiazepam on preoperative anxiety]. Anaesthesiol Reanim 1995;20:144–8.

Rickels K, Schweizer E, Csanalosi I, Case WG, Chung H. Long-term treatment of anxiety and risk of withdrawal. Prospective comparison of clorazepate and buspirone. Arch Gen Psychiatry 1988;45:444–50.

CLORDIAZEPÓXIDO

TERAPÊUTICA

Marcas
- Limbitrol
- Librium
- Librax

Genérico? Sim

Classe
- Nomenclatura baseada na neurociência: modulador alostérico positivo de GABA (MAP-GABA)
- Benzodiazepínico (ansiolítico)

Comumente prescrito para
(em negrito, as aprovações da FDA)
- **Transtornos de ansiedade**
- Sintomas de ansiedade
- **Apreensão e ansiedade pré-operatória**
- **Sintomas de abstinência de alcoolismo agudo**
- Catatonia

Como a substância atua
- Liga-se aos receptores benzodiazepínicos no complexo dos canais de cloreto dos receptores de GABA-A ativados por ligante
- Aumenta os efeitos inibitórios de GABA
- Estimula a condutância do cloreto através dos canais regulados por GABA
- Inibe a atividade neuronal presumivelmente nos circuitos do medo centrados na amígdala para proporcionar benefícios terapêuticos em transtornos de ansiedade

Tempo para início da ação
- É comum algum alívio imediato com a primeira dosagem; podem ser necessárias várias semanas com dosagem diária para que seja obtido benefício terapêutico máximo

Se funcionar
- Para sintomas de ansiedade de curta duração – após algumas semanas, descontinuar o uso ou usar "quando necessário"
- Para transtornos de ansiedade crônicos, o objetivo do tratamento é a remissão completa dos sintomas e a prevenção de recaídas futuras
- Para transtornos de ansiedade crônicos, o tratamento na maioria das vezes reduz ou até mesmo elimina os sintomas, mas não é uma cura, já que os sintomas podem recorrer depois que o medicamento é interrompido
- Para sintomas de ansiedade de longa duração, considerar a troca por um ISRS ou IRSN para manutenção de longo prazo
- Se for necessária manutenção de longo prazo com um benzodiazepínico, continuar o tratamento por 6 meses depois que os sintomas tiverem se resolvido e, então, reduzir a dose lentamente
- Se os sintomas reaparecerem, considerar tratamento com um ISRS ou IRSN, ou considerar o reinício do benzodiazepínico; algumas vezes, os benzodiazepínicos precisam ser utilizados em combinação com ISRSs ou IRSNs para melhores resultados

Se não funcionar
- Considerar troca por outro agente ou acréscimo de agente de potencialização apropriado
- Considerar psicoterapia, especialmente psicoterapia cognitivo-comportamental
- Considerar a presença de abuso de substância concomitante
- Considerar a presença de abuso de clordiazepóxido
- Considerar outro diagnóstico, como uma condição clínica comórbida

Melhores combinações de potencialização para resposta parcial ou resistência ao tratamento
- Benzodiazepínicos são frequentemente utilizados como agentes de potencialização para antipsicóticos e estabilizadores do humor no tratamento de transtornos psicóticos e bipolares
- Benzodiazepínicos são frequentemente utilizados como agentes de potencialização para ISRSs e IRSNs no tratamento de transtornos de ansiedade
- Em geral, não é racional combinar com outros benzodiazepínicos
- É preciso cautela se for utilizado com um ansiolítico concomitantemente com outros hipnóticos sedativos para dormir

Exames
- Em pacientes com transtornos convulsivos, doença clínica concomitante e/ou aqueles com múltiplas medicações de longo prazo concomitantes, pode ser prudente realizar testes hepáticos e hemogramas periódicos

EFEITOS COLATERAIS

Como a substância causa efeitos colaterais
- O mesmo mecanismo para efeitos colaterais que para efeitos terapêuticos – ou seja, devido a ações excessivas nos receptores benzodiazepínicos

Clordiazepóxido

- As adaptações de longo prazo nos receptores benzodiazepínicos podem explicar o desenvolvimento de dependência, tolerância e abstinência
- Os efeitos colaterais costumam ser imediatos, mas frequentemente desaparecem com o tempo

Efeitos colaterais notáveis
✲ Sedação, fadiga, depressão
✲ Tontura, ataxia, fala mal articulada, fraqueza
✲ Esquecimento, confusão
✲ Hiperexcitabilidade, nervosismo
✲ Dor no local da injeção
- Alucinações raras, mania
- Hipotensão rara
- Hipersalivação, boca seca

Efeitos colaterais potencialmente fatais ou perigosos
- Depressão respiratória, especialmente quando tomado com depressores do SNC em *overdose*
- Rara disfunção hepática, disfunção renal, discrasias sanguíneas

Ganho de peso

- Relatado, mas não esperado

Sedação

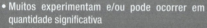

- Muitos experimentam e/ou pode ocorrer em quantidade significativa
- Especialmente no início do tratamento ou quando a dose é aumentada
- Frequentemente se desenvolve tolerância com o tempo

O que fazer com os efeitos colaterais
- Esperar
- Esperar
- Esperar
- Reduzir a dose
- Tomar a dose maior na hora de dormir para evitar os efeitos sedativos durante o dia
- Trocar por outro agente
- Administrar flumazenil se os efeitos colaterais forem graves ou potencialmente fatais

Melhores agentes de acréscimo para os efeitos colaterais
- Muitos efeitos colaterais não podem ser melhorados com um agente de acréscimo

DOSAGEM E USO

Variação típica da dose
- Oral: ansiedade leve a moderada: 15 a 40 mg/dia em 3 a 4 doses
- Oral: ansiedade grave: 60 a 100 mg/dia em 3 a 4 doses

Formas de dosagem
- Cápsulas de 5 mg, 10 mg, 25 mg
- Injetável 100 mg/5 mL

Como dosar
- Injetável: ansiedade aguda/grave: dose inicial de 50 a 100 mg; 25 a 50 mg 3 a 4 vezes/dia se necessário
- Injetável: abstinência alcoólica: dose inicial de 50 a 100 mg; repetir depois de 2 horas se necessário
- Injetável: pré-operatório: 50 a 100 mg 1 hora antes da cirurgia
- Pacientes que recebem clordiazepóxido injetável devem ser observados por até 3 horas

Dicas para dosagem
✲ Um dos poucos benzodiazepínicos disponíveis em uma formulação injetável
- A injeção de clordiazepóxido é destinada para uso agudo; pacientes que requerem tratamento mais longo devem ser trocados para a formulação oral
- Usar a dose efetiva mais baixa possível pelo menor período de tempo possível (uma estratégia de limitação do benzodiazepínico)
- Avaliar regularmente a necessidade de continuidade do tratamento
- O risco de dependência pode aumentar com a dose e a duração do tratamento
- Para sintomas de ansiedade entre as doses, pode-se aumentar ou manter a mesma dosagem diária total, mas dividi-la em doses mais frequentes
- Também pode ser utilizada uma dose "complementar" ocasional quando necessário para ansiedade entre as doses
- Como transtornos de ansiedade podem requerer doses mais altas, o risco de dependência pode ser maior nesses pacientes
- Alguns pacientes gravemente doentes podem requerer doses mais altas do que a dose máxima geralmente recomendada
- A frequência da dosagem na prática costuma ser maior do que a meia-vida prevista, pois a duração da atividade biológica é com frequência menor do que a meia-vida farmacocinética terminal

Clordiazepóxido

Overdose
- Podem ocorrer óbitos; hipotensão, cansaço, ataxia, confusão, coma

Uso prolongado
- Evidência de eficácia por até 16 semanas
- Risco de dependência, em particular por períodos de tratamento mais longos do que 12 semanas e especialmente em pacientes com abuso passado ou presente de polissubstâncias

Formação de hábito
- O clordiazepóxido é uma substância Classe IV
- Os pacientes podem desenvolver dependência e/ou tolerância com o uso prolongado

Como interromper
- Pacientes com história de convulsão podem convulsionar com a abstinência, especialmente se a retirada for abrupta
- Reduzir a dose gradualmente, 10 mg a cada 3 dias, para diminuir as chances de efeitos de abstinência
- Para pacientes difíceis de reduzir a dose gradualmente, considerar a redução de modo muito mais lento depois de atingir 20 mg/dia, talvez até 5 mg ou menos por semana
- Para outros pacientes com problemas graves para descontinuar um benzodiazepínico, poderá ser necessário reduzir a dose gradualmente por muitos meses (i.e., redução de 1% a cada 3 dias, triturando o comprimido e fazendo uma suspensão ou dissolvendo em 100 mL de suco de frutas e descartando 1 mL, enquanto o resto é bebido; 3 a 7 dias depois, descartam-se 2 mL, e assim por diante). Essa é uma forma de redução biológica muito lenta e também uma forma de dessensibilização comportamental
- Atenção para diferenciar uma reemergência dos sintomas que requer reinstituição do tratamento de sintomas de abstinência
- Pacientes com ansiedade dependentes de benzodiazepínico e diabéticos dependentes de insulina não são aditos a suas medicações. Quando pacientes dependentes de benzodiazepínico interrompem sua medicação, podem reemergir sintomas da doença, podem piorar os sintomas da doença (rebote) e/ou podem emergir sintomas de abstinência

Farmacocinética
- Meia-vida de eliminação: 24 a 48 horas

Interações medicamentosas
- Efeitos depressores aumentados quando tomado com outros depressores do SNC (ver seção Outras advertências/precauções, a seguir)

 Outras advertências/ precauções
- Tarja preta como alerta para o risco aumentado de efeitos depressores no SNC quando benzodiazepínicos e medicações opioides são utilizados em conjunto, incluindo especificamente o risco de respiração lenta ou difícil e morte
- Se não estiverem disponíveis alternativas ao uso combinado de benzodiazepínicos e opioides, os clínicos devem limitar a dosagem e a duração de cada substância ao mínimo possível em que é obtida eficácia terapêutica
- Os pacientes e seus cuidadores devem ser alertados para procurar atenção médica se ocorrer tontura incomum, atordoamento, sedação, respiração lenta ou difícil ou irresponsividade
- As alterações na dosagem devem ser feitas em colaboração com o prescritor
- Usar com cautela em pacientes com doença pulmonar; raros relatos de morte após o início de benzodiazepínicos em pacientes com comprometimento pulmonar severo
- História de abuso de substância ou álcool frequentemente cria maior risco de dependência
- Alguns pacientes deprimidos podem experimentar piora da ideação suicida
- Alguns pacientes podem exibir pensamento anormal ou alterações comportamentais similares aos causados por outros depressores do SNC (i.e., ações depressoras ou ações de desinibição)

Não usar
- Se o paciente tiver glaucoma de ângulo fechado
- Se houver alergia comprovada a clordiazepóxido ou algum benzodiazepínico

POPULAÇÕES ESPECIAIS

Insuficiência renal
- Oral: dose inicial de 10 a 20 mg/dia em 2 a 4 doses; aumentar conforme necessário
- Injetável: 25 a 50 mg

Insuficiência hepática
- Oral: dose inicial de 10 a 20 mg/dia em 2 a 4 doses; aumentar conforme necessário
- Injetável: 25 a 50 mg

Insuficiência cardíaca
- Benzodiazepínicos têm sido utilizados para tratar ansiedade associada a infarto agudo do miocárdio

Idosos
- Oral: dose inicial de 10 a 20 mg/dia em 2 a 4 doses; aumentar conforme necessário
- Injetável: 25 a 50 mg
- Pacientes idosos podem ser mais sensíveis aos efeitos sedativos

Crianças e adolescentes
- Oral: não recomendado para uso em crianças com menos de 6 anos
- Oral: dose inicial de 10 a 20 mg/dia em 2 a 4 doses; pode ser aumentado para 20 a 30 mg/dia em 2 a 3 doses se ineficaz
- Injetável: não recomendado para uso em crianças com menos de 12 anos
- Injetável: 25 a 50 mg
- Crianças hiperativas devem ser monitoradas para efeitos paradoxais
- Os efeitos de longo prazo do clordiazepóxido em crianças/adolescentes são desconhecidos
- Devem geralmente receber doses mais baixas e ser monitorados mais atentamente

Gravidez
- Válidas a partir de 30 de junho de 2015, a FDA norte-americana determina alterações no conteúdo e na forma das informações referentes a gravidez e lactação nos rótulos das substâncias de prescrição, incluindo a eliminação das categorias por letras para risco na gravidez; a Pregnancy and Lactation Labeling Rule (PLLR ou regra final) aplica-se somente a substâncias de prescrição e será introduzida gradualmente para substâncias aprovadas a partir de 30 de junho de 2001
- Possível risco aumentado de defeitos congênitos quando benzodiazepínicos são tomados durante a gravidez
- Devido aos riscos potenciais, o clordiazepóxido não costuma ser recomendado como tratamento para ansiedade durante a gravidez, especialmente durante o primeiro trimestre
- A substância deve ser reduzida gradualmente se for descontinuada
- Bebês cujas mães receberam um benzodiazepínico no fim da gravidez podem experimentar efeitos de abstinência
- Foi relatada flacidez neonatal em bebês cujas mães tomaram um benzodiazepínico durante a gravidez
- Convulsões, mesmo leves, podem causar danos ao embrião/feto

Amamentação
- Desconhecido se o clordiazepóxido é secretado no leite humano, mas presume-se que todos os psicotrópicos sejam secretados no leite materno
- ✱ Recomendado descontinuar a substância ou usar mamadeira
- Foram relatados efeitos dos benzodiazepínicos em bebês em aleitamento, incluindo dificuldades alimentares, sedação e perda de peso

A ARTE DA PSICOFARMACOLOGIA

Potenciais vantagens
- Rápido início de ação

Potenciais desvantagens
- A euforia pode levar a abuso
- Abuso especialmente arriscado em abusadores de substância no passado ou no presente

Principais sintomas-alvo
- Ataques de pânico
- Ansiedade

Pérolas
- Pode ser um adjunto útil para ISRSs e IRSNs no tratamento de diversos transtornos de ansiedade, mas não é utilizado tão frequentemente quanto alguns outros benzodiazepínicos
- Não efetivo para tratamento de psicose como monoterapia, mas pode ser utilizado como um adjunto para antipsicóticos
- Não efetivo para tratamento de transtorno bipolar como monoterapia, mas pode ser utilizado como um adjunto para estabilizadores do humor e antipsicóticos
- Pode tanto causar depressão quanto tratar depressão em diferentes pacientes

- Ao usar para tratar insônia, lembrar que este pode ser um sintoma de algum outro transtorno primário, o que justifica avaliação para condições psiquiátricas e/ou clínicas comórbidas
✱ Permanece sendo uma opção de tratamento viável para abstinência alcoólica

- Embora não sistematicamente estudados, os benzodiazepínicos têm sido utilizados efetivamente para tratar catatonia, sendo o tratamento inicial recomendado

Leituras sugeridas

Baskin SI, Esdale A. Is chlordiazepoxide the rational choice among benzodiazepines? Pharmacotherapy 1982;2:110–19.

Erstad BL, Cotugno CL. Management of alcohol withdrawal. Am J Health Syst Pharm 1995;52:697–709.

Fraser AD. Use and abuse of the benzodiazepines. Ther Drug Monit 1998;20:481–9.

Murray JB. Effects of valium and librium on human psychomotor and cognitive functions. Genet Psychol Monogr 1984;109(2D Half):167–97.

CLORPROMAZINA

TERAPÊUTICA

Marcas • Thorazine

Genérico? Sim

Classe
- Nomenclatura baseada na neurociência: antagonista de receptores de dopamina e serotonina (ARDS)
- Antipsicótico convencional (neuroléptico, fenotiazina, antagonista de dopamina 2, antiemético)

Comumente prescrita para
(em negrito, as aprovações da FDA)
- **Esquizofrenia**
- **Náusea, vômitos**
- **Inquietação e apreensão antes de cirurgia**
- **Porfiria aguda intermitente**
- **Manifestações do tipo maníaco na doença maníaco-depressiva**
- **Tétano (adjunto)**
- **Soluço intratável**
- **Combatividade e/ou comportamento hiperexcitável explosivo (em crianças)**
- **Crianças hiperativas que apresentam atividade motora excessiva com transtornos da conduta, consistindo de alguns ou todos os seguintes sintomas: impulsividade, dificuldade de manter a atenção, agressividade, labilidade do humor e baixa tolerância à frustração**
- Psicose
- Transtorno bipolar

Como a substância atua
- Bloqueia os receptores de dopamina 2, reduzindo os sintomas positivos de psicose e melhorando outros comportamentos
- A combinação de bloqueios de dopamina D2, histamina H1 e colinérgico M1 no centro do vômito podem reduzir náusea e vômitos

Tempo para início da ação
- Os sintomas psicóticos podem melhorar dentro de 1 semana, mas pode levar várias semanas para efeito completo no comportamento
- As ações na náusea e nos vômitos são imediatas

Se funcionar
- Na maioria das vezes, reduz os sintomas positivos na esquizofrenia, mas não os elimina
- A maioria dos pacientes esquizofrênicos não tem remissão total dos sintomas, mas redução de aproximadamente um terço
- Continuar o tratamento em esquizofrenia até atingir um platô de melhora
- Uma vez atingido um platô satisfatório, continuar o tratamento por no mínimo 1 ano depois do primeiro episódio de psicose em esquizofrenia
- Para segundo episódio de psicose em esquizofrenia e episódios subsequentes, poderá ser necessário tratamento por tempo indefinido
- Reduz os sintomas de mania psicótica aguda, mas não é comprovado como estabilizador do humor ou como tratamento de manutenção efetivo para transtorno bipolar
- Depois de reduzir os sintomas psicóticos agudos na mania, trocar por um estabilizador do humor e/ou um antipsicótico atípico para estabilização e manutenção do humor

Se não funcionar
- Considerar a tentativa de um dos antipsicóticos atípicos de primeira linha (risperidona, olanzapina, quetiapina, ziprasidona, aripiprazol, paliperidona, amissulprida, asenapina, iloperidona, lurasidona)
- Considerar a tentativa de outro antipsicótico convencional
- Se 2 ou mais monoterapias antipsicóticas não funcionarem, considerar clozapina

Melhores combinações de potencialização para resposta parcial ou resistência ao tratamento
- A potencialização de antipsicóticos convencionais não foi estudada sistematicamente
- A adição de um anticonvulsivante estabilizador do humor, como valproato, carbamazepina ou lamotrigina, pode ser útil tanto na esquizofrenia como na mania bipolar
- A potencialização com lítio na mania bipolar pode ser útil
- Adição de um benzodiazepínico, especialmente no curto prazo, para agitação

Exames
✲ Como os antipsicóticos convencionais estão frequentemente associados a ganho de peso, antes de iniciar o tratamento pesar todos os pacientes e determinar se já há sobrepeso (IMC de 25,0 a 29,9) ou obesidade (IMC $\geq$ 30)
- Antes de dar uma substância que pode causar ganho de peso para um paciente com sobrepeso

ou obesidade, determinar se o indivíduo já tem pré-diabetes (glicose plasmática em jejum de 100 a 125 mg/dL), diabetes (glicose plasmática em jejum > 126 mg/dL) ou dislipidemia (colesterol total, colesterol LDL e triglicerídeos aumentados; colesterol HDL reduzido) e tratar ou encaminhar tais pacientes para tratamento, incluindo manejo nutricional e do peso, aconselhamento de atividade física, cessação do tabagismo e manejo clínico

✻ Monitorar peso e IMC durante o tratamento

✻ Considerar o monitoramento mensal dos triglicerídeos em jejum por vários meses em pacientes com alto risco de complicações metabólicas e ao iniciar ou trocar antipsicóticos

✻ Enquanto é dada uma substância a um paciente que ganhou > 5% do peso inicial, considerar avaliação para a presença de pré-diabetes, diabetes ou dislipidemia, ou considerar a troca por um antipsicótico diferente

- Deve ser verificada a pressão arterial em idosos antes de iniciar e durante as primeiras semanas de tratamento
- Monitorar níveis elevados de prolactina de benefício clínico duvidoso
- Fenotiazinas podem causar resultados falso-positivos de fenilcetonúria
- Pacientes com baixa contagem de leucócitos ou história de leucopenia/neutropenia induzida por substância devem ter hemograma completo monitorado frequentemente durante os primeiros meses, e a clorpromazina deve ser descontinuada ao primeiro sinal de declínio de leucócitos na ausência de fatores causadores

EFEITOS COLATERAIS

Como a substância causa efeitos colaterais

- Bloqueando os receptores de dopamina 2 no estriado, pode causar efeitos colaterais motores
- Bloqueando os receptores de dopamina 2 na hipófise, pode causar elevações na prolactina
- Bloqueando excessivamente os receptores de dopamina 2 nas vias dopaminérgicas mesocortical e mesolímbica, sobretudo em altas doses, pode causar piora dos sintomas negativos e cognitivos (síndrome de déficit induzido por neuroléptico)
- Aa ações anticolinérgicas podem causar sedação, visão turva, constipação, boca seca
- As ações anti-histamínicas podem causar sedação, ganho de peso
- Bloqueando os receptores alfa-1 adrenérgicos, pode causar tontura, sedação e hipotensão
- O mecanismo do ganho de peso e de qualquer possível incidência aumentada de diabetes ou dislipidemia com antipsicóticos convencionais é desconhecido

Efeitos colaterais notáveis

✻ Síndrome de déficit induzido por neuroléptico

✻ Acatisia

✻ Priapismo

✻ Efeitos colaterais extrapiramidais, parkinsonismo, discinesia tardia

✻ Galactorreia, amenorreia

- Tontura, sedação, prejuízo de memória
- Boca seca, constipação, retenção urinária, visão turva
- Diminuição da transpiração
- Disfunção sexual
- Hipotensão, taquicardia, síncope
- Ganho de peso

Efeitos colaterais potencialmente fatais ou perigosos

- Rara síndrome neuroléptica maligna
- Rara icterícia e agranulocitose
- Raras convulsões
- Risco aumentado de morte e eventos cerebrovasculares em pacientes idosos com psicose relacionada a demência

Ganho de peso

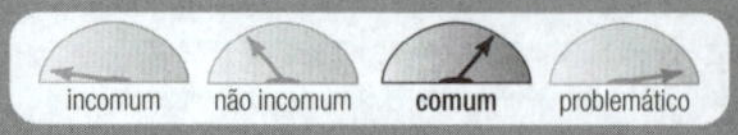
incomum
não incomum
comum
problemático

- Muitos experimentam e/ou pode ocorrer em quantidade significativa

Sedação

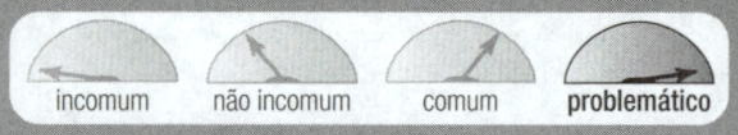
incomum
não incomum
comum
problemático

- Pode-se desenvolver tolerância à sedação com o passar do tempo

O que fazer com os efeitos colaterais

- Esperar
- Esperar
- Esperar

- Para sintomas motores, acrescentar um agente anticolinérgico
- Reduzir a dose
- Para sedação, dar à noite
- Trocar por antipsicótico atípico
- Perda de peso, programas de exercícios e manejo médico para altos IMCs, diabetes e dislipidemia

Melhores agentes de acréscimo para os efeitos colaterais
- Benzotropina ou triexifenidil para efeitos colaterais motores
- Algumas vezes, amantadina pode ser útil para efeitos colaterais motores
- Benzodiazepínicos podem ser úteis para acatisia
- Muitos efeitos colaterais não podem ser melhorados com um agente de acréscimo

DOSAGEM E USO

Variação típica da dose
- 200 a 800 mg/dia

Formas de dosagem
- Comprimidos de 10 mg, 25 mg, 50 mg, 100 mg, 200mg
- Cápsulas de 30 mg, 75 mg, 150 mg
- Ampolas de 25 mg/mL; 1 mL, 2 mL
- Frasco de 25 mg/mL; 10 mL
- Líquido de 10 mg/5 mL
- Supositório 25 mg, 100 mg

Como dosar
- Psicose: aumentar a dose até que os sintomas estejam controlados; depois de 2 semanas, reduzir para a dose efetiva mais baixa
- Psicose (intramuscular): varia de acordo com a gravidade dos sintomas e a condição de internação/ambulatorial

Dicas para dosagem
- Baixas doses podem ter ações mais sedativas do que antipsicóticas
- Doses mais baixas têm sido utilizadas para proporcionar alivio rápido de agitação diurna e ansiedade e para aumentar as ações hipnóticas

sedativas em pacientes não psicóticos, mas outras opções de tratamento, como antipsicóticos atípicos, são preferidas atualmente
- Doses mais altas podem induzir ou piorar sintomas negativos de esquizofrenia
- Ampolas e fracos contém sulfitos que podem causar reações alérgicas, particularmente em pacientes com asma
- Um dos poucos antipsicóticos disponíveis como supositório
- O tratamento deve ser suspenso se a contagem de neutrófilos absolutos cair para menos de 1.000/mm³

Overdose
- Efeitos colaterais extrapiramidais, sedação, hipotensão, coma, depressão respiratória

Uso prolongado
- Alguns efeitos colaterais podem ser irreversíveis (p. ex., discinesia tardia)

Formação de hábito
- Não

Como interromper
- Titulação descendente lenta da formulação oral (mais de 6 a 8 semanas), em especial quando iniciar simultaneamente um novo antipsicótico durante uma troca (i.e., titulação cruzada)
- A descontinuação oral rápida pode levar a psicose de rebote e piora dos sintomas
- Se estiverem sendo utilizados agentes antiparkinsonianos, eles devem ser continuados por algumas semanas depois que a clorpromazina for descontinuada

Farmacocinética
- Meia-vida de aproximadamente 8 a 33 horas

Interações medicamentosas
- Pode reduzir os efeitos de levodopa e agonistas dopaminérgicos
- Pode aumentar os efeitos de substâncias anti-hipertensivas, exceto para guanetidina, cujas ações anti-hipertensivas a clorpromazina pode antagonizar
- Podem ocorrer efeitos aditivos se utilizada com depressores do SNC

- Alguns agentes pressores (p. ex., epinefrina) podem interagir com clorpromazina e baixar a pressão arterial
- Álcool e diuréticos podem aumentar o risco de hipotensão
- Reduz os efeitos de anticoagulantes
- Pode reduzir o metabolismo da fenitoína e aumentar os níveis desta
- Os níveis plasmáticos de clorpromazina e propranolol podem aumentar se utilizados concomitantemente
- Alguns pacientes tomando um neuroléptico e lítio desenvolveram uma síndrome encefalopática similar à síndrome neuroléptica maligna

Outras advertências/precauções
- Caso se desenvolvam sinais de síndrome neuroléptica maligna, o tratamento deve ser descontinuado imediatamente
- Usar com cautela em pacientes com abstinência alcoólica ou transtornos convulsivos devido a possível diminuição do limiar convulsivo
- Usar com cautela em pacientes com distúrbios respiratórios, glaucoma ou retenção urinária
- Evitar exposição ao calor extremo
- Evitar exposição indevida à luz solar
- O efeito antiemético da clorpromazina pode mascarar sinais de outros transtornos ou *overdose*; a supressão do reflexo da tosse pode causar asfixia
- Usar somente com muita cautela em doença de Parkinson ou demência de corpos de Lewy

Não usar
- Se o paciente estiver em estado comatoso
- Se o paciente estiver tomando metrizamida ou altas doses de depressores do SNC
- Se houver alergia comprovada a clorpromazina
- Se houver sensibilidade conhecida a alguma fenotiazina

POPULAÇÕES ESPECIAIS

Insuficiência renal
- Usar com cautela

Insuficiência hepática
- Usar com cautela

Insuficiência cardíaca
- Pode ocorrer toxicidade cardiovascular, especialmente hipotensão ortostática

Idosos
- Devem ser utilizadas doses mais baixas, e o paciente deve ser monitorado atentamente
- Com frequência, não toleram as ações sedativas da clorpromazina
- Embora antipsicóticos convencionais sejam comumente utilizados para transtornos comportamentais em demência, nenhum agente foi aprovado para tratamento de pacientes idosos com psicose relacionada a demência
- Pacientes idosos com psicose relacionada a demência tratados com antipsicóticos estão em risco aumentado de morte em comparação ao placebo, e também têm um risco aumentado de eventos cerebrovasculares

Crianças e adolescentes
- Pode ser utilizada com cautela em crianças ou adolescentes com mais de 1 ano de idade com problemas comportamentais graves
- Oral – 0,25 mg/lb* a cada 4 a 6 horas, quando necessário; retal – 0,5 mg/lb a cada 6 a 8 horas, quando necessário; IM – 0,25 mg/lb a cada 6 a 8 horas, quando necessário; máximo de 40 mg/dia (com menos de 5 anos), 75 mg/dia (5 a 12 anos)
- Não usar se o paciente apresentar sinais de síndrome de Reye
- Em geral, considerar segunda linha depois de antipsicóticos atípicos

Gravidez
- Válidas a partir de 30 de junho de 2015, a FDA norte-americana determina alterações no conteúdo e na forma das informações referentes a gravidez e lactação nos rótulos das substâncias de prescrição, incluindo a eliminação das categorias por letras para risco na gravidez; a Pregnancy and Lactation Labeling Rule (PLLR ou regra final) aplica-se somente a substâncias de prescrição e será introduzida gradualmente para substâncias aprovadas a partir de 30 de junho de 2001
- Não foram conduzidos estudos controlados em gestantes
- Há um risco de movimentos musculares anormais e sintomas de retirada em recém-nascidos cujas mães tomaram um antipsicótico durante o terceiro trimestre; os sintomas podem incluir agitação, tônus muscular anormalmente aumentado ou reduzido, tremor, sonolência, dificuldade intensa para respirar e dificuldade alimentar

---

* 1 libra equivale a aproximadamente 45 gramas.

- Existem relatos de efeitos colaterais extrapiramidais, icterícia, hiper-reflexia e hiporreflexia em bebês cujas mães tomaram fenotiazina durante a gravidez
- A clorpromazina geralmente não deve ser utilizada durante o primeiro trimestre
- A clorpromazina deve ser utilizada durante a gravidez apenas se claramente necessário
- Os sintomas psicóticos podem piorar durante a gravidez, e alguma forma de tratamento poderá ser necessária
- Antipsicóticos atípicos podem ser preferíveis aos antipsicóticos convencionais ou anticonvulsivantes estabilizadores do humor se for necessário tratamento durante a gravidez

Amamentação
- Alguma quantidade da substância é encontrada no leite materno
- Foram observados efeitos no bebê (distonia, discinesia tardia, sedação)
✻ Recomendado descontinuar a substância ou usar mamadeira

A ARTE DA PSICOFARMACOLOGIA

Potenciais vantagens
- Formulação intramuscular para uso emergencial
- Pacientes que requerem sedação para controle comportamental

Potenciais desvantagens
- Pacientes com discinesia tardia
- Crianças
- Idosos
- Pacientes que desejam evitar sedação

Principais sintomas-alvo
- Sintomas positivos de psicose
- Hiperatividade motora e autonômica
- Comportamento violento ou agressivo

Pérolas
- A clorpromazina é um dos primeiros antipsicóticos convencionais clássicos
- A clorpromazina tem um amplo espectro de eficácia, mas apresenta risco de discinesia tardia, e a disponibilidade de tratamentos alternativos torna sua utilização fora da psicose uma opção de tratamento de curto prazo e segunda linha
- A clorpromazina é uma fenotiazina de baixa potência
- As ações sedativas das fenotiazinas de baixa potência são um aspecto importante de suas ações terapêuticas em alguns pacientes e de seu perfil de efeitos colaterais em outros
- As fenotiazinas de baixa potência, como a clorpromazina, têm um risco maior de efeitos colaterais cardiovasculares
- Os pacientes têm respostas antipsicóticas muito semelhantes a qualquer antipsicótico convencional, o que é diferente dos antipsicóticos atípicos, nos quais as respostas antipsicóticas dos indivíduos às vezes podem variar amplamente de um antipsicótico atípico para outro
- Pacientes com respostas inadequadas a antipsicóticos atípicos podem se beneficiar com uma tentativa de potencialização ou troca por um antipsicótico convencional, como clorpromazina
- Entretanto, uma polifarmácia de longa duração com a combinação de um antipsicótico convencional como a clorpromazina com um antipsicótico atípico pode somar seus efeitos colaterais sem claramente aumentar a eficácia de cada um deles
- Para pacientes resistentes ao tratamento, especialmente aqueles com impulsividade, agressão, violência e autolesão, polifarmácia de longa duração com 2 antipsicóticos atípicos ou com 1 antipsicótico atípico e 1 antipsicótico convencional pode ser útil ou mesmo necessário, mediante monitoramento atento
- Em tais casos, pode ser benéfico combinar 1 antipsicótico *depot* com 1 antipsicótico oral

Leituras sugeridas

Adams CE, Awad G, Rathbone J, Thornley B. Chlorpromazine versus placebo for schizophrenia. Cochrane Database Syst Rev 2007;18(2):CD000284.

Ahmed U, Jones H, Adams CE. Chlorpromazine for psychosis induced aggression or agitation. Cochrane Database Syst Rev 2010;14(4):CD007445.

Almerie MQ, Alkhateeb H, Essali A, Matar HE, Rezk E. Cessation of medication for people with schizophenia already stable on chlorpromazine. Cochrane Database Syst Rev 2007;24(1):CD006329.

Leucht C, Kitzmantel M, Chua L, Kane J, Leucht S. Haloperidol versus chlorpromazine for schizophrenia. Cochrane Database Syst Rev 2008;23(1):CD004278.

Liu X, De Haan S. Chlorpromazine dose for people with schizophrenia. Cochrane Database Syst Rev 2009;15(2):CD007778.

CLOZAPINA

TERAPÊUTICA

Marcas
- Clozaril
- Leponex
- Versacloz (suspensão oral)
- Fazaclo ODT (comprimido de desintegração oral)

Genérico? Sim

Classe
- Nomenclatura baseada na neurociência: antagonista de receptores de dopamina, serotonina e norepinefrina (ARDSN)
- Antipsicótico atípico (antagonista da serotonina-dopamina, antipsicótico de segunda geração; também um estabilizador do humor)

Comumente prescrita para
(em negrito, as aprovações da FDA)
- **Esquizofrenia resistente ao tratamento**
- **Redução no risco de comportamento suicida recorrente em pacientes com esquizofrenia ou transtorno esquizoafetivo**
- Transtorno bipolar resistente ao tratamento
- Pacientes agressivos e violentos com psicose e outros transtornos cerebrais não responsivos a outros tratamentos

Como a substância atua
- Bloqueia os receptores de dopamina 2, reduzindo os sintomas positivos de psicose e estabilizando os sintomas afetivos
- Bloqueia os receptores de serotonina 2A, causando aumento da liberação de dopamina em determinadas regiões do cérebro e, assim, reduzindo efeitos colaterais motores e possivelmente melhorando sintomas cognitivos e afetivos
- Interações em uma miríade de outros receptores de neurotransmissores podem contribuir com a eficácia da clozapina
* Especificamente, interações nos receptores 5HT2C e 5HT1A podem contribuir com a eficácia para sintomas cognitivos e afetivos em alguns pacientes
- O mecanismo da eficácia para pacientes psicóticos que não respondem a antipsicóticos convencionais é desconhecido

Tempo para início da ação
- A probabilidade da resposta depende do atingimento de níveis plasmáticos de no mínimo 350 ng/mL
- O tempo médio para resposta depois de atingir níveis plasmáticos terapêuticos (350 ng/mL) é de aproximadamente 3 semanas
- Se não houver resposta depois de 3 semanas de níveis plasmáticos terapêuticos, verificá-los novamente e continuar a titulação

Se funcionar
- Na esquizofrenia refratária estritamente definida, 50 a 60% dos pacientes responderão à clozapina
- A taxa de resposta a outro antipsicótico atípico na população de pacientes refratários varia de 0 a 9%
- Pode melhorar os sintomas negativos, além dos sintomas agressivos, cognitivos e afetivos na esquizofrenia
- A maioria dos pacientes esquizofrênicos não tem remissão total dos sintomas, mas uma redução de aproximadamente um terço
- Muitos pacientes com transtorno bipolar e outros transtornos, como psicóticos, agressivos, violentos, impulsivos ou outros tipos de transtornos comportamentais podem responder à clozapina quando outros agentes tiverem falhado
- Talvez de 5 a 10% dos pacientes esquizofrênicos consigam experimentar uma melhora global superior a 50 a 60%, especialmente quando recebem tratamento estável por mais de 1 ano
* Tais pacientes são considerados super-respondedores ou "*awakeners*", já que podem ficar suficientemente bem para obter emprego, viver de maneira independente e manter relações de longa duração; os super-respondedores são relatados de modo informal mais frequentemente com clozapina do que com alguns outros antipsicóticos
- O tratamento pode não apenas reduzir mania, mas também previne recorrência de mania em transtorno bipolar

Se não funcionar
- Obter os níveis plasmáticos de clozapina e continuar a titulação
- Níveis acima de 700 ng/mL geralmente não são bem tolerados
- Nenhuma evidência apoia dosagem que resulta em níveis plasmáticos acima de 1.000 ng/mL
- Alguns pacientes podem responder melhor com a troca por um antipsicótico convencional

✲ Alguns pacientes podem precisar de potencialização com um antipsicótico convencional ou com um antipsicótico atípico (especialmente risperidona ou amissulprida), mas esses são os mais refratários de todos os pacientes psicóticos, e tal tratamento pode ser caro
✲ Considerar potencialização com valproato ou lamotrigina
• Considerar a não adesão e trocar por outro antipsicótico com menos efeitos colaterais ou por um antipsicótico que possa ser dado por injeção *depot*
• Considerar o início de reabilitação e psicoterapia, como a remediação cognitiva
• Considerar a presença de abuso de substância concomitante

Melhores combinações de potencialização para resposta parcial ou resistência ao tratamento
• Ácido valproico (valproato, divalproex, divalproex ER)
• Lamotrigina
• Antipsicóticos convencionais
• Benzodiazepínicos
• Lítio

Exames
• Baixar o limiar de contagem de neutrófilos absoluta (CNA) para iniciar clozapina:
• População geral: ≥ 1.500/μL
• Neutropenia étnica benigna (NEB): ≥ 1.000/μL
• Testes para miocardite:
• A miocardite é rara e ocorre somente nas 6 primeiras semanas de tratamento
• Basal: verificar troponina I/T, proteína C reativa (PCR)
• Semanalmente troponina I/T e PCR durante o primeiro mês
• A febre costuma ser benigna e autolimitada; deve ser levantada suspeita de miocardite somente com base em troponina elevada e outras características de miocardite
• A clozapina deve ser suspensa se a troponina for ≥ 2x o limite superior do normal ou a PCR for > 100 mg/L
• A miocardiopatia é uma complicação tardia; considerar ECG anual

Antes de iniciar um antipsicótico atípico
✲ Pesar todos os pacientes e acompanhar o IMC durante o tratamento
• Obter a história pessoal basal e familiar de diabetes, obesidade, dislipidemia, hipertensão e doença cardiovascular
✲ Obter a circunferência da cintura (na altura do umbigo), pressão arterial, glicose plasmática em jejum e perfil lipídico em jejum
• Determinar se o paciente
  • tem sobrepeso (IMC de 25,0 a 29,9)
  • é obeso (IMC ≥ 30)
  • tem pré-diabetes (glicose plasmática em jejum de 100 a 125 mg/dL)
  • tem diabetes (glicose plasmática em jejum > 126 mg/dL)
  • tem hipertensão (PA > 140/90 mmHg)
  • tem dislipidemia (colesterol total, colesterol LDL e triglicerídeos aumentados; colesterol HDL reduzido)
• Tratar ou encaminhar esses pacientes para tratamento, incluindo manejo nutricional e do peso, aconselhamento de atividade física, cessação do tabagismo e manejo clínico

Monitoramento após iniciar um antipsicótico atípico
✲ Monitoramento mensal por 3 meses, depois trimestralmente
✲ Considerar o monitoramento mensal dos triglicerídeos em jejum por vários meses em pacientes com alto risco de complicações metabólicas e ao iniciar ou trocar antipsicóticos
✲ Pressão arterial, glicose plasmática em jejum, lipídeos em jejum dentro de 3 meses, e depois anualmente, porém de modo mais precoce e frequente para pacientes com diabetes ou que ganharam > 5% do peso inicial
• Tratar ou encaminhar para tratamento e considerar troca por outro antipsicótico atípico para pacientes que adquirem sobrepeso ou tornam-se obesos, pré-diabéticos, diabéticos, hipertensos ou dislipidêmicos enquanto recebem um antipsicótico atípico
✲ Mesmo em pacientes sem diabetes conhecida, manter vigilância para o início raro, mas potencialmente fatal, de cetoacidose diabética, que sempre requer tratamento imediato, monitorando o início súbito de poliúria, polidipsia, perda de peso, náusea, vômitos, desidratação, respiração rápida, fraqueza e turvação da consciência, até mesmo coma
• Testes de função hepática, ECG, exame físico geral e avaliação do *status* cardíaco basal antes de iniciar o tratamento
• Testes hepáticos podem ser necessários durante o tratamento em pacientes que desenvolvem náusea, vômitos ou anorexia

EFEITOS COLATERAIS

Como a substância causa efeitos colaterais
- Bloqueando os receptores alfa-1 adrenérgicos, pode causar hipotensão ortostática, taquicardia, tontura e sedação
- Bloqueando os receptores muscarínicos 1, pode causar sialorreia, constipação, algumas vezes com íleo paralítico, e sedação
- Bloqueando os receptores de histamina 1 no cérebro, pode causar sedação e possivelmente ganho de peso
- O mecanismo de ganho de peso e do risco aumentado de diabetes e dislipidemia com antipsicóticos atípicos é desconhecido, mas a regulação da insulina pode ser prejudicada pelo bloqueio dos receptores muscarínicos pancreáticos M3
- Bloqueando os receptores dopaminérgicos 2 no estriado, pode causar efeitos colaterais motores (muito raro)

Efeitos colaterais notáveis
- Ortostase
- Sialorreia
- Constipação
- Sedação
- Taquicardia

Ganho de peso
- Dislipidemia e hiperglicemia
- Febre benigna (~20%)
- Rara discinesia tardia (nenhum relato implicou diretamente a clozapina no desenvolvimento de discinesia tardia)

Efeitos colaterais potencialmente fatais ou perigosos
- Neutropenia severa
- Miocardite (apenas nas 6 primeiras semanas de tratamento)
- Íleo paralítico
- Convulsões (o risco aumenta com a dose)
- Hiperglicemia, em alguns casos extrema e associada a cetoacidose ou coma hiperosmolar ou morte, foi relatada em pacientes que tomam antipsicóticos atípicos
- Embolia pulmonar (pode incluir trombose venosa profunda ou sintomas respiratórios)
- Miocardiopatia dilatada
- Risco aumentado de morte e eventos cerebrovasculares em pacientes idosos com psicose relacionada a demência

- Síndrome neuroléptica maligna (mais provavelmente quando clozapina é utilizada com outro agente)

Ganho de peso

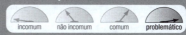

- Frequente e pode ocorrer em quantidade significativa
- Pode aumentar o risco de eventos de aspiração
- Deve ser manejado agressivamente
- Mais do que para alguns outros antipsicóticos, mas nunca diga sempre, já que não é um problema em todos

Sedação

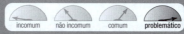

- Frequente e pode ocorrer em quantidade significativa
- Alguns pacientes podem não tolerar
- Mais do que para alguns outros antipsicóticos, mas nunca diga sempre, já que não é um problema em todos
- Pode passar com o tempo
- Pode ressurgir quando a dose é aumentada e depois passar novamente com o tempo

O que fazer com os efeitos colaterais
- Titulação lenta para minimizar ortostase e sedação
  - Minimizar o uso de outros antagonistas de alfa-1
  - Se a ortostase continuar sendo um problema, Floreines de 0,1 a 0,3 mg qd para expansão de volume (contraindicado em insuficiência cardíaca congestiva)
  - Tomar na hora de dormir para ajudar a reduzir sedação diurna
- Manejo de sialorreia
  - Atropina 1% gotas, 1 a 3 gotas sublingualmente na hora de dormir; pode ser utilizada até 3 vezes ao dia, se necessário
  - Brometo de ipratrópio 0,06% *spray*, 1 a 3 pulverizações intraorais na hora de dormir; pode ser utilizado até 3 vezes por dia, se necessário
  - Evitar o uso de agentes anticolinérgicos sistêmicos, com aumento do risco de íleo (benzotropina, glicopirrolato, etc.)
- Manejo de constipação
  - Evitar *psyllium*, pois pode piorar os sintomas
  - Todos os pacientes devem receber docusato 250 mg ao iniciar clozapina
  - Se necessário, acrescentar Miralax 17 g
  - Se docusato + Miralax forem ineficazes, acrescentar bisacodil ou sennosídeos

- Se a constipação ainda continuar sendo um problema, prescrever lubiprostona 8 a 24 mcg 2 vezes ao dia
- Ganho de peso e efeitos metabólicos
  - Considerar metformina profilática; iniciar com 500 mg por 1 semana, depois aumentar a dose
  - Todos os pacientes devem ser encaminhados para manejo do estilo de vida e exercícios
- Taquicardia
  - Atenolol 12,5 mg qd, aumentar para manter a frequência cardíaca em repouso < 100 bpm
- Dor torácica durante as 6 primeiras semanas
  - Realizar exames para miocardite
- Febre
  - Na ausência de troponina elevada e sintomas de miocardite, a febre costuma ser autolimitada e não há necessidade de interromper a clozapina
- Convulsões
  - Valproato para convulsões mioclônicas ou generalizadas
  - Evitar fenitoína e carbamazepina devido a interações cinéticas

Melhores agentes de acréscimo para os efeitos colaterais
- Muitos efeitos colaterais não podem ser melhorados com um agente de acréscimo

DOSAGEM E USO

Variação típica da dose
- Depende dos níveis plasmáticos; o limiar para resposta é um nível plasmático de 350 ng/mL

Formas de dosagem
- Comprimidos de 12,5 mg, 25 mg sulcados, 50 mg, 100 mg sulcados
- Comprimidos de desintegração oral de 12,5 mg, 25 mg, 50 mg, 100 mg, 150 mg, 200 mg
- Suspensão oral de 50 mg/mL

Como dosar
- Dose inicial de 25 mg à noite; aumentar 25 a 50 mg/dia a cada 48 a 72 horas conforme tolerado
- Obter o nível plasmático de vale com 200 mg na hora de dormir
- O limiar para resposta é 350 ng/mL
- Níveis acima de 700 ng/mL frequentemente não são bem tolerados
- Sem evidências que apoiam dosagem que resulte em níveis plasmáticos acima de 1.000 ng/mL
- Doses acima de 500 mg por dia podem requerer divisão da dose
- Ver também a seção A arte da troca, depois da seção Pérolas

Dicas para dosagem
- Devido ao esquema de monitoramento, as prescrições costumam ser dadas 1 semana por vez durante os primeiros 6 meses, depois a cada 2 semanas para os meses de 6 a 12, e depois mensalmente após 12 meses
- A meia-vida plasmática sugere administração 2 vezes ao dia, mas, na prática, pode ser dada 1 vez por dia, à noite
- Antes de iniciar o tratamento com clozapina, a contagem de neutrófilos absoluta basal (CAN) deve ser no mínimo 1.500/µL para a população em geral e no mínimo 1.000/µL para pacientes com neutropenia étnica benigna (NEB)documentada

Monitoramento recomendado da CNA para a população em geral		
Nível da CNA	Recomendação	Monitoramento da CNA
Variação normal (no mínimo 1.500 µL)	Iniciar tratamento Se o tratamento for interrompido por < 30 dias, continuar monitorando como antes Se o tratamento for interrompido por 30 dias ou mais, monitorar como se fosse paciente novo	Primeiros 6 meses: semanalmente 6 meses seguintes: a cada 2 semanas Depois de 1 ano: todos os meses
Neutropenia leve (1.000 a 1.499 µL)	Continuar o tratamento	Confirmar todos os exames iniciais com CNA < 1.500/µL repetindo a medida da CNA dentro de 24 horas Monitorar 3 vezes/semana até que CNA ≥ 1.500/µL Depois que CNA ≥ 1.500/µL, retornar ao último intervalo de monitoramento da CNA do paciente na "variação normal"
Neutropenia moderada (500 a 999 µL)	Interromper o tratamento por suspeita de neutropenia induzida por clozapina Recomendar consulta hematológica	Confirmar todos os exames iniciais com CNA < 1.500/µL repetindo a medida da CNA dentro de 24 horas Monitorar a CNA diariamente até ≥ 1.000/µL E ENTÃO Monitorar 3 vezes/semana até que a CNA ≥ 1.500/µL Depois que a CNA ≥ 1.500/µL, verificá-la semanalmente por 4 semanas, depois retornar ao último intervalo de monitoramento da CNA do paciente na "variação normal"
Neutropenia grave (< 500 µL)	Interromper o tratamento por suspeita de neutropenia induzida por clozapina Recomendar consulta hematológica Não fazer novo desafio, a menos que o prescritor determine que os benefícios compensam os riscos	Confirmar todos os exames iniciais com CNA < 1.500/µL repetindo a medida da CNA dentro de 24 horas Monitorar CNA diariamente até ≥ 1.000/µL E ENTÃO Monitorar 3 vezes/semana até que CNA ≥ 1.500/µL Se o indivíduo for desafiado novamente, retomar o tratamento como se fosse um paciente novo com monitoramento da "variação normal" depois que CNA ≥ 1.500/µL

Monitoramento recomendado da CNA para pacientes com NEB		
Nível de CNA	Recomendação	Monitoramento da CNA
Variação normal da NEB (CNA basal estabelecida ≥ 1.000 µL)	Obter pelo menos 2 níveis basais da CNA antes de iniciar o tratamento Se o tratamento for interrompido por < 30 dias, continuar monitorando como antes Se o tratamento for interrompido por 30 dias ou mais, monitorar com se fosse um paciente novo	Primeiros 6 meses: semanalmente 6 meses seguintes: a cada 2 semanas Depois de 1 ano: todos os meses
Neutropenia NEB (500 a 999 µL)	Continuar o tratamento Recomendar consulta hematológica	Confirmar todos os exames iniciais com CNA < 1.500/µL repetindo a medida da CNA dentro de 24 horas Monitorar 3 vezes/semana até que CNA ≥ 1.000/µL ou ≥ basal conhecido do paciente Depois que CNA ≥ 1.000/µL ou acima do basal conhecido do paciente, verificar CNA semanalmente por 4 semanas, depois retornar ao último intervalo de monitoramento da CNA do paciente na "variação normal"
Neutropenia grave NEB (< 500 µL)	Interromper o tratamento por suspeita de neutropenia induzida por clozapina Recomendar consulta hematológica Não fazer novo desafio, a menos que o prescritor determine que os benefícios compensam os riscos	Confirmar todos os exames iniciais com CNA < 1.500/µL repetindo a medida da CNA dentro de 24 horas Monitorar CNA diariamente até ≥ 500/µL E ENTÃO Monitorar 3 vezes/semana até que CNA ≥ basal do paciente Se o indivíduo for desafiado novamente, retomar o tratamento como se fosse um paciente novo sob "variação normal de NEB" monitorando depois que CNA ≥ 1.000/µL ou no basal conhecido do paciente

- Se o tratamento for descontinuado por mais de 2 dias, reiniciar com 12,5 mg 1 ou 2 vezes ao dia; se essa dose for tolerada, a dose pode ser aumentada até a dose terapêutica prévia mais rapidamente do que o recomendado para tratamento inicial
- Caso seja necessária a descontinuação abrupta de clozapina, o paciente deve receber cobertura para rebote colinérgico; aqueles com níveis plasmáticos mais altos de clozapina podem precisar de doses extremamente altas de medicações anticolinérgicas para prevenir *delirium* e outros sintomas de rebote
- Fazer uma titulação de retirada mais lenta é preferível, se possível, para evitar rebote colinérgico e psicose de rebote

Overdose
- Algumas vezes fatal; alterações no ritmo cardíaco, salivação excessiva, depressão respiratória, estado de consciência alterado

Uso prolongado
- O tratamento para reduzir o risco de comportamento suicida deve ser continuado por no mínimo 2 anos
- Medicação de escolha para esquizofrenia refratária ao tratamento

Formação de hábito
- Não

Como interromper
- Ver a seção A arte da troca sobre agentes individuais para saber como interromper clozapina, geralmente por pelo menos 4 semanas
- Ver as tabelas para orientações sobre interrupção devido a neutropenia

✱ A descontinuação rápida pode levar a psicose de rebote e piora dos sintomas

Farmacocinética
- Meia-vida de 5 a 16 horas
- Metabolizada primariamente por CYP450 1A2 e em menor medida por CYP450 2D6 e 3A4

Interações medicamentosas
- Usar os níveis plasmáticos de clozapina para guiar o tratamento devido à propensão a interações medicamentosas
- Na presença de um inibidor forte de CYP450 1A2 (p. ex., fluvoxamina, ciprofloxacino): usar um terço da dose de clozapina
- Na presença de um indutor forte de CYP450 1A2 (p. ex., fumaça de cigarro), os níveis plasmáticos de clozapina são reduzidos
- Poderá ser necessário reduzir a dose de clozapina em até 50% durante períodos de cessação prolongada do tabagismo (> 1 semana)
- Inibidores fortes de CYP450 2D6 (p. ex., bupropiona, duloxetina, paroxetina, fluoxetina) podem elevar os níveis de clozapina; poderá ser necessário ajuste da dose
- Inibidores fortes de CYP450 3A4 (p. ex., cetoconazol) podem elevar os níveis de clozapina; poderá ser necessário ajuste da dose
- A clozapina pode aumentar os efeitos de substâncias anti-hipertensivas

 Outras advertências/ precauções
- Usar com cautela em pacientes que utilizam outros agentes anticolinérgicos (benzotropina, triexifenidil, olanzapina, quetiapina, clorpromazina, oxibutinina e outros antimuscarínicos)
- Não deve ser utilizada em conjunto com agentes que sabidamente causam neutropenia
- Miocardite é rara e ocorre somente nas primeiras 6 semanas de tratamento
- A miocardiopatia é uma complicação tardia (considerar ECG anual)
- Usar com cautela em pacientes com glaucoma
- Usar com cautela em pacientes com próstata aumentada

Não usar
- Em pacientes com transtorno mieloproliferativo
- Em pacientes com epilepsia não controlada
- Em pacientes com íleo paralítico
- Em pacientes com depressão do SNC
- Se houver uma alergia comprovada a clozapina

POPULAÇÕES ESPECIAIS

Insuficiência renal
- Deve ser utilizada com cautela

Insuficiência hepática
- Deve ser utilizada com cautela

Insuficiência cardíaca
- Deve ser utilizada com cautela, particularmente se o paciente estiver tomando anti-hipertensivo ou antagonista de alfa-1 concomitantes

Idosos
- Alguns pacientes podem tolerar melhor doses mais baixas
- Embora antipsicóticos atípicos sejam comumente utilizados para transtornos comportamentais na demência, nenhum agente foi aprovado para tratamento em idosos com psicose relacionada a demência
- Pacientes idosos com psicose relacionada a demência tratados com antipsicóticos atípicos têm um risco aumentado de morte em comparação a placebo, e também têm um risco aumentado de eventos cerebrovasculares

Crianças e adolescentes
- Segurança e eficácia não foram estabelecidas
- Pesquisas preliminares sugeriram eficácia na esquizofrenia de início precoce resistente ao tratamento
- Crianças e adolescentes que tomam clozapina devem ser monitorados mais frequentemente do que adultos

Gravidez
- Válidas a partir de 30 de junho de 2015, a FDA norte-americana determina alterações no conteúdo e na forma das informações referentes a gravidez e lactação nos rótulos das substâncias de prescrição, incluindo a eliminação das categorias por letras para risco na gravidez; a Pregnancy and Lactation Labeling Rule (PLLR ou regra final) aplica-se somente a substâncias de prescrição e será introduzida gradualmente para substâncias aprovadas a partir de 30 de junho de 2001
- Não foram conduzidos estudos controlados em gestantes
- Há um risco de movimentos musculares anormais e sintomas de abstinência em recém-nascidos cujas mães tomaram um antipsicótico durante o terceiro trimestre; os sintomas incluem agitação, tônus muscular anormalmente aumentado ou diminuído, tremor, sonolência, dificuldade intensa para respirar e dificuldade alimentar
- Estudos com animais não apresentaram efeitos adversos
- Sintomas psicóticos podem piorar durante a gravidez, e poderá ser necessária alguma forma de tratamento
- A clozapina deve ser utilizada apenas quando os benefícios potenciais compensarem os riscos potenciais para o feto

- National Pregnancy Registry for Atypical Antipsychotics: 1-866-961-2388 ou http://womensmentalhealth.org/clinical-and-research-programs/pregnancyregistry/

Amamentação
- Desconhecido se clozapina é secretada no leite humano, mas presume-se que todos os psicotrópicos sejam secretados no leite materno
- ✻ Recomendado descontinuar a substância ou usar mamadeira
- Bebês de mulheres que optaram por amamentar durante o uso de clozapina devem ser monitorados para possíveis efeitos adversos

A ARTE DA PSICOFARMACOLOGIA

Potenciais vantagens
- ✻ Esquizofrenia resistente ao tratamento
- ✻ Pacientes violentos e agressivos
- ✻ Pacientes com discinesia tardia
- ✻ Pacientes com comportamento suicida

Potenciais desvantagens
- ✻ Pacientes com diabetes, obesidade e/ou dislipidemia
- Sialorreia, sedação e ortostase podem ser intoleráveis para alguns pacientes

Principais sintomas-alvo
- Sintomas positivos de psicose
- Sintomas negativos de psicose
- Sintomas cognitivos
- Sintomas afetivos
- Comportamento suicida
- Violência e agressão

Pérolas
- ✻ A clozapina é o tratamento-padrão ouro para esquizofrenia refratária
- ✻ A clozapina não é utilizada como primeira linha devido aos efeitos colaterais e à sobrecarga do monitoramento
- ✻ Entretanto, alguns estudos mostraram que a clozapina estava associada ao risco mais baixo de mortalidade entre os antipsicóticos, fazendo os autores do estudo questionar se o seu uso deveria continuar a ser limitado a casos resistentes
- Pode reduzir violência e agressão em casos difíceis, incluindo casos forenses

- ✱ Reduz a taxa de suicídio em esquizofrenia
- Pode reduzir abuso de substância
- Pode melhorar discinesia tardia
- Pouca ou nenhuma elevação da prolactina, efeitos colaterais motores ou discinesia tardia
- Com frequência as melhoras clínicas continuam lentamente por vários anos
- Fumaça de cigarro pode reduzir os níveis de clozapina, e os pacientes podem estar em risco de recaída se começarem ou aumentarem o tabagismo
- Mais ganho de peso do que muitos outros antipsicóticos – não quer dizer que todos os pacientes ganhem peso
- Os pacientes podem ter respostas muito melhores à clozapina do que a qualquer outro agente, mas nem sempre
- Para pacientes resistentes ao tratamento, especialmente aqueles com impulsividade, agressão, violência e autolesão, polifarmácia de longo prazo com 2 antipsicóticos atípicos ou com 1 antipsicótico atípico e 1 antipsicótico convencional pode ser útil ou mesmo necessária, mediante monitoramento atento
- Em tais casos, pode ser benéfico combinar 1 antipsicótico *depot* com 1 antipsicótico oral

- Para tratar constipação e reduzir o risco de íleo paralítico e obstrução intestinal, reduzir de modo gradual outros agentes anticolinérgicos e iniciar rotineiramente com docusato para todos os pacientes
- A FDA norte-americana modificou as exigências para monitorar, prescrever, dispensar e receber clozapina para abordar as preocupações relacionadas a neutropenia; além de atualizar as informações sobre a prescrição de clozapina, a FDA aprovou uma nova estratégia de avaliação e redução de riscos (REMS)
- O programa norte-americano Clozapine REMS substitui os seis registros existentes de clozapina, os quais são mantidos por fabricantes individuais. Agora, nos Estados Unidos, prescritores, farmácias e pacientes precisarão se inscrever em um único programa centralizado; pacientes já tratados com clozapina serão automaticamente transferidos. Para prescrever e dispensar clozapina, os prescritores e as farmácias norte-americanos terão de estar certificados no Programa Clozapine REMS. Visite a *homepage* do programa Clozapine REMS para mais informações.

A ARTE DA TROCA

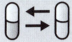

Troca de antipsicóticos orais para clozapina
- Com aripiprazol, amissulprida e paliperidona ER, é possível interrupção imediata; iniciar clozapina com dose média
- Com risperidona, ziprasidona, iloperidona e lurasidona, iniciar clozapina gradualmente, titulando por no mínimo 2 semanas para permitir que os pacientes adquiram tolerância ao efeito sedativo

*Benzodiazepínico ou medicação anticolinérgica podem ser administrados durante a titulação cruzada para ajudar a aliviar efeitos colaterais como insônia, agitação e/ou psicose. Entretanto, usar com cautela em combinação com clozapina, já que isso pode aumentar o risco de colapso circulatório.

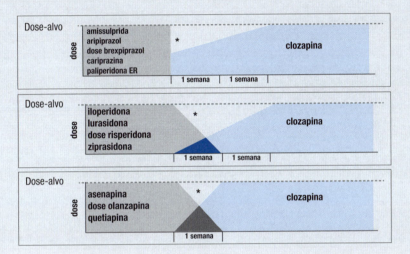

Leituras sugeridas

Bird AM, Smith TL, Walton AE. Current treatment strategies for clozapineinduced sialorrhea. Ann Pharmacother 2011;45(5):667–75.

Conley RR, Carpenter WT Jr, Tamminga CA. Time to clozapine response in a standardized trial. Am J Psychiatry 1997;154(9):1243–7.

Ronaldson KJ, Fitzgerald PD, McNeil JJ. Clozapine-induced myocarditis, a widely overlooked adverse reaction. Acta Psychiatr Scand 2015;132:231–40.

Rosenheck RA, Davis S, Covell N, et al. Does switching to a new antipsychotic improve outcomes? Data from the CATIE Trial. Schizophr Res 2009;170(1):22–9.

Schulte P. What is an adequate trial with clozapine?: therapeutic drug monitoring and time to response in treatment-refractory schizophrenia. Clin Pharmacokinet 2003;42:607–18.

Tiihonen J, Lonnqvist J, Wahlbeck K, et al. 11-year follow-up of mortality in patients with schizophrenia: a population-based cohort study (FIN11 study). Lancet 2009;374(9690):620–7.

DESIPRAMINA

TERAPÊUTICA

Marcas • Norpramin

Genérico? Sim

Classe
- Nomenclatura baseada na neurociência: inibidor da recaptação de norepinefrina (IRN)
- Antidepressivo tricíclico (ADT)
- Predominantemente, um inibidor da recaptação de norepinefrina

Comumente prescrita para
(em negrito, as aprovações da FDA)
- **Depressão**
- Ansiedade
- Insônia
- Dor neuropática/dor crônica
- Depressão resistente ao tratamento

Como a substância atua
- Estimula o neurotransmissor norepinefrina
- Bloqueia a bomba de recaptação de norepinefrina (transportador de norepinefrina), possivelmente aumentando a neurotransmissão noradrenérgica
- Como a dopamina é inativada pela recaptação de norepinefrina no córtex frontal, que em grande parte carece de transportadores de dopamina, a desipramina pode aumentar a neurotransmissão de dopamina nessa parte do cérebro
- Um inibidor mais potente da bomba de recaptação de norepinefrina do que da bomba de recaptação de serotonina (transportador de serotonina)
- Em altas doses também pode estimular o neurotransmissor serotonina e possivelmente aumentar a neurotransmissão serotonérgica

Tempo para início da ação
- Pode ter efeitos imediatos no tratamento de insônia e ansiedade
- O início das ações terapêuticas não costuma ser imediato, frequentemente demorando de 2 a 4 semanas
- Se não estiver funcionando dentro de 6 a 8 semanas para depressão, poderá ser necessário um aumento da dosagem ou poderá simplesmente não funcionar
- Pode continuar a agir por muitos anos, prevenindo recaída dos sintomas

Se funcionar
- O objetivo do tratamento de depressão é a completa remissão dos sintomas atuais, além da prevenção de recaídas futuras
- O objetivo do tratamento de dor neuropática crônica é reduzir os sintomas o máximo possível, especialmente em combinação com outros tratamentos
- O tratamento de depressão na maioria das vezes reduz ou até mesmo elimina os sintomas, mas não é uma cura, já que os sintomas podem recorrer depois que o medicamento é interrompido
- O tratamento de dor neuropática crônica pode reduzir os sintomas, mas raramente os elimina por completo, e não é uma cura, já que os sintomas podem recorrer depois que o medicamento é interrompido
- Continuar o tratamento de depressão até que todos os sintomas tenham desaparecido (remissão)
- Depois que os sintomas de depressão tiverem desaparecido, continuar tratando por 1 ano para primeiro episódio de depressão
- Para segundo episódio de depressão e episódios subsequentes, poderá ser necessário tratamento por tempo indefinido
- O uso em transtornos de ansiedade e dor crônica também poderá precisar ser por tempo indefinido, mas o tratamento de longo prazo não está bem estudado nessas condições

Se não funcionar
- Muitos pacientes deprimidos apresentam apenas uma resposta parcial, em que alguns sintomas são melhorados, mas outros persistem (especialmente insônia, fadiga e problemas de concentração)
- Outros pacientes deprimidos podem ser não respondedores, sendo algumas vezes chamados de resistentes ou refratários ao tratamento
- Considerar aumento da dose, troca por outro agente ou adição de um agente de potencialização apropriado
- Considerar psicoterapia
- Considerar avaliação para outro diagnóstico ou para uma segunda condição comórbida (p. ex., doença clínica, abuso de substância, etc.)
- Alguns pacientes podem experimentar uma aparente falta de consistência na eficácia devido à ativação de um transtorno bipolar latente ou subjacente, requerendo descontinuação do antidepressivo e troca por um estabilizador do humor

Melhores combinações de potencialização para resposta parcial ou resistência ao tratamento
- Lítio, buspirona, hormônio da tireoide (para depressão)
- Gabapentina, tiagabina, outros anticonvulsivantes, até mesmo opiáceos se prescritos por especialistas, mediante monitoramento atento em casos difíceis (para dor crônica)

Exames
- ECG basal é recomendado para pacientes com mais de 50 anos
- ✱ O monitoramento dos níveis plasmáticos da substância está disponível
- ✱ Como antidepressivos tricíclicos e tetracíclicos estão frequentemente associados a ganho de peso, antes de iniciar o tratamento pesar todos os pacientes e determinar se o paciente já está com sobrepeso (IMC de 25,0-29,9) ou obeso (IMC ≥ 30)
- Antes de dar uma substância que pode causar ganho de peso para um paciente com sobrepeso ou obeso, determinar se o indivíduo já tem pré-diabetes (glicose plasmática em jejum de 100 a 125 mg/dL), diabetes (glicose plasmática em jejum > 126 mg/dL) ou dislipidemia (colesterol total, colesterol LDL e triglicerídeos aumentados; colesterol HDL diminuído) e tratar ou encaminhar tais pacientes para tratamento, incluindo manejo nutricional e do peso, aconselhamento de atividade física, cessação do tabagismo e manejo clínico
- ✱ Monitorar peso e IMC durante o tratamento
- ✱ Enquanto é dada uma substância a um paciente que ganhou > 5% do peso inicial, considerar avaliação da presença de pré-diabetes, diabetes ou dislipidemia ou considerar a troca por um antidepressivo diferente
- Os ECGs podem ser úteis para pacientes selecionados (p. ex., aqueles com história pessoal ou familiar de prolongamento de QTc; arritmia cardíaca; infarto do miocárdio recente; insuficiência cardíaca descompensada; ou pacientes que tomam agentes que prolongam o intervalo QTc, como pimozida, tioridazina, antiarrítmicos selecionados, moxifloxacina, esparfloxacina, etc.)
- Pacientes em risco de distúrbios eletrolíticos (p. ex., pacientes em terapia diurética) devem ter medidas basais e periódicas de potássio e magnésio séricos

EFEITOS COLATERAIS

Como a substância causa efeitos colaterais
✱ A atividade anticolinérgica da desipramina pode ser um pouco menor do que a de alguns outros ADTs, mas ainda pode explicar a presença, com menor incidência, de efeitos sedativos, boca seca, constipação e visão nublada
- Os efeitos sedativos e o ganho de peso podem ser devidos às propriedades anti-histamínicas
- O bloqueio dos receptores alfa-1 adrenérgicos pode explicar tontura, sedação e hipotensão
- Arritmias cardíacas e convulsões, especialmente em *overdose*, podem ser causadas pelo bloqueio de canais iônicos

Efeitos colaterais notáveis
- Visão turva, constipação, retenção urinária, aumento do apetite, boca seca, náusea, diarreia, azia, gosto estranho na boca, ganho de peso
- Fadiga, fraqueza, tontura, sedação, cefaleia, ansiedade, nervosismo, inquietação
- Disfunção sexual, sudorese

Efeitos colaterais potencialmente fatais ou perigosos
- Íleo paralítico, hipertermia (ADTs + agentes anticolinérgicos)
- Diminuição do limiar convulsivo e convulsões raras
- Hipotensão ortostática, morte súbita, arritmias, taquicardia
- Prolongamento de QTc
- Insuficiência hepática, efeitos colaterais extrapiramidais
- Aumento da pressão intraocular
- Discrasias sanguíneas
- Rara indução de mania
- Rara ativação de ideação e comportamento suicida (suicidalidade) (estudos de curta duração não apresentaram um aumento no risco de suicidalidade com antidepressivos em comparação ao placebo acima dos 24 anos de idade)

Ganho de peso

incomum — não incomum — **comum** — problemático

- Muitos experimentam e/ou pode ocorrer em quantidade significativa
- Pode aumentar o apetite e a fissura por carboidrato

Sedação

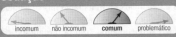

- Muitos experimentam e/ou pode ocorrer em quantidade significativa
- Pode-se desenvolver tolerância aos efeitos sedativos com o uso prolongado

O que fazer com os efeitos colaterais
- Esperar
- Esperar
- Esperar
- Reduzir a dose
- Trocar por ISRS ou antidepressivo mais recente

Melhores agentes de acréscimo para os efeitos colaterais
- Muitos efeitos colaterais não podem ser melhorados com um agente de acréscimo

DOSAGEM E USO

Variação típica da dosagem
- 100 a 200 mg/dia (para depressão)
- 50 a 150 mg/dia (para dor crônica)

Formas de dosagem
- Comprimidos de 10 mg, 25 mg, 50 mg, 75 mg, 100 mg, 150 mg

Como dosar
- Dose inicial de 25 mg/dia, na hora de dormir; aumentar 25 mg a cada 3 a 7 dias
- 75 mg/dia 1 vez ao dia ou em doses divididas; aumentar a dose gradualmente até atingir o efeito terapêutico desejado; dose máxima de 300 mg/dia

 Dicas para dosagem
- Se dada em dose única, em geral, deve ser administrada na hora de dormir devido às suas propriedades sedativas
- Se dada em doses divididas, a dose maior geralmente deve ser dada na hora de dormir devido às suas propriedades sedativas
- Se os pacientes tiverem pesadelos, dividir a dose e não dar a maior na hora de dormir
- Pacientes tratados para dor crônica podem requerer apenas doses mais baixas (p. ex., 50 a 75 mg/dia)
- O risco de convulsões aumenta com a dose

✱ É recomendado o monitoramento dos níveis plasmáticos de desipramina em pacientes que não respondem à dose típica ou cujo tratamento é considerado urgente
- Se ocorrer ansiedade, insônia, agitação, acatisia ou ativação intoleráveis no início ou na descontinuação da dosagem, considerar a possibilidade de transtorno bipolar ativado e trocar por estabilizador do humor ou por antipsicótico atípico

Overdose
- Pode ocorrer morte, o que pode ser mais provável do que com outros ADTs; convulsões, arritmias cardíacas, hipotensão grave, depressão do SNC, coma, alterações no ECG

Uso prolongado
- Seguro

Formação de hábito
- Não

Como interromper
- Reduzir a dose gradualmente para evitar efeitos de retirada
- Mesmo com a redução gradual da dose, podem aparecer alguns sintomas de retirada dentro das 2 primeiras semanas
- Muitos pacientes toleram redução de 50% da dose por 3 dias, depois outra redução de 50% por 3 dias, depois descontinuação
- Se surgirem sintomas de retirada durante a descontinuação, aumentar a dose para interromper os sintomas e depois reiniciar a retirada muito mais lentamente

Farmacocinética
- Substrato para CYP450 2D6 e 1A2
- É o metabólito ativo da imipramina, formado por desmetilação via CYP450 1A2
- Meia-vida de aproximadamente 24 horas
- Alimentos não afetam a absorção

 Interações medicamentosas
- O tramadol aumenta o risco de convulsões em pacientes que tomam ADTs
- O uso de ADTs com substâncias anticolinérgicas pode resultar em íleo paralítico ou hipertermia
- Fluoxetina, paroxetina, bupropiona, duloxetina e outros inibidores de CYP450 2D6 podem aumentar as concentrações de ADT
- A cimetidina pode aumentar as concentrações plasmáticas de ADT e causar sintomas anticolinérgicos

- Fenotiazinas ou haloperidol podem elevar as concentrações sanguíneas de ADT
- Pode alterar os efeitos de substâncias anti-hipertensivas; pode inibir os efeitos hipotensores da clonidina
- O uso de ADTs com agentes simpatomiméticos pode aumentar a atividade simpática
- O metilfenidato pode inibir o metabolismo dos ADTs
- Ativação e agitação, especialmente depois de troca ou acréscimo de antidepressivos, pode representar a indução de um estado bipolar, especialmente uma condição bipolar tipo II disfórica mista algumas vezes associada a ideação suicida, e requerem a adição de lítio, um estabilizador do humor ou um antipsicótico atípico e/ou a descontinuação de desipramina

Outras advertências/precauções

- Acrescentar ou iniciar outros antidepressivos com cautela por até 2 semanas depois da descontinuação de desipramina
- Geralmente, não usar com IMAOs, incluindo 14 dias depois que estes tiverem sido interrompidos; não iniciar um IMAO por no mínimo 5 meias-vidas (5 a 7 dias para a maioria das substâncias) depois da descontinuação de desipramina, mas ver a seção Pérolas
- Usar com cautela em pacientes com história de convulsões, retenção urinária, glaucoma de ângulo fechado, hipertireoidismo
- Usar com cautela ao prescrever para pacientes com história familiar de morte súbita, arritmias cardíacas e distúrbios da condução cardíaca
- Alguns pacientes podem ter convulsões antes de arritmias cardíacas e morte
- Os ADTs podem aumentar o intervalo QTc, especialmente em doses tóxicas, o que pode ocorrer não só por *overdose*, mas também pela combinação com substâncias que inibem o metabolismo do ADT via CYP450 2D6, potencialmente causando arritmia do tipo *torsades de pointes* ou morte súbita
- Uma vez que os ADTs podem prolongar o intervalo QTc, usar com cautela em pacientes que têm bradicardia ou estão tomando substâncias que podem induzir bradicardia (p. ex., betabloqueadores, bloqueadores dos canais de cálcio, clonidina, digitálico)
- Uma vez que os ADTs podem prolongar o intervalo QTc, usar com cautela em pacientes que têm hipocalemia e/ou hipomagnesemia ou estão tomando substâncias que podem induzir hipocalemia e/ou magnesemia (p. ex., diuréticos, laxativos estimulantes, anfotericina B intravenosa, glicocorticoides, tetracosactida)

- Ao tratar crianças, ponderar cuidadosamente os riscos e benefícios do tratamento farmacológico em relação aos do não tratamento com antidepressivos e documentar isso no prontuário do paciente
- Distribuir as brochuras fornecidas pela FDA e pelas companhias farmacêuticas
- Alertar pacientes e seus cuidadores sobre a possibilidade de efeitos colaterais ativadores e aconselhá-los a relatar esses sintomas imediatamente
- Monitorar os pacientes quanto à ativação de ideação suicida, especialmente crianças e adolescentes

Não usar
- Se o paciente estiver se recuperando de infarto do miocárdio
- Se o paciente estiver tomando agentes capazes de prolongar significativamente o intervalo QTc (p. ex., pimozida, tioridazina, antiarrítmicos selecionados, moxifloxacina, esparfloxacina)
- Se houver uma história de prolongamento de QTc ou arritmia cardíaca, infarto agudo do miocárdio recente, insuficiência cardíaca descompensada
- Se o paciente estiver tomando substâncias que inibem o metabolismo de ADTs, incluindo inibidores de CYP450 2D6, exceto se prescrito por um especialista
- Se houver função reduzida de CYP450 2D6, como aqueles pacientes que são metabolizadores lentos de 2D6, exceto se prescrito por um especialista e em baixas doses
- Se houver uma alergia comprovada a desipramina, imipramina ou lofepramina

POPULAÇÕES ESPECIAIS

Insuficiência renal
- Usar com cautela; poderá ser necessário reduzir a dose
- Poderá ser necessário monitorar os níveis plasmáticos

Insuficiência hepática
- Usar com cautela; poderá ser necessário reduzir a dose
- Poderá ser necessário monitorar os níveis plasmáticos
- Insuficiência cardíaca
- É recomendado ECG basal
- Os ADTs foram relatados como causadores de arritmias, prolongamento do tempo de condu-

- ção, hipotensão ortostática, taquicardia sinusal e insuficiência cardíaca, especialmente no coração doente
- Infarto do miocárdio e AVC foram relatados com ADTs
- Os ADTs produzem prolongamento de QTc, o que pode ser potencializado pela existência de bradicardia, hipocalemia e intervalo QTc longo congênito ou adquirido, os quais devem ser avaliados antes da administração de desipramina
- Usar com cautela se tratar concomitantemente com uma medicação provável de produzir bradicardia prolongada, hipocalemia, condução cardíaca lentificada ou prolongamento do intervalo QTc
- Evitar ADTs em pacientes com uma história conhecida de prolongamento de QTc, infarto agudo do miocárdio recente e insuficiência cardíaca descompensada
- Os ADTs podem causar um aumento sustentado na frequência cardíaca em pacientes com doença cardíaca isquêmica e podem piorar (reduzir) a variabilidade da frequência cardíaca, um risco independente de mortalidade em populações cardíacas
- Uma vez que os ISRSs podem melhorar (aumentar) a variabilidade da frequência cardíaca em pacientes depois de um infarto do miocárdio e podem melhorar a sobrevida e o humor naqueles com angina aguda ou depois de um infarto do miocárdio, eles são agentes mais apropriados para a população cardíaca do que os antidepressivos tricíclicos/tetracíclicos

✱ A relação risco/benefício pode não justificar o uso de ADTs em insuficiência cardíaca

Idosos
- ECG basal é recomendado para pacientes com mais de 50 anos
- Podem ser mais sensíveis a efeitos anticolinérgicos, cardiovasculares, hipotensores e sedativos
- Dose inicial de 25 a 50 mg/dia, aumentar para 100 mg/dia; máximo de 150 mg/dia
- Poderá ser útil monitorar os níveis plasmáticos em pacientes idosos
- Redução no risco de suicidalidade com antidepressivos em comparação ao placebo em adultos com mais de 65 anos

Crianças e adolescentes
- Ponderar cuidadosamente os riscos e benefícios do tratamento farmacológico em relação aos do não tratamento com antidepressivos e documentar isso no prontuário do paciente
- Monitorar os pacientes pessoalmente com regularidade, em particular durante as primeiras semanas de tratamento
- Usar com cautela, observando a ativação de transtorno bipolar conhecido ou desconhecido e/ou ideação suicida, e informar os pais ou responsáveis desse risco para que possam ajudar a observar a criança ou adolescente
- Não é recomendada para crianças com menos de 12 anos
- Vários estudos mostram ausência de eficácia dos ADTs para depressão
- Pode ser utilizada para tratar enurese ou comportamentos hiperativos/impulsivos
- Pode reduzir sintomas de tique
- Alguns casos de morte súbita ocorreram em crianças que estavam tomando ADTs
- Adolescentes: dose inicial de 25 a 50 mg/dia, aumentar para 100 mg/dia; dose máxima de 150 mg/dia
- Pode ser útil monitorar os níveis plasmáticos em crianças e adolescentes

Gravidez
- Válidas a partir de 30 de junho de 2015, a FDA norte-americana determina alterações no conteúdo e na forma das informações referentes a gravidez e lactação nos rótulos das substâncias de prescrição, incluindo a eliminação das categorias por letras para risco na gravidez; a Pregnancy and Lactation Labeling Rule (PLLR ou regra final) aplica-se somente a substâncias de prescrição e será introduzida gradualmente para substâncias aprovadas a partir de 30 de junho de 2001
- Não foram conduzidos estudos controlados em gestantes
- Atravessa a placenta
- Foram relatados efeitos adversos em bebês cujas mães tomaram um ADT (letargia, sintomas de retirada, malformações fetais)
- Deve-se ponderar o risco do tratamento (desenvolvimento fetal do primeiro trimestre, parto do recém-nascido no terceiro trimestre) para a criança em relação ao do não tratamento (recorrência de depressão, saúde materna, vínculo com o bebê) para a mãe e a criança
- Para muitas pacientes isso pode significar a continuidade do tratamento durante a gravidez

Amamentação
- Alguma quantidade da substância é encontrada no leite materno

✱ Recomendado descontinuar a substância ou usar mamadeira

- O período pós-parto imediato é uma época de alto risco de depressão, especialmente em mulheres que tiveram episódios depressivos prévios, portanto poderá ser necessário reinstituir a substância no fim do terceiro trimestre ou logo após o parto para prevenir recorrência durante o período pós-parto
- Devem ser ponderados os benefícios da amamentação em relação aos riscos e benefícios do tratamento com antidepressivo *versus* nenhum tratamento para o bebê e a mãe
- Para muitas pacientes isso pode significar a continuidade do tratamento durante a amamentação

A ARTE DA PSICOFARMACOLOGIA

Potenciais vantagens
- Pacientes com insônia
- Depressão grave ou resistente ao tratamento
- Pacientes para quem o monitoramento terapêutico da substância é desejável

Potenciais desvantagens
- Pacientes pediátricos e geriátricos
- Pacientes preocupados com ganho de peso
- Pacientes com doença cardíaca

Principais sintomas-alvo
- Humor deprimido
- Dor crônica

Pérolas
- Os ADTs são frequentemente uma opção de primeira linha para dor crônica
- Os ADTs não são mais considerados uma opção de primeira linha para depressão devido ao seu perfil de efeitos colaterais
- Os ADTs continuam a ser úteis para depressão grave ou resistente ao tratamento
- Inibidores da recaptação noradrenérgica como desipramina podem ser utilizados como um tratamento de segunda linha para cessação do tabagismo, dependência de cocaína e transtorno de déficit de atenção
- Os ADTs podem agravar sintomas psicóticos
- Deve ser evitado álcool devido aos efeitos aditivos no SNC
- Pacientes com peso abaixo do normal podem ser mais suscetíveis a efeitos adversos cardiovasculares
- Crianças, pacientes com hidratação inadequada e aqueles com doença cardíaca podem ser mais suscetíveis a cardiotoxicidade induzida por ADT do que adultos saudáveis
- Somente para o especialista: embora costume ser proibido, um tratamento extremo e potencialmente perigoso, para pacientes muito resistentes ao tratamento, é dar um antidepressivo tricíclico/tetracíclico, exceto clomipramina, simultaneamente com um IMAO para indivíduos que não respondem a diversos outros antidepressivos
- Se for eleita essa opção, iniciar de modo simultâneo o IMAO com o antidepressivo tricíclico/tetracíclico em baixas doses depois da eliminação apropriada da substância, e então alternadamente aumentar as doses desses agentes a cada poucos dias até uma semana, conforme tolerado
- Embora devam ser observadas restrições rígidas a alimentos e a medicamentos concomitantes para prevenir crises hipertensivas e síndrome serotonérgica, os efeitos colaterais mais comuns das combinações de IMAO/tricíclicos ou tetracíclicos podem ser ganho de peso e hipotensão ortostática
- Pacientes em uso de ADTs devem estar cientes de que podem ter sintomas como fotossensibilidade ou urina azul-esverdeada
- Os ISRSs podem ser mais eficazes do que os ADTs em mulheres, e os ADTs podem ser mais eficazes do que os ISRSs em homens
- Não recomendada para uso como primeira linha em crianças com TDAH devido à disponibilidade de tratamentos mais seguros com eficácia mais bem documentada e ao potencial da desipramina para morte súbita em crianças

✱ A desipramina é um dos poucos ADTs em que o monitoramento dos níveis plasmáticos da substância foi bem estudado

✱ Menos efeitos colaterais anticolinérgicos do que alguns outros ADTs

- Como os antidepressivos tricíclicos/tetracíclicos são substratos para CYP450 2D6, e 7% da população (especialmente pessoas brancas) podem ter uma variante genética levando à redução da atividade de 2D6, tais pacientes podem não tolerar com segurança doses normais de antidepressivos tricíclicos/tetracíclicos e requerer redução da dose
- Poderá ser necessário teste fenotípico para detectar essa variante genética antes da dosagem com um antidepressivo tricíclico/tetracíclico, especialmente em populações vulneráveis, como crianças, idosos, populações cardíacas e aqueles com medicações concomitantes
- Pacientes que parecem ter efeitos colaterais extraordinariamente graves com doses normais ou baixas podem ter essa variante fenotípica de CYP450 2D6 e requerem baixas doses ou troca por outro antidepressivo não metabolizado por 2D6

Leituras sugeridas

Anderson IM. Meta-analytical studies on new antidepressants. Br Med Bull 2001;57:161–78.

Anderson IM. Selective serotonin reuptake inhibitors versus tricyclic antidepressants: a meta-analysis of efficacy and tolerability. J Aff Disorders 2000;58:19–36.

Janowsky DS, Byerley B. Desipramine: an overview. J Clin Psychiatry 1984;45:3–9.

Levin FR, Lehman AF. Meta-analysis of desipramine as an adjunct in the treatment of cocaine addiction. J Clin Psychopharmacol 1991;11:374–8.

DESVENLAFAXINA

TERAPÊUTICA

Marcas • Pristiq

Genérico? Não

Classe
- Nomenclatura baseada na neurociência: inibidor da recaptação de serotonina e norepinefrina (IRSN)
- IRSN (inibidor dual da recaptação de serotonina e norepinefrina); frequentemente classificada como antidepressivo, mas não é apenas um antidepressivo

Comumente prescrita para
(em negrito, as aprovações da FDA)
- **Transtorno depressivo maior**
- Sintomas vasomotores
- Fibromialgia
- Transtorno de ansiedade generalizada (TAG)
- Transtorno de ansiedade social (fobia social)
- Transtorno de pânico
- Transtorno de estresse pós-traumático (TEPT)
- Transtorno disfórico pré-menstrual (TDPM)

Como a substância atua
- Estimula os neurotransmissores serotonina, norepinefrina e dopamina
- Bloqueia a bomba de recaptação de serotonina (transportador de serotonina), possivelmente aumentando a neurotransmissão serotonérgica
- Bloqueia a bomba de recaptação de norepinefrina (transportador de norepinefrina), possivelmente aumentando a neurotransmissão noradrenérgica
- Dessensibiliza os receptores de serotonina 1A e os receptores beta-adrenérgicos
- Uma vez que a dopamina é inativada pela recaptação de norepinefrina no córtex frontal, que em grande parte carece de transportadores de dopamina, a desvenlafaxina pode aumentar a neurotransmissão de dopamina nessa parte do cérebro

Tempo para início da ação
- O início das ações terapêuticas não costuma ser imediato, frequentemente demorando de 2 a 4 semanas
- Se não estiver funcionando dentro de 6 a 8 semanas para depressão, pode requerer um aumento da dosagem ou pode simplesmente não funcionar
- Pode continuar a agir por muitos anos, prevenindo recaída dos sintomas depressivos
- Sintomas vasomotores em mulheres na perimenopausa com ou sem depressão podem melhorar dentro de 1 semana

Se funcionar
- O objetivo do tratamento é a completa remissão dos sintomas atuais, além da prevenção de recaídas futuras
- O tratamento na maioria das vezes reduz ou até mesmo elimina os sintomas, mas não é uma cura, já que os sintomas podem recorrer depois que a medicação é interrompida
- Continuar o tratamento até que todos os sintomas tenham desaparecido (remissão) ou reduzido significativamente
- Depois que os sintomas desapareceram, continuar tratando por 1 ano para o primeiro episódio de depressão
- Para segundo episódio de depressão e episódios subsequentes, poderá ser necessário tratamento por tempo indefinido

Se não funcionar
- Muitos pacientes têm apenas uma resposta parcial, em que alguns sintomas são melhorados, mas outros persistem (especialmente insônia, fadiga e problemas de concentração)
- Outros pacientes podem ser não respondedores, sendo algumas vezes chamados de resistentes ou refratários ao tratamento
- Alguns pacientes que têm uma resposta inicial podem recair mesmo que continuem o tratamento, sendo algumas vezes chamados de *poop-out* (que param de responder)
- Considerar aumento da dose, troca por outro agente ou acréscimo de um agente de potencialização apropriado
- Considerar psicoterapia
- Considerar avaliação para outro diagnóstico ou para uma condição comórbida (p. ex., doença clínica, abuso de substância, etc.)
- Alguns pacientes podem experimentar aparente falta de consistência na eficácia devido à ativação de um transtorno bipolar latente ou subjacente, requerendo descontinuação do antidepressivo e troca por um estabilizador do humor

Melhores combinações de potencialização para resposta parcial ou resistência ao tratamento
- Mirtazapina ("combustível de foguetes da Califórnia"; uma combinação dual potencialmente poderosa de serotonina e norepinefrina, mas observar ativação de transtorno bipolar e ideação suicida)
- Bupropiona, reboxetina, nortriptilina, desipramina, maprotilina, atomoxetina (todas estimuladoras potencialmente potentes da ação noradrenér-

gica, mas observar ativação de transtorno bipolar e ideação suicida)
- Modafinila, especialmente para fadiga, sonolência e falta de concentração
- Estabilizadores do humor ou antipsicóticos atípicos para depressão bipolar, depressão psicótica ou depressão resistente ao tratamento
- Benzodiazepínicos
- Se tudo o mais falhar para transtornos de ansiedade, considerar gabapentina ou tiagabina
- Hipnóticos ou trazodona para insônia
- Classicamente, lítio, buspirona ou hormônio da tireoide

Exames
- Verificar a pressão arterial antes de iniciar e regularmente durante o tratamento

EFEITOS COLATERAIS

Como a substância causa efeitos colaterais
- Teoricamente, devido a aumentos nas concentrações de serotonina e norepinefrina nos receptores em partes do cérebro e do corpo diferentes daqueles que causam ações terapêuticas (p. ex., ações indesejadas da serotonina nos centros do sono causando insônia, ações indesejadas da norepinefrina na liberação de acetilcolina causando constipação e boca seca, etc.)
- A maioria dos efeitos colaterais é imediata, mas frequentemente desaparece com o tempo

Efeitos colaterais notáveis
- A maioria dos efeitos colaterais aumenta com doses mais altas, pelo menos transitoriamente
- Insônia, sedação, ansiedade, tontura
- Náusea, vômito, constipação, redução do apetite
- Disfunção sexual (ejaculação/orgasmo anormal, impotência)
- Sudorese
- SIADH (síndrome da secreção inapropriada de hormônio antidiurético)
- Hiponatremia
- Aumento na pressão arterial

Efeitos colaterais potencialmente fatais ou perigosos
- Raras convulsões
- Rara indução de hipomania

- Rara ativação de ideação e comportamento suicida (suicidalidade) (estudos de curta duração não mostraram um aumento no risco de suicidalidade com antidepressivos em comparação ao placebo acima dos 24 anos)

Ganho de peso

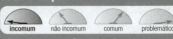

- Relatado, mas não esperado

Sedação

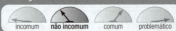

- Ocorre em uma minoria significativa
- Também pode ser ativadora em alguns pacientes

O que fazer com os efeitos colaterais
- Esperar
- Esperar
- Esperar
- Reduzir a dose
- Em poucas semanas, trocar ou adicionar outras substâncias

Melhores agentes de acréscimo para os efeitos colaterais
- Geralmente é melhor tentar outra terapia antidepressiva antes de recorrer a estratégias de acréscimo para tratar os efeitos colaterais
- Trazodona ou um hipnótico para insônia
- Bupropiona, sildenafila, vardenafila ou tadalafila para disfunção sexual
- Benzodiazepínicos para nervosismo e ansiedade, especialmente no início do tratamento e para pacientes ansiosos
- Mirtazapina para insônia, agitação e efeitos colaterais gastrintestinais
- Muitos efeitos colaterais são dose-dependentes (i.e., aumentam à medida que a dose aumenta ou reemergem até que volte a se desenvolver tolerância)
- Muitos efeitos colaterais são tempo-dependentes (i.e., iniciam imediatamente após a dosagem e a cada aumento da dose, mas desaparecem com o tempo)
- Ativação e agitação podem representar a indução de um estado bipolar, especialmente uma condição bipolar tipo II disfórica mista algumas vezes associada a ideação suicida, e requerem a adição de lítio, um estabilizador do humor ou um antipsicótico atípico e/ou descontinuação da desvenlafaxina

DOSAGEM E USO

Variação típica da dose
- Depressão: 50 mg 1 vez ao dia

Formas de dosagem
- Comprimidos (liberação prolongada) de 50 mg, 100 mg

Como dosar
- Dose inicial de 50 mg 1 vez ao dia; dose máxima recomendada geralmente de 100 mg 1 vez ao dia; doses de até 400 mg 1 vez ao dia demonstraram ser eficazes, mas doses mais altas estão associadas a efeitos colaterais aumentados

Dicas para dosagem
- A desvenlafaxina é o metabólito ativo O-desmetilvenlafaxina (ODV) da venlafaxina, e é formada como o resultado de CYP450 2D6
- Mais potente no transportador de serotonina (TSER) do que no transportador de norepinefrina (TNE), mas tem maior inibição de TNE em relação a TSER quando comparada à venlafaxina
- Não respondedores em doses mais baixas podem tentar doses mais altas para garantir os benefícios da ação de IRSN dual
- Para sintomas vasomotores, dados atuais sugerem que uma dose de 100 mg/dia é efetiva
- Não partir ou mastigar os comprimidos, pois isso alterará as propriedades de liberação controlada
- Para alguns pacientes com problemas graves com a descontinuação da desvenlafaxina, poderá ser útil acrescentar um ISRS com uma meia-vida longa, especialmente fluoxetina, antes da redução gradual da desvenlafaxina. Enquanto é mantida a dosagem de fluoxetina, reduzir lentamente primeiro a desvenlafaxina e depois a fluoxetina
- Certificar-se de diferenciar entre reemergência dos sintomas que requer reinstituição do tratamento e sintomas de retirada
- A dose pode ser aumentada até 400 mg/dia em pacientes que não respondem a doses mais baixas, se tolerado

Overdose
- Não foram relatadas mortes como monoterapia; cefaleia, vômito, agitação, tontura, náusea, constipação, diarreia, boca seca, parestesia, taquicardia
- A desvenlafaxina é o metabólito ativo da venlafaxina; dados sobre o índice de toxicidade fatal no Reino Unido sugerem uma taxa mais alta de mortes por *overdose* com venlafaxina do que com ISRSs; é desconhecido se isso está relacionado a diferenças nos pacientes que recebem venlafaxina ou a toxicidade cardiovascular potencial da venlafaxina

Uso prolongado
- Visitar o médico regularmente para monitorar a pressão arterial

Formação de hábito
- Não

Como interromper
- Reduzir a dose gradualmente para evitar efeitos de retirada (tontura, náusea, diarreia, sudorese, ansiedade, irritabilidade)
- O esquema recomendado para reduzir a dose gradualmente é dar uma dose diária completa (50 mg) de modo menos frequente
- Se surgirem sintomas de retirada durante a descontinuação, aumentar a dose para interromper os sintomas e depois reiniciar a retirada muito mais lentamente

Farmacocinética
- Metabólito ativo da venlafaxina
- Meia-vida de 9 a 13 horas
- Minimamente metabolizada por CYP450 3A4
- Alimentos não afetam a absorção

Interações medicamentosas
- O tramadol aumenta o risco de convulsões em pacientes que tomam um antidepressivo
- Pode causar uma "síndrome serotonérgica" fatal quando combinada com IMAOs, portanto não usar com IMAOs ou por no mínimo 14 dias depois de terem sido interrompidos
- Não iniciar um IMAO por no mínimo 5 meias-vidas (5 a 7 dias para a maioria das substâncias) após a descontinuação de desvenlafaxina
- Pode raramente causar fraqueza, hiper-reflexia e incoordenação quando combinada com sumatriptano ou possivelmente outros triptanos, requerendo monitoramento atento do paciente
- Possível risco aumentado de sangramento, especialmente quando combinada com anticoagulantes (p. ex., varfarina, AINEs)
- Os AINEs podem prejudicar a eficácia dos ISRSs
- Inibidores potentes de CYP450 3A4 podem aumentar os níveis plasmáticos de desvenlafaxina, mas a importância clínica disso é desconhecida
- Poucas interações medicamentosas adversas conhecidas

- Testes de rastreamento de imunoensaio de urina falso-positivos para fenciclidina (PCP) e anfetamina foram relatados em pacientes fazendo uso de desvenlafaxina devido à falta de especificidade dos testes de rastreamento. Resultados falso-positivos do teste podem ser esperados durante vários dias após a descontinuação de desvenlafaxina

 Outras advertências/ precauções
- Usar com cautela em pacientes com história de convulsões
- Usar com cautela em pacientes com doença cardíaca
- Usar com cautela em pacientes com transtorno bipolar, a menos que sejam tratados concomitantemente com um agente estabilizador do humor
- Ao tratar crianças, ponderar cuidadosamente os riscos e benefícios do tratamento farmacológico em relação aos do não tratamento com antidepressivos e documentar isso no prontuário do paciente
- Distribuir as brochuras fornecidas pela FDA e as companhias farmacêuticas
- Alertar pacientes e seus cuidadores sobre a possibilidade de efeitos colaterais ativadores e aconselhá-los a relatar esses sintomas imediatamente
- Monitorar os pacientes para ativação de ideação suicida, especialmente crianças e adolescentes

Não usar
- Se o paciente tiver glaucoma de ângulo fechado não controlado
- Se o paciente estiver tomando um IMAO
- Se houver uma alergia comprovada a desvenlafaxina ou venlafaxina

POPULAÇÕES ESPECIAIS

Insuficiência renal
- Para insuficiência moderada, a dose recomendada é de 50 mg/dia
- Para insuficiência grave, a dose recomendada é de 50 mg/dia em dias alternados
- Pacientes em diálise não devem receber a dose subsequente até que a diálise esteja concluída

Insuficiência hepática
- Doses acima de 100 mg/dia não recomendadas

Insuficiência cardíaca
- A substância deve ser utilizada com cautela
- A hipertensão deve ser controlada antes de iniciar a desvenlafaxina e monitorada regularmente durante o tratamento
- A desvenlafaxina tem um efeito dose-dependente de aumentar a pressão arterial
- A desvenlafaxina é o metabólito aditivo de venlafaxina, que é contraindicada em pacientes com doença cardíaca no Reino Unido
- A venlafaxina pode bloquear os canais iônicos cardíacos *in vitro* e piora (i.e., reduz) a variabilidade da frequência cardíaca na depressão, talvez devido à inibição da recaptação de norepinefrina

Idosos
- Alguns pacientes podem tolerar melhor doses mais baixas
- O risco de SIADH com ISRSs é mais alto nos idosos
- Redução do risco de suicidalidade com antidepressivos em comparação ao placebo em adultos com mais de 65 anos

 Crianças e adolescentes
- Ponderar cuidadosamente os riscos e benefícios do tratamento farmacológico em relação aos do não tratamento com antidepressivos e documentar no prontuário do paciente
- Monitorar os pacientes pessoalmente com regularidade, em particular durante as primeiras semanas de tratamento
- Usar com cautela, observando a ativação de transtorno bipolar conhecido ou desconhecido e/ou ideação suicida, e informar os pais ou responsáveis desse risco para que possam ajudar a observar a criança ou adolescente

 Gravidez
- Válidas a partir de 30 de junho de 2015, a FDA norte-americana determina alterações no conteúdo e na forma das informações referentes a gravidez e lactação nos rótulos das substâncias de prescrição, incluindo a eliminação das categorias por letras para risco na gravidez; a Pregnancy and Lactation Labeling Rule (PLLR ou regra final) aplica-se somente a substâncias de prescrição e será introduzida gradualmente para substâncias aprovadas a partir de 30 de junho de 2001
- Não foram conduzidos estudos controlados em gestantes

- Geralmente não recomendado para uso durante a gravidez, sobretudo durante o primeiro trimestre
- Entretanto, poderá ser necessário tratamento contínuo durante a gravidez, e não foi comprovado se é prejudicial para o feto
- Deve ser ponderado o risco do tratamento (desenvolvimento fetal do primeiro trimestre, parto do recém-nascido no terceiro trimestre) para a criança em relação ao do não tratamento (recorrência de depressão, saúde materna, vínculo com o bebê) para a mãe e a criança
- Para muitas pacientes isso pode significar a continuidade do tratamento durante a gravidez
- A exposição a ISRSs no final da gravidez pode estar associada ao risco aumentado de hipertensão gestacional e pré-eclâmpsia
- Recém-nascidos expostos a ISRSs ou IRSNs no fim do terceiro trimestre desenvolveram complicações que requerem hospitalização prolongada, suporte respiratório e alimentação por sonda; os sintomas relatados são compatíveis com um efeito tóxico direto de ISRSs ou IRSNs ou, possivelmente, uma síndrome de descontinuação da substância, incluindo sofrimento respiratório, cianose, apneia, convulsões, instabilidade da temperatura, dificuldade de alimentação, vômitos, hipoglicemia, hipotonia, hipertonia, hiper-reflexia, tremor, nervosismo, irritabilidade e choro constante

Amamentação
- Alguma quantidade da substância é encontrada no leite materno
- Alguns vestígios podem estar presentes em crianças em aleitamento cujas mães estão fazendo uso de desvenlafaxina
- Se a criança se tornar irritável ou sedada, poderá ser preciso descontinuar a amamentação ou a substância
- O período pós-parto imediato é uma época de alto rico para depressão, especialmente em mulheres que tiveram episódios depressivos prévios, portanto poderá ser necessário reinstituir a substância no fim do terceiro trimestre ou logo após o parto para prevenir recorrência durante o período pós-parto
- Devem ser ponderados os benefícios da amamentação com os riscos e benefícios do tratamento antidepressivo *versus* não tratamento do bebê e da mãe
- Para muitas pacientes, isso pode significar a continuidade do tratamento durante a amamentação

A ARTE DA PSICOFARMACOLOGIA

Potenciais vantagens
- Pacientes com depressão retardada
- Pacientes com depressão atípica
- Pacientes com depressão podem ter taxas mais altas de remissão com IRSNs do que com ISRSs
- Pacientes deprimidos com sintomas somáticos, fadiga e dor
- Pacientes deprimidos com sintomas vasomotores
- Pacientes que não respondem ou não apresentam remissão em tratamento com ISRSs

Potenciais desvantagens
- Pacientes sensíveis a náusea
- Pacientes com hipertensão limítrofe ou descontrolada
- Pacientes com doença cardíaca

Principais sintomas-alvo
- Humor deprimido
- Energia, motivação e interesse
- Distúrbio do sono
- Sintomas físicos
- Dor

Pérolas
- Uma vez que a desvenlafaxina é apenas minimamente metabolizada por CYP450 3A4 e não é metabolizada por CYP450 2D6, como é a venlafaxina, ela deve ter níveis plasmáticos mais consistentes do que a venlafaxina
- Além disso, embora a desvenlafaxina, assim como a venlafaxina, seja mais potente no transportador de serotonina (TSER) do que no transportador de norepinefrina (TNE), ela tem ações relativamente maiores no TNE *versus* no TSER do que a venlafaxina em doses comparáveis
- A maior potência sobre o TNE pode torná-la o agente preferido para condições teoricamente associadas a ações que têm em vista a norepinefrina, como sintomas vasomotores e fibromialgia
- Pode ser particularmente útil para fogachos em mulheres na perimenopausa
- Pode ser efetiva em pacientes que não respondem a ISRSs
- Pode ser utilizada em combinação com outros antidepressivos para casos refratários ao tratamento
- Pode ser efetiva em uma ampla gama de transtornos de ansiedade e possivelmente no TDAH adulto, embora não tenha sido estudada nessas condições
- Pode estar associada a taxas mais altas de remissão de depressão do que ISRSs

- Devido a estudos recentes no Reino Unido, os quais sugerem uma taxa mais alta de mortes por *overdose* com venlafaxina do que com ISRSs, e devido ao seu potencial para afetar a função cardíaca, a venlafaxina só pode ser prescrita no Reino Unido por médicos especialistas e é contraindicada em pacientes com doença cardíaca

- Os dados referentes a *overdose* são de estudos do índice de toxicidade fatal, os quais não consideram as características do pacientes ou se o uso da substância era de primeira ou segunda linha
- A toxicidade da venlafaxina em *overdose* é menor do que para ADTs

Leituras sugeridas

Deecher DC, Beyer CE, Johnston G, et al. Desvenlafaxine succinate: a new serotonin and norepinephrine reuptake inhibitor. J Pharmacol Exp Ther 2006;318(2):657–65.

Lieberman DZ, Montgomery SA, Tourian KA, et al. A pooled analysis of two placebo-controlled trials of desvenlafaxine in major depressive disorder. Int Clin Psychopharmacol 2008;23 (4):188–97.

Speroff L, Gass M, Constantine G. Efficacy and tolerability of desvenlafaxine succinate treatment for menopausal vasomotor symptoms: a randomized controlled trial. Obstet Gynecol 2008;111(1):77–87.

DEXTROMETORFANO

TERAPÊUTICA

Marcas
- Nuedexta (em combinação com quinidina)

Genérico? Não

Classe
- Antagonista não competitivo do receptor NMDA e agonista de sigma 1

Comumente prescrito para
(em negrito, as aprovações da FDA)
- **Afeto pseudobulbar (APB)**
- Dor neuropática periférica diabética
- Humor e afeto instável em TEPT e lesão cerebral traumática leve
- Terceira linha para depressão resistente ao tratamento

Como a substância atua
- O dextrometorfano reduz a neurotransmissão do glutamato, bloqueando os receptores NMDA e atuando como um agonista nos receptores sigma 1
- O dextrometorfano também tem afinidade pelo transportador de serotonina e pode, portanto, modular os níveis de serotonina
- A quinidina aumenta a disponibilidade de dextrometorfano ao inibir seu metabolismo via CYP450 2D6

Tempo para início da ação
- Em ensaios clínicos, a taxa de episódios de afeto pseudobulbar era significativamente reduzida a partir do 15º dia

Se funcionar
- Reduz a frequência e a gravidade dos episódios de riso e/ou choro incontrolável

Se não funcionar
- Considerar troca por um ADT ou ISRS

Melhores combinações de potencialização para resposta parcial ou resistência ao tratamento
- Geralmente, é melhor tentar outra monoterapia antes de recorrer a estratégias de acréscimo

Exames
- Nenhum para indivíduos saudáveis

EFEITOS COLATERAIS

Como a substância causa efeitos colaterais
- Possivelmente mecanismo relacionado, incluindo ações centrais nos receptores sigma e NMDA causando sintomas dissociativos, euforia ou sedação

Efeitos colaterais notáveis
- Tontura, astenia
- Diarreia, vômitos
- Tosse, edema periférico
- Infecção do trato urinário
- Euforia

Efeitos colaterais potencialmente fatais ou perigosos
- Trombocitopenia imunomediada
- Hepatotoxicidade
- Prolongamento de QT dose-dependente

Ganho de peso

- Relatado, mas não esperado

Sedação

- Relatada, mas não esperada

O que fazer com os efeitos colaterais
- Esperar
- Esperar
- Esperar
- Em poucas semanas, trocar por outro agente ou adicionar outras substâncias

Melhores agentes de acréscimo para os efeitos colaterais
- Em geral, é melhor tentar outro agente antes de recorrer a estratégias de acréscimo para tratar os efeitos colaterais
- Muitos efeitos colaterais são dose-dependentes (i.e., aumentam à medida que a dose aumenta, ou ressurgem até que volte a se desenvolver tolerância)
- Muitos efeitos colaterais são tempo-dependentes (i.e., iniciam imediatamente após a dosagem e depois de cada aumento da dose, mas desaparecem com o tempo)

DOSAGEM E USO

Variação típica da dosagem
- 20 mg/10 mg 2 vezes ao dia

Formas de dosagem
- Cápsulas de 20 mg/10 mg (dextrometorfano/quinidina)

Como dosar
- Dose inicial de 20 mg/10 mg 1 vez ao dia; depois de 7 dias aumentar para 20 mg/10 mg 2 vezes ao dia

Dicas para dosagem
- Alguns pacientes podem tolerar e responder a doses superiores às aprovadas, mas são poucos os estudos controlados de altas doses

Overdose
- Náusea, tontura, dor de cabeça, arritmias ventriculares, hipotensão, coma, depressão respiratória, convulsões, taquicardia, hiperexcitabilidade, psicose tóxica

Uso prolongado
- Não avaliado

Formação de hábito
- Não

Como interromper
- Não é necessário reduzir a dose gradualmente

Farmacocinética
- A meia-vida de eliminação do dextrometorfano é de aproximadamente 13 horas
- A meia-vida de eliminação da quinidina é de aproximadamente 7 horas
- O dextrometorfano é metabolizado por CYP450 2D6, enquanto a quinidina inibe CYP450 2D6
- A quinidina é metabolizada por CYP450 3A4

Interações medicamentosas
- Via inibição de CYP450 2D6, o dextrometorfano pode aumentar as concentrações plasmáticas das substâncias metabolizadas por CYP450 2D6 (p. ex., desipramina), potencialmente requerendo redução da dose do substrato
- Pode causar uma "síndrome serotonérgica" fatal quando combinado com IMAOs, portanto não usar com IMAOs ou por no mínimo 14 dias depois que tiverem sido interrompidos
- Não iniciar um IMAO por no mínimo 5 meias-vidas (5 a 7 dias para a maioria das substâncias) depois da descontinuação de dextrometorfano/quinidina
- Via inibição da glicoproteína-P, a quinidina pode aumentar as concentrações plasmáticas de substratos da glicoproteína-P como digoxina, potencialmente requerendo redução da dose do substrato
- Teoricamente, pode causar síndrome serotonérgica quando combinado com inibidores da recaptação de serotonina, mas isso não é bem estudado

 Outras advertências/precauções
- A quinidina pode causar trombocitopenia imunomediada potencialmente grave ou fatal: o dextrometorfano/quinidina deve ser descontinuado de modo imediato se ocorrer trombocitopenia, a não ser que claramente não esteja relacionada com a substância, e não deve ser reiniciado em pacientes sensibilizados
- A quinidina foi associada a uma síndrome semelhante a lúpus envolvendo poliartrite
- O ECG deve ser monitorado se o paciente precisar de um agente que prolongue o intervalo QT ou que iniba CYP450 3A4
- Os efeitos anticolinérgicos da quinidina podem levar a piora em miastenia grave e a outras condições sensíveis

Não usar
- Se o paciente estiver usando um IMAO
- Se o paciente estiver tomando outra medicação contendo quinidina, quinina ou mefloquina
- Se o paciente tiver uma história de trombocitopenia induzida por quinidina, quinina ou mefloquina, hepatite ou outra reação de hipersensibilidade
- Se o paciente tiver intervalo QT prolongado, síndrome de QT longo congênita, história sugestiva de *torsades de pointes* ou insuficiência cardíaca
- Se o paciente tiver bloqueio atrioventricular (AV) completo sem marca-passo implantado, ou pacientes em alto risco de bloqueio AV completo
- Se o paciente estiver tomando uma substância que prolonga o intervalo QT e é metabolizada por CYP450 2D6 (p. ex., tioridazina, pimozida)
- Se houver uma alergia comprovada a dextrometorfano ou quinidina

POPULAÇÕES ESPECIAIS

Insuficiência renal
- Não é necessário ajuste da dose em pacientes com insuficiência leve a moderada

Insuficiência hepática
- Não é necessário ajuste da dose em pacientes com insuficiência leve a moderada

Insuficiência cardíaca
- Contraindicado em pacientes com intervalo QT prolongado, síndrome de QT longo congênita, história sugestiva de *torsades de pointes* e insuficiência cardíaca
- Monitorar o ECG em pacientes com hipertrofia ventricular esquerda ou disfunção ventricular esquerda

Idosos
- Alguns pacientes podem tolerar melhor doses mais baixas

Crianças e adolescentes
- Segurança e eficácia não foram estabelecidas
- Usar com cautela, observando a ativação de transtorno bipolar conhecido ou desconhecido e/ou ideação suicida, e considerar fortemente informar os pais ou responsáveis sobre esse risco, para que possam ajudar a observar a criança ou o adolescente

Gravidez
- Válidas a partir de 30 de junho de 2015, a FDA norte-americana determina alterações no conteúdo e na forma das informações referentes a gravidez e lactação nos rótulos das substâncias de prescrição, incluindo a eliminação das categorias por letras para risco na gravidez; a Pregnancy and Lactation Labeling Rule (PLLR ou regra final) aplica-se somente a substâncias de prescrição e será introduzida gradualmente para substâncias aprovadas a partir de 30 de junho de 2001
- Não foram conduzidos estudos controlados em gestantes
- Alguns estudos com animais apresentaram efeitos adversos

Amamentação
- Desconhecido se o dextrometorfano/quinidina é secretado no leite humano, mas presume-se que todos os psicotrópicos sejam secretados no leite materno
- Se a criança se tornar irritável ou sedada, poderá ser preciso descontinuar a amamentação ou a substância
- Devem ser ponderados os benefícios da amamentação em relação aos riscos e benefícios do tratamento com antidepressivo *versus* não tratamento para o bebê e a mãe

A ARTE DA PSICOFARMACOLOGIA

Potenciais vantagens
- Nenhum outro agente aprovado para APB

Potenciais desvantagens
- Metabolizadores lentos de CYP450 2D6 podem requerer redução da dose
- Em pacientes com abuso de substância no passado, especialmente de dextrometorfano, cetamina ou fenilciclidina

Principais sintomas-alvo
- Choro incontrolável
- Riso incontrolável

 Pérolas
- A quinidina visa aumentar as ações do dextrometorfano, inibindo seu metabolismo por CYP450 2D6; assim, os metabolizadores lentos de CYP450 2D6 podem não se beneficiar tanto com este tratamento, além de experimentarem os efeitos adversos associados à quinidina
- A instabilidade afetiva na doença de Alzheimer pode ser tratável com este agente, incluindo agitação, possibilitando que antipsicóticos sejam evitados nesta população
- Alguns homens expressam labilidade emocional como riso e raiva em vez de riso e choro
- A instabilidade afetiva em TEPT e em lesão cerebral traumática leve pode ser melhorada por dextrometorfano/quinidina
- As propriedades de ligação similares da cetamina sugerem possível eficácia em depressão resistente ao tratamento e dor crônica

Leituras sugeridas

Brooks BR, Thisted RA, Appel SH, et al. Treatment of pseudobulbar affect in ALS with dextromethorphan/quinidine: a randomized trial. Neurology 2004;63(8):1364–70.

Garnock-Jones KP. Dextromethorphan/quinidine in pseudobulbar affect. CNS Drugs 2011;25(5):435–45

The Medical Letter Inc. Dextromethorphan/quinidine (neudexta) for pseudobulbar affect. Med Lett Drugs Ther 2011;53(1366):46–7 .

Pioro EP, Brooks BR, Cummings J, et al. Dextromethorphan plus ultra low-dose quinidine reduces pseudobulbar affect. Ann Neurol 2010;68(5):693–702 .

DIAZEPAM

TERAPÊUTICA

Marcas
- Valium
- Diastat

Genérico? Sim (não Diastat)

Classe
- Nomenclatura baseada na neurociência: modulador alostérico positivo de GABA (MAP-GABA)
- Benzodiazepínico (ansiolítico, relaxante muscular, anticonvulsivante)

Comumente prescrito para
(em negrito, as aprovações da FDA)
- **Transtorno de ansiedade**
- **Sintomas de ansiedade (curta duração)**
- **Agitação aguda, tremor, *delirium tremens* iminente ou agudo e alucinose em abstinência alcoólica aguda**
- **Espasmo da musculatura esquelética devido a espasmo reflexo de patologia local**
- **Espasticidade causada por distúrbio neuronal motor superior**
- **Atetose**
- **Síndrome de Stiffman**
- **Transtorno convulsivo (adjunto)**
- **Ansiedade durante procedimentos endoscópicos (adjunto) (somente injeção)**
- **Ansiedade pré-operatória (somente injeção)**
- **Alívio da ansiedade antes de cardioversão (intravenoso)**
- **Tratamento inicial de estado epiléptico (somente injeção)**
- Insônia
- Catatonia

Como a substância atua
- Liga-se aos receptores benzodiazepínicos no complexo dos canais de cloreto dos receptores de GABA-A ativados por ligante
- Aumenta os efeitos inibitórios de GABA
- Estimula a condutância de cloreto através dos canais regulados por GABA
- Inibe a atividade neuronal possivelmente nos circuitos do medo centrados na amígdala, proporcionando benefícios terapêuticos em transtornos de ansiedade
- Ações inibidoras no córtex cerebral podem proporcionar benefícios terapêuticos em transtornos convulsivos
- Ações inibitórias na medula espinal podem proporcionar benefícios terapêuticos para espasmos musculares

Tempo para início da ação
- É comum algum alívio imediato com a primeira dosagem; pode levar várias semanas com dosagem diária para máximo benefício terapêutico

Se funcionar
- Para sintomas de ansiedade de curta duração ou espasmos musculares – depois de algumas semanas –, descontinuar ou usar no regime "quando necessário"
- Espasmos musculares crônicos podem requerer tratamento crônico com diazepam
- Para transtornos de ansiedade crônicos, o objetivo do tratamento é a completa remissão dos sintomas, além da prevenção de recaídas futuras
- Para transtornos de ansiedade crônicos, o tratamento na maioria das vezes reduz ou até mesmo elimina os sintomas, mas não é uma cura, já que os sintomas podem recorrer depois que a medicação é interrompida
- Para sintomas de ansiedade de longa duração, considerar troca por um ISRS ou IRSN para manutenção de longo prazo
- Se for necessária manutenção de longo prazo com um benzodiazepínico, continuar o tratamento por 6 meses depois que os sintomas desaparecerem e, então, reduzir a dose lentamente
- Se os sintomas ressurgirem, considerar tratamento com um ISRS ou IRSN, ou o reinício do benzodiazepínico; algumas vezes, os benzodiazepínicos precisam ser utilizados em combinação com ISRSs ou IRSNs para melhores resultados

Se não funcionar
- Considerar troca por outro agente ou adicionar um agente de potencialização apropriado
- Considerar psicoterapia, especialmente psicoterapia cognitivo-comportamental
- Considerar a ocorrência de abuso de substância concomitante
- Considerar a ocorrência de abuso de diazepam
- Considerar outro diagnóstico, como uma condição clínica comórbida

Melhores combinações de potencialização para resposta parcial ou resistência ao tratamento
- Benzodiazepínicos são frequentemente utilizados como agentes de potencialização para antipsicóticos e estabilizadores do humor no tratamento de transtornos psicóticos e bipolares
- Benzodiazepínicos são frequentemente utilizados como agentes de potencialização para ISRSs e IRSNs no tratamento de transtornos de ansiedade

- Em geral, não é racional combinar com outros benzodiazepínicos
- Cautela se usar como um ansiolítico concomitantemente com outros hipnóticos sedativos para dormir

Exames

- Em pacientes com transtornos convulsivos, doença clínica concomitante e/ou aqueles com múltiplas medicações de longa duração concomitantes, pode ser prudente realizar testes hepáticos e hemogramas periódicos

EFEITOS COLATERAIS

Como a substância causa efeitos colaterais

- Mesmo mecanismo para os efeitos colaterais que para os efeitos terapêuticos – ou seja, devido a ações excessivas nos receptores benzodiazepínicos
- Adaptações de longo prazo nos receptores benzodiazepínicos podem explicar o desenvolvimento de dependência, tolerância e abstinência
- Os efeitos colaterais costumam ser imediatos, mas frequentemente desaparecem com o tempo

Efeitos colaterais notáveis

* Sedação, fadiga, depressão
* Tontura, ataxia, fala mal articulada, fraqueza
* Esquecimento, confusão
* Hiperexcitabilidade, nervosismo
* Dor no local da injeção
- Raras alucinações, mania
- Rara hipotensão
- Hipersalivação, boca seca

Efeitos colaterais potencialmente fatais ou perigosos

- Depressão respiratória, especialmente quando tomado com depressores do SNC em *overdose*
- Raras disfunção hepática, disfunção renal, discrasias sanguíneas

Ganho de peso

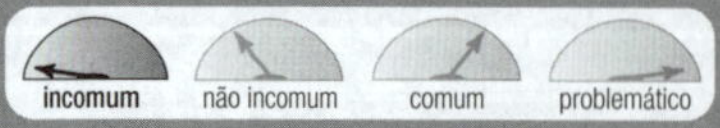

- Relatado, mas não esperado

Sedação

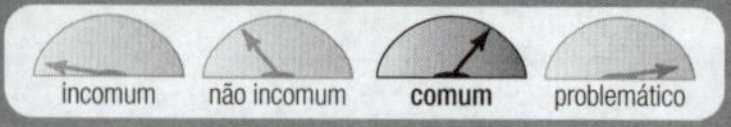

- Muitos experimentam e/ou pode ocorrer em quantidade significativa
- Especialmente no início do tratamento ou quando a dose é aumentada
- Frequentemente se desenvolve tolerância com o tempo

O que fazer com os efeitos colaterais

- Esperar
- Esperar
- Esperar
- Reduzir a dose
- Tomar a dose maior na hora de dormir para evitar os efeitos sedativos durante o dia
- Trocar por outro agente
- Administrar flumazenil se os efeitos colaterais forem graves ou potencialmente fatais

Melhores agentes de acréscimo para os efeitos colaterais

- Muitos efeitos colaterais não podem ser melhorados com um agente de acréscimo

DOSAGEM E USO

Variação típica da dosagem

- Oral: 4 a 40 mg/dia em doses divididas
- Intravenosa (adultos): 5 mg/minuto
- Intravenosa (crianças): 0,25 mg/kg a cada 3 minutos

Formas de dosagem

- Comprimidos de 2 mg sulcados, de 5 mg sulcados, 10 mg sulcados
- Líquido de 5 mg/5 mL, concentrado de 5 mg/mL
- Frasco injetável de 5 mg/mL; 10 mL, caixas de 1; 2 mL, caixas de 10
- Gel retal de 5 mg/mL; 2,5 mg, 5 mg, 10 mg, 15 mg, 20 mg

Como dosar

- Oral (ansiedade, espasmo muscular, convulsão): 2 a 10 mg, 2 a 4 vezes/dia
- Oral (abstinência alcoólica): dose inicial de 10 mg, 3 a 4 vezes/dia por 1 dia; reduzir para 5 mg, 3 a 4 vezes/dia; continuar o tratamento quando necessário
- A formulação líquida deve ser misturada com água ou suco de fruta, molho de maçã ou pudim

- Devido ao risco de depressão respiratória, o tratamento com diazepam retal não deve ser dado mais de 1 vez em 5 dias, ou mais de 2 vezes durante o curso de um tratamento, especialmente para abstinência alcoólica ou estado epiléptico

Dicas para dosagem
✻ Único benzodiazepínico com uma formulação específica para administração retal
✻ Um dos poucos benzodiazepínicos disponíveis em formulação oral líquida
✻ Um dos poucos benzodiazepínicos disponíveis em formulação injetável
- Injeção de diazepam destina-se ao uso em casos agudos; pacientes que requerem tratamento de longa duração devem trocar por formulação oral
- Usar a dose efetiva mais baixa possível pelo período mais curto possível (uma estratégia de restrição de benzodiazepínico)
- Avaliar regularmente a necessidade de tratamento continuado
- O risco de dependência pode aumentar com a dose e a duração do tratamento
- Para sintomas de ansiedade entre as doses, pode-se aumentar ou manter a mesma dose diária total, mas dividi-la em administrações mais frequentes
- Também pode ser utilizado como uma dose "extra" quando necessário para ansiedade entre as doses
- Como alguns pacientes com transtornos de ansiedade e com espasmos musculares podem requerer doses maiores do que 40 mg/dia, o risco de dependência pode ser maior nesses pacientes
- A frequência da dosagem na prática é muitas vezes maior do que a prevista pela meia-vida, pois a duração da atividade biológica é frequentemente mais curta do que a meia-vida farmacocinética terminal

Overdose
- Podem ocorrer óbitos; hipotensão, cansaço, ataxia, confusão, coma

Uso prolongado
- Evidência de eficácia até 16 semanas
- Risco de dependência, em particular para períodos de tratamento mais longos do que 12 semanas e especialmente em pacientes com abuso passado ou atual de polissubstâncias
- Não recomendado para tratamento de longo prazo de transtornos convulsivos

Formação de hábito
- O diazepam é uma substância Classe IV
- Os pacientes podem desenvolver dependência e/ou tolerância com o uso prolongado

Como interromper
- Pacientes com história de convulsões podem convulsionar durante a retirada, especialmente se esta for abrupta
- Reduzir a dose gradualmente em 2 mg a cada 3 dias para reduzir as chances de efeitos de abstinência
- Para casos difíceis de reduzir a dose gradualmente, considerar a redução de modo muito mais lento depois de atingir 20 mg/dia, talvez 0,5 a 1 mg por semana ou menos
- Para outros pacientes com problemas graves para descontinuar um benzodiazepínico, poderá ser necessário reduzir gradualmente a dosagem durante muitos meses (i.e., reduzir 1% da dose a cada 3 dias, triturando o comprimido e fazendo uma suspensão ou dissolvendo em 100 mL de suco de fruta e descartando 1 mL, enquanto o resto é bebido; 3 a 7 dias depois, descartam-se 2 mL, e assim por diante). Esta é uma forma de redução biológica da dose muito lenta e também uma forma de dessensibilização comportamental
- É importante diferenciar entre uma reemergência dos sintomas que requer reinstituição do tratamento e sintomas de abstinência
- Pacientes com ansiedade dependentes de benzodiazepínico e diabéticos dependentes de insulina não são aditos a suas medicações. Quando indivíduos dependentes de benzodiazepínico interrompem sua medicação, sintomas da doença podem reemergir ou piorar (rebote) e/ou sintomas de abstinência podem emergir

Farmacocinética
- Meia-vida de eliminação de 20 a 50 horas
- Substrato para CYP450 2C19 e 3A4
- Alimentos não afetam a absorção

Interações medicamentosas
- Efeitos depressores aumentados quando tomado com outros depressores do SNC (ver seção Outras advertências/precauções, a seguir)
- A cimetidina pode reduzir a eliminação e elevar os níveis de diazepam
- O flumazenil (utilizado para reverter os efeitos dos benzodiazepínicos) pode precipitar convulsões e não deve ser utilizado em pacientes tratados para transtornos convulsivos com diazepam

Diazepam

Outras advertências/precauções

- Tarja preta relativa ao risco aumentado de efeitos depressores do SNC quando benzodiazepínicos e medicações opioides são utilizados em conjunto, incluindo especificamente o risco de respiração mais lenta ou dificuldade de respirar, e morte
- Se não estiverem disponíveis alternativas ao uso combinado de benzodiazepínicos e opioides, os clínicos devem limitar a dosagem e a duração de cada substância a um mínimo possível em que ainda seja atingida eficácia terapêutica
- Os pacientes e seus cuidadores devem ser alertados a buscar atenção médica se ocorrer tontura incomum, atordoamento, sedação, respiração lenta ou dificuldade de respirar ou irresponsividade
- Alterações na dosagem devem ser feitas em combinação com o prescritor
- Usar com cautela em pacientes com doença pulmonar; raros relatos de morte após o início de benzodiazepínicos em pacientes com insuficiência pulmonar grave
- História de abuso de substância ou álcool frequentemente cria maior risco de dependência
- Alguns pacientes deprimidos podem experimentar uma piora de ideação suicida
- Alguns pacientes podem exibir pensamento anormal ou alterações comportamentais semelhantes às causadas por outros depressores do SNC (i.e., ações depressoras ou ações desinibidoras)

Não usar

- Se houver glaucoma de ângulo fechado
- Se houver alergia comprovada a diazepam ou a algum benzodiazepínico

POPULAÇÕES ESPECIAIS

Insuficiência renal

- Dose inicial de 2 a 2,5 mg, 1 a 2 vezes/dia; aumentar gradualmente conforme necessário

Insuficiência hepática

- Dose inicial de 2 a 2,5 mg, 1 a 2 vezes/dia; aumentar gradualmente conforme necessário

Insuficiência cardíaca

- Benzodiazepínicos têm sido utilizados para tratar ansiedade associada a infarto agudo do miocárdio
- O diazepam pode ser utilizado como adjunto durante emergências cardiovasculares

Idosos

- Dose inicial de 2 a 2,5 mg, 1 a 2 vezes/dia; aumentar gradualmente conforme necessário

Crianças e adolescentes

- Acima dos 6 meses: dose inicial de 1 a 2,5 mg, 3 a 4 vezes/dia; aumentar gradualmente conforme necessário
- Parenteral: acima dos 30 dias de idade
- Retal: acima dos 2 anos
- Os efeitos de longo prazo de diazepam em crianças e adolescentes são desconhecidos
- Devem em geral receber doses mais baixas e ser monitorados mais atentamente

Gravidez

- Válidas a partir de 30 de junho de 2015, a FDA norte-americana determina alterações no conteúdo e na forma das informações referentes a gravidez e lactação nos rótulos das substâncias de prescrição, incluindo a eliminação das categorias por letras para risco na gravidez; a Pregnancy and Lactation Labeling Rule (PLLR ou regra final) aplica-se somente a substâncias de prescrição e será introduzida gradualmente para substâncias aprovadas a partir de 30 de junho de 2001
- Possível risco aumentado de defeitos congênitos quando benzodiazepínicos são tomados durante a gravidez
- Devido aos riscos potenciais, o diazepam em geral não é recomendado como tratamento para ansiedade, especialmente durante o primeiro trimestre
- A substância deve ser reduzida gradualmente se for descontinuada
- Bebês cujas mães tenham recebido um benzodiazepínico no fim da gravidez podem experimentar efeitos de abstinência
- Foi relatada flacidez neonatal em bebês cujas mães tomaram um benzodiazepínico durante a gravidez
- Convulsões, mesmo que leves, podem causar danos ao embrião/feto

Amamentação

- É desconhecido se o diazepam é secretado no leite humano, mas presume-se que todos os psicotrópicos sejam secretados no leite materno
* Recomendado descontinuar a substância ou usar mamadeira
- Foram relatados efeitos dos benzodiazepínicos em bebês em aleitamento, incluindo dificuldades de alimentação, sedação e perda de peso

A ARTE DA PSICOFARMACOLOGIA

Potenciais vantagens
- Rápido início da ação
- Disponibilidade de formulações em dosagem oral líquida, retal e injetável

Potenciais desvantagens
- Euforia pode levar a abuso
- Abuso com risco especialmente alto em abusadores de substância no passado ou no presente
- Pode ser sedativo em doses necessárias para tratar transtornos de ansiedade moderadamente graves

Principais sintomas-alvo
- Ataques de pânico
- Ansiedade
- Incidência de convulsões (adjunto)
- Espasmos musculares

 Pérolas
- Pode ser um adjunto útil para ISRSs e IRSNs no tratamento de diversos transtornos de ansiedade, mas não é utilizado tão frequentemente quanto outros benzodiazepínicos para esse propósito
- Ineficaz para tratar psicose como monoterapia, mas pode ser utilizado como um adjunto para antipsicóticos
- Ineficaz para tratar transtorno bipolar como monoterapia, mas pode ser utilizado como um adjunto para estabilizadores do humor e antipsicóticos
- ✻ O diazepam é frequentemente o benzodiazepínico de primeira escolha para tratar estado epiléptico e é administrado por via intravenosa ou retal
- Uma vez que o diazepam suprime o sono no estágio 4, pode prevenir terrores noturnos em adultos
- Pode tanto causar como tratar depressão em diferentes pacientes
- Já foi uma das substâncias mais prescritas no mundo e o benzodiazepínico mais prescrito
- ✻ Permanece sendo um benzodiazepínico popular para tratar espasmos musculares
- Um benzodiazepínico comumente utilizado para tratar transtornos do sono
- ✻ Permanece sendo um benzodiazepínico popular para tratar abstinência alcoólica aguda
- Não é especialmente útil como anticonvulsivante oral
- ✻ Formulações com múltiplas dosagens (comprimido oral, líquido oral, gel retal, injetável) permitem mais flexibilidade de administração em comparação à maioria dos outros benzodiazepínicos
- Ao usar para tratar insônia, lembrar que esta pode ser um sintoma de algum outro transtorno primário, e assim justifica avaliação para condições psiquiátricas e/ou clínicas comórbidas
- Embora não estudados sistematicamente, os benzodiazepínicos têm sido utilizados com eficácia para tratar catatonia e são o tratamento inicial recomendado

 Leituras sugeridas

Ashton H. Guidelines for the rational use of benzodiazepines. When and what to use. Drugs 1994;48:25–40.

De Negri M, Baglietto MG. Treatment of status epilepticus in children. Paediatr Drugs 2001;3:411–20.

Mandelli M, Tognoni G, Garattini S. Clinical pharmacokinetics of diazepam. Clin Pharmacokinet 1978;3:72–91.

Rey E, Treluyer JM, Pons G. Pharmacokinetic optimization of benzodiazepine therapy for acute seizures. Focus on delivery routes. Clin Pharmacokinet 1999;36:409–24.

DIFENIDRAMINA

TERAPÊUTICA

Marcas • Benadryl, Sominex

Genérico? Sim

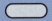 **Classe**
• Anti-histamínico; agente anticolinérgico

Comumente prescrita para
(em negrito, as aprovações da FDA)
• Sintomas alérgicos
• Enjoo de movimento
• Insônia ocasional
• Antiparkinsonismo
• Transtornos extrapiramidais

 Como a substância atua (para transtornos extrapiramidais)
• Diminui a atividade excessiva da acetilcolina causada pela remoção da inibição da dopamina quando são bloqueados os receptores dopaminérgicos
• Também tem propriedades antagonistas potentes da histamina 1

Tempo para início da ação (para transtornos extrapiramidais)
• Para transtornos extrapiramidais e parkinsonismo, o início da ação pode ser dentro de minutos ou horas

Se funcionar (para transtornos extrapiramidais)
• Reduz os efeitos colaterais motores
• Não diminui a capacidade dos antipsicóticos de causar discinesia tardia

Se não funcionar (para transtornos extrapiramidais)
• Considerar troca por triexifenidil, benzotropina ou um benzodiazepínico
• Transtornos que se desenvolvem após uso prolongado de antipsicótico podem não responder ao tratamento
• Considerar a descontinuação do agente que precipitou o efeito colateral extrapiramidal

 Melhores combinações de potencialização para resposta parcial ou resistência ao tratamento
• Se for ineficaz, trocar por outro agente, em vez de potencializar

• A difenidramina por si só é um agente de potencialização para antipsicóticos

Exames
• Nenhum para indivíduos saudáveis

EFEITOS COLATERAIS

Como a substância causa efeitos colaterais
• Bloqueando os receptores de histamina 1 pode causar sedação
• Impedindo a ação da acetilcolina nos receptores muscarínicos pode causar efeitos anticolinérgicos como boca seca, visão nublada, constipação

Efeitos colaterais notáveis
• Sedação, tontura
• Constipação, náusea
• Boca seca, visão turva

 Efeitos colaterais potencialmente fatais ou perigosos
• Convulsões raras (em altas doses)
• Retenção urinária
• Taquicardia, arritmias cardíacas
• Confusão
• Íleo paralítico/obstrução intestinal

Ganho de peso

incomum — não incomum — comum — problemático

• Frequente e pode ocorrer em quantidade significativa

Sedação

incomum — não incomum — comum — problemático

• Muitos experimentam e/ou pode ocorrer em quantidade significativa

O que fazer com os efeitos colaterais
• Para confusão ou alucinações, descontinuar o uso
• Para sedação, reduzir a dose e/ou tomar a dose inteira à noite
• Para boca seca, usar goma de mascar ou beber água

Difenidramina

- Para retenção urinária, obter uma avaliação urológica; poderá ser necessário descontinuar o uso

Melhores agentes de acréscimo para efeitos colaterais
- Muitos efeitos colaterais não podem ser melhorados com um agente de acréscimo

DOSAGEM E USO

Variação típica da dosagem
- Oral: 50 mg/dia
- Injeção: 10 a 50 mg

Formas de dosagem
- Injeção de 50 mg/mL
- Cápsulas de 50 mg
- Elixir de 12,5 mg/5 mL
- Também disponível em formulações em combinação com outras medicações

Como dosar
- Injeção: 10 a 50 mg por via intravenosa em um ritmo que não exceda 25 mg/min ou por via intramuscular profunda; pode ser dosada em 100 mg, se necessário; dose máxima diária de 400 mg

 Dicas para dosagem
- Se ocorrerem efeitos colaterais extrapiramidais induzidos pela substância logo após o início de um neuroléptico, provavelmente serão transitórios; assim, tentar retirar a difenidramina depois de 1 a 2 semanas para determinar se ainda é necessária
- A injeção deve ser utilizada para parkinsonismo somente se a terapia oral for impossível ou contraindicada

Overdose
- Depressão do SNC, estimulação do SNC (mais provavelmente em pacientes pediátricos), boca seca, pupilas dilatadas, rubor, sintomas gastrintestinais

Uso prolongado
- Seguro
- A eficácia pode diminuir com o tempo, mesmo depois de algumas poucas doses, mas podem persistir efeitos colaterais como prejuízo cognitivo e sedação

Formação de hábito
- Não

Como interromper
- Em geral não é necessário reduzir a dose gradualmente

Farmacocinética
- Meia-vida plasmática de aproximadamente 8 horas; pode ser mais longa em crianças e idosos

 Interações medicamentosas
- Pode potencializar os efeitos de outros depressores do SNC
- Se forem utilizados agentes anticolinérgicos com difenidramina, os efeitos anticolinérgicos podem ser aumentados

 Outras advertências/precauções
- Usar com cautela em pacientes com história de asma brônquica, doença do trato respiratório inferior, pressão intraocular aumentada, hipertireoidismo, doença cardiovascular ou hipertensão
- Pode ter efeitos aditivos se tomada com agentes anticolinérgicos

Não usar
- Se a paciente estiver amamentando
- Em bebês recém-nascidos ou prematuros
- Em pacientes com glaucoma, particularmente glaucoma de ângulo fechado
- Em pacientes com obstrução pilórica ou duodenal, úlceras pépticas estenosantes, hipertrofia prostática ou obstruções do pescoço da bexiga
- Se o paciente estiver tomando um IMAO
- Se houver uma alergia comprovada a difenidramina

POPULAÇÕES ESPECIAIS

Insuficiência renal
- Não é necessário ajuste da dose

Insuficiência hepática
- Não é necessário ajuste da dose

Insuficiência cardíaca
- Não avaliada sistematicamente em pacientes com insuficiência cardíaca

Idosos
- Alguns pacientes podem tolerar melhor doses mais baixas

- A injeção de difenidramina é preferível para parkinsonismo em idosos que não toleram agentes mais potentes

Crianças e adolescentes
- Não recomendada para crianças com menos de 12 anos
- Injeção: 5 mg/kg/24 horas ou 150 mg/m²/24 horas; dose máxima diária de 300 mg; dividir em 4 doses; pode ser administrada por via intravenosa em uma taxa que não exceda 25 mg/min, ou por via intramuscular profunda
- Contraindicada em bebês recém-nascidos e prematuros

Gravidez
- Válidas a partir de 30 de junho de 2015, a FDA norte-americana determina alterações no conteúdo e na forma das informações referentes a gravidez e lactação nos rótulos das substâncias de prescrição, incluindo a eliminação das categorias por letras para risco na gravidez; a Pregnancy and Lactation Labeling Rule (PLLR ou regra final) aplica-se somente a substâncias de prescrição e será introduzida gradualmente para substâncias aprovadas a partir de 30 de junho de 2001
- Não foram conduzidos estudos controlados em gestantes
- Estudos com animais não apresentaram efeitos adversos

Amamentação
- Contraindicado

A ARTE DA PSICOFARMACOLOGIA

Potenciais vantagens
- Casos leves de parkinsonismo

Potenciais desvantagens
- Pode ser muito sedativa para alguns pacientes
- Pode causar confusão em pacientes idosos e naqueles com demência

Principais sintomas-alvo
- Transtornos extrapiramidais

Pérolas
- Pode ser útil para insônia ocasional
- Pacientes com prejuízo cognitivo podem não responder bem
- Pode causar efeitos colaterais cognitivos com o uso crônico; por isso, tentativas periódicas de descontinuação podem ser úteis para justificar o uso contínuo, especialmente em contextos institucionais quando utilizada como adjunto para antipsicóticos
- Potencial para abuso em contextos institucionais ou correcionais

Leituras sugeridas

Gonzalez F. Diphenhydramine may be useful as a palliative treatment for patients dying with Parkinson's disease and tremors: a case report and discussion. Am J Hosp Palliat Care 2010;26(6):474–5.

DISSULFIRAM

TERAPÊUTICA

Marcas • Antabuse

Genérico? Sim

Classe
- Tratamento para dependência alcoólica

Comumente prescrito para
(em negrito, as aprovações da FDA)
- Manutenção da abstinência alcoólica

Como a substância atua
- Inibe irreversivelmente a aldeído desidrogenase, enzima envolvida no segundo estágio do metabolismo do álcool
- O álcool é metabolizado em acetaldeído, que, por sua vez, é metabolizado pela aldeído desidrogenase; o dissulfiram bloqueia este segundo estágio do metabolismo
- Se for consumido álcool por um paciente que está tomando dissulfiram, desenvolvem-se níveis tóxicos de acetaldeído, causando efeitos colaterais desagradáveis
- Essa experiência aversiva idealmente leva ao condicionamento negativo, em que os pacientes se abstêm de álcool para evitar os efeitos desagradáveis

Tempo para início da ação
- Os efeitos de dissulfiram são imediatos; os pacientes não devem tomar o medicamento até pelo menos 12 horas depois de beber

Se funcionar
- Aumenta a abstinência alcoólica

Se não funcionar
- Pacientes que ingerem álcool durante o uso de dissulfiram podem experimentar efeitos adversos, incluindo toxicidade alcoólica
- Avaliar e tratar os fatores contribuintes
- Considerar troca por outro agente

Melhores combinações de potencialização para resposta parcial ou resistência ao tratamento
- Potencialização com terapia comportamental, educacional e/ou de apoio em grupos ou individual é provavelmente a chave para o sucesso do tratamento

Exames
- Testes da função hepática basais e de acompanhamento

EFEITOS COLATERAIS

Como a substância causa efeitos colaterais
- Quando um paciente que está tomando dissulfiram consome álcool, seus níveis de acetaldeído aumentam, causando efeitos colaterais de toxicidade alcoólica
- Um dos metabólitos de dissulfiram é o dissulfeto de carbono, que pode ser excretado através dos pulmões; isso pode explicar o efeito colateral de gosto metálico na boca

Efeitos colaterais notáveis
- Gosto metálico na boca, dermatite, sedação
- Rubor, cefaleia, taquicardia, náusea, vômitos (se for consumido álcool)

Efeitos colaterais potencialmente fatais ou perigosos
- Hepatotoxicidade
- Infarto do miocárdio, insuficiência cardíaca congestiva, depressão respiratória, outros sinais de toxicidade alcoólica (se for consumido álcool)

Ganho de peso

- Relatado, mas não esperado

Sedação

- Ocorre em uma minoria significativa

O que fazer com os efeitos colaterais
- Esperar
- Reduzir a dose
- Tomar à noite para reduzir a sedação

Melhores agentes de acréscimo para os efeitos colaterais
- Redução da dose ou troca por outro agente pode ser mais eficaz, já que a maior parte dos efeitos colaterais não pode ser melhorada com um agente de acréscimo

DOSAGEM E USO

Variação típica da dosagem
- 250 a 500 mg/dia; 1 ano de duração

Formas de dosagem
- Comprimidos de 250 mg, 500 mg sulcados

Como dosar
- O paciente não deve tomar dissulfiram até pelo menos 12 horas depois de beber
- Dose inicial de 250 a 500 mg/dia por 1 a 2 semanas
- Costuma ser administrado pela manhã, mas pode ser dosado à noite se a sedação for um problema
- Dose de manutenção geralmente de 250 mg/dia; dose máxima de 500 mg/dia

Dicas para dosagem
- O paciente deve ser plenamente informado da reação causada pela interação dissulfiram-álcool
- O paciente deve ser alertado a não consumir qualquer alimento, bebida ou preparado que contenha álcool (p. ex., xarope para a tosse)
- O paciente deve ser alertado de que podem ocorrer reações até 2 semanas depois de o dissulfiram ter sido interrompido
- O paciente deve portar um cartão de emergência informando que está tomando dissulfiram

Overdose
- Desconhecido

Uso prolongado
- O tratamento de manutenção deve ser continuado até que o paciente tenha se recuperado

Formação de hábito
- Não

Como interromper
- Não é necessário reduzir a dose gradualmente
- Pode ocorrer uma reação pela interação dissulfiram-álcool até 2 semanas depois de o dissulfiram ter sido interrompido

Farmacocinética
- A meia-vida da substância-mãe é de 60 a 120 horas
- A meia-vida dos metabólitos é de 13,9 horas (dietilditiocarbamato) e 8,9 horas (dissulfeto de carbono)

Interações medicamentosas
- O dissulfiram pode aumentar os níveis sanguíneos de fenitoína; os níveis basais e de seguimento de fenitoína devem ser verificados
- O dissulfiram pode prolongar o tempo de protrombina, requerendo ajuste da dose de anticoagulantes orais
- O uso com isoniazida pode levar a marcha instável ou a alteração no estado mental

Outras advertências/precauções
- O dissulfiram não deve ser dado a pacientes em estado de intoxicação alcoólica ou sem o total conhecimento do indivíduo
- Não recomendado para pacientes com mais de 60 anos ou com doença pulmonar grave, insuficiência renal crônica, diabetes, neuropatia periférica, convulsões, cirrose ou hipertensão portal
- Usar com extrema cautela em pacientes com hipotireoidismo, epilepsia, lesão cerebral
- Pacientes que tomam dissulfiram não devem ser expostos a dibrometo de etileno ou a seus vapores, pois isso resultou em uma maior incidência de tumores em ratos

Não usar
- Se o paciente estiver em estado de intoxicação alcoólica
- Sem o completo conhecimento do paciente
- Por pelo menos 12 horas depois que o paciente bebeu pela última vez
- Se o paciente estiver tomando metronidazol, amprenavir, ritonavir ou sertralina
- Se o paciente tiver psicose
- Se o paciente tiver doença cardiovascular
- Se houver uma alergia comprovada a dissulfiram
- Se houver uma alergia comprovada a derivados de tiuram

POPULAÇÕES ESPECIAIS

Insuficiência renal
- Não recomendado para pacientes com insuficiência renal crônica

Insuficiência hepática
- Não recomendado

Insuficiência cardíaca
- Contraindicado

Idosos
- Geralmente não recomendado para pacientes com mais de 60 anos
- Alguns pacientes podem tolerar melhor doses mais baixas

Crianças e adolescentes
- Segurança e eficácia não foram estabelecidas

Gravidez
- Válidas a partir de 30 de junho de 2015, a FDA norte-americana determina alterações no conteúdo e na forma das informações referentes a gravidez e lactação nos rótulos das substâncias de prescrição, incluindo a eliminação das categorias por letras para risco na gravidez; a Pregnancy and Lactation Labeling Rule (PLLR ou regra final) aplica-se somente a substâncias de prescrição e será introduzida gradualmente para substâncias aprovadas a partir de 30 de junho de 2001
- Não foram conduzidos estudos controlados em gestantes
- Alguns estudos com animais apresentaram efeitos adversos
- Gestantes que precisam parar de beber podem considerar terapia comportamental antes de farmacoterapia

- Em geral, não é recomendado para uso durante a gravidez, especialmente durante o primeiro trimestre

Amamentação
- É desconhecido se o dissulfiram é secretado no leite humano, mas presume-se que todos os antipsicóticos sejam secretados no leite materno
- ✱ Recomendado descontinuar a substância ou usar mamadeira

A ARTE DA PSICOFARMACOLOGIA

Potenciais vantagens
- Indivíduos que estão motivados a se abster de álcool

Potenciais desvantagens
- As taxas de adesão podem ser baixas

Principais sintomas-alvo
- Dependência alcoólica

Pérolas
- Algumas evidências de eficácia em transtorno por uso de álcool comórbido com TEPT
- Evidências preliminares de eficácia para uso em dependência de cocaína, tanto isolada quando comórbida com transtorno por uso de álcool

---

 Leituras sugeridas

Barth KS, Malcolm RJ. Disulfiram: an old therapeutic with new applications. CNS Neurol Disord Drug Targets 2010;9(1):5–12.

Jorgensen CH, Pedersen B, Tonnesen H. The efficacy of disulfiram for the treatment of alcohol use disorder. Alcohol Clin Exp Res 2011;35(10):1749–58.

Pani PP, Troqu E, Vacca R, et al. Disulfiram for the treatment of cocaine dependence. Cochrane Database Syst Rev 2010;20(1):CD007024.

DONEPEZILA

TERAPÊUTICA

Marcas
- Aricept
- Memac

Genérico? Sim

Classe
- Nomenclatura baseada na neurociência: inibidor da enzima acetilcolinesterase (ACh-EI)
- Inibidor da colinesterase (inibidor seletivo da acetilcolinesterase); estimulador cognitivo

Comumente prescrita para
(em negrito, as aprovações da FDA)
- **Doença de Alzheimer (leve, moderada e grave)**
- Transtornos da memória em outras condições
- Déficit cognitivo leve

Como a substância atua
✱ Inibe de modo reversível e não competitivo a acetilcolinesterase (AChE) centralmente ativa, deixando mais acetilcolina disponível
- A disponibilidade aumentada de acetilcolina compensa em parte a degeneração dos neurônios colinérgicos no neocórtex que regulam a memória
- Não inibe a butirilcolinesterase
- Pode liberar fatores de crescimento ou interferir na deposição amiloide

Tempo para início da ação
- Pode levar até 6 semanas antes que seja evidente alguma melhora da memória ou do comportamento basais
- Pode levar meses até que alguma estabilização no curso degenerativo seja evidente

Se funcionar
- Pode melhorar os sintomas e retardar a progressão da doença, mas não reverte o processo degenerativo

Se não funcionar
- Considerar ajuste da dose, troca por um inibidor da colinesterase diferente ou adição de um agente de potencialização apropriado
- Reconsiderar o diagnóstico e excluir outras condições como depressão ou uma demência que não a doença de Alzheimer

Melhores combinações de potencialização para resposta parcial ou resistência ao tratamento
✱ Antipsicóticos atípicos para reduzir os transtornos comportamentais
✱ Antidepressivos, se houver depressão concomitante, ansiedade ou falta de interesse
✱ Memantina para doença de Alzheimer moderada a grave
- Divalproex, carbamazepina ou oxcarbazepina para transtornos comportamentais
- Não é racional combinar com outro inibidor da colinesterase

Exames
- Nenhum para indivíduos saudáveis

EFEITOS COLATERAIS

Como a substância causa efeitos colaterais
- A inibição periférica da acetilcolinesterase pode causar efeitos colaterais gastrintestinais
- A inibição central da acetilcolinesterase pode contribuir para náusea, vômitos, perda de peso e distúrbios do sono

Efeitos colaterais notáveis
✱ Náusea, diarreia, vômitos, perda de apetite, aumento da secreção ácida gástrica, perda de peso
- Insônia, tontura
- Câimbras, fadiga, depressão, sonhos anormais

Efeitos colaterais potencialmente fatais ou perigosos
- Raras convulsões
- Rara síncope

Ganho de peso

incomum | não incomum | comum | problemático

- Relatado, mas não esperado
- Alguns pacientes podem experimentar perda de peso

Sedação

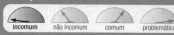

- Relatada, mas não esperada

O que fazer com os efeitos colaterais
- Esperar
- Esperar
- Esperar
- Tomar durante o dia para reduzir a insônia
- Realizar titulação mais lenta da dose
- Considerar redução da dose, troca por agente diferente ou adição de um agente de acréscimo apropriado

Melhores agentes de acréscimo para os efeitos colaterais
- Hipnóticos ou trazodona podem melhorar a insônia
- Muitos efeitos colaterais não podem ser melhorados com um agente de acréscimo

DOSAGEM E USO

Variação típica da dosagem
- 5 a 10 mg à noite

Formas de dosagem
- Comprimidos de 5 mg, 10 mg, 23 mg
- Comprimidos de desintegração oral de 5 mg, 10 mg

Como dosar
- Dose inicial de 5 mg/dia, pode ser aumentada para 10 mg/dia depois de 4 a 6 semanas

Dicas para dosagem
- Efeitos colaterais podem ocorrer mais frequentemente com doses mais altas do que com as mais baixas
- Titulação mais lenta (p. ex., 6 semanas para 10 mg/dia) pode reduzir o risco de efeitos colaterais
- Alimentos não afetam a absorção de donepezila
- Provavelmente é melhor utilizar a dose mais alta tolerada dentro da variação típica da dosagem
- Alguns usos *off-label* para distúrbios cognitivos que não a doença de Alzheimer foram utilizados de forma eventual com doses acima de 10 mg/dia
* Ao trocar por outro inibidor da colinesterase, provavelmente é melhor fazer titulação cruzada de um para o outro, a fim de prevenir declínio precipitado na função se o paciente eliminar uma das substâncias inteiramente

Overdose
- Pode ser letal; náusea, vômitos, salivação em excesso, sudorese, hipotensão, bradicardia, colapso, convulsões, fraqueza muscular (fraqueza dos músculos respiratórios pode levar à morte)

Uso prolongado
- A substância pode perder a eficácia em retardar o curso degenerativo da doença de Alzheimer depois de 6 meses
- Pode ser eficaz para alguns pacientes por vários anos

Formação de hábito
- Não

Como interromper
- Reduzir a dose gradualmente para evitar efeitos de retirada
- A descontinuação pode levar a deterioração notável na memória e no comportamento, o que pode não ser recuperado quando a substância é reiniciada ou outro inibidor da colinesterase é iniciado

Farmacocinética
- Metabolizado por CYP450 2D6 e CYP450 3A4
- Meia-vida de eliminação de aproximadamente 70 horas

Interações medicamentosas
- A donepezila pode aumentar os efeitos de anestésicos e deve ser descontinuada antes de cirurgia
- Inibidores de CYP450 2D6 e CYO450 3A4 podem inibir o metabolismo da donepezila e aumentar seus níveis plasmáticos
- Indutores de CYP450 2D6 e CYP450 3A4 podem aumentar a eliminação da donepezila e reduzir seus níveis plasmáticos
- A donepezila pode interagir com agentes anticolinérgicos, e a combinação pode reduzir a eficácia de ambos
- Pode ter efeitos sinérgicos se administrada com colinomiméticos (p. ex., betanecol)
- Pode ocorrer bradicardia se combinada com betabloqueadores
- Teoricamente, pode reduzir a eficácia de levodopa em doença de Parkinson
- Não é racional combinar com outro inibidor da colinesterase

Donepezila

 Outras advertências/precauções
- Pode exacerbar asma ou outra doença pulmonar
- O aumento na secreção ácida gástrica pode aumentar o risco de úlceras
- Pode ocorrer bradicardia ou bloqueio cardíaco em pacientes com ou sem insuficiência cardíaca

Não usar
- Se houver uma alergia comprovada a donepezila

POPULAÇÕES ESPECIAIS

Insuficiência renal
- Poucos dados disponíveis, mas é mais provável que o ajuste da dose seja desnecessário

Insuficiência hepática
- Poucos dados disponíveis; poderá ser preciso reduzir a dose

Insuficiência cardíaca
- Deve ser utilizada com cautela
- Episódios de síncope foram relatados com o uso de donepezila

Idosos
- Alguns pacientes podem tolerar melhor doses mais baixas
- O uso de inibidores da colinesterase pode estar associado a taxas aumentadas de síncope, bradicardia, inserção de marca-passo e fratura do quadril em idosos com demência

 Crianças e adolescentes
- Segurança e eficácia não foram estabelecidas
- Relatos preliminares da eficácia como adjunto em transtorno de déficit de atenção/hiperatividade (TDAH) (8 a 17 anos)

 Gravidez
- Válidas a partir de 30 de junho de 2015, a FDA norte-americana determina alterações no conteúdo e na forma das informações referentes a gravidez e lactação nos rótulos das substâncias de prescrição, incluindo a eliminação das categorias por letras para risco na gravidez; a Pregnancy and Lactation Labeling Rule (PLLR ou regra final) aplica-se somente a substâncias de prescrição e será introduzida gradualmente para substâncias aprovadas a partir de 30 de junho de 2001
- Não foram conduzidos estudos controlados em gestantes

✱ Não recomendado para uso em mulheres grávidas ou com potencial reprodutivo

Amamentação
- É desconhecido se a donepezila é secretada no leite humano, mas presume-se que todos os psicotrópicos sejam secretados no leite materno

✱ Recomendado descontinuar a substância ou usar mamadeira
- A donepezila não é recomendada para uso em mulheres em aleitamento

A ARTE DA PSICOFARMACOLOGIA

Potenciais vantagens
- Dosagem de 1 vez ao dia
- Pode ser utilizada em demência vascular
- Pode funcionar em alguns pacientes que não respondem a outros inibidores da colinesterase
- Pode funcionar em alguns pacientes que não toleram outros inibidores da colinesterase

Potenciais desvantagens
- Pacientes com insônia

Principais sintomas-alvo
- Perda da memória na doença de Alzheimer
- Sintomas comportamentais na doença de Alzheimer
- Perda da memória em outras demências

 Pérolas
- Uma combinação em dose fixa de memantina de liberação prolongada e donepezila foi aprovada para o tratamento de demência de Alzheimer moderada a grave em pacientes estabilizados com uso de memantina e donepezila
- Em geral, não é vista reversão drástica dos sintomas da doença de Alzheimer com inibidores da colinesterase
- Pode levar a niilismo terapêutico entre os prescritores e a falta de uma tentativa apropriada com um inibidor da colinesterase

✱ É possível que somente 50% dos pacientes com Alzheimer sejam diagnosticados; apenas 50% daqueles diagnosticados são tratados; e somente

50% dos tratados recebem um inibidor da colinesterase, e o fazem por apenas 200 dias, em uma doença que dura de 7 a 10 anos
- A ausência de eficácia e a perda da eficácia devem ser avaliadas durante meses, não semanas

✳ Trata sintomas comportamentais e psicológicos da doença de Alzheimer, bem como sintomas cognitivos (i.e., especialmente apatia, desinibição, delírios, ansiedade, cooperação, passos repetitivos)
- Pacientes que se queixam de problemas de memória podem ter depressão, enquanto aqueles cujos cônjuges ou filhos se queixam de seus problemas de memória podem ter doença de Alzheimer
- Tratar o paciente, mas perguntar ao cuidador sobre a eficácia
- O que você vê pode depender da precocidade com que se trata
- Os primeiros sintomas da doença de Alzheimer costumam ser alterações do humor; assim, a doença de Alzheimer pode inicialmente ser diagnosticada como depressão
- As mulheres podem experimentar sintomas cognitivos na perimenopausa em consequência de alterações hormonais que não são um sinal de demência ou de doença de Alzheimer
- Tratar agressivamente sintomas concomitantes com potencialização (p. ex., antipsicóticos atípicos para agitação, antidepressivos para depressão)
- Se o tratamento com antidepressivos não conseguir melhorar apatia e humor deprimido em idosos, é possível que isso represente início de doença de Alzheimer, e poderá ser útil um inibidor da colinesterase como donepezila
- O que esperar de um inibidor da colinesterase:
  - Os pacientes não costumam melhorar de modo drástico, embora isso possa ser observado em uma minoria significativa
  - O início de problemas comportamentais e a colocação em lar de idosos podem ser retardados
  - Os resultados funcionais, incluindo atividades da vida diária, podem ser preservados
  - A sobrecarga e o estresse do cuidador podem ser reduzidos
- O retardo na progressão em doença de Alzheimer não é evidência de ações modificadoras da doença pela inibição da colinesterase
- Inibidores da colinesterase como donepezila dependem da presença de alvos intactos para acetilcolina para eficácia máxima, e assim podem ser mais efetivos nos estágios iniciais da doença de Alzheimer
- Os efeitos colaterais mais proeminentes de donepezila são efeitos gastrintestinais, que costumam ser leves e transitórios

✳ Pode causar mais distúrbios do sono do que alguns outros inibidores da colinesterase
- Para pacientes com efeitos colaterais intoleráveis, geralmente permite um período de retirada com resolução dos efeitos colaterais antes de trocar por outro inibidor da colinesterase
- Perda de peso pode ser um problema em pacientes com Alzheimer com debilitação e perda muscular
- Mulheres com mais de 85 anos, particularmente com baixo peso corporal, podem experimentar mais efeitos adversos
- Usar com cautela em pacientes abaixo do peso normal ou frágeis
- A melhora cognitiva pode estar ligada à inibição substancial (> 65%) da acetilcolinesterase
- A donepezila tem maior ação na acetilcolinesterase no SNC do que na acetilcolinesterase periférica
- Alguns pacientes com Alzheimer que não respondem a donepezila podem responder a outro inibidor da colinesterase
- Alguns pacientes com Alzheimer que não respondem a outro inibidor da colinesterase podem responder após a troca para donepezila
- Para prevenir potencial deterioração clínica, geralmente trocar um tratamento de longa duração com um inibidor da colinesterase por outro sem um período de retirada

✳ A donepezila pode retardar a progressão do déficit cognitivo leve na doença de Alzheimer

✳ Pode ser útil para demência com corpos de Lewy (DCL), constituída pela perda precoce de atenção e percepção visual com possíveis alucinações, problemas de movimento semelhantes a doença de Parkinson, cognição flutuante, como sonolência durante o dia e letargia, olhar fixo no espaço por longos períodos, episódios de fala desorganizada)
- Pode reduzir delírios, apatia, agitação e alucinações na demência com corpos de Lewy

✳ Pode ser útil para demência vascular (p. ex., início agudo com lenta progressão em etapas que tem platôs, frequentemente com anormalidades na marcha, sinais focais, desequilíbrio e incontinência urinária)
- Pode ser útil para demência na síndrome de Down
- Sugestões de utilidade em alguns casos de transtorno bipolar resistente ao tratamento
- Teoricamente, pode ser útil para TDAH, mas ainda não comprovado
- Teoricamente, pode ser útil em qualquer doença de memória caracterizada por deficiência colinérgica (p. ex., alguns casos de lesão cerebral, alterações cognitivas induzidas por quimioterapia para câncer, etc.)

Leituras sugeridas

Bentue-Ferrer D, Tribut O, Polard E, Allain H. Clinically significant drug interactions with cholinesterase inhibitors: a guide for neurologists. CNS Drugs 2003;17:947–63.

Birks JS, Harvey R. Donepezil for dementia due to Alzheimer's disease. Cochrane Database Syst Rev 2003;(1):CD001190.

Bonner LT, Peskind ER. Pharmacologic treatments of dementia. Med Clin North Am 2002;86:657–74.

Jones RW. Have cholinergic therapies reached their clinical boundary in Alzheimer's disease? Int J Geriatr Psychiatry 2003;18(Suppl 1):S7–13.

Seltzer B. Donepezil: an update. Expert Opin Pharmacother 2007;8(7):1011–23.

DOTIEPINA

TERAPÊUTICA

Marcas • Prothiaden

Genérico? No Reino Unido

Classe
- Nomenclatura baseada na neurociência: multimodal de serotonina e norepinefrina (MM-SN)
- Antidepressivo tricíclico (ADT)
- Inibidor da recaptação de serotonina e norepinefrina

Comumente prescrita para
(em negrito, as aprovações da FDA)
- **Transtorno depressivo maior**
- Ansiedade
- Insônia
- Dor neuropática/dor crônica
- Depressão resistente ao tratamento

Como a substância atua
- Estimula os neurotransmissores serotonina e norepinefrina
- Bloqueia a bomba de recaptação de serotonina (transportador de serotonina), possivelmente aumentando a neurotransmissão serotonérgica
- Bloqueia a bomba de recaptação de serotonina (transportador de norepinefrina), possivelmente aumentando a neurotransmissão noradrenérgica
- Possivelmente dessensibiliza receptores de serotonina 1A e receptores beta-adrenérgicos
- Como a dopamina é inativada pela recaptação de norepinefrina no córtex frontal, que em grande parte carece de transportadores dopaminérgicos, a dotiepina pode aumentar a neurotransmissão de dopamina nessa parte do cérebro

Tempo para início da ação
- Pode ter efeitos imediatos no tratamento de insônia ou ansiedade
- O início das ações terapêuticas não costuma ser imediato, frequentemente demorando de 2 a 4 semanas
- Se não estiver funcionando dentro de 6 a 8 semanas para depressão, poderá requerer um aumento da dosagem ou poderá simplesmente não funcionar
- Pode continuar a agir por muitos anos para prevenir recorrência dos sintomas

Se funcionar
- O objetivo do tratamento de depressão é a completa remissão dos sintomas atuais, além da prevenção de recaídas futuras
- O objetivo do tratamento de dor neuropática crônica é reduzir os sintomas o máximo possível, especialmente em combinação com outros tratamentos
- O tratamento de depressão na maioria das vezes reduz ou até mesmo elimina os sintomas, mas não é uma cura, já que os sintomas podem recorrer depois que o medicamento é interrompido
- O tratamento de dor neuropática crônica pode reduzir os sintomas, mas raramente os elimina por completo, e não é uma cura, já que os sintomas podem recorrer depois que o medicamento é interrompido
- Continuar o tratamento de depressão até que todos os sintomas tenham desaparecido (remissão)
- Depois que os sintomas de depressão tenham desparecido, continuar tratando por 1 ano para o primeiro episódio de depressão
- Para segundo episódio de depressão e episódios subsequentes, poderá ser necessário tratamento por tempo indefinido
- O uso em transtornos de ansiedade e dor crônica também poderá precisar ser por tempo indefinido, mas o tratamento de longo prazo não está bem estudado nessas condições

Se não funcionar
- Muitos pacientes deprimidos têm apenas uma resposta parcial, em que alguns sintomas são melhorados, mas outros persistem (especialmente insônia, fadiga e problemas de concentração)
- Outros pacientes deprimidos podem ser não respondedores, sendo algumas vezes chamados de resistentes ou refratários ao tratamento
- Considerar aumento da dose, troca por outro agente ou adição de um agente de potencialização apropriado
- Considerar psicoterapia
- Considerar avaliação para outro diagnóstico ou para uma condição comórbida (p. ex., doença clínica, abuso de substância, etc.)
- Alguns pacientes podem experimentar aparente falta de consistência na eficácia devido à ativação de um transtorno bipolar latente ou subjacente, requerendo descontinuação do antidepressivo e troca por um estabilizador do humor

Melhores combinações de potencialização para resposta parcial ou resistência ao tratamento
- Lítio, buspirona, hormônio da tireoide (para depressão)
- Gabapentina, tiagabina, outros anticonvulsivantes, até mesmo opiáceos se prescrito por especialistas, mediante monitoramento atento em casos difíceis (para dor crônica)

Exames
- É recomendado ECG basal para pacientes com mais de 50 anos
✱ Como antidepressivos tricíclicos e tetracíclicos frequentemente estão associados a ganho de peso, antes de iniciar o tratamento, pesar todos os pacientes e determinar se o indivíduo já está com sobrepeso (IMC de 25,0-29,9) ou obeso (IMC ≥ 30)
- Antes de dar uma substância que pode causar ganho de peso a um paciente com sobrepeso ou obeso, determinar se o indivíduo já tem pré-diabetes (glicose plasmática em jejum de 100 a 125 mg/dL), diabetes (glicose plasmática em jejum > 126 mg/dL) ou dislipidemia (colesterol total, colesterol LDL e triglicerídeos aumentados; colesterol HDL reduzido) e tratar ou encaminhar tais pacientes para tratamento, incluindo manejo nutricional e do peso, aconselhamento de atividade física, cessação do tabagismo e manejo clínico
✱ Monitorar peso e IMC durante o tratamento
✱ Durante a administração da substância a um paciente que ganhou > 5% do peso inicial, considerar avaliação para a presença de pré-diabetes, diabetes ou dislipidemia, ou considerar a troca por um antidepressivo diferente
- Os ECGs podem ser úteis para pacientes selecionados (p. ex., aqueles com história pessoal ou familiar de prolongamento de QTc; arritmia cardíaca; infarto do miocárdio recente; insuficiência cardíaca descompensada; ou que estão tomando agentes que prolongam o intervalo QTc, como pimozida, tioridazina, antiarrítmicos selecionados, moxifloxacina, esparfloxacina, etc.)
- Pacientes em risco de distúrbios eletrolíticos (p. ex., pacientes em terapia diurética) devem ter medidas basais e periódicas de potássio e magnésio séricos

EFEITOS COLATERAIS

Como a substância causa efeitos colaterais
- A atividade anticolinérgica pode explicar os efeitos sedativos, boca seca, constipação e visão turva
- Os efeitos sedativos e o ganho de peso podem ser devidos às propriedades anti-histamínicas
- O bloqueio dos receptores alfa-adrenérgicos pode explicar tontura, sedação e hipotensão
- Arritmias cardíacas e convulsões, especialmente em *overdose*, podem ser causadas pelo bloqueio de canais iônicos

Efeitos colaterais notáveis
- Visão turva, constipação, retenção urinária, aumento do apetite, boca seca, náusea, diarreia, azia, gosto estranho na boca, ganho de peso
- Fadiga, fraqueza, tontura, sedação, cefaleia, ansiedade, nervosismo, inquietação
- Disfunção sexual, sudorese

Efeitos colaterais potencialmente fatais ou perigosos
- Íleo paralítico, hipertermia (ADTs + agentes anticolinérgicos)
- Limiar convulsivo reduzido e convulsões raras
- Hipotensão ortostática, morte súbita, arritmias, taquicardia
- Prolongamento de QTc
- Insuficiência hepática, efeitos colaterais extrapiramidais
- Pressão intraocular aumentada
- Rara indução de mania
- Rara ativação de ideação e comportamento suicida (suicidalidade) (estudos de curto prazo não apresentaram um aumento no risco de suicidalidade com antidepressivos em comparação ao placebo acima dos 24 anos)

Ganho de peso
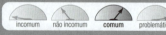
- Muitos experimentam e/ou pode ocorrer em quantidade significativa
- Pode aumentar o apetite e a fissura por carboidrato

Sedação
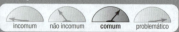
- Muitos experimentam e/ou pode ocorrer em quantidade significativa

- Pode se desenvolver tolerância ao efeito sedativo com o uso prolongado

O que fazer com os efeitos colaterais
- Esperar
- Esperar
- Esperar
- Reduzir a dose
- Trocar por ISRS ou antidepressivo mais recente

Melhores agentes de acréscimo para os efeitos colaterais
- Muitos efeitos colaterais não podem ser melhorados com um agente de acréscimo

DOSAGEM E USO

Variação típica da dosagem
- 75 a 150 mg/dia

Formas de dosagem
- Cápsulas de 25 mg
- Comprimidos de 75 mg

Como dosar
- 75 mg/dia 1 vez ao dia ou em doses divididas; aumentar a dose gradualmente para atingir o efeito terapêutico desejado; dose máxima de 300 mg/dia

 Dicas para dosagem
- Se dada em dose única, em geral, deve ser administrada na hora de dormir devido às suas propriedades sedativas
- Se dada em doses divididas, em geral, a dose maior deve ser dada na hora de dormir devido às suas propriedades sedativas
- Se os pacientes tiverem pesadelos, dividir a dose e não dar a maior na hora de dormir
- Pacientes tratados para dor crônica podem precisar somente de doses mais baixas
- O risco de convulsões aumenta com a dose
- Se ocorrer ansiedade, insônia, agitação, acatisia ou ativação intoleráveis após o início da dosagem ou após a descontinuação, considerar a possibilidade de transtorno bipolar ativado e trocar por estabilizador do humor ou um antipsicótico atípico

Overdose
- Pode ocorrer morte; convulsões, arritmias cardíacas, hipotensão grave, depressão do SNC, coma, alterações no ECG

Uso prolongado
- Seguro

Formação de hábito
- Não

Como interromper
- Reduzir a dose gradualmente para evitar efeitos de retirada
- Mesmo com redução gradual da dose, alguns sintomas de retirada podem aparecer dentro das 2 primeiras semanas
- Muitos pacientes toleram redução de 50% da dose por 3 dias, depois outros 50% por 3 dias, depois descontinuação
- Se surgirem sintomas de retirada durante a descontinuação, aumentar a dose para interromper os sintomas e depois reiniciar a retirada muito mais lentamente

Farmacocinética
- Substrato para CYP450 2D6
- Meia-vida de aproximadamente 14 a 40 horas

 Interações medicamentosas
- O tramadol aumenta o risco de convulsões em pacientes que tomam ADTs
- O uso de ADTs com substâncias anticolinérgicas pode resultar em íleo paralítico ou hipertermia
- Fluoxetina, paroxetina, bupropiona, duloxetina e outros inibidores de CYP450 2D6 podem aumentar as concentrações de ADTs
- A cimetidina pode aumentar as concentrações plasmáticas de ADTs e causar sintomas anticolinérgicos
- Fenotiazinas ou haloperidol podem aumentar as concentrações sanguíneas de ADT
- Pode alterar os efeitos de substâncias anti-hipertensivas; pode inibir os efeitos hipotensivos da clonidina
- O uso de ADTs com agentes simpatomiméticos pode aumentar a atividade simpática
- O metilfenidato pode inibir o metabolismo de ADTs
- Ativação e agitação, especialmente após a troca ou o acréscimo de antidepressivos, podem representar indução de um estado bipolar, especialmente uma condição bipolar tipo II disfórica mista algumas vezes associada a ideação suicida,

requerendo a adição de lítio, um estabilizador do humor ou um antipsicótico atípico e/ou descontinuação da dotiepina

 Outras advertências/ precauções
- Adicionar ou iniciar outros antidepressivos com cautela por até 2 semanas após a descontinuação da dotiepina
- Em geral, não usar com IMAOs, incluindo 14 dias depois de estes terem sido interrompidos; não iniciar um IMAO por pelo menos 5 meias-vidas (5 a 7 dias para a maioria das substâncias) depois de descontinuar dotiepina, mas ver a seção Pérolas
- Usar com cautela em pacientes com história de convulsões, retenção urinária, glaucoma de ângulo fechado, hipertireoidismo e em pacientes em recuperação de infarto do miocárdio
- Os ADTs podem aumentar o intervalo QTc, especialmente em doses tóxicas, o que pode ocorrer não só por *overdose*, mas também pela combinação com substâncias que inibem o metabolismo do ADT via CYP450 2D6, potencialmente causando arritmia do tipo *torsades de pointes* ou morte súbita
- Uma vez que os ADTs podem prolongar o intervalo QTc, usar com cautela em pacientes que têm bradicardia ou estão tomando substâncias que podem induzir bradicardia (p. ex., betabloqueadores, bloqueadores dos canais de cálcio, clonidina, digitálico)
- Uma vez que os ADTs podem prolongar o intervalo QTc, usar com cautela em pacientes que têm hipocalemia e/ou hipomagnesemia ou estão tomando substâncias que podem induzir hipocalemia e/ou magnesemia (p. ex., diuréticos, laxativos estimulantes, anfotericina B intravenosa, glicocorticoides, tetracosactida)
- Ao tratar crianças, ponderar cuidadosamente os riscos e benefícios do tratamento farmacológico em relação aos do não tratamento com antidepressivos, e documentar isso no prontuário do paciente
- Distribuir as brochuras fornecidas pela FDA e pelas companhias farmacêuticas
- Alertar pacientes e seus cuidadores sobre a possibilidade de efeitos colaterais ativadores e aconselhá-los a relatar esses sintomas imediatamente
- Monitorar os pacientes para ativação de ideação suicida, especialmente crianças e adolescentes

Não usar
- Se o paciente estiver se recuperando de infarto do miocárdio
- Se o paciente estiver tomando agentes capazes de prolongar significativamente o intervalo QTc (p. ex., pimozida, tioridazina, antiarrítmicos selecionados, moxifloxacina, esparfloxacina)
- Se houver uma história de prolongamento de QTc ou arritmia cardíaca, infarto agudo do miocárdio recente, insuficiência cardíaca descompensada
- Se o paciente estiver tomando substâncias que inibem o metabolismo de ADTs, incluindo inibidores de CYP450 2D6, exceto se prescrito por um especialista
- Se houver função reduzida de CYP450 2D6, como pacientes que são metabolizadores lentos de 2D6, exceto se prescrito por um especialista e em baixas doses
- Se houver uma alergia comprovada à dotiepina

POPULAÇÕES ESPECIAIS

Insuficiência renal
- Usar com cautela

Insuficiência hepática
- Usar com cautela

Insuficiência cardíaca
- É recomendado ECG basal
- Foi relatado que ADTs causam arritmias, prolongamento do tempo de condução, hipotensão ortostática, taquicardia sinusal e insuficiência cardíaca, especialmente no coração doente
- Infarto do miocárdio e AVC foram relatados com ADTs
- Os ADTs produzem prolongamento de QTc, o que pode ser potencializado pela existência de bradicardia, hipocalemia, intervalo QTc longo congênito ou adquirido, os quais devem ser avaliados antes da administração de dotiepina
- Usar com cautela se o tratamento for concomitante com uma medicação provável de produzir bradicardia prolongada, hipocalemia, lentificação da condução cardíaca ou prolongamento do intervalo QTc
- Evitar ADTs em pacientes com uma história conhecida de prolongamento de QTc, infarto agudo do miocárdio recente e insuficiência cardíaca descompensada
- Os ADTs podem causar um aumento sustentado na frequência cardíaca em pacientes com doença cardíaca isquêmica e podem piorar (reduzir) a variabilidade da frequência cardíaca, um risco independente de mortalidade em populações cardíacas

- Uma vez que os ISRSs podem melhorar (aumentar) a variabilidade da frequência cardíaca em pacientes depois um infarto do miocárdio e a sobrevida e o humor naqueles com angina aguda depois de um infarto do miocárdio, eles são agentes mais apropriados para a população cardíaca do que antidepressivos tricíclicos/tetracíclicos
- ✲ A relação risco/benefício pode não justificar o uso de ADTs em insuficiência cardíaca

Idosos
- ECG basal é recomendado para pacientes com mais de 50 anos
- Podem ser mais sensíveis a efeitos anticolinérgicos, cardiovasculares, hipotensores e sedativos
- Redução no risco de suicidalidade com antidepressivos em comparação ao placebo em adultos com mais de 65 anos

Crianças e adolescentes
- Ponderar cuidadosamente os riscos e benefícios do tratamento farmacológico em relação aos do não tratamento com antidepressivos e documentar isso no prontuário do paciente
- Monitorar os pacientes pessoalmente com regularidade, em particular durante as primeiras semanas de tratamento
- Usar com cautela, observando a ativação de transtorno bipolar conhecido ou desconhecido e/ou ideação suicida, e informar os pais ou responsáveis sobre esse risco para que possam ajudar a observar a criança ou adolescente
- Não recomendada para uso em crianças com menos de 18 anos
- Vários estudos mostram falta de eficácia dos ADTs para depressão
- Pode ser utilizada para tratar enurese ou comportamentos hiperativos/impulsivos
- Alguns casos de morte súbita ocorreram em crianças que tomavam ADTs

Gravidez
- Não foram conduzidos estudos controlados em gestantes
- Atravessa a placenta
- Foram relatados efeitos adversos em bebês cujas mães haviam tomado um ADT (letargia, sintomas de retirada, malformações fetais)
- Em geral, não recomendada para uso durante a gravidez, especialmente durante o primeiro trimestre
- Deve ser avaliado o risco do tratamento (desenvolvimento fetal do primeiro trimestre, parto do recém-nascido no terceiro trimestre) para a criança em relação ao do não tratamento (recorrência de depressão, saúde materna, vínculo com o bebê) para a mãe e a criança
- Para muitas pacientes isso pode significar a continuidade do tratamento durante a gravidez

Amamentação
- Alguma quantidade da substância é encontrada no leite materno
- ✲ Recomendado descontinuar a substância ou usar mamadeira
- O período pós-parto imediato é uma época de alto risco de depressão, especialmente em mulheres que tiveram episódios depressivos prévios, portanto poderá ser necessário reinstituir a substância no fim do terceiro trimestre ou logo após o parto para prevenir recorrência durante o pós-parto
- Devem ser ponderados os benefícios da amamentação com os riscos e benefícios do tratamento com antidepressivo *versus* não tratamento para o bebê e a mãe
- Para muitas pacientes isso pode significar a continuidade do tratamento durante a amamentação

A ARTE DA PSICOFARMACOLOGIA

Potenciais vantagens
- Pacientes com insônia
- Depressão grave ou resistente ao tratamento
- Depressão ansiosa

Potenciais desvantagens
- Pacientes pediátricos e geriátricos
- Pacientes preocupados com ganho de peso
- Pacientes com doença cardíaca

Principais sintomas-alvo
- Humor deprimido
- Dor crônica

Pérolas

✱ Grande semelhança estrutural com amitriptilina
- Os ADTs são frequentemente uma opção de tratamento de primeira linha para dor crônica
- Em geral, os ADTs não são mais considerados como opção de primeira linha para depressão devido ao seu perfil de efeitos colaterais
- Os ADTs continuam a ser úteis para depressão grave ou resistente ao tratamento
- Os ADTs podem agravar sintomas psicóticos
- Deve ser evitado álcool devido aos efeitos aditivos no SNC
- Pacientes abaixo do peso normal podem ser mais suscetíveis a efeitos adversos cardiovasculares
- Crianças, pacientes com hidratação inadequada e pacientes com doença cardíaca podem ser mais suscetíveis a cardiotoxicidade induzida por ADT do que adultos saudáveis
- Somente para o especialista: um tratamento extremo (mas potencialmente perigoso) para pacientes gravemente resistentes ao tratamento é administrar de modo simultâneo com IMAOs para aqueles que não respondem a inúmeros outros antidepressivos, mas costuma ser recomendado um ADT diferente de dotiepina para esse uso
- Se for escolhida essa opção, iniciar o IMAO com o antidepressivo tricíclico/tetracíclico simultaneamente em baixas doses após a apropriada eliminação da substância, então aumentar de modo alternado as doses desses agentes a cada poucos dias até uma semana, conforme tolerado
- Embora restrições dietéticas e de medicamentos concomitantes muito rígidas devam ser observadas para prevenir crises hipertensivas e síndrome serotonérgica, os efeitos colaterais mais comuns das combinações de IMAO e antidepressivos tricíclicos/tetracíclicos podem ser ganho de peso e hipotensão ortostática
- Pacientes em uso de ADTs devem estar cientes de que podem experimentar sintomas como fotossensibilidade ou urina azul-esverdeada
- Os ISRSs podem ser mais eficazes do que os ADTs em mulheres, e os ADTs podem ser mais eficazes do que os ISRSs em homens
- Como antidepressivos tricíclicos/tetracíclicos são substratos para CYP450 2D6 e 7% da população (especialmente pessoas brancas) podem ter uma variante genética levando a redução na atividade de 2D6, esses pacientes podem não tolerar com segurança doses normais de antidepressivos tricíclicos/tetracíclicos e precisar de redução da dose
- Poderá ser necessário teste fenotípico para detectar essa variante genética antes da dosagem com um antidepressivo tricíclico/tetracíclico, especialmente em populações vulneráveis, como crianças, idosos, populações cardíacas e aqueles com medicações concomitantes
- Pacientes que parecem ter efeitos colaterais extraordinariamente graves em doses normais ou baixas podem ter essa variante fenotípica de CYP450 2D6 e requerem doses baixas ou troca por outro antidepressivo não metabolizado por 2D6

Leituras sugeridas

Anderson IM. Meta-analytical studies on new antidepressants. Br Med Bull 2001;57:161–78.

Anderson IM. Selective serotonin reuptake inhibitors versus tricyclic antidepressants: a meta-analysis of efficacy and tolerability. J Aff Disorders 2000;58:19–36.

Donovan S, Dearden L, Richardson L. The tolerability of dothiepin: a review of clinical studies between 1963 and 1990 in over 13,000 depressed patients. Prog Neuropsychopharmacol Biol Psychiatry 1994;18:1143–62.

Lancaster SG, Gonzalez JP. Dothiepin. A review of its pharmacodynamic and pharmacokinetic properties, and therapeutic efficacy in depressive illness. Drugs 1989;38:123–47.

DOXEPINA

TERAPÊUTICA

Marcas • Sinequan, Silenor

Genérico? Sim

Classe
- Nomenclatura baseada na neurociência: multimodal de serotonina e norepinefrina (MM-SN)
- Antidepressivo tricíclico (ADT)
- Inibidor da recaptação de serotonina e norepinefrina
- Anti-histamínico

Comumente prescrita para
(em negrito, as aprovações da FDA)
- **Paciente psiconeurótico com depressão e/ou ansiedade**
- **Depressão e/ou ansiedade associada a alcoolismo**
- **Depressão e/ou ansiedade associada a doença orgânica**
- **Transtornos depressivos psicóticos com ansiedade associada**
- **Depressão involutiva**
- **Transtorno maníaco-depressivo**
- **Insônia (dificuldade de manutenção do sono) (somente Silenor)**
- Prurido/coceira (tópico)
- Dermatite atópica (tópico)
- Líquen simples crônico (tópico)
- Ansiedade
- Dor neuropática/dor crônica
- Depressão resistente ao tratamento

Como a substância atua
Em doses como antidepressivo:
- Estimula os neurotransmissores serotonina e norepinefrina
- Bloqueia a bomba de recaptação de serotonina (transportador de serotonina), possivelmente aumentando a neurotransmissão serotonérgica
- Bloqueia a bomba de recaptação de norepinefrina (transportador de norepinefrina), possivelmente aumentando a neurotransmissão noradrenérgica
- Possivelmente dessensibiliza os receptores de serotonina 1A e receptores beta-adrenérgicos
- Como a dopamina é inativada pela recaptação de norepinefrina no córtex frontal, que em grande parte carece de transportadores de dopamina, a doxepina pode aumentar a neurotransmissão de dopamina nessa parte do cérebro
- Pode ser eficaz no tratamento de doenças cutâneas devido às suas fortes propriedades anti-histamínicas

Em doses hipnóticas (3 a 6 mg/dia):
- Bloqueia de modo seletivo e potente os receptores de histamina 1, possivelmente reduzindo a vigília e, assim, promovendo o sono

Tempo para início da ação
- Pode ter efeitos imediatos no tratamento de insônia ou ansiedade
- O início das ações terapêuticas em depressão não costuma ser imediato, frequentemente demorando de 2 a 4 semanas
- Se não estiver funcionando dentro de 6 a 8 semanas para depressão, poderá ser necessário um aumento da dosagem ou poderá simplesmente não funcionar
- Pode continuar a agir por muitos anos, prevenindo recaída dos sintomas depressivos
- Também pode ter ação prolongada para insônia (estudado por até 12 semanas)

Se funcionar
- O objetivo do tratamento da depressão é a completa remissão dos sintomas atuais, além da prevenção de recaídas futuras
- O objetivo do tratamento da insônia é melhorar a qualidade do sono, incluindo efeitos no tempo total de vigília e no número de despertares noturnos
- O objetivo do tratamento da dor neuropática crônica é reduzir os sintomas o máximo possível, especialmente em combinação com outros tratamentos
- O tratamento de depressão na maioria das vezes reduz ou até mesmo elimina os sintomas, mas não é uma cura, já que os sintomas podem recorrer depois que o tratamento é interrompido
- O tratamento da dor neuropática crônica pode reduzir os sintomas, mas raramente os elimina por completo, e não é uma cura, já que os sintomas podem recorrer depois que o tratamento é interrompido
- Continuar o tratamento da depressão até que todos os sintomas tenham desaparecido (remissão)
- Depois que os sintomas de depressão tiverem desaparecido, continuar tratando por 1 ano depois do primeiro episódio de depressão
- Para segundo episódio de depressão e episódios subsequentes, poderá ser necessário continuar o tratamento por tempo indefinido

- O uso em transtornos de ansiedade, dor crônica e doenças cutâneas também poderá precisar ser por tempo indefinido, mas o tratamento prolongado não é bem estudado nessas condições

Se não funcionar
- Muitos pacientes deprimidos têm apenas uma resposta parcial em que alguns sintomas são melhorados, mas outros persistem (especialmente insônia, fadiga e problemas de concentração)
- Outros pacientes deprimidos podem ser não respondedores, sendo algumas vezes chamados de resistentes ou refratários ao tratamento
- Considerar aumento da dose, troca por outro agente ou adição de um agente de potencialização apropriado
- Considerar psicoterapia
- Considerar avaliação para outro diagnóstico ou para uma condição comórbida (p. ex., doença clínica, abuso de substância, etc.)
- Alguns pacientes podem experimentar aparente falta de consistência na eficácia devido à ativação de um transtorno bipolar latente ou subjacente, requerendo descontinuação do antidepressivo e troca por um estabilizador do humor
- Se a insônia não melhorar depois de 7 a 10 dias, ela pode ser a manifestação de uma doença psiquiátrica ou física primária, como apneia obstrutiva do sono ou síndrome das pernas inquietas, que requer avaliação independente

Melhores combinações de potencialização para resposta parcial ou resistência ao tratamento
- Lítio, buspirona, hormônio da tireoide (para depressão)
- Trazodona, hipnóticos sedativos GABA-érgicos (para insônia)
- Gabapentina, tiagabina, outros anticonvulsivantes e até mesmo opiáceos, se prescrito por especialistas, mediante monitoramento atento em casos difíceis (para dor crônica)

Exames
- É recomendado ECG basal para pacientes com mais de 50 anos (não para Silenor)
✽ Como antidepressivos tricíclicos e tetracíclicos estão frequentemente associados a ganho de peso, antes de iniciar o tratamento pesar todos os pacientes e determinar se o indivíduo já está com sobrepeso (IMC de 25,0-29,9) ou obeso (IMC ≥ 30)
- Antes de dar uma substância que pode causar ganho de peso para um paciente com sobrepeso ou obeso, determinar se o indivíduo já tem pré-diabetes (glicose plasmática em jejum de 100-125 mg/mL), diabetes (glicose plasmática em jejum > 126 mg/dL) ou dislipidemia (colesterol total, colesterol LDL e triglicerídeos aumentados; colesterol HDL reduzido) e tratar ou encaminhar tais pacientes para tratamento, incluindo manejo nutricional e do peso, aconselhamento de atividade física, cessação do tabagismo e manejo clínico
✽ Monitorar peso e IMC durante o tratamento
✽ Ao dar uma substância a um paciente que ganhou > 5% do peso inicial, considerar avaliação para a presença de pré-diabetes, diabetes ou dislipidemia, ou considerar troca por um antidepressivo diferente
- ECGs podem ser úteis para pacientes selecionados (p. ex., com história pessoal ou familiar de prolongamento de QTc; arritmia cardíaca; infarto do miocárdio recente; insuficiência cardíaca descompensada; ou que estejam tomando agentes que prolongam o intervalo QTc, como pimozida, tioridazina, antiarrítmicos selecionados, moxifloxacina, esparfloxacina, etc.)
- Pacientes com risco de distúrbios eletrolíticos (p. ex., pacientes em terapia diurética) devem ter medidas de potássio e magnésio séricos basais e periódicas

EFEITOS COLATERAIS

Como a substância causa efeitos colaterais
- Em doses antidepressivas, a atividade anticolinérgica pode explicar os efeitos sedativos, boca seca, constipação e visão turva
- Os efeitos sedativos e o ganho de peso podem ser devidos às propriedades anti-histamínicas
- Em doses antidepressivas, o bloqueio dos receptores alfa-1 adrenérgicos pode explicar tontura, sedação e hipotensão
- Arritmias cardíacas e convulsões, especialmente em *overdose*, podem ser causadas pelo bloqueio de canais iônicos

Efeitos colaterais notáveis
Doses antidepressivas
- Visão turva, constipação, retenção urinária, aumento do apetite, boca seca, náusea, diarreia, azia, gosto estranho na boca, ganho de peso
- Fadiga, fraqueza, tontura, sedação, cefaleia, ansiedade, nervosismo, inquietação
- Disfunção sexual, sudorese
- Tópicos: queimação, ardência, coceira ou inchaço no local da aplicação

Doxepina 257

Doses hipnóticas
• Poucos efeitos colaterais em baixas doses (3 a 6 mg/dia), o mais comum sendo sonolência/sedação

Efeitos colaterais potencialmente fatais ou perigosos
• Íleo paralítico, hipertermia (ADTs + agentes anticolinérgicos)
• Diminuição do limiar convulsivo e raras convulsões
• Hipotensão ortostática, morte súbita, arritmias, taquicardia
• Prolongamento de QTc
• Insuficiência hepática, efeitos colaterais extrapiramidais
• Aumento da pressão ocular, aumento dos sintomas psicóticos
• Rara indução de mania
• Rara ativação de ideação e comportamento suicida (suicidalidade) (estudos de curta duração não mostraram um aumento no risco de suicidalidade com antidepressivos em comparação ao placebo acima dos 24 anos)

Ganho de peso

incomum   não incomum   comum   problemático

• Muitos experimentam e/ou pode ocorrer em quantidade significativa (doses antidepressivas)
• Pode aumentar o apetite e a fissura por carboidrato
• Ganho de peso é incomum em doses hipnóticas

Sedação

incomum   não incomum   comum   problemático

• Muitos experimentam e/ou pode ocorrer em quantidade significativa
• Pode se desenvolver tolerância ao efeito sedativo com o uso prolongado
• Sedação não é incomum em doses hipnóticas

O que fazer com os efeitos colaterais
• Esperar
• Esperar
• Esperar
• Reduzir a dose
• Trocar por ISRS ou antidepressivo mais recente
• Trocar por outro hipnótico
• Melhores agentes de acréscimo para os efeitos colaterais
• Muitos efeitos colaterais não podem ser melhorados com um agente de acréscimo

DOSAGEM E USO

Variação típica da dosagem
• 75 a 150 mg/dia para depressão
• 3 a 6 mg na hora de dormir para insônia

Formas de dosagem
• Cápsulas de 10 mg, 25 mg, 50 mg, 75 mg, 100 mg, 150 mg
• Solução de 10 mg/mL
• Tópica 5%
• Comprimidos de 3 mg, 6 mg

Como dosar
• Dose inicial de 25 mg/dia na hora de dormir; aumentar 25 mg a cada 3 a 7 dias
• 75 mg/dia; aumentar a dose gradualmente até atingir a eficácia desejada; pode ser dosada 1 vez ao dia na hora de dormir ou em doses divididas; dose máxima de 300 mg/dia
• Tópica: aplicar uma camada fina 4 vezes por dia (ou a cada 3 a 4 horas enquanto acordado)
• Insônia: 6 mg 1 vez ao dia, 30 minutos antes da hora de dormir; não deve ser tomada nas 3 horas seguintes a uma refeição; dose máxima de 6 mg/dia

Dicas para dosagem
• Se for dada em dose antidepressiva única, em geral, deve ser administrada na hora de dormir devido às suas propriedades sedativas
• Se for dada em doses antidepressivas divididas, a dose maior, em geral, deve ser dada na hora de dormir devido às suas propriedades sedativas
• Se os pacientes tiverem pesadelos, dividir a dose antidepressiva e não dar a maior na hora de dormir
• Pacientes tratados para dor crônica podem requerer apenas doses mais baixas
• Pacientes tratados para insônia podem se beneficiar de doses de 3 a 6 mg na hora de dormir
• A formulação líquida deve ser diluída com água ou suco, excluindo suco de uva
• Cápsulas de 150 mg disponíveis somente para uso como manutenção, não como terapia inicial
✱ A administração tópica é absorvida sistemicamente e pode causar os mesmos efeitos colaterais sistêmicos que a administração oral
• Se ocorrer ansiedade, insônia, agitação, acatisia ou ativação intoleráveis após o início da dosagem ou da descontinuação, considerar a possibilidade de transtorno bipolar ativado e trocar por estabilizador do humor ou antipsicótico atípico

Overdose
- Pode ocorrer morte; convulsões, arritmias cardíacas, hipotensão grave, depressão do SNC, coma, alterações no ECG

Uso prolongado
- Seguro

Formação de hábito
- Não

Como interromper
- Em doses antidepressivas, reduzir a dose gradualmente para evitar efeitos de retirada
- Mesmo com redução gradual da dose, alguns sintomas de abstinência podem aparecer dentro das 2 primeiras semanas
- Muitos pacientes toleram redução de 50% da dose por 3 dias, depois outros 50% por 3 dias, depois descontinuação
- Se surgirem sintomas de retirada durante a descontinuação, aumentar a dose para interromper os sintomas e depois reiniciar a retirada muito mais lentamente
- Não é necessária redução gradual para baixas doses (3 a 6 mg/dia); efeitos de retirada em geral não observados

Farmacocinética
- Substrato para CYP450 2D6
- Meia-vida de aproximadamente 8 a 24 horas

Interações medicamentosas
- O tramadol aumenta o risco de convulsões em pacientes que tomam ADTs
- O uso de ADTs com substâncias anticolinérgicas pode resultar em íleo paralítico ou hipertermia
- Fluoxetina, paroxetina, bupropiona, duloxetina e outros inibidores de CYP450 2D6 podem aumentar as concentrações de ADT
- A cimetidina pode aumentar as concentrações plasmáticas de ADTs e causar sintomas anticolinérgicos
- Fenotiazinas ou haloperidol podem aumentar as concentrações sanguíneas de ADT
- Pode alterar os efeitos de substâncias anti-hipertensivas; pode inibir os efeitos hipotensores da clonidina
- O uso com agentes simpatomiméticos pode aumentar a atividade simpática
- O metilfenidato pode inibir o metabolismo de ADTs

- A maioria das interações medicamentosas pode ser menos provável em baixas doses (1 a 6 mg/dia) devido à ausência de efeitos em outros receptores além dos receptores de histamina 1
- Ativação e agitação, sobretudo após troca ou acréscimo de antidepressivos, pode representar a indução de um estado bipolar, especialmente uma condição bipolar tipo II disfórica mista algumas vezes associada a ideação suicida, e requerem a adição de lítio, um estabilizador do humor ou um antipsicótico atípico e/ou a descontinuação da doxepina

Outras advertências/precauções
- Adicionar ou iniciar outros antidepressivos com cautela por até 2 semanas após a descontinuação de doxepina
- Em geral, não usar com IMAOs, incluindo 14 dias após terem sido interrompidos; não iniciar um IMAO por pelo menos 5 meias-vidas (5 a 7 dias para a maioria das substâncias) após a descontinuação de doxepina, mas ver a seção Pérolas
- Usar com cautela em pacientes com história de convulsões, retenção urinária, glaucoma de ângulo fechado, hipertireoidismo
- Os ADTs podem aumentar o intervalo QTc, especialmente em doses tóxicas, o que pode ocorrer não só por *overdose*, mas também combinando com substâncias que inibem o metabolismo de ADTs via CYP450 2D6, potencialmente causando arritmia do tipo *torsades de pointes* ou morte súbita
- Uma vez que os ADTs podem prolongar o intervalo QTc, usar com cautela em pacientes que têm bradicardia ou que estão tomando substâncias que podem induzir bradicardia (p. ex., betabloqueadores, bloqueadores dos canais de cálcio, clonidina, digitálico)
- Uma vez que os ADTs podem prolongar o intervalo QTc, usar com cautela em pacientes que têm hipocalemia e/ou hipomagnesemia ou que estão tomando substâncias que podem induzir hipocalemia e/ou magnesemia (p. ex., diuréticos, laxativos estimulantes, anfotericina B intravenosa, glicocorticoides, tetracosactida)
- Ao tratar crianças, ponderar cuidadosamente os riscos e benefícios do tratamento farmacológico em relação aos do não tratamento com antidepressivos e documentar isso no prontuário do paciente
- Distribuir as brochuras fornecidas pela FDA e pelas companhias farmacêuticas

- Alertar pacientes e seus cuidadores sobre a possibilidade de efeitos colaterais ativadores e aconselhá-los a relatar esses sintomas imediatamente
- Monitorar os pacientes para a ativação de ideação suicida, especialmente em crianças e adolescentes

Não usar

- Se o paciente estiver se recuperando de infarto do miocárdio
- Se o paciente estiver tomando agentes capazes de prolongar significativamente o intervalo QTc (p. ex., pimozida, tioridazina, antiarrítmicos selecionados, moxifloxacina, esparfloxacina)
- Se houver uma história de prolongamento de QTc ou arritmia cardíaca, infarto agudo do miocárdio recente, insuficiência cardíaca descompensada
- Se o paciente estiver tomando substâncias que inibem o metabolismo de ADTs, incluindo inibidores de CYP450 2D6, exceto se prescrito por um especialista
- Se houver redução na função de CYP450 2D6, como pacientes que são metabolizadores lentos de 2D6, exceto se prescrito por um especialista e em baixas doses
- Se o paciente tiver glaucoma de ângulo fechado ou retenção urinária grave
- Se houver uma alergia comprovada a doxepina

POPULAÇÕES ESPECIAIS

Insuficiência renal

- Usar com cautela

Insuficiência hepática

- Usar com cautela – poderá ser necessária dose mais baixa do que a dose adulta típica

Insuficiência cardíaca

- É recomendado ECG basal (não para Silenor)
- Foi relatado que ADTs causam arritmias, prolongamento do tempo de condução, hipotensão ortostática, taquicardia sinusal e insuficiência cardíaca, especialmente no coração doente
- Infarto do miocárdio e AVC foram relatados com ADTs
- Os ADTs produzem prolongamento de QTc, o que pode ser potencializado pela existência de bradicardia, hipocalemia, intervalo QTc longo congênito ou adquirido, devendo ser avaliado antes de administrar doxepina
- Usar com cautela se tratar concomitantemente com uma medicação que apresenta probabilidade de produzir bradicardia prolongada, hipocalemia, lentificação da condução cardíaca ou prolongamento do intervalo QTc
- Evitar ADTs em pacientes com uma história conhecida de prolongamento de QTc, infarto agudo do miocárdio recente e insuficiência cardíaca descompensada
- Os ADTs podem causar um aumento sustentado na frequência cardíaca em pacientes com doença cardíaca isquêmica e podem piorar (reduzir) a variabilidade da frequência cardíaca, um risco independente de mortalidade em populações cardíacas
- Uma vez que os ISRSs podem melhorar (aumentar) a variabilidade da frequência cardíaca em pacientes depois de um infarto do miocárdio e a sobrevida e o humor naqueles com angina aguda ou depois de infarto do miocárdio, eles são agentes mais apropriados para a população cardíaca do que antidepressivos tricíclicos/tetracíclicos

✻ A relação risco/benefício pode não justificar o uso de ADTs em insuficiência cardíaca

Idosos

- É recomendado ECG basal para pacientes com mais de 50 anos (não para Silenor)
- Podem ser mais sensíveis aos efeitos anticolinérgicos, cardiovasculares, hipotensores e sedativos
- A doxepina em baixa dose (3 a 6 mg/dia) foi estudada e revelou-se efetiva para insônia em pacientes idosos; a dose recomendada é de 3 mg/dia
- Redução no risco de suicidalidade com antidepressivos em comparação ao placebo em adultos com mais de 65 anos

Crianças e adolescentes

- Ponderar cuidadosamente os riscos e benefícios do tratamento farmacológico em relação aos do não tratamento com antidepressivos e documentar isso no prontuário do paciente
- Monitorar os pacientes pessoalmente com regularidade, em particular durante as primeiras semanas de tratamento
- Usar com cautela, observando a ativação de transtorno bipolar conhecido ou desconhecido e/ou ideação suicida, e informar pais ou responsáveis sobre esse risco para que possam ajudar a observar a criança ou adolescente
- Não recomendada para uso em crianças com menos de 12 anos
- Vários estudos mostram falta de eficácia dos ADTs para depressão
- Pode ser utilizada para tratar enurese ou comportamentos hiperativos/impulsivos

- Ocorreram alguns casos de morte súbita em crianças que estavam tomando ADTs
- Dose inicial de 25 a 50 mg/dia; máximo de 100 mg/dia

Gravidez
- Válidas a partir de 30 de junho de 2015, a FDA norte-americana determina alterações no conteúdo e na forma das informações referentes a gravidez e lactação nos rótulos das substâncias de prescrição, incluindo a eliminação das categorias por letras para risco na gravidez; a Pregnancy and Lactation Labeling Rule (PLLR ou regra final) aplica-se somente a substâncias de prescrição e será introduzida gradualmente para substâncias aprovadas a partir de 30 de junho de 2001
- Não foram conduzidos estudos controlados em gestantes
- Atravessa a placenta
- Foram relatados efeitos adversos em bebês cujas mães tomaram um ADT (letargia, sintomas de retirada, malformações fetais)
- Em geral, não recomendado para uso durante a gravidez, especialmente durante o primeiro trimestre
- Deve ser ponderado o risco do tratamento (desenvolvimento fetal do primeiro trimestre, parto do recém-nascido no terceiro trimestre) para a criança em relação ao do não tratamento (recorrência de depressão, saúde materna, vínculo com o bebê) para a mãe e a criança
- Para muitas pacientes isso pode significar a continuidade do tratamento para depressão durante a gravidez

Amamentação
- É encontrada alguma quantidade da substância no leite materno
- Níveis significativos da substância foram detectados em alguns bebês em aleitamento
- ✷ Recomendado descontinuar a substância ou usar mamadeira
- O período pós-parto imediato é uma época de alto risco de depressão, especialmente em mulheres que tiveram episódios depressivos prévios, portanto poderá ser necessário reinstituir a substância no fim do terceiro trimestre ou logo após o parto para prevenir recorrência durante o período pós-parto
- Devem ser ponderados os benefícios da amamentação com os riscos e benefícios do tratamento com antidepressivo *versus* não tratamento para o bebê e a mãe
- Para muitas pacientes isso pode significar a continuidade do tratamento durante a amamentação

A ARTE DA PSICOFARMACOLOGIA

Potenciais vantagens
- Pacientes com insônia
- Depressão grave ou resistente ao tratamento
- Pacientes com neurodermatite e prurido

Potenciais desvantagens
- Pacientes pediátricos e geriátricos
- Pacientes preocupados com ganho de peso
- Pacientes com doença cardíaca

Principais sintomas-alvo
- Humor deprimido
- Ansiedade
- Distúrbio do sono e energia
- Sintomas somáticos
- Prurido

Pérolas
- ✷ Único ADT disponível em formulação tópica
- ✷ A administração tópica pode reduzir os sintomas em pacientes com várias síndromes de neurodermatite, especialmente coceira
- Embora baixas doses sejam especificamente aprovadas para manutenção do sono na insônia, também podem funcionar para o início do sono na insônia
- Em baixas doses, um dos poucos hipnóticos que não é uma substância controlada porque não apresenta risco de dependência, abstinência ou abuso
- Em baixas doses, não há tolerância às ações hipnóticas
- Em baixas doses, há pouco ou nenhum ganho de peso
- Em baixas doses, a doxepina é seletiva para o receptor de histamina 1 e assim pode melhorar o sono sem causar efeitos colaterais associados a outros sistemas neurotransmissores
- Em particular, a doxepina em baixa dose não parece causar sintomas anticolinérgicos, déficit de memória ou ganho de peso, nem há evidências de tolerância, insônia de rebote ou efeitos de retirada
- Os ADTs são frequentemente uma opção de primeira linha para dor crônica
- Os ADTs em geral já não são mais considerados uma opção de primeira linha para depressão devido ao seu perfil de efeitos colaterais
- Os ADTs continuam a ser úteis para depressão grave ou resistente ao tratamento
- Os ADTs podem agravar sintomas psicóticos
- Deve ser evitado álcool devido aos efeitos aditivos no SNC

- Pacientes abaixo de peso normal podem ser mais suscetíveis a efeitos cardiovasculares adversos
- Crianças, pacientes com hidratação inadequada e aqueles com doença cardíaca podem ser mais suscetíveis a cardiotoxicidade induzida por ADT do que adultos saudáveis
- Somente para o especialista: embora em geral proibido, um tratamento extremo, mas potencialmente perigoso, para pacientes com resistência grave ao tratamento é administrar um antidepressivo tricíclico/tetracíclico diferente de clomipramina simultaneamente com um IMAO para indivíduos que não respondem a diversos outros antidepressivos
- Se for escolhida essa opção, iniciar o IMAO de modo simultâneo com o antidepressivo tricíclico/tetracíclico em baixas doses depois de eliminação apropriada da substância, depois aumentar alternadamente as doses desses agentes a cada poucos dias até uma semana conforme tolerado
- Embora restrições dietéticas e a medicamentos concomitantes muito rígidas devam ser observadas para prevenir crises hipertensivas e síndrome serotonérgica, os efeitos colaterais mais comuns das combinações de IMAO e antidepressivos tricíclicos/tetracíclicos podem ser ganho de peso e hipotensão ortostática
- Pacientes em uso de ADTs devem estar cientes de que podem experimentar sintomas como fotossensibilidade ou urina azul-esverdeada
- Os ISRSs podem ser mais eficazes do que os ADTs em mulheres, e os ADTs podem ser mais eficazes do que os ISRSs em homens
- Como antidepressivos tricíclicos/tetracíclicos são substratos para CYP450 2D6 e 7% da população (especialmente pessoas brancas) podem ter uma variante genética levando a redução na atividade de 2D6, esses pacientes podem não tolerar com segurança doses normais de antidepressivos tricíclicos/tetracíclicos e precisar de redução da dose
- Poderá ser necessário teste fenotípico para detectar essa variante genética antes da dosagem com um antidepressivo tricíclico/tetracíclico, especialmente em populações vulneráveis, como crianças, idosos, populações cardíacas e aqueles utilizando medicações concomitantes
- Pacientes que parecem ter efeitos colaterais extraordinariamente graves em doses normais ou baixas podem ter esta variante fenotípica de CYP450 2D6 e requerem doses baixas ou troca por outro antidepressivo não metabolizado por 2D6

Leituras sugeridas

Anderson IM. Meta-analytical studies on new antidepressants. Br Med Bull 2001;57:161–78.

Anderson IM. Selective serotonin reuptake inhibitors versus tricyclic antidepressants: a meta-analysis of efficacy and tolerability. J Aff Disorders 2000; 58:19–36.

Godfrey RG. A guide to the understanding and use of tricyclic antidepressants in the overall management of fibromyalgia and other chronic pain syndromes. Arch Intern Med 1996;156:1047–52.

Roth T, Rogowski R, Hull S, et al. Efficacy and safety of doxepin 1 mg, 3 mg, and 6 mg in adults with primary insomnia. Sleep 2007;30(11):1555–61.

Singh H, Becker PM. Novel therapeutic usage of low-dose doxepin hydrochloride. Expert Opin Investig Drugs 2007;16(8):1295–305.

Stahl SM. Selective histamine 1 antagonism: novel hypnotic and pharmacologic actions challenge classical notions of antihistamines. CNS Spectrums 2008;13(12):855–65.

DULOXETINA

TERAPÊUTICA

Marcas • Cymbalta

Genérico? Sim

Classe
- Nomenclatura baseada na neurociência: inibidor da recaptação de serotonina e norepinefrina (IRSN)
- IRSN (inibidor dual da recaptação de serotonina e norepinefrina); pode ser classificada como um antidepressivo, mas não é apenas um antidepressivo

Comumente prescrita para
(em negrito, as aprovações da FDA)
- **Transtorno depressivo maior**
- **Dor neuropática periférica diabética (DNPD)**
- **Fibromialgia**
- **Transtorno de ansiedade generalizada, agudo e manutenção**
- **Dor musculoesquelética crônica**
- Incontinência urinária por estresse
- Dor neuropática/dor crônica
- Outros transtornos de ansiedade

Como a substância atua
- Estimula os neurotransmissores serotonina, norepinefrina e dopamina
- Bloqueia a bomba de recaptação de serotonina (transportador de serotonina), possivelmente aumentando a neurotransmissão serotonérgica
- Bloqueia a bomba de recaptação de norepinefrina (transportador de norepinefrina), possivelmente aumentando a neurotransmissão noradrenérgica
- Possivelmente, dessensibiliza os receptores de serotonina 1A e receptores beta-adrenérgicos
- Como a dopamina é inativada pela recaptação de norepinefrina no córtex frontal, que em grande parte carece de transportadores de dopamina, a duloxetina pode aumentar a neurotransmissão de dopamina nessa parte do cérebro
- Bloqueia fracamente a bomba de recaptação de dopamina (transportador de dopamina) e pode aumentar a neurotransmissão de dopamina

Tempo para início da ação
- O início das ações terapêuticas não costuma ser imediato, frequentemente demorando de 2 a 4 semanas para depressão
- Se não estiver funcionando dentro de 6 a 8 semanas para depressão, poderá ser necessário aumentar a dose ou poderá simplesmente não funcionar
- Pode reduzir dor neuropática dentro de 1 semana, mas o início pode levar mais tempo
- Pode continuar a agir por muitos anos, prevenindo recaída dos sintomas depressivos ou prevenindo piora dos sintomas dolorosos
- Sintomas vasomotores em mulheres na perimenopausa com ou sem depressão podem melhorar dentro de 1 semana

Se funcionar
- O objetivo do tratamento de depressão e transtornos de ansiedade é a completa remissão dos sintomas atuais, além de prevenção de recaídas futuras
- O objetivo do tratamento de dor neuropática periférica diabética, fibromialgia e dor neuropática crônica é reduzir o máximo possível os sintomas, especialmente em combinação com outros tratamentos
- O tratamento de depressão mais frequentemente reduz ou até mesmo elimina os sintomas, mas não é uma cura, já que os sintomas podem recorrer depois que a medicação é interrompida
- O tratamento de dor neuropática periférica diabética, fibromialgia e dor neuropática crônica pode reduzir os sintomas, mas raramente os elimina por completo, e não é uma cura, já que os sintomas podem recorrer depois que a medicação é interrompida
- Continuar o tratamento de depressão e transtornos de ansiedade até que todos os sintomas tenham desaparecido (remissão)
- Depois que os sintomas de depressão tiverem desaparecido, continuar tratando por 1 ano após o primeiro episódio de depressão
- Para segundo episódio de depressão e episódios subsequentes, poderá ser necessário continuar o tratamento por tempo indefinido
- O uso em transtornos de ansiedade também poderá precisar ser por tempo indefinido
- O uso em dor neuropática periférica diabética, fibromialgia e dor neuropática crônica também poderá precisar ser por tempo indefinido, mas o tratamento de longa duração não está bem estudado nessas condições

Se não funcionar
- Muitos pacientes têm apenas uma resposta parcial, em que alguns sintomas são melhorados, mas outros persistem (especialmente insônia, fadiga e problemas de concentração)

- Outros pacientes podem ser não respondedores, sendo algumas vezes chamados de resistentes ou refratários ao tratamento
- Alguns pacientes deprimidos que têm uma resposta inicial podem recair mesmo que continuem o tratamento, sendo algumas vezes denominados "*poop-out*" (que param de responder)
- Considerar aumento da dose, troca por outro agente ou adição de um agente de potencialização apropriado
- Considerar psicoterapia para depressão, *biofeedback* ou hipnose para a dor
- Considerar avaliação para outro diagnóstico ou para uma condição comórbida (p. ex., doença clínica, abuso de substância, etc.)
- Considerar a possibilidade de não adesão e aconselhar o paciente
- Alguns pacientes podem experimentar aparente falta de consistência na eficácia devido à ativação de um transtorno bipolar latente ou subjacente, requerendo descontinuação do antidepressivo e troca por um estabilizador do humor

Melhores combinações de potencialização para resposta parcial ou resistência ao tratamento

✱ A experiência de potencialização é limitada em comparação a outros antidepressivos e tratamentos para dor neuropática

✱ O acréscimo de outros agentes à duloxetina para tratamento de depressão pode seguir a mesma prática para potencialização dos ISRSs ou outros IRSNs se prescrito por especialistas, mediante monitoramento atento em casos difíceis

- Embora não haja estudos controlados e com pouca experiência clínica, o acréscimo de outros agentes para tratar dor neuropática periférica diabética e fibromialgia e dor neuropática pode teoricamente incluir gabapentina, pregabalina e tiagabina, se prescrito por especialistas, mediante monitoramento atento em casos difíceis
- Mirtazapina ("Combustível de foguetes da Califórnia" para depressão; uma combinação dual de serotonina e norepinefrina potencialmente poderosa, mas observar ativação de transtorno bipolar e ideação suicida)
- Bupropiona, reboxetina, nortriptilina, desipramina, maprotilina, atomoxetina (todas potencialmente estimuladoras poderosas da ação noradrenérgica para depressão, mas observar ativação de transtorno bipolar e ideação suicida)
- Modafinila, especialmente para fadiga, sonolência e falta de concentração

- Estabilizadores do humor ou antipsicóticos atípicos para depressão bipolar, depressão psicótica ou depressão resistente ao tratamento
- Benzodiazepínicos
- Se tudo o mais falhar para transtornos de ansiedade, considerar gabapentina, pregabalina ou tiagabina
- Hipnóticos ou trazodona para insônia
- Classicamente, lítio, buspirona ou hormônio da tireoide para depressão

Exames
- Verificar a pressão arterial antes de iniciar o tratamento, e regularmente durante a terapia

EFEITOS COLATERAIS

Como a substância causa efeitos colaterais
- Teoricamente, devido ao aumento nas concentrações de serotonina e norepinefrina nos receptores em partes do cérebro e do corpo diferentes das que causam ações terapêuticas (p. ex., ações indesejadas da serotonina nos centros do sono causando insônia, ações indesejadas da norepinefrina sobre a liberação de acetilcolina causando redução no apetite, aumento da pressão arterial, retenção urinária, etc.)
- A maior parte dos efeitos colaterais é imediata, mas frequentemente desaparece com o tempo

Efeitos colaterais notáveis
- Náusea, diarreia, redução do apetite, boca seca, constipação (dose-dependente)
- Insônia, sedação, tontura
- Disfunção sexual (homens: ejaculação/orgasmo anormal, impotência, redução da libido; mulheres: orgasmo anormal)
- Sudorese
- Aumento da pressão arterial (até 2 mmHg)
- Retenção urinária

Efeitos colaterais potencialmente fatais ou perigosos
- Raras convulsões
- Rara indução de hipomania
- Rara ativação de ideação suicida, tentativas de suicídio e suicídio consumado
- Estudos de curto prazo não mostraram um aumento no risco de suicidalidade com antidepressivos em comparação ao placebo acima dos 24 anos

Duloxetina

Ganho de peso

- Relatado, mas não esperado

Sedação

- Ocorre em uma minoria significativa
- Também pode ser ativadora em alguns pacientes

O que fazer com os efeitos colaterais
- Esperar
- Esperar
- Esperar
- Reduzir a dose
- Em algumas semanas, trocar ou adicionar outras substâncias

Melhores agentes de acréscimo para os efeitos colaterais
- Para hesitação urinária, administrar um bloqueador de alfa-1, como tamsulosina
- Frequentemente é melhor tentar outra terapia antidepressiva antes de recorrer a estratégias de acréscimo para tratar os efeitos colaterais
- Trazodona ou um hipnótico para insônia
- Bupropiona, sildenafila, vardenafila ou tadalafila para disfunção sexual
- Benzodiazepínicos para nervosismo e ansiedade, especialmente no início do tratamento e para pacientes ansiosos
- Mirtazapina para insônia, agitação e efeitos colaterais gastrintestinais
- Muitos efeitos colaterais são dose-dependentes (i.e., aumentam à medida que a dose aumenta, ou reemergem até que torne a se desenvolver tolerância)
- Muitos efeitos colaterais são tempo-dependentes (i.e., iniciam imediatamente após a dosagem e a cada aumento da dosagem, mas desaparecem com o tempo)
- Ativação e agitação podem representar a indução de um estado bipolar, especialmente uma condição bipolar tipo II disfórica mista II algumas vezes associada a ideação suicida, requerendo a adição de lítio, um estabilizador do humor ou antipsicótico atípico e/ou descontinuação de duloxetina

DOSAGEM E USO

Variação típica da dosagem
- 40 a 60 mg/dia em 1 a 2 doses para depressão
- 60 mg 1 vez ao dia para dor neuropática periférica diabética e fibromialgia
- 60 mg 1 vez ao dia para transtorno de ansiedade generalizada
- 40 mg 2 vezes por dia para incontinência urinária por estresse

Formas de dosagem
- Cápsulas de 20 mg, 30 mg, 60 mg

Como dosar
- Para depressão, dose inicial de 40 mg/dia em 2 doses; pode ser aumentada para 60 mg/dia em 1 a 2 doses, se necessário; dose máxima geralmente de 120 mg/dia
- Para dor neuropática e fibromialgia, dose inicial de 30 mg 1 vez ao dia; aumentar para 60 mg 1 vez ao dia depois de 1 semana; dose máxima geralmente de 60 mg/dia
- Para ansiedade generalizada, dose inicial de 60 mg 1 vez ao dia; dose máxima geralmente de 120 mg/dia

Dicas para dosagem
- Estudos não demonstraram aumento da eficácia acima de 60 mg/dia
- ✱ Alguns pacientes podem requerer até 120 mg/dia ou mais, mas a experiência clínica é bastante limitada com alta dosagem
- Em estudos de prevenção de recaída em depressão, uma porcentagem significativa de pacientes que recaíram com 60 mg/dia responderam e apresentaram remissão quando a dose foi aumentada para 120 mg/dia
- Em dor neuropática e fibromialgia, doses acima de 60 mg/dia foram associadas a aumento dos efeitos colaterais sem aumento na eficácia
- Alguns estudos sugerem que o bloqueio de serotonina e norepinefrina está presente com 40 a 60 mg/dia
- Não mastigar ou triturar e não pulverizar na comida ou misturar com o alimento, mas sempre engolir inteira para evitar afetar o revestimento entérico
- Alguns pacientes podem requerer dosagem acima de 120 mg/dia em 2 doses divididas, mas isso deve ser feito com cautela e por especialistas

Overdose
- Raros casos de morte foram relatados; síndrome serotonérgica, sedação, vômitos, convulsões, coma, alteração na pressão arterial

Uso prolongado
- A pressão arterial deve ser monitorada regularmente

Formação de hábito
- Não

Como interromper
- Reduzir a dose gradualmente para evitar efeitos de retirada (tontura, náusea, vômitos, dor de cabeça, parestesias, irritabilidade)
- Muitos pacientes toleram redução de 50% da dose por 3 dias, depois outra redução de 50% por 3 dias, depois descontinuação

✱ Se surgirem sintomas de retirada durante a descontinuação, aumentar a dose para interromper os sintomas e depois reiniciar a retirada muito mais lentamente

Farmacocinética
- Meia-vida de eliminação de aproximadamente 12 horas
- Metabolizada principalmente por CYP450 2D6 e CYP450 1A2
- Inibidor de CYP450 2D6 (provavelmente significativo do ponto de vista clínico) e de CYP450 1A2 (provavelmente não significativo do ponto de vista clínico)
- A absorção pode ser retardada em até 3 horas, e a eliminação pode ser aumentada em um terço depois de uma dose noturna quando comparada com uma dose pela manhã
- Alimentos não afetam a absorção

Interações medicamentosas
- Pode aumentar os níveis de ADT; usar com cautela com ADTs ou ao trocar de um ADT para duloxetina
- Pode causar uma "síndrome serotonérgica" fatal quando combinada com IMAOs, portanto não usar com esses fármacos ou por pelo menos 14 dias depois que tiverem sido interrompidos
- Possível risco aumentado de sangramento, especialmente quando combinada com anticoagulantes (p. ex., varfarina, AINEs)
- Não iniciar um IMAO por pelo menos 5 meias-vidas (5 a 7 dias para a maioria das substâncias) depois da descontinuação de duloxetina

- Inibidores de CYP450 1A2, como fluvoxamina, aumentam os níveis plasmáticos de duloxetina e podem requerer uma redução da dosagem de duloxetina
- Fumar cigarros induz CYP450 1A2 e pode reduzir os níveis plasmáticos de duloxetina, mas modificações na dosagem não são recomendadas para fumantes

✱ Inibidores de CYP450 2D6, como paroxetina, fluoxetina e quinidina, podem aumentar os níveis plasmáticos de duloxetina, requerendo uma redução na dosagem de duloxetina
- Via inibição de CYP450 1A2, a duloxetina pode teoricamente reduzir a eliminação de teofilina e clozapina; no entanto, estudos de coadminstração não demonstraram efeitos significativos da duloxetina na farmacocinética da teofilina
- Via inibição de CYP450 2D6, a duloxetina pode teoricamente interferir nas ações analgésicas da codeína e aumentar os níveis plasmáticos de alguns betabloqueadores e da atomoxetina
- Via inibição de CYP450 2D6, a duloxetina pode teoricamente aumentar as concentrações de tioridazina e causar arritmias cardíacas perigosas

Outras advertências/precauções
- Usar com cautela em pacientes com história de convulsões
- Usar com cautela em pacientes com transtorno bipolar, a não ser que tratados concomitantemente com agente estabilizador do humor
- Raros relatos de hepatotoxicidade; embora a mortalidade não tenha sido estabelecida, a duloxetina deve ser descontinuada em pacientes que desenvolvem icterícia ou outra evidência de disfunção hepática significativa
- Ao tratar crianças, ponderar cuidadosamente os riscos e benefícios do tratamento farmacológico em relação aos do não tratamento com antidepressivos e documentar isso no prontuário do paciente
- Distribuir as brochuras fornecidas pela FDA e pelas companhias farmacêuticas
- Alertar pacientes e seus cuidadores sobre a possibilidade de efeitos colaterais ativadores e aconselhá-los a relatar esses sintomas imediatamente
- Monitorar os pacientes quanto à ativação de ideação suicida, especialmente crianças e adolescentes
- A duloxetina pode aumentar a pressão arterial, portanto esta deve ser monitorada durante o tratamento

Não usar
- Se o paciente tiver glaucoma de ângulo fechado não controlado
- Se o paciente tiver uso substancial de álcool
- Se o paciente estiver tomando um IMAO
- Se o paciente estiver tomando tioridazina
- Se houver uma alergia comprovada a duloxetina

POPULAÇÕES ESPECIAIS

Insuficiência renal
- Geralmente não é necessário ajuste da dose para insuficiência leve a moderada
- Não recomendado para uso em pacientes com doença renal em estágio terminal (requerendo diálise) ou insuficiência renal grave

Insuficiência hepática
- Não deve ser administrada a pacientes com alguma insuficiência hepática
- Não recomendada para uso em pacientes com uso de álcool substancial
- Risco aumentado de elevação dos níveis séricos de transaminase

Insuficiência cardíaca
- A substância deve ser utilizada com cautela
- A duloxetina pode elevar a pressão arterial

Idosos
- Alguns pacientes podem tolerar melhor doses mais baixas
- Redução no risco de suicidalidade com antidepressivos em comparação ao placebo em adultos com mais de 65 anos

Crianças e adolescentes
- Ponderar cuidadosamente os riscos e benefícios do tratamento farmacológico em relação aos do não tratamento com antidepressivos e documentar isso no prontuário do paciente
- Monitorar os pacientes pessoalmente com regularidade, em particular, durante as primeiras semanas
- Usar com cautela, observando a ativação de transtorno bipolar conhecido ou desconhecido e/ou ideação suicida, e informar pais ou responsáveis para que possam ajudar a observar a criança ou adolescente
- Não estudada, mas pode ser utilizada por especialistas

Gravidez
- Válidas a partir de 30 de junho de 2015, a FDA norte-americana determina alterações no conteúdo e na forma das informações referentes a gravidez e lactação nos rótulos das substâncias de prescrição, incluindo a eliminação das categorias por letras para risco na gravidez; a Pregnancy and Lactation Labeling Rule (PLLR ou regra final) aplica-se somente a substâncias de prescrição e será introduzida gradualmente para substâncias aprovadas a partir de 30 de junho de 2001
- Não foram conduzidos estudos controlados em gestantes
- Em geral, não recomendada para uso durante a gravidez, especialmente durante o primeiro trimestre
- Entretanto, poderá ser necessário tratamento contínuo durante a gravidez, e não foi comprovado se é prejudicial para o feto
- Deve ser ponderado o risco do tratamento (desenvolvimento fetal do primeiro trimestre, parto do recém-nascido no terceiro trimestre) para a criança em relação ao do não tratamento (recorrência de depressão, saúde materna, vínculo com o bebê) para a mãe e a criança
- Para muitas pacientes isso pode significar a continuidade do tratamento durante a gravidez
- Recém-nascidos expostos a ISRSs e IRSNs no fim do terceiro trimestre desenvolveram complicações que requereram hospitalização prolongada, suporte respiratório e alimentação com sonda; os sintomas relatados são compatíveis com um efeito tóxico direto de ISRSs e IRSNs ou, possivelmente, uma síndrome de descontinuação da substância, e incluem sofrimento respiratório, cianose, apneia, convulsões, instabilidade da temperatura, dificuldade de alimentação, vômitos, hipoglicemia, hipotonia, hipertonia, hiper-reflexia, tremor, nervosismo, irritabilidade e choro constante

Amamentação
- Alguma quantidade da substância é encontrada no leite materno
- Se a criança se tornar irritável ou sedada, poderá ser necessário descontinuar a amamentação ou a substância
- O período pós-parto imediato é uma época de alto risco de depressão, especialmente em mulheres que tiveram episódios depressivos prévios, portanto poderá ser necessário reinstituir a substância no final do terceiro trimestre ou logo após o

- parto para prevenir recorrência durante o período pós-parto
- Devem ser ponderados os benefícios da amamentação em relação aos riscos e benefícios do tratamento com antidepressivo *versus* não tratamento para o bebê e a mãe
- Para muitas pacientes, isso pode significar a continuidade do tratamento durante a amamentação

A ARTE DA PSICOFARMACOLOGIA

Potenciais vantagens
- Pacientes com sintomas físicos de depressão
- Pacientes com depressão retardada
- Pacientes com depressão atípica
- Pacientes com ansiedade comórbida
- Pacientes com depressão podem ter taxas mais altas de remissão com IRSNs do que com ISRSs
- Pacientes deprimidos com sintomas somáticos, fadiga e dor
- Pacientes que não respondem ou não apresentam remissão em tratamento com ISRSs

Potenciais desvantagens
- Pacientes com transtornos urológicos, distúrbios prostáticos (p. ex., homens idosos)
- Pacientes sensíveis a náusea

Principais sintomas-alvo
- Humor deprimido
- Energia, motivação e interesse

- Distúrbio do sono
- Ansiedade
- Sintomas físicos
- Dor

Pérolas
* A duloxetina tem eficácia bem documentada para os sintomas físicos dolorosos de depressão
- A duloxetina tem potencial apenas um pouco maior para bloqueio da recaptação de serotonina do que para bloqueio da recaptação de norepinefrina, mas a importância clínica disso não está clara como um diferenciador dos outros IRSNs
- Não há estudos comparativos diretos, mas pode ter menos hipertensão do que venlafaxina XR
- Podem ocorrer ações pró-noradrenérgicas potentes em doses maiores que 60 mg/dia
- Não bem estudada em TDAH, mas pode ser eficaz
* Aprovada em muitos países para incontinência urinária por estresse
- Os pacientes podem ter taxa de remissão mais alta para depressão com IRSNs do que com ISRSs
- Adicionar ou trocar por ou de agentes pró-adrenérgicos (p. ex., atomoxetina, reboxetina, outros IRSNs, mirtazapina, maprotilina, nortriptilina, desipramina, bupropiona) com cautela
- Adicionar ou trocar por ou de substratos de CYP450 2D6 com cautela (p. ex., atomoxetina, maprotilina, nortriptilina, desipramina)
- O mecanismo de ação como IRSN sugere que pode ser efetivo em alguns pacientes que não respondem a ISRSs

Leituras sugeridas

Arnold LM, Pritchett YL, D'Souza DN, et al. Duloxetine for the treatment of fibromyalgia in women: pooled results from two randomized, placebo-controlled trials. J Womens Health (Larchmt) 2007;16(8):1145–56.

Bymaster FP, Dreshfield-Ahmad LJ, Threlkeld PG, et al. Comparative affinity of duloxetine and venlafaxine for serotonin and norepinephrine transporters in vitro and in vivo, human serotonin receptor subtypes, and other neuronal receptors. Neuropsychopharmacology 2001;25(6):871–80.

Hartford J, Kornstein S, Liebowitz M, et al. Duloxetine as an SNRI treatment for generalized anxiety disorder: results from placebo and active-controlled trial. Int Clin Psychopharmacol 2007;22(3):167–74.

Muller N, Schennach R, Riedel M, Moller HJ. Duloxetine in the treatment of major psychiatric and neuropathic disorders. Expert Rev Neurother 2008;8(4):527–36.

Zinner NR. Duloxetine: a serotonin-noradrenaline re-uptake inhibitor for the treatment of stress urinary incontinence. Expert Opin Investig Drugs 2003;12(9):1559–66.

ESCITALOPRAM

TERAPÊUTICA

Marcas • Lexapro

Genérico? Sim

Classe
- Nomenclatura baseada na neurociência: inibidor da recaptação de serotonina (IRS)
- ISRS (inibidor seletivo da recaptação de serotonina); frequentemente classificado como antidepressivo, mas não é apenas um antidepressivo

Comumente prescrito para
(em negrito, as aprovações da FDA)
- **Transtorno depressivo maior (acima dos 12 anos)**
- **Transtorno de ansiedade generalizada (TAG)**
- Transtorno de pânico
- Transtorno obsessivo-compulsivo (TOC)
- Transtorno de estresse pós-traumático (TEPT)
- Transtorno de ansiedade social (fobia social)
- Transtorno disfórico pré-menstrual (TDPM)

Como a substância atua
- Estimula o neurotransmissor serotonina
- Bloqueia a bomba de recaptação de serotonina (transportador de serotonina)
- Dessensibiliza os receptores de serotonina, especialmente os autorreceptores de serotonina 1A
- Possivelmente aumenta a neurotransmissão serotonérgica

Tempo para início da ação
- O início das ações terapêuticas não costuma ser imediato, frequentemente demorando de 2 a 4 semanas
- Se não estiver funcionando dentro de 6 a 8 semanas, poderá ser necessário um aumento da dose ou poderá simplesmente não funcionar
- Pode continuar a agir por muitos anos, prevenindo recaída dos sintomas

Se funcionar
- O objetivo do tratamento é a completa remissão dos sintomas atuais, além da prevenção de recaídas futuras
- O tratamento na maioria das vezes reduz ou até mesmo elimina os sintomas, mas não é uma cura, já que os sintomas podem recorrer depois que o medicamento é interrompido
- Continuar o tratamento até que todos os sintomas tenham desaparecido (remissão) ou reduzido significativamente (p. ex., TOC, TEPT)
- Depois que os sintomas desapareceram, continuar tratando por 1 ano para o primeiro episódio de depressão
- Para segundo episódio de depressão e episódios subsequentes, poderá ser necessário tratamento por tempo indefinido
- O uso em transtornos de ansiedade também poderá precisar ser por tempo indefinido

Se não funcionar
- Muitos pacientes têm apenas uma resposta parcial, em que alguns sintomas são melhorados, mas outros persistem (especialmente insônia, fadiga e problemas de concentração em depressão)
- Outros pacientes podem ser não respondedores, sendo algumas vezes chamados de resistentes ou refratários ao tratamento
- Alguns pacientes com resposta inicial podem recair mesmo que continuem o tratamento, sendo algumas vezes chamados de "*poop-out*" (que param de responder)
- Considerar o aumento da dose, troca por outro agente ou acréscimo de um agente de potencialização apropriado
- Considerar psicoterapia
- Considerar avaliação para outro diagnóstico ou para uma condição comórbida (p. ex., doença clínica, abuso de substância, etc.)
- Alguns pacientes podem experimentar aparente falta de consistência na eficácia devido à ativação de um transtorno bipolar latente ou subjacente, requerendo descontinuação do antidepressivo e troca por um estabilizador do humor

Melhores combinações de potencialização para resposta parcial ou resistência ao tratamento
- Trazodona, especialmente para insônia
- Bupropiona, mirtazapina, reboxetina ou atomoxetina (usar combinações de antidepressivos com cautela, já que podem ativar transtorno bipolar e ideação suicida)
- Modafinila, especialmente para fadiga, sonolência e falta de concentração
- Estabilizadores do humor ou antipsicóticos atípicos para depressão bipolar, depressão psicótica, depressão resistente ao tratamento ou transtornos de ansiedade resistentes ao tratamento
- Benzodiazepínicos
- Se tudo o mais falhar para transtornos de ansiedade, considerar gabapentina ou tiagabina
- Hipnóticos para insônia
- Classicamente, lítio, buspirona ou hormônio da tireoide

Exames
- Nenhum para indivíduos saudáveis

EFEITOS COLATERAIS

Como a substância causa efeitos colaterais
- Teoricamente, devido ao aumento nas concentrações de serotonina nos receptores de serotonina em partes do cérebro e do corpo diferentes daquelas que causam ações terapêuticas (p. ex., ações indesejadas da serotonina nos centros do sono causando insônia, ações indesejadas da serotonina no intestino causando diarreia, etc.)
- O aumento da serotonina pode causar diminuição na liberação de dopamina e contribuir para embotamento emocional, lentificação cognitiva e apatia em alguns pacientes
- A maioria dos efeitos colaterais é imediata, mas geralmente desaparece com o tempo, em contraste com a maioria dos efeitos terapêuticos, que são retardados e intensificados com o tempo
* Uma vez que o escitalopram não tem propriedades farmacológicas secundárias importantes conhecidas, presume-se que seus efeitos colaterais sejam mediados pelo seu bloqueio da recaptação de serotonina

Efeitos colaterais notáveis
- Disfunção sexual (homens: ejaculação retardada, disfunção erétil; homens e mulheres: diminuição do desejo sexual, anorgasmia)
- Gastrintestinais (diminuição do apetite, náusea, diarreia, constipação, boca seca)
- Preponderantemente no sistema nervoso central (insônia, mas também sedação, agitação, tremor, cefaleia, tontura)
- Nota: pacientes com transtornos bipolares ou psicóticos diagnosticados ou não diagnosticados podem ser mais vulneráveis a ações ativadoras dos ISRSs no SNC
- Autonômicos (sudorese)
- Hematomas e sangramento raro
- Hiponatremia rara (preponderantemente, em pacientes idosos e com frequência reversíveis após descontinuação de escitalopram)
- SIADH (síndrome de secreção inapropriada do hormônio antidiurético)

Efeitos colaterais potencialmente fatais ou perigosos
- Raras convulsões
- Rara indução de mania
- Rara ativação de ideação e comportamento suicida (suicidalidade) (estudos de curto prazo não mostraram aumento no risco de suicidalidade com antidepressivos em comparação ao placebo acima dos 24 anos)

Ganho de peso

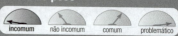

- Relatado, mas não esperado

Sedação

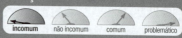

- Relatada, mas não esperada

O que fazer com os efeitos colaterais
- Esperar
- Esperar
- Esperar
- Em algumas semanas, trocar por outro agente ou adicionar outras substâncias

Melhores agentes de acréscimo para os efeitos colaterais
- Frequentemente é melhor tentar outro ISRS ou outra monoterapia com antidepressivo antes de recorrer a estratégias de acréscimo para tratar os efeitos colaterais
- Trazodona ou um hipnótico para insônia
- Bupropiona, sildenafila, vardenafila ou tadalafila para disfunção sexual
- Bupropiona para embotamento emocional, lentificação cognitiva ou apatia
- Mirtazapina para insônia, agitação e efeitos colaterais gastrintestinais
- Benzodiazepínicos para nervosismo e ansiedade, especialmente no início do tratamento e para pacientes ansiosos
- Muitos efeitos colaterais são dose-dependentes (i.e., aumentam à medida que a dose aumenta, ou reemergem até que volte a se desenvolver tolerância)
- Muitos efeitos colaterais são tempo-dependentes (i.e., iniciam imediatamente após a dosagem e a cada aumento da dose, mas desaparecem com o tempo)
- Ativação e agitação podem representar a indução de um estado bipolar, especialmente uma condição bipolar tipo II disfórica mista algumas vezes associada a ideação suicida, e requerem a adição de lítio, um estabilizador do humor ou um antipsicótico atípico, e/ou a descontinuação de escitalopram

DOSAGEM E USO

Variação típica da dosagem
- 10 a 20 mg/dia

Formas de dosagem
- Comprimidos de 5 mg, 10 mg sulcados, 20 mg sulcados
- Cápsulas de 5 mg, 10 mg, 20 mg
- Solução oral de 5 mg/5 mL

Como dosar
- Dose inicial de 10 mg/dia; aumentar para 20 mg/dia, se necessário; administração em dose única, pela manhã ou à noite

Dicas para dosagem
- Dado 1 vez ao dia, a qualquer hora do dia em que for tolerado
- ✲ 10 mg de escitalopram podem ser comparáveis em eficácia a 40 mg de citalopram com menos efeitos colaterais
- Assim, fazer uma tentativa adequada com 10 mg antes de dar 20 mg
- Alguns pacientes requerem dosagens de 30 ou 40 mg
- Se ocorrer ansiedade, insônia, agitação, acatisia ou ativação intoleráveis depois do início da dosagem ou na descontinuação, considerar a possibilidade de transtorno bipolar ativado e trocar por um estabilizador do humor ou antipsicótico atípico

Overdose
- Poucos relatos de *overdose* de escitalopram, mas provavelmente semelhante à *overdose* de citalopram
- Raros casos de morte foram relatados em *overdose* de citalopram, tanto em combinação com outras substâncias quanto isoladamente
- Os sintomas associados a *overdose* de citalopram incluem vômitos, sedação, distúrbios do ritmo cardíaco, tontura, sudorese, náusea, tremor e, raramente, amnesia, confusão, coma, convulsões

Uso prolongado
- Seguro

Formação de hábito
- Não

Como interromper
- Geralmente não é necessário reduzir a dose de maneira gradual
- Entretanto, em geral, é prudente reduzir a dose aos poucos para evitar possíveis reações de retirada
- Muitos pacientes toleram redução de 50% da dose por 3 dias, depois outra redução de 50% por 3 dias, depois descontinuação
- Se surgirem sintomas de retirada durante a descontinuação, aumentar a dose para interromper os sintomas e depois reiniciar a retirada muito mais lentamente

Farmacocinética
- Meia-vida terminal média de 27 a 32 horas
- Concentrações plasmáticas em estado de equilíbrio atingidas dentro de 1 semana
- Sem ações significativas nas enzimas CYP450

Interações medicamentosas
- O tramadol aumenta o risco de convulsões em pacientes que tomam um antidepressivo
- Pode causar uma "síndrome serotonérgica" fatal quando combinado com IMAOs, portanto não usar com esses medicamentos por pelo menos 14 dias depois que tiverem sido interrompidos
- Não iniciar um IMAO por pelo menos 5 meias-vidas (5 a 7 dias para a maioria das substâncias) depois da descontinuação de escitalopram
- Em teoria, pode causar fraqueza, hiper-reflexia e incoordenação quando combinado com sumatriptano ou possivelmente outros triptanos, requerendo monitoramento atento do paciente
- Possível risco aumentado de sangramento, especialmente quando combinado com anticoagulantes (p. ex., varfarina, AINEs)
- AINEs podem prejudicar a eficácia de ISRSs
- Poucas interações medicamentosas adversas conhecidas

Outras advertências/precauções
- Usar com cautela em pacientes com história de convulsões
- Usar com cautela em pacientes com transtorno bipolar, a menos que tratados concomitantemente com agente estabilizador do humor
- Ao tratar crianças, ponderar cuidadosamente os riscos e benefícios do tratamento farmacológico em relação aos do não tratamento com antidepressivos e documentar isso no prontuário do paciente
- Distribuir as brochuras fornecidas pela FDA e pelas companhias farmacêuticas

- Alertar pacientes e seus cuidadores sobre a possibilidade de efeitos adversos ativadores e aconselhá-los a relatar esses sintomas imediatamente
- Monitorar os pacientes para ativação de ideação suicida, especialmente crianças e adolescentes

Não usar
- Se o paciente estiver tomando um IMAO
- Se o paciente estiver tomando pimozida
- Se houver uma alergia comprovada a escitalopram ou citalopram

POPULAÇÕES ESPECIAIS

Insuficiência renal
- Sem ajuste da dose para insuficiência leve a moderada
- Usar com cautela em pacientes com insuficiência grave

Insuficiência hepática
- Dose recomendada de 10 mg/dia

Insuficiência cardíaca
- Não avaliado sistematicamente em pacientes com insuficiência cardíaca
- Dados preliminares sugerem que citalopram é seguro em pacientes com insuficiência cardíaca, sugerindo que escitalopram também é seguro
- Tratar depressão com ISRSs em pacientes com angina aguda ou depois de infarto do miocárdio pode reduzir eventos cardíacos e melhorar a sobrevida e o humor

Idosos
- Dose recomendada de 10 mg/dia
- O risco de SIADH com ISRSs é mais alto em idosos
- Redução no risco de suicidalidade com antidepressivos em comparação ao placebo em adultos acima de 65 anos

Crianças e adolescentes
- Aprovado para depressão em adolescentes entre 12 e 17 anos
- Ponderar cuidadosamente os riscos e benefícios do tratamento farmacológico em relação aos do não tratamento com antidepressivos e documentar no prontuário do paciente
- Monitorar os pacientes pessoalmente com regularidade, em particular durante as primeiras semanas de tratamento

- Usar com cautela, observando ativação de transtorno bipolar conhecido ou desconhecido e/ou ideação suicida, e informar pais ou responsáveis sobre esse risco para que possam ajudar a observar a criança ou adolescente

Gravidez
- Válidas a partir de 30 de junho de 2015, a FDA norte-americana determina alterações no conteúdo e na forma das informações referentes a gravidez e lactação nos rótulos das substâncias de prescrição, incluindo a eliminação das categorias por letras para risco na gravidez; a Pregnancy and Lactation Labeling Rule (PLLR ou regra final) aplica-se somente a substâncias de prescrição e será introduzida gradualmente para substâncias aprovadas a partir de 30 de junho de 2001
- Não foram conduzidos estudos controlados em gestantes
- Em geral, não recomendado para uso durante a gravidez, especialmente durante o primeiro trimestre
- Entretanto, poderá ser necessário tratamento contínuo durante a gravidez, e não foi comprovado que seja prejudicial para o feto
- No parto, pode haver mais sangramento na mãe e irritabilidade ou sedação transitórias no recém-nascido
- Deve ser ponderado o risco do tratamento (desenvolvimento fetal do primeiro trimestre, parto do recém-nascido no terceiro trimestre) para a criança em relação ao do não tratamento (recorrência de depressão, saúde materna, vínculo com o bebê) para a mãe e a criança
- Para muitas pacientes, isso pode significar continuidade do tratamento durante a gravidez
- A exposição a ISRSs no início da gravidez pode estar associada a aumento no risco de defeitos cardíacos septais (o risco absoluto é pequeno)
- O uso de ISRS além da 20ª semana de gravidez pode estar associado a risco aumentado de hipertensão pulmonar em recém-nascidos, embora isso não esteja comprovado
- A exposição a ISRSs no fim da gravidez pode estar associada a risco aumentado de hipertensão gestacional e pré-eclâmpsia
- Recém-nascidos expostos a ISRSs ou IRSNs no fim do terceiro trimestre desenvolveram complicações que requereram hospitalização prolongada, suporte respiratório e alimentação por sonda; os sintomas relatados são compatíveis com um efeito tóxico direto dos ISRSs e IRSNs ou, possivelmente, uma síndrome de descontinuação da substância, e incluem sofrimento respiratório, cianose, apneia,

convulsões, instabilidade da temperatura, dificuldade de alimentação, vômitos, hipoglicemia, hipotonia, hipertonia, hiper-reflexia, tremor, nervosismo, irritabilidade e choro constante

Amamentação
- Alguma quantidade da substância é encontrada no leite materno
- Vestígios da substância podem estar presentes em crianças em aleitamento cujas mães estão fazendo uso de escitalopram
- Se a criança se tornar irritável ou sedada, poderá ser necessário descontinuar a amamentação ou a substância
- O período pós-parto imediato é uma época de alto risco de depressão, especialmente em mulheres que tiveram episódios depressivos prévios, portanto poderá ser necessário reinstituir a substância no fim do terceiro trimestre ou logo após o parto para prevenir recorrência durante o período pós-parto
- Devem ser ponderados os benefícios da amamentação com os riscos e benefícios do tratamento com antidepressivo *versus* nenhum tratamento para o bebê e a mãe
- Para muitas pacientes isso pode significar continuidade do tratamento durante a amamentação

A ARTE DA PSICOFARMACOLOGIA

Potenciais vantagens
- Pacientes que tomam medicações concomitantes (poucas interações medicamentosas e menos ainda do que com citalopram)
- Pacientes que requerem início de ação mais rápido

Potenciais desvantagens
- Mais caro do que citalopram em mercados nos quais há citalopram genérico

Principais sintomas-alvo
- Humor deprimido

- Ansiedade
- Ataques de pânico, comportamento esquivo, reexperiência, hiperexcitação
- Distúrbio do sono, tanto insônia quanto hipersonia

Pérolas

✤ Pode estar entre os antidepressivos mais tolerados
- Pode ter menos disfunção sexual do que alguns outros ISRSs
- Pode ser mais bem tolerado do que citalopram
- Pode causar "embotamento" cognitivo e afetivo

✤ O citalopram R pode interferir na ligação de citalopram S ao transportador de serotonina

✤ Por essa razão, o citalopram S pode ser duas vezes mais potente do que citalopram R,S (i.e., citalopram)
- Assim, a dose inicial de 10 mg de citalopram S pode ter a eficácia terapêutica de 40 mg de citalopram R,S
- Assim, o escitalopram pode ter início mais rápido e melhor eficácia com efeitos colaterais reduzidos em comparação ao citalopram R,S
- Alguns dados podem sugerir taxas de remissão comparáveis a IRSNs, mas isso não está comprovado

✤ O escitalopram costuma ser utilizado com agentes de potencialização, já que é o ISRS com a menor interação em CYP450 2D6 ou 3A4, causando portanto menos interações medicamentosas mediadas farmacocineticamente com agentes de potencialização do que outros ISRSs
- Os ISRSs podem ser menos eficazes em mulheres com mais de 50 anos, especialmente se não estão tomando estrogênio
- Os ISRSs podem ser úteis para fogachos em mulheres na perimenopausa
- A depressão em algumas mulheres na pós-menopausa responderá melhor a escitalopram com potencialização de estrogênio do que a escitalopram isoladamente
- A falta de resposta a citalopram em idosos pode requerer a consideração de déficit cognitivo leve ou doença de Alzheimer

Leituras sugeridas

Baldwin DS, Reines EH, Guiton C, Weiller E. Escitalopram therapy for major depression and anxiety disorders. Ann Pharmacother 2007;41(10):1583–92.

Bareggi SR, Mundo E, Dell–Osso B, Altamura AC. The use of escitalopram beyond major depression: pharmacological aspects, efficacy and tolerability in anxiety disorders. Expert Opin Drug Metab Toxicol 2007;3(5):741–53.

Burke WJ. Escitalopram. Expert Opin Investigv Drugs 2002;11(10):1477–86.

ESTAZOLAM

TERAPÊUTICA

Marcas • ProSom

Genérico? Sim

Classe
- Nomenclatura baseada na neurociência: modulador alostérico positivo de GABA (MAP-GABA)
- Benzodiazepínico (hipnótico)

Comumente prescrito para
(em negrito, as aprovações da FDA)
- **Insônia caracterizada por dificuldade em adormecer, despertares noturnos frequentes e/ou despertares precoces na manhã**
- Catatonia

Como a substância atua
- Liga-se aos receptores benzodiazepínicos no complexo de canais de cloreto dos receptores de GABA-A ativados por ligante
- Aumenta os efeitos inibitórios de GABA
- Aumenta a condutância do cloreto através dos canais regulados por GABA
- Ações inibitórias nos centros do sono podem proporcionar efeitos hipnóticos sedativos

Tempo para início da ação
- Geralmente, faz efeito em menos de 1 hora

Se funcionar
- Melhora a qualidade do sono
- Os efeitos no tempo total de vigília e número de despertares noturnos podem se reduzir com o tempo

Se não funcionar
- Se a insônia não melhorar depois de 7 a 10 dias, ela pode ser manifestação de uma doença psiquiátrica ou física primária, como apneia obstrutiva do sono ou síndrome das pernas inquietas, o que requer avaliação independente
- Aumentar a dose
- Melhorar a higiene do sono
- Trocar por outro agente

Melhores combinações de potencialização para resposta parcial ou resistência ao tratamento
- Geralmente, é melhorar trocar por outro agente
- Trazodona
- Agentes com ações anti-histamínicas (p. ex., difenidramina, ADTs)

Exames
- Em pacientes com transtornos convulsivos, doença clínica concomitante e/ou com múltiplas medicações de longa duração concomitantes, pode ser prudente realizar periodicamente testes hepáticos e hemograma

EFEITOS COLATERAIS

Como a substância causa efeitos colaterais
- Mesmo mecanismo para os efeitos colaterais que para os efeitos terapêuticos – isto é, devido a ações excessivas nos receptores benzodiazepínicos
- Ações nos receptores benzodiazepínicos que se prolongam até o dia seguinte podem causar sedação diurna, amnésia e ataxia
- As adaptações de longo prazo nos receptores benzodiazepínicos podem explicar o desenvolvimento de dependência, tolerância e abstinência

Efeitos colaterais notáveis
✳ Sedação, fadiga, depressão
✳ Tontura, ataxia, fala mal articulada, fraqueza
✳ Esquecimento, confusão
✳ Hiperexcitabilidade, nervosismo
- Raras alucinações, mania
- Rara hipotensão
- Hipersalivação, boca seca
- Insônia de rebote quando em retirada de tratamento de longa duração

Efeitos colaterais potencialmente fatais ou perigosos
- Depressão respiratória, especialmente quando tomado com depressores do SNC em *overdose*
- Raras disfunção hepática, disfunção renal, discrasias sanguíneas

Ganho de peso

- Relatado, mas não esperado

Sedação

- Muitos experimentam e/ou pode ocorrer em quantidade significativa

O que fazer com os efeitos colaterais
- Esperar
- Para evitar problemas de memória, tomar estazolam somente se o planejamento for ter uma noite inteira de sono
- Reduzir a dose
- Trocar por hipnótico sedativo de mais curta ação
- Trocar por hipnótico não benzodiazepínico
- Administrar flumazenil se os efeitos colaterais forem graves ou potencialmente fatais

Melhores agentes de acréscimo para os efeitos colaterais
- Muitos efeitos colaterais não podem ser melhorados com um agente de acréscimo

DOSAGEM E USO

Variação típica da dosagem
- 1 a 2 mg/dia na hora de dormir

Formas de dosagem
- Comprimidos de 1 mg sulcados, 2 mg sulcados

Como dosar
- Dose inicial de 1 mg/dia na hora de dormir, aumentar para 2 mg/dia na hora de dormir, se ineficaz

 Dicas para dosagem
- Usar a dose efetiva mais baixa possível e avaliar regularmente a necessidade de continuidade do tratamento
- Em geral, o estazolam não deve ser prescrito em quantidades maiores do que o suprimento para 1 mês
- Pacientes com peso corporal mais baixo podem requerer doses mais baixas
- O risco de dependência pode aumentar com a dose e a duração do tratamento

Overdose
- Nenhuma morte relatada em monoterapia; sedação, fala mal articulada, má coordenação, confusão, coma, depressão respiratória

Uso prolongado
- Em geral, não destinado a uso prolongado
- Evidências de eficácia até 12 semanas

Formação de hábito
- O estazolam é uma substância Classe IV
- Alguns pacientes podem desenvolver dependência e/ou tolerância; o risco pode ser maior com doses mais altas
- História de adição a substâncias pode aumentar o risco de dependência

Como interromper
- Se tomado por mais de algumas semanas, reduzir a dose gradualmente para diminuir as chances de efeitos de abstinência
- Pacientes com história de convulsão podem convulsionar com a retirada abrupta
- Pode ocorrer insônia de rebote 1 a 2 noites após a interrupção
- Para pacientes com problemas graves de descontinuação de um benzodiazepínico, poderá ser necessário reduzir gradualmente a dosagem durante muitos meses (i.e., reduzir a dose em 1% a cada 3 dias triturando o comprimido e fazendo uma suspensão ou dissolvendo em 100 mL de suco de fruta e, então, descartando 1 mL e bebendo o restante; 3 a 7 dias depois, descartar 2 mL, e assim por diante). Essa é uma forma de redução biológica da dose muito lenta e de dessensibilização comportamental.

Farmacocinética
- Meia-vida de 10 a 24 horas
- Metabólitos inativos

 Interações medicamentosas
- Aumento da eliminação e, portanto, níveis reduzidos de estazolam em fumantes
- Aumento nos efeitos depressores quando tomado com outros depressores do SNC (ver a seção Outras advertências/precauções, a seguir)

 Outras advertências/precauções
- Tarja preta relativa ao risco aumentado de efeitos depressores no SNC quando benzodiazepínicos e medicações opioides são utilizados em conjunto, incluindo especificamente o risco de respiração mais lenta ou dificuldade de respirar e morte

- Se não estiverem disponíveis alternativas ao uso combinado de benzodiazepínicos e opioides, os clínicos devem limitar a dosagem e duração de cada substância ao mínimo possível em que ainda seja atingida eficácia terapêutica
- Os pacientes e seus cuidadores devem ser alertados a buscar atenção médica se ocorrer tontura incomum, atordoamento, sedação, respiração mais lenta ou dificuldade de respirar, ou irresponsividade
- A insônia pode ser um sintoma de um transtorno primário, em vez de um transtorno primário em si
- Alguns pacientes podem exibir pensamento anormal ou alterações no comportamento semelhantes aos causados por outros depressores do SNC (i.e., ações depressoras ou ações desinibidoras)
- Alguns pacientes deprimidos podem experimentar uma piora na ideação suicida
- Usar somente com extrema cautela em pacientes com função respiratória prejudicada ou apneia obstrutiva do sono
- O estazolam deve ser administrado apenas na hora de dormir

Não usar
- Se a paciente estiver grávida
- Se o paciente tiver glaucoma de ângulo fechado
- Se houver uma alergia comprovada a estazolam ou a algum benzodiazepínico

- Em geral, devem receber doses mais baixas e ser monitorados mais atentamente

Gravidez
- Contraindicado para uso na gravidez
- Válidas a partir de 30 de junho de 2015, a FDA norte-americana determina alterações no conteúdo e na forma das informações referentes a gravidez e lactação nos rótulos das substâncias de prescrição, incluindo a eliminação das categorias por letras para risco na gravidez; a Pregnancy and Lactation Labeling Rule (PLLR ou regra final) aplica-se somente a substâncias de prescrição e será introduzida gradualmente para substâncias aprovadas a partir de 30 de junho de 2001
- Bebês cujas mães receberam um benzodiazepínico no fim da gravidez podem experimentar efeitos de abstinência
- Foi relatada flacidez neonatal em bebês cujas mães tomaram um benzodiazepínico durante a gravidez

Amamentação
- É desconhecido se o estazolam é secretado no leite humano, mas presume-se que todos os psicotrópicos sejam secretados no leite materno
- ✱ Recomendado descontinuar a substância ou usar mamadeira
- Foram observados efeitos no bebê que incluem dificuldades alimentares, sedação e perda de peso

POPULAÇÕES ESPECIAIS

Insuficiência renal
- A substância deve ser utilizada com cautela

Insuficiência hepática
- A substância deve ser utilizada com cautela

Insuficiência cardíaca
- Benzodiazepínicos têm sido utilizados para tratar insônia associada a infarto agudo do miocárdio

Idosos
- Sem ajuste da dose em pacientes saudáveis
- Pacientes debilitados: dose inicial recomendada de 0,5 mg/dia

Crianças e adolescentes
- Segurança e eficácia não foram estabelecidas
- Os efeitos de longo prazo de estazolam em crianças/adolescentes são desconhecidos

A ARTE DA PSICOFARMACOLOGIA

Potenciais vantagens
- Insônia transitória

Potenciais desvantagens
- Fumantes (podem precisar de dose mais alta)

Principais sintomas-alvo
- Tempo para início do sono
- Tempo total de sono
- Despertares noturnos

Pérolas
- Caso se desenvolva tolerância, poderá resultar em ansiedade aumentada durante o dia e/ou vigília aumentada durante a última parte da noite

- O melhor uso de curto prazo é por menos de 10 dias consecutivos e por menos de metade das noites em um mês
- Férias da substância podem restaurar sua eficácia, caso se desenvolva tolerância

- Embora não tenham sido estudados sistematicamente, os benzodiazepínicos têm sido utilizados com eficácia para tratar catatonia e são o tratamento inicial recomendado

Leituras sugeridas

Pierce MW, Shu VS. Efficacy of estazolam. The United States clinical experience . Am J Med 1990;88:S6–11.

Pierce MW, Shu VS, Groves LJ. Safety of estazolam. The United States clinical experience. Am J Med 1990;88:S12–17.

Vogel GW, Morris D. The effects of estazolam on sleep, performance, and memory: a long-term sleep laboratory study of elderly insomniacs. J Clin Pharmacol 1992;32:647–51.

ESZOPICLONA

TERAPÊUTICA

Marcas • Lunesta

Genérico? Sim

 Classe
- Nomenclatura baseada na neurociência: modulador alostérico positivo de GABA (MAP-GABA)
- Hipnótico não benzodiazepínico; agonista de GABA-A seletivo da isoforma de alfa-1/receptores benzodiazepínicos

Comumente prescrita para
(em negrito, as aprovações da FDA)
- Insônia
- Insônia primária
- Insônia crônica
- Insônia transitória
- Insônia secundária a condições psiquiátricas ou clínicas
- Insônia residual após tratamento com antidepressivos

 Como a substância atua
- Pode se ligar seletivamente a um subtipo do receptor benzodiazepínico, a isoforma de alfa-1
- Pode aumentar as ações inibitórias de GABA que proporcionam efeitos hipnóticos sedativos mais seletivamente do que outras ações de GABA
- Estimula a condutância do cloreto através dos canais regulados por GABA
- Ações inibitórias nos centros do sono podem proporcionar efeitos hipnóticos sedativos

Tempo para início da ação
- Em geral, faz efeito em menos de 1 hora

Se funcionar
- Melhora a qualidade do sono
- Os efeitos no tempo total em vigília e o número de despertares noturnos podem se reduzir com o tempo

Se não funcionar
- Se a insônia não melhorar depois de 7 a 10 dias, ela poderá ser manifestação de uma doença psiquiátrica ou física primária, como apneia obstrutiva do sono ou síndrome das pernas inquietas, o que requer avaliação independente
- Aumentar a dose
- Melhorar a higiene do sono
- Trocar por outro agente

 Melhores combinações de potencialização para resposta parcial ou resistência ao tratamento
- Geralmente, é melhor trocar por outro agente
- Trazodona
- Agentes com ações anti-histamínicas (p. ex., difenidramina, ADTs)

Exames
- Nenhum para indivíduos saudáveis

EFEITOS COLATERAIS

Como a substância causa efeitos colaterais
- Ações nos receptores benzodiazepínicos que se estendem até o dia seguinte podem causar sedação diurna, amnésia e ataxia
✱ Estudos crônicos de eszopiclona sugerem ausência de tolerância notável ou desenvolvimento de dependência com o tempo

Efeitos colaterais notáveis
✱ Gosto desagradável na boca
- Sedação
- Tontura
- Amnésia dose-dependente
- Nervosismo
- Boca seca, cefaleia

 Efeitos colaterais potencialmente fatais ou perigosos
- Depressão respiratória, especialmente quando tomada com outros depressores do SNC em *overdose*
- Raro angioedema

Ganho de peso

incomum — não incomum — comum — problemático

- Relatado, mas não esperado

Sedação

incomum — não incomum — **comum** — problemático

- Muitos experimentam e/ou pode ocorrer em quantidade significativa

- Sedação que se prolonga até o dia seguinte depois de dosagem à noite é incomum

O que fazer com os efeitos colaterais
- Esperar
- Para evitar problemas de memória, tomar eszopiclona somente se planejar ter uma noite inteira de sono
- Reduzir a dose
- Trocar por hipnótico sedativo de mais curta ação
- Administrar flumazenil se os efeitos colaterais forem graves ou potencialmente fatais

Melhores agentes de acréscimo para os efeitos colaterais
- Muitos efeitos colaterais não podem ser melhorados com um agente de acréscimo

DOSAGEM E USO

Variação típica da dosagem
- 2 a 3 mg na hora de dormir

Formas de dosagem
- Comprimidos de 1 mg, 2 mg, 3 mg

Como dosar
- Sem titulação, tomar a dose na hora de dormir

Dicas para dosagem
- Não restrita a uso de curto prazo
- Não houve desenvolvimento notável de tolerância ou dependência em estudos de até 6 meses
- Estudo recente acrescentando eszopiclona para pacientes com transtorno depressivo maior e uma resposta apenas parcial à fluoxetina demonstrou melhora não só em insônia residual, mas também em outros sintomas residuais de depressão
- A maioria dos estudos foi feita com dose de 3 mg ou menos à noite, mas alguns pacientes com insônia associada a transtornos psiquiátricos podem requerer dosagem mais alta
- Entretanto, doses acima de 3 mg podem estar associadas a efeitos residuais, alucinações ou outros efeitos adversos do SNC
- Para evitar problemas com a memória ou sedação residual, só tomar eszopiclona se a intenção for uma noite inteira de sono

- O efeito colateral mais notável pode ser gosto desagradável na boca
- Outros efeitos colaterais podem incluir sedação, tontura, amnésia dose-dependente, nervosismo, boca seca e cefaleia

Overdose
- Poucos relatos de *overdose* de eszopiclona, mas provavelmente semelhante à de zopiclona
- Raros casos de morte foram relatados em *overdose* de zopiclona
- Os sintomas associados a *overdose* de zopiclona incluem dificuldade de controle motor, alterações do humor, sedação, fraqueza, problemas respiratórios, inconsciência

Uso prolongado
- Não foi visto desenvolvimento de tolerância em estudos de até 6 meses

Formação de hábito
- A eszopiclona é uma substância Classe IV
- Alguns pacientes podem desenvolver dependência e/ou tolerância com substâncias dessa classe; teoricamente, o risco pode ser maior com doses mais altas
- Teoricamente, história de adição a substâncias pode aumentar o risco de dependência

Como interromper
- Pode ocorrer insônia de rebote na primeira noite após a interrupção
- Se tomada por mais de algumas semanas, reduzir a dose gradualmente para diminuir as chances de efeitos de retirada

Farmacocinética
- Metabolizado por CYP450 3A4 e 2E1
- Meia-vida de eliminação terminal de aproximadamente 6 horas
- Refeições pesadas com alto teor de gordura reduzem o ritmo de absorção, o que pode reduzir o efeito na latência do sono

Interações medicamentosas
- Aumento de efeitos depressores quando tomada com outros depressores do SNC
- Inibidores de CYP450 3A4, como nefazodona e fluvoxamina, podem aumentar os níveis plasmáticos de eszopiclona
- Indutores de CYP450 3A4, como rifampicina, podem reduzir os níveis plasmáticos de eszopiclona

Outras advertências/precauções
- Insônia pode ser sintoma de um transtorno primário, em vez de um transtorno primário em si
- Alguns pacientes podem exibir pensamento anormal ou alterações comportamentais semelhantes aos causados por outros depressores do SNC (i.e., ações depressoras ou ações desinibidoras)
- Alguns pacientes deprimidos podem experimentar uma piora de ideação suicida
- Usar somente com cautela em pacientes com função respiratória comprometida ou apneia obstrutiva do sono
- A eszopiclona deve ser administrada somente na hora de dormir

Não usar
- Se houver uma alergia comprovada a eszopiclona ou zopiclona
- Raramente ocorreu angioedema com uso de hipnótico sedativo e isso pode causar obstrução fatal das vias aéreas se envolver a garganta, glote ou laringe; assim, se ocorrer angioedema o tratamento deverá ser descontinuado
- Sono ao dirigir e outros comportamentos complexos, como comer, preparar refeições e fazer ligações telefônicas, foi relatado em pacientes que estavam tomando hipnóticos sedativos

POPULAÇÕES ESPECIAIS

Insuficiência renal
- Em geral, não é necessário ajuste da dose

Insuficiência hepática
- Em geral, não é recomendado ajuste da dose para insuficiência hepática leve a moderada
- Para insuficiência grave, dose inicial recomendada de 1 mg na hora de dormir; dose máxima de 2 mg na hora de dormir

Insuficiência cardíaca
- Poderá não ser necessário ajuste da dosagem

Idosos
- Podem ser mais suscetíveis a efeitos adversos
- Dose inicial de 1 mg na hora de dormir; dose máxima geralmente de 2 mg na hora de dormir

Crianças e adolescentes
- Segurança e eficácia não foram estabelecidas
- Os efeitos colaterais de longo prazo em crianças/adolescentes são desconhecidos
- Em geral, devem receber doses mais baixas e ser monitorados mais atentamente

Gravidez
- Válidas a partir de 30 de junho de 2015, a FDA norte-americana determina alterações no conteúdo e na forma das informações referentes a gravidez e lactação nos rótulos das substâncias de prescrição, incluindo a eliminação das categorias por letras para risco na gravidez; a Pregnancy and Lactation Labeling Rule (PLLR ou regra final) aplica-se somente a substâncias de prescrição e será introduzida gradualmente para substâncias aprovadas a partir de 30 de junho de 2001
- Não foram conduzidos estudos controlados em gestantes
- Bebês cujas mães tomaram hipnóticos sedativos durante a gravidez podem experimentar alguns sintomas de retirada
- Foi relatada flacidez neonatal em bebês cujas mães tomaram hipnóticos sedativos durante a gravidez

Amamentação
- É desconhecido se a eszopiclona é secretada no leite humano, mas presume-se que todos os psicotrópicos sejam secretados no leite materno
- ✱ Recomendado descontinuar a substância ou usar mamadeira

A ARTE DA PSICOFARMACOLOGIA

Potenciais vantagens
- Insônia primária
- Insônia crônica
- Aqueles que requerem tratamento de longo prazo
- Aqueles com depressão cuja insônia não se resolve com tratamento com antidepressivo

Potenciais desvantagens
- Mais cara do que alguns outros hipnóticos sedativos

Principais sintomas-alvo
- Tempo para iniciar o sono
- Despertares noturnos
- Tempo de sono total

Pérolas
* Pode ser preferida em relação aos benzodiazepínicos devido ao seu rápido início de ação, curta duração do efeito e perfil de segurança
* A eszopiclona é o agente mais bem documentado como seguro para uso de longo prazo, com pouca ou nenhuma sugestão de tolerância, dependência ou abuso
* Pode até mesmo ser seguro considerar em pacientes com uma história passada de abuso de substância que requerem tratamento como um hipnótico
* Pode ser preferida em relação aos hipnóticos benzodiazepínicos, que causam tolerância, dependência e abuso como classe
* Não é um benzodiazepínico propriamente dito, mas se liga ao receptor benzodiazepínico
* Pode ser um agente preferido em insônia primária
* Focar na insônia pode prevenir o início de depressão e manter a remissão depois da recuperação da depressão
* Insônia de rebote não parece ser comum

Leituras sugeridas

Eszopiclone: esopiclone, estorra, S-zopiclone, zopiclone–Sepracor. Drugs R D 2005;6(2):111–15.

Krystal AD, Walsh JK, Laska E, et al. Sustained efficacy of eszopiclone over 6 months of nightly treatment: results of a randomized, double-blind, placebo-controlled study in adults with chronic insomnia. Sleep 2003;26(7):793–9.

Zammit GK, McNabb LJ, Caron J, Amato DA, Roth T. Efficacy and safety of eszopiclone across 6-weeks of treatment for primary insomnia. Curr Med Res Opin 2004;20(12):1979–91.

FENELZINA

TERAPÊUTICA

Marcas
- Nardil
- Nardelzine

Genérico? Sim

Classe
- Nomenclatura baseada na neurociência: inibidor das enzimas serotonina, norepinefrina, dopamina (IESN)
- Inibidor da monoaminoxidase (IMAO)

Comumente prescrita para
(em negrito, as aprovações da FDA)
- **Pacientes deprimidos caracterizados como "atípicos", "não endógenos" ou "neuróticos"**
- Depressão resistente ao tratamento
- Transtorno de pânico resistente ao tratamento
- Transtorno de ansiedade social resistente ao tratamento

Como a substância atua
- Bloqueia irreversivelmente a MAO e sua degradação de norepinefrina, serotonina e dopamina
- Isso possivelmente estimula a neurotransmissão noradrenérgica, serotonérgica e dopaminérgica

Tempo para início da ação
- O início das ações terapêuticas não costuma ser imediato, frequentemente demorando de 2 a 4 semanas
- Se não estiver funcionando dentro de 6 a 8 semanas, poderá requerer aumento da dosagem ou poderá simplesmente não funcionar
- Pode continuar a agir por muitos anos, prevenindo recaída dos sintomas

Se funcionar
- O objetivo do tratamento é a completa remissão dos sintomas atuais e a prevenção de recaídas futuras
- O tratamento na maioria das vezes reduz ou até mesmo elimina os sintomas, mas não é uma cura, já que os sintomas podem recorrer depois que a medicação é interrompida
- Continuar o tratamento até que todos os sintomas tenham desaparecido (remissão)
- Depois que os sintomas tiverem desaparecido, continuar tratando por 1 ano para o primeiro episódio de depressão
- Para segundo episódio de depressão e episódios subsequentes, poderá ser necessário tratamento por tempo indefinido
- O uso em transtornos de ansiedade também poderá precisar ser por tempo indefinido

Se não funcionar
- Muitos pacientes têm apenas uma resposta parcial, em que alguns sintomas são melhorados, mas outros persistem (especialmente insônia, fadiga e problemas de concentração)
- Outros pacientes podem ser não respondedores, sendo algumas vezes chamados de resistentes ou refratários ao tratamento
- Alguns pacientes que têm uma resposta inicial podem recair mesmo que continuem o tratamento, sendo algumas vezes chamados de *poop-out* (que param de responder)
- Considerar aumento da dose, troca por outro agente ou adição de um agente de potencialização apropriado
- Considerar psicoterapia
- Considerar avaliação para outro diagnóstico ou para uma condição comórbida (p. ex., doença clínica, abuso de substância, etc.)
- Alguns pacientes podem experimentar aparente falta de consistência na eficácia devido à ativação de um transtorno bipolar latente ou subjacente, requerendo descontinuação do antidepressivo e troca por um estabilizador do humor

Melhores combinações de potencialização para resposta parcial ou resistência ao tratamento

✱ A potencialização de IMAOs não foi estudada sistematicamente, e isso é algo para o especialista, a ser feito com cautela e mediante monitoramento atento
✱ Um estimulante como d-anfetamina ou metilfenidato (com cautela; pode ativar transtorno bipolar e ideação suicida; pode elevar a pressão arterial)
- Lítio
- Anticonvulsivantes estabilizadores do humor
- Antipsicóticos atípicos (especial cautela com aqueles agentes com propriedades bloqueadoras da recaptação de monoaminas, como ziprasidona e zotepina)

Exames
- Os pacientes devem ser monitorados para alterações na pressão arterial
- Pacientes que recebem altas doses ou tratamento de longo prazo devem ter a função hepática avaliada periodicamente

✻ Uma vez que os IMAOs estão frequentemente associados a ganho de peso, antes de iniciar o tratamento, pesar todos os pacientes e determinar se o indivíduo já está com sobrepeso (IMC 25,0-29,9) ou obeso (IMC ≥ 30)

- Antes de administrar uma substância que pode causar ganho de peso a um paciente com sobrepeso ou obeso, determinar se o indivíduo já tem pré-diabetes (glicose plasmática em jejum 100-125 mg/dL), diabetes (glicose plasmática em jejum ≥ 126 mg/mL) ou dislipidemia (colesterol total, colesterol LDL e triglicerídeos aumentados; colesterol HDL reduzido) e tratar ou encaminhar esses pacientes para tratamento, incluindo manejo nutricional e do peso, aconselhamento de atividade física, cessação do tabagismo e manejo clínico

✻ Monitorar peso e IMC durante o tratamento

✻ Enquanto é administrada uma substância a um paciente que ganhou > 5% do peso inicial, avaliar a presença de pré-diabetes, diabetes ou dislipidemia ou considerar troca por um antidepressivo diferente

EFEITOS COLATERAIS

Como a substância causa efeitos colaterais

- Teoricamente devido a aumentos nas monoaminas em partes do cérebro e do corpo e em receptores diferentes daqueles que causam ações terapêuticas (p. ex., ações indesejadas da serotonina em centros do sono causando insônia, ações indesejadas da norepinefrina na musculatura lisa vascular causando alterações na pressão arterial, etc.)
- Os efeitos colaterais costumam ser imediatos, mas frequentemente desaparecem com o tempo

Efeitos colaterais notáveis

- Tontura, sedação, cefaleia, distúrbios do sono, fadiga, fraqueza, tremor, problemas de movimento, visão turva, sudorese
- Constipação, boca seca, náusea, alteração no apetite, ganho de peso
- Disfunção sexual
- Hipotensão ortostática (dose-relacionada); pode se desenvolver síncope em altas doses

Efeitos colaterais potencialmente fatais ou perigosos

- Crise hipertensiva (especialmente quando IMAOs são utilizados com certos alimentos que contêm tiramina ou substâncias proibidas)
- Indução de mania
- Rara ativação de ideação e comportamento suicida (suicidalidade) (estudos de curta duração não mostraram aumento no risco de suicidalidade com antidepressivos em comparação ao placebo acima dos 24 anos)
- Convulsões
- Hepatotoxicidade

Ganho de peso

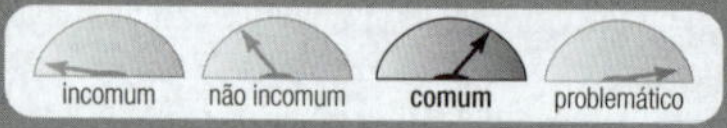

- Muitos experimentam e/ou pode ocorrer em quantidade significativa

Sedação

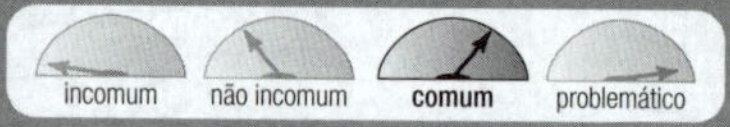

- Muitos experimentam e/ou pode ocorrer em quantidade significativa
- Também pode causar ativação

O que fazer com os efeitos colaterais

- Esperar
- Esperar
- Esperar
- Reduzir a dose
- Tomar à noite se ocorrer sedação diurna
- Trocar, após eliminação apropriada, por um ISRS ou antidepressivo mais novo

Melhores agentes de acréscimo para os efeitos colaterais

- Trazodona (com cautela) para insônia
- Benzodiazepínicos para insônia

✻ Dose única oral ou sublingual de um bloqueador dos canais de cálcio (p. ex., nifedipina) para tratamento urgente de hipertensão devida a interação medicamentosa ou tiramina na dieta

- Muitos efeitos colaterais não podem ser melhorados com um agente de acréscimo

DOSAGEM E USO

Variação típica da dosagem

- 45 a 75 mg/dia

Formas de dosagem

- Comprimido de 15 mg

Como dosar

- Dose inicial 45 mg/dia em 3 doses divididas; aumentar para 60 a 90 mg/dia; depois de atingido o efeito terapêutico desejado, reduzir a dose tanto quanto possível

Dicas para dosagem

- Depois que a dosagem estiver estabilizada, alguns pacientes podem tolerar dosagem de 1 ou 2 vezes por dia, em vez de 3 vezes ao dia
- Hipotensão ortostática, especialmente em altas doses, pode requerer divisão em 4 doses por dia
- Pacientes que recebem altas doses podem precisar de avaliação periódica para efeitos no fígado
- Poucas evidências apoiam a eficácia de fenelzina abaixo de doses de 45 mg/dia

Overdose

- Pode ocorrer morte; tontura, ataxia, sedação, cefaleia, insônia, inquietação, ansiedade, irritabilidade, efeitos cardiovasculares, confusão, depressão respiratória, coma

Uso prolongado

- Pode requerer avaliação periódica da função hepática
- Os IMAOs podem perder a eficácia no longo prazo

Formação de hábito

- Alguns pacientes desenvolveram dependência de IMAOs

Como interromper

- Em geral não é necessário reduzir de modo gradual, já que a substância desaparece lentamente por 2 a 3 semanas

Farmacocinética

- A duração da ação clínica pode ser de até 14 dias devido à inibição enzimática irreversível

Interações medicamentosas

- O tramadol pode aumentar o risco de convulsões em pacientes que tomam um IMAO
- Pode causar uma "síndrome serotonérgica" fatal quando combinada com substâncias que bloqueiam a recaptação de serotonina, portanto não usar com um inibidor da recaptação de serotonina ou por 5 meias-vidas depois da interrupção deste (ver a Tab. 1 depois da seção Pérolas)
- Crise hipertensiva com cefaleia, hemorragia intracraniana e morte podem resultar da combinação de IMAOs com substâncias simpatomiméticas (p. ex., anfetaminas, metilfenidato, cocaína, dopamina, epinefrina, norepinefrina e os componentes relacionados metildopa, levodopa, L-triptofano, L-tirosina e fenilalanina)
- Não combinar com outro IMAO, álcool ou guanetidina
- Reações medicamentosas adversas podem resultar da combinação de IMAOs com antidepressivos tricíclicos/tetracíclicos e compostos relacionados, incluindo carbamazepina, ciclobenzaprina e mirtazapina, e devem ser evitadas, exceto se prescrito por especialistas para tratar casos difíceis
- Os IMAOs em combinação com anestesia espinal podem causar efeitos hipotensores combinados
- A combinação de IMAOs e depressores do SNC pode aumentar a sedação e a hipotensão

Outras advertências/ precauções

- O uso requer dieta com baixo teor de tiramina (ver a Tab. 2, depois da seção Pérolas)
- Paciente e prescritor devem estar atentos a interações potenciais com alguma substância, incluindo anti-hipertensivos e preparações de venda livre para tosse/resfriado
- As medicações de venda livre a serem evitadas incluem preparações para tosse e resfriado, incluindo aquelas que contêm dextrometorfano, descongestionantes nasais (comprimidos, gotas ou *spray*), medicações para febre do feno, medicações sinusais, medicações que inibem o apetite, preparações para redução do peso e estimulantes (ver a Tab. 3, depois da seção Pérolas)
- Pode ocorrer hipoglicemia em pacientes diabéticos que recebem insulina ou agentes antidiabéticos orais
- Usar com cautela em pacientes que recebem reserpina, anestésicos, dissulfiram, metrizamida, agentes anticolinérgicos
- A fenelzina não é recomendada para uso em pacientes que não podem ser monitorados atentamente
- Ao tratar crianças, ponderar cuidadosamente os riscos e benefícios do tratamento farmacológico em relação aos do não tratamento com antidepressivos e documentar isso no prontuário do paciente
- Distribuir as brochuras fornecidas pela FDA e pelas companhias farmacêuticas
- Alertar os pacientes e seus cuidadores sobre a possibilidade de efeitos colaterais ativadores e aconselhá-los a relatar esses sintomas imediatamente
- Monitorar os pacientes para a ativação de ideação suicida, especialmente crianças e adolescentes

Não usar
- Se o paciente estiver tomando meperidina (petidina)
- Se o paciente estiver tomando um agente simpatomimético ou guanetidina
- Se o paciente estiver tomando outro IMAO
- Se o paciente estiver tomando algum agente que pode inibir a recaptação de serotonina (p. ex., ISRSs, sibutramina, tramadol, milnaciprano, duloxetina, venlafaxina, clomipramina, etc.)
- Se o paciente estiver tomando diuréticos, dextrometorfano
- Se o paciente tiver feocromocitoma
- Se o paciente tiver doença cardiovascular ou cerebrovascular
- Se o paciente tiver cefaleias frequentes ou graves
- Se o paciente for passar por cirurgia eletiva que requeira anestesia geral
- Se o paciente tiver história de doença hepática ou testes da função hepática anormais
- Se o paciente estiver tomando uma substância proibida
- Se o paciente não aderir a uma dieta com baixo teor de tiramina
- Se houver alergia comprovada a fenelzina

POPULAÇÕES ESPECIAIS

Insuficiência renal
- Usar com cautela – a substância pode se acumular no plasma
- Pode requerer dose mais baixa do que a dose adulta típica

Insuficiência hepática
- A fenelzina não deve ser utilizada

Insuficiência cardíaca
- É contraindicada em pacientes com insuficiência cardíaca congestiva ou hipertensão
- Alguma outra insuficiência cardíaca pode requerer dose mais baixa do que a dose adulta típica
- Pacientes com *angina pectoris* ou doença arterial coronariana devem limitar o esforço

Idosos
- Dose inicial 7,5 mg/dia; aumentar a cada poucos dias em 7,5 a 15 mg/dia
- Pacientes idosos podem ter maior sensibilidade aos efeitos adversos
- Redução no risco de suicidalidade com antidepressivos em comparação ao placebo em adultos a partir de 65 anos

Crianças e adolescentes
- Não é recomendada para uso abaixo dos 16 anos
- Ponderar cuidadosamente os riscos e benefícios do tratamento farmacológico em relação aos do não tratamento com antidepressivos e documentar isso no prontuário do paciente
- Monitorar os pacientes pessoalmente com regularidade, em particular durante as primeiras semanas de tratamento
- Usar com cautela, observando a ativação de transtorno bipolar conhecido ou desconhecido e/ou ideação suicida, e informar os pais ou responsáveis desse risco para que possam ajudar a observar a criança ou adolescente

Gravidez
- Válidas a partir de 30 de junho de 2015, a FDA norte-americana determina alterações no conteúdo e na forma das informações referentes a gravidez e lactação nos rótulos das substâncias de prescrição, incluindo a eliminação das categorias por letras para risco na gravidez; a Pregnancy and Lactation Labeling Rule (PLLR ou regra final) aplica-se somente a substâncias de prescrição e será introduzida gradualmente para substâncias aprovadas a partir de 30 de junho de 2001
- Não foram conduzidos estudos controlados em gestantes
- Geralmente não é recomendada para uso durante a gravidez, sobretudo durante o primeiro trimestre
- Possível incidência aumentada de malformações fetais se a fenelzina for tomada durante o primeiro trimestre
- O paciente deve ser avaliado para tratamento com um antidepressivo com uma melhor relação risco/benefício

Amamentação
- Alguma quantidade da substância é encontrada no leite materno
- Se a criança se tornar irritável ou sedada, poderá ser necessário descontinuar a amamentação ou a substância
- O período pós-parto imediato é uma época de alto risco de depressão, especialmente em mulheres que tiveram episódios depressivos prévios, portanto poderá ser necessário reinstituir a substância no final do terceiro trimestre ou logo após o parto para prevenir uma recorrência durante o período pós-parto
- A paciente deve ser avaliada para tratamento com um antidepressivo com uma melhor relação risco/benefício

A ARTE DA PSICOFARMACOLOGIA

Potenciais vantagens
- Depressão atípica
- Depressão grave
- Depressão ou transtornos de ansiedade resistentes ao tratamento

Potenciais desvantagens
- Requer adesão a restrições dietéticas e a medicamentos concomitantes
- Pacientes com problemas cardíacos ou hipertensão
- Múltiplas doses por dia

Principais sintomas-alvo
- Humor deprimido
- Sintomas somáticos
- Distúrbios do sono e da alimentação
- Retardo psicomotor
- Preocupação mórbida

Pérolas
- Os IMAOs em geral são reservados para uso como segunda linha, depois que ISRSs, IRSNs e combinações de antidepressivos mais novos tiverem fracassado
- O paciente deve ser aconselhado a não tomar qualquer substância de prescrição ou de venda livre sem consultar seu médico devido a possíveis interações medicamentosas com o IMAO
- Cefaleia é frequentemente o primeiro sintoma de crise hipertensiva
- As restrições dietéticas rígidas podem reduzir a adesão (ver Tab. 2 depois da seção Pérolas)
- Transtornos do humor podem estar associados a transtornos alimentares (especialmente em adolescentes do sexo feminino), e a fenelzina pode ser utilizada para tratar tanto depressão quanto bulimia
- Os IMAOs são uma opção de tratamento de segunda linha viável em depressão, mas não são utilizados com frequência
- ✱ Os mitos sobre o perigo da tiramina dietética podem ser exagerados, mas com frequência as proibições contra substâncias concomitantes não são seguidas de modo suficientemente atento
- Hipotensão ortostática, insônia e disfunção sexual são frequentemente os efeitos colaterais comuns mais problemáticos
- ✱ Os IMAOs devem ser para o especialista, especialmente se combinados com agentes de risco potencial (p. ex., estimulantes, trazodona, ADTs)
- ✱ Os IMAOs não devem ser ignorados como agentes terapêuticos para paciente resistente ao tratamento
- Embora costume ser proibido, um tratamento extremo e potencialmente perigoso, para pacientes com muita resistência ao tratamento, é dar um antidepressivo tricíclico/tetracíclico, exceto clomipramina, simultaneamente com um IMAO para indivíduos que não respondem a diversos outros antidepressivos
- O uso de IMAOs com clomipramina é sempre proibido devido ao risco de síndrome serotonérgica e morte
- A amoxapina pode ser o antidepressivo tricíclico/tetracíclico preferido para combinar com um IMAO em casos extremos, devido às suas propriedades antagonistas de 5HT2A teoricamente protetivas
- Se essa opção for escolhida, iniciar o IMAO simultaneamente com o antidepressivo tricíclico/tetracíclico em baixas doses depois da eliminação apropriada da substância e, então, aumentar de modo alternado as doses desses agentes a cada poucos dias até uma semana, conforme tolerado
- Embora restrições dietéticas e a medicamentos concomitantes muito rígidas devam ser observadas para prevenir crises hipertensivas e síndrome serotonérgica, os efeitos colaterais mais comuns de combinações de IMAO e tricíclicos/tetracíclicos podem ser ganho de peso e hipotensão ortostática

Tabela 1. Substâncias contraindicadas devido ao risco de síndrome serotonérgica/toxicidade

Não usar:			
Antidepressivos	Substâncias de abuso	Opioides	Outras
ISRSs	MDMA (ecstasy)	Meperidina	Sumatriptano não subcutâneo
IRSNs	Cocaína	Tramadol	Clorfeniramina
Clomipramina	Metanfetamina	Metadona	Bronfeniramina
Erva-de-são-joão	Anfetamina em alta dose ou injetada	Fentanil	Dextrometorfano
			Procarbazina?

Tabela 2. Orientações dietéticas para pacientes que tomam IMAOs

Alimentos a serem evitados*	Alimentos permitidos
Carne, aves e peixes curados, defumados, fermentados, estragados ou armazenados de forma inapropriada	Carne, aves e peixes frescos ou processados; peixe em salmoura ou defumado
Favas e vagens de feijão	Todos os outros vegetais
Queijos envelhecidos	Fatias de queijo processado, queijo cottage, ricota, iogurte, requeijão
Chope e cerveja e não pasteurizada	Cerveja e álcool enlatados ou engarrafados
Marmite	Levedura da cerveja e levedura de panificação
Chucrute, kimchee	
Produtos de soja/tofu	Amendoim
Casca de banana	Banana, abacate, framboesa
Suplemento nutricional contendo tiramina	

*Não necessário para selegilina 6 mg transdérmica ou em baixa dose oral

Tabela 3. Substâncias que reforçam a norepinefrina: devem ser utilizadas somente com cautela com IMAOs

Usar com cautela			
Descongestionantes	Estimulantes	Antidepressivos com inibição da recaptação de norepinefrina	Outras
Fenilefrina	Anfetaminas	Maioria dos tricíclicos	Fentermina
Pseudoefedrina	Metilfenidato	IRNs	Anestésicos locais contendo vasoconstritores
	Cocaína	IRNDs	
	Metanfetamina		
	Modafinila		Tapentadol
	Armodafinila		

Leituras sugeridas

Kennedy SH. Continuation and maintenance treatments in major depression: the neglected role of monoamine oxidase inhibitors. J Psychiatry Neurosci 1997;22:127–31.

Lippman SB, Nash K. Monoamine oxidase inhibitor update. Potential adverse food and drug interactions. Drug Saf 1990;5:195–204.

Parsons B, Quitkin FM, McGrath PJ, et al. Phenelzine, imipramine, and placebo in borderline patients meeting criteria for atypical depression. Psychopharmacol Bull 1989;25:524–34.

FENTERMINA-TOPIRAMATO

TERAPÊUTICA

Marcas • Qsymia

Genérico? Não

Classe
- Inibidor da recaptação de norepinefrina e dopamina (fentermina) combinado com um modulador dos canais de sódio sensíveis à voltagem (topiramato); medicação para manejo de peso

Comumente prescrita para
(em negrito, as aprovações da FDA)
- **Manejo crônico do peso (adjunto para dieta de redução calórica e atividade física aumentada) em adultos com IMC inicial de no mínimo 30 kg/m² (obeso) ou 27 kg/m² (sobrepeso) na presença de pelo menos 1 condição comórbida relacionada com o peso**

Como a substância atua
- A fentermina aumenta a dopamina e a norepinefrina bloqueando os transportadores de dopamina e norepinefrina. No hipotálamo, esses neurotransmissores ativam neurônios de POMC, causando sua liberação. A POMC é, então, decomposta em hormônio estimulante de alfa-melanócito, o qual se liga aos receptores de melanocortina 4 para suprimir o apetite. No entanto, a estimulação dos neurônios de POMC também ativa um ciclo de *biofeedbak* negativo endógeno mediado por opioide, que mitiga os efeitos supressores do apetite.
- Teoricamente, por meio da modulação dos canais de cálcio sensíveis à voltagem, o topiramato pode reduzir a estimulação glutamatérgica e aumentar a inibição GABAérgica na via estimuladora do apetite, resultando na inibição dessa via. Essa ação teria sinergia com a ativação simultânea da via supressora do apetite pela fentermina, resultando em supressão mais robusta e duradoura do apetite do que cada substância isoladamente.

Tempo para início da ação
- Pelo menos 3% de perda de peso costuma ser atingido depois de 14 semanas; pelo menos 5% de perda de peso costuma ser atingido depois de mais 12 semanas com dose máxima diária

Se funcionar
- Os pacientes podem atingir 5 a 10% de redução a partir do peso corporal basal

Se não funcionar
- Descontinuar se não forem atingidos 5% de perda de peso depois de 12 semanas com dose máxima diária

Melhores combinações de potencialização para resposta parcial ou resistência ao tratamento
- Fentermina-topiramato devem ser administrados em conjunto com dieta de restrição calórica e atividade física aumentada
- Frequentemente é melhor tentar outra estratégia antes de recorrer a potencialização

Exames
- Mulheres em idade reprodutiva devem ter teste de gravidez negativo antes de iniciar fentermina-topiramato e mensalmente durante o tratamento
- Medição regular da frequência cardíaca em repouso, especialmente para pacientes com doença cardíaca ou cerebrovascular ou ao iniciar ou aumentar a dose de fentermina-topiramato
- Obter perfil químico sanguíneo que inclua bicarbonato, creatinina, potássio e glicose basais e periodicamente durante o tratamento
- É recomendada medição da pressão arterial antes de iniciar fentermina-topiramato e durante tratamento com fentermina-topiramato em pacientes que estão sendo tratados para hipertensão

EFEITOS COLATERAIS

Como a substância causa efeitos colaterais
- Os efeitos colaterais no SNC teoricamente se devem a ações excessivas nos canais de cálcio sensíveis à voltagem ou a ações excessivas na norepinefrina e na dopamina
- A fraca inibição da anidrase carbônica pode levar a cálculos renais e parestesias
- A inibição da anidrase carbônica também pode levar a acidose metabólica

Efeitos colaterais notáveis
- Constipação, boca seca
- Parestesia, tontura, disgeusia, insônia
- Déficit cognitivo (pode ser mais provável com titulação rápida ou altas doses iniciais)

Efeitos colaterais potencialmente fatais ou perigosos
- Hipoglicemia
- Frequência cardíaca aumentada
- Acidose metabólica
- Cálculos renais
- Glaucoma de ângulo fechado secundário
- Oligoidrose e hipertermia (mais comum em crianças)
- Ocorreram mortes súbitas inexplicáveis em epilepsia (é desconhecido se estavam relacionadas ao uso de topiramato)
- Rara ativação de ideação e comportamento suicida (suicidalidade)

Ganho de peso

- Relatado, mas não esperado

Sedação

- Relatada, mas não esperada

O que fazer com os efeitos colaterais
- Esperar
- Evitar dosagem à noite devido à possibilidade de insônia
- Em algumas semanas, trocar para outro agente

Melhores agentes de acréscimo para os efeitos colaterais
- Frequentemente é melhor tentar outro tratamento antes de recorrer a estratégias de acréscimo para tratar os efeitos colaterais

DOSAGEM E USO

Variação típica da dosagem
- 7,5 mg/46 mg por dia até 15 mg/92 mg por dia

Formas de dosagem
- Cápsulas (fentermina mg/topiramato mg de liberação prolongada) de 3,75 mg/23 mg, 7,5 mg/46 mg, 11,25 mg/69 mg, 15 mg/92 mg

Como dosar
- Dose inicial de 3,75 mg/23 mg por dia; depois de 14 dias, aumentar para 7,5 mg/46 mg por dia
- Se não forem atingidos pelo menos 3% de perda de peso depois de 12 semanas com 7,5 mg/46 mg por dia, pode ser aumentada para 11,25 mg/69 mg por dia; depois de 14 dias, aumentar para 15 mg/92 mg por dia
- Descontinuar se não forem atingidos pelo menos 5% de perda de peso depois de 12 semanas com 15 mg/92 mg por dia

 ### Dicas para dosagem
- Pode ser tomado com ou sem alimentos
- Os efeitos colaterais tendem a diminuir com o tempo, mas podem recorrer rapidamente com aumentos da dosagem

Overdose
- Fentermina: inquietação, tremor, hiper-reflexia, respiração rápida, confusão, agressão, alucinações, pânico
- Topiramato: acidose metabólica grave, convulsões, sedação, distúrbio da fala, visão turva ou dupla, prejuízo da coordenação, hipotensão, dor abdominal, agitação, tontura

Uso prolongado
- Foi avaliada em estudos controlados de até 1 ano

Formação de hábito
- A fentermina é uma substância Classe IV
- Nos Estados Unidos, o topiramato não é controlado no Controlled Substances Act

Como interromper
- Para pacientes que tomam 15 mg/92 mg por dia, tomar uma dose em dias alternados por no mínimo 1 semana antes de descontinuar o tratamento, devido à possibilidade de precipitar convulsão

Farmacocinética
- Meia-vida terminal média de fentermina de aproximadamente 20 horas
- Meia-vida terminal média de topiramato de aproximadamente 65 horas
- Nem fentermina nem topiramato são amplamente metabolizados

 ### Interações medicamentosas
- Pode causar sangramento irregular em pacientes que tomam contraceptivos orais, mas não au-

menta o risco de gravidez; as pacientes devem ser aconselhadas a não descontinuar contraceptivos orais se ocorrer escapes de sangramento
- Pode aumentar os efeitos de depressores do SNC
- Pode potencializar hipocalemia em pacientes que tomam agentes diuréticos não poupadores de potássio
- A perda de peso associada a fentermina-topiramato pode aumentar o risco de hipotensão em pacientes que tomam medicações anti-hipertensivas
- Carbamazepina, fenitoína e valproato podem aumentar a eliminação de topiramato e, assim, diminuir seus níveis, possivelmente requerendo uma dose mais alta de topiramato
- O topiramato pode aumentar a eliminação de fenitoína e, assim, diminuir os níveis desta, possivelmente requerendo uma dose mais alta de fenitoína
- O topiramato pode aumentar a eliminação de valproato e, assim, diminuir os níveis deste, possivelmente requerendo uma dose mais alta de valproato
- O topiramato pode aumentar os níveis plasmáticos de metformina; além disso, a metformina pode reduzir a eliminação de topiramato e aumentar os níveis deste
- O topiramato pode interagir com inibidores da anidrase carbônica e aumentar o risco de cálculos renais
- Existem relatos de hiperamonemia, com ou sem encefalopatia, em pacientes que tomam topiramato combinado com valproato, embora isso não se deva a uma interação farmacocinética; em pacientes que desenvolvem letargia inexplicável, vômitos ou alteração no estado mental, deve ser medido o nível de amônia
- A fentermina é contraindicada com IMAOs devido ao risco de crise hipertensiva

 Outras advertências/ precauções

- Fentermina-topiramato pode causar toxicidade fetal; mulheres em idade reprodutiva devem obter teste de gravidez negativo antes do tratamento e, então, mensalmente, bem como usar contracepção efetiva
- Se um paciente desenvolver aumento sustentado na frequência cardíaca em repouso durante o uso de fentermina/topiramato, a dose deve ser reduzida ou a medicação deve ser descontinuada
- Pode causar aumento na creatinina sérica; se ocorrerem elevações persistentes na creatinina durante o tratamento com fentermina-topiramato, a dose deve ser reduzida ou a medicação deve ser descontinuada

- A fentermina-topiramato não foi estudada em combinação com insulina; a perda de peso pode aumentar o risco de hipoglicemia em pacientes com diabetes melito tipo 2 tratados com insulina e/ou secretagogos de insulina, e podem ser necessários ajustes na medicação
- Alertar os pacientes e seus cuidadores sobre a possibilidade de ativação de ideação suicida e aconselhá-los a relatar esses efeitos colaterais imediatamente

Não usar
- Se a paciente estiver grávida
- Se o paciente tiver glaucoma
- Se o paciente tiver hipertireoidismo
- Se o paciente estiver tomando um IMAO
- Se houver alergia comprovada a fentermina ou topiramato

POPULAÇÕES ESPECIAIS

Insuficiência renal
- A dose máxima é 7,5 mg/46 mg por dia em pacientes com insuficiência moderada a grave
- Não foi estudada ou recomendada para uso em pacientes com doença renal em estágio terminal

Insuficiência hepática
- A dose máxima é 7,5 mg/46mg por dia em pacientes com insuficiência moderada
- Não é recomendada para uso em pacientes com insuficiência grave

Insuficiência cardíaca
- Não foi avaliada sistematicamente em pacientes com insuficiência cardíaca
- Não é recomendada para pacientes com doença cardíaca ou cerebrovascular recente ou instável

Idosos
- Alguns pacientes podem tolerar melhor doses mais baixas

 Crianças e adolescentes
- Segurança e eficácia não foram estabelecidas
- Não é recomendada para uso em crianças ou adolescentes

Gravidez
- Contraindicada
- Válidas a partir de 30 de junho de 2015, a FDA norte-americana determina alterações no conteúdo e na forma das informações referentes a gravidez e lactação nos rótulos das substâncias de prescrição, incluindo a eliminação das categorias por letras para risco na gravidez; a Pregnancy and Lactation Labeling Rule (PLLR ou regra final) aplica-se somente a substâncias de prescrição e será introduzida gradualmente para substâncias aprovadas a partir de 30 de junho de 2001
- Há um risco aumentado de lábio leporino/fenda palatina com topiramato

Amamentação
- Alguma quantidade da substância é encontrada no leite materno
- Recomendado descontinuar a substância ou usar mamadeira

A ARTE DA PSICOFARMACOLOGIA

Potenciais vantagens
- Pacientes que tiveram perda de peso no passado com um dos compostos ativos isoladamente podem experimentar um efeitos de perda de peso mais significativo e melhor tolerabilidade com a combinação de fentermina com topiramato do que com a administração de cada substância isoladamente

Potenciais desvantagens
- Pacientes com história de cálculos renais ou risco de acidose metabólica
- Mulheres que estão grávidas ou que desejam engravidar
- Pacientes com história de abuso de estimulantes no passado

Principais sintomas-alvo
- Excesso de peso

Pérolas
- Talvez tenha o maior tamanho de efeito sobre a perda de peso dentre as substâncias disponíveis para o tratamento de obesidade
- Pode teoricamente ser efetiva no transtorno de compulsão alimentar
- Devido ao risco teratogênico de fentermina-topiramato, nos Estados Unidos ela está disponível somente por meio de um programa de Avaliação de Riscos e Estratégia de Mitigação (REMS); somente farmácias certificadas podem distribuir

Leituras sugeridas

Colman E, Golden J, Roberts M, et al. The FDA's assessment of two drugs for chronic weight management. N Engl J Med 2012;367(17):1577–9 .

Cosentino G , Conrad AO , Uwaifo GI. Phentermine and topiramate for the management of obesity: a review. Drug Des Devel Ther 2011;7:267–87.

Holes-Lewis KA , Malcolm R , O'Neil PM. Pharmacotherapy of obesity: clinical treatments and considerations. Am J Med Sci 2013;345(4):284–8.

Shin JH , Gadde KM . Clinical utility of phentermine/topiramate (QsymiaTM) combination for the treatment of obesity. Diabetes Metab Syndr Obes 2013;6:1319 .

FLIBANSERINA

TERAPÊUTICA

Marcas • Addyl

Genérico? Não

Classe
- Agonista de serotonina 1A e antagonista de serotonina 2A

Comumente prescrita para
(em negrito, as aprovações da FDA)
- **Transtorno do desejo sexual hipoativo (TDSH) generalizado adquirido por mulheres na pré-menopausa**

Como a substância atua
- A disfunção sexual está teoricamente ligada a um desequilíbrio nos sinais sexuais inibitórios e excitatórios centrais
- O TDSH hipoteticamente resulta de sinais inibitórios excessivos, sinais excitatórios inadequados ou uma combinação de ambos
- A flibanserina teoricamente compensa esse desequilíbrio no TDSH por meio da sua capacidade de reduzir sinais inibitórios e realçar os sinais excitatórios
- Especificamente, a flibanserina aumenta a liberação de dopamina e norepinefrina, que são sinais sexuais excitatórios, e reduz a liberação de serotonina, um sinal sexual inibitório

Tempo para início da ação
- Em ensaios clínicos, percebeu-se melhora em 4 semanas

Se funcionar
- Aumenta o número de eventos sexuais satisfatórios e as pontuações nos escores de desejo sexual
- Reduz o sofrimento relacionado à disfunção sexual

Se não funcionar
- Se não houver melhora depois de 8 semanas, descontinuar o uso

Melhores combinações de potencialização para resposta parcial ou resistência ao tratamento
- Nenhuma conhecida
- Teoricamente, pode ser considerada a potencialização com bupropiona, mas não há ensaios publicados

Exames
- Nenhum para indivíduos saudáveis

EFEITOS COLATERAIS

Como a substância causa efeitos colaterais
- Efeitos colaterais mais comuns (p. ex., efeitos colaterais notáveis, a seguir) provavelmente causados pelo agonismo de 5HT1A e/ou antagonismo de 5HT2A
- Hipotensão, tontura e síncope pela flibanserina como monoterapia estão teoricamente relacionadas a suas ações agonistas de 5HT1A
- As ações antagonistas fracas de alfa-1 também podem contribuir para a hipotensão e tontura pela flibanserina, especialmente quando dada em combinação com álcool, o que é contraindicado

Efeitos colaterais notáveis
- Sonolência
- Náusea
- Fadiga
- Insônia
- Boca seca

Efeitos colaterais potencialmente fatais ou perigosos
- Tontura, síncope, especialmente quando combinada com álcool

Ganho de peso

incomum / não incomum / comum / problemático
- Relatado, mas não esperado

Sedação

incomum / não incomum / **comum** / problemático
- Muitos experimentam e/ou pode ocorrer em quantidade significativa

O que fazer com os efeitos colaterais
- Esperar
- Esperar

- Esperar
- Revisar medicações concomitantes e considerar redução da dose ou descontinuação de agentes que podem estar interagindo com a flibanserina
- Trocar por outra opção de tratamento

Melhores agentes de acréscimo para os efeitos colaterais
- Muitos efeitos colaterais não podem ser melhorados com um agente de acréscimo

DOSAGEM E USO

Variação típica da dosagem
- 100 mg 1 vez ao dia na hora de dormir

Formas de dosagem
- Comprimidos de 100 mg

Como dosar
- A flibanserina é tomada na hora de dormir para reduzir o risco de hipotensão, síncope e sonolência

Overdose
- Experiência limitada

Uso prolongado
- Não estudado
- Entretanto, a flibanserina é recomendada para uso prolongado, mediante monitoramento atento

Formação de hábito
- Não

Como interromper
- Não é necessário reduzir a dose gradualmente, mas pode ser mais bem tolerada em alguns pacientes

Farmacocinética
- Metabolizada primariamente por CYP450 3A4 e em menor grau por CYP450 2C19
- Meia-vida terminal média de aproximadamente 11 horas

 Interações medicamentosas
- O risco de hipotensão, síncope e depressão do SNC com flibanserina é aumentado na presença de álcool; portanto, o uso concomitante de álcool e flibanserina é contraindicado
- O risco de hipotensão, síncope e depressão do SNC com flibanserina é aumentado na presença de inibidores moderados ou fortes de CYP450 3A4; portanto, o uso concomitante desses inibidores e flibanserina é contraindicado
- Se o paciente requerer um inibidor moderado ou forte de CYP450 3A4, a flibanserina deve ser descontinuada pelo menos 2 dias antes de se iniciar o inibidor
- Se o paciente estiver tomando um inibidor moderado ou forte de CYP450 3A4, este deve ser descontinuado 2 semanas antes de iniciar flibanserina
- O uso concomitante de flibanserina e inibidores fracos de CYP450 3A4 pode aumentar a exposição à flibanserina, potencialmente aumentado o risco de efeitos adversos
- O uso concomitante de flibanserina e depressores do SNC pode aumentar o risco de efeitos adversos como sonolência
- O uso concomitante de flibanserina e indutores de CYP450 3A4 pode reduzir a exposição à flibanserina e não é recomendado
- O uso concomitante de flibanserina e inibidores de CYP450 2C19 pode aumentar a exposição à flibanserina, potencialmente aumentando o risco de efeitos adversos
- O uso de flibanserina em pacientes que são metabolizadores lentos de CYP450 2C19 pode aumentar a exposição à flibanserina, potencialmente aumentando o risco de efeitos adversos
- O uso concomitante de flibanserina e substratos de glicoproteína-P (p. ex., digoxina) pode aumentar as concentrações do substrato da glicoproteína-P; é necessário monitoramento para os substratos da glicoproteína-P que têm índice terapêutico restrito (p. ex., digoxina)

 Outras advertências/precauções
- A flibanserina pode causar hipotensão grave e perda da consciência, com risco aumentado na presença de álcool ou inibidores de CYP450 3A4; por essa razão, a flibanserina está disponível somente por meio de uma estratégia de avaliação e mitigação de risco (EAMR), que inclui elementos para assegurar o uso seguro (EPAUS)

Não usar
- Na presença de álcool
- Com inibidores moderados/fortes de CYP450 3A4
- Em pacientes com insuficiência hepática
- Se houver uma alergia comprovada a flibanserina

POPULAÇÕES ESPECIAIS

Insuficiência renal
- A exposição pode ser aumentada

Insuficiência hepática
- Contraindicada; a exposição à flibanserina aumenta 4,5 vezes em pacientes com insuficiência hepática

Insuficiência cardíaca
- O uso em pacientes com insuficiência cardíaca não foi estudado

Idosos
- Em teoria, alguns pacientes idosos podem tolerar melhor doses mais baixas, mas isso não foi estudado formalmente

 Crianças e adolescentes
- Segurança e eficácia não foram estabelecidas

 Gravidez
- Válidas a partir de 30 de junho de 2015, a FDA norte-americana determina alterações no conteúdo e na forma das informações referentes a gravidez e lactação nos rótulos das substâncias de prescrição, incluindo a eliminação das categorias por letras para risco na gravidez; a Pregnancy and Lactation Labeling Rule (PLLR ou regra final) aplica-se somente a substâncias de prescrição e será introduzida gradualmente para substâncias aprovadas a partir de 30 de junho de 2001
- Não foram conduzidos estudos controlados em gestantes
- Em estudos com animais, ocorreu toxicidade fetal somente na presença de toxicidade materna significativa, incluindo reduções no ganho de peso e sedação
- Em estudos com animais, redução do peso fetal, anomalias estruturais e aumento na perda fetal ocorreram com flibanserina em exposições maiores do que 15 vezes os atingidos com doses humanas recomendadas

Amamentação
- É desconhecido se a flibanserina é secretada no leite humano, mas presume-se que todos os psicotrópicos sejam secretados no leite materno
- Não é recomendado amamentar durante o tratamento com flibanserina

A ARTE DA PSICOFARMACOLOGIA

Potenciais vantagens
- Único agente aprovado para tratamento de TDSH

Potenciais desvantagens
- Pacientes que bebem álcool
- Pacientes que tomam medicações concomitantes que podem interagir com as propriedades farmacocinéticas e farmacodinâmicas da flibanserina

Principais sintomas-alvo
- Diminuição do desejo sexual

 Pérolas
- A flibanserina é o primeiro tratamento a ser aprovado para disfunção sexual em mulheres
- A flibanserina não está aprovada para tratamento em mulheres na pós-menopausa e não é indicada para melhorar o desempenho sexual
- Pode atuar nos circuitos de recompensa no SNC, melhorando a motivação e o interesse
- Se não for eficaz para TDSH, evitar o uso concomitante de agentes que aumentam a atividade da serotonina (como ISRSs ou IRSNs) ou diminuem a atividade dopaminérgica (como os antipsicóticos)
- Teoricamente, pode-se evitar o uso concomitante com agentes que têm ações antagonistas potentes em alfa-1 que possam aumentar a possibilidade de hipotensão

Leituras sugeridas

Deeks ED. Flibanserin: first global approval. Drugs 2015;75(15):1855–22.

Dhanuka I, Simon JA. Flibanserin for the treatment of hypoactive sexual desire disorder in premenopausal women. Expert Opin Pharmacother 2015;16(16):2523–9.

Stahl SM. Mechanism of action of flibanserin, a multifunctional serotonin agonist and antagonist (MSAA), in hypoactive sexual desire disorder. CNS Spectr 2015;20(1):1–6.

Stahl SM, Sommer B, Allers KA. Multifunctional pharmacology of flibanserin: Possible mechanism of therapeutic action in Hypoactive Sexual Desire Disorder. J Sex Med. 2011;8:15–27.

FLUFENAZINA

TERAPÊUTICA

Marcas • Prolixin

Genérico? Sim

Classe
- Antipsicótico convencional (neuroléptico, fenotiazina, antagonista de dopamina 2)

Comumente prescrita para
(em negrito, as aprovações da FDA)
- **Transtornos psicóticos**
- Transtorno bipolar

Como a substância atua
- Bloqueia os receptores de dopamina 2, reduzindo os sintomas positivos de psicose

Tempo para início da ação
- Os sintomas psicóticos podem melhorar dentro de 1 semana, mas pode levar várias semanas para efeito pleno no comportamento

Se funcionar
- Na maioria das vezes, reduz os sintomas positivos na esquizofrenia, mas não os elimina
- A maioria dos pacientes esquizofrênicos não tem uma remissão total dos sintomas, mas uma redução de aproximadamente um terço
- Continuar o tratamento para esquizofrenia até atingir um platô de melhora
- Depois de atingido um platô satisfatório, continuar o tratamento por pelo menos 1 ano após o primeiro episódio de psicose na esquizofrenia
- Para segundo episódio de psicose na esquizofrenia e episódios subsequentes, poderá ser necessário tratamento por tempo indefinido
- Reduz sintomas de mania psicótica aguda, mas não está comprovada como um estabilizador do humor ou como um tratamento de manutenção efetivo em transtorno bipolar
- Depois de reduzir os sintomas psicóticos na mania, trocar por estabilizador do humor e/ou antipsicótico atípico para estabilização e manutenção do humor

Se não funcionar
- Tentar um dos antipsicóticos atípicos de primeira linha (risperidona, olanzapina, quetiapina, ziprasidona, aripiprazol, paliperidona, amissulprida, asenapina, iloperidona, lurasidona)
- Tentar outro antipsicótico convencional
- Se 2 ou mais monoterapias antipsicóticas não funcionarem, considerar clozapina

Melhores combinações de potencialização para resposta parcial ou resistência ao tratamento
- O acréscimo de antipsicóticos convencionais não foi estudado sistematicamente
- A adição de um anticonvulsivante estabilizador do humor como valproato, carbamazepina ou lamotrigina pode ser útil na esquizofrenia e na mania bipolar
- A potencialização com lítio na mania bipolar pode ser útil
- Adição de um benzodiazepínico, especialmente de curto prazo, para agitação

Exames
�֍ Como antipsicóticos convencionais estão frequentemente associados a ganho de peso, antes de iniciar o tratamento, pesar todos os pacientes e determinar se o indivíduo já está com sobrepeso (IMC de 25,0-29,9) ou é obeso (IMC ≥ 30)
- Antes de dar uma substância que pode causar ganho de peso a um paciente com sobrepeso ou obeso, determinar se o indivíduo já tem pré-diabetes (glicose plasmática em jejum de 100 a 125 mg/dL), diabetes (glicose plasmática em jejum > 126 mg/dL) ou dislipidemia (colesterol total, colesterol LDL e triglicerídeos aumentados; colesterol HDL reduzido) e tratar ou encaminhar tais pacientes para tratamento, incluindo manejo nutricional e do peso, aconselhamento de atividade física, cessação do tabagismo e manejo clínico

�֍ Monitorar peso e IMC durante o tratamento

�֍ Considerar o monitoramento dos triglicerídeos em jejum mensalmente por vários meses em pacientes em alto risco de complicações metabólicas e ao iniciar ou trocar antipsicóticos

✶ Ao prescrever uma substância a um paciente que ganhou > 5% do peso inicial, avaliar a presença de pré-diabetes, diabetes ou dislipidemia, ou considerar troca por um antipsicótico diferente
- Deve ser verificada a pressão arterial em idosos antes de iniciar a flufenazina e durante as primeiras semanas de tratamento
- O monitoramento dos níveis elevados de prolactina é de benefício clínico duvidoso
- Fenotiazinas podem causar resultados falso-positivos para fenilcetonúria
- Pacientes com baixa contagem de leucócitos ou história de leucopenia/neutropenia induzida

por substância devem ter hemograma completo monitorado frequentemente durante os primeiros meses, e a flufenazina deve ser descontinuada ao primeiro sinal de declínio de leucócitos na ausência de outros efeitos causativos

- Raras convulsões
- Risco aumentado de morte e eventos cerebrovasculares em pacientes idosos com psicose relacionada a demência

Ganho de peso

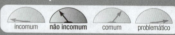

- Ocorre em uma minoria significativa

Sedação

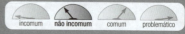

- Ocorre em uma minoria significativa

O que fazer com os efeitos colaterais
- Esperar
- Esperar
- Esperar
- Para sintomas motores, acrescentar um agente anticolinérgico
- Reduzir a dose
- Para sedação, tomar à noite
- Trocar por um antipsicótico atípico
- Perda de peso, programas de exercícios e manejo clínico para IMC alto, diabetes, dislipidemia

Melhores agentes de acréscimo para os efeitos colaterais
- Benzotropina ou triexifenidil para efeitos colaterais motores
- Algumas vezes, amantadina pode ser útil para efeitos colaterais motores
- Benzodiazepínicos podem ser úteis para acatisia
- Muitos efeitos colaterais não podem ser melhorados com um agente de acréscimo

EFEITOS COLATERAIS

Como a substância causa efeitos colaterais
- Bloqueando os receptores de dopamina 2 no estriado, pode causar efeitos colaterais motores
- Bloqueando os receptores de dopamina 2 na hipófise, pode causar elevações na prolactina
- Bloqueando excessivamente os receptores de dopamina 2 nas vias dopaminérgicas mesocortical e mesolímbica, sobretudo em altas doses, pode causar piora dos sintomas negativos e cognitivos (síndrome de déficit induzido por neuroléptico)
- As ações antocolinérgicas podem causar sedação, visão turva, constipação, boca seca
- As ações anti-histamínicas podem causar sedação e ganho de peso
- Bloqueando os receptores alfa-1 adrenérgicos, pode causar tontura, sedação e hipotensão
- O mecanismo do ganho de peso e uma possível incidência aumentada de diabetes ou dislipidemia com antipsicóticos convencionais é desconhecido

Efeitos colaterais notáveis
✱ Síndrome de déficit induzido por neuroléptico
✱ Acatisia
✱ Priapismo
✱ Efeitos colaterais extrapiramidais, parkinsonismo, discinesia tardia, distonia tardia
✱ Galactorreia, amenorreia
- Tontura, sedação
- Boca seca, constipação, retenção urinária, visão turva
- Diminuição da transpiração, depressão
- Disfunção sexual
- Hipotensão, taquicardia, síncope
- Ganho de peso

 Efeitos colaterais potencialmente fatais ou perigosos
- Rara síndrome neuroléptica maligna
- Icterícia e agranulocitose raras

DOSAGEM E USO

Variação típica da dosagem
- Oral: manutenção de 1 a 20 mg/dia
- Intramuscular: geralmente de 1/3 a 1/2 da dose oral
- Decanoato para administração intramuscular ou subcutânea: manutenção de 12,5 a 100 mg/2 semanas (ver a seção Decanoato de Flufenazina depois de Pérolas para dosagem e uso)

Formas de dosagem
- Comprimidos de 1 mg, 2,5 mg sulcados, 5 mg sulcados, 10 mg sulcados

- Decanoato para administração intramuscular ou subcutânea de longa ação de 25 mg/mL
- Injeção para administração intramuscular aguda de 2,5 mg/mL
- Elixir de 2,5 mg/5 mL
- Concentrado de 5 mg/mL

Como dosar
- Oral: Dose inicial de 0,5 a 10 mg/dia em doses divididas; máximo de 40 mg/dia
- Intramuscular (curta ação): Dose inicial de 1,25 mg; 2,5 a 10 mg/dia podem ser dados em doses divididas a cada 6 a 8 horas; dose máxima geralmente de 10 mg/dia

Dicas para dosagem – oral
- Pacientes que recebem antipsicóticos atípicos podem ocasionalmente requerer uma "dose extra" de um antipsicótico convencional para controlar a agressão ou comportamento violento
- Comprimidos de flufenazina de 2,5 mg, 5 mg e 10 mg contêm tartrazina, que pode causar reações alérgicas, especialmente em pacientes sensíveis a aspirina
- A solução oral não deve ser misturada com bebidas contendo cafeína, ácido tânico (chá) ou pectinatos (suco de maçã)
- O tratamento deve ser suspenso se a contagem de neutrófilos absolutos cair abaixo de 1.000/mm³

Overdose
- Efeitos colaterais extrapiramidais, coma, hipotensão, sedação, convulsões, depressão respiratória

Uso prolongado
- Alguns efeitos colaterais podem ser irreversíveis (p. ex., discinesia tardia)

Formação de hábito
- Não

Como interromper
- Titulação descendente lenta da formulação oral (por 6 a 8 semanas), sobretudo quando iniciado simultaneamente um novo antipsicótico durante troca (i.e., titulação cruzada)
- Descontinuação oral rápida pode levar a psicose de rebote e piora dos sintomas
- Se estiverem sendo utilizados agentes antiparkinsonianos, eles devem ser continuados por algumas semanas depois que a flufenazina tiver sido descontinuada

Farmacocinética
- Meia-vida média da formulação oral de aproximadamente 15 horas
- Meia-vida média da formulação intramuscular de aproximadamente 6,8 a 9,6 dias

Interações medicamentosas
- Pode aumentar os efeitos da levodopa e de agonistas dopaminérgicos
- Pode aumentar os efeitos de substâncias anti-hipertensivas, exceto guanetidina, cujas ações anti-hipertensivas a flufenazina pode antagonizar
- Podem ocorrer efeitos aditivos se utilizada com depressores do SNC
- Podem ocorrer efeitos anticolinérgicos aditivos se utilizada com atropina ou compostos relacionados
- Álcool e diuréticos podem aumentar o risco de hipotensão
- Alguns pacientes que tomavam um neuroléptico e lítio desenvolveram uma síndrome encefalopática similar à síndrome neuroléptica maligna
- O uso combinado com adrenalina pode baixar a pressão arterial

Outras advertências/precauções
- Caso se desenvolvam sinais de síndrome neuroléptica maligna, o tratamento deve ser imediatamente descontinuado
- Usar com cautela em pacientes com abstinência alcoólica e transtornos convulsivos devido à possível redução do limiar convulsivo
- Evitar exposição indevida à luz solar
- Usar com cautela em pacientes com distúrbios respiratórios
- Evitar exposição ao calor extremo
- O efeito antiemético pode mascarar sinais de outros transtornos ou *overdose*
- Não usar adrenalina no caso de *overdose*, pois a interação com alguns agentes pressores pode reduzir a pressão arterial
- Usar somente com cautela em doença de Parkinson ou demência com corpos de Lewy

Não usar
- Se o paciente estiver em um estado comatoso ou tiver depressão do SNC
- Se o paciente estiver tomando cabergolina, pergolida ou metrizamida
- Se houver uma alergia comprovada a flufenazina
- Se houver uma sensibilidade conhecida a uma fenotiazina

POPULAÇÕES ESPECIAIS

Insuficiência renal
- Usar com cautela; a titulação deve ser mais lenta

Insuficiência hepática
- Usar com cautela; a titulação deve ser mais lenta

Insuficiência cardíaca
- Pode ocorrer toxicidade cardiovascular, especialmente hipotensão ortostática

Idosos
- A titulação deve ser mais lenta; reduzir a dose inicial (1 a 2,5 mg/dia)
- Pacientes idosos podem ser mais suscetíveis a efeitos adversos
- Embora antipsicóticos convencionais sejam comumente utilizados para transtornos comportamentais em demência, nenhum agente foi aprovado para tratamento de pacientes idosos com psicose relacionada a demência
- Pacientes idosos com psicose relacionada a demência tratados com antipsicóticos têm um risco aumentado de morte em comparação ao placebo, e também têm um risco aumentado de eventos cerebrovasculares

Crianças e adolescentes
- Segurança e eficácia não foram estabelecidas
- As formulações injetáveis de decanoato e enantato são contraindicadas em crianças com menos de 12 anos
- Geralmente, considerar como segunda linha depois de antipsicóticos atípicos

Gravidez
- Válidas a partir de 30 de junho de 2015, a FDA norte-americana determina alterações no conteúdo e na forma das informações referentes a gravidez e lactação nos rótulos das substâncias de prescrição, incluindo a eliminação das categorias por letras para risco na gravidez; a Pregnancy and Lactation Labeling Rule (PLLR ou regra final) aplica-se somente a substâncias de prescrição e será introduzida gradualmente para substâncias aprovadas a partir de 30 de junho de 2001
- Há um risco de movimentos musculares anormais e sintomas de retirada em recém-nascidos cujas mães tenham tomado um antipsicótico durante o terceiro trimestre; os sintomas podem incluir agitação, tônus muscular anormalmente aumentado ou diminuído, tremor, sonolência, dificuldade intensa para respirar e dificuldade de alimentação
- Relatos de efeitos colaterais extrapiramidais, icterícia, hiper-reflexia e hiporreflexia em bebês cujas mães tenham tomado uma fenotiazina durante a gravidez
- A flufenazina só deve ser utilizada durante a gravidez se claramente indicado
- Sintomas psicóticos podem piorar durante a gravidez, e poderá ser necessária alguma forma de tratamento
- Antipsicóticos atípicos podem ser preferíveis a antipsicóticos convencionais ou anticonvulsivantes estabilizadores do humor se for necessário tratamento durante a gravidez

Amamentação
- Alguma quantidade da substância é encontrada no leite materno
- Foram observados efeitos no bebê (distonia, discinesia tardia, sedação)
- ✱ Recomendado descontinuar a substância ou usar mamadeira

A ARTE DA PSICOFARMACOLOGIA

Potenciais vantagens
- Formulação intramuscular (para uso de emergência)
- Início relativamente rápido de ILA (mas ver seção Decanoato de Flufenazina depois da seção Pérolas)

Potenciais desvantagens
- Pacientes com discinesia tardia
- Crianças
- Idosos

Principais sintomas-alvo
- Sintomas positivos de psicose
- Hiperatividade motora e autonômica
- Comportamento violento ou agressivo

Pérolas
- A flufenazina é uma fenotiazina de alta potência
- Menor risco de sedação e hipotensão ortostática, porém maior risco de efeitos colaterais extrapiramidais do que com fenotiazinas de baixa potência
- Não foi demonstrada eficácia para problemas comportamentais em retardo mental

- Os pacientes têm respostas antipsicóticas muito semelhantes a qualquer antipsicótico convencional, diferentemente dos antipsicóticos atípicos, em que as respostas antipsicóticas individuais podem ocasionalmente variar muito de um agente para outro
- Pacientes com respostas inadequadas a antipsicóticos atípicos podem se beneficiar com uma tentativa de potencialização com um antipsicótico convencional, como flufenazina, ou com a troca de um antipsicótico convencional, como flufenazina
- Entretanto, a polifarmácia de longo prazo com uma combinação de um antipsicótico convencional, como flufenazina, com um antipsicótico atípico pode combinar seus efeitos colaterais sem claramente potencializar a eficácia de um deles
- Para pacientes resistentes ao tratamento, especialmente aqueles com impulsividade, agressão, violência e autolesão, a polifarmácia de longo prazo com 2 antipsicóticos atípicos e 1 antipsicótico convencional pode ser útil ou até mesmo necessária, mediante monitoramento atento
- Nesses casos, poderá ser benéfico combinar 1 antipsicótico *depot* com 1 antipsicótico oral
- Embora seja uma prática frequente de muitos prescritores, acrescentar 2 antipsicóticos convencionais em conjunto tem pouca lógica e pode reduzir a tolerabilidade sem claramente melhorar a eficácia

DECANOATO DE FLUFENAZINA

Veículo	Óleo de gergelim
Tmáx.	0,3 a 1,5 dias
T1/2 com múltipla dosagem	14 dias
Capaz de ser carregado	Sim
Tempo para atingir estado de equilíbrio	4 a 6 semanas com carga
Esquema de dosagem (manutenção)	2 semanas
Local da injeção	Intramuscular ou subcutânea
Calibre da agulha	21
Formas de dosagem	25 mg
Volume da injeção	25 mg/mL

Variação típica da dosagem
- Manutenção de 12,5 a 100 mg/2 semanas

Como dosar
- Conversão de oral: pode-se suplementar com formulação oral em meia dose por pelo menos 2 semanas OU usar semanalmente injeções de carga com 1,6 vezes a dose diária oral (mg/dia) por 4 a 6 semanas

Dicas para dosagem
- Com ILAs, a constante da taxa de absorção é mais lenta do que a constante da taxa de eliminação, resultando assim em cinética "*flip-flop*" – isto é, o tempo para um equilíbrio estável é uma função da taxa de absorção, enquanto a concentração em estado de equilíbrio é uma função da taxa de eliminação
- Em geral, são necessárias 5 meias-vidas de uma medicação para atingir 97% de níveis de estado de equilíbrio
- As meias-vidas longas de antipsicóticos *depot* significam que deve-se carregar a dose adequadamente (se possível) ou fornecer suplementação oral
- A falha em carregar adequadamente a dose leva à titulação cruzada prolongada de um antipsicótico oral ou a níveis plasmáticos antipsicóticos subterapêuticos por semanas ou meses em pacientes que não estão recebendo (ou aderindo à) suplementação oral
- Uma vez que os níveis plasmáticos do antipsicótico aumentam gradualmente com o tempo, as exigências de dosagem podem acabar sendo menores em relação ao inicial; a obtenção periódica dos níveis plasmáticos pode ser benéfica para prevenir aumento desnecessário do nível plasmático
- O momento para obter um nível sanguíneo para pacientes que recebem ILAs é a manhã do dia em que irão receber sua próxima injeção
- Vantagens: o pico inicial (ver o gráfico a seguir) pode ser benéfico no manejo de pacientes agudos
- Desvantagens: o pico inicial também acarreta o risco de efeitos colaterais extrapiramidais ou acatisia nas primeiras 48 horas; esquema de injeções a cada 2 semanas; incidência mais alta de reações locais (devido ao veículo óleo de gergelim)
- O limiar de resposta é 0,81 ng/mL; níveis plasmáticos acima de 2 a 3 ng/mL, em geral, não são bem tolerados

TROCA DE ANTIPSICÓTICOS ORAIS PARA DECANOATO DE FLUFENAZINA

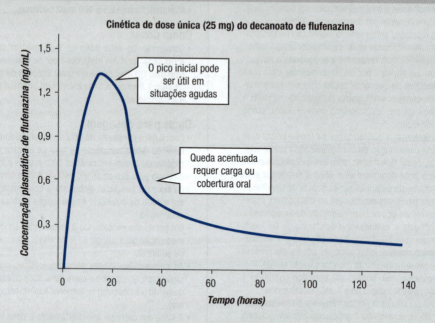

- A descontinuação do antipsicótico oral pode iniciar imediatamente se for pretendida carga adequada; caso contrário, suplementar com formulação oral em meia dose por no mínimo 2 semanas
- Como descontinuar formulações orais:
  - Titulação descendente não é necessária para: amissulprida, aripiprazol, brexpiprazol, cariprazina, paliperidona ER
  - Titulação descendente por 1 semana é necessária para: iloperidona, lurasidona, risperidona, ziprasidona
  - Titulação descendente de 3 a 4 semanas é necessária para: asenapina, olanzapina, quetiapina
  - Titulação descendente por 4 ou mais semanas é necessária para: clozapina
- Para pacientes que tomam benzodiazepínico ou medicação anticolinérgica, isso pode ser continuado durante a titulação cruzada para ajudar a aliviar efeitos colaterais como insônia, agitação e/ou psicose. Depois que o paciente está estável com a ILA, essas medicações podem ser reduzidas gradualmente, uma de cada vez, quando apropriado

Leituras sugeridas

Adams CE, Eisenbruch M. Depot fluphenazine for schizophrenia. Cochrane Database Syst Rev 2000;(2):CD000307.

David A, Adams CE, Eisenbruch M, Quraishi S, Rathbone J. Depot fluphenazine decanoate and enanthate for schizophrenia. Cochrane Database Syst Rev 2005;25(1):CD000307.

Ereshefsky L, Saklad SR, Jann MW. Future of depot neuroleptic therapy: pharmacokinetic and pharmacodynamic approaches. J Clin Psychiatry 1984;45(suppl):50–9.

King DJ. Drug treatment of the negative symptoms of schizophrenia. Eur Neuropsychopharmacol 1998;8(1):33–42.

Matar HE, Almerie MQ. Oral fluphenazine versus placebo for schizophrenia. Cochrane Database Syst Rev 2007;24(1):CD006352.

Milton GV, Jann MW. Emergency treatment of psychotic symptoms. Pharmacokinetic considerations for antipsychotic drugs. Clin Pharmacokinet 1995;28(6):494–504.

FLUMAZENIL

TERAPÊUTICA

Marcas
- Romazicon
- Anexate
- Lanexat

Genérico? Sim

Classe
- Antagonista de receptores benzodiazepínicos

Comumente prescrito para
(em negrito, as aprovações da FDA)
- Reversão dos efeitos sedativos de benzodiazepínicos depois de ter sido induzida e/ou mantida anestesia geral com benzodiazepínicos
- Reversão dos efeitos sedativos de benzodiazepínicos depois de ter sido produzida sedação para procedimentos diagnósticos e terapêuticos
- Manejo de *overdose* de benzodiazepínico
- Reversão de sedação consciente induzida com benzodiazepínicos (pacientes pediátricos)

Como a substância atua
- Bloqueia os receptores benzodiazepínicos no complexo dos canais de cloreto ativados por ligante em GABA-A, impedindo que os benzodiazepínicos se liguem ali

Tempo para início da ação
- Início de ação em 1 a 2 minutos; pico do efeito em 6 a 10 minutos

Se funcionar
✱ Reverte sedação e retardo psicomotor rapidamente, mas pode não recuperar a memória por completo
✱ Pacientes tratados para *overdose* de benzodiazepínico podem experimentar excitação do SNC
✱ Pacientes que recebem flumazenil para reverter os efeitos de benzodiazepínico devem ser monitorados por até 2 horas para retorno da sedação, depressão respiratória ou outros efeitos persistentes do benzodiazepínico
- O flumazenil não demonstrou tratar hipoventilação devido ao tratamento com benzodiazepínico

Se não funcionar
- A sedação mais provavelmente não é devida a um benzodiazepínico, o tratamento com flumazenil deve ser descontinuado e outras causas da sedação devem ser investigadas

Melhores combinações de potencialização para resposta parcial ou resistência ao tratamento
- Nenhuma – o flumazenil é basicamente utilizado como um antídoto em monoterapia para reverter as ações de benzodiazepínicos

Exames
- Nenhum para indivíduos saudáveis

EFEITOS COLATERAIS

Como a substância causa efeitos colaterais
- Bloqueia os receptores benzodiazepínicos no complexo dos canais de cloreto ativados por ligante em GABA-A, impedindo que os benzodiazepínicos se liguem ali

Efeitos colaterais notáveis
- Pode precipitar abstinência de benzodiazepínico em pacientes dependentes ou tolerantes a esses fármacos
- Tontura, dor no local da injeção, sudorese, cefaleia, visão turva

Efeitos colaterais potencialmente fatais ou perigosos
- Convulsões
- Morte (a maioria ocorreu em pacientes com doença subjacente grave ou que tiveram *overdose* com não benzodiazepínicos)
- Arritmia cardíaca

Ganho de peso

- Relatado, mas não esperado

Sedação

- Relatada, mas não esperada
- Os pacientes podem experimentar retorno da sedação se os efeitos do flumazenil passarem antes dos efeitos do benzodiazepínico

Flumazenil

O que fazer com os efeitos colaterais
- Monitorar o paciente
- Restringir a deambulação devido a tontura, visão turva e possibilidade de retorno da sedação

Melhores agentes de acréscimo para os efeitos colaterais
- Nenhum – agentes de acréscimo não são apropriados para tratar os efeitos colaterais associados ao uso de flumazenil

DOSAGEM E USO

Variação típica da dosagem
- 0,4 a 1 mg geralmente causa antagonismo completo de doses terapêuticas de benzodiazepínicos
- 1 a 3 mg geralmente revertem *overdose* de benzodiazepínico

Formas de dosagem
- Intravenoso 0,1 mg/mL – ampola de múltiplo uso de 5 mL, ampola de múltiplo uso de 10 mL

Como dosar
- Sedação consciente, anestesia geral: 0,2 mg (2 mL) ao longo de 15 segundos; pode ser administrado 0,2 mg novamente depois de 45 segundos; pode ser administrado 0,2 mg a cada 60 segundos adicionais; máximo de 1 mg
- *Overdose* de benzodiazepínico: 0,2 mg ao longo de 30 segundos; pode ser administrado 0,3 mg pelos 30 segundos seguintes; pode ser administrado 0,5 mg por 30 segundos depois de 1 minuto; máximo de 5 mg

 Dicas para dosagem
- Poderá ser preciso administrar doses de acompanhamento para reverter as ações dos benzodiazepínicos que têm uma meia-vida mais longa do que flumazenil (i.e., mais do que 1 hora)

Overdose
- Ansiedade, agitação, tônus muscular aumentado, hiperestesia, convulsões

Uso prolongado
- Não é um tratamento de longo prazo

Formação de hábito
- Não

Como interromper
- Não se aplica

Farmacocinética
- Meia-vida terminal de 41 a 79 minutos

 Interações medicamentosas
- Alimentos aumentam sua eliminação

 Outras advertências/ precauções
- O flumazenil pode induzir convulsões, particularmente em pacientes tolerantes ou dependentes de benzodiazepínicos ou que tiveram *overdose* de antidepressivos cíclicos, receberam doses recentes/repetidas de benzodiazepínicos parenterais ou têm espasmo ou convulsão durante a *overdose*
- Pacientes dependentes de benzodiazepínicos ou que os estejam recebendo para suprimir convulsões em *overdose* de antidepressivo cíclico devem receber a dose minimamente efetiva de flumazenil
- Usar com cautela em pacientes com lesão cerebral
- Risco maior de retorno da sedação se administrado a um paciente que tomou um benzodiazepínico de longa duração ou uma grande dose de um benzodiazepínico de curta duração
- O flumazenil pode induzir ataques de pânico em pacientes com transtorno de pânico
- Usar com cautela em casos de *overdose* mista, pois os efeitos de outras substâncias utilizadas em *overdose* (p. ex., convulsões) podem aparecer quando os efeitos do benzodiazepínico são revertidos

Não usar
- Não deve ser utilizado até que tenham sido revertidos os efeitos dos bloqueadores neuromusculares
- Se o benzodiazepínico foi prescrito para controlar uma condição potencialmente fatal (p. ex., estado epiléptico, pressão intracraniana)
- Se houver um alto risco de convulsão
- Se o paciente exibir sinais de *overdose* grave de antidepressivo cíclico
- Se houver uma alergia comprovada a flumazenil ou benzodiazepínicos

POPULAÇÕES ESPECIAIS

Insuficiência renal
- Pode não ser necessário ajuste da dose

Insuficiência hepática
- Prolongamento da meia-vida
- Moderada: eliminação reduzida pela metade
- Grave: eliminação reduzida em três quartos

Insuficiência cardíaca
- Pode não ser necessário ajuste da dose

Idosos
- Pode não ser necessário ajuste da dose

Crianças e adolescentes
- Maior variabilidade da farmacocinética do que em adultos
- Segurança e eficácia estabelecidas para reversão de sedação consciente para crianças com mais de 1 ano
- Dose inicial de 0,01 mg/kg (até 0,2 mg) ao longo de 15 segundos; mesmo padrão de dosagem do que em adultos; máximo de 0,05 mg/kg ou 1 mg
- Não foram estabelecidas a segurança e a eficácia para reversão de *overdose* de benzodiazepínico, indução de anestesia geral ou ressuscitação de recém-nascidos, mas dados pontuais sugerem segurança e eficácia semelhantes às de sedação consciente

Gravidez
- Válidas a partir de 30 de junho de 2015, a FDA norte-americana determina alterações no conteúdo e na forma das informações referentes a gravidez e lactação nos rótulos das substâncias de prescrição, incluindo a eliminação das categorias por letras para risco na gravidez; a Pregnancy and Lactation Labeling Rule (PLLR ou regra final) aplica-se somente a substâncias de prescrição e será introduzida gradualmente para substâncias aprovadas a partir de 30 de junho de 2001
- Não foram conduzidos estudos controlados em gestantes
- Não é recomendado tratar os efeitos dos benzodiazepínicos durante o trabalho de parto e o parto, pois os efeitos no bebê não foram estudados

Amamentação
- É desconhecido se o flumazenil é secretado no leite humano, mas presume-se que todos os psicotrópicos sejam secretados no leite materno
- Se for necessário tratamento com o flumazenil, deve ser administrado com cautela

A ARTE DA PSICOFARMACOLOGIA

Potenciais vantagens
- Para reverter uma baixa dose de um benzodiazepínico de curta duração

Potenciais desvantagens
- Pode ser de muito curta duração

Principais sintomas-alvo
- Efeitos dos benzodiazepínicos
- Efeitos sedativos
- Comprometimento da memória e psicomotor
- Depressão ventilatória

Pérolas
- Pode precipitar convulsões por abstinência de benzodiazepínico
- ✱ Pode desaparecer gradualmente antes que o benzodiazepínico esteja revertendo
- ✱ Pode precipitar ansiedade ou pânico em pacientes conscientes com transtornos de ansiedade

Leituras sugeridas

Malizia AL, Nutt DJ. The effects of flumazenil in neuropsychiatric disorders. Clin Neuropharmacol 1995;18:215–32.

McCloy RF. Reversal of conscious sedation by flumazenil: current status and future prospects. Acta Anaesthesiol Scand Suppl 1995;108:35–42.

Weinbroum AA, Flaishon R, Sorkine P, Szold O, Rudick V. A risk-benefit assessment of flumazenil in the management of benzodiazepine overdose. Drug Saf 1997;17:181–96.

Whitwam JG. Flumazenil and midazolam in anaesthesia. Acta Anaesthesiol Scand Suppl 1995;108:15–22.

Whitwam JG, Amrein R. Pharmacology of flumazenil. Acta Anaesthesiol Scand Suppl 1995;108:3–14.

FLUNITRAZEPAM

TERAPÊUTICA

Marcas • Rohypnol

Genérico? Não

Classe
- Nomenclatura baseada na neurociência: modulador alostérico positivo de GABA (MAP-GABA)
- Benzodiazepínico (hipnótico)

Comumente prescrito para
(em negrito, as aprovações da FDA)
- **Tratamento de curta duração para insônia (grave, debilitante)**
- Catatonia

Como a substância atua
- Liga-se aos receptores benzodiazepínicos no complexo dos canais de cloreto dos receptores de GABA-A ativados por ligante
- Aumenta os efeitos inibitórios de GABA
- Estimula a condutância do cloreto através dos canais regulados por GABA
- Ações inibitórias nos centros do sono podem proporcionar efeitos hipnóticos sedativos

Tempo para início da ação
- Geralmente, faz efeito em menos de 1 hora

Se funcionar
- Melhora a qualidade do sono
- Os efeitos no tempo total em vigília e o número de despertares durante a noite podem ser reduzidos com o tempo

Se não funcionar
- Se a insônia não melhorar depois de 7 a 10 dias, ela pode ser uma manifestação de uma doença psiquiátrica ou física primária, como apneia obstrutiva do sono ou síndrome das pernas inquietas, o que requer avaliação independente
- Aumentar a dose
- Melhorar a higiene do sono
- Trocar por outro agente

Melhores combinações de potencialização para resposta parcial ou resistência ao tratamento
- Geralmente, é melhor trocar por outro agente
- Trazodona
- Agentes com ações anti-histamínicas (p. ex., difenidramina, ADTs)

Exames
- Em pacientes com transtornos convulsivos, doença clínica concomitante e/ou aqueles com múltiplas medicações de longo prazo concomitantes, pode ser prudente realizar periodicamente testes hepáticos e hemograma completo

EFEITOS COLATERAIS

Como a substância causa efeitos colaterais
- O mesmo mecanismo para os efeitos colaterais que para os efeitos terapêuticos – isto é, devido a ações excessivas nos receptores benzodiazepínicos
- Ações nos receptores benzodiazepínicos que se estendem até o dia seguinte causam sedação diurna, amnesia e ataxia
- Adaptações de longo prazo nos receptores benzodiazepínicos podem explicar o desenvolvimento de dependência, tolerância e abstinência

Efeitos colaterais notáveis
- ✱ Sedação, fadiga, depressão
- ✱ Tontura, ataxia, fala mal articulada, fraqueza
- ✱ Esquecimento, confusão
- ✱ Hiperexcitabilidade, nervosismo
- Raras alucinações, mania
- Rara hipotensão
- Hipersalivação, boca seca
- Insônia de rebote quando em retirada de tratamento de longa duração

Efeitos colaterais potencialmente fatais ou perigosos
- Depressão respiratória, especialmente quando tomado com depressores do SNC em *overdose*
- Raras disfunção hepática, disfunção renal, discrasias sanguíneas

Ganho de peso

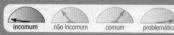

- Relatado, mas não esperado

Sedação

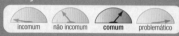

- Muitos experimentam e/ou pode ocorrer em quantidade significativa

O que fazer com os efeitos colaterais
- Esperar
- Para evitar problemas de memória, tomar flunitrazepam somente se a intenção for uma noite inteira de sono
- Reduzir a dose
- Trocar por um hipnótico sedativo de mais curta ação
- Trocar por um hipnótico não benzodiazepínico
- Administrar flumazenil se os efeitos colaterais forem graves ou potencialmente fatais

Melhores agentes de acréscimo para os efeitos colaterais
- Muitos efeitos colaterais não podem ser melhorados com um agente de acréscimo

DOSAGEM E USO

Variação típica da dosagem
- 0,5 a 1 mg/dia na hora de dormir

Formas de dosagem
- Comprimidos de 0,5 mg, 1 mg, 2 mg, 4 mg

Como dosar
- Dose inicial de 0,5 a 1 mg/dia na hora de dormir; máximo geralmente de 2 mg/dia na hora de dormir

 Dicas para dosagem
- Usar a dose efetiva mais baixa possível e avaliar regularmente a necessidade de tratamento continuado
- Em geral, o flunitrazepam não deve ser prescrito em quantidades maiores do que o suprimento para 1 mês

- Pacientes com peso corporal mais baixo podem requerer doses mais baixas
- O risco de dependência pode aumentar com a dose e a duração do tratamento
- Usar doses acima de 1 mg somente em circunstâncias excepcionais
- Pacientes que solicitam ou requerem doses acima de 1 mg têm maior probabilidade de apresentar abuso de substância presente ou passado
- O flunitrazepam é 10 vezes mais potente do que diazepam

Overdose
- Sedação, fala mal articulada, má coordenação, confusão, coma, depressão respiratória

Uso prolongado
- Em geral, não destinado a uso de longo prazo
- Não recomendado o uso além de 4 semanas

Formação de hábito
- Alguns pacientes podem desenvolver dependência e/ou tolerância; o risco pode ser maior com doses mais altas
- História de adição a substâncias pode aumentar o risco de dependência
- Atualmente classificado como Classe III pela Organização Mundial da Saúde
- Atualmente classificado como uma substância Classe IV nos Estados Unidos, mas não está disponível legalmente nesse país

Como interromper
- Se tomado por mais do que algumas semanas, reduzir a dose gradualmente para diminuir as chances de efeitos de abstinência
- Pacientes com história de convulsão podem convulsionar depois de retirada repentina
- Pode ocorrer insônia de rebote 1 a 2 noites depois da interrupção
- Para pacientes com problemas sérios de descontinuação de um benzodiazepínico, poderá ser necessário reduzir a dose gradualmente por muitos meses (i.e., reduzir a dose em 1% a cada 3 dias, triturando o comprimido e fazendo uma suspensão ou dissolvendo em 100 mL de suco de fruta, e então descartando 1 mL e bebendo o restante; 3 a 7 dias depois, descartam-se 2 mL, e assim por diante). Essa é uma forma de redução biológica da dose muito lenta e uma forma de dessensibilização comportamental

Farmacocinética
- Meia-vida de eliminação de 16 a 35 horas
- Meia-vida do metabólito ativo de 23 a 33 horas

Interações medicamentosas
- Aumento dos efeitos depressores quando tomado com outros depressores do SNC (ver a seção Outras advertências/precauções, a seguir)
- A cisaprida pode acelerar a absorção de flunitrazepam e, assim, causar um aumento temporário nos efeitos sedativos de flunitrazepam

Outras advertências/ precauções
- Tarja preta relativa ao risco aumentado de efeitos depressores no SNC quando benzodiazepínicos e medicações opioides são utilizados em conjunto, incluindo especificamente o risco de respiração mais lenta ou dificuldade de respirar e morte
- Se não estiverem disponíveis alternativas ao uso combinado de benzodiazepínicos e opioides, os clínicos devem limitar a dosagem e a duração de cada substância ao mínimo possível em que ainda seja atingida eficácia terapêutica
- Os pacientes e seus cuidadores devem ser alertados a buscar atenção médica se ocorrer tontura incomum, vertigem, sedação, respiração mais lenta ou dificuldade de respirar, ou irresponsividade
- A insônia pode ser um sintoma de um transtorno primário, em vez de um transtorno primário propriamente dito
- Alguns pacientes podem exibir pensamento anormal ou alterações comportamentais semelhantes aos causados por outros depressores do SNC (i.e., ações depressoras ou ações desinibidoras)
- Alguns pacientes deprimidos podem experimentar piora de ideação suicida
- Usar somente com extrema cautela em pacientes com função respiratória prejudicada ou apneia obstrutiva do sono
- O flunitrazepam deve ser administrado somente na hora de dormir

Não usar
- Se a paciente estiver grávida
- Se o paciente tiver hipercapnia crônica grave, miastenia grave, insuficiência respiratória grave, apneia do sono ou insuficiência hepática grave
- Em crianças
- Se o paciente tiver glaucoma de ângulo fechado
- Se houver uma alergia comprovada a flunitrazepam ou algum benzodiazepínico

POPULAÇÕES ESPECIAIS

Insuficiência renal
- A substância deve ser utilizada com cautela

Insuficiência hepática
- A dose deve ser reduzida
- Não deve ser utilizada em pacientes com insuficiência hepática grave, pois isso pode precipitar encefalopatia

Insuficiência cardíaca
- Benzodiazepínicos têm sido utilizados para tratar insônia associada a infarto agudo do miocárdio

Idosos
- Dose inicial de 0,5 mg na hora de dormir, máximo geralmente de 1 mg/dia na hora de dormir
- Reações paradoxais com inquietação e agitação são mais prováveis de ocorrer em idosos

Crianças e adolescentes
- Segurança e eficácia não foram estabelecidas
- Não recomendado para uso em crianças ou adolescentes
- A ocorrência de reações paradoxais com inquietação e agitação é mais provável em crianças

Gravidez
- Evidências positivas de risco para o feto humano; contraindicado para uso na gravidez
- Bebês cujas mães receberam um benzodiazepínico no fim da gravidez podem experimentar efeitos de abstinência
- Foi relatada flacidez neonatal em bebês cujas mães tomaram um benzodiazepínico durante a gravidez

Amamentação
- É desconhecido se o flunitrazepam é secretado no leite humano, mas presume-se que todos os psicotrópicos sejam secretados no leite materno
- ✱ Recomendado descontinuar a substância ou usar mamadeira
- Foram observados efeitos no bebê, incluindo dificuldades de alimentação, sedação e perda de peso

A ARTE DA PSICOFARMACOLOGIA

Potenciais vantagens
- Para insônia grave e incapacitante não responsiva a outros hipnóticos sedativos

Potenciais desvantagens
- Para aqueles que precisam de tratamento por mais do que algumas semanas
- Para aqueles com abuso de substância presente ou passado

Principais sintomas-alvo
- Tempo para começar a dormir
- Tempo total de sono
- Despertares noturnos

Pérolas
✻ Os sintomas psiquiátricos e as reações "paradoxais" podem ser bastante graves com o flunitrazepam e mais frequentes do que com outros benzodiazepínicos
✻ As reações paradoxais incluem sintomas como inquietação, agitação, irritabilidade, agressividade, delírios, raiva, pesadelos, alucinações, psicose, comportamento inapropriado e outros efeitos comportamentais adversos
- Embora legalmente disponível na Europa, no México, na América do Sul e em muitos outros países, não está legalmente disponível nos Estados Unidos
- Embora atualmente classificada como uma substância Classe IV, a agência reguladora de medicamentos norte-americana está considerando reclassificá-la como Classe I
✻ Ganhou reputação como "substância do estupro", em que agressores sexuais supostamente colocavam flunitrazepam na bebida de mulheres para induzir relações sexuais
✻ O flunitrazepam, especialmente em combinação com álcool, supostamente reduz o julgamento, as inibições ou a capacidade física das mulheres para que possam resistir às investidas sexuais, além de reduzir sua lembrança dos eventos
✻ Até 1999, era incolor, mas um componente colorimétrico que é acrescentado atualmente torna a substância azul quando adicionada a um líquido, deixando evidente que a bebida foi adulterada
- O uso ilícito desde 1999 decaiu, em parte devido a esse aditivo
- O uso ilícito também decaiu nos Estados Unidos devido à lei Drug-Induced Rape Prevention and Punishment (Prevenção e Punição do Estupro Induzido por Substância), de 1996, que tornou passível de punição cometer um crime violento por meio do uso de uma substância controlada como o flunitrazepam
- Os apelidos para o flunitrazepam, baseados em parte no seu nome comercial de Rohypnol, fabricado pelo laboratório Roche, e a presença de RO-2 na superfície dos comprimidos, incluem "roofies", "rufies", "roapies", "la roacha", "roach-2", "mexican valium", "rope", "roache vitamins" e outros
- Caso se desenvolva tolerância, isso pode resultar em aumento da ansiedade durante o dia e/ou vigília aumentada durante a parte final da noite
- O melhor uso de curto prazo é por menos de 10 dias consecutivos e por menos da metade das noites em 1 mês
- Dar férias para a substância pode restaurar sua eficácia, caso se desenvolva tolerância
- Embora não estudado sistematicamente, os benzodiazepínicos têm sido utilizados com eficácia para tratar catatonia, sendo o tratamento inicial recomendado

Leituras sugeridas

Simmons MM, Cupp MJ. Use and abuse of flunitrazepam. Ann Pharmacother 1998;32(1):117–19.

Woods JH, Winger G. Abuse liability of flunitrazepam. J Clin Psychopharmacol 1997;17(3 Suppl 2):S1–57.

FLUOXETINA

TERAPÊUTICA

Marcas
- Prozac
- Prozac semanal
- Sarafem

Genérico? Sim

Classe
- Nomenclatura baseada na neurociência: inibidor da receptação de serotonina (IRS)
- ISRS (inibidor seletivo da recaptação de serotonina); frequentemente classificado como um antidepressivo, mas não é apenas um antidepressivo

Comumente prescrita para
(em negrito, as aprovações da FDA)
- **Transtorno depressivo maior (acima dos 8 anos)**
- **Transtorno obsessivo-compulsivo (TOC) (acima dos 7 anos)**
- **Transtorno disfórico pré-menstrual (TDPM)**
- **Bulimia nervosa**
- **Transtorno de pânico**
- **Depressão bipolar [em combinação com olanzapina (Symbyax)]**
- **Depressão resistente ao tratamento [em combinação com olanzapina (Symbyax)]**
- Transtorno de ansiedade social (fobia social)
- Transtorno de estresse pós-traumático (TEPT)

Como a substância atua
- Estimula o neurotransmissor serotonina
- Bloqueia a bomba de recaptação de serotonina (transportador de serotonina)
- Dessensibiliza os receptores de serotonina, especialmente receptores de serotonina 1A
- Possivelmente, aumenta a neurotransmissão serotonérgica
- ✱ A fluoxetina também tem propriedades antagonistas nos receptores 5HT2C, que podem aumentar a neurotransmissão de norepinefrina e dopamina

Tempo para início da ação
- ✱ Alguns pacientes podem experimentar aumento na energia ou ativação logo após o início do tratamento
- O início das ações terapêuticas não costuma ser imediato, frequentemente demorando de 2 a 4 semanas
- Se não estiver funcionando dentro de 6 a 8 semanas, poderá ser necessário um aumento da dosagem ou poderá simplesmente não funcionar
- Pode continuar a agir por muitos anos, prevenindo recaída dos sintomas

Se funcionar
- O objetivo do tratamento é a completa remissão dos sintomas atuais, além da prevenção de recaídas futuras
- O tratamento na maioria das vezes reduz ou até mesmo elimina os sintomas, mas não é uma cura, já que os sintomas podem recorrer depois que o medicamento é interrompido
- Continuar o tratamento até que todos os sintomas tenham desaparecido (remissão) ou reduzido significativamente (p. ex., TOC, TEPT)
- Depois que os sintomas tiverem desaparecido, continuar tratando por 1 ano para o primeiro episódio de depressão
- Para segundo episódio de depressão e episódios subsequentes, poderá ser necessário tratamento por tempo indefinido
- Para transtornos de ansiedade e bulimia, o tratamento também poderá precisar ser por tempo indefinido

Se não funcionar
- Muitos pacientes têm apenas uma resposta parcial, em que alguns sintomas são melhorados, mas outros persistem (especialmente insônia, fadiga e problemas de concentração em depressão)
- Outros pacientes podem ser não respondedores, sendo algumas vezes chamados de resistentes ou refratários ao tratamento
- Alguns pacientes que têm uma resposta inicial podem recair mesmo que continuem o tratamento, sendo algumas vezes chamados de *poop-out* (que param de responder)
- Considerar o aumento da dose, troca para outro agente ou adição de um agente de potencialização apropriado
- Considerar psicoterapia
- Considerar avaliação para outro diagnóstico ou para uma condição comórbida (p. ex., doença clínica, abuso de substância, etc.)
- Alguns pacientes podem experimentar aparente falta de consistência na eficácia devido à ativação de um transtorno bipolar latente ou subjacente, requerendo descontinuação do antidepressivo e troca por um estabilizador do humor

Melhores combinações de potencialização para resposta parcial ou resistência ao tratamento
- Trazodona, especialmente para insônia

- Bupropiona, mirtazapina, reboxetina ou atomoxetina (adicionar com cautela e em doses mais baixas, já que teoricamente a fluoxetina pode elevar os níveis de atomoxetina); usar combinações de antidepressivos com cautela, pois isso pode ativar transtorno bipolar e ideação suicida
- Modafinila, especialmente para fadiga, sonolência e falta de concentração
- Estabilizadores do humor ou antipsicóticos atípicos para transtorno bipolar, depressão psicótica, depressão resistente ao tratamento ou transtornos de ansiedade resistentes ao tratamento
- ✱ A fluoxetina foi especificamente estudada em combinação com olanzapina (combinação de olanzapina-fluoxetina) com excelentes resultados para depressão bipolar, depressão unipolar resistente ao tratamento e depressão psicótica
- Benzodiazepínicos
- Se tudo o mais falhar para transtornos de ansiedade, considerar gabapentina ou tiagabina
- Hipnóticos para insônia
- Classicamente, lítio, buspirona ou hormônio da tireoide

Exames
- Nenhum para indivíduos saudáveis

EFEITOS COLATERAIS

Como a substância causa efeitos colaterais
- Teoricamente, devido a aumentos nas concentrações de serotonina nos receptores de serotonina em partes do cérebro e do corpo diferentes das que causam ações terapêuticas (p. ex., ações indesejadas da serotonina nos centros do sono causando insônia, ações indesejadas da serotonina no intestino causando diarreia, etc.)
- Aumentos na serotonina podem causar diminuição na liberação de dopamina e contribuir para embotamento emocional, lentificação cognitiva e apatia em alguns pacientes
- A maior parte dos efeitos colaterais é imediata, mas frequentemente desaparecem com o tempo, em contraste com a maior parte dos efeitos terapêuticos, que são retardados e intensificados com o tempo
- ✱ As propriedades únicas da fluoxetina de antagonismo de 5HTC podem contribuir para agitação, ansiedade e ativação indesejável, especialmente no início da dosagem

Efeitos colaterais notáveis
- Disfunção sexual (homens: ejaculação retardada, disfunção erétil; homens e mulheres: diminuição do desejo sexual, anorgasmia)
- Gastrintestinais (redução do apetite, náusea, diarreia, constipação, boca seca)
- Preponderantemente no SNC (insônia, mas também sedação, agitação, tremores, cefaleia, tontura)
- Nota: pacientes com transtorno bipolar ou psicótico diagnosticado ou não diagnosticado podem ser mais vulneráveis às ações ativadoras do SNC dos ISRSs
- Autonômicos (sudorese)
- Hematomas e raro sangramento
- SIADH (síndrome da secreção inapropriada do hormônio antidiurético)

Efeitos colaterais potencialmente fatais ou perigosos
- Convulsões raras
- Rara indução de mania
- Rara ativação de ideação e comportamento suicida (suicidalidade) (estudos de curto prazo não mostraram aumento no risco de suicidalidade com antidepressivos em comparação ao placebo acima dos 24 anos)

Ganho de peso

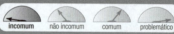

- Relatado, mas não esperado
- Possível perda de peso, especialmente no curto prazo

Sedação

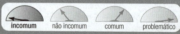

- Relatada, mas não esperada

O que fazer com os efeitos colaterais
- Esperar
- Esperar
- Esperar
- Se a fluoxetina for ativadora, tomar pela manhã para ajudar a reduzir a insônia
- Reduzir a dose para 10 mg e permanecer nessa dose, se for tolerada e efetiva, ou considerar aumentar novamente para 20 mg ou mais se for tolerada, mas não efetiva, com 10 mg
- Em poucas semanas, trocar ou acrescentar outras substâncias

Melhores agentes de acréscimo para os efeitos colaterais
- Frequentemente é melhor tentar outro ISRS ou outra monoterapia antidepressiva antes de recorrer a estratégias de acréscimo para tratar os efeitos colaterais
- Trazodona ou um hipnótico para insônia
- Bupropiona, sildenafila, vardenafila ou tadalafila para disfunção sexual
- Bupropiona para embotamento emocional, lentificação cognitiva ou apatia
- Mirtazapina para insônia, agitação e efeitos colaterais gastrintestinais
- Benzodiazepínicos para nervosismo e ansiedade, especialmente no início do tratamento e para pacientes ansiosos
- Muitos efeitos colaterais são dose-dependentes (i.e., aumentam à medida que a dose aumenta, ou ressurgem até que se desenvolva tolerância)
- Muitos efeitos colaterais são tempo-dependentes (i.e., iniciam imediatamente após a dosagem inicial e a cada aumento da dose, mas desaparecem com o tempo)
- Ativação e agitação podem representar a indução de um estado bipolar, especialmente uma condição bipolar tipo II disfórica mista algumas vezes associada a ideação suicida, e requerem a adição de lítio, um estabilizador do humor ou um antipsicótico atípico e/ou descontinuação de fluoxetina

DOSAGEM E USO

Variação típica da dosagem
- 20 a 80 mg para depressão e transtornos de ansiedade
- 60 a 80 mg para bulimia

Formas de dosagem
- Cápsulas de 10 mg, 20 mg, 40 mg, 60 mg
- Comprimidos de 10 mg
- Líquido de 20 mg/5 ml em frascos de 120 ml
- Cápsula semanal de 90 mg

Como dosar
- Depressão e TOC: dose inicial de 20 mg/dia pela manhã; em geral esperar algumas semanas para avaliar os efeitos da substância antes de aumentar a dose; dose máxima geralmente de 80 mg/dia
- Bulimia: dose inicial de 60 mg/dia pela manhã; alguns pacientes podem precisar iniciar com dose mais baixa e titular por vários dias

Dicas para dosagem
- A meia-vida longa da fluoxetina e seus metabólitos ativos significa que alterações nas doses não serão completamente refletidas no plasma por várias semanas, prolongando a titulação até a dose final e estendendo a suspensão do tratamento
- Dar 1 vez ao dia, frequentemente pela manhã, mas a qualquer hora do dia que for tolerada
- Frequentemente disponível em cápsula, não em comprimidos, portanto não é possível parti-la ao meio
- Pacientes ocasionais são dosados acima de 80 mg
- Formulação líquida é mais fácil para doses abaixo de 10 mg quando utilizada para casos que são muito intolerantes à fluoxetina ou que precisam de titulação ascendente e descendente muito lenta
- ✱ Para alguns pacientes, dosagem semanal com a formulação semanal pode aumentar a adesão
- Quanto mais ansioso e agitado estiver o paciente, mais baixa a dose inicial, mais lenta a titulação e mais provável a necessidade de um agente concomitante como trazodona ou um benzodiazepínico
- Se ocorrer ansiedade, insônia, agitação, acatisia ou ativação intoleráveis após a dose inicial ou na descontinuação, considerar a possibilidade de transtorno bipolar ativado e trocar por estabilizador do humor ou antipsicótico atípico

Overdose
- Raramente letal em *overdose* como monoterapia; depressão respiratória especialmente com álcool, ataxia, sedação, possíveis convulsões

Uso prolongado
- Seguro

Formação de hábito
- Não

Como interromper
- Raramente é necessário reduzir a dose de forma gradual, já que a própria fluoxetina se reduz gradualmente após a descontinuação imediata devido à sua meia-vida longa e de seus metabólitos ativos

Farmacocinética
- O metabólito ativo (norfluoxetina) tem meia-vida de 2 semanas
- A substância-mãe tem meia-vida de 2 a 3 dias
- Inibe CYP450 2D6
- Inibe CYP450 3A4

Interações medicamentosas
- O tramadol aumenta o risco de convulsões em pacientes que tomam um antidepressivo
- Pode aumentar os níveis dos ADTs; usar com cautela com esses medicamentos ou ao trocar de um ADT para fluoxetina
- Pode causar uma "síndrome serotonérgica" fatal quando combinada com IMAOs; portanto, não usar com esses fármacos ou por pelo menos 14 dias depois que tiverem sido interrompidos
- Não iniciar um IMAO por pelo menos 5 semanas após a descontinuação de fluoxetina
- Pode deslocar substâncias altamente ligadas à proteína (p. ex., varfarina)
- Raramente pode causar fraqueza, hiper-reflexia e incoordenação quando combinada com sumatriptano, ou possivelmente com outros triptanos, requerendo o monitoramento atento do paciente
- Possível risco aumentado de sangramento, especialmente quando combinada com anticoagulantes (p. ex., varfarina, AINEs)
- Os AINEs podem prejudicar a eficácia de ISRSs
- Via inibição de CYP450 2D6, pode teoricamente interferir nas ações analgésicas da codeína e aumentar os níveis plasmáticos de alguns betabloqueadores e de atomoxetina
- Via inibição de CYP450 2D6, a fluoxetina pode teoricamente aumentar as concentrações de tioridazina e causar arritmias cardíacas perigosas
- Pode reduzir a eliminação de diazepam ou trazodona, aumentando, assim, os níveis desses fármacos
- Via inibição de CYP450 3A4, pode aumentar os níveis de alprazolam, buspirona e triazolam
- Via inibição de CYP450 3A4, a fluoxetina pode teoricamente aumentar as concentrações de certos inibidores da HMG CoA redutase que reduzem o colesterol, especialmente sinvastatina, atorvastatina e lovastatina, mas não pravastatina ou fluvastatina, o que pode aumentar o risco de rabdomiólise; assim, a coadministração de fluoxetina com certos inibidores da HMG CoA redutase deve ser executada com cautela
- Via inibição de CYP450 3A4, a fluoxetina pode teoricamente aumentar as concentrações de pimozida e causar prolongamento de QTc e arritmias cardíacas perigosas

Outras advertências/precauções
✱ Adicionar ou iniciar outros antidepressivos com cautela por até 5 semanas após a descontinuação de fluoxetina

- Usar com cautela em pacientes com história de convulsão
- Usar com cautela em pacientes com transtorno bipolar, a menos que tratados concomitantemente com agente estabilizador do humor
- Ao tratar crianças, ponderar cuidadosamente os riscos e benefícios do tratamento farmacológico em relação aos do não tratamento com antidepressivos, e documentar no prontuário do paciente
- Distribuir as brochuras fornecidas pela FDA e pelas companhias farmacêuticas
- Alertar pacientes e seus cuidadores sobre a possibilidade de efeitos colaterais ativadores e aconselhá-los a relatar esses sintomas imediatamente
- Monitorar os pacientes quanto à ativação de ideação suicida, especialmente crianças e adolescentes

Não usar
- Se o paciente estiver tomando um IMAO
- Se o paciente estiver tomando tioridazina
- Se o paciente estiver tomando pimozida
- Se o paciente estiver tomando tamoxifeno
- Se houver uma alergia comprovada a fluoxetina

POPULAÇÕES ESPECIAIS

Insuficiência renal
- Sem ajuste da dose
- Não removida por hemodiálise

Insuficiência hepática
- Reduzir a dose ou dar menos frequentemente, talvez pela metade

Insuficiência cardíaca
- Pesquisas preliminares sugerem que a fluoxetina é segura nesses pacientes
- O tratamento de depressão com ISRSs em pacientes com angina aguda ou depois de infarto do miocárdio pode reduzir eventos cardíacos e melhorar a sobrevida e o humor

Idosos
- Alguns pacientes podem tolerar melhor doses mais baixas
- O risco de SIADH com ISRSs é maior em idosos
- Redução no risco de suicidalidade com antidepressivos em comparação ao placebo em adultos com mais de 65 anos

Crianças e adolescentes
- Ponderar cuidadosamente os riscos e benefícios do tratamento farmacológico em relação aos do não tratamento com antidepressivos, e documentar no prontuário do paciente
- Monitorar os pacientes pessoalmente com regularidade, em particular durante as primeiras semanas de tratamento
- Usar com cautela, observando a ativação de transtorno bipolar conhecido ou desconhecido e/ou ideação suicida, e informar os pais ou responsáveis para que possam ajudar a observar a criança ou adolescente
- Aprovada para TOC e depressão
- Adolescentes frequentemente recebem doses adultas, mas doses um pouco mais baixas para crianças
- Crianças que tomam fluoxetina podem ter crescimento mais lento; os efeitos de longo prazo são desconhecidos

Gravidez
- Válidas a partir de 30 de junho de 2015, a FDA norte-americana determina alterações no conteúdo e na forma das informações referentes a gravidez e lactação nos rótulos das substâncias de prescrição, incluindo a eliminação das categorias por letras para risco na gravidez; a Pregnancy and Lactation Labeling Rule (PLLR ou regra final) aplica-se somente a substâncias de prescrição e será introduzida gradualmente para substâncias aprovadas a partir de 30 de junho de 2001
- Não foram conduzidos estudos controlados em gestantes
- Em geral, não recomendado para uso durante a gravidez, especialmente durante o primeiro trimestre
- Entretanto, poderá ser necessário tratamento contínuo durante a gravidez, e não foi comprovado que seja prejudicial para o feto
- Registros atuais de pacientes infantis cujas mães tomaram fluoxetina durante a gravidez não demosntram consequências adversas
- No parto, pode haver mais sangramento na mãe e irritabilidade transitória ou sedação no recém-nascido
- Deve ser ponderado o risco do tratamento (desenvolvimento fetal do primeiro trimestre, parto do recém-nascido no terceiro trimestre) para a criança em relação ao do não tratamento (recorrência de depressão, saúde materna, vínculo com o bebê) para a mãe e a criança
- Para muitas pacientes isso pode significar a continuidade do tratamento durante a gravidez
- A exposição a ISRSs no início da gravidez pode estar associada a risco aumentado de defeitos cardíacos septais (o risco absoluto é pequeno)
- O uso de ISRS além da 20ª semana de gravidez pode estar associado a risco aumentado de hipertensão pulmonar em recém-nascidos, embora isso não esteja comprovado
- A exposição a ISRSs no fim da gravidez pode estar associada a risco aumentado de hipertensão gestacional e pré-eclâmpsia
- Recém-nascidos expostos a ISRSs ou IRSNs no fim do terceiro trimestre desenvolveram complicações que requereram hospitalização prolongada, suporte respiratório e alimentação por sonda; os sintomas relatados são compatíveis com um efeito tóxico direto de ISRSs e IRSNs ou, possivelmente, uma síndrome de descontinuação da substância, incluindo desconforto respiratório, cianose, apneia, convulsões, instabilidade da temperatura, dificuldade de alimentação, vômitos, hiperglicemia, hipotonia, hipertonia, hiper-reflexia, tremor, nervosismo, irritabilidade e choro constante

Amamentação
- Alguma quantidade da substância é encontrada no leite materno
- Alguns vestígios podem estar presentes em bebês em aleitamento cujas mães estejam fazendo uso de fluoxetina
- Se a criança se tornar irritável ou sedada, poderá ser necessário descontinuar a amamentação ou a substância
- O período pós-parto imediato é uma época de alto risco de depressão, especialmente em mulheres que tiveram episódios depressivos prévios, portanto poderá ser necessário reinstituir a substância no fim do terceiro trimestre ou logo após o parto para prevenir recorrência durante o período pós-parto
- Devem ser ponderados os benefícios da amamentação com os riscos e benefícios do tratamento com antidepressivo *versus* não tratamento para o bebê e a mãe
- Para muitas pacientes isso pode significar a continuidade do tratamento durante a amamentação

A ARTE DA PSICOFARMACOLOGIA

Potenciais vantagens
- Pacientes com depressão atípica (hipersônia, aumento do apetite)
- Pacientes com fadiga e baixa energia
- Pacientes com transtornos alimentares e afetivos comórbidos
- O genérico é menos caro do que a marca comercial, quando disponível
- Pacientes para quem é desejável administração semanal
- Crianças com TOC ou depressão

Potenciais desvantagens
- Pacientes com anorexia
- Início de tratamento de pacientes ansiosos e agitados
- Início de tratamento em insônia grave

Principais sintomas-alvo
- Humor deprimido
- Energia, motivação e interesse
- Ansiedade (eventualmente, mas pode aumentar a ansiedade, sobretudo no curto prazo)
- Perturbação do sono, tanto insônia como hipersonia (eventualmente, mas, na verdade, pode causar insônia, sobretudo no curto prazo)

Pérolas
* Pode ser uma escolha de primeira linha para depressão atípica (p. ex., hipersônia, hiperfagia, baixa energia, reatividade do humor)
- Evitar em insones agitados
- Pode causar "embotamento" cognitivo e afetivo
- Não tão bem tolerado quanto alguns outros ISRSs para transtorno de pânico e outros transtornos de ansiedade, especialmente quando a dosagem é iniciada, a menos que dado com coterapias como benzodiazepínicos ou trazodona
- Meia-vida longa; metabólito ativo de ainda mais longa duração
* Ações nos receptores 5HT2C podem explicar suas propriedades ativadoras
* Ações nos receptores 5HT2C podem explicar em parte a eficácia de fluoxetina em combinação com olanzapina para depressão bipolar e depressão resistente ao tratamento, já que ambos os agentes têm essa propriedade
- Para disfunção sexual, pode ser acrescentada bupropiona, sildenafila, vardenafila ou tadalafila, ou trocar por um não ISRS como bupropiona ou mirtazapina
- Transtornos do humor podem estar associados a transtornos alimentares (especialmente em adolescentes do sexo feminino) e podem ser tratados com sucesso com fluoxetina
- Os ISRSs podem ter menos efeitos em mulheres com mais de 50 anos, especialmente se não estão tomando estrogênio
- Os ISRSs podem ser úteis para fogachos em mulheres na perimenopausa
- A depressão de algumas mulheres na pós-menopausa responderá melhor a fluoxetina potencializada por estrógeno do que a fluoxetina isoladamente
- A falta de resposta a fluoxetina em idosos pode requerer a consideração de déficit cognitivo leve ou doença de Alzheimer
- Os ISRSs podem não fazer tantos pacientes alcançarem remissão da depressão quanto algumas outras classes de antidepressivos (p. ex., IRSNs)
- Uma única pílula contendo fluoxetina e olanzapina está disponível para tratamento combinado de depressão bipolar, depressão psicótica e depressão unipolar resistente ao tratamento

Leituras sugeridas

Anderson IM. Selective serotonin reuptake inhibitors versus tricyclic antidepressants: a meta-analysis of efficacy and tolerability. J Affect Disord 2000;58:19–36.

Beasley CM Jr, Ball SG, Nilsson ME, et al. Fluoxetine and adult suicidality revisited: an updated meta-analysis using expanded data sources from placebo-controlled trials. J Clin Psychopharmacol 2007;27(6):682–6.

March JS, Silva S, Petrycki S, et al. The treatment for adolescents with depression study (TADS): long-term effectiveness and safety outcomes. Arch Gen Psychiatry 2007;64(10):1132–43.

Wagstaff AJ, Goa KL. Once-weekly fluoxetine. Drugs 2001;61:2221–8.

FLUPENTIXOL

TERAPÊUTICA

Marcas • Depixol

Genérico? Não

Classe
- Nomenclatura baseada na neurociência: antagonista de receptores de dopamina (ARD)
- Antipsicótico convencional (neuroléptico, tioxanteno, antagonista de dopamina 2)

Comumente prescrito para
(em negrito, as aprovações da FDA)
- Esquizofrenia
- Depressão (baixa dose)
- Outros transtornos psicóticos
- Transtorno bipolar

Como a substância atua
- Bloqueia os receptores de dopamina 2, reduzindo os sintomas positivos de psicose

Tempo para início da ação
- Com injeção, os sintomas psicóticos podem melhorar dentro de poucos dias, mas pode levar de 1 a 2 semanas para melhora notável
- Com formulação oral, os sintomas psicóticos podem melhorar dentro de 1 semana, mas pode levar várias semanas para efeito pleno no comportamento

Se funcionar
- Na maioria das vezes, reduz os sintomas positivos em esquizofrenia, mas não os elimina
- A maioria dos pacientes esquizofrênicos não tem uma remissão total dos sintomas, mas uma redução de aproximadamente um terço
- Continuar o tratamento da esquizofrenia até atingir um platô de melhora
- Depois de atingir um platô satisfatório, continuar o tratamento por pelo menos 1 ano após o primeiro episódio de psicose em esquizofrenia
- Para segundo episódio de psicose na esquizofrenia e episódios subsequentes, poderá ser necessário tratamento por tempo indefinido
- Reduz os sintomas de mania psicótica aguda, mas não está comprovado como estabilizador do humor ou como tratamento de manutenção efetivo em transtorno bipolar
- Depois da redução dos sintomas psicóticos agudos em mania, trocar por estabilizador do humor e/ou antipsicótico atípico para estabilização e manutenção do humor

Se não funcionar
- Considerar um dos antipsicóticos de primeira linha (risperidona, olanzapina, quetiapina, ziprazidona, aripiprazol, paliperidona, amissulprida)
- Considerar outro antipsicótico convencional
- Se 2 ou mais monoterapias antipsicóticas não funcionarem, considerar clozapina

Melhores combinações de potencialização para resposta parcial ou resistência ao tratamento
- A potencialização de antipsicóticos convencionais não foi estudada sistematicamente
- A adição de um anticonvulsivante estabilizador do humor como valproato, carbamazepina ou lamotrigina pode ser útil em esquizofrenia e mania bipolar
- A potencialização com lítio em mania bipolar pode ser útil
- Adição de um benzodiazepínico, especialmente de curto prazo, para agitação

Exames
✷ Como os antipsicóticos estão frequentemente associados a ganho de peso, antes de iniciar o tratamento, pesar todos os pacientes e determinar se o indivíduo já está com sobrepeso (IMC de 25,0-29,9) ou obeso (IMC ≥ 30)
- Antes de dar uma substância que pode causar ganho de peso a um paciente com sobrepeso ou obeso, determinar se o indivíduo já tem pré-diabetes (glicose plasmática em jejum 100-125 mg/dL), diabetes (glicose plasmática em jejum > 126 mg/dL) ou dislipidemia (colesterol total, colesterol LDL e triglicerídeos aumentados; colesterol HDL diminuído) e tratar ou encaminhar tais pacientes para tratamento, incluindo manejo nutricional e do peso, aconselhamento de atividade física, cessação do tabagismo e manejo clínico
✷ Monitorar peso e IMC durante o tratamento
✷ Considerar o monitoramento dos triglicerídeos em jejum mensalmente por vários meses em pacientes com alto risco de complicações metabólicas e ao iniciar ou trocar antipsicóticos
✷ Ao dar uma substância a um paciente que ganhou > 5% do peso inicial, avaliar a presença de

pré-diabetes, diabetes ou dislipidemia, ou considerar troca por um antipsicótico diferente
- O monitoramento dos níveis elevados de prolactina é de benefício clínico discutível
- Pacientes com baixa contagem de leucócitos ou história de leucopenia/neutropenia induzida por substância devem ter hemograma completo monitorado com frequência durante os primeiros meses, e o flupentixol deve ser descontinuado ao primeiro sinal de declínio de leucócitos na ausência de outros fatores causativos

- Taquicardia
- Ganho de peso
- Hipomania
- Rara eosinofilia

Efeitos colaterais potencialmente fatais ou perigosos
- Rara síndrome neuroléptica maligna
- Raras convulsões
- Icterícia e leucopenia raras
- Risco aumentado de morte e eventos cerebrovasculares em pacientes idosos com psicose relacionada a demência

Ganho de peso
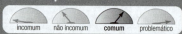
- Muitos experimentam e/ou pode ocorrer em quantidade significativa

Sedação
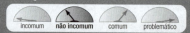
- Ocorre em uma minoria significativa

EFEITOS COLATERAIS

Como a substância causa efeitos colaterais
- Bloqueando os receptores de dopamina 2 no estriado, pode causar efeitos colaterais motores
- Bloqueando os receptores de dopamina 2 na hipófise, pode causar elevações na prolactina
- Bloqueando excessivamente os receptores de dopamina 2 nos caminhos dopaminérgicos mesocortical e mesolímbico, sobretudo em altas doses, pode causar piora dos sintomas negativos e cognitivos (síndrome de déficit induzido por neurolépticos)
- Ações anticolinérgicas podem causar sedação, visão turva, constipação, boca seca
- Ações anti-histamínicas podem causar sedação e ganho de peso
- Bloqueando os receptores alfa-1 adrenérgicos, pode causar tontura, sedação e hipotensão
- O mecanismo do ganho de peso e a possível incidência aumentada de diabetes ou dislipidemia com antipsicóticos convencionais é desconhecido

Efeitos colaterais notáveis
✱ Síndrome de déficit induzido por neurolépticos
✱ Efeitos colaterais extrapiramidais (mais comuns no início do tratamento)
✱ Insônia, inquietação, agitação, sedação
✱ Discinesia tardia (o risco aumenta com a duração do tratamento e com a dose)
✱ Galactorreia, amenorreia

O que fazer com os efeitos colaterais
- Esperar
- Esperar
- Esperar
- Para sintomas motores, adicionar um agente anticolinérgico
- Reduzir a dose
- Para sedação, dar à noite
- Trocar por antipsicótico atípico
- Perda de peso, programas de exercícios e manejo clínico para IMC alto, diabetes, dislipidemia

Melhores agentes de acréscimo para os efeitos colaterais
- Benzotropina ou triexifenidil para efeitos colaterais motores
- Algumas vezes, amantadina pode ser útil para efeitos colaterais motores
- Benzodiazepínicos podem ser úteis para acatisia
- Muitos efeitos colaterais não podem ser melhorados com um agente de acréscimo

Flupentixol

DOSAGEM E USO

Variação típica da dosagem
- Oral: 3 a 6 mg/dia em doses divididas
- Intramuscular: 40 a 120 mg a cada 1 a 4 semanas

Formas de dosagem
- Comprimidos de 0,5 mg, 3 mg
- Injeção de 20 mg/mL, 100 mg/mL

Como dosar
- Oral: Dose inicial de 1 mg 3 vezes ao dia; aumentar 1 mg a cada 2 a 3 dias; máximo geralmente de 18 mg/dia
- Intramuscular: dose inicial de 20 mg para pacientes que não foram expostos a antipsicóticos *depot* de longa ação, 40 mg para pacientes que previamente demonstraram tolerância a antipsicóticos *depot* de longa ação; depois de 4 a 10 dias pode ser dada uma dose adicional de 20 mg; máximo de 200 mg a cada 1 a 4 semanas

Dicas para dosagem
- O pico de ação para o decanoato costuma ocorrer em 7 a 10 dias, e as doses geralmente devem ser administradas a cada 2 a 3 semanas
- Pode ter mais efeitos ativadores em baixas doses, o que algumas vezes pode ser útil como um tratamento de curto prazo de segunda linha para depressão
- Algumas evidências de que o flupentixol pode melhorar ansiedade e depressão em baixas doses
- O tratamento deve ser suspenso se a contagem de neutrófilos absolutos cair abaixo de 1.000/mm³

Overdose
- Agitação, confusão, sedação, efeitos colaterais extrapiramidais, colapso respiratório, colapso circulatório

Uso prolongado
- Seguro

Formação de hábito
- Não

Como interromper
- Titulação descendente lenta para a formulação oral (mais de 6 a 8 semanas), especialmente ao iniciar simultaneamente um novo antipsicótico durante troca (i.e., titulação cruzada)
- A descontinuação oral rápida pode levar a psicose de rebote e piora dos sintomas
- Se estiverem sendo utilizados agentes antiparkinsonianos, eles devem ser continuados por algumas semanas depois que o flupentixol for descontinuado

Farmacocinética
- Oral: concentrações plasmáticas máximas dentro de 3 a 8 horas
- Intramuscular: meia-vida limitante do ritmo de aproximadamente 8 dias com dose única, e aproximadamente 17 dias com doses múltiplas

 ### Interações medicamentosas
- Pode reduzir os efeitos de levodopa e de agonistas dopaminérgicos
- Pode aumentar os efeitos de substâncias anti-hipertensivas, exceto guanetidina, cujas ações anti-hipertensivas o flupentixol pode antagonizar
- Os efeitos no SNC podem ser aumentados se utilizado com outros depressores do SNC
- O uso combinado com adrenalina pode baixar a pressão arterial
- O ritonavir pode aumentar os níveis plasmáticos de flupentixol
- Pode aumentar os níveis plasmáticos de carbamazepina
- Alguns pacientes que tomavam um neuroléptico e lítio desenvolveram uma síndrome encefalopática semelhante à síndrome neuroléptica maligna

 ### Outras advertências/precauções
- Caso se desenvolvam sinais de síndrome neuroléptica maligna, o tratamento deve ser descontinuado imediatamente
- Usar com cautela em pacientes com abstinência alcoólica ou transtornos convulsivos devido à possível diminuição do limiar convulsivo
- Em pacientes epilépticos, dosar de 10 a 20 mg a cada 15 dias para formulação intramuscular
- Usar com cautela em pacientes com doença de Parkinson, arteriosclerose grave ou demência com corpos de Lewy
- O possível efeito antiemético de flupentixol pode mascarar sinais de outros transtornos ou *overdose*; a supressão do reflexo da tosse pode causar asfixia
- Evitar exposição ao calor extremo
- Não usar adrenalina no caso de *overdose*, pois a interação com alguns agentes pressores pode baixar a pressão arterial

Não usar
- Se o paciente estiver tomando uma grande dose concomitante de um hipnótico sedativo

- Se o paciente tiver depressão do SNC
- Se o paciente estiver comatoso ou se houver dano cerebral
- Se houver uma discrasia sanguínea
- Se o paciente tiver feocromocitoma
- Se o paciente tiver danos hepáticos
- Se o paciente tiver um distúrbio cardiovascular grave
- Se o paciente tiver insuficiência renal
- Se o paciente tiver insuficiência cerebrovascular
- Se houver uma alergia comprovada a flupentixol

POPULAÇÕES ESPECIAIS

Insuficiência renal
- Oral: recomendado tomar metade ou menos da dose adulta usual
- Intramuscular: esquema de dose recomendado de 10 a 20 mg a cada 15 dias

Insuficiência hepática
- Usar com cautela
- Oral: recomendado tomar metade da dose adulta típica ou menos

Insuficiência cardíaca
- Usar com cautela
- Oral: recomendado tomar metade da dose adulta típica ou menos

Idosos
- Intramuscular: dose inicial recomendada geralmente de 5 mg; esquema de dose recomendado geralmente de 10 a 20 mg a cada 15 dias
- Oral: recomendado tomar metade ou menos da dose adulta usual
- Embora os antipsicóticos convencionais sejam comumente utilizados para transtornos comportamentais em demência, nenhum agente foi aprovado para tratamento de pacientes idosos com psicose relacionada a demência
- Pacientes idosos com psicose relacionada a demência tratados com antipsicóticos têm um risco aumentado de morte em comparação ao placebo, e também têm um risco aumentado de eventos cerebrovasculares

Crianças e adolescentes
- Não recomendado para uso em crianças

Gravidez
- Não recomendado para uso durante a gravidez
- Há um risco de movimentos musculares anormais e sintomas de retirada em recém-nascidos cujas mães tenham tomado um antipsicótico durante o terceiro trimestre; os sintomas podem incluir agitação, tônus muscular anormalmente aumentado ou diminuído, tremor, sonolência, dificuldade intensa para respirar e dificuldade de alimentação
- Relatos de efeitos colaterais extrapiramidais, icterícia, hiper-reflexia, hiporreflexia em bebês cujas mães tomaram um antipsicótico convencional durante a gravidez
- Sintomas psicóticos podem piorar durante a gravidez, e poderá ser necessária alguma forma de tratamento
- Antipsicóticos atípicos podem ser preferíveis a antipsicóticos convencionais ou anticonvulsivantes estabilizadores do humor se for necessário tratamento durante a gravidez

Amamentação
- Alguma quantidade da substância é encontrada no leite materno
- ✱ Recomendado descontinuar a substância ou usar mamadeira

A ARTE DA PSICOFARMACOLOGIA

Potenciais vantagens
- Pacientes não aderentes ao tratamento

Potenciais desvantagens
- Crianças
- Idosos
- Pacientes com discinesia tardia

Principais sintomas-alvo
- Sintomas positivos de psicose
- Sintomas negativos de psicose
- Sintomas agressivos

Pérolas
- Menos sedação e hipotensão ortostática, porém mais efeitos colaterais extrapiramidais do que alguns outros antipsicóticos convencionais
- Os pacientes têm respostas antipsicóticas semelhantes a qualquer antipsicótico convencional,

o que é diferente de antipsicóticos atípicos, nos quais as respostas antipsicóticas individuais podem ocasionalmente variar muito de um agente para outro
- Pacientes com respostas inadequadas a antipsicóticos atípicos podem se beneficiar de uma tentativa de potencialização com um antipsicótico convencional, como flupentixol, ou com a troca por um antipsicótico convencional, como flupentixol
- Entretanto, polifarmácia de longo prazo com uma combinação de um antipsicótico convencional, como flupentixol, com um antipsicótico atípico pode combinar seus efeitos colaterais sem claramente potencializar a eficácia de cada um

- Para pacientes resistentes ao tratamento, especialmente aqueles com impulsividade, agressão, violência e autolesão, polifarmácia de longo prazo com 2 antipsicóticos atípicos ou com 1 antipsicótico atípico e 1 antipsicótico convencional pode ser útil ou mesmo necessária, mediante monitoramento atento
- Em tais casos, pode ser benéfico combinar 1 antipsicótico *depot* com 1 antipsicótico oral
- Embora seja uma prática frequente de alguns prescritores, acrescentar 2 antipsicóticos convencionais em conjunto tem pouca lógica e pode reduzir a tolerabilidade sem claramente melhorar a eficácia

Leituras sugeridas

Gerlach J. Depot neuroleptics in relapse prevention: advantages and disadvantages. Int Clin Psychopharmacol 1995;(9 Suppl 5):S17–20.

Quraishi S, David A. Depot flupenthixol decanoate for schizophrenia or other similar psychotic disorders. Cochrane Database Syst Rev 2000;(2):CD001470.

Soyka M, De Vry J. Flupenthixol as a potential pharmacotreatment of alcohol and cocaine abuse/dependence. Eur Neuropsychopharmacol 2000;10(5):325–32.

FLURAZEPAM

TERAPÊUTICA

Marcas • Dalmane

Genérico? Sim

Classe
- Nomenclatura baseada na neurociência: modulador alostérico positivo de GABA (MAP-GABA)
- Benzodiazepínico (hipnótico)

Comumente prescrito para
(em negrito, as aprovações da FDA)
- **Insônia caracterizada por dificuldade em adormecer, despertares noturnos frequentes e/ou despertar precoce pela manhã**
- Insônia recorrente ou maus hábitos de sono
- Situações clínicas agudas ou crônicas que requerem sono reparador
- Catatonia

Como a substância atua
- Liga-se a receptores benzodiazepínicos no complexo dos canais de cloreto dos receptores de GABA-A ativados por ligante
- Aumenta os efeitos inibitórios de GABA
- Estimula a condutância de cloreto através dos canais regulados por GABA
- Ações inibitórias nos centros do sono podem proporcionar efeitos hipnóticos sedativos

Tempo para início da ação
- Geralmente, faz efeito em menos de 1 hora

Se funcionar
- Melhora a qualidade do sono
- Os efeitos no tempo total em vigília e no número de despertares noturnos podem ser reduzidos com o tempo

Se não funcionar
- Se a insônia não melhorar depois de 7 a 10 dias, ela pode ser manifestação de uma doença psiquiátrica ou física primária, como apneia obstrutiva do sono ou síndrome das pernas inquietas, o que requer avaliação independente
- Aumentar a dose
- Melhorar a higiene do sono
- Trocar por outro agente

Melhores combinações de potencialização para resposta parcial ou resistência ao tratamento
- Geralmente, é melhor trocar por outro agente
- Trazodona
- Agentes com ações anti-histamínicas (p. ex., difenidramina, ADTs)

Exames
- Em pacientes com transtornos convulsivos, doença clínica concomitante e/ou aqueles com múltiplas medicações concomitantes de longa duração, pode ser prudente realizar testes hepáticos e hemogramas periódicos

EFEITOS COLATERAIS

Como a substância causa efeitos colaterais
- Mesmo mecanismo para os efeitos colaterais que para os efeitos terapêuticos – isto é, devido a ações excessivas nos receptores benzodiazepínicos
- Ações nos receptores benzodiazepínicos que se prolongam até o dia seguinte podem causar sedação diurna, amnésia e ataxia
- Adaptações de longo prazo nos receptores benzodiazepínicos podem explicar o desenvolvimento de dependência, tolerância e abstinência

Efeitos colaterais notáveis
✶ Sedação, fadiga, depressão
✶ Tontura, ataxia, fala mal articulada, fraqueza
✶ Esquecimento, confusão
✶ Hiperexcitabilidade, nervosismo
- Alucinações e mania raras
- Rara hipotensão
- Hipersalivação, boca seca
- Insônia de rebote quando da retirada de tratamento de longo prazo

Efeitos colaterais potencialmente fatais ou perigosos
- Depressão respiratória, especialmente quando tomado com depressores do SNC em *overdose*

- Raras disfunção hepática, disfunção renal e discrasias sanguíneas

Ganho de peso

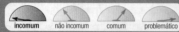

- Relatado, mas não esperado

Sedação

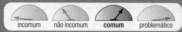

- Muitos experimentam e/ou pode ser em quantidade significativa

O que fazer com os efeitos colaterais
- Esperar
- Para evitar problemas de memória, somente tomar flurazepam se a intenção for ter uma noite inteira de sono
- Reduzir a dose
- Trocar por hipnótico sedativo de mais curta ação
- Trocar por hipnótico não benzodiazepínico
- Administrar flumazenil se os efeitos colaterais forem graves ou potencialmente fatais

Melhores agentes de acréscimo para os efeitos colaterais
- Muitos efeitos colaterais não podem ser melhorados com um agente de acréscimo

DOSAGEM E USO

Variação típica da dosagem
- 15 a 30 mg/dia na hora de dormir por 7 a 10 dias

Formas de dosagem
- Cápsulas de 15 mg, 30 mg

Como dosar
- 15 mg/dia na hora de dormir; pode ser aumentado para 30 mg/dia na hora de dormir, se ineficaz

Dicas para dosagem
✱ Uma vez que o flurazepam tende a se acumular com o tempo, talvez não seja o melhor hipnótico para uso noturno crônico
- Usar a dose efetiva mais baixa possível e avaliar regularmente a necessidade de tratamento continuado

- O flurazepam, em geral, não deve ser prescrito em quantidades maiores do que o suprimento de 1 mês
- Pacientes com peso corporal mais baixo podem requerer doses mais baixas
- O risco de dependência pode aumentar com a dose e a duração do tratamento

Overdose
- Nenhuma morte relatada em monoterapia; sedação, fala mal articulada, má coordenação, confusão, coma, depressão respiratória

Uso prolongado
- Em geral, não destinado ao uso de longo prazo
✱ Devido à sua meia-vida relativamente mais longa, o flurazepam pode causar alguma sedação diurna e/ou função motora/cognitiva comprometida, e pode fazer isso progressivamente ao longo do tempo

Formação de hábito
- O flurazepam é uma substância Classe IV
- Alguns pacientes podem desenvolver dependência e/ou tolerância; o risco pode ser maior com doses mais altas
- História de adição a substâncias pode aumentar o risco de dependência

Como interromper
- Se tomado por mais de algumas semanas, reduzir a dose gradualmente para reduzir as chances de efeitos de abstinência
- Pacientes com história de convulsão podem convulsionar com a retirada abrupta
- Pode ocorrer insônia de rebote nas primeiras 1 a 2 noites depois da interrupção
- Para pacientes com problemas graves de descontinuação de um benzodiazepínico, poderá ser preciso reduzir gradualmente a dosagem por muitos meses (i.e., reduzir a dose em 1% a cada 3 dias, triturando o comprimido e fazendo uma suspensão ou dissolvendo em 100 mL de suco de fruta, então descartando 1 mL e bebendo o restante; 3 a 7 dias depois, descartar 2 mL, e assim por diante). Essa é uma forma de redução biológica da dose muito lenta e uma forma de dessensibilização comportamental

Farmacocinética
- Meia-vida de eliminação de aproximadamente 24 a 100 horas
- Metabólitos ativos

Interações medicamentosas
- A cimetidina pode reduzir a eliminação de flurazepam e, assim, elevar seus níveis

- O uso combinado de flurazepam e kava pode afetar a eliminação de cada uma das substâncias
- Efeitos depressores aumentados quando tomado com outros depressores do SNC (ver a seção Outras advertências/precauções, a seguir)

Outras advertências/precauções

- Tarja preta relativa ao risco aumentado de efeitos depressores do SNC quando benzodiazepínicos e medicações opioides são utilizados em conjunto, incluindo especificamente o risco de respiração mais lenta ou dificuldade de respirar e morte
- Se não estiverem disponíveis alternativas ao uso combinado de benzodiazepínicos e opioides, os clínicos devem limitar a dosagem e a duração de cada substância ao mínimo possível em que ainda é atingida eficácia terapêutica
- Os pacientes e seus cuidadores devem ser alertados a buscar atenção médica se ocorrer tontura incomum, atordoamento, sedação, respiração mais lenta ou dificuldade de respirar ou irresponsividade
- Insônia pode ser sintoma de um transtorno primário, em vez de um transtorno primário em si
- Alguns pacientes podem exibir pensamento anormal ou alterações comportamentais similares às causadas por outros depressores do SNC (i.e., ações depressoras ou ações desinibidoras)
- Alguns pacientes deprimidos podem experimentar piora da ideação suicida
- Usar somente com cautela extrema em pacientes com função respiratória comprometida ou apneia obstrutiva do sono
- O flurazepam deve ser administrado apenas na hora de dormir

Não usar
- Se a paciente estiver grávida
- Se o paciente tiver glaucoma de ângulo fechado
- Se houver alergia comprovada a flurazepam ou algum benzodiazepínico

Insuficiência cardíaca
- Benzodiazepínicos têm sido utilizados para tratar insônia associada a infarto agudo do miocárdio

Idosos
- Dose recomendada: 15 mg/dia

Crianças e adolescentes
- Segurança e eficácia não foram estabelecidas
- Os efeitos de longo prazo do flurazepam em crianças e adolescentes são desconhecidos
- Em geral, devem receber doses mais baixas e ser monitorados mais atentamente

Gravidez
- Contraindicado para uso na gravidez
- Válidas a partir de 30 de junho de 2015, a FDA norte-americana determina alterações no conteúdo e na forma das informações referentes a gravidez e lactação nos rótulos das substâncias de prescrição, incluindo a eliminação das categorias por letras para risco na gravidez; a Pregnancy and Lactation Labeling Rule (PLLR ou regra final) aplica-se somente a substâncias de prescrição e será introduzida gradualmente para substâncias aprovadas a partir de 30 de junho de 2001
- Bebês cujas mães tenham recebido um benzodiazepínico no fim da gravidez podem experimentar efeitos de abstinência
- Flacidez neonatal foi relatada em bebês cujas mães tomaram um benzodiazepínico durante a gravidez

Amamentação
- É desconhecido se o flurazepam é secretado no leite humano, mas presume-se que todos os psicotrópicos são secretados no leite materno
✻ Recomendado descontinuar a substância ou usar mamadeira
- Foram observados efeitos no bebê, incluindo dificuldades de alimentação, sedação e perda de peso

POPULAÇÕES ESPECIAIS

Insuficiência renal
- Dose recomendada: 15 mg/dia

Insuficiência hepática
- Dose recomendada: 15 mg/dia

A ARTE DA PSICOFARMACOLOGIA

Potenciais vantagens
- Insônia transitória

Potenciais desvantagens
- Insônia noturna crônica

Principais sintomas-alvo
- Tempo para o início do sono
- Tempo total de sono
- Despertares noturnos

Pérolas
✲ O flurazepam tem uma meia-vida mais longa do que alguns outros hipnóticos sedativos, portanto pode ser menos provável que cause insônia de rebote na descontinuação

- O flurazepam pode não ser tão eficaz na primeira noite quanto nas noites subsequentes
- Já foi um dos hipnóticos mais utilizados
- ✲ O acúmulo de longo prazo do flurazepam e de seus metabólitos ativos pode causar início insidioso de confusão ou quedas, especialmente em idosos
- Embora não estudados sistematicamente, os benzodiazepínicos têm sido utilizados com eficácia para tratar catatonia e são o tratamento inicial recomendado

Leituras sugeridas

Greenblatt DJ. Pharmacology of benzodiazepine hypnotics. J Clin Psychiatry 1992;53(Suppl):S7–13.

Hilbert JM, Battista D. Quazepam and flurazepam: differential pharmacokinetic and pharmacodynamic characteristics. J Clin Psychiatry 1991;52(Suppl):S21–6.

Johnson LC, Chernik DA, Sateia MJ. Sleep, performance, and plasma levels in chronic insomniacs during 14-day use of flurazepam and midazolam: an introduction. J Clin Psychopharmacol 1990;10(4 Suppl):S5–9.

Roth T, Roehrs TA. A review of the safety profiles of benzodiazepine hypnotics. J Clin Psychiatry 1991;52(Suppl):S38–41.

FLUVOXAMINA

TERAPÊUTICA

Marcas
- Luvox
- Luvox CR

Genérico? Sim (não para fluvoxamina CR)

Classe
- Nomenclatura baseada na neurociência: inibidor da recaptação de serotonina (IRS)
- ISRS (inibidor seletivo da recaptação de serotonina); frequentemente classificado como antidepressivo, mas não é apenas um antidepressivo

Comumente prescrita para
(em negrito, as aprovações da FDA)
- **Transtorno obsessivo-compulsivo (TOC) (fluvoxamina e fluvoxamina CR)**
- **Transtorno de ansiedade social (fluvoxamina CR)**
- Depressão
- Transtorno bipolar
- Transtorno de ansiedade generalizada (TAG)
- Transtorno de estresse pós-traumático (TEPT)

Como a substância atua
- Estimula o neurotransmissor serotonina
- Bloqueia a bomba de recaptação de serotonina (transportador de serotonina)
- Dessensibiliza os receptores de serotonina, especialmente receptores de serotonina 1
- Presumivelmente, aumenta a neurotransmissão serotonérgica

✱ A fluvoxamina também se liga aos receptores sigma 1

Tempo para início da ação
✱ Alguns pacientes podem experimentar alívio de insônia ou ansiedade logo após o início do tratamento
- O início das ações terapêuticas não costuma ser imediato, frequentemente demorando de 2 a 4 semanas
- Se não estiver funcionando dentro de 6 a 8 semanas, poderá ser necessário aumentar a dosagem ou poderá simplesmente não funcionar
- Pode continuar a agir por muitos anos, prevenindo recaída dos sintomas

Se funcionar
- O objetivo do tratamento é a completa remissão dos sintomas atuais, além da prevenção de recaídas futuras
- O tratamento na maioria das vezes reduz ou até mesmo elimina os sintomas, mas não é uma cura, já que os sintomas podem recorrer depois que o medicamento é interrompido
- Continuar o tratamento até que todos os sintomas tenham desaparecido (remissão) ou reduzido significativamente (p. ex., TOC)
- Depois que os sintomas tiverem desaparecido, continuar tratando por 1 ano para o primeiro episódio de depressão
- Para segundo episódio de depressão e episódios subsequentes, poderá ser necessário continuar o tratamento por tempo indefinido
- O uso em transtornos de ansiedade também poderá precisar ser por tempo indefinido

Se não funcionar
- Muitos pacientes têm apenas uma resposta parcial, em que alguns sintomas são melhorados, mas outros persistem (especialmente insônia, fadiga e problemas de concentração em depressão)
- Outros pacientes podem ser não respondedores, sendo algumas vezes chamados de resistentes ao tratamento ou refratários ao tratamento
- Alguns pacientes com uma resposta inicial podem recair mesmo que continuem o tratamento, sendo algumas vezes chamados de *poop-out* (que deixam de responder)
- Considerar aumento da dose, troca por outro agente ou adição de um agente de potencialização apropriado
- Considerar psicoterapia
- Considerar avaliação para outro diagnóstico ou para uma condição comórbida (p. ex., doença clínica, abuso de substância, etc.)
- Alguns pacientes podem experimentar aparente falta de consistência de eficácia devido à ativação de um transtorno bipolar latente ou subjacente, requerendo descontinuação do antidepressivo e troca por um estabilizador do humor

Melhores combinações de potencialização para resposta parcial ou resistência ao tratamento
- Para o especialista, considerar a adição cautelosa de clomipramina para TOC resistente ao tratamento
- Trazodona, especialmente para insônia
- Bupropiona, mirtazapina, reboxetina ou atomoxetina (usar combinações de antidepressivos com cautela, já que isso pode ativar transtorno bipolar e ideação suicida)
- Modafinila, especialmente para fadiga, sonolência e falta de concentração

- Estabilizadores do humor ou antipsicóticos atípicos para depressão bipolar, depressão psicótica, depressão resistente ao tratamento ou transtornos de ansiedade resistentes ao tratamento
- Benzodiazepínicos
- Se tudo o mais falhar para transtornos de ansiedade, considerar gabapentina e tiagabina
- Hipnóticos para insônia
- Classicamente, lítio, buspirona ou hormônio da tireoide
- Na Europa e no Japão, a potencialização é mais comumente administrada para o tratamento de depressão e transtornos de ansiedade, em especial com benzodiazepínicos e lítio
- Nos Estados Unidos, a potencialização é mais comumente administrada para o tratamento de TOC, em especial com antipsicóticos atípicos, buspirona ou até mesmo clomipramina; a clomipramina deve ser acrescentada com cautela e em baixas doses, já que a fluvoxamina pode alterar o metabolismo da clomipramina e elevar seus níveis

Exames
- Nenhum para indivíduos saudáveis

EFEITOS COLATERAIS

Como a substância causa efeitos colaterais
- Teoricamente devido ao aumento nas concentrações serotonérgicas em receptores de serotonina em partes do cérebro e do corpo que não aquelas que causam ações terapêuticas (p. ex., ações indesejadas da serotonina nos centros do sono causando insônia, ações indesejadas da serotonina no intestino causando diarreia, etc.)
- O aumento da serotonina pode causar diminuição na liberação de dopamina e contribuir para embotamento emocional, lentificação cognitiva e apatia em alguns pacientes
- A maioria dos efeitos colaterais é imediata, mas frequentemente desaparece com o tempo, em contraste com a maioria dos efeitos terapêuticos, que são retardados e aumentados com o tempo
- ✱ As propriedades agonistas de sigma 1 da fluvoxamina podem contribuir para sedação e fadiga em alguns pacientes

Efeitos colaterais notáveis
- Disfunção sexual (homens: ejaculação retardada, disfunção erétil; homens e mulheres: diminuição do desejo sexual, anorgasmia)
- Gastrintestinais (redução do apetite, náusea, diarreia, constipação, boca seca)
- Preponderantemente no SNC (insônia, mas também sedação, agitação, tremores, cefaleia, tontura)
- Nota: pacientes com transtorno bipolar ou psicótico diagnosticado ou não diagnosticado podem ser mais vulneráveis a ações ativadoras dos ISRSs no SNC
- Autonômicos (sudorese)
- Hematomas e raro sangramento
- Rara hiponatremia

Efeitos colaterais potencialmente fatais ou perigosos
- Raras convulsões
- Rara indução de mania
- Rara ativação de ideação e comportamento suicida (suicidalidade) (estudos de curto prazo não apresentaram um aumento no risco de suicidalidade com antidepressivos em comparação ao placebo acima dos 24 anos)

Ganho de peso

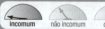

- Relatado, mas não esperado
- Os pacientes podem, na verdade, experimentar perda de peso

Sedação

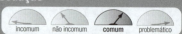

- Muitos experimentam e/ou pode ocorrer em quantidade significativa

O que fazer com os efeitos colaterais
- Esperar
- Esperar
- Esperar
- Se a fluvoxamina estiver causando sedação, tomar à noite para reduzir sonolência
- Reduzir a dose
- Em poucas semanas, trocar ou adicionar outras substâncias

Melhores agentes de acréscimo para os efeitos colaterais

- Frequentemente, é melhor tentar outro ISRS ou outra monoterapia antidepressiva antes de recorrer a estratégias de acréscimo para tratar os efeitos colaterais
- Trazodona ou um hipnótico para insônia
- Bupropiona, sildenafila, vardenafila ou tadalafila para disfunção sexual
- Bupropiona para embotamento emocional, lentificação cognitiva ou apatia
- Mirtazapina para insônia, agitação e efeitos colaterais gastrintestinais
- Benzodiazepínicos para nervosismo e ansiedade, especialmente no início do tratamento e para pacientes ansiosos
- Muitos efeitos colaterais são dose-dependentes (i.e., aumentam à medida que a dose aumenta, ou ressurgem até que volte a se desenvolver tolerância)
- Muitos efeitos colaterais são tempo-dependentes (i.e., iniciam imediatamente após a dosagem e a cada aumento da dose, mas desaparecem com o tempo)
- Ativação e agitação podem representar a indução de um estado bipolar, especialmente uma condição bipolar tipo II disfórica mista algumas vezes associada a ideação suicida, e requerem a adição de lítio, um estabilizador do humor ou um antipsicótico atípico e/ou descontinuação da fluvoxamina

DOSAGEM E USO

Variação típica da dosagem
- 100 a 300 mg/dia para TOC
- 100 a 200 mg/dia para depressão
- 100 a 300 mg/dia para transtorno de ansiedade social

Formas de dosagem
- Comprimidos de 25 mg, 50 mg sulcados, 100 mg sulcados
- Cápsulas de liberação controlada de 100 mg, 150 mg

Como dosar
- Para liberação imediata, dose inicial de 50 mg/dia; aumentar 50 mg/dia em 4 a 7 dias; em geral, esperar algumas semanas para avaliar os efeitos da substância antes de aumentar mais a dose, mas pode-se aumentar 50 mg/dia a cada 4 a 7 dias até que seja alcançada a eficácia desejada; máximo de 300 mg/dia
- Para liberação imediata, doses abaixo de 100 mg/dia costumam ser dadas como dose única na hora de dormir; doses acima de 100 mg/dia podem ser divididas em duas para aumentar a tolerabilidade, com a maior sendo administrada à noite, mas também pode ser dada como dose única na hora de dormir
- Para liberação controlada, dose inicial de 100 mg/dia; aumentar 50 mg/dia a cada semana até que seja atingida a eficácia desejada; máximo geralmente de 300 mg/dia

Dicas para dosagem
- Os comprimidos de 50 e 100 mg são sulcados, portanto, para reduzir os custos, dar 25 mg como metade do comprimido de 50 mg, e 50 mg como metade do comprimido de 100 mg
- Para melhorar a tolerabilidade da formulação de liberação imediata, a dosagem pode ser dada 1 vez ao dia, em geral à noite, ou dividir simétrica ou assimetricamente, em geral com a maior parte da dose dada à noite
- Alguns pacientes tomam mais de 300 mg/dia
- As cápsulas de liberação controlada não devem ser mastigadas ou trituradas
- Se ocorrer ansiedade, insônia, agitação, acatisia ou ativação intoleráveis depois do início ou da descontinuação da dosagem, considerar a possibilidade de transtorno bipolar ativado e trocar por estabilizador do humor ou antipsicótico atípico

Overdose
- Foram relatados raros casos de morte, tanto em combinação com outras substâncias quanto isoladamente; sedação, tontura, vômitos, diarreia, frequência cardíaca irregular, convulsões, coma, dificuldade respiratória

Uso prolongado
- Seguro

Formação de hábito
- Não

Como interromper
- Reduzir a dose gradualmente para evitar efeitos de retirada (tontura, náusea, cólicas estomacais, sudorese, formigamento, disestesias)
- Muitos pacientes toleram redução de 50% na dose por 3 dias, depois outra redução de 50% por 3 dias, depois descontinuação

- Se surgirem sintomas de retirada durante a descontinuação, aumentar a dose para interromper os sintomas e depois reiniciar a retirada muito mais lentamente

Farmacocinética
- A substância-mãe tem meia-vida de 9 a 28 horas
- Inibe CYP450 3A4
- Inibe CYP450 1A2
- Inibe CYP450 2C9/2C19

Interações medicamentosas
- O tramadol aumenta o risco de convulsões em pacientes que tomam um antidepressivo
- Pode aumentar os níveis de antidepressivos tricíclicos; usar com cautela com ADTs
- Pode causar uma "síndrome serotonérgica" fatal quando combinada com IMAOs, portanto não usar com esses medicamentos ou por pelo menos 14 dias depois que tiverem sido interrompidos
- Não iniciar um IMAO por pelo menos 5 meias-vidas (5 a 7 dias para a maioria das substâncias) após a descontinuação de fluvoxamina
- Pode deslocar substâncias altamente ligadas a proteínas (p. ex., varfarina)
- Em casos raros, pode causar fraqueza, hiper-reflexia e incoordenação quando combinada com sumatriptano ou possivelmente com outros triptanos, requerendo monitoramento atento do paciente
- Possível risco aumentado de sangramento, especialmente quando combinada com anticoagulantes (p. ex., varfarina, AINEs)
- Os AINEs podem prejudicar a eficácia dos ISRSs
- Via inibição de CYP450 1A2, a fluvoxamina pode reduzir a eliminação de teofilina e clozapina, aumentando, assim, os níveis desses fármacos e requerendo que sua dosagem seja diminuída
- Assim, a fluvoxamina administrada com cafeína ou teofilina pode causar nervosismo, estimulação excessiva ou, raramente, convulsões, portanto o uso concomitante deve prosseguir com cautela
- O metabolismo de fluvoxamina pode ser aumentado em fumantes e, assim, seus níveis são reduzidos nesses indivíduos, requerendo dosagem mais alta
- Via inibição de CYP450 3A4, a fluvoxamina pode reduzir a eliminação de carbamazepina e benzodiazepínicos como alprazolam e triazolam, e assim requer redução da dosagem
- Via inibição de CYP450 3A4, a fluvoxamina pode teoricamente aumentar as concentrações de certos inibidores da HMG-CoA redutase que reduzem o colesterol especialmente sinvastatina, atorvastatina e lovastatina, mas não pravastatina ou fluvastatina, o que aumentaria o risco de rabdomiólise; assim, a coadministração de fluvoxamina com certos inibidores da HMG-CoA redutase deve prosseguir com cautela
- Via inibição de CYP450 3A4, a fluvoxamina pode teoricamente aumentar as concentrações de pimozida e causar prolongamento de QTc e arritmias cardíacas perigosas

Outras advertências/precauções
- Adicionar ou iniciar outros antidepressivos com cautela por até 2 semanas após a descontinuação de fluvoxamina
- Usar com cautela em pacientes com história de convulsão
- Usar com cautela em pacientes com transtorno bipolar, a menos que tratados concomitantemente com agente estabilizador do humor
- Pode causar fotossensibilidade
- Ao tratar crianças, ponderar cuidadosamente os riscos e benefícios do tratamento farmacológico em relação aos do não tratamento com antidepressivos, e documentar isso no prontuário do paciente
- Distribuir as brochuras fornecidas pela FDA e pelas companhias farmacêuticas
- Alertar pacientes e seus cuidadores sobre a possibilidade de efeitos colaterais ativadores e aconselhá-los a relatar esses sintomas imediatamente
- Monitorar os pacientes quanto à ativação de ideação suicida, especialmente crianças e adolescentes

Não usar
- Se o paciente estiver tomando um IMAO
- Se o paciente estiver tomando tioridazina, pimozida, tizanidina, alosetrona ou ramelteona
- Se houver uma alergia comprovada a fluvoxamina

POPULAÇÕES ESPECIAIS

Insuficiência renal
- Considerar redução da dose inicial

Insuficiência hepática
- Reduzir a dose ou dar menos frequentemente, talvez pela metade; fazer titulação mais lenta

Insuficiência cardíaca
- Pesquisas preliminares sugerem que a fluvoxamina é segura nestes pacientes
- O tratamento de depressão com ISRSs em pacientes com angina aguda ou depois de infarto

do miocárdio pode reduzir eventos cardíacos e melhorar a sobrevida e o humor

Idosos
- Podem precisar de dose inicial mais baixa e titulação mais lenta
- Redução no risco de suicidalidade com antidepressivos em comparação ao placebo em adultos com mais de 65 anos

Crianças e adolescentes
- Liberação imediata aprovada para 8 a 17 anos de idade para TOC
- 8 a 17 anos: Dose inicial de 25 mg/dia na hora de dormir; aumentar 25 mg/dia a cada 4 a 7 dias; máximo de 200 mg/dia; doses acima de 50 mg/dia devem ser divididas em 2 doses, com a dose maior administrada na hora de dormir
- Evidências preliminares sugerem eficácia para outros transtornos de ansiedade e depressão em crianças e adolescentes
- Ponderar cuidadosamente os riscos e benefícios do tratamento farmacológico em relação aos do não tratamento com antidepressivos e registrar isso no prontuário do paciente
- Monitorar os pacientes pessoalmente com regularidade, em particular durante as primeiras semanas de tratamento
- Usar com cautela, observando ativação de transtorno bipolar conhecido ou desconhecido, e informar pais ou responsáveis sobre esse risco para que possam ajudar a observar a criança ou adolescente

Gravidez
- Válidas a partir de 30 de junho de 2015, a FDA norte-americana determina alterações no conteúdo e na forma das informações referentes a gravidez e lactação nos rótulos das substâncias de prescrição, incluindo a eliminação das categorias por letras para risco na gravidez; a Pregnancy and Lactation Labeling Rule (PLLR ou regra final) aplica-se somente a substâncias de prescrição e será introduzida gradualmente para substâncias aprovadas a partir de 30 de junho de 2001
- Não foram conduzidos estudos controlados em gestantes
- Em geral, não é recomendada para uso durante a gravidez, especialmente durante o primeiro trimestre
- Entretanto, poderá ser necessário tratamento contínuo durante a gestação, e não foi comprovado que seja prejudicial para o feto
- No parto poderá haver mais sangramento na mãe e irritabilidade ou sedação transitórias no recém-nascido
- Deve ser ponderado o risco do tratamento (desenvolvimento fetal do primeiro trimestre, parto do recém-nascido no terceiro trimestre) para a criança em relação ao do não tratamento (recorrência de depressão, saúde materna, vínculo com o bebê) para a mãe e a criança
- Para muitos pacientes isso pode significar continuidade do tratamento durante a gravidez
- A exposição a ISRSs durante a gravidez pode estar associada a risco aumentado de defeitos cardíacos septais (o risco absoluto é pequeno)
- O uso de ISRS além da 20ª semana de gravidez pode estar associado a risco aumentado de hipertensão pulmonar em recém-nascidos, embora isso não tenha sido comprovado
- A exposição a ISRSs no fim da gravidez pode estar associada a risco aumentado de hipertensão gestacional e pré-eclâmpsia
- Recém-nascidos expostos a ISRSs ou IRSNs no fim do terceiro trimestre desenvolveram complicações que exigiram hospitalização prolongada, suporte respiratório e alimentação por sonda; os sintomas relatados são compatíveis com um efeito tóxico direto de ISRSs e IRSNs ou, possivelmente, uma síndrome de descontinuação da substância, e incluem sofrimento respiratório, cianose, apneia, convulsões, instabilidade de temperatura, dificuldade alimentar, vômitos, hipoglicemia, hipotonia, hipertonia, hiper-reflexia, tremor, nervosismo, irritabilidade e choro constante

Amamentação
- Alguma quantidade da substância é encontrada no leite materno
- Vestígios podem estar presentes em crianças em aleitamento cujas mães estejam usando fluvoxamina
- Se a criança se tornar irritável ou sedada, poderá ser necessário descontinuar a amamentação ou a substância
- O período pós-parto imediato é uma época de alto risco de depressão, especialmente em mulheres que já tiveram episódios depressivos prévios, portanto poderá ser necessário reinstituir a substância no fim do terceiro trimestre ou logo após o parto para prevenir recorrência durante o período pós-parto
- Devem ser ponderados os benefícios da amamentação com os riscos e benefícios do tratamento com antidepressivo *versus* não tratamento para o bebê e a mãe
- Para muitas pacientes isso pode significar a continuidade do tratamento durante a amamentação

A ARTE DA PSICOFARMACOLOGIA

Potenciais vantagens
- Pacientes com ansiedade /depressão mistas
- O genérico é menos caro do que a marca comercial, quando disponível

Potenciais desvantagens
- Pacientes com intestino irritável ou múltiplas queixas gastrintestinais
- Pode ser necessária a titulação da dose e dosagem 2 vezes por dia

Principais sintomas-alvo
- Humor deprimido
- Ansiedade

Pérolas
✻ Frequentemente, o tratamento preferido de depressão ansiosa, bem como de transtorno depressivo maior comórbido com transtornos de ansiedade
- Alguns efeitos de retirada, especialmente gastrintestinais
- Pode ter incidência mais baixa de disfunção sexual do que outros ISRSs
- Pesquisas preliminares sugerem que a fluvoxamina é eficaz em sintomas obsessivo-compulsivos na esquizofrenia quando combinada com antipsicóticos
- Não aprovada pela FDA para depressão, mas amplamente utilizada para depressão em muitos países
- A formulação CR pode ser mais tolerada do que a formulação de liberação imediata, particularmente com menor sedação

- Os ISRSs podem ser menos eficazes em mulheres com mais de 50 anos, especialmente se não estão tomando estrógeno
- Os ISRSs podem ser úteis para fogachos em mulheres na perimenopausa

✻ Ações nos receptores sigma 1 podem explicar em parte os efeitos do início algumas vezes rápido de fluvoxamina em transtornos de ansiedade e insônia

✻ Ações nos receptores sigma 1 podem explicar as potenciais vantagens de fluvoxamina para depressão psicótica e depressão delirante

✻ Para TOC resistente ao tratamento, considerar a combinação cautelosa de fluvoxamina e clomipramina por um especialista

- Normalmente, a clomipramina (CMI), um potente bloqueador da recaptação de serotonina, em estado de equilíbrio é metabolizada de modo amplo em seu metabólito ativo desmetil-clomipramina (de-CMI), um potente bloqueador da recaptação noradrenérgica
- Assim, em estado de equilíbrio, a atividade plasmática da substância é geralmente mais noradrenérgica (com níveis mais altos de de-CMI) do que serotonérgica (com níveis mais baixos de CMI da substância-mãe)
- A adição de um inibidor de CYP450 1A2, como a fluvoxamina, bloqueia essa conversão e resulta em níveis mais elevados de CMI do que de de-CMI
- Assim, a adição do ISRS fluvoxamina a CMI em TOC resistente ao tratamento pode de forma potente aumentar a atividade serotonérgica, não só devido à inerente atividade serotonérgica da fluvoxamina, mas também devido a uma interação farmacocinética favorável inibindo CYP450 1A2 e, assim, convertendo o metabolismo de CMI em um portfólio serotonérgico mais potente da substância-mãe

Leituras sugeridas

Cheer SM, Figgitt DP. Spotlight on fluvoxamine in anxiety disorders in children and adolescents. CNS Drugs 2002;16:139–44.

Edwards JG, Anderson I. Systematic review and guide to selection of selective serotonin reuptake inhibitors. Drugs 1999;57:507–33.

Figgitt DP, McClellan KJ. Fluvoxamine. An updated review of its use in the management of adults with anxiety disorders. Drugs 2000;60:925–54.

Omori M, Watanabe N, Nakagawa A, et al. Fluvoxamine versus other anti-depressive agents for depression. Cochrane Database Syst Rev 2010;17(3):CD006114.

Pigott TA, Seay SM. A review of the efficacy of selective serotonin reuptake inhibitors in obsessive-compulsive disorder. J Clin Psychiatry 1999;60:101–6.

GABAPENTINA

TERAPÊUTICA

Marcas
- Neurontin
- Horizant

Genérico? Sim (não para liberação prolongada)

Classe
- Nomenclatura baseada na neurociência: bloqueador dos canais de cálcio dependentes de voltagem do glutamato (BC-Glu)
- Anticonvulsivante, antineurálgico para dor crônica, ligante de delta alfa-2 nos canais de cálcio sensíveis à voltagem

Comumente prescrita para
(em negrito, as aprovações da FDA)
- **Convulsões parciais com ou sem generalização secundária (adjunto)**
- **Neuralgia pós-herpética**
- **Síndrome das pernas inquietas (liberação prolongada)**
- Dor neuropática/dor crônica
- Ansiedade (adjunto)
- Transtorno bipolar (adjunto)

Como a substância atua
- É um análogo da leucina que é transportada do intestino para o sangue e também atravessa a barreira hematencefálica, do sangue para o cérebro, pelo sistema de transporte L
- ✱ Liga-se à subunidade delta alfa-2 dos canais de cálcio sensíveis à voltagem
- Fecha os canais de cálcio pré-sinápticos N e P/Q, diminuindo a atividade neuronal excessiva e a liberação do neurotransmissor
- Embora estruturalmente relacionada ao ácido gama-aminobutírico (GABA), não há ações diretas conhecidas em GABA ou seus receptores

Tempo para início da ação
- Deve reduzir as convulsões em 2 semanas
- Também deve reduzir a dor em neuralgia pós-terapêutica em 2 semanas; alguns pacientes respondem antes
- Pode reduzir a dor em outras síndromes de dor neuropática dentro de algumas semanas
- Se não estiver reduzindo a dor dentro de 6 a 8 semanas, poderá ser necessário aumento da dosagem ou poderá simplesmente não funcionar
- Pode reduzir a ansiedade em uma variedade de transtornos dentro de algumas semanas

- Ainda não está claro se tem efeitos de estabilização do humor no transtorno bipolar ou ações antineurálgicas na dor neuropática crônica, mas alguns pacientes podem responder e, nesse caso, são esperados efeitos clínicos em 2 semanas, embora possa levar várias semanas até meses para otimizar

Se funcionar
- O objetivo do tratamento é a completa remissão dos sintomas (p. ex., convulsões)
- O objetivo do tratamento de dor neuropática crônica é reduzir os sintomas o máximo possível, especialmente em combinação com outros tratamentos
- O tratamento de dor neuropática crônica na maioria das vezes reduz, mas não elimina, os sintomas e não é uma cura, já que os sintomas em geral recorrem depois que a medicação é interrompida
- Continuar o tratamento até que todos os sintomas tenham desaparecido ou até que a melhora seja estável, e depois continuar tratando por tempo indefinido enquanto persistir a melhora

Se não funcionar (para dor neuropática ou transtorno bipolar)
✱ Pode ser efetiva apenas em um subgrupo de pacientes bipolares, em alguns indivíduos que não respondem a outros estabilizadores do humor, ou pode não funcionar de modo algum
- Muitos pacientes têm apenas uma resposta parcial, em que alguns sintomas são melhorados, mas outros persistem ou continuam a oscilar, sem estabilização da dor ou do humor
- Outros pacientes podem ser não respondedores, sendo algumas vezes chamados de resistentes ou refratários ao tratamento
- Considerar aumento da dose, troca por outro agente ou acréscimo de um agente de potencialização apropriado
- Considerar *biofeedback* ou hipnose para a dor
- Considerar a ocorrência de não adesão e aconselhar o paciente
- Trocar por outro agente com menos efeitos colaterais
- Considerar avaliação para outro diagnóstico ou para uma condição comórbida (p. ex., doença clínica, abuso de substância, etc.)

Melhores combinações de potencialização para resposta parcial ou resistência ao tratamento
✱ A gabapentina é por si só um agente de potencialização para diversos outros anticonvulsivantes no tratamento de epilepsia; e também o é para lítio,

antipsicóticos e outros anticonvulsivantes no tratamento de transtorno bipolar
- Para neuralgia pós-herpética, a gabapentina pode diminuir o uso concomitante de opiáceos
✻ Para dor neuropática, a gabapentina pode potencializar ADTs e IRSNs, bem como tiagabina, outros anticonvulsivantes e até mesmo opiáceos, se prescrito por especialistas, mediante monitoramento atento em casos difíceis
- Para ansiedade, a gabapentina é um tratamento de segunda linha para potencialização de ISRSs, IRSNs ou benzodiazepínicos

Exames
- Nenhum para indivíduos saudáveis
- Leituras falsas positivas com o teste Ames N--Multistix SG® para proteína urinária foram relatadas quando a gabapentina foi administrada com outros anticonvulsivantes

EFEITOS COLATERAIS

Como a substância causa efeitos colaterais
- Os efeitos colaterais no SNC podem ser devidos ao bloqueio excessivo dos canais de cálcio sensíveis à voltagem

Efeitos colaterais notáveis
✻ Sedação (dose-dependente), tontura
✻ Ataxia (dose-dependente), fadiga, nistagmo, tremor
- Edema periférico
- Visão turva
- Vômitos, dispepsia, diarreia, boca seca, constipação, ganho de peso
- Efeitos adicionais em crianças com menos de 12 anos: hostilidade, labilidade emocional, hipercinesia, transtornos do pensamento, ganho de peso

Efeitos colaterais potencialmente fatais ou perigosos
- Anafilaxia e angioedema
- Mortes súbitas inexplicáveis ocorreram em epilepsia (desconhecido se eram relacionadas ao uso de gabapentina)
- Rara ativação de ideação e comportamento suicida (suicidalidade)

Ganho de peso

- Ocorre em uma minoria significativa

Sedação

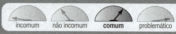

- Muitos experimentam e/ou pode ocorrer em quantidade significativa
- Relacionada à dose; pode ser problemática em altas doses
- Pode desaparecer com o tempo, mas pode não desaparecer em altas doses

O que fazer com os efeitos colaterais
- Esperar
- Esperar
- Esperar
- Tomar maior quantidade da dose à noite para reduzir sedação diurna
- Reduzir a dose
- Trocar por outro agente

Melhores agentes de acréscimo para os efeitos colaterais
- Muitos efeitos colaterais não podem ser melhorados com um agente de acréscimo

DOSAGEM E USO

Variação típica da dosagem
- 900 a 1.800 mg/dia em 3 doses divididas (liberação imediata)

Formas de dosagem
- Cápsulas de 100 mg, 300 mg, 400 mg, 800 mg
- Comprimidos de 100 mg, 300 mg, 400 mg, 600 mg, 800 mg
- Comprimidos de liberação prolongada de 300 mg, 600 mg
- Líquido de 250 mg/5 mL – frasco de 470 mL

Como dosar
- Neuralgia pós-herpética (liberação imediata): 300 mg no primeiro dia; no segundo dia, aumentar para 600 mg em 2 doses; no terceiro, aumentar para 900 mg em 3 doses; dose máxima geralmente de 1.800 mg/dia em 3 doses
- Neuralgia pós-herpética (liberação prolongada): 600 mg na manhã do primeiro dia; no quarto dia, aumentar para 600 mg 2 vezes por dia
- Síndrome das pernas inquietas (liberação prolongada): 600 mg 1 vez ao dia aproximadamente às 17h

- Convulsões (a partir dos 12 anos): dose inicial de 900 mg/dia em 3 doses; dose recomendada geralmente de 1.800 mg/dia em 3 doses; dose máxima geralmente de 3.600 mg/dia; o tempo entre 2 doses em geral não deve passar de 12 horas
- Convulsões (abaixo dos 13 anos): ver a seção Crianças e adolescentes

 Dicas para dosagem
- A gabapentina não deve ser tomada em até 2 horas depois da administração de um antiácido
- Se a gabapentina for acrescentada a um segundo anticonvulsivante, o período de titulação deve ser de pelo menos 1 semana para melhorar a tolerância à sedação
- Alguns pacientes precisam tomar a gabapentina de liberação imediata somente 2 vezes por dia para experimentar alívio sintomático adequado para dor ou ansiedade
- No extremo superior da variação da dosagem, a tolerabilidade pode ser melhorada com a divisão da dose de liberação imediata em mais de 3 doses divididas
- As metades não utilizadas vários dias depois de cortados os comprimidos sulcados devem ser descartadas
- Não cortar ou mastigar comprimidos de liberação prolongada, pois isso pode alterar as propriedades de liberação controlada
- Comprimidos de liberação prolongada devem ser ingeridos com alimentos
- Para sedação intolerável, pode ser dada a maior parte da dose à noite, e a menor durante o dia
- Para melhorar o sono de ondas lentas, poderá ser preciso tomar a gabapentina apenas na hora de dormir

Overdose
- Nenhuma morte; fala mal articulada, sedação, visão dupla, diarreia

Uso prolongado
- Seguro

Formação de hábito
- Não

Como interromper
- Reduzir a dose gradualmente por no mínimo 1 semana

- Pacientes com epilepsia podem convulsionar durante a retirada, especialmente se esta for abrupta
- ✱ A descontinuação rápida pode aumentar o risco de recaída em transtorno bipolar
- Sintomas de descontinuação são incomuns

Farmacocinética
- A gabapentina não é metabolizada, mas excretada intacta por via renal
- Não se liga a proteínas
- Meia-vida de eliminação de aproximadamente 5 a 7 horas

 Interações medicamentosas
- Antiácidos podem <u>reduzir</u> a biodisponibilidade da gabapentina, portanto ela deve ser administrada aproximadamente 2 horas antes da medicação antiácida
- O naproxeno pode <u>aumentar</u> a absorção da gabapentina
- A morfina e a hidrocodona podem <u>aumentar</u> os valores da ASC plasmática (área sob a curva) da gabapentina e, assim, seus níveis plasmáticos ao longo do tempo

 Outras advertências/ precauções
- Os efeitos depressores podem ser aumentados por outros depressores do SNC (álcool, IMAOs, outros anticonvulsivantes, etc.)
- Tontura e sedação podem aumentar as chances de lesão acidental (quedas) em idosos
- Adenocarcinomas pancreáticos acinares se desenvolveram em ratos machos que receberam gabapentina, mas a importância clínica desse achado é desconhecida
- Ocorreu desenvolvimento de novos tumores ou piora de tumores em humanos que tomavam gabapentina; é desconhecido se ela afetou o desenvolvimento ou a piora dos tumores
- Alertar os pacientes e seus cuidadores sobre a possibilidade de ativação de ideação suicida e aconselhá-los a relatar esses efeitos colaterais imediatamente

Não usar
- Se houver uma alergia comprovada a gabapentina ou pregabalina

POPULAÇÕES ESPECIAIS

Insuficiência renal
- A gabapentina é excretada por via renal, portanto poderá ser preciso reduzir a dose

Liberação imediata

Eliminação de creatinina (mL/min)	Dosagem
30-59	400-1.400 mg/dia em 2 doses
16-29	200-700 mg/dia em 1 dose
< 16	100-300 mg/dia em 1 dose
< 16 em hemodiálise	Podem ser necessárias doses complementares depois da diálise

Liberação prolongada para síndrome das pernas inquietas

Eliminação de creatinina (mL/min)	Dosagem
30-59	Inicial 300 mg/dia; aumentar para 600 mg/dia se necessário
15-29	300 mg/dia
< 15	300 mg em dias alternados
< 15 em hemodiálise	Não recomendado

Liberação prolongada para neuralgia pós-herpética

Eliminação de creatinina (mL/min)	Dosagem
30-59	Inicial de 300 mg pela manhã; no 4º dia, aumentar para 300 mg 2 vezes ao dia; aumentar para 600 mg 2 vezes por dia se necessário
15-29	Inicial de 300 mg pela manhã no 1º e 3º dia; no 4º dia, aumentar para 300 mg pela manhã; aumentar para 300 mg 2 vezes ao dia se necessário
< 15	300 mg em dias alternados pela manhã; aumentar para 300 mg/dia pela manhã se necessário
< 15 em hemodiálise	300 mg depois da diálise; aumentar para 600 mg depois da diálise se necessário

- Pode ser removida por diálise; pacientes que recebem hemodiálise podem precisar de doses suplementares de gabapentina
- O uso em insuficiência renal não foi estudado em pacientes com menos de 12 anos

Insuficiência hepática
- Sem dados disponíveis, mas não é metabolizada pelo fígado, e a experiência clínica sugere dosagem normal

Insuficiência cardíaca
- Sem recomendações específicas

Idosos
- Alguns pacientes podem tolerar melhor doses mais baixas
- Pacientes idosos podem ser mais suscetíveis a efeitos adversos, incluindo edema periférico e ataxia

Crianças e adolescentes
- Aprovada para uso a partir dos 3 anos de idade como tratamento adjuvante para convulsões parciais
- 5 a 12 anos: dose inicial de 10 a 15 mg/kg por dia em 3 doses; titular ao longo de 3 dias para 25 a 35 mg/kg por dia dados em 3 doses; dose máxima geralmente de 50 mg/kg por dia; o tempo entre 2 doses em geral não deve ultrapassar 12 horas
- 3 a 4 anos: dose inicial de 10 a 15 mg/kg por dia em 3 doses; titular ao longo de 3 dias para 40 mg/kg por dia; dose máxima geralmente de 50 mg/kg por dia; o tempo entre 2 doses em geral não deve ultrapassar 12 horas

Gravidez
- Válidas a partir de 30 de junho de 2015, a FDA norte-americana determina alterações no conteúdo e na forma das informações referentes a gravidez e lactação nos rótulos das substâncias de prescrição, incluindo a eliminação das categorias por letras para risco na gravidez; a Pregnancy and Lactation Labeling Rule (PLLR ou regra final) aplica-se somente a substâncias de prescrição e será introduzida gradualmente para substâncias aprovadas a partir de 30 de junho de 2001
- Não foram conduzidos estudos controlados em gestantes
- O uso em mulheres com potencial reprodutivo requer a ponderação dos benefícios potenciais para a mãe em relação aos riscos para o feto

- Antiepileptic Drug Pregnancy Registry: (888) 233-2334
- Reduzir a substância gradualmente se descontinuar
- Convulsões, mesmo leves, podem causar dano ao embrião/feto

✱ A falta de eficácia convincente para o tratamento de transtorno bipolar ou psicose sugere que a relação risco/benefício favorece a descontinuação da gabapentina durante a gravidez para essas indicações

✱ Para pacientes bipolares, a gabapentina deve geralmente ser descontinuada antes de gestações previstas

✱ Para pacientes bipolares, dado o risco de recaída no período pós-parto, o tratamento com estabilizadores do humor, sobretudo com agentes com melhores evidências de eficácia do que a gabapentina, em geral, deve ser reiniciado imediatamente após o parto se a paciente não estiver medicada durante a gravidez

✱ Antipsicóticos atípicos podem ser preferíveis à gabapentina se for necessário tratamento de transtorno bipolar durante a gravidez

- Sintomas bipolares podem recorrer ou piorar durante a gravidez e poderá ser necessária alguma forma de tratamento

Amamentação
- Alguma quantidade da substância é encontrada no leite materno

✱ Recomendado descontinuar a substância ou usar mamadeira

- Se a substância for continuada durante a amamentação, o bebê deve ser monitorado para possíveis efeitos adversos
- Se o bebê se tornar irritável ou sedado, poderá ser necessário descontinuar a amamentação ou a substância

✱ Transtorno bipolar pode recorrer durante o período pós-parto, particularmente, se houver uma história prévia de episódios pós-parto de depressão ou psicose

✱ As taxas de recaída podem ser mais baixas em mulheres que recebem tratamento profilático para episódios pós-parto de transtorno bipolar

- Antipsicóticos atípicos e anticonvulsivantes como o valproato podem ser mais seguros e mais eficazes do que a gabapentina durante o período pós-parto ao tratar uma mãe lactante com transtorno bipolar

A ARTE DA PSICOFARMACOLOGIA

Potenciais vantagens
- Dor neuropática crônica
- Tem perfil de efeitos colaterais relativamente leves
- Tem poucas interações medicamentosas farmacocinéticas
- Transtorno bipolar resistente ao tratamento

Potenciais desvantagens
- Geralmente, requer dosagens de 3 vezes por dia
- Pouca documentação da eficácia para muitos usos *off-label*, especialmente transtorno bipolar

Principais sintomas-alvo
- Convulsões
- Dor
- Ansiedade

Pérolas
- A gabapentina é geralmente bem tolerada, com apenas efeitos adversos leves
- Bem estudada em epilepsia e neuralgia pós-herpética

✱ Maior parte do uso é *off-label*

✱ O uso *off-label* para tratamento de primeira linha de dor neuropática pode ser justificado

✱ O uso *off-label* para tratamento de segunda linha de ansiedade pode ser justificado

✱ O uso *off-label* como adjunto para transtorno bipolar pode não ser justificado

✱ Percepções errôneas sobre a eficácia da gabapentina em transtorno bipolar levou ao seu uso em mais pacientes do que outros agentes com eficácia comprovada, como a lamotrigina

✱ O uso *off-label* como adjuvante para esquizofrenia pode não ser justificado

- Pode ser útil para alguns pacientes em abstinência de álcool

✱ Um dos poucos agentes que aumentam o sono delta de ondas lentas, o que pode ser útil em síndromes de dor neuropática crônica

✱ Pode ser um adjunto útil para fibromialgia

- A absorção e a eficácia clínica da substância podem não necessariamente aumentar de modo proporcional em altas doses, e assim a resposta a altas doses pode não ser consistente

Leituras sugeridas

MacDonald KJ, Young LT. Newer antiepileptic drugs in bipolar disorder. CNS Drugs 2002;16:549–62.

Marson AG, Kadir ZA, Hutton JL, Chadwick DW. Gabapentin for drug-resistant partial epilepsy. Cochrane Database Syst Rev 2000;(2):CD001415.

Moore RA, Wiffen PJ, Derry S, McQuay HJ. Gabapentin for chronic neuropathic pain and fibromyalgia in adults. Cochrane Database Syst Rev 2011;16(3):CD007938.

Stahl SM. Anticonvulsants and the relief of chronic pain: pregabalin and gabapentin as alpha(2)delta ligands at voltage-gated calcium channels. J Clin Psychiatry 2004;65: 596–7.

Stahl SM. Anticonvulsants as anxiolytics, part 2: Pregabalin and gabapentin as alpha(2)delta ligands at voltage-gated calcium channels. J Clin Psychiatry 2004;65:460–1.

GALANTAMINA

TERAPÊUTICA

Marcas
- Razadyne
- Razadyne ER

Genérico? Sim

Classe
- Nomenclatura baseada na neurociência: acetilcolina multimodal; inibidor enzimático; receptor de PAM (ACh-MM)
- Inibidor da colinesterase (inibidor da acetilcolinesterase); também um modulador colinérgico nicotínico alostérico; estimulador cognitivo

Comumente prescrita para
(em negrito, as aprovações da FDA)
- **Doença de Alzheimer (leve a moderada)**
- Distúrbios da memória em outras demências
- Distúrbios da memória em outras condições
- Déficit cognitivo leve

Como a substância atua
✻ Inibe, de modo reversível e competitivo, a acetilcolinesterase centralmente ativa (AChE), deixando mais acetilcolina disponível
- O aumento da disponibilidade de acetilcolina compensa em parte os neurônios colinérgicos degenerativos no neocórtex que regulam a memória
✻ Modula os receptores nicotínicos, o que aumenta as ações da acetilcolina
- A modulação nicotínica também pode estimular as ações de outros neurotransmissores, aumentando a liberação de dopamina, norepinefrina, serotonina, GABA e glutamato
- Não inibe a butirilcolinesterase
- Pode liberar fatores de crescimento ou interferir na deposição amiloide

Tempo para início da ação
- Pode levar até 6 semanas antes que seja evidente alguma melhora na memória ou no comportamento basais
- Pode levar meses para que seja evidente alguma estabilização no curso degenerativo

Se funcionar
- Pode melhorar os sintomas e retardar a progressão da doença, mas não reverte o processo degenerativo

Se não funcionar
- Considerar ajuste da dose, troca por um inibidor da colinesterase diferente ou adição de um agente de potencialização apropriado
- Reconsiderar o diagnóstico e excluir outras condições como depressão ou uma demência que não doença de Alzheimer

Melhores combinações de potencialização para resposta parcial ou resistência ao tratamento
✻ Antipsicóticos atípicos para reduzir transtornos comportamentais
✻ Antidepressivos se houver depressão, apatia ou falta de interesse concomitantes
✻ Memantina para doença de Alzheimer moderada a grave
- Divalproex, carbamazepina ou oxcarbazepina para transtornos comportamentais
- Não é racional combinar com outro inibidor da colinesterase

Exames
- Nenhum para indivíduos saudáveis

EFEITOS COLATERAIS

Como a substância causa efeitos colaterais
- A inibição periférica da acetilcolinesterase pode causar efeitos colaterais gastrintestinais
- A inibição central da acetilcolinesterase pode contribuir para náusea, vômitos, perda de peso e distúrbios do sono

Efeitos colaterais notáveis
✻ Náusea, diarreia, vômitos, perda do apetite, aumento da secreção gástrica ácida, perda de peso
- Cefaleia, tontura
- Fadiga, depressão

Efeitos colaterais potencialmente fatais ou perigosos
- Raras convulsões
- Rara síncope

Ganho de peso

incomum — não incomum — comum — problemático

- Relatado, mas não esperado

- Alguns pacientes podem experimentar perda de peso

Sedação

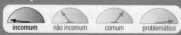

- Relatada, mas não esperada

O que fazer com os efeitos colaterais
- Esperar
- Esperar
- Esperar
- Fazer titulação mais lenta da dose
- Considerar redução da dose, troca por um agente diferente ou adição de um agente de acréscimo apropriado

Melhores agentes de acréscimo para os efeitos colaterais
- Muitos efeitos colaterais não podem ser melhorados com um agente de acréscimo

DOSAGEM E USO

Variação típica da dosagem
- 16 a 24 mg/dia

Formas de dosagem
- Comprimidos de 4 mg, 8 mg, 12 mg
- Cápsulas de liberação prolongada de 8 mg, 16 mg, 24 mg
- Líquido de 4 mg/mL – frasco de 100 mL

Como dosar
- Liberação imediata: dose inicial de 4 mg 2 vezes por dia; depois de 4 semanas, aumentar a dose para 8 mg 2 vezes por dia; depois de mais 4 semanas pode ser aumentada para 12 mg 2 vezes por dia
- Liberação prolongada: mesmo esquema de titulação que para liberação imediata, mas dosada 1 vez ao dia pela manhã, preferivelmente com alimentos

Dicas para dosagem
- Os efeitos colaterais gastrintestinais podem ser reduzidos se a substância for administrada com alimentos

- Os efeitos colaterais gastrintestinais também podem ser reduzidos se a dose for titulada lentamente
- Provavelmente é melhor utilizar a dose mais alta tolerada dentro da variação típica da dosagem

✳ Ao trocar por outro inibidor da colinesterase, provavelmente será melhor fazer titulação cruzada de um para outro a fim de evitar declínio brusco na função se o paciente eliminar uma das substâncias inteiramente

Overdose
- Pode ser letal; náusea, vômitos, salivação excessiva, sudorese, hipotensão, bradicardia, colapso, convulsões, fraqueza muscular (a fraqueza dos músculos respiratórios pode levar à morte)

Uso prolongado
- A substância pode perder a eficácia em retardar o curso degenerativo da doença de Alzheimer depois de 6 meses
- Pode ser eficaz em alguns pacientes por vários anos

Formação de hábito
- Não

Como interromper
- Não é necessário reduzir a dose gradualmente
- A descontinuação pode levar a deterioração notável na memória e no comportamento, o que pode não ser recuperado quando a substância é reiniciada ou outro inibidor da colinesterase é iniciado

Farmacocinética
- Meia-vida de eliminação terminal de aproximadamente 7 horas
- Metabolizada por CYP450 2D6 e 3A4

 Interações medicamentosas
- A galantamina pode aumentar os efeitos de anestésicos e deve ser descontinuada antes de cirurgia
- Inibidores de CYP450 2D6 e CYP450 3A4 podem inibir o metabolismo da galantamina e elevar seus níveis plasmáticos
- A galantamina pode interagir com agentes anticolinérgicos, e a combinação pode diminuir a eficácia de ambos
- A cimetidina pode aumentar a biodisponibilidade da galantamina
- Pode ter efeito sinérgico se administrada com colinomiméticos (p. ex., betanecol)

- Pode ocorrer bradicardia se combinada com betabloqueadores
- Teoricamente, pode reduzir a eficácia de levodopa na doença de Parkinson
- Não é racional combinar com outro inibidor da colinesterase

 Outras advertências/ precauções

- Pode exacerbar asma ou outra doença pulmonar
- O aumento da secreção gástrica ácida pode aumentar o risco de úlceras
- Pode ocorrer bradicardia ou bloqueio cardíaco em pacientes com ou sem insuficiência cardíaca

Não usar
- Se houver uma alergia comprovada a galantamina

POPULAÇÕES ESPECIAIS

Insuficiência renal
- Deve ser utilizada com cautela
- Não recomendada para uso em pacientes com insuficiência renal grave

Insuficiência hepática
- Deve ser utilizada com cautela
- A redução da eliminação pode aumentar com o grau de insuficiência hepática
- Não recomendada para uso em pacientes com insuficiência hepática grave

Insuficiência cardíaca
- Deve ser utilizada com cautela
- Episódios de síncope foram relatados com o uso de galantamina

Idosos
- A eliminação é reduzida em pacientes idosos
- O uso de inibidores da colinesterase pode estar associado a taxas aumentadas de síncope, bradicardia, inserção de marca-passo e fratura no quadril em idosos com demência

 Crianças e adolescentes
- Segurança e eficácia não foram estabelecidas

 Gravidez
- Válidas a partir de 30 de junho de 2015, a FDA norte-americana determina alterações no conteúdo e na forma das informações referentes a gravidez e lactação nos rótulos das substâncias de prescrição, incluindo a eliminação das categorias por letras para risco na gravidez; a Pregnancy and Lactation Labeling Rule (PLLR ou regra final) aplica-se somente a substâncias de prescrição e será introduzida gradualmente para substâncias aprovadas a partir de 30 de junho de 2001
- Não foram conduzidos estudos controlados em gestantes
- Estudos com animais não mostram efeitos adversos

✻ Não recomendada para uso em gestantes ou em mulheres com potencial reprodutivo

Amamentação
- Desconhecido se a galantamina é secretada no leite humano, mas presume-se que todos os psicotrópicos sejam secretados no leite materno

✻ Recomendado descontinuar a substância ou usar mamadeira
- A galantamina não é recomendada para uso em mulheres lactantes

A ARTE DA PSICOFARMACOLOGIA

Potenciais vantagens
- Doença de Alzheimer com doença cerebrovascular
- Teoricamente, a modulação nicotínica pode proporcionar benefícios terapêuticos adicionais para a memória e o comportamento em alguns pacientes com Alzheimer
- Teoricamente, a modulação nicotínica também pode proporcionar eficácia para transtornos cognitivos diferentes de doença de Alzheimer

Potenciais desvantagens
- Pacientes que têm dificuldade em tomar uma medicação 2 vezes por dia

Principais sintomas-alvo
- Perda de memória em doença de Alzheimer
- Sintomas comportamentais em doença de Alzheimer
- Perda de memória em outras demências

Pérolas

- Não costuma ser vista reversão drástica dos sintomas de doença de Alzheimer com inibidores da colinesterase
- Pode levar a niilismo terapêutico entre os prescritores e à falta de uma tentativa apropriada com um inibidor da colinesterase
- ✲ Talvez apenas 50% dos pacientes com Alzheimer sejam diagnosticados, e somente 50% desses indivíduos são tratados, dos quais apenas 50% recebem um inibidor da colinesterase, e, mesmo assim, somente por 200 dias em uma doença que dura de 7 a 10 anos
- Devem ser avaliadas a falta de eficácia e a perda da eficácia ao longo de meses, não semanas
- ✲ Trata sintomas comportamentais e psicológicos de demência de Alzheimer além dos sintomas cognitivos (p. ex. especialmente apatia, desinibição, delírios, ansiedade, falta de cooperação, caminhar incessante em pequenos passos)
- Pacientes que se queixam de problemas de memória podem ter depressão, enquanto aqueles cujos cônjuges ou filhos se queixam da memória do indivíduo podem ter doença de Alzheimer
- Tratar o paciente, mas perguntar ao cuidador sobre a eficácia
- O que você vê pode depender da precocidade com que você trata
- Os primeiros sintomas da doença de Alzheimer costumam ser alterações do humor; assim, a doença de Alzheimer pode inicialmente ser diagnosticada como depressão
- Mulheres podem experimentar sintomas cognitivos na perimenopausa em consequência de alterações hormonais que não são um sinal de demência ou doença de Alzheimer
- Tratar agressivamente os sintomas concomitantes com potencialização (p.ex., antipsicóticos atípicos para agitação, antidepressivos para depressão)
- Se um tratamento com antidepressivos não melhorar a apatia e o humor deprimido em idosos, é possível que isso represente início de doença de Alzheimer, e um inibidor da colinesterase como galantamina pode ser útil
- O que esperar de um inibidor da colinesterase:
  - Os pacientes geralmente não melhoram de modo drástico, embora isso possa ser observado em uma minoria significativa de indivíduos
  - O início dos problemas comportamentais e a colocação em um lar para idosos podem ser retardados
- Resultados funcionais, incluindo atividades da vida diária, podem ser preservados
- A sobrecarga e o estresse do cuidador podem ser reduzidos
- Retardo na progressão em doença de Alzheimer não é evidência de ações modificadoras da doença pela inibição da colinesterase
- Inibidores da colinesterase como galantamina dependem da presença de alvos intactos para acetilcolina para efetividade máxima e, assim, podem ser mais efetivos nos primeiros estágios da doença de Alzheimer
- Os efeitos colaterais mais proeminentes da galantamina são efeitos gastrintestinais, que costumam ser leves e transitórios
- Para pacientes com efeitos colaterais intoleráveis, geralmente, permitir um período de eliminação com resolução dos efeitos colaterais antes de trocar por outro inibidor da colinesterase
- Perda de peso pode ser um problema em pacientes com doença Alzheimer com debilitação e perda muscular
- Mulheres com mais de 85 anos, particularmente as com baixo peso corporal, podem experimentar mais efeitos adversos
- Usar com cautela em pacientes abaixo do peso ou frágeis
- A melhora cognitiva pode estar ligada a inibição substancial (> 65%) de acetilcolinesterase
- ✲ A galantamina é um produto natural presente em narcisos e galanto
- A nova formulação de liberação prolongada permite dosagem de 1 vez ao dia
- ✲ A nova ação dual combina de forma peculiar a inibição da acetilcolinesterase com modulação alostérica da nicotina
- ✲ A nova ação dual deve, teoricamente, aumentar as ações colinérgicas, mas tem sido difícil demonstrar benefícios clínicos adicionais
- ✲ Ações nos receptores nicotínicos aumentam não só a liberação de acetilcolina, mas também a de outros neurotransmissores, que podem estimular a atenção e melhorar comportamentos causados por deficiências nesses transmissores na doença de Alzheimer
- Alguns pacientes com doença de Alzheimer que não respondem a outro inibidor da colinesterase podem responder quando trocados para galantamina
- Alguns pacientes com doença de Alzheimer que não respondem à galantamina podem responder a outro inibidor da colinesterase
- Para prevenir deterioração clínica potencial, geralmente trocar de um tratamento de longo prazo com um inibidor da colinesterase para outro sem um período de eliminação

✽ A galantamina pode retardar a progressão de déficit cognitivo leve para doença de Alzheimer

✽ Pode ser útil para demência com corpos de Lewy (DCL, constituída pela perda precoce da atenção e percepção visual com possíveis alucinações, problemas de movimento semelhantes a Parkinson, cognição flutuante como sonolência diurna e letargia, olhar fixo no espaço por longos períodos, episódios de fala desorganizada)

- Pode reduzir delírios, apatia, agitação e alucinações em demência com corpos de Lewy

✽ Pode ser útil para demência vascular (p. ex., início agudo com lenta progressão em etapas que tem platôs, frequentemente com anormalidades na marcha, sinais focais, desequilíbrio e incontinência urinária)

- Pode ser útil para demência em síndrome de Down
- Sugestões de utilidade em alguns casos de transtorno bipolar resistentes ao tratamento
- Teoricamente, pode ser útil para TDAH, mas ainda não foi comprovada
- Teoricamente, pode ser útil em qualquer condição de memória caracterizada por deficiência colinérgica (p. ex., alguns casos de lesão cerebral, alterações cognitivas induzidas por quimioterapia para câncer, etc.)

Leituras sugeridas

Bentue-Ferrer D, Tribut O, Polard E, Allain H. Clinically significant drug interactions with cholinesterase inhibitors: a guide for neurologists. CNS Drugs 2003;17:947–63.

Bonner LT, Peskind ER. Pharmacologic treatments of dementia. Med Clin North Am 2002;86: 657–74.

Coyle J, Kershaw P. Galantamine, a cholinesterase inhibitor that allosterically modulates nicotinic receptors: effects on the course of Alzheimer's disease. Biol Psychiatry 2001;49:289–99.

Jones RW. Have cholinergic therapies reached their clinical boundary in Alzheimer's disease? Int J Geriatr Psychiatry 2003;18(Suppl 1):S7–13.

Olin J, Schneider L. Galantamine for Alzheimer's disease. Cochrane Database Syst Rev 2002;(3):CD001747.

Stahl SM. Cholinesterase inhibitors for Alzheimer's disease. Hosp Pract (Off Ed) 1998;33:131–6.

Stahl SM. The new cholinesterase inhibitors for Alzheimer's disease, part 1. J Clin Psychiatry 2000;61:710–11.

Stahl SM. The new cholinesterase inhibitors for Alzheimer's disease, part 2. J Clin Psychiatry 2000;61:813–14.

GUANFACINA

TERAPÊUTICA

Marcas
- Intuniv
- Tenex

Genérico? Sim (não para guanfacina ER)

Classe
- Nomenclatura baseada na neurociência: agonista dos receptores de norepinefrina (ARN)
- Agonista de alfa-2A de ação central; anti-hipertensivo, não estimulante para TDAH

Comumente prescrita para
(em negrito, as aprovações da FDA)
- **Hipertensão**
- **Transtorno de déficit de atenção/hiperatividade (TDAH) em crianças entre 6 e 17 anos (Intuniv, adjunto e monoterapia)**
- Transtorno de oposição desafiante
- Transtorno da conduta
- Transtornos globais do desenvolvimento
- Tiques motores
- Síndrome de Tourette

Como a substância atua
- Para TDAH, teoricamente tem ações centrais nos receptores alfa-2A pós-sinápticos no córtex pré-frontal
- A guanfacina é de 15 a 20 vezes mais seletiva para receptores alfa-2A do que para os receptores alfa-2B ou alfa-2C
- Acredita-se que o córtex pré-frontal seja responsável pela modulação da memória de trabalho, atenção, controle de impulsos e planejamento
- Para hipertensão, estimula os receptores adrenérgicos alfa-2A no tronco encefálico, reduzindo o fluxo simpático do SNC e a resistência periférica, a resistência vascular renal, a frequência cardíaca e a pressão arterial

Tempo para início da ação
- Para TDAH, pode levar algumas semanas para que sejam vistos benefícios terapêuticos máximos
- A pressão arterial pode ser reduzida 30 a 60 minutos após a primeira dose; maior redução vista depois de 2 a 4 horas
- Pode levar várias semanas para controlar adequadamente a pressão arterial

Se funcionar
- O objetivo do tratamento para TDAH é a redução dos sintomas de desatenção, hiperatividade motora e/ou impulsividade que perturbam o funcionamento social, acadêmico e/ou ocupacional
- Continuar o tratamento até que todos os sintomas estejam sob controle ou a melhora seja estável, e depois continuar o tratamento indefinidamente enquanto a melhora persistir
- Há alguns estudos de até 2 anos
- Reavaliar periodicamente a necessidade de tratamento
- O tratamento para TDAH iniciado na infância poderá precisar ser continuado na adolescência e na idade adulta, caso seja documentado benefício continuado

Se não funcionar
- Considerar ajuste da dose ou troca por outro agente
- Considerar terapia comportamental
- Considerar a ocorrência de não adesão e aconselhar o paciente e os pais
- Considerar avaliação para outro diagnóstico ou para uma condição comórbida (p. ex., transtorno bipolar, abuso de substância, doença clínica, etc.)

Melhores combinações de potencialização para resposta parcial ou resistência ao tratamento
- É melhor tentar outra monoterapia antes de potencialização para TDAH
- Possivelmente combinação com estimulantes (com cautela)
- Combinações para TDAH devem ser reservados ao especialista, mediante monitoramento atento do paciente e quando outras opções de tratamento tiverem falhado
- Clortalidona, diuréticos do tipo tiazida e furosemida para hipertensão

Exames
- A pressão arterial deve ser verificada regularmente durante o tratamento

EFEITOS COLATERAIS

Como a substância causa efeitos colaterais
- Ações excessivas nos receptores alfa-2A, ações não seletivas nos receptores alfa-2B e alfa-2C

Efeitos colaterais notáveis
- Sedação, tontura

Guanfacina

- Boca seca, constipação, dor abdominal
- Fadiga, fraqueza
- Hipotensão

 Efeitos colaterais potencialmente fatais ou perigosos
- Bradicardia sinusal, hipotensão (relacionada à dose)

Ganho de peso

- Relatado, mas não esperado

Sedação

- Muitos experimentam e/ou pode ocorrer em quantidade significativa
- Alguns pacientes podem não tolerar
- Pode atenuar com o tempo
- Pode haver menor sedação com a formulação de liberação prolongada

O que fazer com os efeitos colaterais
- Esperar
- Ajustar a dose
- Se os efeitos colaterais persistirem, descontinuar o uso

Melhores agentes de acréscimo para os efeitos colaterais
- Redução da dose ou troca por outro agente pode ser mais eficaz, já que a maioria dos efeitos colaterais não pode ser melhorada com um agente de acréscimo

DOSAGEM E USO

Variação típica da dosagem
- Liberação imediata: 1 a 2 mg/dia
- Liberação prolongada: 1 a 4 mg/dia

Formas de dosagem
- Comprimidos de liberação imediata de 1 mg, 2 mg, 3 mg
- Liberação prolongada: 1 mg, 2 mg, 3 mg, 4 mg

Como dosar
- Liberação imediata: dose inicial de 1 mg/dia na hora de dormir; depois de 3 a 4 semanas, pode ser aumentada para 2 mg/dia
- Liberação prolongada: dose inicial de 1 mg/dia; pode ser aumentada em 1 mg/semana; dose máxima de 4 mg/dia

 Dicas para dosagem
- Os efeitos adversos são relacionados à dose e costumam ser transitórios
- Doses acima de 2 mg/dia estão associadas a efeitos colaterais aumentados
- Se a guanfacina for interrompida abruptamente, pode ocorrer hipertensão de rebote dentro de 2 a 4 dias
- Para hipertensão, a dose pode ser aumentada para 2 mg/dia se 1 mg/dia for ineficaz, mas 2 mg pode não ter mais eficácia do que 1 mg
- Para formulação de liberação prolongada, não administrar com refeições com alto teor de gordura porque isso aumenta a exposição
- Comprimidos de liberação prolongada não devem ser triturados, mastigados ou partidos
- Comprimidos de liberação prolongada e de liberação imediata têm diferentes propriedades farmacocinéticas, portanto não substituir em uma proporção igual em mg
- Considerar dosagem de liberação prolongada com base em mg/kg (0,05 mg/kg a 0,12 mg/kg)

Overdose
- Sonolência, letargia, bradicardia, hipotensão

Uso prolongado
- Demonstrou ser segura e efetiva para tratamento de hipertensão
- Estudo de até 2 anos no TDAH

Formação de hábito
- Não

Como interromper
- Reduzir a dose gradualmente para evitar efeitos de rebote (nervosismo, aumento da pressão arterial)

Farmacocinética
- As propriedades farmacocinéticas diferem para formulações de liberação imediata e liberação prolongada
- Metabolizada por CYP450 3A4

Interações medicamentosas
- Inibidores de CYP450 3A, como nefazodona, fluoxetina, fluvoxamina e cetoconazol, podem reduzir a eliminação de guanfacina e elevar seus níveis significativamente
- Indutores de CYP450 3A podem aumentar a eliminação de guanfacina e reduzir seus níveis significativamente
- Não administrar liberação prolongada com refeições com alto teor de gordura, pois isso aumenta a exposição
- O uso combinado com valproato pode aumentar as concentrações plasmáticas de valproato
- Aumento nos efeitos depressores quando tomada com outros depressores do SNC
- Fenobarbital e fenitoína podem reduzir as concentrações plasmáticas da guanfacina

Outras advertências/precauções
- Calor excessivo (p. ex., saunas) pode exacerbar alguns dos efeitos colaterais, como tontura e sonolência
- Usar com cautela em pacientes com insuficiência coronariana grave, infarto do miocárdio recente, doença cerebrovascular ou insuficiência renal ou hepática crônicas

Não usar
- Se houver uma alergia comprovada a guanfacina

POPULAÇÕES ESPECIAIS

Insuficiência renal
- Os pacientes devem receber doses mais baixas

Insuficiência hepática
- Usar com cautela

Insuficiência cardíaca
- Usar com cautela em pacientes com infarto do miocárdio recente, insuficiência coronariana, doença cerebrovascular
- Usar com cautela em pacientes em risco para hipertensão, bradicardia, bloqueio cardíaco ou síncope

Idosos
- A meia-vida de eliminação pode ser mais longa em pacientes idosos
- Pacientes idosos podem ser mais sensíveis aos efeitos sedativos

Crianças e adolescentes
- Segurança e eficácia não foram estabelecidas em crianças com menos de 6 anos
- Alguns relatos de mania e comportamento agressivo em pacientes com TDAH que tomam guanfacina

Gravidez
- Válidas a partir de 30 de junho de 2015, a FDA norte-americana determina alterações no conteúdo e na forma das informações referentes a gravidez e lactação nos rótulos das substâncias de prescrição, incluindo a eliminação das categorias por letras para risco na gravidez; a Pregnancy and Lactation Labeling Rule (PLLR ou regra final) aplica-se somente a substâncias de prescrição e será introduzida gradualmente para substâncias aprovadas a partir de 30 de junho de 2001
- Não foram conduzidos estudos controlados em gestantes
- Estudos com animais não mostram efeitos adversos
- O uso em mulheres com potencial reprodutivo requer a ponderação dos benefícios potenciais para a mãe em relação aos riscos potenciais para o feto

Amamentação
- É desconhecido se a guanfacina é secretada no leite humano, mas presume-se que todos os psicotrópicos sejam secretados no leite materno
- Recomentado descontinuar a substância ou usar mamadeira

A ARTE DA PSICOFARMACOLOGIA

Potenciais vantagens
- Sem abuso potencial conhecido; não é uma substância controlada
- Não é um estimulante

- Para comportamento opositor associado a TDAH
- Menos sedação do que clonidina

Potenciais desvantagens
- Não bem estudada em adultos com TDAH

Principais sintomas-alvo
- Concentração
- Hiperatividade motora
- Comportamento opositor e impulsivo
- Pressão arterial alta

Pérolas
- A guanfacina demonstrou ser eficaz tanto em crianças quanto em adultos, e sua fórmula de liberação prolongada está aprovada, nos Estados Unidos, para TDAH em crianças entre 6 e 17 anos
- A guanfacina também pode ser usada para tratar transtornos de tique, incluindo síndrome de Tourette
- Embora tanto guanfacina quanto clonidina sejam agonistas adrenérgicos de alfa-2, a guanfacina é relativamente seletiva para receptores alfa-2A, enquanto a clonidina se liga não só a receptores alfa-2A, 2B e 2C, mas também a receptores de imidazolina, causando mais sedação, hipotensão e efeitos colaterais
- Pode ser utilizada como monoterapia ou em combinação com estimulantes para o tratamento de comportamento opositor em crianças com ou sem TDAH

Leituras sugeridas

Arnsten AF, Scahill L, Findling RL. alpha2-Adrenergic receptor agonists for the treatment of attention-deficit/hyperactivity disorder: emerging concepts from new data. J Child Adolesc Psychopharmacol 2007;17(4):393–406.

Biederman J, Melmed RD, Patel A, et al. Long-term, open-label extension study of guanfacine extended-release in children and adolescents with ADHD. CNS Spectr 2008;13(12):1047–55.

Posey DJ, McDougal CJ. Guanfacine and guanfacine extended-release: treatment for ADHD and related disorders. CNS Drug Rev 2007;13(4):465–74.

Sallee FR, Lyne A, Wigal T, McGough J. Long-term safety and efficacy of guanfacine extended-release in children and adolescents with attention-deficit/hyperactivity disorder. J Child Adolesc Psychopharmacol 2009;19(3):215–26.

Sallee FR, McGough J, Wigal T, et al. Guanfacine extended-release in children and adolescents with attention-deficit/hyperactivity disorder: a placebo-controlled trial. J Am Acad Child Adolesc Psychiatry 2009;48(2):155–65.

Spencer TJ, Greenbaum M, Ginsberg LD, Murphy WR. Safety and effectiveness of coadministration of guanfacine extended-release and psychostimulants in children and adolescents with attention-deficit/hyperactivity disorder. J Child Adolesc Psychopharmacol 2009;19(5):501–10.

HALOPERIDOL

TERAPÊUTICA

Marcas • Haldol

Genérico? Sim

Classe
- Nomenclatura baseada na neurociência: antagonista dos receptores dopaminérgicos (ARD)
- Antipsicótico convencional (neuroléptico, butirofenona, antagonista de dopamina 2)

Comumente prescrito para
(em negrito, as aprovações da FDA)
- **Manifestações de transtornos psicóticos (oral, injeção de liberação imediata)**
- **Tiques e emissões vocais na síndrome de Tourette (oral, injeção de liberação imediata)**
- **Tratamento de segunda linha de problemas de comportamento graves em crianças com hiperexcitabilidade combativa e explosiva (oral, injeção de liberação imediata)**
- **Tratamento de curto prazo de segunda linha de crianças hiperativas (oral, injeção de liberação imediata)**
- **Tratamento de pacientes esquizofrênicos (decanoato intramuscular *depot*)**
- Transtorno bipolar
- Transtornos comportamentais em demências
- *Delirium* (com lorazepam)

Como a substância atua
- Bloqueia os receptores de dopamina 2, reduzindo os sintomas positivos de psicose e possivelmente comportamentos combativos, explosivos e hiperativos
- Bloqueia os receptores de dopamina 2 na via nigroestriatal, melhorando tiques e outros sintomas em síndrome de Tourette

Tempo para início da ação
- Os sintomas psicóticos podem melhorar dentro de 1 semana, mas pode levar várias semanas para efeito completo no comportamento

Se funcionar
- Na maioria das vezes, reduz os sintomas positivos na esquizofrenia, mas não os elimina
- A maioria dos pacientes esquizofrênicos não tem uma remissão total dos sintomas, mas uma redução de aproximadamente um terço
- Continuar o tratamento na esquizofrenia até atingir um platô de melhora
- Depois de atingido um platô satisfatório, continuar o tratamento por pelo menos 1 ano depois do primeiro episódio de psicose em esquizofrenia
- Para segundo episódio de psicose na esquizofrenia e episódios subsequentes, poderá ser necessário tratamento por tempo indefinido
- Reduz os sintomas de mania psicótica aguda, mas não está comprovado como estabilizador do humor ou como um tratamento de manutenção eficaz em transtorno bipolar
- Depois de reduzir os sintomas psicóticos agudos em mania, trocar por estabilizador do humor e/ou antipsicótico atípico para estabilização do humor e manutenção

Se não funcionar
- Tentar um dos antipsicóticos atípicos de primeira linha (risperidona, olanzapina, quetiapina, ziprasidona, aripiprazol, paliperidona, asenapina, iloperidona, lurasidona, amissulprida)
- Tentar outro antipsicótico convencional
- Se 2 ou mais monoterapias antipsicóticas não funcionarem, considerar clozapina

Melhores combinações de potencialização para resposta parcial ou resistência ao tratamento
- A potencialização de antipsicóticos convencionais não foi estudada sistematicamente
- A adição de um anticonvulsivante estabilizador do humor como valproato, carbamazepina ou lamotrigina pode ser útil tanto na esquizofrenia como na mania bipolar
- A potencialização com lítio na mania bipolar pode ser útil
- Adição de um benzodiazepínico, especialmente de curta ação para agitação

Exames
✱ Uma vez que os antipsicóticos convencionais estão frequentemente associados a ganho de peso, antes de iniciar o tratamento pesar todos os pacientes e determinar se o indivíduo já está com sobrepeso (IMC de 25,0-29,9) ou é obeso (IMC ≥ 30)
- Antes de administrar uma substância que pode causar ganho de peso a um paciente com sobrepeso ou obeso, determinar se o indivíduo já tem pré-diabetes (glicose plasmática em jejum de 100 a 125 mg/dL), diabetes (glicose plasmática em jejum > 126 mg/dL) ou dislipidemia (colesterol total, colesterol LDL e triglicerídeos aumentados; colesterol HDL reduzido) e tratar ou encaminhar tais pacientes para tratamento, incluindo manejo

nutricional e do peso, aconselhamento de atividade física, cessação do tabagismo e manejo clínico
✱ Monitorar peso e IMC durante o tratamento
✱ Considerar o monitoramento mensal dos triglicerídeos em jejum por vários meses em pacientes com alto risco de complicações metabólicas e ao iniciar ou trocar antipsicóticos
✱ Enquanto é dada uma substância a um paciente que ganhou > 5% do peso inicial, avaliar a presença de pré-diabetes, diabetes, dislipidemia, ou considerar a troca por um antipsicótico diferente
- Deve ser verificada a pressão arterial em idosos antes de iniciar e durante as primeiras semanas de tratamento
- O monitoramento dos níveis elevados de prolactina é de benefício clínico duvidoso
- Pacientes com baixa contagem de leucócitos ou história de leucopenia/neutropenia induzida por substância devem ter hemograma completo monitorado frequentemente durante os primeiros meses, e o haloperidol deve ser descontinuado ao primeiro sinal de declínio de leucócitos na ausência de outros fatores causativos

EFEITOS COLATERAIS

Como a substância causa efeitos colaterais
- Bloqueando receptores de dopamina 2 no estriado, pode causar efeitos colaterais motores
- Bloqueando receptores de dopamina 2 na hipófise, pode causar elevações na prolactina
- Bloqueando receptores de dopamina 2 excessivamente nas vias mesocortical e mesolímbica da dopamina, pode causar piora dos sintomas negativos e cognitivos (síndrome de déficit induzido por neurolépticos)
- Bloqueando os receptores alfa-1 adrenérgicos, pode causar tontura, sedação e hipotensão
- O mecanismo do ganho de peso e uma possível incidência aumentada de diabetes ou dislipidemia com antipsicóticos convencionais é desconhecido

Efeitos colaterais notáveis
✱ Síndrome de déficit induzido por neurolépticos
✱ Acatisia
✱ Efeitos colaterais extrapiramidais, parkinsonismo, discinesia tardia, distonia tardia

- Galactorreia, amenorreia
- Tontura, sedação
- Boca seca, constipação, retenção urinária, visão turva
- Redução da transpiração
- Hipotensão, taquicardia, hipertensão
- Ganho de peso

Efeitos colaterais potencialmente fatais ou perigosos
- Rara síndrome neuroléptica maligna
- Raras convulsões
- Raras icterícia, agranulocitose, leucopenia
- Risco aumentado de morte e eventos cerebrovasculares em pacientes idosos com psicose relacionada a demência

Ganho de peso

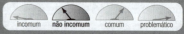

- Ocorre em uma minoria significativa

Sedação

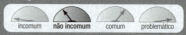

- A sedação costuma ser transitória

O que fazer com os efeitos colaterais
- Esperar
- Esperar
- Esperar
- Para sintomas motores, acrescentar um agente anticolinérgico
- Reduzir a dose
- Para sedação, dar à noite
- Trocar por antipsicótico atípico
- Perda de peso, programas de exercícios e manejo clínico para IMC alto, diabetes, dislipidemia

Melhores agentes de acréscimo para os efeitos colaterais
- Benzotropina ou triexifenidil para efeitos colaterais motores
- Algumas vezes amantadina pode ser útil para efeitos colaterais motores
- Benzodiazepínicos podem ser úteis para acatisia
- Muitos efeitos colaterais não podem ser melhorados com um agente de acréscimo

Haloperidol 353

DOSAGEM E USO

Variação típica da dosagem
- 1 a 40 mg/dia por via oral
- Injeção de liberação imediata de 2 a 5 mg cada dose
- Injeção de decanoato 10 a 20 vezes a dose diária prévia de antipsicótico oral (ver a seção Decanoato de haloperidol, depois da seção Pérolas, para dosagem e uso)

Formas de dosagem
- Comprimidos de 0,5 mg sulcados, 1 mg sulcados, 2 mg sulcados, 5 mg sulcados, 10 mg sulcados, 20 mg sulcados
- Concentrado de 2 mg/mL
- Solução de 1 mg/mL
- Injeção de 5 mg/mL (liberação imediata)
- Injeção de decanoato de 50 mg/mL, 100 mg/mL

Como dosar
- Oral: dose inicial de 1 a 15 mg/dia; pode ser dado 1 vez ao dia ou em doses divididas no início do tratamento durante rápida escalada da dose; aumentar conforme necessário; pode ser dosado até 100 mg/dia; segurança não está estabelecida para doses acima de 100 mg/dia
- Injeção de liberação imediata: dose inicial de 2 a 5 mg; doses subsequentes podem ser dadas a cada hora; o paciente deve ser trocado para administração oral assim que possível

Dicas para dosagem
- O haloperidol é frequentemente dosado muito alto
- Alguns estudos sugerem que pacientes que respondem bem a baixas doses de haloperidol (p. ex., aproximadamente 2 mg/dia) podem ter eficácia similar a antipsicóticos atípicos para sintomas positivos e negativos de esquizofrenia
- Doses mais altas podem induzir ou piorar sintomas negativos de esquizofrenia
- Baixas doses, no entanto, podem não ter ações benéficas para casos resistentes ao tratamento ou violência
- Um dos únicos antipsicóticos com uma formulação *depot* que dura até 1 mês
- O tratamento deve ser suspenso se a contagem de neutrófilos absolutos cair abaixo de 1.000/mm³

Overdose
- Foram relatadas mortes; efeitos colaterais extrapiramidais, hipotensão, sedação, depressão respiratória, estado semelhante a choque

Uso prolongado
- Frequentemente utilizado para manutenção de longo prazo
- Alguns efeitos colaterais podem ser irreversíveis (p. ex., discinesia tardia)

Formação de hábito
- Não

Como interromper
- Titulação descendente lenta da formulação oral (por 6 a 8 semanas), sobretudo quando iniciado simultaneamente um novo antipsicótico ou durante troca (i.e., titulação cruzada)
- A descontinuação oral rápida pode levar a psicose de rebote e piora dos sintomas
- Se estiverem sendo utilizados agentes antiparkinsonianos, eles devem ser continuados por algumas semanas depois que o haloperidol tiver sido descontinuado

Farmacocinética
- Meia-vida do decanoato de aproximadamente 3 semanas
- Meia-vida oral de aproximadamente 12 a 38 horas

Interações medicamentosas
- Pode reduzir os efeitos de levodopa e agonistas dopaminérgicos
- Pode aumentar os efeitos de substâncias anti-hipertensivas, exceto guanetidina, cujas ações anti-hipertensivas o haloperidol pode antagonizar
- Podem ocorrer efeitos aditivos se utilizado com depressores do SNC; a dose do outro agente deve ser reduzida
- Alguns agentes pressores (p. ex., adrenalina) podem interagir com haloperidol e reduzir a pressão arterial
- Haloperidol e agentes anticolinérgicos em conjunto podem aumentar a pressão intraocular
- Reduz os efeitos de anticoagulantes
- Os níveis plasmáticos do haloperidol podem ser reduzidos por rifampicina
- Alguns pacientes que tomavam haloperidol e lítio desenvolveram uma síndrome encefalopática similar à síndrome neuroléptica maligna
- Pode aumentar os efeitos de substâncias anti-hipertensivas

Outras advertências/precauções
- Caso se desenvolvam sinais de síndrome neuroléptica maligna, o tratamento deve ser descontinuado imediatamente
- Usar com cautela em pacientes com distúrbios respiratórios
- Evitar exposição ao calor extremo
- Se for utilizado para tratar mania, os pacientes podem experimentar uma rápida mudança para depressão
- Pacientes com tireotoxicose podem experimentar neurotoxicidade
- Usar somente com muita cautela em doença de Parkinson ou demência de corpos de Lewy
- Doses mais altas e administração IV podem estar associadas a risco aumentado de prolongamento de QT e *torsades de pointes*; usar com cautela especial se o paciente tiver uma condição de prolongamento de QT, anormalidades cardíacas subjacentes, hipotireoidismo, síndrome do QT longo familiar ou estiver tomando uma substância que sabidamente prolonga o intervalo QT

Não usar
- Se o paciente estiver em estado comatoso ou tiver depressão do SNC
- Se o paciente tiver doença de Parkinson
- Se houver uma alergia comprovada a haloperidol

POPULAÇÕES ESPECIAIS

Insuficiência renal
- Usar com cautela

Insuficiência hepática
- Usar com cautela

Insuficiência cardíaca
- Usar com cautela devido ao risco de hipertensão ortostática
- Possível risco aumentado de prolongamento de QT ou *torsades de pointes* em doses mais elevadas ou com administração IV

Idosos
- Devem ser utilizadas doses mais baixas, e o paciente deve ser monitorado atentamente
- Pacientes idosos podem ser mais suscetíveis a efeitos colaterais respiratórios e hipotensão
- Embora antipsicóticos convencionais sejam comumente utilizados para transtornos comportamentais em demência, nenhum agente foi aprovado para tratamento de pacientes idosos com psicose relacionada a demência
- Pacientes idosos com psicose relacionada a demência tratados com antipsicóticos têm um risco aumentado de morte em comparação ao placebo, e também têm um risco aumentado de eventos cerebrovasculares

Crianças e adolescentes
- Segurança e eficácia não foram estabelecidas; não destinado para uso abaixo dos 3 anos
- Oral: dose inicial de 0,5 mg/dia; dose-alvo: 0,05 a 0,15 mg/kg por dia para transtornos psicóticos; 0,05 a 0,075 mg/kg por dia para transtornos não psicóticos
- Geralmente considerar como segunda linha depois de antipsicóticos atípicos

Gravidez
- Válidas a partir de 30 de junho de 2015, a FDA norte-americana determina alterações no conteúdo e na forma das informações referentes a gravidez e lactação nos rótulos das substâncias de prescrição, incluindo a eliminação das categorias por letras para risco na gravidez; a Pregnancy and Lactation Labeling Rule (PLLR ou regra final) aplica-se somente a substâncias de prescrição e será introduzida gradualmente para substâncias aprovadas a partir de 30 de junho de 2001
- Não foram conduzidos estudos controlados em gestantes
- Há um risco de movimentos musculares anormais e sintomas de retirada em recém-nascidos cujas mães tenham tomado um antipsicótico durante o terceiro trimestre; os sintomas podem incluir agitação, tônus muscular anormalmente aumentado ou reduzido, tremor, sonolência, dificuldade intensa para respirar e dificuldade de alimentação
- Relatos de efeitos colaterais extrapiramidais, icterícia, hiper-reflexia e hiporreflexia em bebês cujas mães tomaram um antipsicótico convencional durante a gravidez
- Relatos de deformidade nos membros em bebês cujas mães tenham tomado haloperidol durante a gravidez
- O haloperidol geralmente não deve ser utilizado durante o primeiro trimestre
- O haloperidol deve ser utilizado durante a gravidez apenas se for claramente necessário

- Sintomas psicóticos podem piorar durante a gravidez, e poderá ser necessária alguma forma de tratamento
- Antipsicóticos atípicos podem ser preferíveis a antipsicóticos convencionais ou anticonvulsivantes estabilizadores do humor se for necessário tratamento durante a gravidez

Amamentação
- Alguma quantidade da substância é encontrada no leite materno
- ✱ Recomentado descontinuar a substância ou usar mamadeira

A ARTE DA PSICOFARMACOLOGIA

Potenciais vantagens
- Formulação intramuscular para uso de emergência
- Formulação *depot* de 4 semanas para não adesão
- Respondedores em baixa dose podem ter eficácia em sintomas positivos e negativos comparável a antipsicóticos atípicos
- Tratamento eficaz e de baixo custo

Potenciais desvantagens
- Pacientes com discinesia tardia ou que desejam evitar discinesia tardia e efeitos colaterais extrapiramidais
- Populações vulneráveis como crianças ou idosos
- Pacientes com sintomas cognitivos ou de humor notáveis

Principais sintomas-alvo
- Sintomas positivos de psicose
- Comportamento violento ou agressivo

Pérolas
- Antes da introdução dos antipsicóticos atípicos, o haloperidol era um dos antipsicóticos preferidos
- O haloperidol ainda pode ser um antipsicótico útil, especialmente em baixas doses para aqueles pacientes que requerem manejo com um antipsicótico convencional ou que não podem pagar um antipsicótico atípico
- Doses baixas podem não induzir sintomas negativos, mas doses altas podem
- Não está clara sua efetividade para a melhora de sintomas cognitivos ou afetivos da esquizofrenia
- Pode ser efetivo para manutenção bipolar, mas pode ocorrer discinesia tardia quando transtornos afetivos são tratados com um antipsicótico convencional de longo prazo
- Menos sedativo do que muitos outros antipsicóticos convencionais, especialmente fenotiazinas de "baixa potência"
- O haloperidol com frequência é utilizado para tratar *delirium*, geralmente em combinação com lorazepam, com a dose do haloperidol sendo 2 vezes a do lorazepam
- A formulação intramuscular de longa ação de haloperidol dura até 4 semanas, enquanto alguns outros antipsicóticos intramusculares de longa ação podem durar somente até 2 semanas
- A administração de decanoato é destinada a pacientes com esquizofrenia crônica que tenham sido estabilizados com medicação antipsicótica oral
- Os pacientes têm respostas antipsicóticas muito semelhantes a um antipsicótico convencional, o que é diferente de antipsicóticos atípicos, nos quais as respostas antipsicóticas individuais podem ocasionalmente variar muito de um antipsicótico atípico para outro
- Pacientes que recebem antipsicóticos atípicos podem ocasionalmente requerer uma "dose extra" de um antipsicótico convencional como haloperidol para controlar agressão ou comportamento violento
- Pacientes com respostas inadequadas a antipsicóticos atípicos podem se beneficiar com uma tentativa de potencialização com – ou mesmo a troca por – um antipsicótico convencional como haloperidol
- Entretanto, a polifarmácia de longo prazo com uma combinação de um antipsicótico convencional como haloperidol com um antipsicótico atípico pode combinar seus efeitos colaterais sem claramente potencializar a eficácia de cada um
- Para pacientes resistentes ao tratamento, especialmente aqueles com impulsividade, agressão, violência e autolesão, a polifarmácia de longo prazo com 2 antipsicóticos atípicos ou com 1 antipsicótico atípico e 1 antipsicótico convencional pode ser útil ou até mesmo necessária, mediante monitoramento atento
- Nesses casos, poderá ser benéfico combinar um antipsicótico *depot* com 1 antipsicótico oral

DECANOATO DE HALOPERIDOL

Propriedades do decanoato de haloperidol	
Veículo	Óleo de gergelim
T máx	3 a 9 dias
T1/2 com múltipla dosagem	21 dias
Tempo para atingir estado de equilíbrio	4 semanas com carga
Capaz de ser carregado	Sim
Esquema de dosagem (manutenção)	4 semanas
Local da injeção	Intramuscular
Calibre da agulha	21
Formas de dosagem	50 mg, 100 mg
Volume da injeção	50 ou 100 mg/mL; não exceder 3 mL

Variação típica da dosagem
- 10 a 20 vezes a dose oral prévia

Como dosar
- Conversão de dose oral: carga com 20 vezes a dose oral diária (mg/dia) para o primeiro mês, dividida em 2 injeções quinzenais; carga semanal é uma alternativa; pode requerer cobertura com dose oral para a primeira semana

Dicas para dosagem
- Com ILAs, a constante da taxa de absorção é mais lenta do que a de eliminação, resultando em uma cinética "*flip-flop*" – isto é, o tempo para atingir um estado de equilíbrio é uma função da taxa de absorção, enquanto a concentração em estado de equilíbrio é uma função da taxa de eliminação
- O passo limitador da taxa para os níveis plasmáticos da substância para ILAs não é o metabolismo da substância, mas a absorção lenta a partir do local da injeção
- Em geral, são necessárias 5 meias-vidas de uma medicação para atingir 97% dos níveis de estado de equilíbrio
- As meias-vidas longas de antipsicóticos *depot* significam que se deve ou carregar a dose adequadamente (se possível) ou fornecer suplementação oral
- A falha em carregar a dose adequadamente leva à titulação cruzada prolongada do antipsicótico oral ou a níveis plasmáticos subterapêuticos do antipsicótico por semanas ou meses em pacientes que não estejam recebendo (ou aderindo a) suplementação oral
- Uma vez que os níveis plasmáticos do antipsicótico aumentam gradualmente com o tempo, as necessidades de dose podem diminuir em relação às iniciais; a obtenção de níveis plasmáticos periódicos pode ser benéfica para prevenir aumento desnecessário do nível plasmático
- O momento para obter um nível sanguíneo para pacientes que recebem ILA é a manhã do dia em que irão receber sua próxima injeção
- Vantagens: fórmula de conversão confiável a partir da dosagem oral, regimes de carga estabelecidos
- Desvantagens: maior incidência de reações locais (devido ao veículo óleo de gergelim); mesmo com carga, pode requerer cobertura oral por pelo menos uma semana
- O limiar de resposta é geralmente 3 a 5 ng/mL; níveis plasmáticos acima de 20 ng/mL geralmente não são bem tolerados
- Volumes de injeção maiores do que 300 (3 mL) não são tolerados, portanto pacientes que requerem doses mais altas tipicamente recebem a dose mensal como injeções divididas a cada 2 semanas
- Uma estratégia de carga defendida por alguns é dar 2 doses de 300 mg de ILA, com intervalo de 1 a 2 semanas entre elas, e, depois, medir as concentrações plásmaticas da substância logo antes de uma terceira dose de carga para ver se uma terceira dose é necessária

TROCA DE ANTIPSICÓTICOS ORAIS PARA DECANOATO DE HALOPERIDOL

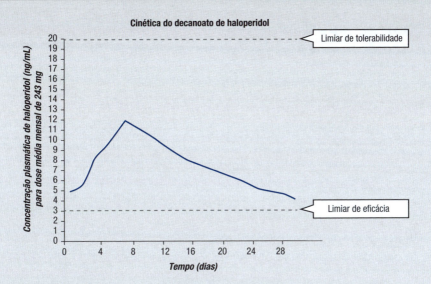

- A descontinuação do antipsicótico oral pode iniciar imediatamente caso se busque a carga adequada; entretanto, ainda pode ser necessária cobertura oral durante a primeira semana
- Como descontinuar formulações orais
  - Não é necessária titulação descendente para: amissulprida, aripiprazol, brexipiprazol, cariprazina, paliperidona ER
  - Titulação descendente por 1 semana é necessária para: iloperidona, lurasidona, risperidona, ziprasidona
  - Titulação descendente por 3 a 4 semanas é necessária para: asenapina, olanzapina, quetiapina
  - Titulação descendente por + 4 semanas é necessária para: clozapina
- Para pacientes que tomam um benzodiazepínico ou uma medicação anticolinérgica, estes podem ser continuados durante a titulação cruzada para ajudar a aliviar efeitos colaterais como insônia, agitação e/ou psicose. Depois que o paciente estiver estável com ILA, esses fármacos podem ser reduzidos gradualmente, um por vez, conforme apropriado

Leituras sugeridas

Cipriani A, Rendell JM, Geddes JR. Haloperidol alone or in combination for acute mania. Cochrane Database Syst Rev 2006;19(3):CD004362.

Huf G, Alexander J, Allen MH, Raveendran NS. Haloperidol plus promethazine for psychosis-induced aggression. Cochrane Database Syst Rev 2009;8(3):CD005146.

Joy CB, Adams CE, Lawrie SM. Haloperidol versus placebo for schizophrenia. Cochrane Database Syst Rev 2006;18(4):CD003082.

Leucht C, Kitzmantel M, Chua L, Kane J, Leucht S. Haloperidol versus chlorpromazine for schizophrenia. Cochrane Database Syst Rev 2008;23(1):CD004278.

HIDROXIZINA

TERAPÊUTICA

Marcas
- Atarax
- Marax
- Vistaril

Genérico? Sim

 Classe
- Nomenclatura baseada na neurociência: antagonista dos receptores histamínicos (ARH)
- Anti-histamínico (ansiolítico, hipnótico, antiemético)

Comumente prescrita para
(em negrito, as aprovações da FDA)
- **Ansiedade e tensão associadas a psiconeurose**
- **Adjunto em estados de doença orgânica nos quais é manifestada ansiedade**
- **Prurido devido a condições alérgicas**
- Prurido mediado por histamina
- **Sedação pré-medicação**
- **Sedação após anestesia geral**
- Distúrbio agudo/histeria (injeção)
- Sintomas de ansiedade devidos a abstinência em alcoolistas ou pacientes com *delirium tremens* (injeção)
- Adjunto em pacientes em pré/pós-operatório e pré/pós-parto para aliviar a ansiedade, controlar a êmese e reduzir a dose narcótica (injeção)
- Náusea e vômitos (injeção)
- Insônia

 Como a substância atua
- Bloqueia os receptores de histamina 1

Tempo para início da ação
- 15 a 20 minutos (administração oral)
- É comum algum alívio imediato com a primeira dosagem; pode levar várias semanas com dosagem diária para atingir benefício terapêutico máximo em condições crônicas

Se funcionar
- Para sintomas de ansiedade de curta duração – depois de algumas semanas, descontinuar o uso ou usar "quando necessário"
- Para transtornos de ansiedade crônicos, o objetivo do tratamento é a completa remissão dos sintomas e a prevenção de recaídas futuras
- Para transtornos de ansiedade crônicos, o tratamento na maioria das vezes reduz ou mesmo elimina os sintomas, mas não é uma cura, já que os sintomas podem recorrer depois que o medicamento for interrompido
- Para sintomas de ansiedade de longo prazo, considerar troca por um ISRS ou IRSN para manutenção de longo prazo
- Se for necessária manutenção de longo prazo, continuar o tratamento por 6 meses após a resolução dos sintomas, e depois reduzir a dose lentamente
- Se os sintomas reemergirem, considerar tratamento com um ISRS ou IRSN, ou considerar o reinício da hidroxizina

Se não funcionar
- Considerar troca por outro agente ou a adição de um agente de potencialização apropriado

 Melhores combinações de potencialização para resposta parcial ou resistência ao tratamento
- A hidroxizina pode ser utilizada como adjuvante para ISRSs ou IRSNs no tratamento de transtornos de ansiedade

Exames
- Nenhum para indivíduos saudáveis
- A hidroxizina pode causar concentrações urinárias falsamente elevadas de 17-hidroxicorticosteroides em determinados testes laboratoriais (p. ex., reação de Porter-Silber, método de Glenn--Nelson)

EFEITOS COLATERAIS

Como a substância causa efeitos colaterais
- Bloqueando os receptores de histamina 1, pode causar sedação

Efeitos colaterais notáveis
- Boca seca, sedação, tremor

 Efeitos colaterais potencialmente fatais ou perigosos
- Raras convulsões (geralmente em altas doses)
- Rara parada cardíaca e morte (formulação intramuscular combinada com depressores do SNC)
- Broncodilatação
- Depressão respiratória

Ganho de peso

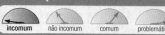

- Relatado, mas não esperado

Sedação

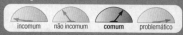

- Muitos experimentam e/ou pode ocorrer em quantidade significativa
- A sedação costuma ser transitória

O que fazer com os efeitos colaterais
- Esperar
- Esperar
- Esperar
- Trocar por outro agente

Melhores agentes de acréscimo para os efeitos colaterais
- Muitos efeitos colaterais não podem ser melhorados com um agente de acréscimo

DOSAGEM E USO

Variação típica da dosagem
- Ansiedade: 5 a 100 mg 4 vezes por dia
- Sedativo: oral 50 a 100 mg, injeção intramuscular 25 a 100 mg
- Prurido: 75 mg/dia divididos em 3 a 4 doses

Formas de dosagem
- Comprimidos de 10 mg, 25 mg, 50 mg, 100 mg
- Cápsulas de 25 mg, 50 mg, 100 mg
- Líquido oral de 10 mg/5 mL, 25 mg/5 mL
- Intramuscular de 25 mg/mL, 50 mg/mL, 100 mg/2 mL

Como dosar
- A dosagem oral não requer titulação
- Injeção intramuscular de emergência: dose inicial de 50 a 100 mg, repetir a cada 4 a 6 horas quando necessário
- A injeção intramuscular de hidroxizina não deve ser dada na parte inferior ou terço médio do braço e só deve ser dada na área deltoide se estiver bem desenvolvida
- Em adultos, injeções intramusculares de hidroxizina podem ser dadas no quadrante externo superior das nádegas ou na região médio-lateral da coxa

 Dicas para dosagem
- Inicialmente, a hidroxizina pode ser administrada por via intramuscular, mas deve ser trocada para administração oral assim que possível
- Em geral se desenvolve tolerância à sedação, permitindo dosagem mais alta com o tempo

Overdose
- Sedação, hipotensão, possível prolongamento de QTc

Uso prolongado
- Evidências de eficácia por até 16 semanas

Formação de hábito
- Não

Como interromper
- Geralmente não é necessária redução gradual da dose

Farmacocinética
- Rapidamente absorvida pelo trato gastrintestinal
- Meia-vida média de eliminação de aproximadamente 20 horas

 Interações medicamentosas
- Se a hidroxizina for tomada em conjunto com outro depressor do SNC, a dose do depressor deve ser reduzida pela metade
- Se a hidroxizina for utilizada em pré ou pós-operatório, a dose de narcótico pode ser reduzida
- Se agentes anticolinérgicos forem utilizados com hidroxizina, os efeitos anticolinérgicos podem ser aumentados
- A hidroxizina pode reverter o efeito vasopressor da adrenalina; pacientes que requerem um agente vasopressor devem usar norepinefrina ou metaraminol

 Outras advertências/ precauções
- A hidroxizina não deve ser administrada por via subcutânea, intra-arterial ou intravenosa

Não usar
- Se a paciente estiver nos estágios iniciais de gravidez
- Se houver uma alergia comprovada a hidroxizina

POPULAÇÕES ESPECIAIS

Insuficiência renal
- Pode não ser necessário ajuste da dose

Insuficiência hepática
- Pode não ser necessário ajuste da dose

Insuficiência cardíaca
- A hidroxizina pode ser utilizada para tratar ansiedade associada a insuficiência cardíaca

Idosos
- Alguns pacientes podem tolerar melhor doses mais baixas
- Pacientes idosos podem ser mais sensíveis aos efeitos sedativos e anticolinérgicos
- Deve ser evitada em pacientes idosos com demência

Crianças e adolescentes
- Ansiedade e prurido (6 anos em diante): 50 a 100 mg/dia em doses divididas
- Ansiedade e prurido (menos de 6 anos): 50 mg/dia em doses divididas
- Sedativo: oral 0,6 mg/kg, injeção intramuscular 0,5 mg/lb*
- Crianças pequenas não devem receber hidroxizina por injeção intramuscular na periferia do quadrante superior das nádegas, a menos que absolutamente necessário, devido ao risco de danos ao nervo ciático
- Crianças hiperativas devem ser monitoradas para efeitos paradoxais

Gravidez
✻ A hidroxizina é contraindicada no início da gravidez
- Válidas a partir de 30 de junho de 2015, a FDA norte-americana determina alterações no conteúdo e na forma das informações referentes a gravidez e lactação nos rótulos das substâncias de prescrição, incluindo a eliminação das categorias por letras para risco na gravidez; a Pregnancy and Lactation Labeling Rule (PLLR ou regra final)

*N. de T.: 1 libra equivale a aproximadamente 0,45 quilogramas.

aplica-se somente a substâncias de prescrição e será introduzida gradualmente para substâncias aprovadas a partir de 30 de junho de 2001
- A injeção intramuscular de hidroxizina pode ser utilizada no pré-parto, reduzindo as necessidades de narcóticos em até 50%

Amamentação
- É desconhecido se a hidroxizina é secretada no leite humano, mas presume-se que todos os psicotrópicos sejam secretados no leite materno
✻ Recomendado descontinuar a substância ou usar mamadeira

A ARTE DA PSICOFARMACOLOGIA

Potenciais vantagens
- Tem formulações múltiplas, incluindo cápsulas, comprimidos e líquido orais, bem como injetável
- Sem potencial para abuso, dependência ou abstinência

Potenciais desvantagens
- Pacientes com transtornos de ansiedade grave
- Pacientes idosos
- Pacientes com demência

Principais sintomas-alvo
- Ansiedade
- Tensão nos músculos esqueléticos
- Prurido
- Náusea, vômitos

Pérolas
✻ É um ansiolítico preferencial para pacientes com dermatite ou sintomas cutâneos, como prurido
- As ações ansiolíticas podem ser proporcionais às ações sedativas
- Os comprimidos de hidroxizina são feitos com 1,1,1-tricloroetano, que destrói o ozônio
- A hidroxizina por injeção intramuscular pode ser utilizada para tratar agitação durante abstinência alcoólica
- A hidroxizina pode não ser tão eficaz quanto benzodiazepínicos ou agentes mais recentes no manejo da ansiedade

Leituras sugeridas

Diehn F, Tefferi A. Pruritus in polycythaemia vera: prevalence, laboratory correlates and management. Br J Haematol 2001;115:619–21.

Ferreri M, Hantouche EG. Recent clinical trials of hydroxyzine in generalized anxiety disorder. Acta Psychiatr Scand Suppl 1998;393:102–8.

Guaiana G, Barbui C, Cipriani A. Hydroxyzine for generalised anxiety disorder. Cochrane Database Syst Rev 2010;8(12):CD006815.

Paton DM, Webster DR. Clinical pharmacokinetics of H1-receptor antagonists (the antihistamines). Clin Pharmacokinet 1985;10:477–97.

ILOPERIDONA

TERAPÊUTICA

Marcas • FANAPT

Genérico? Não

Classe
- Nomenclatura baseada na neurociência: antagonista dos receptores de dopamina e serotonina (ARDS)
- Antipsicótico atípico (antagonista de serotonina-dopamina; antipsicótico de segunda geração; também um estabilizador do humor)

Comumente prescrita para
(em negrito, as aprovações da FDA)
- **Esquizofrenia**
- **Manutenção em esquizofrenia**
- Mania aguda/mania mista
- Outros transtornos psicóticos
- Manutenção bipolar
- Depressão bipolar
- Depressão resistente ao tratamento
- Transtornos comportamentais em demência
- Transtornos comportamentais em crianças e adolescentes
- Transtornos associados a problemas com controle dos impulsos

Como a substância atua
- Bloqueia os receptores de dopamina 2, reduzindo os sintomas positivos de psicose e estabilizando os sintomas afetivos
- Bloqueia os receptores de serotonina 2A, causando aumento da liberação de dopamina em certas regiões do cérebro, reduzindo assim os efeitos colaterais motores e possivelmente melhorando os sintomas cognitivos e afetivos
- O bloqueio dos receptores alfa-1 adrenérgicos centrais pode contribuir para o baixo potencial para efeitos colaterais extrapiramidais

Tempo para início da ação
- Os sintomas psicóticos podem melhorar dentro de 1 semana, mas pode levar várias semanas para efeito completo no comportamento e na cognição
- A titulação lenta pode retardar os efeitos psicóticos durante as primeiras 1 a 2 semanas em comparação a algumas outras substâncias antipsicóticas que não requerem titulação similar
- Classicamente recomendado esperar pelo menos 4 a 6 semanas para determinar a eficácia da substância, mas na prática alguns pacientes podem requerer até 16 a 20 semanas para apresentar uma boa resposta, especialmente nos sintomas cognitivos

Se funcionar
- Na maioria das vezes reduz os sintomas positivos, mas não os elimina
- Pode melhorar os sintomas negativos, além dos sintomas agressivos, cognitivos e afetivos na esquizofrenia
- A maioria dos pacientes com esquizofrenia não apresenta remissão total dos sintomas, mas uma redução de aproximadamente um terço
- Talvez de 5 a 15% dos pacientes com esquizofrenia experimentem uma melhora global de mais de 50 a 60%, especialmente quando recebem tratamento estável por mais de 1 ano
- Esses pacientes são considerados super-respondedores ou "*awakeners*", já que podem ficar suficientemente bem para obter emprego, viver de forma independente e manter relacionamentos de longa duração
- Continuar o tratamento até atingir um platô de melhora
- Depois de atingir um platô satisfatório, continuar o tratamento por pelo menos 1 ano depois do primeiro episódio de psicose
- Para segundo episódio de psicose e episódios subsequentes, poderá ser necessário tratamento por tempo indefinido
- Mesmo para os primeiros episódios de psicose, pode ser preferível continuar o tratamento

Se não funcionar
- Tentar um dos outros antipsicóticos atípicos (risperidona, olanzapina, quetiapina, ziprasidona, aripiprazol, paliperidona, asenapina, lurasidona, amissulprida)
- Se 2 ou mais monoterapias antipsicóticas não funcionarem, considerar clozapina
- Alguns pacientes podem precisar de tratamento com um antipsicótico convencional
- Se nenhum antipsicótico atípico de primeira linha for efetivo, considerar doses mais altas ou potencialização com valproato ou lamotrigina
- Considerar não adesão e troca por outro antipsicótico com menos efeitos colaterais ou para um antipsicótico que possa ser dado por injeção *depot* (uma formulação *depot* de iloperidona está em testagem clínica)
- Considerar início de reabilitação e psicoterapia, como remediação cognitiva
- Considerar a presença de abuso de substância concomitante

Melhores combinações de potencialização para resposta parcial ou resistência ao tratamento

- Ácido valproico (valproato, divalproex, divalproex ER)
- Outros anticonvulsivantes estabilizadores do humor (carbamazepina, oxcarbazepina, lamotrigina)
- Lítio
- Benzodiazepínicos

Exames

Antes de iniciar um antipsicótico atípico

✻ Pesar todos os pacientes e acompanhar o IMC durante o tratamento

- Obter a história pessoal e familiar basais de diabetes, obesidade, dislipidemia, hipertensão e doença cardiovascular

✻ Obter a circunferência da cintura (na altura do umbigo), pressão arterial, glicose plasmática em jejum e perfil lipídico em jejum

- Determinar se o paciente
  - tem sobrepeso (IMC 25,0-29,9)
  - é obeso (IMC $\geq$ 30)
  - tem pré-diabetes (glicose plasmática em jejum 100-125 mg/dL)
  - tem diabetes (glicose plasmática em jejum > 126 mg/dL)
  - tem hipertensão (PA > 140/90 mmHg)
  - tem dislipidemia (colesterol total, colesterol LDL e triglicerídeos aumentados; colesterol HDL reduzido)
- Tratar ou encaminhar tais pacientes para tratamento, incluindo manejo nutricional e do peso, aconselhamento de atividade física, cessação do tabagismo e manejo clínico

Monitoramento depois de iniciar um antipsicótico atípico

✻ IMC mensalmente por 3 meses, depois trimestralmente

✻ Considerar o monitoramento mensal dos triglicerídeos em jejum por vários meses em pacientes com alto risco de complicações metabólicas e ao iniciar ou trocar antipsicóticos

✻ Pressão arterial, glicose plasmática em jejum, lipídeos em jejum dentro de 3 meses e depois anualmente, porém de modo mais precoce e frequente para pacientes com diabetes ou que ganharam > 5% do peso inicial

- Tratar ou encaminhar para tratamento e considerar troca por outro antipsicótico atípico para pacientes que adquirem sobrepeso ou tornaram-se obesos, pré-diabéticos, diabéticos, hipertensos ou dislipidêmicos enquanto recebem um antipsicótico atípico

✻ Mesmo em pacientes sem diabetes conhecida, manter vigilância para o início raro, mas potencialmente fatal de cetoacidose diabética, que sempre requer tratamento imediato, por meio de monitoramento do início rápido de poliúria, polidipsia, perda de peso, náusea, vômito, desidratação, respiração rápida, fraqueza e turvação da consciência, até mesmo coma

- Pacientes com baixa contagem de leucócitos ou história de leucopenia/neutropenia induzida por substância devem ter hemograma completo monitorado frequentemente durante os primeiros meses, e a iloperidona deve ser descontinuada ao primeiro sinal de declínio em leucócitos na ausência de outros fatores causativos
- Pacientes em risco de distúrbios eletrolíticos (p. ex., pacientes em terapia diurética) devem ter medidas séricas basais e periódicas de potássio e magnésio

EFEITOS COLATERAIS

Como a substância causa efeitos colaterais

- Bloqueando os receptores alfa-1 adrenérgicos, pode causar tontura, sedação e hipotensão
- Bloqueando os receptores de dopamina 2 no estriado, pode causar efeitos colaterais motores
- Bloqueando os receptores de dopamina 2 na hipófise, pode causar elevações na prolactina
- O mecanismo do ganho de peso e da incidência aumentada de diabetes e dislipidemia com antipsicóticos atípicos é desconhecido

Efeitos colaterais notáveis

✻ Hipotensão ortostática

- Sedação, tontura dose-dependente, fadiga
- Boca seca, congestão nasal
- Ganho de peso dose-dependente

✻ Pode aumentar o risco de diabetes e dislipidemia

- Taquicardia dose-dependente
- Rara discinesia tardia (risco muito reduzido em comparação aos antipsicóticos convencionais)

Efeitos colaterais potencialmente fatais ou perigosos

- Hiperglicemia, em alguns casos extrema e associada a cetoacidose ou coma hiperosmolar

ou morte, foi relatada em pacientes que tomam antipsicóticos atípicos
• Risco aumentado de morte e eventos cerebrovasculares em pacientes idosos com psicose relacionada a demência
• Rara síndrome neuroléptica maligna (risco muito reduzido em comparação antipsicóticos convencionais)
• Raras convulsões

Ganho de peso

• Muitos experimentam e/ou pode ocorrer em quantidade significativa
• Pode ser menor do que para alguns antipsicóticos, maior do que para outros

Sedação

• Muitos experimentam e/ou pode ocorrer em quantidade significativa

O que fazer com os efeitos colaterais
• Esperar
• Esperar
• Esperar
• Anticolinérgicos podem reduzir os efeitos colaterais quando presentes
• Perda de peso, programas de exercícios e manejo clínico para IMC alto, diabetes, dislipidemia
• Trocar por outro antipsicótico atípico

Melhores agentes de acréscimo para os efeitos colaterais
• Benzotropina ou triexifenidil para efeitos colaterais motores
• Muitos efeitos colaterais não podem ser melhorados com um agente de acréscimo

DOSAGEM E USO

Variação típica da dosagem
• 12 a 24 mg/dia em 2 doses divididas

Formas de dosagem
• Comprimidos de 1 mg, 2 mg, 4 mg, 6 mg, 8 mg, 10 mg, 12 mg

Como dosar
• Dose inicial de 2 mg em 2 doses divididas no primeiro dia; 4 mg em 2 doses divididas no segundo dia; 8 mg em 2 doses divididas no terceiro dia; 12 mg em 2 doses divididas no quarto dia; 16 mg em 2 doses divididas no quinto dia; 20 mg em 2 doses divididas no sexto dia; 24 mg em 2 doses divididas no sétimo dia
• A dose máxima estudada é de 32 mg/dia

Dicas para dosagem
• Pode ser titulada ainda mais lentamente em pacientes que desenvolvem efeitos colaterais, sobretudo ortostase, ou ao adicionar ou trocar de outra substância com propriedades antagonistas de alfa-1
• Os pacientes mais vulneráveis a efeitos colaterais durante a titulação são aqueles sensíveis a ortostase (p. ex., jovens, idosos, aqueles com problemas cardiovasculares, aqueles que tomam substâncias vasoativas concomitantes)
• Dosagem lenta pode levar a retardo no início dos efeitos antipsicóticos
• O uso 1 vez ao dia parece teoricamente possível, porque a meia-vida da iloperidona é de 18 a 33 horas
• Alguns pacientes podem responder a doses maiores que 24 mg/dia se tolerado
• O tratamento deve ser suspenso se a contagem de neutrófilos absolutos cair abaixo de 1.000/mm^3
• Se o tratamento for descontinuado por mais de 3 dias, poderá ser preciso reiniciar seguindo o programa de titulação inicial para maximizar a tolerabilidade
• A iloperidona deve ser descontinuada em pacientes com medidas persistentes de QTc de mais de 500 mseg

Overdose
• Sedação, taquicardia, hipotensão

Uso prolongado
• Não estudado, mas tratamento de manutenção de longo prazo é com frequência necessário para esquizofrenia

Formação de hábito
• Não

Como interromper
• Titulação descendente, em especial quando iniciando simultaneamente um novo antipsicótico durante troca (i.e., titulação cruzada)

- Teoricamente, a rápida descontinuação pode levar a psicose de rebote e piora dos sintomas

Farmacocinética
- Meia-vida de 18 a 33 horas
- Metabolizada por CYP450 2D6 e 3A4
- Alimentos não afetam a absorção

Interações medicamentosas
- Pode aumentar os efeitos de agentes anti-hipertensivos
- Pode antagonizar a levodopa e agonistas dopaminérgicos
- Pode aumentar o prolongamento de QTc de outras substâncias capazes de prolongar o intervalo QTc
- Inibidores de CYP450 2D6 (p. ex., paroxetina, fluoxetina, duloxetina, quinidina) podem aumentar os níveis plasmáticos de iloperidona e requerem que a dosagem de iloperidona seja reduzida pela metade
- Inibidores de CYP450 3A4 (p. ex., nefazodona, fluvoxamina, fluoxetina, cetoconazol) podem aumentar os níveis plasmáticos de iloperidona e requerem que a dosagem de iloperidona seja reduzida pela metade

Outras advertências/precauções
- Usar com cautela em pacientes com condições que predispõem a hipotensão (desidratação, calor excessivo)
- Disfagia foi associada ao uso de antipsicóticos, e a iloperidona deve ser utilizada com cautela em pacientes em risco de pneumonia por aspiração
- A iloperidona prolonga o intervalo QTc mais do que alguns outros antipsicóticos, um efeito que é potencializado pelo uso concomitante de substâncias que inibem o metabolismo de iloperidona
- Foi relatado priapismo com iloperidona

Não usar
- Se o paciente estiver tomando agentes capazes de prolongar significativamente o intervalo QTc (p. ex., pimozida, tioridazina, antiarrítmicos selecionados, moxifloxacina, esparfloxacina)
- Se houver uma história de prolongamento de QTc ou arritmia cardíaca, infarto agudo do miocárdio recente, insuficiência cardíaca descompensada
- Se houver alergia comprovada a iloperidona

POPULAÇÕES ESPECIAIS

Insuficiência renal
- Geralmente não é necessário ajuste da dose

Insuficiência hepática
- Não é recomendada para pacientes com insuficiência hepática

Insuficiência cardíaca
- A substância deve ser utilizada com cautela devido ao risco de hipotensão ortostática
- Não é recomendada para pacientes com doença cardiovascular significativa

Idosos
- Alguns pacientes podem tolerar melhor doses mais baixas
- Embora antipsicóticos atípicos sejam comumente utilizados para transtornos comportamentais em demência, nenhum agente foi aprovado para tratamento de pacientes idosos com psicose relacionada a demência
- Pacientes idosos com psicose relacionada a demência tratados com antipsicóticos atípicos têm um risco aumentado de morte em comparação ao placebo e também têm um risco aumentado de eventos cerebrovasculares

Crianças e adolescentes
- Segurança e eficácia não foram estabelecidas
- Crianças e adolescentes que usam iloperidona podem precisar ser monitorados com maior frequência do que adultos

Gravidez
- Válidas a partir de 30 de junho de 2015, a FDA norte-americana determina alterações no conteúdo e na forma das informações referentes a gravidez e lactação nos rótulos das substâncias de prescrição, incluindo a eliminação das categorias por letras para risco na gravidez; a Pregnancy and Lactation Labeling Rule (PLLR ou regra final) aplica-se somente a substâncias de prescrição e será introduzida gradualmente para substâncias aprovadas a partir de 30 de junho de 2001
- Não foram conduzidos estudos controlados em gestantes

- Há um risco de movimentos musculares anormais e sintomas de abstinência em recém-nascidos cujas mães tenham tomado um antipsicótico durante o terceiro trimestre; os sintomas podem incluir agitação, tônus muscular anormalmente aumentado ou reduzido, tremor, sonolência, dificuldade intensa para respirar e dificuldade de alimentação
- Os sintomas psicóticos podem piorar durante a gravidez, e poderá ser necessária alguma forma de tratamento
- A iloperidona pode ser preferível a anticonvulsivantes estabilizadores do humor, caso seja necessário tratamento durante a gravidez
- National Pregnancy Registry for Atypical Antipsychotics: 1-866-961-2388 ou http://womensmentalhealth.org/clinical-and-research-programs/pregnancyregistry/

Amamentação
- É desconhecido se a iloperidona é secretada no leite humano, mas presume-se que todos os antipsicóticos sejam secretados no leite materno
- ✱ Recomendado descontinuar a substância ou usar mamadeira
- Bebês de mulheres que optaram por amamentar durante uso de iloperidona devem ser monitorados para possíveis efeitos adversos

A ARTE DA PSICOFARMACOLOGIA

Potenciais vantagens
- Alguns casos de psicose e transtorno bipolar refratários ao tratamento com outros antipsicóticos
- Pacientes que desejam evitar efeitos colaterais extrapiramidais

Potenciais desvantagens
- Pacientes que requerem início rápido de ação antipsicótica sem titulação da dosagem
- Pacientes não aderentes com dosagem de 2 vezes por dia

- Sintomas cognitivos
- Humor instável (depressão e mania)
- Sintomas agressivos

Principais sintomas-alvo
- Sintomas positivos de psicose
- Sintomas negativos de psicose

Pérolas
- Não aprovada para mania, mas todos os antipsicóticos ativos aprovados para tratamento agudo de esquizofrenia se mostraram efetivos no tratamento agudo também de mania
- Parece causar efeitos colaterais extrapiramidais no mesmo nível do placebo, incluindo pouca ou nenhuma acatisia
- As propriedades bloqueadoras potentes de alfa-1 sugerem utilidade potencial em TEPT (p. ex., pesadelos, para prazosina)
- As propriedades de ligação sugerem eficácia teórica na depressão, mas são necessários estudos e experiência clínica para confirmar isso
- Alerta para QTc é similar ao de ziprasidona, em que isso não se confirmou como um problema clínico significativo
- Uma preparação *depot* de 4 semanas está em testagem clínica
- Estudos iniciais indicam que a eficácia de iloperidona pode estar ligada a marcadores farmacogenômicos como o fator neutrófico ciliar (CNTF) e outros
- Pacientes com respostas inadequadas a antipsicóticos atípicos podem se beneficiar com a determinação dos níveis plasmáticos da substância e, se baixos, um aumento na dosagem para além dos limites de prescrição típicos
- Para pacientes resistentes ao tratamento, especialmente aqueles com impulsividade, agressão, violência e autolesão, a polifarmácia de longo prazo com 2 antipsicóticos atípicos ou com 1 antipsicótico atípico e 1 antipsicótico convencional pode ser útil ou até mesmo necessária, mediante monitoramento atento
- Nesses casos, pode ser benéfico combinar 1 antipsicótico *depot* com 1 antipsicótico oral

A ARTE DA TROCA

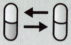

Troca de antipsicóticos orais para iloperidona
- Com aripiprazol, amissulprida e paliperidona ER, é possível interrupção imediata
- A experiência clínica mostrou que quetiapina, olanzapina e asenapina devem ser reduzidas gradualmente, de modo lento, por um período de 3 a 4 semanas, para permitir que os pacientes se readaptem à retirada do bloqueio dos receptores colinérgicos, histaminérgicos e alfa-1
- A clozapina sempre deve ser reduzida de modo gradual e lento, por um período de 4 semanas ou mais

* Benzodiazepínico ou medicação anticolinérgica podem ser administrados durante titulação cruzada para ajudar a aliviar efeitos colaterais como insônia, agitação e/ou psicose

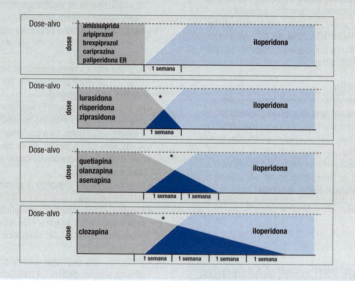

Leituras sugeridas

Albers LJ, Musenga A, Raggi MA. Iloperidone: a new benzisoxazole atypical antipsychotic drug. Is it novel enough to impact the crowded atypical antipsychotic market? Expert Opin Investig Drugs 2008;17:61–75.

Citrome L. Iloperidone for schizophrenia: a review of the efficacy and safety profile for this newly commercialized second-generation antipsychotics. Int J Clin Pract 2009;63:1237–48.

Kane JM, Lauriello J, Laska E, Di Marino M, Wolfgang CD. Long-term efficacy and safety of iloperidone: results from 3 clinical trials for the treatment of schizophrenia. J Clin Psychopharmacol 2008;28(2 Suppl 1):S29–35.

Tarazi F, Stahl SM. Iloperidone, asenapine and lurasidone: a primer on their current status. Exp Opin Pharmacother 2012;13(13):1911–22.

Volpi S, Potkin SG, Malhotra AK, Licamele L, Lavedan C. Applicability of a genetic signature for enhanced iloperidone efficacy in the treatment of schizophrenia. J Clin Psychiatry 2009;70:801–9.

IMIPRAMINA

TERAPÊUTICA

Marcas • Tofranil
ver índice para outros nomes comerciais

Genérico? Sim

Classe
- Nomenclatura baseada na neurociência: inibidor da recaptação de serotonina e norepinefrina (IRSN)
- Antidepressivo tricíclico (ADT)
- Inibidor da recaptação de serotonina e norepinefrina

Comumente prescrita para
(em negrito, as aprovações da FDA)
- **Depressão**
- ✱ Enurese
- Ansiedade
- Insônia
- Dor neuropática/dor crônica
- Depressão resistente ao tratamento
- Síndrome de cataplexia

Como a substância atua
- Estimula os neurotransmissores serotonina e norepinefrina
- Bloqueia a bomba de recaptação de serotonina (transportador de serotonina), possivelmente aumentando a neurotransmissão serotonérgica
- Bloqueia a bomba de recaptação de norepinefrina (transportador de norepinefrina), possivelmente aumentando a neurotransmissão noradrenérgica
- Possivelmente dessensibiliza os receptores de serotonina 1A e os receptores beta-adrenérgicos
- Uma vez que a dopamina é inativada pela recaptação de norepinefrina no córtex frontal, que em grande parte carece de transportadores de dopamina, a imipramina pode aumentar a neurotransmissão de dopamina nessa parte do cérebro
- Pode ser efetiva no tratamento de enurese devido a suas propriedades anticolinérgicas

Tempo para início da ação
- Pode ter efeitos imediatos no tratamento de insônia ou ansiedade
- O início das ações terapêuticas não costuma ser imediato, frequentemente demorando de 2 a 4 semanas
- Se não estiver funcionando dentro de 6 a 8 semanas para depressão, poderá ser necessário um aumento da dosagem ou poderá simplesmente não funcionar
- Pode continuar a agir por muitos anos, prevenindo recaída dos sintomas

Se funcionar
- O objetivo do tratamento de depressão é a completa remissão dos sintomas atuais e a prevenção de recaídas futuras
- O objetivo do tratamento de dor neuropática crônica é reduzir os sintomas o máximo possível, especialmente em combinação com outros tratamentos
- O tratamento de depressão na maioria das vezes reduz ou mesmo elimina os sintomas, mas não é uma cura, já que os sintomas podem recorrer depois que o medicamento é interrompido
- O tratamento de dor neuropática crônica pode reduzir os sintomas, mas raramente os elimina por completo, e não é uma cura, já que os sintomas podem recorrer depois que o medicamento é interrompido
- Continuar o tratamento de depressão até que todos os sintomas tenham desaparecido (remissão)
- Depois que os sintomas de depressão tiverem desaparecido, continuar tratando por 1 ano para o primeiro episódio de depressão
- Para segundo episódio de depressão e episódios subsequentes, poderá ser necessário tratamento por tempo indefinido
- O uso em transtornos de ansiedade e dor crônica também poderá precisar ser por tempo indefinido, mas o tratamento de longo prazo não está bem estudado nessas condições

Se não funcionar
- Muitos pacientes deprimidos têm apenas uma resposta parcial, em que alguns sintomas são melhorados, mas outros persistem (especialmente insônia, fadiga e problemas de concentração)
- Outros pacientes deprimidos podem ser não respondedores, sendo algumas vezes chamados de resistentes ou refratários ao tratamento
- Considerar aumento da dose, troca por outro agente ou adição de um agente de potencialização apropriado
- Considerar psicoterapia
- Considerar avaliação para outro diagnóstico ou para uma condição comórbida (p. ex., doença clínica, abuso de substância, etc.)
- Alguns pacientes podem experimentar aparente falta de consistência na eficácia devido à ativação de um transtorno bipolar latente ou subjacente, requerendo descontinuação do antidepressivo e troca por um estabilizador do humor

Melhores combinações de potencialização para resposta parcial ou resistência ao tratamento
- Lítio, buspirona, hormônio da tireoide (para depressão)
- Gabapentina, tiagabina, outros anticonvulsivantes, até mesmo opiáceos, se prescrito por especialistas, mediante monitoramento atento em casos difíceis (para dor crônica)

Exames
- ECG basal é recomendado para pacientes com mais de 50 anos
- ✱ Uma vez que antidepressivos tricíclicos e tetracíclicos estão frequentemente associados a ganho de peso, antes de iniciar o tratamento pesar todos os pacientes e determinar se o indivíduo já tem sobrepeso (IMC de 25,0 a 29,9) ou é obeso (IMC ≥ 30)
- Antes de dar uma substância que pode causar ganho de peso a um paciente com sobrepeso ou obeso, determinar se o indivíduo já tem pré-diabetes (glicose plasmática em jejum de 100 a 125 mg/dL) ou dislipidemia (colesterol total, colesterol LDL e triglicerídeos aumentados; colesterol HDL reduzido) e tratar ou encaminhar tais pacientes para tratamento, incluindo manejo nutricional e do peso, aconselhamento de atividade física, cessação do tabagismo e manejo clínico
- ✱ Monitorar peso e IMC durante o tratamento
- ✱ Enquanto é dada uma substância a um paciente que ganhou >5% do peso inicial, avaliar a presença de pré-diabetes, diabetes ou dislipidemia, ou considerar troca por um antidepressivo diferente
- Os ECGs podem ser úteis para pacientes selecionados (p. ex., aqueles com história pessoal ou familiar de prolongamento de QTc; arritmia cardíaca; infarto do miocárdio recente; insuficiência cardíaca descompensada; ou que estejam tomando agentes que prolongam o intervalo QTc como pimozida, tioridazina, antiarrítmicos selecionados, moxifloxacina, esparfloxacina, etc.)
- Pacientes em risco de distúrbios eletrolíticos (p. ex., aqueles em terapia diurética) devem ter medidas basais e periódicas de potássio e magnésio séricos

EFEITOS COLATERAIS

Como a substância causa efeitos colaterais
- A atividade anticolinérgica pode explicar os efeitos sedativos, a boca seca, a constipação e a visão turva
- Efeitos sedativos e ganho de peso podem ser devidos às propriedades anti-histamínicas
- O bloqueio dos receptores alfa-1 adrenérgicos pode explicar tontura, sedação e hipotensão
- Arritmias cardíacas e convulsões, especialmente em *overdose*, podem ser causadas pelo bloqueio dos canais iônicos

Efeitos colaterais notáveis
- Visão turva, constipação, retenção urinária, aumento do apetite, boca seca, náusea, diarreia, azia, gosto incomum na boca, ganho de peso
- Fadiga, fraqueza, tontura, sedação, cefaleia, ansiedade, nervosismo, inquietação
- Disfunção sexual, sudorese

Efeitos colaterais potencialmente fatais ou perigosos
- Íleo paralítico, hipertermia (ADTs + agentes anticolinérgicos)
- Limiar convulsivo reduzido e raras convulsões
- Hipotensão ortostática, morte súbita, arritmias, taquicardia
- Prolongamento de QTc
- Insuficiência hepática, efeitos colaterais extrapiramidais
- Pressão intraocular aumentada, sintomas psicóticos aumentados
- Rara indução de mania
- Rara ativação de ideação e comportamento suicida (suicidalidade) (estudos de curto prazo não mostraram um aumento no risco de suicidalidade com antidepressivos em comparação ao placebo acima dos 24 anos)

Ganho de peso

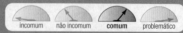

- Muitos experimentam e/ou pode ocorrer em quantidade significativa

- Pode aumentar o apetite e a fissura por carboidrato

Sedação

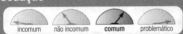

- Muitos experimentam e/ou pode ocorrer em quantidade significativa
- Pode-se desenvolver tolerância aos efeitos sedativos com o uso de longo prazo

O que fazer com os efeitos colaterais
- Esperar
- Esperar
- Esperar
- Reduzir a dose
- Trocar por ISRS ou antidepressivo mais recente

Melhores agentes de acréscimo para os efeitos colaterais
- Muitos efeitos colaterais não podem ser melhorados com um agente de acréscimo

DOSAGEM E USO

Variação típica da dosagem
- 50 a 150 mg/dia

Formas de dosagem
- Cápsulas de 75 mg, 100 mg, 125 mg, 150 mg
- Comprimidos de 10 mg, 25 mg, 50 mg

Como dosar
- Dose inicial de 25 mg/dia na hora de dormir; aumentar 25 mg a cada 3 a 7 dias
- 75 a 100 mg/dia 1 vez ao dia ou em doses divididas; aumentar gradualmente a dose diária para atingir os efeitos terapêuticos desejados; dose na hora de dormir para sedação diurna e pela manhã para insônia; dose máxima de 300 mg/dia

 Dicas para dosagem
- Se for dada em dose única, em geral, deve ser administrada na hora de dormir devido às suas propriedades sedativas
- Se for dada em doses divididas, a dose maior geralmente deve ser dada na hora de dormir devido às suas propriedades sedativas

- Se os pacientes tiverem pesadelos, dividir a dose e não dar a maior na hora de dormir
- Pacientes tratados para dor crônica podem apenas precisar de doses mais baixas
- Tofranil-PM (pamoato de imipramina): as cápsulas de 100 e 125 mg contêm o corante tartrazina (FD&C yellow Nº5), que pode causar reações alérgicas em alguns pacientes; essa reação é mais provável em indivíduos com sensibilidade à aspirina
- Se ocorrer ansiedade, insônia, agitação, acatisia ou ativação intoleráveis no início ou na descontinuação da dosagem, considerar a possibilidade de transtorno bipolar ativado e trocar por estabilizador do humor ou antipsicótico atípico

Overdose
- Pode ocorrer morte; convulsões, arritmias cardíacas, hipotensão grave, depressão do SNC, coma e alterações no ECG

Uso prolongado
- Seguro

Formação de hábito
- Não

Como interromper
- Reduzir gradualmente a dose para evitar efeitos de retirada
- Mesmo com a redução gradual da dose, alguns sintomas de retirada podem aparecer dentro de 2 semanas
- Muitos pacientes toleram redução de 50% da dose por 3 dias, depois outra redução de 50% por 3 dias, e então descontinuação
- Se emergirem sintomas de retirada durante a descontinuação, aumentar a dose para interromper os sintomas e depois reiniciar a retirada muito mais lentamente

Farmacocinética
- Substrato para CYP450 2D6 e 1A2
- Metabolizada em um metabólito ativo, desipramina, predominantemente um inibidor da recaptação de norepinefrina, por desmetilação via CYP450 1A2
- Alimentos não afetam a absorção

 Interações medicamentosas
- O tramadol aumenta o risco de convulsões em pacientes que tomam ADTs
- O uso de ADTs com substâncias anticolinérgicas pode resultar em íleo paralítico ou hipertermia

- Fluoxetina, paroxetina, bupropiona, duloxetina e outros inibidores de CYP450 2D6 podem aumentar as concentrações de ADT
- Fluvoxamina, um inibidor de CYP450 1A2, pode reduzir a conversão de imipramina em desmetilimipramina (desipramina) e aumentar as concentrações plasmáticas de imipramina
- A cimetidina pode aumentar as concentrações plasmáticas de ADTs e causar sintomas anticolinérgicos
- Fenotiazinas ou haloperidol podem aumentar as concentrações sanguíneas de ADT
- Pode alterar os efeitos de substâncias anti-hipertensivas; pode inibir os efeitos hipotensores da clonidina
- O uso com agentes simpatomiméticos pode aumentar a atividade simpática
- O metilfenidato pode inibir o metabolismo de ADTs
- Ativação e agitação, sobretudo depois de troca ou acréscimo de antidepressivos, pode representar a indução de estado bipolar, especialmente uma condição bipolar tipo II disfórica mista algumas vezes associada a ideação suicida, requerendo a adição de lítio, um estabilizador do humor ou um antipsicótico atípico e/ou descontinuação de imipramina

 Outras advertências/ precauções
- Acrescentar ou iniciar outros antidepressivos com cautela por até 2 semanas após a descontinuação de imipramina
- Geralmente, não usar com inibidores de MAO, incluindo 14 dias depois que IMAOs são interrompidos; não iniciar um IMAO por pelo menos 5 meias-vidas (5 a 7 dias para a maioria das substâncias) depois da descontinuação de imipramina, mas ver a seção Pérolas
- Usar com cautela em pacientes com história de convulsão, retenção urinária, glaucoma de ângulo fechado, hipertireoidismo
- Os ADTs podem aumentar o intervalo QTc, especialmente em doses tóxicas, o que pode ocorrer não só por *overdose*, mas também pela combinação com substâncias que inibem seu metabolismo via CYP450 2D6, podendo causar arritmia do tipo *torsades de pointes* ou morte súbita
- Uma vez que os ADTs podem prolongar o intervalo QTc, usar com cautela em pacientes que têm bradicardia ou estejam tomando substâncias que podem causar bradicardia (p. ex., betabloqueadores, bloqueadores dos canais de cálcio, clonidina, digitálico)
- Uma vez que os ADTs podem prolongar o intervalo QTc, usar com cautela em pacientes que têm

hipocalemia e/ou hipomagnesemia ou estejam tomando substâncias capazes de induzir hipocalemia e/ou magnesemia (p. ex., diuréticos, laxativos estimulantes, anfotericina B intravenosa, glicocorticoides, tetracosactidas)
- Ao tratar crianças, ponderar cuidadosamente os riscos e benefícios do tratamento farmacológico em relação aos do não tratamento com antidepressivos e documentar isso no prontuário do paciente
- Distribuir as brochuras fornecidas pela FDA e pelas companhias farmacêuticas
- Alertar pacientes e seus cuidadores sobre a possibilidade de efeitos colaterais ativadores e aconselhá-los a relatar esses sintomas imediatamente
- Monitorar os pacientes para a ativação de ideação suicida, especialmente crianças e adolescentes

Não usar
- Se o paciente estiver se recuperando de infarto do miocárdio
- Se o paciente estiver tomando agentes capazes de prolongar significativamente o intervalo QTc (p. ex., pimozida, tioridazina, antiarrítmicos selecionados, moxifloxacina, esparfloxacina)
- Se houver uma história de prolongamento de QTc ou arritmia cardíaca, infarto agudo do miocárdio recente, insuficiência cardíaca descompensada
- Se o paciente estiver tomando substâncias que inibem o metabolismo de ADTs, incluindo inibidores de CYP450 2D6, exceto se prescrito por um especialista
- Se houver função reduzida de CYP450 2D6, como pacientes que são metabolizadores lentos de 2D6, exceto se perscrito por um especialista e em baixas doses
- Se houver uma alergia comprovada a imipramina, desipramina ou lofepramina

POPULAÇÕES ESPECIAIS

Insuficiência renal
- Usar com cautela; pode ser preciso reduzir a dose

Insuficiência hepática
- Usar com cautela; pode ser preciso reduzir a dose

Insuficiência cardíaca
- ECG basal é recomendado
- Os ADTs foram relatados como causadores de arritmias, prolongamento do tempo de condução, hipotensão ortostática, taquicardia sinusal e insuficiência cardíaca, especialmente em doença cardíaca

- Infarto do miocárdio e AVC foram relatados com ADTs
- Os ADTs produzem prolongamento de QTc, que pode ser aumentado pela existência de bradicardia, hipocalemia, intervalo QTc longo congênito ou adquirido, os quais devem ser avaliados antes da administração de imipramina
- Usar com cautela se tratar concomitantemente com uma medicação provável de produzir bradicardia prolongada, hipocalemia, lentificação da condução intracardíaca ou prolongamento do intervalo QTc
- Evitar ADTs em pacientes com uma história conhecida de prolongamento de QTc, infarto agudo do miocárdio recente e insuficiência cardíaca descompensada
- Os ADTs podem causar um aumento sustentado na frequência cardíaca em pacientes com doença cardíaca isquêmica e podem piorar (reduzir) a variabilidade da frequência cardíaca, um risco independente de mortalidade em populações cardíacas
- Uma vez que os ISRSs podem melhorar (aumentar) a variabilidade da frequência cardíaca em pacientes após um infarto do miocárdio e também a sobrevida e o humor em pacientes com angina aguda ou depois de infarto do miocárdio, eles são agentes mais apropriados para a população cardíaca do que antidepressivos tricíclicos/tetracíclicos

✱ A relação risco/benefício pode não justificar o uso de ADTs em insuficiência cardíaca

Idosos
- ECG basal é recomendado para pacientes com mais de 50 anos
- Podem ser mais sensíveis a efeitos anticolinérgicos, cardiovasculares, hipotensores e sedativos
- Dose inicial de 30 a 40 mg/dia; dose máxima de 100 mg/dia
- Redução no risco de suicidalidade com antidepressivos em comparação ao placebo em adultos com mais de 65 anos

Crianças e adolescentes
- Ponderar cuidadosamente os riscos e benefícios do tratamento farmacológico em relação aos do não tratamento com antidepressivos e documentar isso no prontuário do paciente
- Monitorar os pacientes pessoalmente com regularidade, em particular durante as primeiras semanas de tratamento
- Usar com cautela, observando a ativação de transtorno bipolar conhecido ou desconhecido e/ou ideação suicida, e informar pais ou responsáveis sobre esse risco para que possam ajudar a observar a criança ou adolescente
- Utilizada a partir dos 6 anos para enurese; acima dos 12 anos para outros transtornos
- Vários estudos mostram falta de eficácia de ADTs para depressão
- Pode ser utilizada para tratar comportamentos hiperativos/impulsivos
- Ocorreram alguns casos de morte súbita em crianças que tomavam ADTs
- Adolescentes: dose inicial de 30 a 40 mg/dia; máximo de 100 mg/dia
- Crianças: dose inicial de 1,5 mg/kg por dia; máximo de 5 mg/kg por dia
- Enurese funcional: 50 mg/dia (6 a 12 anos) ou 75 mg/dia (acima dos 12 anos)

Gravidez
- Válidas a partir de 30 de junho de 2015, a FDA norte-americana determina alterações no conteúdo e na forma das informações referentes a gravidez e lactação nos rótulos das substâncias de prescrição, incluindo a eliminação das categorias por letras para risco na gravidez; a Pregnancy and Lactation Labeling Rule (PLLR ou regra final) aplica-se somente a substâncias de prescrição e será introduzida gradualmente para substâncias aprovadas a partir de 30 de junho de 2001
- Não foram conduzidos estudos controlados em gestantes
- Atravessa a placenta
- Deve ser utilizada somente se os benefícios potenciais compensarem os riscos potenciais
- Foram relatados efeitos adversos em bebês cujas mães tomaram um ADT (letargia, sintomas de retirada, malformações fetais)
- Avaliar para tratamento com um antidepressivo com melhor relação risco/benefício

Amamentação
- Alguma quantidade da substância é encontrada no leite materno

✱ Recomentado descontinuar a substância ou usar mamadeira

- O período pós-parto imediato é uma época de alto risco de depressão, especialmente em mulheres que tiveram episódios depressivos prévios, portanto poderá ser necessário reinstituir a substância no fim do terceiro trimestre ou logo após o parto para prevenir uma recorrência durante o período pós-parto
- Devem ser ponderados os benefícios da amamentação com os riscos e benefícios do tratamento com antidepressivo *versus* não tratamento para o bebê e a mãe
- Para muitas pacientes isso pode significar a continuidade do tratamento durante a amamentação

A ARTE DA PSICOFARMACOLOGIA

Potenciais vantagens
- Pacientes com insônia
- Depressão grave ou resistente ao tratamento
- Pacientes com enurese

Potenciais desvantagens
- Pacientes pediátricos e geriátricos
- Pacientes preocupados com ganho de peso
- Pacientes com doença cardíaca

Principais sintomas-alvo
- Humor deprimido
- Dor crônica

Pérolas
- Já foi um dos agentes mais amplamente prescritos para depressão
- ✱ É provavelmente o ADT preferido para tratar enurese em crianças
- ✱ A preferência de alguns prescritores por imipramina em relação a outros ADTs para o tratamento de enurese está baseada mais na arte e na experiência episódica e clínica empírica do que em ensaios clínicos comparativos com outros ADTs
- Os ADTs já não são mais considerados uma opção de tratamento de primeira linha para depressão devido ao seu perfil de efeitos colaterais
- Os ADTs podem agravar sintomas psicóticos
- Deve ser evitado álcool devido aos efeitos aditivos no SNC
- Pacientes abaixo do peso normal podem ser mais suscetíveis a efeitos cardiovasculares adversos
- Crianças, pacientes com hidratação inadequada e pacientes com doença cardíaca podem ser mais suscetíveis a cardiotoxicidade induzida por ADT do que adultos saudáveis
- Somente para o especialista: embora costume ser proibido, um tratamento extremo e potencialmente perigoso, para pacientes muito resistentes ao tratamento, é dar um antidepressivo tricíclico/tetracíclico, exceto de clomipramina, simultaneamente com um IMAO para indivíduos que não respondem a diversos outros antidepressivos
- Se essa opção for escolhida, iniciar o IMAO com o antidepressivo tricíclico/tetracíclico simultaneamente em baixas doses depois da eliminação apropriada da substância, depois aumentar de modo alternado as doses desses agentes a cada poucos dias até uma semana conforme tolerado
- Embora restrições dietéticas e medicamentosas concomitantes muito rígidas devam ser observadas para prevenir crises hipertensivas e síndrome serotonérgica, os efeitos colaterais mais comuns de combinações IMAO/tricíclicos ou tetracíclicos podem ser ganho de peso e hipotensão ortostática
- Pacientes que usam ADTs devem estar cientes de que podem experimentar sintomas como fotossensibilidade ou urina azul-esverdeada
- Os ISRSs podem ser mais eficazes do que ADTs em mulheres, e os ADTs podem ser mais eficazes do que ISRSs em homens
- Uma vez que os antidepressivos tricíclicos/tetracíclicos são substratos para CYP450 2D6, e 7% da população (especialmente pessoas brancas) podem ter uma variante genética levando a atividade reduzida de 2D6, tais pacientes podem não tolerar com segurança doses normais desses fármacos, requerendo redução da dose
- Poderá ser necessária testagem fenotípica para detectar essa variante genética antes de dosar com um antidepressivo tricíclico/tetracíclico, especialmente em populações vulneráveis como crianças, idosos, populações cardíacas e aqueles em uso de medicações concomitantes
- Pacientes que parecem ter efeitos colaterais extraordinariamente graves com doses normais ou baixas podem ter essa variante fenotípica de CYP450 2D6, requerendo doses baixas ou uma troca por outro antidepressivo não metabolizado por 2D6

Leituras sugeridas

Anderson IM. Meta-analytical studies on new antidepressants. Br Med Bull 2001;57:161–78.

Anderson IM. Selective serotonin reuptake inhibitors versus tricyclic antidepressants: a meta-analysis of efficacy and tolerability. J Aff Disorders 2000;58:19–36.

Preskorn SH. Comparison of the tolerability of bupropion, fluoxetine, imipramine, nefazodone, paroxetine, sertraline, and venlafaxine. J Clin Psychiatry 1995;56(Suppl 6):S12–21.

Workman EA, Short DD. Atypical antidepressants versus imipramine in the treatment of major depression: a meta-analysis. J Clin Psychiatry 1993;54:5–12.

ISOCARBOXAZIDA

TERAPÊUTICA

Marcas • Marplan

Genérico? Não nos Estados Unidos

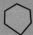
Classe
- Nomenclatura baseada na neurociência: inibidor enzimático de serotonina, norepinefrina e dopamina (IESND)
- Inibidor da monoaminoxidase (IMAO)

Comumente prescrita para
(em negrito, as aprovações da FDA)
- **Depressão**
- Depressão resistente ao tratamento
- Transtorno de pânico resistente ao tratamento
- Transtorno de ansiedade social resistente ao tratamento

Como a substância atua
- Bloqueia irreversivelmente a monoaminoxidase (MAO) em decompor a norepinefrina, a serotonina e a dopamina
- Isso possivelmente estimula a neurotransmissão noradrenérgica, serotonérgica e dopaminérgica

Tempo para início da ação
- O início das ações terapêuticas não costuma ser imediato, frequentemente demorando de 2 a 4 semanas
- Se não estiver funcionando dentro de 6 a 8 semanas, poderá ser necessário um aumento da dosagem ou poderá simplesmente não funcionar
- Pode continuar a agir por muitos anos, prevenindo recaída dos sintomas

Se funcionar
- O objetivo do tratamento é a completa remissão dos sintomas atuais e a prevenção de recaídas futuras
- O tratamento na maioria das vezes reduz ou até mesmo elimina os sintomas, mas não é uma cura, já que os sintomas podem recorrer depois que o medicamento é interrompido
- Continuar o tratamento até que todos os sintomas tenham desaparecido (remissão)
- Depois que os sintomas tiverem desaparecido, continuar tratando por 1 ano para o primeiro episódio de depressão
- Para segundo episódio de depressão e episódios subsequentes, poderá ser necessário continuar o tratamento por tempo indefinido

- O uso em transtornos de ansiedade também poderá precisar ser por tempo indefinido

Se não funcionar
- Muitos pacientes têm apenas uma resposta parcial, em que alguns sintomas são melhorados, mas outros persistem (especialmente insônia, fadiga e problemas de concentração)
- Outros pacientes podem ser não respondedores, sendo algumas vezes chamados de resistentes ou refratários ao tratamento
- Alguns pacientes que têm uma resposta inicial podem recair mesmo que continuem o tratamento, sendo algumas vezes chamados de *poop-out* (que param de responder)
- Considerar aumento da dose, troca por outro agente ou acréscimo de um agente de potencialização apropriado
- Considerar psicoterapia
- Considerar avaliação para outro diagnóstico ou para uma condição comórbida (p. ex., doença clínica, abuso de substância, etc.)
- Alguns pacientes podem experimentar aparente falta de consistência na eficácia devido à ativação de um transtorno bipolar latente ou subjacente, requerendo descontinuação do antidepressivo e troca por um estabilizador do humor

Melhores combinações de potencialização para resposta parcial ou resistência ao tratamento
✱ A potencialização de IMAOs não foi sistematicamente estudada, e isso é algo para o especialista, devendo ser feita com cautela, mediante monitoramento atento
✱ Um estimulante como d-anfetamina ou metilfenidato (com cautela; pode ativar transtorno bipolar e ideação suicida; pode elevar a pressão arterial)
- Lítio
- Anticonvulsivantes estabilizadores do humor
- Antipsicóticos atípicos (com especial cautela para aqueles agentes com propriedades bloqueadoras de monoaminas, como ziprasidona e zotepina)

Exame
- Os pacientes devem ser monitorados para alterações na pressão arterial
- Pacientes que recebem altas doses ou tratamento de longo prazo devem ter a função hepática avaliada periodicamente
✱ Uma vez que os IMAOs estão frequentemente associados a ganho de peso, antes de iniciar o tratamento pesar todos os pacientes e determinar se

o indivíduo já está com sobrepeso (IMC 25,0-29,9) ou é obeso (IMC ≥ 30)
- Antes de dar uma substância que pode causar ganho de peso para um paciente com sobrepeso ou obeso, determinar se o indivíduo já tem pré-diabetes (glicose plasmática em jejum de 100 a 125 mg/dL), diabetes (glicose plasmática em jejum > 126 mg/dL) ou dislipidemia (colesterol total, colesterol LDL e triglicerídeos aumentados; colesterol HDL reduzido) e tratar ou encaminhar tais pacientes para tratamento, incluindo manejo nutricional e do peso, aconselhamento de atividade física, cessação do tabagismo e manejo clínico
✻ Monitorar peso e IMC durante o tratamento
✻ Ao dar uma substância a um paciente que ganhou > 5% do peso inicial, avaliar a presença de pré-diabetes, diabetes ou dislipidemia, ou considerar a troca por um antidepressivo diferente

- Rara ativação de ideação e comportamento suicida (suicidalidade) (estudos de curto prazo não mostraram um aumento no risco de suicidalidade com antidepressivos em comparação ao placebo acima dos 24 anos)
- Convulsões
- Hepatotoxicidade

Ganho de peso

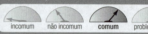

- Muitos experimentam e/ou pode ocorrer em quantidade significativa

Sedação

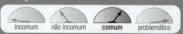

- Muitos experimentam e/ou pode ocorrer em quantidade significativa
- Também pode causar ativação

EFEITOS COLATERAIS

Como a substância causa efeitos colaterais
- Teoricamente devido a aumentos nas monoaminas em partes do cérebro e do corpo e em receptores diferentes daqueles que causam ações terapêuticas (p. ex., ações indesejadas da serotonina nos centros do sono causando insônia, ações indesejadas de norepinefrina na musculatura lisa vascular causando hipertensão, etc.)
- Os efeitos colaterais costumam ser imediatos, mas frequentemente desparecem com o tempo

Efeitos colaterais notáveis
- Tontura, sedação, cefaleia, distúrbios do sono, fadiga, fraqueza, tremor, problemas de movimento, visão turva, transpiração aumentada
- Constipação, boca seca, náusea, alteração no apetite, ganho de peso
- Disfunção sexual
- Hipotensão ortostática (relacionada à dose); pode se desenvolver síncope em altas doses

Efeitos colaterais potencialmente fatais ou perigosos
- Crise hipertensiva (especialmente quando IMAOs são utilizados com certos alimentos contendo tiramina ou substâncias proibidas)
- Indução de mania

O que fazer com os efeitos colaterais
- Esperar
- Esperar
- Esperar
- Reduzir a dose
- Tomar à noite em caso de sedação diurna
- Trocar depois de eliminação apropriada para um ISRS ou antidepressivo mais recente

Melhores agentes de acréscimo para os efeitos colaterais
- Trazodona (com cautela) para insônia
- Benzodiazepínicos para insônia
✻ Dose única oral ou sublingual de um bloqueador dos canais de cálcio (p. ex., nifedipina) para tratamento urgente de hipertensão devido a interação medicamentosa ou tiramina dietética
- Muitos efeitos colaterais não podem ser melhorados com um agente de acréscimo

DOSAGEM E USO

Variação típica da dosagem
- 40 a 60 mg/dia

Formas de dosagem
- Comprimidos de 10 mg

Como dosar
- Dose inicial de 10 mg duas vezes ao dia; aumentar 10 mg/dia a cada 2 a 4 dias; dosada 2 a 4 vezes/dia; dose máxima de 60 mg/dia

Dicas para dosagem
- Hipotensão ortostática, especialmente em altas doses, pode requerer divisão em 3 ou 4 doses diárias
- Pacientes que recebem altas doses podem precisar ser avaliados periodicamente para efeitos no fígado
- Poucas evidências para apoiar a eficácia de isocarboxazida em doses abaixo de 30 mg/dia

Overdose
- Tontura, sedação, ataxia, cefaleia, insônia, inquietação, ansiedade, irritabilidade; efeitos cardiovasculares, confusão, depressão respiratória ou coma também podem ocorrer

Uso prolongado
- Poderá ser necessária avaliação periódica da função hepática
- Os IMAOs podem perder alguma eficácia no longo prazo

Formação de hábito
- Alguns pacientes desenvolveram dependência de IMAOs

Como interromper
- Em geral, não é necessário reduzir a dose de modo gradual, já que a substância se reduz lentamente por 2 a 3 semanas

Farmacocinética
- A duração clínica da ação pode ser de até 14 dias devido à inibição enzimática irreversível

Interações medicamentosas
- O tramadol pode aumentar o risco de convulsões em pacientes que tomam um IMAO
- Pode causar uma "síndrome serotonérgica" fatal quando combinada com substâncias que bloqueiam a recaptação de serotonina, portanto não usar com um inibidor da recaptação de serotonina ou por 5 meias-vidas após a interrupção de um inibidor da recaptação de serotonina (ver a Tab. 1 depois da seção Pérolas)
- Crise hipertensiva com cefaleia, sangramento intracraniano e morte podem resultar da combinação de IMAOs com substâncias simpatomiméticas (p. ex., anfetaminas, metilfenidato, cocaína, dopamina, adrenalina, norepinefrina e os compostos relacionados metildopa, levodopa, L-triptofano, L-tirosina e fenilalanina)
- Não combinar com outro IMAO, álcool ou guanetidina
- Reações medicamentosas adversas podem resultar da combinação de IMAOs com antidepressivos tricíclicos/tetracíclicos e compostos relacionados, incluindo carbamazepina, ciclobenzaprina e mirtazapina, e devem ser evitadas, exceto se prescrito por especialistas para tratar casos difíceis (ver a seção Pérolas)
- Os IMAOs em combinação com anestesia espinal podem causar efeitos hipotensores combinados
- A combinação de IMAOs e depressores do SNC pode aumentar sedação e hipotensão

Outras advertências/precauções
- O uso requer dieta com baixo teor de tiramina (ver a Tab. 2 depois da seção Pérolas)
- Paciente e prescritor devem estar vigilantes para as interações potenciais com alguma substância, incluindo anti-hipertensivos e preparações para tosse/resfriado sem prescrição
- As medicações sem prescrição a serem evitadas abrangem preparações para tosse e resfriado, incluindo aquelas que contêm dextrometorfano, descongestionantes nasais (comprimidos, gotas ou *spray*), medicações para febre do feno, medicações para sinusite, medicações inalantes para asma, medicações inibidoras do apetite, preparações para redução de peso, pílulas "estimulantes" (ver a Tab. 3 depois da seção Pérolas)
- Usar com cautela em pacientes que recebem reserpina, anestésicos, dissulfiram, metrizamida, agentes anticolinérgicos
- A isocarboxazida não é recomendada para uso em pacientes que não podem ser monitorados atentamente
- Ao tratar crianças, ponderar cuidadosamente os riscos e benefícios do tratamento farmacológico em relação aos do não tratamento com antidepressivos, e documentar isso no prontuário do paciente
- Distribuir as brochuras fornecidas pela FDA e pelas companhias farmacêuticas
- Alertar pacientes e seus cuidadores sobre a possibilidade de efeitos colaterais ativadores e aconselhá-los a relatar esses sintomas imediatamente
- Monitorar os pacientes para a ativação de ideação suicida, especialmente crianças e adolescentes

Não usar
- Se o paciente estiver tomando meperidina (petidina)
- Se o paciente estiver tomando um agente simpatomimético ou guanetidina
- Se o paciente estiver tomando outro IMAO
- Se o paciente estiver tomando algum agente que possa inibir a recaptação de serotonina (p. ex., ISRSs, sibutramina, tramadol, milnaciprano, duloxetina, venlafaxina, clomipramina, etc.)
- Se o paciente estiver tomando diuréticos, dextrometorfano
- Se o paciente tiver feocromocitoma
- Se o paciente tiver doença cardiovascular ou cerebrovascular
- Se o paciente tiver cefaleias frequentes ou graves
- Se o paciente for passar por cirurgia eletiva e precisar de anestesia geral
- Se o paciente tiver uma história de doença hepática ou testes da função hepática anormais
- Se o paciente estiver tomando uma substância proibida
- Se o paciente não aderir a uma dieta com baixo teor de tiramina
- Se houver alergia comprovada a isocarboxazida

POPULAÇÕES ESPECIAIS

Insuficiência renal
- Usar com cautela – a substância pode se acumular no plasma
- Pode requerer dose mais baixa do que a dose adulta típica

Insuficiência hepática
- Não é para uso em insuficiência hepática

Insuficiência cardíaca
- Contraindicada em pacientes com insuficiência cardíaca congestiva ou hipertensão
- Alguma outra insuficiência cardíaca pode requerer doses mais baixas do que a dose adulta típica
- Pacientes com *angina pectoris* ou doença arterial coronariana devem limitar esforço excessivo

Idosos
- Dose inicial mais baixa do que a dose adulta típica
- Pacientes idosos podem ter maior sensibilidade para efeitos adversos
- Redução no risco de suicidalidade em comparação ao placebo em adultos com mais de 65 anos

Crianças e adolescentes
- Não recomendada para uso em crianças com menos de 16 anos
- Ponderar cuidadosamente os riscos e benefícios do tratamento farmacológico em relação aos do não tratamento com antidepressivos, e documentar isso no prontuário do paciente
- Distribuir as brochuras fornecidas pela FDA e pelas companhias farmacêuticas
- Alertar pacientes e seus cuidadores sobre a possibilidade de efeitos colaterais ativadores e aconselhá-los a relatar esses sintomas imediatamente
- Usar com cautela, observando a ativação de transtorno bipolar conhecido e/ou desconhecido ou ideação suicida, e informar pais ou responsáveis sobre esse risco para que possam ajudar a observar a criança ou adolescente

Gravidez
- Válidas a partir de 30 de junho de 2015, a FDA norte-americana determina alterações no conteúdo e na forma das informações referentes a gravidez e lactação nos rótulos das substâncias de prescrição, incluindo a eliminação das categorias por letras para risco na gravidez; a Pregnancy and Lactation Labeling Rule (PLLR ou regra final) aplica-se somente a substâncias de prescrição e será introduzida gradualmente para substâncias aprovadas a partir de 30 de junho de 2001
- Não foram conduzidos estudos controlados em gestantes
- Em geral, não é recomendada para uso durante a gravidez, especialmente durante o primeiro trimestre
- Deve-se avaliar a paciente para tratamento com um antidepressivo com uma melhor relação risco/benefício

Amamentação
- É encontrada alguma quantidade da substância no leite materno
- O período pós-parto imediato é uma época de alto risco de depressão, especialmente em mulheres que tiveram episódios depressivos prévios, portanto poderá ser necessário reinstituir a substância no fim do terceiro trimestre ou logo após o parto para prevenir uma recorrência durante o período pós-parto
- Deve-se avaliar a paciente para tratamento com um antidepressivo com uma melhor relação risco/benefício

A ARTE DA PSICOFARMACOLOGIA

Potenciais vantagens
- Depressão atípica
- Depressão grave
- Depressão ou transtornos de ansiedade resistentes ao tratamento

Potenciais desvantagens
- Requer adesão a restrições dietéticas, restrições a medicamentos concomitantes
- Pacientes com problemas cardíacos ou hipertensão
- Múltiplas doses diárias

Principais sintomas-alvo
- Humor deprimido
- Sintomas somáticos
- Distúrbios do sono e da alimentação
- Retardo psicomotor
- Preocupação mórbida

Pérolas
- Os IMAOs são em geral reservados para uso de segunda linha depois que ISRSs, IRSNs e combinações de antidepressivos mais recentes tiverem falhado
- Apesar da pouca utilização, alguns pacientes que respondem a isocarboxazida não respondem a outros antidepressivos, incluindo outros IMAOs
- O paciente deve ser aconselhado a não tomar qualquer substância, prescrita ou não, sem consultar seu médico devido a possíveis interações medicamentosas com o IMAO
- Cefaleia é frequentemente o primeiro sintoma de crise hipertensiva
- As restrições dietéticas rígidas podem reduzir a adesão (ver a Tab. 2 depois da seção Pérolas)
- Transtornos do humor podem estar associados a transtornos alimentares (especialmente em adolescentes do sexo feminino), e a isocarboxazida pode ser utilizada para tratar tanto depressão quanto bulimia
- Os IMAOs são um tratamento de segunda linha viável em depressão, mas não são utilizados com frequência
- ✱ Os mitos sobre o perigo da tiramina dietética podem ser exagerados, mas as proibições contra substâncias concomitantes frequentemente não são seguidas com rigor suficiente
- Hipotensão ortostática, insônia e disfunção sexual são frequentemente os efeitos colaterais comuns mais problemáticos
- ✱ Os IMAOs devem ser administrados por um especialista, sobretudo se combinados com agentes de risco potencial (p. ex., estimulantes, trazodona, ADTs)
- ✱ Os IMAOs não devem ser negligenciados como agentes terapêuticos para pacientes resistentes ao tratamento
- Embora costume ser proibido, um tratamento extremo e potencialmente perigoso para pacientes com muita resistência ao tratamento, é dar um antidepressivo tricíclico/tetracíclico, exceto clomipramina, simultaneamente com um IMAO para indivíduos que não respondem a diversos outros antidepressivos
- O uso de IMAOs com clomipramina é sempre proibido devido ao risco de síndrome serotonérgica e morte
- A amoxapina pode ser o antidepressivo tricíclico/tetracíclico preferido para combinar com um IMAO em casos extremos devido a suas propriedades antagonistas de 5HT2A teoricamente protetivas
- Se essa opção for escolhida, iniciar o IMAO com o antidepressivo tricíclico/tetracíclico simultaneamente em baixas doses após a eliminação apropriada da substância, depois aumentar de modo alternado as doses desses agentes a cada poucos dias até uma semana conforme tolerado
- Embora restrições dietéticas e medicamentosas concomitantes muito rígidas devam ser observadas para prevenir crises hipertensivas e síndrome serotonérgica, os efeitos colaterais mais comuns das combinações de IMAOs com tricíclicos/tetracíclicos podem ser ganho de peso e hipotensão ortostática

Tabela 1. Substâncias contraindicadas devido ao risco de síndrome serotonérgica/toxicidade

Não usar:

Antidepressivos	Substâncias de abuso	Opioides	Outras
ISRSs	MDMA (*ecstasy*)	Meperidina	Sumatriptano não subcutâneo
IRSNs	Cocaína	Tramadol	Clorfeniramina
Clomipramina	Metanfetamina	Metadona	Bronfeniramina
Erva-de-são-joão	Anfetamina em alta dose ou injetada	Fentanil	Dextrometorfano
			Procarbazina?

Tabela 2. Diretrizes dietéticas para pacientes que tomam IMAOs

Alimentos a serem evitados*	Alimentos permitidos
Carne-seca, maturada, defumada, fermentada, estragada ou impropriamente armazenada, aves e peixes	Carne, aves e peixes frescos ou processados; peixe em conserva ou defumado apropriadamente armazenado
Fava e vagem de feijão	Todos os outros vegetais
Queijos envelhecidos	Fatias de queijo processado, queijo *cottage*, ricota, iogurte, requeijão
Chope e cerveja não pasteurizada	Cerveja e álcool enlatados ou engarrafados
Levedura de cerveja	Levedura de cerveja e de panificação
Chucrute	
Produtos de soja/tofu	Amendoim
Casca de banana	Banana, abacate, framboesa
Suplemento nutricional contendo tiramina	

*Não necessário para 6 mg de selegilina transdérmica ou oral em baixa dose

Tabela 3. Substâncias que estimulam norepinefrina: só devem ser utilizadas com cautela com IMAOs

Usar com cautela:

Descongestionantes	Estimulantes	Antidepressivos com inibição da recaptação de norepinefrina	Outras
Fenilefrina	Anfetaminas	Maioria dos tricíclicos	Fentermina
Pseudoadrenalina	Metilfenidato	IRNs	Anestésicos locais contendo vasoconstritores
	Cocaína	IRNDs	
	Metanfetamina		
	Modafinila		Tapentadol
	Armodafinila		

Leituras sugeridas

Kennedy SH. Continuation and maintenance treatments in major depression: the neglected role of monoamine oxidase inhibitors. J Psychiatry Neurosci 1997;22:127–31.

Larsen JK, Rafaelsen OJ. Long-term treatment of depression with isocarboxazide. Acta Psychiatr Scand 1980;62(5):456–63.

Lippman SB, Nash K. Monoamine oxidase inhibitor update. Potential adverse food and drug interactions. Drug Saf 1990;5:195–204.

LAMOTRIGINA

TERAPÊUTICA

Marcas
- Lamictal
- Labileno
- Lamictin

Genérico? Sim

Classe
- Nomenclatura baseada na neurociência: bloqueador dos canais de sódio dependentes de voltagem do glutamato (BC-Glu)
- Anticonvulsivante, estabilizador do humor, antagonista dos canais de sódio sensíveis a voltagem

Comumente prescrita para
(em negrito, as aprovações da FDA)
- **Tratamento de manutenção de transtorno bipolar tipo I**
- **Convulsões parciais (adjuvante; adultos e crianças a partir de 2 anos)**
- **Convulsões generalizadas de síndrome de Lennox-Gastaut (adjuvante; adultos e crianças a partir dos 2 anos)**
- **Convulsões tônico-clônicas generalizadas primárias (adjuvante; adultos e crianças acima dos 2 anos)**
- **Conversão para monoterapia em adultos (a partir dos 16 anos) com convulsões parciais que estão recebendo tratamento com carbamazepina, fenitoína, fenobarbital, primidona ou valproato**
- Depressão bipolar
- Mania bipolar (adjuvante e segunda linha)
- Psicose, esquizofrenia (adjuvante)
- Dor neuropática/dor crônica
- Transtorno depressivo maior (adjuvante)
- Outros tipos de convulsão e como monoterapia inicial para epilepsia

Como a substância atua
✻ Atua como um bloqueador dependente de uso dos canais de sódio sensíveis a voltagem
✻ Interage com a conformação aberta dos canais de sódio sensíveis a voltagem
✻ Interage em um sítio específico da subunidade formadora de poros alfa dos canais de sódio sensíveis a voltagem
- Inibe a liberação de glutamato e aspartato

Tempo para início da ação
- Pode levar várias semanas para melhorar depressão bipolar
- Pode levar várias semanas a meses para otimizar um efeito na estabilização do humor
- Pode reduzir convulsões em 2 semanas, mas pode levar várias semanas a meses para esse efeito

Se funcionar
- O objetivo do tratamento é a completa remissão dos sintomas (p. ex., convulsões, depressão, dor)
- Continuar o tratamento até que todos os sintomas tenham desaparecido ou até que a melhora seja estável e depois continuar tratando indefinidamente enquanto persistir a melhora
- Continuar o tratamento indefinidamente para evitar recorrência de mania, depressão e/ou convulsões
- O tratamento de dor neuropática crônica pode reduzir, mas não eliminar, sintomas dolorosos e não é uma cura, já que a dor costuma recorrer depois que o medicamento é interrompido

Se não funcionar (para transtorno bipolar)
✻ Muitos pacientes têm apenas uma resposta parcial, em que alguns sintomas são melhorados, mas outros persistem ou continuam a oscilar, sem estabilização do humor
- Outros pacientes podem ser não respondedores, sendo algumas vezes chamados de resistentes ou refratários ao tratamento
- Considerar aumento da dose, troca por outro agente ou adição de um agente de potencialização apropriado
- Considerar o acréscimo de psicoterapia
- Considerar *biofeedback* ou hipnose para dor
- Considerar a ocorrência de não adesão e aconselhar o paciente
- Trocar por outro estabilizador do humor com menos efeitos colaterais
- Considerar avaliação para outro diagnóstico ou para uma condição comórbida (p. ex., doença clínica, abuso de substância, etc.)

Melhores combinações de potencialização para resposta parcial ou resistência ao tratamento
- Lítio
- Antipsicóticos atípicos (especialmente risperidona, olanzapina, quetiapina, ziprazidona e aripiprazol)
✻ Valproato (com cautela e com metade da dose de lamotrigina na presença de valproato, pois ele pode dobrar os níveis de lamotrigina)
✻ Antidepressivos (com cautela, pois antidepressivos podem desestabilizar o humor em alguns

pacientes, incluindo indução de ciclagem rápida ou ideação suicida; em particular, considerar bupropiona; também ISRSs, IRSNs e outros; em geral, evitar ADTs, IMAOs)

Exames
- Nenhum necessário
- O valor do monitoramento das concentrações plasmáticas de lamotrigina não foi estabelecido
- Uma vez que a lamotrigina se liga a tecidos contendo melanina, podem ser consideradas verificações oftalmológicas

Ganho de peso

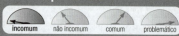

- Relatado, mas não esperado

Sedação

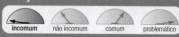

- Relatada, mas não esperada
- Relacionada à dose
- Pode desaparecer com o tempo

EFEITOS COLATERAIS

Como a substância causa efeitos colaterais
- Efeitos colaterais no SNC são teoricamente devidos a ações excessivas nos canais de sódio sensíveis a voltagem
- Erupção cutânea hipoteticamente é uma reação alérgica

Efeitos colaterais notáveis
✻ Erupção cutânea benigna (aproximadamente 10%)
- Dose-dependente: visão turva ou dupla, tontura, ataxia
- Sedação, cefaleia, tremor, insônia, má coordenação, fadiga
- Náusea (dose-dependente), vômitos, dispepsia, rinite
- Efeitos adicionais em pacientes pediátricos com epilepsia: infecção, faringite, astenia

Efeitos colaterais potencialmente fatais ou perigosos
✻ Rara erupção cutânea grave (o risco pode ser maior em pacientes pediátricos, mas ainda é raro)
- Rara insuficiência múltipla de órgãos associada à síndrome de Stevens-Johnson, necrólise epidérmica tóxica ou síndrome de hipersensibilidade a substância
- Raras discrasias sanguíneas
- Rara meningite asséptica
- Raras mortes súbitas inexplicáveis ocorreram em epilepsia (desconhecido se estavam relacionadas ao uso de lamotrigina)
- Convulsões de retirada com a retirada abrupta
- Rara ativação de ideação e comportamento suicida (suicidalidade)

O que fazer com os efeitos colaterais
- Esperar
- Tomar à noite para reduzir sedação diurna
- Dividir a dosagem em 2 vezes por dia
✻ Se o paciente desenvolver sinais de uma erupção cutânea com características benignas (i.e., uma erupção que atinge o pico dentro de poucos dias, mas se resolve em 10 a 14 dias, apresenta-se com manchas, não confluente, não dolorosa, sem características sistêmicas e com testes laboratoriais normais):
  - Reduzir a dose de lamotrigina ou parar o aumento da dosagem
  - Alertar o paciente para interromper a substância e contatar o médico se a erupção piorar ou emergirem novos sintomas
  - Prescrever anti-histamínico e/ou corticosteroide tópico para prurido
  - Monitorar o paciente atentamente
✻ Se o paciente desenvolver sinais de uma erupção cutânea com características graves (i.e., uma erupção que é confluente e disseminada, ou purpúrica ou dolorosa; com envolvimento proeminente do pescoço ou tronco superior; envolvimento dos olhos, lábios, boca, etc.: febre, mal-estar, faringite, anorexia ou linfadenopatia associados; testes laboratoriais anormais em hemograma, função hepática, ureia e creatinina):
  - Interromper lamotrigina (e valproato, se administrado)
  - Monitorar e investigar o envolvimento de órgãos (hepático, renal, hematológico)
  - O paciente poderá precisar de hospitalização
  - Monitorar o paciente com muita atenção

Melhores agentes de acréscimo para os efeitos colaterais
- Anti-histamínicos e/ou corticosteroide tópico para erupções cutâneas, prurido
- Muitos efeitos colaterais não podem ser melhorados com um agente de acréscimo

DOSAGEM E USO

Variação típica da dosagem
- Monoterapia para transtorno bipolar: 100 a 200 mg/dia
- Tratamento adjuvante para transtorno bipolar: 100 mg/dia em combinação com valproato; 400 mg/dia em combinação com substâncias anticonvulsivantes indutoras enzimáticas como carbamazepina, fenobarbital, fenitoína e primidona
- Monoterapia para convulsões em pacientes com mais de 12 anos: 300 a 500 mg/dia em 2 doses
- Tratamento adjuvante para convulsões em pacientes com mais de 12 anos: 100 a 400 mg/dia para regimes contendo valproato; 100 a 200 mg/dia para valproato isoladamente; 300 a 500 mg/dia em 2 doses para regimes que não contêm valproato
- Pacientes entre 2 e 12 anos com epilepsia são dosados com base em peso corporal e medicações concomitantes

Formas de dosagem
- Comprimidos de 25 mg, 50 mg, 100 mg, 150 mg, 200 mg, 250 mg
- Comprimidos mastigáveis de 2 mg, 5 mg, 25 mg, 100 mg
- Comprimidos de desintegração oral de 25 mg, 50 mg, 100 mg, 200 mg
- Comprimidos de liberação prolongada de 25 mg, 50 mg, 100 mg, 200 mg, 250 mg, 300 mg

Como dosar
✻ Transtorno bipolar (monoterapia, ver o gráfico): durante as 2 primeiras semanas administrar 25 mg/dia; na terceira semana aumentar para 50 mg/dia; na quinta semana aumentar para 100 mg/dia; na sexta semana aumentar para 200 mg/dia; dose máxima geralmente de 200 mg/dia

✻ Transtorno bipolar (adjuvante de valproato): durante as 2 primeiras semanas administrar 25 mg em dias alternados; na terceira semana aumentar para 25 mg/dia; na quinta semana aumentar para 50 mg/dia; na sexta semana aumentar para 100 mg/dia; dose máxima geralmente de 100 mg/dia

- Transtorno bipolar (adjuvante de substâncias anticonvulsivantes indutoras enzimáticas): durante as 2 primeiras semanas administrar 50 mg/dia; na terceira semana aumentar para 100 mg/dia em doses divididas; a partir da quinta semana aumentar 100 mg/dia a cada semana; dose máxima geralmente de 400 mg/dia em doses divididas
- Quando a lamotrigina é acrescentada para tratamento de epilepsia que inclui valproato (a partir dos 12 anos): durante as 2 primeiras semanas administrar 25 mg em dias alternados; na terceira semana aumentar para 25 mg/dia; a cada 1 a 2 semanas pode ser aumentada em 25 a 50 mg/dia; dose típica de manutenção de 100 a 400 mg/dia em 1 a 2 doses ou de 100 a 200 mg/dia se a lamotrigina for acrescentada ao valproato isolado
- Quando a lamotrigina é acrescentada a um tratamento para epilepsia que inclui carbamazepina, fenitoína, fenobarbital ou primidona (sem valproato) (a partir dos 12 anos): durante as 2 primeiras semanas administrar 50 mg/dia; na terceira semana aumentar para 100 mg/dia em 2 doses; a cada 1 a 2 semanas pode ser aumentada em 100 mg/dia; dose típica de manutenção de 300 a 500 mg/dia em 2 doses
- Ao converter de uma única substância anticonvulsivante indutora enzimática para monoterapia com lamotrigina para epilepsia: titular conforme descrito anteriormente até 500 mg/dia em 2 doses, mantendo a dose da medicação anterior;

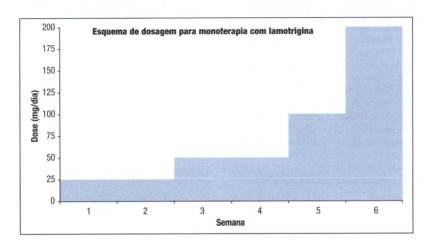

reduzir a primeira substância em decrementos de 20% a cada semana durante as 4 semanas seguintes
- Ao converter de valproato para monoterapia com lamotrigina para epilepsia: titular conforme descrito anteriormente até 200 mg/dia, mantendo a dose de valproato, depois aumentar a lamotrigina de modo gradual até 500 mg/dia, enquanto o valproato é descontinuado gradualmente
- Convulsões (abaixo dos 12 anos): ver a seção Crianças e adolescentes

Dicas para dosagem

✱ A titulação muito lenta da dose pode reduzir a incidência de erupções cutâneas
- Portanto, a dose não deve ser titulada mais rápido do que o recomendado devido ao possível risco de efeitos colaterais aumentados, incluindo erupção cutânea
- Se o paciente parar de tomar lamotrigina por 5 dias ou mais, poderá ser necessário reiniciar a substância com a titulação inicial da dose, pois foram relatadas erupções cutâneas na reexposição
- Alertar o paciente para evitar novas medicações, alimentos ou produtos durante os 3 primeiros meses de tratamento com lamotrigina, a fim de reduzir o risco de erupção cutânea não relacionada; o paciente também não deve iniciar lamotrigina dentro de 2 semanas de uma infecção viral, erupção cutânea ou vacinação

✱ Se for acrescentada lamotrigina para pacientes que tomam valproato, lembrar que o valproato inibe o metabolismo de lamotrigina e, portanto, o ritmo da titulação e a dose final de lamotrigina devem ser reduzidos em 50% para reduzir o risco de erupção cutânea

✱ Assim, se o valproato concomitante for descontinuado depois que a dose de lamotrigina estiver estabilizada, a dose de lamotrigina deve ser duplicada com cautela durante pelo menos 2 semanas em incrementos iguais a cada semana após a descontinuação de valproato
- Além disso, se forem descontinuadas substâncias anticonvulsivantes concomitantes indutoras de enzima, como carbamazepina, fenobarbital, fenitoína e primidona depois que a dose de lamotrigina estiver estabilizada, a dose de lamotrigina deve ser mantida por 1 semana após a descontinuação da outra substância e depois reduzida pela metade por 2 semanas em decrementos iguais a cada semana
- Uma vez que contraceptivos orais e gravidez podem reduzir os níveis de lamotrigina, são recomendados ajustes da dose de manutenção de lamotrigina em mulheres que tomam, iniciam ou interrompem contraceptivos orais, que ficam grávidas ou após o parto
- Comprimidos mastigáveis dispersíveis só devem ser administrados como comprimidos inteiros; a dose deve ser arredondada para baixo até o comprimido inteiro mais próximo
- Comprimidos mastigáveis dispersíveis podem ser dispersados pelo acréscimo do comprimido a um líquido (o suficiente para cobrir a substância); depois de cerca de 1 minuto, a solução deve ser agitada e, então, consumida integralmente de modo imediato
- Comprimidos de desintegração oral devem ser colocados sobre a língua e movimentados dentro da boca; o comprimido irá se desintegrar rapidamente e poderá ser engolido com ou sem alimento ou água
- Não partir ou mastigar comprimidos de liberação prolongada, pois isso pode alterar as propriedades de liberação controlada

Overdose
- Ocorreram algumas mortes; ataxia, nistagmo, convulsões, coma, retardo na condução intraventricular

Uso prolongado
- Seguro

Formação de hábito
- Não

Como interromper
- Reduzir a dose gradualmente por pelo menos 2 semanas

✱ A descontinuação rápida pode aumentar o risco de recaída no transtorno bipolar
- Pacientes com epilepsia podem convulsionar durante a retirada, especialmente se for abrupta
- Sintomas de descontinuação são incomuns

Farmacocinética
- Meia-vida de eliminação em voluntários saudáveis de aproximadamente 33 horas após uma dose única de lamotrigina
- Meia-vida de eliminação em pacientes que recebem tratamento concomitante com valproato de aproximadamente 59 horas depois de uma dose única de lamotrigina
- Meia-vida de eliminação em pacientes que recebem substâncias anticonvulsivantes indutoras enzimáticas concomitantes (como carbamazepina, fenobarbital, fenitoína e primidona) de apro-

ximadamente 14 horas após uma dose única de lamotrigina
• Metabolizada no fígado por meio de glicorudinação, e não através do sistema enzimático CYP450
• Metabólito inativo
• Excretada por via renal
• A lamotrigina inibe a di-hidrofolato redutase e, assim, pode reduzir as concentrações de folato
• É absorvida de modo rápido e completo; biodisponibilidade não é afetada por alimentos

 Interações medicamentosas

✱ O valproato aumenta as concentrações plasmáticas e a meia-vida de lamotrigina, requerendo doses mais baixas desta (metade ou menos)
✱ O uso de lamotrigina com valproato pode estar associado a uma incidência aumentada de erupção cutânea
• Substâncias anticonvulsivantes indutoras enzimáticas (p. ex., carbamazepina, fenobarbital, fenitoína, primidona) podem aumentar a eliminação de lamotrigina e reduzir seus níveis plasmáticos
• Contraceptivos orais podem reduzir os níveis plasmáticos de lamotrigina
• Sem interações farmacocinéticas prováveis da lamotrigina com lítio, oxcarbazepina, antipsicóticos atípicos ou antidepressivos
• Testes de rastreio de imunoensaio de urina falso-positivos para fenciclidina (PCP) foram relatados em pacientes que tomavam lamotrigina devido a uma falta de especificidade dos testes de rastreio

 Outras advertências/precauções

✱ Erupções potencialmente fatais se desenvolveram em associação com o uso de lamotrigina; em geral, esta deve ser descontinuada ao primeiro sinal de erupção grave
✱ O risco de erupção pode estar aumentado com doses mais altas, escalonamento mais rápido da dose, uso concomitante de valproato ou em crianças com menos de 12 anos
• O paciente deve ser instruído a relatar quaisquer sintomas de hipersensibilidade imediatamente (febre; sintomas semelhantes a gripe; erupção; bolhas na pele ou nos olhos, boca, orelhas, nariz ou áreas genitais; inchaço das pálpebras, conjuntivite, linfadenopatia)
• Meningite asséptica foi relatada raramente em associação com o uso de lamotrigina
• Os pacientes devem ser alertados a relatar quaisquer sintomas de meningite asséptica imediatamente; entre eles estão cefaleia, calafrios, febre, vômitos e náusea, pescoço rígido e sensibilidade à luz
• Os efeitos depressores podem ser aumentados por outros depressores do SNC (álcool, IMAOs, outros anticonvulsivantes, etc.)
• Um pequeno número de pessoas pode experimentar uma piora das convulsões
• Pode causar fotossensibilidade
• A lamotrigina se liga ao tecido que contém melanina, portanto verificações oftalmológicas no tratamento de longo prazo podem ser consideradas
• Alertar pacientes e seus cuidadores sobre a possibilidade de ativação de ideação suicida e aconselhá-los a relatar esses efeitos colaterais imediatamente

Não usar
• Se houver uma alergia comprovada a lamotrigina

POPULAÇÕES ESPECIAIS

Insuficiência renal
• A lamotrigina é excretada por via renal, portanto poderá ser necessário reduzir a dose de manutenção
• Pode ser removida por hemodiálise; pacientes que recebem hemodiálise podem precisar de doses suplementares de lamotrigina

Insuficiência hepática
• Não é necessário ajuste de dose na insuficiência leve
• Doses iniciais, de escalonamento e de manutenção devem ser reduzidas em 25% em pacientes com insuficiência hepática moderada e grave sem ascite e 50% em pacientes com insuficiência hepática grave com ascite

Insuficiência cardíaca
• A experiência clínica é limitada
• A substância deve ser utilizada com cautela

Idosos
• Alguns pacientes podem tolerar melhor doses mais baixas
• Pacientes idosos podem ser mais suscetíveis a efeitos adversos

Crianças e adolescentes
- A partir dos 2 anos: aprovada como acréscimo para síndrome de Lennox-Gastaut
- A partir dos 2 anos: aprovada como acréscimo para convulsões parciais
- Nenhum outro uso de lamotrigina está aprovado para pacientes com menos de 16 anos

✱ O risco de erupção cutânea está aumentado em pacientes pediátricos, especialmente em crianças com menos de 12 anos e naquelas que tomam valproato

- Quando a lamotrigina é acrescentada a tratamento que inclui valproato (2 a 12 anos): durante as 2 primeiras semanas, administrar 0,15 mg/kg por dia em 1 a 2 doses arredondadas para baixo até o comprimido inteiro mais próximo; na terceira semana, aumentar para 0,3 mg/kg por dia em 1 a 2 doses arredondadas para baixo até o comprimido inteiro mais próximo; a cada 1 a 2 semanas pode ser aumentada em 0,3 mg/kg por dia arredondado para baixo até o comprimido inteiro mais próximo; dose típica de manutenção de 1 a 5 mg/kg por dia em 1 a 2 doses (máximo geralmente de 200 mg/dia) ou de 1 a 3 mg/kg por dia em 1 a 2 doses se a lamotrigina for acrescentada a valproato isoladamente
- Quando a lamotrigina é acrescentada a tratamento com carbamazepina, fenitoína, fenobarbital ou primidona (sem valproato) (2 a 12 anos): durante as 2 primeiras semanas, administrar 0,6 mg/kg por dia em 2 doses arredondadas para baixo até o comprimido inteiro mais próximo; na terceira semana, aumentar para 1,2 mg/kg por dia em 2 doses arredondadas para baixo até o comprimido inteiro mais próximo; a cada 1 a 2 semanas pode ser aumentada em 1,2 mg/kg por dia arredondada para baixo até o comprimido inteiro mais próximo; dose típica de manutenção de 5 a 15 mg/kg por dia em 2 doses (dose máxima geralmente de 400 mg por dia)
- A eliminação de lamotrigina pode ser influenciada pelo peso, tal que pacientes que pesam menos de 30 kg podem precisar de um aumento de até 50% para doses de manutenção

Gravidez
- Válidas a partir de 30 de junho de 2015, a FDA norte-americana determina alterações no conteúdo e na forma das informações referentes a gravidez e lactação nos rótulos das substâncias de prescrição, incluindo a eliminação das categorias por letras para risco na gravidez; a Pregnancy and Lactation Labeling Rule (PLLR ou regra final) aplica-se somente a substâncias de prescrição e será introduzida gradualmente para substâncias aprovadas a partir de 30 de junho de 2001
- Não foram conduzidos estudos controlados em gestantes
- O uso em mulheres com potencial reprodutivo requer que sejam ponderados os riscos e benefícios para a mãe em relação aos riscos para o feto
- Dados de registro de gravidez mostram risco aumentado de fenda palatina isolada ou deformidade de lábio leporino com exposição no primeiro trimestre

✱ Se o tratamento com lamotrigina for continuado, as concentrações plasmáticas de lamotrigina podem estar reduzidas durante a gravidez, possivelmente requerendo aumento das doses com redução da dose depois do parto

- Registro de exposição a lamotrigina na gravidez: (800) 336-2176
- Reduzir a substância gradualmente se for descontinuada
- Convulsões, mesmo leves, podem causar dano ao embrião/feto
- A doença bipolar recorrente durante a gravidez pode ser bastante disruptiva

✱ Para pacientes bipolares, a lamotrigina deve em geral ser descontinuada antes de gestações previstas

✱ Para pacientes bipolares cujo tratamento é descontinuado, dado o risco de recaída no período pós-parto, a lamotrigina deve em geral ser reiniciada logo após o parto

✱ Antipsicóticos atípicos podem ser preferíveis a lítio ou anticonvulsivantes como a lamotrigina se for necessário tratamento de transtorno bipolar durante a gravidez, mas a lamotrigina pode ser preferível a outros anticonvulsivantes, como valproato, se for necessário tratamento com anticonvulsivante durante a gravidez

- Sintomas bipolares podem recorrer ou piorar durante a gravidez e poderá ser necessária alguma forma de tratamento

Amamentação
- Alguma quantidade da substância é encontrada no leite materno

✱ Geralmente recomendado descontinuar a substância ou usar mamadeira

- Se a substância for continuada durante a amamentação, o bebê deve ser monitorado para possíveis efeitos adversos
- Se o bebê apresentar sinais de irritabilidade ou sedação, poderá ser preciso descontinuar a substância

✻ O transtorno bipolar pode recorrer durante o período pós-parto, particularmente se houver uma história de episódios anteriores de depressão ou psicose pós-parto

✻ As taxas de recaída podem ser mais baixas em mulheres que recebem tratamento profilático para episódios de transtorno bipolar

- Antipsicóticos atípicos e anticonvulsivantes como valproato podem ser preferíveis a lítio ou lamotrigina no período pós-parto durante a amamentação

A ARTE DA PSICOFARMACOLOGIA

Potenciais vantagens

- Estágios depressivos de transtorno bipolar (depressão bipolar)
- Para prevenir recorrências tanto de depressão como de mania no transtorno bipolar

Potenciais desvantagens

- Pode não ser tão efetiva no estágio maníaco de transtorno bipolar

Principais sintomas-alvo

- Incidência de convulsões
- Humor instável, especialmente depressão, em transtorno bipolar
- Dor

Pérolas

✻ A lamotrigina é uma opção de tratamento de primeira linha que pode ser melhor para pacientes com depressão bipolar

✻ Parece ser mais efetiva no tratamento de episódios depressivos do que de episódios maníacos em transtorno bipolar (trata de baixo para cima melhor do que de cima para baixo)

✻ Parece ser efetiva na prevenção de recaídas maníacas e também depressivas (estabiliza tanto de cima para baixo como de baixo para cima), embora possa ser ainda melhor para a prevenção de recaídas depressivas do que para a prevenção de recaídas maníacas

✻ Apesar de evidências convincentes da eficácia em transtorno bipolar, costuma ser utilizada menos frequentemente do que anticonvulsivantes sem evidências convincentes de eficácia em transtorno bipolar (p. ex., gabapentina ou topiramato)

✻ Os níveis baixos de uso podem estar baseados em temores exagerados de erupções cutâneas ou na falta de conhecimento sobre como lidar com elas, caso ocorram

✻ Pode ser um dos estabilizadores do humor mais bem tolerados, com pouco ganho de peso ou sedação

- O risco real de erupções cutâneas sérias pode ser comparável a agentes erroneamente considerados "mais seguros", incluindo carbamazepina, fenitoína, fenobarbital e zonisamida
- Erupções cutâneas são comuns mesmo em pacientes tratados com placebo em ensaios clínicos de pacientes bipolares (5 a 10%) devido a causas não relacionadas à substância, incluindo eczema, dermatite de contato irritante e alérgica, como hera venenosa e reações a picadas de insetos

✻ Para manejar erupções cutâneas em pacientes bipolares que recebem lamotrigina, entender que as erupções que ocorrem dentro dos primeiros 5 dias ou depois de 8 a 12 semanas de tratamento raramente estão relacionadas à substância, e aprender as distinções clínicas entre uma erupção benigna e uma erupção grave (ver a seção O que fazer com os efeitos colaterais)

- Erupções cutâneas, incluindo as graves, parecem ter maior risco de ocorrer em crianças pequenas, naqueles que estão recebendo valproato concomitante e/ou naqueles que recebem titulação rápida e/ou alta dosagem de lamotrigina
- O risco de erupções cutâneas graves é de menos de 1% e vem declinando desde que foram implementadas titulação mais lenta, dosagem mais baixa, ajustes para uso de valproato concomitante e limitações no uso em crianças com menos de 12 anos
- A incidência de erupções cutâneas graves é muito baixa (aproximando-se de zero) em estudos recentes de pacientes bipolares
- Erupções cutâneas benignas relacionadas a lamotrigina podem afetar até 10% dos pacientes e desaparecer rapidamente com a descontinuação da substância

✻ Dadas as opções limitadas de tratamento para depressão bipolar, pacientes com erupções cutâneas benignas podem até mesmo ser novamente desafiados com lamotrigina de 5 a 12 mg/dia com titulação muito lenta após a análise do risco/benefício se forem informados, confiáveis, monitorados atentamente e alertados a interromper a lamotrigina e a entrar em contato com seu médico caso ocorram sinais de hipersensibilidade

- Apenas um terço dos pacientes bipolares experimenta alívio adequado com uma monoterapia, portanto a maioria dos pacientes precisa de múltiplas medicações para melhor controle
- A lamotrigina é útil em combinação com antipsicóticos atípicos e/ou lítio para mania aguda

- A utilidade para transtorno bipolar em combinação com anticonvulsivantes diferentes de valproato não está bem demonstrada; tais combinações podem ser caras e ineficazes, ou até mesmo irracionais
- Pode ser útil como adjunto para antipsicóticos atípicos para início rápido da ação na esquizofrenia

- Pode ser útil como adjunto para antidepressivos em transtorno depressivo maior
- Estudos iniciais sugerem possível utilidade para pacientes com dor neuropática, como neuropatia diabética periférica, neuropatia associada ao HIV e outras condições dolorosas incluindo enxaqueca

Leituras sugeridas

Calabrese JR, Bowden CL, Sachs GS, et al. A double-blind placebo-controlled study of lamotrigine monotherapy in outpatients with bipolar I depression. J Clin Psych 1999;60:79–88.

Calabrese JR, Sullivan JR, Bowden CL, et al. Rash in multicenter trials of lamotrigine in mood disorders: clinical relevance and management. J Clin Psychiatry 2002;63:1012–19.

Culy CR, Goa KL. Lamotrigine. A review of its use in childhood epilepsy. Paediatr Drugs 2000;2:299–330.

Cunningham M, Tennis P, and the International Lamotrigine Pregnancy Registry Scientific Advisory Committee. Lamotrigine and the risk of malformations in pregnancy. Neurology 2005;64:955–60.

Goodwin GM, Bowden CL, Calabrese JR, et al. A pooled analysis of 2 placebo-controlled 18-month trials of lamotrigine and lithium maintenance treatment in bipolar I disorder. J Clin Psychiatry 2004;65:432–41.

Green B. Lamotrigine in mood disorders. Curr Med Res Opin 2003;19:272–7.

LEVETIRACETAM

TERAPÊUTICA

Marcas
- Keppra
- Keppra XR

Genérico? Sim

Classe
- Anticonvulsivante, modulador da proteína SV2A da vesícula sináptica

Comumente prescrito para
(em negrito, as aprovações da FDA)
- **Terapia adjuvante para convulsões parciais em pacientes com epilepsia (≥ 16 anos de idade para liberação prolongada, ≥ 4 anos de idade para liberação imediata)**
- **Terapia adjuvante para convulsões mioclônicas em epilepsia mioclônica juvenil (a partir dos 12 anos)**
- **Terapia adjuvante para convulsões tônico--clônicas generalizadas primárias em epilepsia idiopática generalizada**
- Dor neuropática/dor crônica
- Mania

Como a substância atua
✱ Liga-se à proteína SV2A da vesícula sináptica, que está envolvida na exocitose da vesícula sináptica
- Opõe-se à atividade dos moduladores negativos das correntes ativadas por GABA e glicina e inibe parcialmente as correntes de cálcio tipo N nas células neuronais

Tempo para início da ação
- Deve reduzir as convulsões em 2 semanas
- Ainda não está claro se tem efeitos de estabilização do humor no transtorno bipolar ou ações antineurálgicas na dor neuropática crônica, mas alguns pacientes podem responder, e, em caso positivo, são esperados efeitos clínicos a partir de 2 semanas, embora possa levar várias semanas a meses para otimizar os efeitos clínicos

Se funcionar
- O objetivo do tratamento é a completa remissão dos sintomas (p. ex., convulsões, mania, dor)
- O objetivo do tratamento de dor neuropática crônica é reduzir os sintomas o máximo possível, especialmente em combinação com outros tratamentos
- O tratamento de dor neuropática crônica na maioria das vezes reduz os sintomas, mas não os elimina, e não é uma cura, já que os sintomas costumam recorrer depois que a medicação é interrompida
- Continuar o tratamento até que todos os sintomas tenham desaparecido ou até que o humor esteja estável, e depois continuar tratando indefinidamente enquanto persistir a melhora
- Continuar o tratamento por tempo indefinido para evitar a recorrência de convulsões, mania e dor

Se não funcionar (para transtorno bipolar ou dor neuropática)
✱ Pode ser efetivo apenas para um subgrupo de pacientes bipolares, em alguns indivíduos que não respondem a outros estabilizadores do humor, ou pode simplesmente não funcionar
- Muitos pacientes têm apenas uma resposta parcial, em que alguns sintomas são melhorados, mas outros persistem ou continuam a oscilar, sem estabilização da dor ou do humor
- Outros pacientes podem ser não respondedores, sendo algumas vezes chamados de resistentes ou refratários ao tratamento
- Considerar aumento da dose ou troca por outro agente com eficácia mais bem demonstrada no transtorno bipolar ou na dor neuropática

Melhores combinações de potencialização para resposta parcial ou resistência ao tratamento
- O levetiracetam é ele próprio um agente de potencialização de segunda linha para diversos outros anticonvulsivantes, lítio e antipsicóticos atípicos para transtorno bipolar; e de gabapentina, tiagabina e outros anticonvulsivantes, IRSNs e ADTs para dor neuropática

Exames
- Nenhum para indivíduos saudáveis

EFEITOS COLATERAIS

Como a substância causa efeitos colaterais
- Os efeitos colaterais no SNC podem ser devidos a ações excessivas nas proteínas SV2A da vesícula sináptica ou a ações em vários canais iônicos sensíveis a voltagem

Efeitos colaterais notáveis
✱ Sedação, tontura, ataxia, astenia

- Anormalidades hematológicas (redução na contagem de hemácias e hemoglobina)

 Efeitos colaterais potencialmente fatais ou perigosos
- Raras reações dermatológicas graves [síndrome de Stevens-Johnson (SSJ), necrólise epidérmica tóxica (NET)]
- Ativação de ideação e atos suicidas (rara)
- Alterações no comportamento (agressão, agitação, ansiedade, hostilidade)
- Rara ativação de ideação e comportamento suicida (suicidalidade)

Ganho de peso

- Relatado, mas não esperado

Sedação

- Muitos experimentam e/ou pode ocorrer em quantidade significativa

O que fazer com os efeitos colaterais
- Esperar
- Esperar
- Esperar
- Tomar maior parte da dose à noite para reduzir sedação diurna
- Reduzir a dose
- Trocar por outro agente

Melhores agentes de acréscimo para os efeitos colaterais
- Muitos efeitos colaterais não podem ser melhorados com um agente de acréscimo

DOSAGEM E USO

Variação típica da dosagem
- 1.000 a 3.000 mg/dia em 2 doses

Formas de dosagem
- Comprimidos de 250 mg, 500 mg, 750 mg
- Comprimidos de liberação prolongada de 500 mg, 750 mg
- Solução oral de 100 mg/mL

Como dosar
- Dose inicial de 1.000 mg/dia em 1 (liberação prolongada) ou 2 doses (liberação imediata); depois de 2 semanas pode ser aumentado em 1.000 mg/dia a cada 2 semanas; dose máxima geralmente de 3.000 mg/dia

 Dicas para dosagem
- Para sedação intolerável, pode ser dada a maior parte da dose à noite e a menor durante o dia
- Alguns pacientes podem tolerar e responder a doses acima de 3.000 mg/dia

Overdose
- Sem mortes; sedação, agitação, agressão, depressão respiratória, coma

Uso prolongado
- Seguro

Formação de hábito
- Não

Como interromper
- Reduzir a dose gradualmente
- Pacientes com epilepsia podem convulsionar durante a retirada, especialmente se for abrupta
✱ Descontinuação rápida pode aumentar o risco de recaída no transtorno bipolar
- Sintomas de descontinuação são incomuns

Farmacocinética
- Meia-vida de eliminação de aproximadamente 6 a 8 horas
- Metabólitos inativos
- Não é metabolizado por enzimas CYP450
- Excretado por via renal

 Interações medicamentosas
- Uma vez que o levetiracetam não é metabolizado por enzimas CYP450 nem as inibe ou induz, é improvável que tenha interações medicamentosas farmacocinéticas significativas

 Outras advertências/precauções
- Os efeitos depressores podem ser aumentados por outros depressores do SNC (álcool, IMAOs, outros anticonvulsivantes, etc.)

- Alertar pacientes e seus cuidadores sobre a possibilidade de ativação de ideação suicida e aconselhá-los a relatar esses efeitos colaterais imediatamente
- Monitorar os pacientes para sintomas comportamentais (agressão, agitação, raiva, ansiedade, apatia, depressão, hostilidade, irritabilidade), além de possíveis sintomas psicóticos ou suicidalidade

Não usar
- Se houver alergia comprovada a levetiracetam

POPULAÇÕES ESPECIAIS

Insuficiência renal
- A dose recomendada para pacientes com insuficiência leve pode estar entre 500 e 1.500 mg 2 vezes ao dia
- A dose recomendada para pacientes com insuficiência moderada pode estar entre 250 e 750 mg 2 vezes ao dia
- A dose recomendada para pacientes com insuficiência grave pode estar entre 250 e 500 mg 2 vezes ao dia
- Pacientes em diálise podem requerer doses entre 500 e 1.000 mg 1 vez ao dia, com uma dose suplementar de 250 a 500 mg após a diálise

Insuficiência hepática
- Não é necessário ajuste da dose

Insuficiência cardíaca
- Sem recomendações específicas

Idosos
- Alguns pacientes podem tolerar melhor doses mais baixas
- Pacientes idosos podem ser mais suscetíveis a efeitos adversos

Crianças e adolescentes
- Segurança e eficácia não foram estabelecidas abaixo dos 16 anos
- Crianças podem requerer doses mais altas do que adultos; a dosagem deve ser ajustada de acordo com o peso

Gravidez
- Válidas a partir de 30 de junho de 2015, a FDA norte-americana determina alterações no conteúdo e na forma das informações referentes a gravidez e lactação nos rótulos das substâncias de prescrição, incluindo a eliminação das categorias por letras para risco na gravidez; a Pregnancy and Lactation Labeling Rule (PLLR ou regra final) aplica-se somente a substâncias de prescrição e será introduzida gradualmente para substâncias aprovadas a partir de 30 de junho de 2001
- Não foram conduzidos estudos controlados em gestantes
- O uso em mulheres em idade reprodutiva requer que sejam ponderados os benefícios potenciais para a mãe em relação aos riscos para o feto
- Antiepileptic Drug Pregnancy Registry: (888) 233-2334
- Reduzir a substância gradualmente em caso de descontinuação
- Convulsões, mesmo leves, podem causar danos ao embrião/feto
- A ausência de eficácia convincente para tratamento de transtorno bipolar ou dor neuropática crônica sugere que a relação risco/benefício está a favor da descontinuação de levetiracetam durante a gravidez para essas indicações
- ✱ Para pacientes bipolares, dado o risco de recaída no período pós-parto, o tratamento com estabilizador do humor, em especial com agentes com melhor evidência de eficácia do que levetiracetam, em geral deve ser reiniciado imediatamente após o parto se a paciente não estiver medicada durante a gravidez
- ✱ Para pacientes bipolares, o levetiracetam geralmente deve ser descontinuado antes de gestações previstas
- ✱ Antipsicóticos atípicos podem ser preferíveis a levetiracetam se for necessário tratamento de transtorno bipolar durante a gravidez
- Sintomas bipolares podem recorrer ou piorar durante a gravidez, podendo ser necessária alguma forma de tratamento

Amamentação
- Alguma quantidade da substância é encontrada no leite materno
- ✱ Recomendado descontinuar a substância ou usar mamadeira
- Se a substância for continuada durante a amamentação, o bebê deve ser monitorado para possíveis efeitos adversos

- Se o bebê se tornar irritável ou sedado, poderá ser necessário descontinuar a amamentação ou a substância

✻ Transtorno bipolar pode recorrer durante o período pós-parto, particularmente se houver uma história de episódios anteriores de depressão ou psicose pós-parto

✻ As taxas de recaída podem ser mais baixas em mulheres que recebem tratamento profilático para episódios pós-parto de transtorno bipolar

- Antipsicóticos atípicos e anticonvulsivantes como valproato podem ser mais seguros do que o levetiracetam no período pós-parto durante a amamentação

A ARTE DA PSICOFARMACOLOGIA

Potenciais vantagens

- Pacientes em uso de substâncias concomitantes (ausência de interações medicamentosas)
- Transtorno bipolar refratário ao tratamento
- Dor neuropática refratária ao tratamento

Potenciais desvantagens

- Pacientes não aderentes à dosagem de 2 vezes por dia
- A eficácia para transtorno bipolar ou dor neuropática não está bem documentada

Principais sintomas-alvo

- Convulsões
- Dor
- Mania

Pérolas

- Bem estudado em epilepsia

✻ O uso *off-label* como segunda linha e como um agente de potencialização pode ser justificado para transtorno bipolar e dor neuropática não responsivos a outros tratamentos

✻ O mecanismo de ação peculiar sugere utilidade quando outros anticonvulsivantes não funcionam

✻ O mecanismo de ação peculiar como modulador de liberação da vesícula sináptica sugere utilidade teórica para condições clínicas que estejam hipoteticamente ligadas a circuitos neuronais excessivamente ativados, como transtornos de ansiedade e dor neuropática, além de epilepsia

Leituras sugeridas

Ben-Menachem E. Levetiracetam: treatment in epilepsy. Expert Opin Pharmacother 2003;4(11):2079–88.

French J. Use of levetiracetam in special populations. Epilepsia 2001;42(Suppl 4):S40–3.

Leppik IE. Three new drugs for epilepsy: levetiracetam, oxcarbazepine, and zonisamide. J Child Neurol 2002;17(Suppl 1):S53–7.

Lynch BA, Lambeng N, Nocka K, et al. The synaptic vesicle protein SV2A is the binding site for the antiepileptic drug levetiracetam. Proc Natl Acad Sci USA 2004;101:9861–6.

Pinto A, Sander JW. Levetiracetam: a new therapeutic option for refractory epilepsy. Int J Clin Pract 2003;57(7):616–21.

LEVOMILNACIPRANO

TERAPÊUTICA

Marcas • Fetzima

Genérico? Não

 Classe
- Nomenclatura baseada na neurociência: inibidor da recaptação de serotonina e norepinefrina (IRSN)
- IRSN (inibidor dual da recaptação de serotonina e norepinefrina); antidepressivo

Comumente prescrito para
(em negrito, as aprovações da FDA)
- **Transtorno depressivo maior**
- Fibromialgia
- Dor neuropática/dor crônica

 Como a substância atua
- Estimula os neurotransmissores serotonina, norepinefrina e dopamina
- Bloqueia a bomba de recaptação de norepinefrina (transportador de norepinefrina), possivelmente aumentando a neurotransmissão noradrenérgica
- Bloqueia a bomba de recaptação de serotonina (transportador de serotonina), possivelmente aumentando a neurotransmissão serotonérgica
- Possivelmente dessensibiliza os receptores de serotonina 1A e receptores beta-adrenérgicos
- Uma vez que a dopamina é inativada pela recaptação de norepinefrina no córtex frontal, que em grande parte carece de transportadores dopaminérgicos, o levomilnaciprano pode aumentar a neurotransmissão de dopamina nessa parte do cérebro

Tempo para início da ação
- O início das ações terapêuticas não costuma ser imediato, frequentemente demorando de 2 a 4 semanas
- Se não estiver funcionando dentro de 6 a 8 semanas, poderá ser necessário aumentar a dosagem (*off-label*) ou poderá simplesmente não funcionar
- Pode continuar a agir por muitos anos, prevenindo recaída dos sintomas

Se funcionar
- O objetivo do tratamento de depressão é a completa remissão dos sintomas atuais e a prevenção de recaídas futuras
- O tratamento de depressão na maioria das vezes reduz ou até mesmo elimina os sintomas, mas não é uma cura, já que os sintomas podem recorrer depois que a medicação é interrompida
- Continuar o tratamento de depressão até que todos os sintomas tenham desaparecido (remissão) ou reduzido significativamente
- Depois que os sintomas tiverem desaparecido, continuar tratando por 1 ano para o primeiro episódio de depressão
- Para segundo episódio de depressão e episódios subsequentes, o tratamento poderá ser por tempo indefinido

Se não funcionar
- Muitos pacientes deprimidos só têm uma resposta parcial, em que alguns sintomas são melhorados, mas outros persistem (especialmente insônia, fadiga e problemas de concentração)
- Outros pacientes deprimidos podem ser não respondentes, sendo algumas vezes chamados de resistentes ou refratários ao tratamento
- Alguns pacientes deprimidos que têm uma resposta inicial podem recair mesmo que continuem o tratamento, sendo algumas vezes chamados de *poop-out* (que param de responder)
- Considerar aumento da dose, troca por outro agente ou adição de um agente de potencialização apropriado
- Considerar psicoterapia
- Considerar avaliação para outro diagnóstico ou para uma condição comórbida (p. ex., doença clínica, abuso de substância, etc.)
- Alguns pacientes podem experimentar aparente falta de consistência na eficácia devido à ativação de um transtorno bipolar latente ou subjacente, requerendo descontinuação do antidepressivo e troca por um estabilizador do humor

 Melhores combinações de potencialização para resposta parcial ou resistência ao tratamento
- A experiência de potencialização é limitada em comparação a outros antidepressivos
- Benzodiazepínicos podem reduzir insônia e ansiedade
- Bupropiona, mirtazapina, reboxetina ou atomoxetina (usar combinações de antidepressivos com cautela, pois isso pode ativar transtorno bipolar e ideação suicida)
- Modafinila, especialmente para fadiga, sonolência e falta de concentração
- Estabilizadores do humor ou antipsicóticos atípicos para depressão bipolar, depressão psicótica ou depressão resistente ao tratamento
- Hipnóticos ou trazodona para insônia

- Classicamente, lítio, buspirona ou hormônio da tireoide

Exames
- Verificar a frequência cardíaca e pressão arterial antes de iniciar o tratamento e regularmente durante o tratamento

EFEITOS COLATERAIS

Como a substância causa efeitos colaterais
- Teoricamente, devido a aumentos nas concentrações de serotonina e norepinefrina nos receptores em outras partes do cérebro e do corpo que não aquelas que causam ações terapêuticas (p. ex., ações indesejadas da serotonina nos centros do sono causando insônia, ações indesejadas da norepinefrina na liberação de acetilcolina causando retenção urinária ou constipação)
- A maioria dos efeitos colaterais é imediata, mas frequentemente desaparecem com o tempo, em contraste com a maioria dos efeitos terapêuticos, que são retardados e aumentam com o tempo

Efeitos colaterais notáveis
- Náusea, vômitos, constipação
- Hiperidrose
- Taquicardia, aumento da frequência cardíaca, palpitações
- Disfunção erétil
- Hesitação ou retenção urinária

Efeitos colaterais potencialmente fatais ou perigosos
- Raras convulsões
- Raras indução de mania e ativação de ideação suicida

Ganho de peso
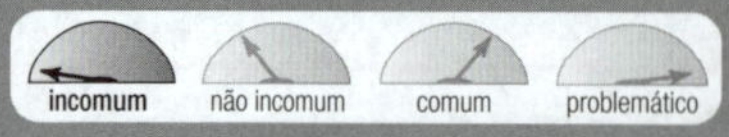
incomum
não incomum
comum
problemático

- Relatado, mas não esperado

Sedação
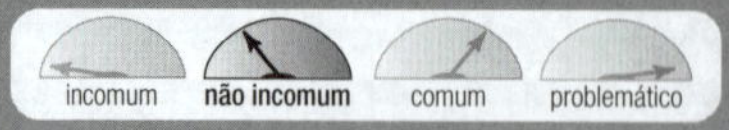
incomum
não incomum
comum
problemático

- Ocorre em uma minoria significativa

O que fazer com os efeitos colaterais
- Esperar
- Esperar
- Esperar
- Reduzir a dose
- Em algumas semanas, trocar por outro agente ou adicionar outras substâncias

Melhores agentes de acréscimo para os efeitos colaterais
✻ Para hesitação urinária, dar um bloqueador alfa-1 como tansulosina ou naftopidil
- Frequentemente é melhor tentar outra monoterapia antidepressiva antes de recorrer a estratégias de acréscimo para tratar os efeitos colaterais
- Trazodona ou um hipnótico para insônia
- Bupropiona, sildenafila, vardenafila ou tadalafila para disfunção sexual
- Benzodiazepínicos para ansiedade, agitação
- Mirtazapina para insônia, agitação e efeitos colaterais gastrintestinais
- Muitos efeitos colaterais são tempo-dependentes (i.e., iniciam imediatamente após a dosagem inicial e a cada aumento da dose, mas desaparecem com o tempo)
- Ativação e agitação podem representar a indução de um estado bipolar, especialmente uma condição bipolar tipo II disfórica mista algumas vezes associada a ideação suicida, requerendo a adição de lítio, um estabilizador do humor ou um antipsicótico atípico e/ou descontinuação de levomilnaciprano

DOSAGEM E USO

Variação típica da dosagem
- 40 a 120 mg 1 vez ao dia

Formas de dosagem
- Cápsulas de liberação prolongada de 20 mg, 40 mg, 80 mg, 120 mg

Como dosar
- Dose inicial de 20 mg 1 vez ao dia durante 2 dias, depois aumentar para 40 mg 1 vez ao dia; pode ser aumentado em 40 mg/dia a cada 2 ou mais dias; dose máxima recomendada de 120 mg 1 vez ao dia

Dicas para dosagem
- Pode ser tomado com ou sem alimentos
- Não partir ou mastigar cápsulas de levomilnaciprano, pois isso irá alterar as propriedades de liberação controlada
- Se ocorrer ansiedade, insônia, agitação, acatisia ou ativação intoleráveis após o início ou descontinuação da dosagem, considerar a possibilidade de ativação de um transtorno bipolar e trocar por estabilizador do humor ou antipsicótico atípico

Overdose
- Não foram relatadas mortes; a experiência é limitada

Uso prolongado
- Não foi avaliado em estudos controlados, mas tratamento de longa duração de transtorno depressivo maior é geralmente necessário

Formação de hábito
- Não

Como interromper
- É prudente reduzir a dose gradualmente, mas em geral não é necessário

Farmacocinética
- Metabolizado por CYP450 3A4; excretado por via renal
- Meia-vida de eliminação terminal de aproximadamente 12 horas

Interações medicamentosas
- O tramadol aumenta o risco de convulsões em pacientes que tomam um antidepressivo
- Pode causar uma "síndrome serotonérgica" fatal quando combinado com IMAOs, portanto não usar com esses medicamentos ou por pelo menos 14 dias depois que tiverem sido interrompidos
- Não iniciar um IMAO por pelo menos 5 meias-vidas (5 a 7 dias para a maioria das substâncias) depois da descontinuação de levomilnaciprano
- Inibidores fortes de CYP450 3A4, como cetoconazol, podem aumentar os níveis plasmáticos de levomilnaciprano; não exceder 80 mg de levomilnaciprano uma vez ao dia, se utilizado com um inibidor forte de CYP450 3A4
- Álcool pode interagir com as propriedades de liberação prolongada de levomilnaciprano, causando uma pronunciada liberação acelerada da substância ("descarga da substância"); assim, tomar levomilnaciprano com álcool não é recomendado
- Possível risco aumentado de sangramento, especialmente quando combinado com anticoagulantes (p. ex., varfarina, AINEs)
- A troca por, ou adição de, outros inibidores da recaptação de norepinefrina deve ser feita com cautela, pois os efeitos pró-adrenérgicos aditivos podem estimular ações terapêuticas em depressão, mas também estimulam efeitos colaterais noradrenergicamente mediados

Outras advertências/precauções
- Usar com cautela em pacientes com história de convulsões
- Usar com cautela em pacientes com transtorno bipolar, a menos que tratados com agente estabilizador do humor concomitante
- Usar com cautela em pacientes com glaucoma de ângulo fechado controlado
- Não aprovado em crianças, portanto, ao tratar crianças de modo *off label*, ponderar cuidadosamente os riscos e benefícios do tratamento farmacológico em relação aos do não tratamento com antidepressivos e documentar isso no prontuário do paciente
- Distribuir as brochuras fornecidas pela FDA e pelas companhias farmacêuticas
- Alertar pacientes e seus cuidadores sobre a possibilidade de efeitos colaterais ativadores e aconselhá-los a relatar esses sintomas imediatamente
- Monitorar os pacientes para a ativação de ideação suicida, especialmente crianças e adolescentes

Não usar
- Se o paciente tiver glaucoma de ângulo fechado não controlado
- Se o paciente estiver tomando um IMAO
- Se houver uma alergia comprovada a levomilnaciprano ou milnaciprano

POPULAÇÕES ESPECIAIS
Insuficiência renal
- Dose máxima de 80 mg 1 vez ao dia para insuficiência moderada

- Dose máxima de 40 mg 1 vez ao dia para insuficiência grave

Insuficiência hepática
- Não é necessário ajuste da dose

Insuficiência cardíaca
- Não avaliado sistematicamente em pacientes com insuficiência cardíaca
- A substância deve ser utilizada com cautela

Idosos
- Alguns pacientes podem tolerar melhor doses mais baixas
- Redução no risco de suicidalidade com antidepressivos em comparação ao placebo em adultos com mais de 65 anos

Crianças e adolescentes
- Segurança e eficácia não foram estabelecidas
- Ponderar cuidadosamente os riscos e benefícios do tratamento farmacológico em relação aos do não tratamento com antidepressivos e documentar isso no prontuário do paciente
- Monitorar os pacientes pessoalmente com regularidade, em particular durante as primeiras semanas de tratamento
- Usar com cautela, observando a ativação de transtorno bipolar conhecido ou desconhecido e/ou ideação suicida, e considerar fortemente informar os pais ou responsáveis sobre o risco para que possam ajudar a observar a criança ou o adolescente

Gravidez
- Válidas a partir de em 30 de junho de 2015, a FDA norte-americana determina alterações no conteúdo e na forma das informações referentes a gravidez e lactação nos rótulos das substâncias de prescrição, incluindo a eliminação das categorias por letras para risco na gravidez; a Pregnancy and Lactation Labeling Rule (PLLR ou regra final) aplica-se somente a substâncias de prescrição e será introduzida gradualmente para substâncias aprovadas a partir de 30 de junho de 2001
- Não foram conduzidos estudos controlados em gestantes
- Geralmente não recomendado para uso durante a gravidez, sobretudo durante o primeiro trimestre
- No entanto, poderá ser necessário tratamento contínuo durante a gravidez, e não foi comprovado que seja prejudicial para o feto
- No parto pode haver mais sangramento na mãe e irritabilidade ou sedação transitórias no recém-nascido
- Deve ser ponderado o risco do tratamento (desenvolvimento fetal do primeiro trimestre, parto do recém-nascido no terceiro trimestre) para a criança em relação ao do não tratamento (recorrência de depressão, saúde materna, vínculo com o bebê) para a mãe e a criança
- Para muitas pacientes, isso pode significar a continuidade do tratamento durante a gravidez
- A exposição a inibidores da recaptação de serotonina no início da gravidez pode estar associada a aumento no risco de defeitos cardíacos septais (o risco absoluto é pequeno)
- O uso de inibidores da recaptação de serotonina além da 20ª semana de gravidez pode estar associado a risco aumentado de hipertensão pulmonar em recém-nascidos, embora isso não esteja comprovado
- A exposição a inibidores da recaptação de serotonina no fim da gravidez pode estar associada a risco aumentado de hipertensão gestacional e pré-eclâmpsia
- Recém-nascidos expostos a ISRSs e IRSNs no final do terceiro trimestre desenvolveram complicações que requereram hospitalização prolongada, suporte respiratório e alimentação por sonda; os sintomas relatados são compatíveis com um efeito tóxico direto de ISRSs ou IRSNs ou, possivelmente, uma síndrome de descontinuação da substância, incluindo sofrimento respiratório, cianose, apneia, convulsões, instabilidade da temperatura, dificuldade de alimentação, vômitos, hipoglicemia, hipotonia, nervosismo, irritabilidade e choro constante

Amamentação
- É desconhecido se o levomilnaciprano é secretado no leite humano, mas considera-se que todos os psicotrópicos sejam secretados no leite materno
- Se a criança se tornar irritável ou sedada, poderá ser necessário descontinuar a amamentação ou a substância
- O período pós-parto imediato é uma época de alto risco de depressão, especialmente em mulheres que tiveram episódios depressivos prévios, portanto poderá ser necessário reinstituir a substância no fim do terceiro trimestre ou logo após o parto para prevenir uma recorrência durante o período pós-parto
- Devem ser ponderados os benefícios da amamentação com os riscos e benefícios do tratamento com antidepressivo *versus* não tratamento do bebê e da mãe
- Para muitas pacientes, isso pode significar continuidade do tratamento durante a amamentação

A ARTE DA PSICOFARMACOLOGIA

Potenciais vantagens
- Pacientes com depressão podem ter taxas mais altas de remissão com IRSNs do que com ISRSs
- Pacientes deprimidos com sintomas somáticos, fadiga e dor

Potenciais desvantagens
- Custo
- Pacientes com distúrbios urológicos, distúrbios da próstata
- Pacientes com hipertensão limítrofe ou descontrolada
- Pacientes com agitação e ansiedade (curta duração)

Principais sintomas-alvo
- Humor deprimido
- Sintomas físicos

 Pérolas

✻ Tem maior potência para o bloqueio da recaptação de norepinefrina do que para o de serotonina, mas é incerta a importância clínica disso como uma característica diferenciadora de outros IRSNs, embora possa contribuir para efeitos teóricos em fibromialgia e dor crônica

✻ Ações noradrenérgicas potentes podem justificar a possivelmente maior incidência de transpiração e hesitação urinária do que alguns outros IRSNs

- Hesitação urinária é mais comum em homens do que em mulheres e em homens mais velhos do que nos mais jovens
- Antagonistas alfa-1 como tansulosina ou naftopidil podem reverter a hesitação ou retenção urinária
- Antagonistas alfa-1 dados profilaticamente podem prevenir hesitação ou retenção urinária em pacientes em maior risco, como homens idosos com fluxo urinário limítrofe
- A falta de resposta a levomilnaciprano em idosos pode requerer a consideração de déficit cognitivo leve ou doença de Alzheimer

 Leituras sugeridas

Auclair AL, Martel JC, Assié MB, et al. Levomilnacipran (F2695), a norepinephrinepreferring SNRI: profile in vitro and in models of depression and anxiety. Neuropharmacology 2013;70:338–47.

Citrome L. Levomilnacipran for major depressive disorder: a systematic review of the efficacy and safety profi le for this newly approved antidepressant – what is the number needed to treat, number needed to harm and likelihood to be helped or harmed? Int J Clin Pract 2013;67:1089–104.

Mago R, Forero G, Greenberg WM, Gommoll C, Chen C. Safety and tolerability of levomilnacipran ER in major depressive disorder: results from an open-label, 48-week extension study. Clin Drug Investig 2013;33:761–71.

LISDEXANFETAMINA

TERAPÊUTICA

Marcas • Vyvanse

Genérico? Não

 Classe
- Nomenclatura baseada na neurociência: inibidor da recaptação e liberador de dopamina e norepinefrina (IRLDN)
- Estimulante

Comumente prescrita para
(em negrito, as aprovações da FDA)
- **Transtorno de déficit de atenção/hiperatividade (TDAH) (a partir dos 6 anos)**
- **Transtorno de compulsão alimentar**
- Narcolepsia
- Depressão resistente ao tratamento

 Como a substância atua
✻ A lisdexanfetamina é uma pró-substância da dextroanfetamina e, assim, não é ativa até que tenha sido absorvida pelo trato intestinal e convertida em dextroanfetamina (componente ativo) e l-lisina
✻ Depois de convertida em dextroanfetamina, aumenta as ações da norepinefrina e especialmente da dopamina, bloqueando sua recaptação e facilitando sua liberação
- O aumento de dopamina e norepinefrina em certas regiões do cérebro (p. ex., córtex pré-frontal dorsolateral) pode melhorar a atenção, a concentração, a disfunção executiva e a vigília
- O aumento das ações dopaminérgicas em outras regiões do cérebro (p. ex., gânglios da base) pode melhorar a hiperatividade
- O aumento de dopamina e norepinefrina em outras regiões do cérebro (p. ex., córtex medial pré-frontal, hipotálamo) pode melhorar depressão, fadiga e sonolência

Tempo para início da ação
- Alguns efeitos imediatos podem ser vistos com a primeira dosagem
- Pode levar várias semanas para atingir o benefício terapêutico máximo

Se funcionar (para TDAH)
- O objetivo do tratamento do TDAH é a redução dos sintomas de desatenção, hiperatividade motora e/ou impulsividade que perturbam o funcionamento social, acadêmico e/ou ocupacional
- Continuar o tratamento até que todos os sintomas estejam sob controle ou a melhora seja estável, e depois continuar o tratamento por tempo indefinido enquanto a melhora persistir
- Reavaliar periodicamente a necessidade de tratamento
- Tratamento para TDAH iniciado na infância poderá precisar ser continuado na adolescência e na idade adulta se for documentado benefício continuado

Se não funcionar (para TDAH)
- Considerar ajuste da dose ou troca por outra formulação de d-anfetamina ou para outro agente
- Considerar terapia comportamental
- Considerar a ocorrência de não adesão e aconselhar os pacientes e os pais
- Considerar avaliação para outro diagnóstico ou para uma condição comórbida (p. ex., transtorno bipolar, abuso de substância, doença clínica, etc.)
✻ Alguns pacientes com TDAH e alguns pacientes deprimidos podem experimentar falta de consistência na eficácia em razão da ativação de transtorno bipolar latente ou subjacente, requerendo potencialização com um estabilizador do humor ou troca por um estabilizador do humor

 Melhores combinações de potencialização para resposta parcial ou resistência ao tratamento
✻ É melhor tentar outras monoterapias antes de potencializar
- Para o especialista, é possível combinar com modafinila ou atomoxetina para TDAH
- Para o especialista, às vezes é possível combinar com antipsicóticos atípicos em casos de transtorno bipolar ou TDAH altamente resistentes ao tratamento
- Para o especialista, é possível combinar com antidepressivos para estimular a eficácia antidepressiva em casos de depressão altamente resistente ao tratamento, mediante monitoramento atento do paciente

Exames
- Antes do tratamento, avaliar a presença de doença cardíaca (história, história familiar, exame físico)
- A pressão arterial deve ser monitorada regularmente
- Em crianças, monitorar peso e altura

EFEITOS COLATERAIS

Como a substância causa efeitos colaterais
- Aumentos na norepinefrina, sobretudo perifericamente, podem causar efeitos colaterais autonômicos, incluindo tremor, taquicardia, hipertensão e arritmias cardíacas
- Aumentos na norepinefrina e na dopamina centralmente podem causar efeitos colaterais no SNC como insônia, agitação, psicose e abuso de substância

Efeitos colaterais notáveis
✱ Insônia, dor de cabeça, exacerbação de tiques, nervosismo, irritabilidade, estimulação excessiva, tremor, tontura
✱ Anorexia, náusea, boca seca, constipação, diarreia, perda de peso
- Pode temporariamente retardar o crescimento normal em crianças (controverso)
- Disfunção sexual de longa duração (impotência, alterações na libido), mas também pode melhorar disfunção sexual de curta duração

Efeitos colaterais potencialmente fatais ou perigosos
- Episódios psicóticos
- Convulsões
- Palpitações, taquicardia, hipertensão
- Rara ativação de hipomania, mania ou ideação suicida (controverso)
- Efeitos adversos cardiovasculares, morte súbita em pacientes com anormalidades cardíacas estruturais

Ganho de peso

- Relatado, mas não esperado
- Alguns pacientes podem experimentar perda de peso

Sedação

- Relatada, mas não esperada
- Ativação muito mais comum do que sedação

O que fazer com os efeitos colaterais
- Esperar
- Ajustar a dose
- Trocar por outro estimulante de longa duração
- Trocar por outro agente

- Para insônia, evitar dosagem à tarde/noite

Melhores agentes de acréscimo para os efeitos colaterais
- Betabloqueadores para efeitos colaterais autonômicos periféricos
- Redução da dose ou troca por outro agente pode ser mais efetivo, já que a maioria dos efeitos colaterais não pode ser melhorada com um agente de acréscimo

DOSAGEM E USO

Variação típica da dosagem
- TDAH: 30 a 70 mg/dia
- Transtorno de compulsão alimentar: 50 a 70 mg/dia

Formas de dosagem
- Cápsulas de 10 mg, 20 mg, 30 mg, 40 mg, 50 mg, 60 mg, 70 mg

Como dosar
- Dose inicial de 30 mg/dia pela manhã, pode ser aumentada em 10 a 20 mg por semana; dose máxima geralmente de 70 mg/dia
- Transtorno de compulsão alimentar: dose inicial de 30 mg/dia pela manhã; pode ser aumentada em 20 mg a cada semana; dose máxima geralmente de 70 mg/dia

Dicas para dosagem
- Duração de 10 a 12 horas de ação clínica
- As cápsulas podem ser tomadas inteiras ou podem ser abertas, e seu conteúdo, dissolvido em água
- Quando tomada dissolvida em água, a solução inteira deve ser consumida imediatamente
- A dose de uma única cápsula não deve ser dividida
- Dosagem de uma vez ao dia pode ser um elemento prático importante na utilização de estimulante, eliminando a inconveniência e as dificuldades pragmáticas da dosagem na hora do almoço na escola, incluindo problemas de armazenamento, possível mau uso e a necessidade de um profissional médico para supervisionar a dosagem fora de casa
- Evitar dosagem depois da manhã devido ao risco de insônia

✱ É possível dosar somente durante a semana escolar para alguns pacientes com TDAH
✱ É possível dar férias para a substância para pacientes com TDAH durante o verão para reavaliar a utilidade terapêutica e os efeitos na supressão do crescimento, além de avaliar outros efeitos colaterais e a necessidade de reinstituir tratamento com estimulante para o próximo período escolar
• Pode ser tomada com ou sem alimentos

Overdose
• Raramente fatal; pânico, hiper-reflexia, rabdomiólise, respiração rápida, confusão, coma, alucinação, convulsão, arritmia, alteração na pressão arterial, colapso respiratório

Uso prolongado
• Pode ser utilizada no longo prazo para TDAH quando o monitoramento contínuo documenta eficácia continuada
• Pode-se desenvolver dependência e/ou abuso
• Pode-se desenvolver tolerância aos efeitos terapêuticos em alguns pacientes
• O uso prolongado de estimulante pode estar associado a supressão no crescimento em crianças (controverso)
• Pode ser prudente o monitoramento periódico de peso, pressão arterial, hemograma, contagem de plaquetas e função hepática

Formação de hábito
• Substância Classe II
• Os pacientes podem desenvolver tolerância e dependência psicológica
• Teoricamente, tem menor potencial para abuso do que outros estimulantes quando tomados conforme indicado porque é inativo até chegar ao intestino e, assim, tem tempo de início retardado, além de longa duração da ação

Como interromper
• Reduzir a dose gradualmente para evitar efeitos de abstinência
• A retirada depois de uso terapêutico crônico pode revelar sintomas do transtorno subjacente e pode requerer acompanhamento e reinstituição do tratamento
• É necessária supervisão atenta durante a retirada de uso abusivo, uma vez que pode ocorrer depressão grave

Farmacocinética
• 1 hora para concentração máxima de lisdexanfetamina, 3,5 horas para concentração máxima de dextroanfetamina
• Duração da ação clínica de 10 a 12 horas

Interações medicamentosas
• Pode afetar a pressão arterial e deve ser utilizada com cautela com agentes utilizados para controlar a pressão arterial
• Agentes acidificantes gastrintestinais (guanetidina, reserpina, ácido glutâmico, ácido ascórbico, sucos de frutas, etc.) e agentes acidificantes urinários (cloreto de amônia, sulfato de sódio, etc.) reduzem os níveis plasmáticos de anfetamina, portanto tais agentes podem ser úteis para administrar depois de uma *overdose*, mas também podem reduzir a eficácia terapêutica das anfetaminas
• Agentes alcalinizantes gastrintestinais (bicarbonato de sódio, etc.) e agentes alcalinizantes urinários (acetazolamida, algumas tiazidas) aumentam os níveis plasmáticos de anfetamina e potencializam as ações da anfetamina
• Desipramina e protriptilina podem causar aumentos notáveis e sustentados nas concentrações cerebrais de d-anfetamina, bem como podem se somar aos efeitos cardiovasculares da d-anfetamina
• Teoricamente, outros agentes com propriedades bloqueadoras da recaptação de norepinefrina, como venlafaxina, duloxetina, atomoxetina, milnaciprano e reboxetina, também podem se somar aos efeitos cardiovasculares e no SNC da anfetamina
• As anfetaminas podem compensar os efeitos sedativos dos anti-histamínicos
• Haloperidol, clorpromazina e lítio podem inibir os efeitos estimulatórios da anfetamina
• Teoricamente, os antipsicóticos atípicos também devem inibir os efeitos estimulantes das anfetaminas
• Teoricamente, as anfetaminas podem inibir as ações antipsicóticas dos antipsicóticos
• Teoricamente, as anfetaminas podem inibir as ações estabilizadoras do humor de antipsicóticos atípicos em alguns pacientes
• Combinações de anfetaminas com estabilizadores do humor (lítio, anticonvulsivantes, antipsicóticos atípicos) costumam ser administradas somente por especialistas, com os pacientes sendo monitorados atentamente, e quando falham outras opções
• A absorção de fenobarbital, fenitoína e etossuximida é retardada pelas anfetaminas
• As anfetaminas inibem os bloqueadores adrenérgicos e aumentam os efeitos adrenérgicos da norepinefrina
• As anfetaminas podem antagonizar os efeitos hipotensores de alcaloides de Veratrum e outros anti-hipertensivos

- As anfetaminas aumentam os efeitos analgésicos da meperidina
- As anfetaminas contribuem para a estimulação excessiva do SNC se forem utilizadas com altas doses de propoxifeno
- As anfetaminas podem aumentar os níveis plasmáticos de corticosteroides
- Os IMAOs retardam a absorção de anfetaminas e, assim, potencializam suas ações, o que pode causar cefaleia, hipertensão e, raramente, crise hipertensiva e hipertermia maligna, algumas vezes com resultados fatais
- O uso com IMAOs, incluindo dentro de 14 dias após o uso, não é aconselhado, mas isso pode algumas vezes ser considerado por especialistas que monitoram atentamente pacientes deprimidos quando falham outras opções de tratamento

Outras advertências/precauções

- Usar com cautela em pacientes com algum grau de hipotensão, hipertireoidismo ou história de abuso de substância
- Crianças que não estão crescendo ou ganhando peso devem interromper o tratamento, pelo menos temporariamente
- Pode piorar tiques motores e fônicos
- Pode piorar sintomas de transtorno do pensamento e distúrbio do comportamento em pacientes psicóticos
- Estimulantes têm um alto potencial para abuso e devem ser utilizados com cautela em qualquer paciente com uma história atual ou passada de abuso de substância ou em indivíduos emocionalmente instáveis
- A administração de estimulantes por períodos de tempo prolongados deve ser evitada sempre que possível ou feita somente mediante monitoramento atento, pois isso pode levar a acentuada tolerância e dependência da substância, incluindo dependência psicológica com graus variados de comportamento anormal
- Atenção particular deve ser dada à possibilidade de que os indivíduos obtenham estimulantes para uso não terapêutico ou para distribuição para terceiros, devendo as substâncias em geral serem prescritas com moderação e com documentação do uso apropriado
- A dosagem típica foi associada a morte súbita em crianças com anormalidades cardíacas estruturais
- Não é um tratamento de primeira linha apropriado para depressão ou para fadiga normal
- Pode reduzir o limiar convulsivo

- A emergência ou piora de ativação e agitação pode representar a indução de um estado bipolar, especialmente uma condição bipolar tipo II disfórica mista algumas vezes associada a ideação suicida, requerendo a adição de um estabilizador do humor e/ou a descontinuação de lisdexanfetamina

Não usar
- Se o paciente tiver ansiedade ou agitação extremas
- Se o paciente tiver tiques motores ou síndrome de Tourette, ou se houver uma história familiar de Tourette, a menos que administrada por um especialista em casos nos quais os benefícios potenciais para TDAH compensam os riscos de piora dos tiques
- Em geral, não deve ser administrada com um IMAO, incluindo dentro de 14 dias após o uso desses medicamentos, exceto em circunstancias extremas e por um especialista
- Se o paciente tiver arteriosclerose, doença cardiovascular ou hipertensão grave
- Se o paciente tiver glaucoma
- Se o paciente tiver anormalidades cardíacas estruturais
- Se o paciente tiver hipertireoidismo
- Se houver alergia comprovada a algum agente simpatomimético

POPULAÇÕES ESPECIAIS

Insuficiência renal
- Insuficiência grave: dose máxima de 50 mg/dia
- Doença renal em estágio terminal: dose máxima de 30 mg/dia

Insuficiência hepática
- Usar com cautela

Insuficiência cardíaca
- Usar com cautela, sobretudo em pacientes com infarto do miocárdio recente ou outras condições que podem ser afetadas negativamente pelo aumento na pressão arterial
- Não usar em pacientes com anormalidades cardíacas estruturais, miopatia cardíaca, arritmia cardíaca grave ou doença arterial coronariana

Idosos
- Alguns pacientes podem tolerar melhor doses mais baixas

Crianças e adolescentes
- Segurança e eficácia não foram estabelecidas em crianças com menos de 6 anos
- O uso em crianças pequenas deve ser reservado ao especialista
- A d-anfetamina pode piorar os sintomas de transtorno comportamental e transtorno do pensamento em crianças psicóticas
- A d-anfetamina tem efeitos agudos no hormônio do crescimento; os efeitos de longo prazo são desconhecidos, mas peso e altura devem ser monitorados durante tratamento de longa duração
- Foi relatada morte súbita em crianças e adolescentes com problemas cardíacos graves
- A American Heart Association recomenda ECG antes de iniciar tratamento com estimulantes em crianças, embora nem todos os especialistas concordem

Gravidez
- Válidas a partir de 30 de junho de 2015, a FDA norte-americana determina alterações no conteúdo e na forma das informações referentes a gravidez e lactação nos rótulos das substâncias de prescrição, incluindo a eliminação das categorias por letras para risco na gravidez; a Pregnancy and Lactation Labeling Rule (PLLR ou regra final) aplica-se somente a substâncias de prescrição e será introduzida gradualmente para substâncias aprovadas a partir de 30 de junho de 2001
- Não foram conduzidos estudos controlados em gestantes
- Há um risco maior de nascimento prematuro e baixo peso no nascimento em bebês cujas mães tenham tomado d-anfetamina durante a gravidez
- Bebês cujas mães tomaram d-anfetamina durante a gravidez podem experimentar sintomas de abstinência
- Em estudos com animais, a d-anfetamina causou retardo na ossificação esquelética e reduziu o ganho de peso pós-desmame em ratos; não ocorreu nenhuma malformação em estudos com ratos ou coelhos
- O uso em mulheres com potencial reprodutivo requer que sejam ponderados os benefícios potenciais para a mãe em relação aos riscos potenciais para o feto
- Para pacientes com TDAH, a lisdexanfetamina geralmente deve ser descontinuada antes de gestações previstas

Amamentação
- Alguma quantidade da substância é encontrada no leite materno
- ✼ Recomendado descontinuar a substância ou usar mamadeira
- Se o bebê apresentar sinais de irritabilidade, poderá ser necessário descontinuar a substância

A ARTE DA PSICOFARMACOLOGIA

Potenciais vantagens
- Único tratamento aprovado para transtorno de compulsão alimentar
- Embora restrita como uma substância controlada Classe II como outros estimulantes, sendo um pró-fármaco a lisdexanfetamina pode ter menos propensão para abuso, intoxicação ou dependência do que outros estimulantes
- Pode ser particularmente útil em pacientes adultos sem diagnóstico anterior e tratamento de TDAH quando crianças para prevenir abuso e mau uso, já que a lisdexanfetamina pode ser menos abusável do que outros estimulantes

Potenciais desvantagens
- Pacientes com abuso de substância atual ou passado
- Pacientes com transtorno bipolar atual ou passado ou psicose

Principais sintomas-alvo
- Concentração, capacidade de atenção
- Hiperatividade motora
- Impulsividade
- Comer compulsivo
- Fadiga física e mental
- Sonolência diurna
- Depressão

Pérolas
- Primeira medicação aprovada para o tratamento de transtorno de compulsão alimentar
- Teoricamente, a eficácia em transtorno de compulsão alimentar se deve à liberação controlada de um estimulante que reforça o acionamento neuronal da dopamina tônica sobre a fásica
- Teoricamente, o comer compulsivo no transtorno de compulsão alimentar pode ser devido a uma troca do comer relacionado à recompensa para o hábito, bem como da impulsividade para a com-

- pulsividade, devido a uma troca do controle da dopamina do estriado dorsal para o ventral, o que pode ser revertido pela lisdexanfetamina
- Pode ser útil para tratamento de sintomas depressivos em pacientes idosos clinicamente doentes
- Pode ser útil para tratamento de depressão pós-AVC
- É uma estratégia de potencialização clássica para depressão refratária ao tratamento
- Especificamente, pode ser útil para o tratamento de disfunção cognitiva e fadiga como sintomas residuais de transtorno depressivo maior não responsivo a múltiplos tratamentos prévios
- Também pode ser útil para o tratamento de prejuízo cognitivo, sintomas depressivos e fadiga grave em pacientes com infecção por HIV e naqueles com câncer
- Pode ser utilizada para potencializar analgesia opioide e reduzir a sedação, particularmente no manejo do fim da vida

- Alguns pacientes respondem ou toleram lisdexanfetamina melhor do que metilfenidato ou anfetamina, e vice-versa

✻ Apesar das advertências, pode ser um adjunto útil de IMAOs para tratamento extremo de transtornos do humor altamente refratários, mediante monitoramento atento

✻ Pode reverter disfunção sexual causada por doença psiquiátrica e por algumas substâncias como ISRSs, incluindo diminuição da libido, disfunção erétil, ejaculação retardada e anorgasmia

- Antipsicóticos atípicos podem ser úteis no tratamento de consequências estimulantes ou psicóticas de *overdose*
- A meia-vida e duração da ação clínica tendem a ser mais curtas em crianças menores
- O abuso da substância pode na verdade ser menor nos adolescentes com TDAH tratados com estimulantes do que naqueles que não são tratados

Leituras sugeridas

Biederman J, Boellner SW, Childress A, et al. Lisdexamfetamine dimesylate and mixed amphetamine salts extended-release in children with ADHD: a double-blind, placebo-controlled, crossover analog classroom study. Biol Psychiatry 2007;62(9):970–6.

Biederman J, Krishnan S, Zhang Y, McGough JJ, Findling RL. Efficacy and tolerability of lisdexamfetamine dimesylate (NRP-104) in children with attention-deficit/hyperactivity disorder: a phase III, multicenter, randomized, double-blind, forced dose, parallel-group study. Clin Ther 2007;29(3):450–63.

LÍTIO

TERAPÊUTICA

Marcas
- Eskalith
- Eskalith CR
- Lithobid comprimidos de liberação lenta
- Lothostat comprimidos
- Carbonato de lítio comprimidos
- Citrato de lítio xarope

Genérico? Sim

Classe
- Nomenclatura baseada na neurociência: interações enzimáticas de lítio (IEL)
- Estabilizador do humor

Comumente prescrito para
(*em negrito, as aprovações da FDA*)
- **Episódios maníacos de doença maníaco-depressiva**
- **Tratamento de manutenção para pacientes maníaco-depressivos com história de mania**
- Depressão bipolar
- Transtorno depressivo maior (adjuvante)
- Dor de cabeça vascular
- Neutropenia

Como a substância atua
- Mecanismo desconhecido e complexo
- Altera o transporte de sódio através das membranas celulares nas células nervosas e musculares
- Altera o metabolismo dos neurotransmissores, incluindo catecolaminas e serotonina
- ✱ Pode alterar a sinalização intracelular por meio de ações nos sistemas de segundo mensageiro
- Especificamente, inibe a inusitol monofosfatase, possivelmente afetando a neurotransmissão por meio do sistema de segundo mensageiro fosfatidilinositol
- Também reduz a atividade da proteína quinase C, possivelmente afetando a expressão genômica associada à neurotransmissão
- Aumenta as proteínas citoprotetoras, ativa a cascata sinalizadora utilizada por fatores de crescimento endógenos e aumenta o conteúdo da substância cinzenta, possivelmente pela ativação da neurogênese e aumentando ações tróficas que mantêm as sinapses

Tempo para início da ação
- 1 a 3 semanas

Se funcionar
- O objetivo do tratamento é a completa remissão dos sintomas (i.e., mania e/ou depressão)
- Continuar o tratamento até que todos os sintomas tenham desparecido ou até que a melhora seja estável, e depois continuar tratando por tempo indeterminado enquanto a melhora persistir
- Continuar o tratamento por tempo indeterminado para evitar recorrência de mania ou depressão

Se não funcionar
- ✱ Muitos pacientes têm apenas uma resposta parcial, em que alguns sintomas são melhorados, mas outros persistem ou continuam a oscilar, sem estabilização do humor
- Outros pacientes podem ser não respondedores, sendo algumas vezes chamados de resistentes ou refratários ao tratamento
- Considerar verificação do nível plasmático da substância, troca por outro agente ou adição de um agente de potencialização apropriado
- Considerar o acréscimo de psicoterapia
- Considerar a ocorrência de não adesão e aconselhar o paciente
- Trocar por outro estabilizador do humor com menos efeitos colaterais
- Considerar avaliação para outro diagnóstico ou para uma condição comórbida (p. ex., doença clínica, abuso de substância, etc.)

Melhores combinações de potencialização para resposta parcial ou resistência ao tratamento
- Valproato
- Antipsicóticos atípicos (especialmente risperidona, olanzapina, quetiapina, ziprasidona e aripiprazol)
- Lamotrigina
- ✱ Antidepressivos (com cautela, pois antidepressivos podem desestabilizar o humor em alguns pacientes, incluindo indução de ciclagem rápida ou ideação suicida; em particular, considerar bupropiona; também ISRSs, IRSNs e outros; em geral, evitar ADTs, IMAOs)

Exames
- ✱ Antes de iniciar o tratamento, testes da função renal (incluindo creatinina e gravidade específica da urina) e testes da função da tireoide; eletrocardiograma para pacientes com mais de 50 anos
- Repetir os testes da função renal 1 a 2 vezes/ano
- ✱ Testes frequentes para monitorar os níveis plasmáticos de lítio (cerca de 12 horas depois da última dose; geralmente deve estar entre 1,0 e 1,5 mEq/L

para tratamento agudo e entre 0,6 e 1,2 mEq/L para tratamento crônico)
✻ Monitoramento inicial: a cada 1 a 2 semanas até que seja atingida a concentração sérica desejada, depois a cada 2 a 3 meses durante os 6 primeiros meses
✻ Monitoramento estável: a cada 6 a 12 meses
✻ Monitoramento pontual após mudança da dosagem, mudança para outra medicação ou mudança na doença (não antes de 1 semana)
✻ Uma vez que o lítio está frequentemente associado a ganho de peso, antes de iniciar o tratamento, pesar todos os pacientes e determinar se o indivíduo já está com sobrepeso (IMC 25,0-29,9) ou é obeso (IMC ≥ 30)
- Antes de dar uma substância que pode causar ganho de peso a um paciente com sobrepeso ou obeso, determinar se o indivíduo já tem pré-diabetes (glicose plasmática em jejum de 100 a 125 mg/dL), diabetes (glicose plasmática em jejum > 126 mg/dL) ou dislipidemia (colesterol total, colesterol LDL e triglicerídeos aumentados; colesterol HDL reduzido) e tratar ou encaminhar esses pacientes para tratamento, incluindo manejo nutricional e do peso, aconselhamento de atividade física, cessação do tabagismo e manejo clínico
✻ Monitorar peso e IMC durante o tratamento
✻ Enquanto é dada uma substância a um paciente que ganhou > 5% do peso inicial, avaliar a presença de pré-diabetes, diabetes ou dislipidemia, ou considerar troca por um agente diferente

EFEITOS COLATERAIS

Como a substância causa efeitos colaterais
- Mecanismo desconhecido e complexo
- Os efeitos colaterais no SNC são teoricamente devidos a ações excessivas nos mesmos sítios (ou sítios similares) que são mediadores de suas ações terapêuticas
- Alguns efeitos colaterais renais são teoricamente devidos a ações do lítio no transporte iônico

Efeitos colaterais notáveis
✻ Ataxia, disartria, *delirium*, tremor, problemas de memória
✻ Poliúria, polidipsia (diabetes insípido nefrogênico)
✻ Diarreia, náusea

✻ **Ganho de peso**
- Bócio eutireoidiano ou hipotereoidiano, possivelmente com níveis de TSH aumentados e de tiroxina reduzidos
- Acne, erupção cutânea, alopecia
- Leucocitose
- Os efeitos colaterais costumam ser relacionados à dose

 Efeitos colaterais potencialmente fatais ou perigosos
- Toxicidade do lítio
- Insuficiência renal (nefrite intersticial)
- Diabetes insípido nefrogênico
- Arritmia, alterações cardiovasculares, síndrome da doença sinusal, bradicardia, hipotensão
- Achatamento e inversão da onda T
- Rara hipertensão intracraniana idiopática (pseudotumor cerebral)
- Raras convulsões

Ganho de peso
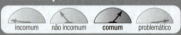
- Muitos experimentam e/ou pode ocorrer em quantidade significativa
- Pode se tornar um problema de saúde em alguns pacientes
- Pode estar associado ao aumento do apetite

Sedação
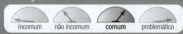
- Muitos experimentam e/ou pode ocorrer em quantidade significativa
- Pode desaparecer com o tempo

O que fazer com os efeitos colaterais
- Esperar
- Esperar
- Esperar
- Reduzir a dose
✻ Tomar a dose inteira à noite enquanto persistir a eficácia ao longo do dia com essa administração
✻ Trocar por uma preparação diferente (p. ex., de liberação controlada)
✻ Reduzir a dosagem de 3 vezes/dia para 2 vezes/dia
- Se ocorrerem sinais de toxicidade, descontinuar imediatamente
- Para dor de estômago, tomar com alimentos

- Para tremor, evitar cafeína
- Trocar por outro agente

Melhores agentes de acréscimo para os efeitos colaterais
✱ Propranolol de 20 a 30 mg 2 a 3 vezes/dia pode reduzir tremor
- Para o especialista, a adição cautelosa de um diurético (p. ex., clorotiazida 50 mg/dia), com a redução da dose de lítio em 50% e o monitoramento dos níveis plasmáticos de lítio, pode reduzir a polidipsia e a poliúria que não desaparecem sozinhas com o tempo
- Muitos efeitos colaterais não podem ser melhorados com um agente de acréscimo

DOSAGEM E USO

Variação típica da dosagem
- Mania: recomendado de 0,1 a 1,5 mEq/L
- Depressão: recomendado de 0,6 a 1,0 mEq/L
- Manutenção: recomendado de 0,7 a 1,0 mEq/L
- Líquido: 10 mL 3 vezes/dia (mania aguda); 5 mL 3 a 4 vezes/dia (longo prazo)

Formas de dosagem
- Comprimidos de 300 mg (liberação lenta), 450 mg (liberação controlada)
- Cápsulas de 150 mg, 300 mg, 600 mg
- Líquido de 8 mEq/5 mL

Como dosar
- Iniciar com 300 mg 2 a 3 vezes/dia e ajustar a dosagem para cima, conforme indicado pelos níveis plasmáticos de lítio

 Dicas para dosagem
✱ A formulação de liberação sustentada pode reduzir irritação gástrica, reduzir picos de níveis plasmáticos do lítio e diminuir os efeitos colaterais de pico da dose (i.e., os efeitos colaterais que ocorrem 1 a 2 horas depois de cada dose de carbonato de lítio padrão podem ser melhorados pela formulação de liberação sustentada)
- Sulfato de lítio e outras potências de dosagem para lítio estão disponíveis na Europa
- Verificar os níveis sanguíneos terapêuticos como níveis "de vale" aproximadamente 12 horas depois da última dose

- Após estabilização, alguns pacientes podem ter melhores resultados com uma única dose por dia, à noite
- As respostas na mania aguda podem levar de 7 a 14 dias, mesmo com níveis plasmáticos de lítio adequados
✱ Alguns pacientes aparentemente respondem a doses baixas de 300 mg 2 vezes por dia, mesmo com os níveis plasmáticos de lítio abaixo de 0,5 mEq/L
- Usar a dose de lítio mais baixa associada à resposta terapêutica adequada
- Doses mais baixas e níveis plasmáticos de lítio mais baixos (< 0,6 mEq/L) são frequentemente adequados e aconselháveis em idosos
✱ A descontinuação rápida aumenta o risco de recaída e possivelmente suicídio, portanto poderá ser necessário reduzir o lítio de modo gradual e lento por 3 meses caso tenha de ser descontinuado depois de manutenção de longa duração

Overdose
- Ocorreram mortes; tremor, disartria, *delirium*, coma, convulsões, instabilidade autonômica

Uso prolongado
- Indicado para prevenção de recaída no longo prazo
- Pode causar redução da função renal
- Requer monitoramento terapêutico regular dos níveis de lítio, bem como da função renal e da tireoide

Formação de hábito
- Não

Como interromper
- Reduzir a dose gradualmente durante 3 meses para evitar recaída
- A descontinuação rápida aumenta o risco de recaída e possivelmente suicídio
- Sintomas de descontinuação são incomuns

Farmacocinética
- Meia-vida de 18 a 30 horas
- Menor absorção com o estômago vazio

 Interações medicamentosas
✱ Agentes anti-inflamatórios não esteroides, incluindo ibuprofeno e inibidores seletivos de COX-2 (ciclo-oxigenase 2), podem aumentar as concentrações plasmáticas de lítio; adicionar com cautela a pacientes estabilizados com lítio

✱ Diuréticos, especialmente tiazidas, podem aumentar as concentrações plasmáticas de lítio; adicionar com cautela para pacientes estabilizados com lítio
- Inibidores da enzima conversora da angiotensina podem aumentar as concentrações plasmáticas de lítio; adicionar com cautela para pacientes estabilizados com lítio
- O metronidazol pode levar à toxicidade com lítio por meio da diminuição da eliminação renal
- Acetazolamida, agentes alcalinizantes, preparações com xantina e ureia podem baixar as concentrações plasmáticas de lítio
- Metildopa, carbamazepina e fenitoína podem interagir com lítio, aumentando sua toxicidade
- Usar lítio com cautela com bloqueadores dos canais de cálcio, que também podem aumentar a toxicidade do fármaco
- O uso de lítio com um ISRS pode aumentar o risco de tontura, confusão, diarreia, agitação, tremor
- Alguns pacientes que estavam tomando haloperidol e lítio desenvolveram uma síndrome encefalopática semelhante à síndrome neuroléptica maligna
- O lítio pode prolongar os efeitos de agentes bloqueadores neuromusculares
- Interações farmacocinéticas do lítio com anticonvulsivantes estabilizadores do humor ou antipsicóticos atípicos são improváveis

 Outras advertências/precauções

✱ Os níveis tóxicos estão próximos dos níveis terapêuticos; os sinais de toxicidade incluem tremor, ataxia, diarreia, vômitos, sedação
- Monitorar para desidratação; reduzir a dose se o paciente exibir sinais de infecção, transpiração excessiva, diarreia
- Monitorar atentamente pacientes com distúrbios da tireoide
- O lítio pode revelar uma síndrome de Brugada; é recomendada consulta com um cardiologista se os pacientes desenvolverem síncope ou palpitações inexplicadas depois de iniciar o fármaco

Não usar
- Se o paciente tiver doença renal grave
- Se o paciente tiver doença cardiovascular grave
- Se o paciente tiver síndrome de Brugada
- Se o paciente tiver desidratação grave
- Se o paciente tiver depleção de sódio
- Se houver alergia comprovada a lítio

POPULAÇÕES ESPECIAIS

Insuficiência renal
- Não recomendado para uso em pacientes com insuficiência grave
- Alguns especialistas não recomendam modificação da dosagem para taxa de filtração glomerular (TFG) > 50 mL/min

Insuficiência hepática
- Sem indicações especiais

Insuficiência cardíaca
- Não é recomendado para uso em pacientes com insuficiência grave
- O lítio pode causar alterações reversíveis nas ondas T, bradicardia sinusal, síndrome da doença sinusal ou bloqueio cardíaco

Idosos
- É provável que pacientes idosos necessitem de doses mais baixas para atingir níveis séricos terapêuticos
- Pacientes idosos podem ser mais sensíveis a efeitos adversos

✱ Pode ocorrer neurotoxicidade, incluindo *delirium* e outras alterações do estado mental, mesmo com doses terapêuticas, em idosos e em pacientes organicamente comprometidos
- Doses mais baixas e níveis plasmáticos de lítio mais baixos (< 0,6 mEq/L) são frequentemente adequados e aconselháveis em idosos

 Crianças e adolescentes
- Segurança e eficácia não foram estabelecidas em crianças com menos de 12 anos
- Usar somente com cautela
- Crianças menores tendem a ter efeitos colaterais mais frequentes e graves
- As crianças devem ser monitoradas mais frequentemente

 Gravidez
- Válidas a partir de 30 de junho de 2015, a FDA norte-americana determina alterações no conteúdo e na forma das informações referentes a gravidez e lactação nos rótulos das substâncias de prescrição, incluindo a eliminação das categorias por letras para risco na gravidez; a Pregnancy

and Lactation Labeling Rule (PLLR ou regra final) aplica-se somente a substâncias de prescrição e será introduzida gradualmente para substâncias aprovadas a partir de 30 de junho de 2001

✳ Evidências de risco aumentado de defeitos congênitos importantes (talvez 2 a 3 vezes a população geral), mas provavelmente mais baixo do que com alguns outros estabilizadores do humor (p. ex., valproato)
- Evidências de aumento de anomalias cardíacas (especialmente anomalia de Ebstein) em bebês cujas mães tomaram lítio durante a gravidez
- Não foram observados efeitos neurocomportamentais de longo prazo pela exposição a lítio no período neonatal tardio
- Se o lítio for continuado, monitorar seus níveis séricos a cada 4 semanas, depois a cada semana a partir da 36ª semana
- Desidratação devido a enjoo matinal pode causar rápidos aumentos nos níveis de lítio
- A administração de lítio durante o parto pode estar associada a hipotonia no bebê; a maioria dos clínicos recomenda suspender o fármaco por 24 a 48 horas antes do parto
- O monitoramento durante o parto deve incluir o equilíbrio dos fluidos
- Após o parto, monitorar por 48 horas para "síndrome do bebê mole"
- O uso em mulheres com potencial reprodutivo requer que sejam ponderados os benefícios potenciais para a mãe em relação aos riscos para o feto
- A doença bipolar recorrente durante a gravidez pode ser muito perturbadora
- Reduzir a substância gradualmente se for descontinuada
- Dado o risco de recaída bipolar no período pós-parto, em geral o lítio deve ser reiniciado imediatamente após o parto
- Isso pode significar a interrupção da amamentação, já que pode ser encontrado lítio no leite materno, possivelmente com efeitos terapêuticos integrais

✳ Antipsicóticos atípicos podem ser preferíveis a lítio ou anticonvulsivantes se for necessário tratamento de transtorno bipolar durante a gravidez
- Sintomas bipolares podem recorrer ou piorar durante a gravidez, e poderá ser necessária alguma forma de tratamento

Amamentação
- Alguma quantidade da substância é encontrada no leite materno, possivelmente com efeitos terapêuticos integrais, visto que o lítio é solúvel no leite materno

✳ É recomendado descontinuar a substância ou usar mamadeira

✳ Pode ocorrer transtorno bipolar durante o período pós-parto, particularmente se houver história prévia de episódios de depressão ou psicose pós-parto

✳ As taxas de recaída podem ser mais baixas em mulheres que recebem tratamento profilático para episódios pós-parto de transtorno bipolar
- Antipsicóticos atípicos e anticonvulsivantes como valproato podem ser mais seguros do que o lítio no período pós-parto durante a amamentação

A ARTE DA PSICOFARMACOLOGIA

Potenciais vantagens
- Mania eufórica
- Depressão resistente ao tratamento
- Reduz o risco de suicídio
- Funciona bem em combinação com antipsicóticos atípicos e/ou anticonvulsivantes estabilizadores do humor, como valproato

Potenciais desvantagens
- Mania disfórica
- Mania mista, mania em ciclagem rápida
- Fase depressiva de transtorno bipolar
- Pacientes que não toleram ganho de peso, sedação, efeitos gastrintestinais, efeitos renais e outros efeitos colaterais
- Requer monitoramento sanguíneo

Principais sintomas-alvo
- Humor instável
- Mania

Pérolas

✳ O lítio foi o primeiro estabilizador do humor e ainda é uma opção de tratamento de primeira linha, mas pode ser subutilizado, já que é um agente mais antigo e menos promovido para o uso no transtorno bipolar em comparação a agentes mais novos

✳ Pode ser melhor para mania eufórica; pacientes com tipos de transtorno bipolar de ciclagem rápida e estado misto geralmente não respondem tão bem com lítio

* Parece ser mais efetivo no tratamento de episódios maníacos do que no de episódios depressivos no transtorno bipolar (trata melhor de cima do que de baixo)
* Também pode ser mais efetivo na prevenção de recaídas maníacas do que na prevenção de episódios depressivos (estabiliza melhor de cima do que de baixo)
* Pode reduzir suicídio e suas tentativas não só no transtorno bipolar tipo I, mas também no tipo II e na depressão unipolar
* Devido ao seu índice terapêutico estreito, os efeitos colaterais tóxicos do lítio ocorrem em doses próximas aos seus efeitos terapêuticos
  - É necessário monitoramento atento dos níveis plasmáticos da substância durante tratamento com lítio; o fármaco foi a primeira substância psiquiátrica que exigiu monitoramento do nível sanguíneo
  - Provavelmente, é menos efetivo do que antipsicóticos atípicos para pacientes com mania graves, excitados, perturbados, hiperativos ou psicóticos
  - Devido ao retardo no início da ação, a monoterapia com lítio pode não ser a primeira opção na mania aguda, mas ele pode ser utilizado como um adjunto de antipsicóticos atípicos, benzodiazepínicos e/ou de uma carga de valproato
  - Depois que os sintomas agudos de mania estiverem controlados, alguns pacientes podem ser mantidos com monoterapia com lítio

- Entretanto, apenas um terço dos pacientes bipolares experimenta alívio adequado com uma monoterapia, portanto a maioria dos pacientes precisa de múltiplas medicações para melhor controle
- O lítio não é um agente de potencialização comprovado para antipsicóticos atípicos no tratamento de esquizofrenia
- O lítio é um dos agentes adjuvantes mais úteis para potencialização de antidepressivos na depressão unipolar resistente ao tratamento
- O lítio pode ser útil para diversos pacientes com sintomas episódicos e recorrentes, com ou sem doença afetiva, incluindo fúria, raiva ou violência episódicas e comportamento autodestrutivo. Tais sintomas podem estar associados a doença psicótica ou não psicótica, transtornos da personalidade, transtornos orgânicos ou retardo mental
- O lítio é mais bem tolerado durante as fases maníacas agudas do que quando os sintomas maníacos tiverem sido esbatidos
- Os efeitos adversos geralmente aumentam de incidência e gravidade à medida que aumentam os níveis séricos de lítio
- Embora não seja recomendado para uso em pacientes com doença renal ou cardiovascular grave, desidratação ou depleção do sódio, o lítio pode ser administrado com cautela em ambiente hospitalar para tais pacientes, com seus níveis séricos sendo monitorados diariamente
- Ganho de peso induzido por lítio pode ser mais comum em mulheres do que em homens

Leituras sugeridas

Baldessarini RJ, Tondo L, Davis P, et al. Decreased risk of suicides and attempts during long-term lithium treatment: a meta-analytic review. Bipolar Disord 2006;8(5 Pt 2):625–39.

Goodwin FK. Rationale for using lithium in combination with other mood stabilizers in the management of bipolar disorder. J Clin Psychiatry 2003;64(Suppl 5):S18–24.

Goodwin GM, Bowden CL, Calabrese JR, et al. A pooled analysis of 2 placebo-controlled 18-month trials of lamotrigine and lithium maintenance treatment in bipolar I disorder. J Clin Psychiatry 2004;65:432–41.

Malhi GS, Tanious M. Optimal frequency of lithium administration in the treatment of bipolar disorder: clinical and dosing considerations. CNS Drugs 2011; 25(4):289–98.

Tueth MJ, Murphy TK, Evans DL. Special considerations: use of lithium in children, adolescents, and elderly populations. J Clin Psychiatry 1998;59(Suppl 6):S66–73.

LOFEPRAMINA

TERAPÊUTICA

Marcas
- Deprimyl
- Gamanil

Genérico? Sim

Classe
- Nomenclatura baseada na neurociência: inibidor da recaptação de serotonina e norepinefrina (IRSN)
- Antidepressivo tricíclico (ADT)
- Predominantemente um inibidor da recaptação de norepinefrina

Comumente prescrita para
(em negrito, as aprovações da FDA)
- Transtorno depressivo maior
- Ansiedade
- Insônia
- Dor neuropática/dor crônica
- Depressão resistente ao tratamento

Como a substância atua
- Estimula o neurotransmissor norepinefrina
- Bloqueia a bomba de recaptação de norepinefrina (transportador de norepinefrina), possivelmente aumentando a neurotransmissão noradrenérgica
- Uma vez que a dopamina é inativada pela recaptação de norepinefrina no córtex frontal, que em grande parte carece de transportadores dopamínicos, a lofepramina pode aumentar a neurotransmissão de dopamina nessa parte do cérebro
- É um inibidor mais potente da bomba de recaptação de norepinefrina do que da bomba de recaptação de serotonina (transportador de serotonina)
- Em altas doses, também pode estimular o neurotransmissor serotonina e possivelmente aumentar a neurotransmissão serotonérgica

Tempo para início da ação
- Pode ter efeitos imediatos no tratamento de insônia ou ansiedade
- O início das ações terapêuticas não costuma ser imediato, frequentemente demorando de 2 a 4 semanas
- Se não estiver funcionando dentro de 6 a 8 semanas para depressão, poderá ser necessário aumentar a dosagem ou poderá simplesmente não funcionar
- Pode continuar a agir por muitos anos, prevenindo recaída dos sintomas

Se funcionar
- O objetivo do tratamento de depressão é a completa remissão dos sintomas atuais, além da prevenção de recaídas futuras
- O objetivo do tratamento de dor neuropática crônica é reduzir os sintomas o máximo possível, especialmente em combinação com outros tratamentos
- O tratamento de depressão na maioria das vezes reduz ou até mesmo elimina os sintomas, mas não é uma cura, já que os sintomas podem recorrer depois que o medicamento é interrompido
- O tratamento de dor neuropática crônica pode reduzir os sintomas, mas raramente os elimina por completo, e não é uma cura, já que os sintomas podem recorrer depois que o medicamento é interrompido
- Continuar o tratamento de depressão até que todos os sintomas tenham desaparecido (remissão)
- Depois que os sintomas de depressão tiverem desaparecido, continuar tratando por 1 ano para o primeiro episódio de depressão
- Para segundo episódio de depressão e episódios subsequentes, poderá ser necessário tratamento por tempo indefinido
- O uso em transtornos de ansiedade e dor crônica também poderá precisar ser por tempo indefinido, mas o tratamento de longa duração não está bem estudado nessas condições

Se não funcionar
- Muitos pacientes deprimidos têm apenas uma resposta parcial em que alguns sintomas são melhorados, mas outros persistem (especialmente insônia, fadiga e problemas de concentração)
- Outros pacientes deprimidos podem ser não respondedores, sendo algumas vezes chamados de resistentes ou refratários ao tratamento
- Considerar aumento da dose, troca por outro agente ou adição de um agente de potencialização apropriado
- Considerar psicoterapia
- Considerar avaliação para outro diagnóstico ou para uma condição comórbida (p. ex., doença clínica, abuso de substância, etc.)
- Alguns pacientes podem experimentar aparente falta de consistência na eficácia devido à ativação de um transtorno bipolar latente ou subjacente, requerendo descontinuação do antidepressivo e troca por um estabilizador do humor

Melhores combinações de potencialização para resposta parcial ou resistência ao tratamento
- Lítio, buspirona, hormônio da tireoide (para depressão)
- Gabapentina, tiagabina, outros anticonvulsivantes, até mesmo opiáceos se prescritos por especialistas, mediante monitoramento atento em casos difíceis (para dor crônica)

Exames
- ECG basal é recomendado para pacientes com mais de 50 anos
- ✱ Uma vez que os antidepressivos tricíclicos e tetracíclicos estão frequentemente associados a ganho de peso, antes de iniciar o tratamento pesar todos os pacientes e determinar se o indivíduo já tem sobrepeso (IMC 25,0-29,9) ou é obeso (IMC ≥ 30)
- Antes de dar uma substância que pode causar ganho de peso para um paciente com sobrepeso ou obeso, determinar se o indivíduo já tem pré-diabetes (glicose plasmática em jejum de 100-125 mg/dL), diabetes (glicose plasmática em jejum > 126 mg/dL) ou dislipidemia (colesterol total, colesterol LDL e triglicerídeos aumentados; colesterol HDL reduzido) e tratar ou encaminhar tais pacientes para tratamento, incluindo manejo nutricional e do peso, aconselhamento de atividade física, cessação do tabagismo e manejo clínico
- ✱ Monitorar peso e IMC durante o tratamento
- ✱ Enquanto é dada uma substância a um paciente que ganhou > 5% do peso inicial, avaliar a presença de pré-diabetes, diabetes ou dislipidemia, ou considerar troca por um antidepressivo diferente
- Os ECGs podem ser úteis para pacientes selecionados (p. ex., aqueles com história pessoal ou familiar de prolongamento de QTc; arritmia cardíaca; infarto do miocárdio recente; insuficiência cardíaca descompensada; ou que tomam agentes que prolongam o intervalo QTc, como pimozida, tioridazina, antiarrítmicos selecionados, moxifloxacina, esparfloxacina, etc.)
- Pacientes em risco de distúrbios eletrolíticos (p. ex., aqueles em terapia diurética) devem ter medidas basais e periódicas de potássio e magnésio séricos

EFEITOS COLATERAIS

Como a substância causa efeitos colaterais
- A atividade anticolinérgica pode explicar os efeitos sedativos, a boca seca, a constipação e a visão turva
- Os efeitos sedativos e o ganho de peso podem ser devidos às propriedades anti-histamínicas
- O bloqueio dos receptores alfa-1 adrenérgicos pode explicar tontura, sedação e hipotensão
- Arritmias cardíacas e convulsões, especialmente em *overdose*, podem ser causadas pelo bloqueio dos canais iônicos

Efeitos colaterais notáveis
- Visão turva, constipação, retenção urinária, aumento do apetite, boca seca, náusea, diarreia, azia, gosto estranho na boca, ganho de peso
- Fadiga, fraqueza, tontura, sedação, cefaleia, ansiedade, nervosismo, inquietação
- Disfunção sexual, sudorese

Efeitos colaterais potencialmente fatais ou perigosos
- Íleo paralítico, hipertermia (ADTs + agentes anticolinérgicos)
- Redução do limiar convulsivo e convulsões raras
- Hipotensão ortostática, morte súbita, arritmias, taquicardia
- Prolongamento de QTc
- Insuficiência hepática, efeitos colaterais extrapiramidais
- Pressão intraocular aumentada
- Rara indução de mania
- Rara ativação de ideação e comportamento suicida (suicidalidade) (estudos de curto prazo não mostraram um aumento no risco de suicidalidade com antidepressivos em comparação ao placebo acima dos 24 anos)

Ganho de peso

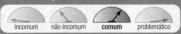

- Muitos experimentam e/ou pode ocorrer em quantidade significativa
- Pode aumentar o apetite e a fissura por carboidrato

Sedação

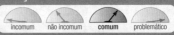

- Muitos experimentam e/ou pode ocorrer em quantidade significativa

- Pode se desenvolver tolerância ao efeito sedativo com o uso de longo prazo

O que fazer com os efeitos colaterais
- Esperar
- Esperar
- Esperar
- Reduzir a dose
- Trocar por ISRS ou antidepressivo mais recente

Melhores agentes de acréscimo para os efeitos colaterais
- Muitos efeitos colaterais não podem ser melhorados com um agente de acréscimo

DOSAGEM E USO

Variação típica da dosagem
- 140 a 210 mg/dia

Formas de dosagem
- Comprimidos de 70 mg multissulcados
- Líquido de 70 mg/5 mL

Como dosar
- Dose inicial de 70 mg/dia 1 vez ao dia ou em doses divididas; aumentar a dose gradualmente para atingir os efeitos terapêuticos desejados; dose na hora de dormir para sedação diurna e pela manhã em caso de insônia; dose máxima de 280 mg/dia para pacientes internados; 210 mg/dia para pacientes ambulatoriais

 Dicas para dosagem
- Se dada em dose única, em geral deve ser administrada na hora de dormir devido às suas propriedades sedativas
- Se dada em doses divididas, a dose maior em geral deve ser dada na hora de dormir devido às suas propriedades sedativas
- Se os pacientes experimentarem pesadelos, dividir a dose e não dar a maior na hora de dormir
- Dose incomum em comparação à maioria dos ADTs
- Pacientes tratados para dor crônica podem precisar apenas de doses mais baixas

- Se ocorrer ansiedade, insônia, agitação, acatisia ou ativação intoleráveis após o início ou descontinuação da dosagem, considerar a possibilidade de transtorno bipolar ativado e trocar por estabilizador do humor ou antipsicótico atípico

Overdose
- Pode ocorre morte; convulsões, arritmias cardíacas, hipotensão grave, depressão do SNC, coma, alterações no ECG

Uso prolongado
- Seguro

Formação de hábito
- Não

Como interromper
- Reduzir a dose gradualmente para evitar efeitos de retirada
- Mesmo com redução gradual da dose, podem aparecer alguns sintomas de retirada dentro das primeiras 2 semanas
- Muitos pacientes toleram redução de 50% da dose por 3 dias, depois redução de outros 50% por 3 dias, depois descontinuação
- Se emergirem sintomas de retirada durante a descontinuação, aumentar a dose para interromper os sintomas e depois reiniciar a retirada muito mais lentamente

Farmacocinética
- Substrato para CYP450 2D6
- Meia-vida da substância-mãe de aproximadamente 1,5 a 6 horas
✱ O metabólito principal é o antidepressivo desipramina, com meia-vida de aproximadamente 24 horas

 Interações medicamentosas
- O tramadol aumenta o risco de convulsões em pacientes que tomam ADTs
- O uso de ADTs com substâncias anticolinérgicas pode resultar em íleo paralítico ou hipertermia
- Fluoxetina, paroxetina, bupropiona, duloxetina e outros inibidores de CYP450 2D6 podem aumentar as concentrações de ADT
- A cimetidina pode aumentar as concentrações plasmáticas de ADTs e causar sintomas anticolinérgicos
- Fenotiazinas ou haloperidol podem aumentar as concentrações sanguíneas de ADT

- Pode alterar os efeitos de substâncias anti-hipertensivas, pode inibir os efeitos hipotensores da clonidina
- O uso com agentes simpatomiméticos pode aumentar a atividade simpática
- O metilfenidato pode inibir o metabolismo de ADTs
- Ativação e agitação, sobretudo depois de troca ou acréscimo de antidepressivos, podem representar a indução de um estado bipolar, especialmente uma condição bipolar tipo II disfórica mista algumas vezes associada a ideação suicida, requerendo a adição de lítio, um estabilizador do humor e/ou descontinuação da lofepramina

 Outras advertências/ precauções

- Acrescentar ou iniciar outros antidepressivos com cautela por até 2 semanas após a descontinuação da lofepramina
- Geralmente, não usar com IMAOs, incluindo 14 dias depois que IMAOs tiverem sido interrompidos; não iniciar um IMAO por pelo menos 5 meias-vidas (5 a 7 dias para a maioria das substâncias) depois da descontinuação de lofepramina, mas ver a seção Pérolas
- Usar com cautela em pacientes com história de convulsão, retenção urinária, glaucoma de ângulo fechado, hipertireoidismo
- Os ADTs podem aumentar o intervalo QTc, especialmente em doses tóxicas, o que pode ocorrer não só por *overdose*, mas também pela combinação com substâncias que inibem seu metabolismo via CYP450 2D6, podendo causar arritmia do tipo *torsades de pointes* ou morte súbita
- Uma vez que os ADTs podem prolongar o intervalo QTc, usar com cautela em pacientes que têm bradicardia ou estão tomando substâncias que podem induzir bradicardia (p. ex., betabloqueadores, bloqueadores dos canais de cálcio, clonidina, digitálico)
- Uma vez que os ADTs podem prolongar o intervalo QTc, usar com cautela em pacientes que têm hipocalemia e/ou hipomagnesemia ou estão tomando substâncias que podem induzir hipocalemia e/ou hipomagnesemia (p. ex., diuréticos, laxativos estimulantes, anfotericina B intravenosa, glicocorticoides, tetracosactida)
- Ao tratar crianças, ponderar cuidadosamente os riscos e benefícios do tratamento farmacológico em relação aos do não tratamento com antidepressivos e documentar isso no prontuário do paciente

- Distribuir as brochuras fornecidas pela FDA e pelas companhias farmacêuticas
- Alertar pacientes e seus cuidadores sobre a possibilidade de efeitos colaterais ativadores e aconselhá-los a relatar esses sintomas imediatamente
- Monitorar os pacientes para ativação de ideação suicida, especialmente crianças e adolescentes

Não usar
- Se o paciente estiver se recuperando de infarto do miocárdio
- Se o paciente estiver tomando agentes capazes de prolongar significativamente o intervalo QTc (p. ex., pimozida, tioridazina, antiarrítmicos selecionados, moxifloxacina, esparfloxacina)
- Se houver uma história de prolongamento de QTc ou arritmia cardíaca, infarto agudo do miocárdio recente, insuficiência cardíaca descompensada
- Se o paciente estiver tomando substâncias que inibem o metabolismo de ADT, incluindo inibidores de CYP450 2D6, exceto se prescrito por um especialista
- Se houver uma função reduzida de CYP450 2D6, como os pacientes que são metabolizadores lentos de 2D6, exceto se prescrito por um especialista, e em baixas doses
- Se houver alergia comprovada a lofepramina, desipramina ou imipramina

POPULAÇÕES ESPECIAIS

Insuficiência renal
- Usar com cautela

Insuficiência hepática
- Usar com cautela

Insuficiência cardíaca
- É recomendado ECG basal
- Foi relatado que ADTs causam arritmias, prolongamento do tempo de condução, hipotensão ortostática, taquicardia sinusal e insuficiência cardíaca, especialmente no coração doente
- Infarto do miocárdio e AVC foram relatados com ADTs
- Os ADTs produzem prolongamento de QTc, o que pode ser aumentado pela existência de bradicardia, hipocalemia, intervalo de QTc longo congênito ou adquirido, os quais devem ser avaliados antes da administração de lofepramina

- Usar com cautela se tratar concomitantemente com uma medicação com probabilidade de produzir bradicardia prolongada, hipocalemia, lentificação da condução cardíaca ou prolongamento do intervalo QTc
- Evitar ADTs em pacientes com uma história conhecida de prolongamento de QTc, infarto agudo do miocárdio recente e insuficiência cardíaca descompensada
- Os ADTs podem causar um aumento sustentado na frequência cardíaca em pacientes com doença cardíaca isquêmica e pode piorar (reduzir) a variabilidade da frequência cardíaca, um risco independente de mortalidade em populações cardíacas
- Uma vez que os ISRSs podem melhorar (aumentar) a variabilidade da frequência cardíaca em pacientes depois de infarto do miocárdio, bem como a sobrevida e o humor em pacientes com angina aguda ou depois de um infarto do miocárdio, eles são agentes mais apropriados para a população cardíaca do que antidepressivos tricíclicos/tetracíclicos

✻ A relação risco/benefício pode não justificar o uso de ADTs em insuficiência cardíaca

Idosos
- É recomendado ECG basal para pacientes com mais de 50 anos
- Podem ser mais sensíveis a efeitos anticolinérgicos, cardiovasculares, hipotensores e sedativos
- Redução no risco de suicidalidade com antidepressivos em comparação ao placebo em adultos a partir de 65 anos

Crianças e adolescentes
- Ponderar cuidadosamente os riscos e benefícios do tratamento farmacológico em relação aos do não tratamento com antidepressivos e documentar isso no prontuário do paciente
- Monitorar os pacientes pessoalmente com regularidade, em particular durante as primeiras semanas de tratamento
- Usar com cautela, observando a ativação de transtorno bipolar conhecido ou desconhecido e/ou ideação suicida, e informar os pais ou responsáveis sobre o risco para que possam ajudar a observar a criança ou adolescente
- Não recomendada para uso em pacientes com menos de 18 anos
- Vários estudos mostram falta de eficácia de ADTs para depressão
- Pode ser utilizada para tratar enurese ou comportamentos hiperativos/impulsivos
- Alguns casos de morte súbita ocorreram em crianças que tomavam ADTs

Gravidez
- Válidas a partir de 30 de junho de 2015, a FDA norte-americana determina alterações no conteúdo e na forma das informações referentes a gravidez e lactação nos rótulos das substâncias de prescrição, incluindo a eliminação das categorias por letras para risco na gravidez; a Pregnancy and Lactation Labeling Rule (PLLR ou regra final) aplica-se somente a substâncias de prescrição e será introduzida gradualmente para substâncias aprovadas a partir de 30 de junho de 2001
- Atravessa a placenta
- Foram relatados efeitos adversos em bebês cujas mães tenham tomado um ADT (letargia, sintomas de retirada, malformações fetais)
- Geralmente não recomendada para uso durante a gravidez, em especial durante o primeiro trimestre
- Deve ser ponderado o risco do tratamento (desenvolvimento fetal do primeiro trimestre, parto do recém-nascido no terceiro trimestre) para a criança em relação ao do não tratamento (recorrência de depressão, saúde materna, vínculo com o bebê) para a mãe e a criança
- Para muitas pacientes, isso pode significar continuidade do tratamento durante a gravidez

Amamentação
- Alguma quantidade da substância é encontrada no leite materno

✻ É recomendado descontinuar a substância ou usar mamadeira

- O período pós-parto imediato é uma época de alto risco de depressão, especialmente em mulheres que tiveram episódios depressivos prévios, portanto poderá ser necessário reinstituir a substância no fim do terceiro trimestre ou logo após o parto para prevenir recorrência durante o período pós-parto
- Devem ser ponderados os benefícios da amamentação em relação aos riscos e benefícios do tratamento com antidepressivo *versus* não tratamento para o bebê e a mãe
- Para muitos pacientes, isso pode significar continuidade do tratamento durante a amamentação

A ARTE DA PSICOFARMACOLOGIA

Potenciais vantagens
- Pacientes com insônia
- Depressão grave ou resistente ao tratamento
- Depressão ansiosa

Potenciais desvantagens
- Pacientes pediátricos e geriátricos
- Pacientes preocupados com ganho de peso
- Pacientes com doença cardíaca

Principais sintomas-alvo
- Humor deprimido

Pérolas
- Os ADTs são frequentemente uma opção de tratamento de primeira linha para dor crônica
- Os ADTs não são mais considerados uma opção de primeira linha para depressão devido ao seu perfil de efeitos colaterais
- Os ADTs continuam a ser úteis para depressão grave ou resistente ao tratamento
- Inibidores da recaptação noradrenérgica como a lofepramina podem ser utilizados como tratamento de segunda linha para cessação de tabagismo, dependência de cocaína e transtorno de déficit de atenção
- ✱ A lofepramina é um pró-fármaco de curta ação do ADT desipramina
- ✱ Menos efeitos colaterais anticolinérgicos, particularmente sedação, do que alguns outros tricíclicos
- Já foi um ADT popular no Reino Unido, mas não é amplamente comercializado em todo o mundo
- Os ADTs podem agravar sintomas psicóticos
- Deve ser evitado álcool devido aos efeitos colaterais aditivos no SNC
- Pacientes abaixo do peso normal podem ser mais suscetíveis a efeitos cardiovasculares adversos
- Crianças, pacientes com hidratação inadequada e aqueles com doença cardíaca podem ser mais suscetíveis à cardiotoxicidade induzida por ADT do que adultos saudáveis

- Somente para o especialista: embora costume ser proibido, um tratamento extremo e potencialmente perigoso, para pacientes com muita resistência ao tratamento, é dar um antidepressivo tricíclico/tetracíclico, exceto clomipramina, simultaneamente com um IMAO para indivíduos que não respondem a diversos outros antidepressivos
- Se essa opção for escolhida, iniciar o IMAO com o antidepressivo tricíclico/tetracíclico simultaneamente em baixas doses após a eliminação apropriada da substância, depois aumentar as doses desses agentes alternadamente a cada poucos dias até uma semana conforme tolerado
- Embora restrições dietéticas e medicamentosas concomitantes muito rígidas devam ser observadas para prevenir crises hipertensivas e síndrome serotonérgica, os efeitos colaterais mais comuns de combinações IMAO/tricíclico ou tetracíclico podem ser ganho de peso ou hipotensão ortostática
- Pacientes em uso de ADTs devem estar informados de que podem experimentar sintomas como fotossensibilidade ou urina azul-esverdeada
- Os ISRSs podem ser mais efetivos do que ADTs em mulheres, e os ADTs podem ser mais efetivos do que os ISRSs em homens
- Uma vez que antidepressivos tricíclicos/tetracíclicos são substratos para CYP450 2D6, e 7% da população (especialmente pessoas brancas) podem ter uma variante genética levando à atividade reduzida de 2D6, tais pacientes podem não tolerar com segurança doses normais de antidepressivos tricíclicos/tetracíclicos, eventualmente requerendo redução da dose
- A testagem fenotípica poderá ser necessária para detectar essa variante genética antes de iniciar um antidepressivo tricíclico/tetracíclico, especialmente em populações vulneráveis como crianças, idosos, populações cardíacas e aqueles em uso de medicações concomitantes
- Pacientes que parecem ter efeitos colaterais extraordinariamente graves com doses normais ou baixas podem ter essa variante fenotípica de CYP450 2D6, requerendo baixas doses ou troca por outro antidepressivo não metabolizado por 2D6

Leituras sugeridas

Anderson IM. Meta-analytical studies on new antidepressants. Br Med Bull 2001;57:161–78.

Anderson IM. Selective serotonin reuptake inhibitors versus tricyclic antidepressants: a meta-analysis of efficacy and tolerability. J Aff Disorders 2000;58:19–36.

Kerihuel JC, Dreyfus JF. Meta-analyses of the efficacy and tolerability of the tricyclic antidepressant lofepramine. J Int Med Res 1991;19:183–201.

Lancaster SG, Gonzales JP. Lofepramine. A review of its pharmacodynamic and pharmacokinetic properties, and therapeutic efficacy in depressive illness. Drugs 1989;37:123–40.

LOFLAZEPATO

TERAPÊUTICA

Marcas • Meilax

Genérico? Não

Classe
- Benzodiazepínico (ansiolítico)

Comumente prescrito para
(em negrito, as aprovações da FDA)
- Ansiedade, tensão, depressão ou transtorno do sono-vigília em pacientes com neurose
- Ansiedade, tensão, depressão ou transtorno do sono-vigília em pacientes com doença psicossomática
- Catatonia

Como a substância atua
- Liga-se aos receptores benzodiazepínicos no complexo dos canais de cloreto dos receptores de GABA-A ativados por ligante
- Aumenta os efeitos inibitórios de GABA
- Estimula a condutância do cloreto através dos canais regulados por GABA
- Presume-se que inibe a atividade neuronal nos circuitos do medo centrados na amígdala para proporcionar benefícios terapêuticos em transtornos de ansiedade

Tempo para início da ação
- Algum alívio imediato com a primeira dosagem é comum; pode levar várias semanas com dosagem diária para máximo benefício terapêutico

Se funcionar
- Para sintomas de ansiedade de curta duração – depois de algumas semanas, descontinuar o uso ou usar "quando necessário"
- Para transtornos de ansiedade crônicos, o objetivo do tratamento é a completa remissão dos sintomas e a prevenção de recaídas futuras
- Para transtornos de ansiedade crônicos, o tratamento na maioria das vezes reduz ou até mesmo elimina os sintomas, mas não é uma cura, já que os sintomas podem recorrer depois que o medicamento é interrompido
- Para sintomas de ansiedade de longa duração, considerar troca por um ISRS ou IRSN para manutenção de longo prazo
- Se for necessária manutenção de longo prazo com um benzodiazepínico, continuar o tratamento por 6 meses depois que os sintomas se resolverem e, então, reduzir a dose lentamente
- Se os sintomas reemergirem, considerar tratamento com um ISRS ou IRSN ou considerar o reinício do benzodiazepínico; algumas vezes os benzodiazepínicos precisam ser utilizados em combinação com ISRSs ou IRSNs para melhores resultados

Se não funcionar
- Considerar troca por outro agente ou adição de um agente de potencialização apropriado
- Considerar psicoterapia, especialmente psicoterapia cognitivo-comportamental
- Considerar a ocorrência de abuso de substância concomitante
- Considerar a ocorrência de abuso de loflazepato
- Considerar outro diagnóstico, como uma condição clínica comórbida

Melhores combinações de potencialização para resposta parcial ou resistência ao tratamento
- Benzodiazepínicos são frequentemente utilizados como agentes de potencialização para antipsicóticos e estabilizadores do humor no tratamento de transtornos psicóticos e bipolares
- Benzodiazepínicos são frequentemente utilizados como agentes de potencialização para ISRSs e IRSNs no tratamento de transtornos de ansiedade
- Geralmente, não é racional combinar com outros benzodiazepínicos
- Ter cautela se for utilizado como um ansiolítico concomitantemente com outro hipnótico sedativo para o sono

Exames
- Em pacientes com transtornos convulsivos, doença clínica concomitante e/ou aqueles com múltiplas medicações concomitantes de longo prazo, pode ser prudente realizar periodicamente testes hepáticos e hemograma

EFEITOS COLATERAIS

Como a substância causa efeitos colaterais
- Mesmo mecanismo para os efeitos colaterais que para os efeitos terapêuticos – isto é, devido às ações excessivas nos receptores benzodiazepínicos

- Adaptações de longo prazo em receptores benzodiazepínicos podem explicar o desenvolvimento de dependência, tolerância e abstinência
- Os efeitos colaterais costumam ser imediatos, mas frequentemente desparecem com o tempo

Efeitos colaterais notáveis
✳ Sedação, fadiga, depressão
✳ Tontura, ataxia, fala mal articulada, fraqueza
✳ Esquecimento, confusão
✳ Hiperexcitabilidade, nervosismo
- Raras alucinações e mania
- Rara hipotensão
- Hipersalivação, boca seca

Efeitos colaterais potencialmente fatais ou perigosos
- Depressão respiratória, especialmente quando tomado com depressores do SNC em *overdose*
- Raras disfunção hepática, disfunção renal e discrasias sanguíneas

Ganho de peso

- Relatado, mas não esperado

Sedação

- Ocorre em uma minoria significativa
- Especialmente no início do tratamento ou quando a dose é aumentada
- Frequentemente se desenvolve tolerância com o tempo

O que fazer com os efeitos colaterais
- Esperar
- Esperar
- Esperar
- Reduzir a dose
- Tomar a dose maior na hora de dormir para evitar os efeitos sedativos durante o dia
- Trocar por outro agente
- Administrar flumazenil se os efeitos colaterais forem graves ou potencialmente fatais

Melhores agentes de acréscimo para os efeitos colaterais
- Muitos efeitos colaterais não podem ser melhorados com um agente de acréscimo

DOSAGEM E USO

Variação típica da dosagem
- 1 mg 1 ou 2 vezes por dia

Formas de dosagem
- Comprimidos de 1 mg, 2 mg

Como dosar
- Iniciar com 1 mg, aumentar para 1 mg 2 vezes/dia ou 2 mg 1 vez por dia em alguns dias, se necessário

Dicas para dosagem
✳ Devido à sua meia-vida longa, pacientes que requerem tratamento crônico podem precisar de redução da dose depois de algumas semanas devido ao acúmulo da substância
✳ Devido à sua meia-vida longa, a dosagem de 1 vez por dia é a mais frequentemente necessária
✳ Devido à sua meia-vida longa, alguns pacientes podem ter benefícios sustentados mesmo se a dosagem for saltada em determinados dias
- Usar a dose efetiva mais baixa possível pelo período de tempo mais curto possível (uma estratégia de restrição do benzodiazepínico)
- Avaliar regularmente a necessidade de tratamento continuado
- O risco de dependência pode aumentar com a dose e a duração do tratamento
- Para sintomas de ansiedade interdose, pode-se aumentar ou manter a mesma dose diária total, mas dividi-la em doses mais frequentes
- Também pode ser utilizada como uma dose "extra" ocasional quando necessário para ansiedade interdose
- Uma vez que o transtorno de pânico pode requerer doses acima de 2 mg/dia, o risco de dependência pode ser maior nesses pacientes
- Alguns pacientes gravemente doentes podem requerer mais de 2 mg/dia
- A frequência da dosagem na prática costuma ser maior do que a predita pela meia-vida, pois a duração da atividade biológica é frequentemente menor do que a meia-vida farmacocinética terminal, sendo por isso que a dosagem de 1 vez por dia é, em geral, a opção favorita, apesar da meia-vida longa

Overdose
- Sedação, confusão, má coordenação, reflexos diminuídos, coma

Uso prolongado
- Risco de dependência, particularmente por períodos de tratamento mais longos do que 12 semanas, e sobretudo em pacientes com abuso de polisubstância passado ou atual

Formação de hábito
- Os pacientes podem desenvolver dependência e/ou tolerância com uso prolongado

Como interromper
- Pacientes com história de convulsões podem ter crise durante a retirada, especialmente se for abrupta
- Reduzir gradualmente 0,5 mg a cada 3 a 7 dias para diminuir as chances de efeitos de abstinência
- Para casos difíceis de reduzir gradualmente, considerar a redução da dose muito mais lentamente depois de atingir 3 mg/dia, talvez 0,25 mg a cada 7 a 10 dias ou ainda mais lentamente
- Para outros pacientes com problemas graves na descontinuação de um benzodiazepínico, poderá ser necessário reduzir a dosagem gradualmente por muitos meses (i.e., reduzir a dose em 1% a cada 3 dias triturando o comprimido e fazendo uma suspensão ou dissolvendo em 100 mL de suco de fruta e, então, descartando 1 mL e bebendo o restante; 3 a 7 dias depois, descartam-se 2 mL, e assim por diante). Essa é uma forma de redução biológica da dose muito lenta e uma forma de dessensibilização comportamental
- Certificar-se de diferenciar a reemergência de sintomas que requerem reinstituição do tratamento de sintomas de abstinência
- Pacientes com ansiedade dependentes de benzodiazepínicos e diabéticos dependentes de insulina não são aditos a suas medicações. Quando pacientes dependentes de benzodiazepínicos interrompem sua medicação, sintomas da doença podem reemergir, piorar (rebote) e/ou sintomas de abstinência podem emergir

Farmacocinética
- Meia-vida de eliminação de aproximadamente 122 horas (meia-vida ultralonga)

 Interações medicamentosas
- Efeitos depressores aumentados quando tomado com outros depressores do SNC (ver a seção Outras advertências/precauções, a seguir)
- A cimetidina eleva os níveis plasmáticos de loflazepato
- A rápida redução da dose ou a descontinuação do loflazepato durante o uso concomitante de antidepressivos tetracíclicos, como a maprotilina, pode resultar em crises convulsivas, possivelmente devido à perda das ações anticonvulsivantes que suprimem as ações pró-convulsivantes dos antidepressivos tetracíclicos

 Outras advertências/precauções
- Medicamento tarjado devido ao risco aumentado de efeitos depressores no SNC quando benzodiazepínicos e medicações opioides são utilizados em conjunto, incluindo especificamente o risco de respiração lenta ou dificuldade de respirar e morte
- Se não estiverem disponíveis alternativas ao uso combinado de benzodiazepínicos e opioides, os clínicos devem limitar a dosagem e a duração de cada substância ao mínimo possível em que ainda seja atingida eficácia terapêutica
- Pacientes e seus cuidadores devem ser alertados a buscar atenção médica em caso de tontura incomum, vertigem, sedação respiração lenta ou dificuldade de respirar, ou ausência de resposta
- As alterações na dosagem devem ser feitas em colaboração com o prescritor
- Usar com cautela em pacientes com doença pulmonar; raros relatos de morte após o início de benzodiazepínicos em pacientes com insuficiência pulmonar grave
- História de abuso de substâncias ou álcool frequentemente cria maior risco de dependência
- Hipomania e mania ocorreram em pacientes deprimidos que tomavam loflazepato
- Usar somente com extrema cautela se o paciente tiver apneia obstrutiva do sono
- Alguns pacientes deprimidos podem experimentar uma piora de ideação suicida
- Alguns pacientes podem exibir pensamento anormal ou alterações comportamentais semelhantes aos causados por outros depressores do SNC (i.e., ações depressoras ou ações desinibidoras)

Não usar
- Se o paciente tiver glaucoma de ângulo fechado
- Se o paciente tiver miastenia grave
- Se houver uma alergia comprovada a loflazepato ou a algum benzodiazepínico

POPULAÇÕES ESPECIAIS

Insuficiência renal
- A substância deve ser utilizada com cautela

Insuficiência hepática
- A substância deve ser utilizada com cautela

Insuficiência cardíaca
- Benzodiazepínicos têm sido utilizados para tratar ansiedade associada a infarto agudo do miocárdio

Idosos
- A substância deve ser utilizada com cautela
- A dose inicial deve ser mais baixa

Crianças e adolescentes
- Segurança e eficácia não foram estabelecidas
- Benzodiazepínicos são frequentemente utilizados em crianças e adolescentes, especialmente no curto prazo e no extremo inferior da escala de dosagem
- Os efeitos de longo prazo do loflazepato em crianças/adolescentes são desconhecidos
- Em geral, devem receber doses mais baixas e ser monitorados mais atentamente

Gravidez
- Possível risco aumentado de defeitos congênitos quando benzodiazepínicos são tomados durante a gravidez
- Devido aos riscos potenciais, o loflazepato não costuma ser recomendado como tratamento para ansiedade durante a gravidez, especialmente durante o primeiro trimestre
- A substância deve ser reduzida gradualmente se for descontinuada
- Bebês cujas mães receberam um benzodiazepínico no fim da gravidez podem experimentar efeitos de abstinência
- Flacidez neonatal foi relatada em bebês cujas mães haviam tomado um benzodiazepínico durante a gravidez
- Convulsões, mesmo leves, podem causar dano ao embrião/feto

Amamentação
- Alguma quantidade da substância é encontrada no leite materno
- ✻ Recomendado descontinuar a substância ou usar mamadeira
- Foram observados efeitos no bebê, incluindo dificuldades de alimentação, sedação e perda de peso

A ARTE DA PSICOFARMACOLOGIA

Potenciais vantagens
- Pacientes que têm ansiedade interdose com benzodiazepínicos de mais curta ação
- Pacientes que desejam tomar a substância apenas 1 vez por dia
- Pacientes que ocasionalmente se esquecem de tomar sua dose

Potenciais desvantagens
- A substância pode se acumular em usuários de longo prazo, requerendo redução da dosagem

Principais sintomas-alvo
- Ansiedade
- Tensão

Pérolas
- ✻ É o único benzodiazepínico de "meia-vida ultralonga", muito maior que 24 horas
- ✻ Menos ansiedade interdose do que outros benzodiazepínicos
- ✻ Meia-vida longa pode teoricamente reduzir abuso e sintomas de abstinência
- É um adjunto muito útil para ISRSs e IRSNs no tratamento de diversos transtornos de ansiedade
- Não efetivo para tratar psicose como monoterapia, mas pode ser utilizado como um adjunto para antipsicóticos
- Não efetivo para tratar transtorno bipolar como monoterapia, mas pode ser utilizado como um adjunto para estabilizadores do humor e antipsicóticos
- Pode tanto causar depressão como tratar depressão em diferentes pacientes
- O risco de convulsão é maior durante os primeiros 3 dias após a descontinuação do loflazepato, especialmente em indivíduos com convulsões prévias, lesões cranianas ou abstinência de substâncias de abuso
- A duração da ação clínica pode ser mais curta do que a meia-vida plasmática, levando a dosagem mais frequente do que 2 a 3 vezes por dia em alguns pacientes
- Ao usar para tratar insônia, lembrar que insônia pode ser um sintoma de algum outro transtorno primário, e assim justifica avaliação para condições psiquiátricas e/ou clínicas comórbidas
- Embora isso não tenha sido estudado sistematicamente, os benzodiazepínicos têm sido utilizados com eficácia para tratar catatonia, sendo o tratamento inicial recomendado

Leituras sugeridas

Ba BB, Iliadis A, Cano JP. Pharmacokinetic modeling of ethyl loflazepate (Victan) and its main active metabolites. Ann Biomed Eng 1989;17(6):633–46.

Chambon JP, Perio A, Demarne H, et al. Ethyl loflazepate: a prodrug from the benzodiazepine series designed to dissociate anxiolytic and sedative activities. Arzneimittelforschung 1985;35(10):1573–7.

Murasaki M, Mori A, Noguchi T, et al. Comparison of therapeutic efficacy of neuroses between CM6912 (ethyl loflazepate) and diazepam in a double-blind trial. Prog Neuropsychopharmacol Biol Psychiatry 1989;13(1–2):145–54.

LORAZEPAM

TERAPÊUTICA

Marcas • Ativan

Genérico? Sim

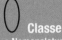

Classe
- Nomenclatura baseada na neurociência: modulador alostérico positivo de GABA (MAP-GABA)
- Benzodiazepínico (ansiolítico, anticonvulsivante)

Comumente prescrito para
(em negrito, as aprovações da FDA)
- **Transtorno de ansiedade (oral)**
- **Ansiedade associada a sintomas depressivos (oral)**
- **Tratamento inicial de estado epiléptico (injeção)**
- **Pré-anestésico (injeção)**
- Insônia
- Espasmo muscular
- Psicose devido a abstinência alcoólica
- Cefaleia
- Transtorno de pânico
- Mania aguda (adjuvante)
- Psicose aguda (adjuvante)
- *Delirium* (com haloperidol)
- Catatonia

Como a substância atua
- Liga-se aos receptores benzodiazepínicos no complexo dos canais de cloreto dos receptores de GABA-A ativados por ligante
- Aumenta os efeitos inibitórios de GABA
- Estimula a condutância do cloreto através dos canais regulados por GABA
- Inibe a atividade neuronal possivelmente nos circuitos do medo centrados na amigdala para proporcionar benefícios terapêuticos em transtornos de ansiedade
- As ações inibitórias no córtex cerebral podem proporcionar benefícios terapêuticos em transtornos convulsivos

Tempo para início da ação
- É comum algum alívio imediato com a primeira dosagem; pode levar várias semanas para máximo benefício terapêutico com dosagem diária

Se funcionar
- Para sintomas de ansiedade de curta duração – depois de algumas semanas, descontinuar o uso ou usar "quando necessário"
- Para transtornos de ansiedade crônicos, o objetivo do tratamento é a completa remissão dos sintomas e a prevenção de recaídas futuras
- Para transtornos de ansiedade crônicos, o tratamento na maioria das vezes reduz ou até mesmo elimina os sintomas, mas não é uma cura, já que os sintomas podem recorrer depois que o medicamento é interrompido
- Para sintomas de ansiedade de longa duração, considerar troca por um ISRS ou IRSN para manutenção de longo prazo
- Se for necessária manutenção de longo prazo com um benzodiazepínico, continuar o tratamento por 6 meses depois que os sintomas se resolverem, e então reduzir a dose de modo gradual e lento
- Se os sintomas reemergirem, considerar tratamento com ISRS ou IRSN, ou considerar o reinício do benzodiazepínico; algumas vezes os benzodiazepínicos precisam ser utilizados em combinação com ISRSs ou IRSNs para melhores resultados

Se não funcionar
- Considerar troca por outro agente ou acrescentar um agente de potencialização apropriado
- Considerar psicoterapia, especialmente psicoterapia cognitivo-comportamental
- Considerar a ocorrência de abuso de substância concomitante
- Considerar a ocorrência de abuso de lorazepam
- Considerar outro diagnóstico como uma condição clínica comórbida

Melhores combinações de potencialização para resposta parcial ou resistência ao tratamento
- Benzodiazepínicos são frequentemente utilizados como agentes de potencialização para antipsicóticos e estabilizadores do humor no tratamento de transtornos psicóticos e bipolares
- Benzodiazepínicos são frequentemente utilizados como agentes de potencialização para ISRSs e IRSNs no tratamento de transtornos de ansiedade
- Geralmente não é racional combinar com outros benzodiazepínicos
- É preciso cautela se for utilizado como ansiolítico concomitantemente com outros hipnóticos sedativos para o sono
- Em pacientes com transtornos convulsivos, doença clínica concomitante e/ou aqueles com múltiplas medicações concomitantes de longo prazo, pode ser prudente realizar periodicamente testes hepáticos e hemograma

EFEITOS COLATERAIS

Como a substância causa efeitos colaterais
- Mesmo mecanismo para os efeitos colaterais do que para os efeitos terapêuticos – isto é, devido a ações excessivas nos receptores benzodiazepínicos
- Adaptações de longo prazo em receptores benzodiazepínicos podem explicar o desenvolvimento de dependência, tolerância e abstinência
- Os efeitos colaterais costumam ser imediatos, mas frequentemente desaparecem com o tempo

Efeitos colaterais notáveis
- ✱ Sedação, fadiga, depressão
- ✱ Tontura, ataxia, fala mal articulada, fraqueza
- ✱ Esquecimento, confusão
- ✱ Hiperexcitabilidade, nervosismo
- ✱ Dor no local da injeção
- Raras alucinações e mania
- Rara hipotensão
- Hipersalivação, boca seca

 Efeitos colaterais potencialmente fatais ou perigosos
- Depressão respiratória, especialmente quando tomado com depressores do SNC em *overdose*
- Raras disfunção hepática, disfunção renal e discrasias sanguíneas

Ganho de peso

- Relatado, mas não esperado

Sedação

- Muitos experimentam e/ou pode ocorrer em quantidade significativa
- Especialmente no início do tratamento ou quando a dose é aumentada
- Frequentemente se desenvolve tolerância com o tempo

O que fazer com os efeitos colaterais
- Esperar
- Esperar
- Esperar
- Reduzir a dose
- Tomar a dose maior na hora de dormir para evitar os efeitos sedativos durante o dia
- Trocar por outro agente
- Administrar flumazenil se os efeitos colaterais forem graves ou potencialmente fatais

Melhores agentes de acréscimo para os efeitos colaterais
- Muitos efeitos colaterais não podem ser melhorados com um agente de acréscimo

DOSAGEM E USO

Variação típica da dosagem
- Oral: 2 a 6 mg/dia em doses divididas, dose maior na hora de dormir
- Injeção: 4 mg administrados lentamente
- Catatonia: 1 a 2 mg por dose

Formas de dosagem
- Comprimidos de 0,5 mg, 1 mg, 2 mg
- Líquido de 0,5 mg/5 mL, 2 mg/mL
- Injeções de 1 mg/0,5 mL, 2 mg/mL, 4 mg/mL

Como dosar
- Oral: dose inicial de 2 a 3 mg/dia em 2 a 3 doses; aumentar conforme necessário, iniciando com dose noturna; máximo geralmente de 10 mg/dia
- Injeção: dose inicial de 4 mg administrados lentamente; depois de 10 a 15 minutos pode ser administrado de novo
- Tomar formulação líquida com água, refrigerante, molho de maçã ou pudim
- Catatonia: dose inicial de 1 a 2 mg; pode ser repetido em 3 horas e depois novamente em outras 3 horas, se necessário

 Dicas para dosagem
- ✱ Um dos poucos benzodiazepínicos disponíveis em formulação líquida oral
- ✱ Um dos poucos benzodiazepínicos disponíveis em formulação injetável
- Injeção de lorazepam é destinada para uso agudo; pacientes que requerem tratamento de longo prazo devem ser trocados para a formulação oral
- Usar a dose efetiva mais baixa possível pelo período mais curto possível (uma estratégia de restrição do benzodiazepínico)
- Avaliar regularmente a necessidade de tratamento continuado
- O risco de dependência pode aumentar com a dose e a duração do tratamento

- Para sintomas de ansiedade interdose, pode-se aumentar ou manter a mesma dose diária total, mas dividi-la em doses mais frequentes
- Também pode ser utilizado como uma dose "extra" ocasional quando necessário para ansiedade interdose
- Uma vez que o transtorno de pânico pode requerer doses acima de 6 mg/dia, o risco de dependência pode ser maior nesses pacientes
- Alguns pacientes gravemente doentes podem requerer mais de 10 mg/dia
- A frequência da dosagem na prática costuma ser maior do que a meia-vida prevista, pois a duração da atividade biológica é frequentemente menor do que a meia-vida farmacocinética terminal

Overdose
- Mortes podem ocorrer; hipotensão, cansaço, ataxia, confusão, coma

Uso prolongado
- Evidências de eficácia até 16 semanas
- Risco de dependência, particularmente para períodos de tratamento mais longos do que 12 semanas, sobretudo em pacientes com abuso de polisubstância passado ou atual

Formação de hábito
- O lorazepam é uma substância Classe IV
- Os pacientes podem desenvolver dependência e/ou tolerância com uso prolongado

Como interromper
- Pacientes com história de convulsão podem ter crise durante a retirada, especialmente se for abrupta
- Reduzir a dose gradualmente em 0,5 mg a cada 3 dias para diminuir as chances de efeitos de abstinência
- Para casos difíceis de reduzir a dose gradualmente, considerar uma redução muito mais lenta depois de atingir 3 mg/dia, talvez 0,25 mg por semana ou menos
- Para outros pacientes com problemas graves de descontinuação de um benzodiazepínico, poderá ser necessário reduzir a dose gradualmente durante muitos meses (i.e., reduzir a dose em 1% a cada 3 dias, triturando o comprimido e fazendo uma suspensão ou dissolvendo em 100 mL de suco de fruta e depois descartando 1 mL e bebendo o restante; 3 a 7 dias depois, descartam-se 2 mL, e assim por diante). Essa é uma forma de redução biológica da dose muito lenta e uma forma de dessensibilização comportamental.

- Certificar-se de diferenciar a reemergência de sintomas que requerem reinstituição do tratamento de sintomas de abstinência
- Pacientes com ansiedade dependentes de benzodiazepínicos e diabéticos dependentes de insulina não são aditos a suas medicações. Quando pacientes dependentes de benzodiazepínicos interrompem sua medicação, sintomas da doença podem reemergir, piorar (rebote) e/ou sintomas de abstinência podem emergir

Farmacocinética
- Meia-vida de eliminação de 10 a 20 horas
- Sem metabólitos ativos
- Alimentos não afetam a absorção

 Interações medicamentosas
- Efeitos depressores aumentados quando tomado com outros depressores do SNC (ver a seção Outras advertências/precauções, a seguir)
- O valproato e a probenecida podem reduzir a eliminação e elevar as concentrações plasmáticas do lorazepam
- Contraceptivos orais podem aumentar a eliminação e reduzir as concentrações plasmáticas de lorazepam
- O flumazenil (usado para reverter os efeitos de benzodiazepínicos) pode precipitar convulsões e não deve ser administrado a pacientes tratados para transtornos convulsivos com lorazepam

 Outras advertências/precauções
- Medicamento tarjado devido ao risco aumentado de efeitos depressores no SNC quando benzodiazepínicos e medicações opioides são utilizados em conjunto, incluindo especificamente o risco de respiração lenta ou dificuldade de respirar e morte
- Se não estiverem disponíveis alternativas ao uso combinado de benzodiazepínicos e opioides, os clínicos devem limitar a dosagem e a duração de cada substância ao mínimo possível em que ainda seja atingida eficácia terapêutica
- Pacientes e seus cuidadores devem ser alertados a buscar atenção médica se ocorrer tontura incomum, vertigem, sedação, respiração lenta ou dificuldade de respirar, ou ausência de resposta
- As alterações na dosagem devem ser feitas em colaboração com o prescritor
- Usar com cautela em pacientes com doença pulmonar; raros relatos de morte após o início de

benzodiazepínicos em pacientes com insuficiência pulmonar grave
- História de abuso de substâncias ou álcool frequentemente cria maior risco de dependência
- Usar somente com extrema cautela se o paciente tiver apneia obstrutiva do sono; a injeção é contraindicada em pacientes com apneia do sono
- Alguns pacientes deprimidos podem experimentar piora da ideação suicida
- Alguns pacientes podem exibir pensamento anormal ou alterações comportamentais semelhantes às causadas por outros depressores do SNC (i.e., ações depressoras ou ações desinibidoras)

Não usar
- Se o paciente tiver glaucoma de ângulo fechado
- Se o paciente tiver apneia do sono (injeção)
- Não deve ser dado intra-arterialmente porque pode causar arterioespasmo e resultar em gangrena
- Se houver alergia comprovada a lorazepam ou algum benzodiazepínico

POPULAÇÕES ESPECIAIS

Insuficiência renal
- 1 a 2 mg/dia em 2 a 3 doses

Insuficiência hepática
- 1 a 2 mg/dia em 2 a 3 doses
- Devido à sua meia-vida curta e metabólitos inativos, o lorazepam pode ser um dos benzodiazepínicos preferidos na doença hepática

Insuficiência cardíaca
- Benzodiazepínicos têm sido utilizados para tratar ansiedade associada a infarto agudo do miocárdio
- Raros relatos de prolongamento de QTc em pacientes com arritmia subjacente
- O lorazepam pode ser utilizado como adjunto para controlar emergências cardiovasculares induzidas por substância

Idosos
- 1 a 2 mg/dia em 2 a 3 doses
- Podem ser mais sensíveis aos efeitos sedativos ou respiratórios

Crianças e adolescentes
- Oral: segurança e eficácia não foram estabelecidas em crianças com menos de 12 anos
- Injeção: segurança e eficácia não foram estabelecidas em crianças com menos de 18 anos
- Os efeitos de longo prazo do lorazepam em crianças/adolescentes são desconhecidos
- Em geral, devem receber doses mais baixas e ser monitorados mais de perto

Gravidez
- Válidas a partir de 30 de junho de 2015, a FDA norte-americana determina alterações no conteúdo e na forma das informações referentes a gravidez e lactação nos rótulos das substâncias de prescrição, incluindo a eliminação das categorias por letras para risco na gravidez; a Pregnancy and Lactation Labeling Rule (PLLR ou regra final) aplica-se somente a substâncias de prescrição e será introduzida gradualmente para substâncias aprovadas a partir de 30 de junho de 2001
- Possível risco aumentado de defeitos congênitos quando benzodiazepínicos são tomados durante a gravidez
- Devido aos riscos potenciais, o lorazepam não costuma ser recomendado como tratamento para ansiedade durante a gravidez, especialmente durante o primeiro trimestre
- A substância deve ser reduzida gradualmente se for descontinuada
- Bebês cujas mães tenham recebido um benzodiazepínico no fim da gravidez podem experimentar efeitos de abstinência
- Foi relatada flacidez neonatal em bebês cujas mães haviam tomado um benzodiazepínico durante a gravidez
- Convulsões, mesmo leves, podem causar danos ao embrião/feto

Amamentação
- Alguma quantidade da substância é encontrada no leite materno
✱ Recomendado descontinuar a substância ou usar mamadeira
- Foram observados efeitos no bebê, incluindo dificuldades de alimentação, sedação e perda de peso

A ARTE DA PSICOFARMACOLOGIA

Potenciais vantagens
- Rápido início de ação
- Disponibilidade de formulações em dosagem líquida e injetável

Potenciais desvantagens
- Euforia pode levar a abuso
- Risco de abuso especialmente alto em abusadores de substância no passado ou no presente
- Possivelmente mais sedação do que alguns outros benzodiazepínicos que costumam ser utilizados para tratar ansiedade

Principais sintomas-alvo
- Ataques de pânico
- Ansiedade
- Espasmos musculares
- Incidência de convulsões (adjunto)

Pérolas
✱ Um dos benzodiazepínicos mais populares e úteis para tratamento de agitação associada a psicose, transtorno bipolar e outros transtornos, especialmente em ambiente hospitalar; isso se deve em parte às propriedades sedativas úteis e à flexibilidade da administração com formulações em comprimidos orais, líquido oral ou injetável, o que é frequentemente útil no tratamento de pacientes que não cooperam
- É um adjunto muito útil para ISRSs e IRSNs no tratamento de diversos transtornos de ansiedade
- Embora não tenha sido estudado sistematicamente, os benzodiazepínicos, e o lorazepam em particular, têm sido utilizados com eficácia para tratar catatonia, sendo o tratamento inicial recomendado
- Não é efetivo para tratar psicose como monoterapia, mas pode ser utilizado como adjunto para antipsicóticos
- Não é efetivo para tratar transtorno bipolar como monoterapia, mas pode ser utilizado como adjunto para estabilizadores do humor e antipsicóticos
- Devido à sua meia-vida curta e metabólitos inativos, o lorazepam pode ser preferido em relação a alguns benzodiazepínicos para pacientes com doença hepática

✱ O lorazepam pode ser preferido em relação a outros benzodiazepínicos para o tratamento de *delirium*
- Ao tratar *delirium*, o lorazepam é frequentemente combinado com haloperidol, com a dose deste sendo 2 vezes a do lorazepam

✱ O lorazepam é frequentemente utilizado para induzir amnésia anterógrada pré-operatória para auxiliar em anestesiologia
- Pode tanto causar como tratar depressão em diferentes pacientes
- A duração da ação clínica pode ser mais curta do que a meia-vida plasmática, levando a dosagem mais frequente do que 2 a 3 vezes por dia em alguns pacientes
- Ao usar para tratar insônia, lembrar que insônia pode ser um sintoma de algum outro transtorno primário e, assim, justifica avaliação para condições psiquiátricas e/ou clínicas comórbidas

Leituras sugeridas

Bonnet MH, Arand DL. The use of lorazepam TID for chronic insomnia. Int Clin Psychopharmacol 1999;14:81–9.

Greenblatt DJ. Clinical pharmacokinetics of oxazepam and lorazepam. Clin Pharmacokinet 1981;6:89–105.

Starreveld E, Starreveld AA. Status epilepticus. Current concepts and management. Can Fam Physician 2000;46:1817–23.

Wagner BK, O'Hara DA, Hammond JS. Drugs for amnesia in the ICU. Am J Crit Care 1997;6:192–201.

LORCASERINA

TERAPÊUTICA

Marcas • Belviq, Belviq XR

Genérico? Não

Classe
- Agonista de serotonina 2C; medicação para manejo do peso

Comumente prescrita para
(em negrito, as aprovações da FDA)
- **Manejo de peso crônico (adjunto para dieta de redução calórica e aumento da atividade física) em adultos com IMC inicial de no mínimo 30 kg/m² (obeso) ou 27 kg/m² (sobrepeso) na presença de pelo menos 1 condição comórbida relacionada ao peso**

Como a substância atua
- Ativa seletivamente os receptores de serotonina 2C nos neurônios anorexígenos pró-opiomelanocortina no hipotálamo

Tempo para início da ação
- Geralmente se atinge perda de peso significativa (pelo menos 5%) por volta da 12ª semana

Se funcionar
- Os pacientes podem atingir redução de 5 a 10% do peso corporal basal

Se não funcionar
- Descontinuar se não for atingida perda de 5% do peso em até 12 semanas

Melhores combinações de potencialização para resposta parcial ou resistência ao tratamento
- A lorcaserina deve ser administrada em conjunto com dieta de redução calórica e aumento de atividade física
- Frequentemente é melhor tentar outra estratégia antes de recorrer a potencialização

Exames
- Considerar monitoramento periódico do hemograma completo durante o tratamento com lorcaserina
- A medida dos níveis de glicose no sangue antes de iniciar a lorcaserina e durante o tratamento com ela é recomendada em pacientes com diabetes tipo 2

EFEITOS COLATERAIS

Como a substância causa efeitos colaterais
- Ações agonistas de serotonina 2C em partes do cérebro e do corpo além das que causam ações terapêuticas
- Ações agonistas nos receptores de serotonina 2C teoricamente podem diminuir a neurotransmissão de norepinefrina e dopamina em algumas áreas do cérebro

Efeitos colaterais notáveis
- Náusea, constipação, boca seca
- Fadiga, cefaleia, tontura
- Elevação da prolactina

Efeitos colaterais potencialmente fatais ou perigosos
- Hipoglicemia
- Raro priapismo
- Rara síndrome serotonérgica
- Teórica ativação de ideação suicida
- Risco teórico de hipertensão pulmonar

Ganho de peso

- Relatado, mas não esperado

Sedação

- Relatada, mas não esperada

O que fazer com os efeitos colaterais
- Esperar
- Esperar
- Esperar
- Em poucas semanas, trocar por outro agente

Melhores agentes de acréscimo para os efeitos colaterais
- Em geral, é melhor tentar outro agente antes de recorrer a estratégias de acréscimo para tratar os efeitos colaterais

Lorcaserina

DOSAGEM E USO

Variação típica da dosagem
- 20 mg/dia

Formas de dosagem
- Comprimidos de liberação prolongada de 20 mg
- Comprimidos de 10 mg

Como dosar
- 20 mg/dia em 1 dose (liberação prolongada) ou 2 doses (liberação imediata)

 Dicas para dosagem
- Pode ser tomada com ou sem alimentos
- Não é necessário titular a dose

Overdose
- Não foi relatada *overdose*
- Cefaleia, náusea, tontura, desconforto abdominal, euforia, alucinação

Uso prolongado
- Foi avaliada em estudos controlados de até 2 anos

Formação de hábito
- Não
- A lorcaserina é uma substância Classe IV

Como interromper
- Não é necessário reduzir a dose gradualmente

Farmacocinética
- Meia-vida plasmática de aproximadamente 11 horas
- Inibe CYP450 2D6

 Interações medicamentosas
- Usar com extrema cautela se for administrar lorcaserina com um agente que afeta o sistema neurotransmissor serotonérgico devido ao risco potencial de toxicidade serotonérgica
- Via inibição de CYP450 2D6, a lorcaserina pode aumentar as concentrações plasmáticas de substâncias metabolizadas por CYP450 2D6 (p. ex., desipramina), potencialmente requerendo redução da dose do substrato

 Outras advertências/ precauções
- A lorcaserina não foi estudada em combinação com insulina; a perda de peso pode aumentar o risco de hipoglicemia em pacientes com diabetes melito tipo 2 tratada com insulina e/ou secretagogos de insulina, podendo ser necessário ajustes da medicação

Não usar
- Se a paciente estiver grávida
- Se o paciente estiver tomando um agente que seja agonista de serotonina 2B e reconhecidamente aumente o risco de valvulopatia cardíaca (p. ex., cabergolina)
- Se houver alergia comprovada a lorcaserina

POPULAÇÕES ESPECIAIS

Insuficiência renal
- Não é necessário ajuste da dose em pacientes com insuficiência leve
- Usar com cautela em pacientes com insuficiência moderada
- Não recomendada em pacientes com insuficiência grave ou doença renal em estágio terminal

Insuficiência hepática
- Não é necessário ajuste da dose em pacientes com insuficiência leve a moderada
- Usar com cautela em pacientes com insuficiência grave

Insuficiência cardíaca
- Não foi avaliada sistematicamente em pacientes com insuficiência cardíaca
- Usar com cautela em pacientes com insuficiência cardíaca congestiva, bradicardia ou uma história de bloqueio cardíaco maior do que de primeiro grau

Idosos
- Alguns pacientes podem tolerar melhor doses mais baixas

 Crianças e adolescentes
- Segurança e eficácia não foram estabelecidas
- Não é recomendada para uso em crianças e adolescentes

 Gravidez
- Contraindicada na gravidez

Amamentação
- É desconhecido se a lorcaserina é secretada no leite humano, mas presume-se que todos os psicotrópicos sejam secretados no leite materno
- Recomendado descontinuar a substância ou usar mamadeira

- Mulheres grávidas ou que desejam engravidar

Principais sintomas-alvo
- Excesso de peso

A ARTE DA PSICOFARMACOLOGIA

Potenciais vantagens
- Para alguns pacientes que não responderam ou não toleraram outros tratamentos para obesidade
- Para pacientes que não desejam tomar um agente com designação mais alta de substância controlada
- Para pacientes que não desejam tomar um estimulante ou com abuso de substância passado

Potenciais desvantagens
- Pacientes que estejam tomando agentes serotonérgicos concomitantemente

Pérolas
- Em estudos clínicos, pacientes que não perderam pelo menos 5% do peso corporal basal até a 12ª semana tinham pouca probabilidade de atingir tal perda na 52ª semana
- Uma análise combinada mostra que o risco de valvulopatia definida pela FDA com lorcaserina costuma ser baixo e não é diferente, de modo estatisticamente significativo, do placebo; assim, a FDA concluiu que é improvável que a lorcaserina eleve o risco de valvulopatia
- É desconhecido se a lorcaserina pode ser utilizada com segurança ou eficácia com agentes antipsicóticos atípicos que possam causar ganho de peso, alguns dos quais têm propriedades antagonistas da serotonina 2C
- Teoricamente, pode ser efetiva em transtorno de compulsão alimentar

Leituras sugeridas

Chan EW, He Y, Chui CS, et al. Efficacy and safety of lorcaserin in obese adults: a meta-analysis of 1-year randomized controlled trials (RCTs) and narrative review on short-term RCTs. Obes Rev 2013;14:383–92.

Colman E, Golden J, Roberts M, et al. The FDA's assessment of two drugs for chronic weight management. N Engl J Med 2012;367(17):1577–9.

Holes-Lewis KA, Malcolm R, O'Neil PM. Pharmacotherapy of obesity: clinical treatments and considerations. Am J Med Sci 2013;345(4):284–8.

Hoy SM. Lorcaserin: a review of its use in chronic weight management. Drugs 2013;73(5):463–73.

LOXAPINA

TERAPÊUTICA

Marcas
- Loxitane
- Adasuve (Staccato loxapine, loxapina inalante)

Genérico? Sim

Classe
- Nomenclatura baseada na neurociência: antagonista dos receptores de dopamina e serotonina (ARDS)
- Antipsicótico convencional (neuroléptico, antagonista de dopamina 2, antagonista de serotonina e dopamina)

Comumente prescrita para
(em negrito, as aprovações da FDA)
- **Esquizofrenia**
- **Tratamento agudo de agitação associada a esquizofrenia ou transtorno bipolar**
- Outros transtornos psicóticos
- Transtorno bipolar

Como a substância atua
- Bloqueia os receptores de dopamina 2, reduzindo os sintomas positivos de psicose
- ✱ Embora classificada como um antipsicótico convencional, a loxapina é um antagonista potente de serotonina 2A
- As propriedades antagonistas de serotonina 2A podem ser relevantes em baixas doses, mas geralmente são esgotadas pela alta dosagem

Tempo para início da ação
- Os sintomas psicóticos podem melhorar dentro de 1 semana, mas pode levar várias semanas para efeito completo no comportamento

Se funcionar
- Na maioria da vezes reduz os sintomas positivos em esquizofrenia, mas não os elimina
- A maioria dos pacientes esquizofrênicos não tem remissão total dos sintomas, mas uma redução de aproximadamente um terço
- Continuar o tratamento em esquizofrenia até atingir um platô de melhora
- Depois de atingir um platô satisfatório, continuar o tratamento por no mínimo 1 ano depois do primeiro episódio de psicose em esquizofrenia
- Para segundo episódio de psicose na esquizofrenia e episódios subsequentes, poderá ser necessário tratamento por tempo indefinido
- Reduz os sintomas de mania psicótica aguda, mas não é comprovada como estabilizador do humor ou como tratamento de manutenção efetivo em transtorno bipolar
- Depois de reduzir os sintomas psicóticos agudos em mania, trocar por estabilizador do humor e/ou antipsicótico atípico para estabilização do humor e manutenção

Se não funcionar
- Tentar um dos antipsicóticos atípicos de primeira linha (risperidona, olanzapina, quetiapina, ziprasidona, aripiprazol, paliperidona, asenapina, iloperidona, lurasidona, amissulprida)
- Tentar outro antipsicótico convencional
- Se 2 ou mais monoterapias antipsicóticas não funcionarem, considerar clozapina

Melhores combinações de potencialização para resposta parcial ou resistência ao tratamento
- A potencialização de antipsicóticos convencionais não foi estudada sistematicamente
- A adição de um anticonvulsivante estabilizador do humor como valproato, carbamazepina ou lamotrigina pode ser útil tanto em esquizofrenia como na mania bipolar
- A potencialização com lítio em mania bipolar pode ser útil
- Adição de um benzodiazepínico, especialmente de curto prazo para agitação

Exames
- ✱ Uma vez que os antipsicóticos convencionais estão frequentemente associados a ganho de peso, antes de iniciar o tratamento pesar todos os pacientes e determinar se o indivíduo já tem sobrepeso (IMC 25,0-29,9) ou é obeso (IMC ≥ 30)
- Antes de dar uma substância que pode causar ganho de peso para um paciente com sobrepeso ou obeso, determinar ser o indivíduo já tem pré-diabetes (glicose plasmática em jejum de 100-125 mg/dL), diabetes (glicose plasmática em jejum > 126 mg/dL) ou dislipidemia (colesterol total, colesterol LDL e triglicerídeos aumentados; colesterol HDL reduzido) e tratar ou encaminhar esses pacientes para tratamento, incluindo manejo nutricional e do peso, aconselhamento de atividade física, cessação do tabagismo e manejo clínico

✻ Monitorar peso e IMC durante o tratamento
✻ Monitorar mensalmente os triglicerídeos em jejum durante vários meses em pacientes com alto risco de complicações metabólicas e ao iniciar ou trocar antipsicóticos
✻ Enquanto é dada uma substância a um paciente que ganhou > 5% do peso inicial, considerar avaliação da presença de pré-diabetes, diabetes ou dislipidemia, ou considerar troca por um antipsicótico diferente
- Deve ser verificada a pressão sanguínea em idosos antes de iniciar o tratamento e durante as primeiras semanas de tratamento
- O monitoramento dos níveis elevados de prolactina é de benefício clínico questionável
- Pacientes com baixa contagem de leucócitos ou história de leucopenia/neutropenia induzida por substância devem ter o hemograma completo monitorado frequentemente durante os primeiros meses, e a loxapina deve ser descontinuada ao primeiro sinal de declínio de leucócitos na ausência de outros fatores causativos

EFEITOS COLATERAIS

Como a substância causa efeitos colaterais

- Bloqueando os receptores de dopamina 2 no estriado, pode causar efeitos colaterais motores
- Bloqueando os receptores de dopamina 2 na hipófise, pode causar elevações na prolactina
- Bloqueando os receptores de dopamina 2 excessivamente nas vias dopaminérgicas mesocortical e mesolímbica, especialmente em altas doses, pode causar piora dos sintomas negativos e cognitivos (síndrome de déficit induzido por neurolépticos)
- As ações anticolinérgicas podem causar sedação, visão turva, constipação, boca seca
- As ações anti-histamínicas podem causar sedação e ganho de peso
- Bloqueando os receptores alfa-1 adrenérgicos, pode causar tontura, sedação e hipotensão
- O mecanismo do ganho de peso e a possível incidência aumentada de diabetes ou dislipidemia com antipsicóticos convencionais é desconhecido

Efeitos colaterais notáveis

✻ Síndrome de déficit induzido por neurolépticos
✻ Acatisia
✻ Efeitos colaterais extrapiramidais, parkinsonismo, discinesia tardia
✻ Galactorreia, amenorreia
- Sedação
- Boca seca, constipação, distúrbio da visão, retenção urinária
- Hipotensão, taquicardia

Efeitos colaterais potencialmente fatais ou perigosos

- Rara síndrome neuroléptica maligna
- Rara agranulocitose
- Rara lesão hepatocelular
- Raras convulsões
- Risco aumentado de morte e eventos cerebrovasculares em pacientes idosos com psicose relacionada a demência
- Broncoespasmo, com o potencial de levar a sofrimento respiratório e parada respiratória (inalante)

Ganho de peso

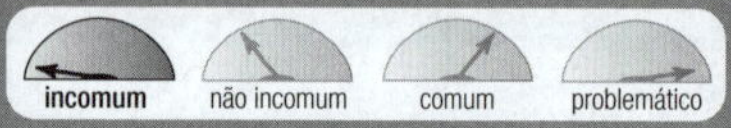

- Relatado, mas não esperado

Sedação

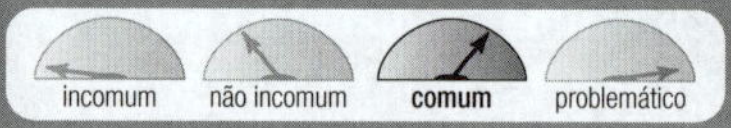

- Muitos experimentam e/ou pode ser em quantidade significativa
- A sedação é usualmente transitória
- A sedação costuma ser dose-dependente e pode não ser experimentada em baixas doses, nas quais a loxapina pode funcionar como um antipsicótico atípico (p. ex., < 50 mg/dia, especialmente 5 a 25 mg/dia)

O que fazer com os efeitos colaterais

- Esperar
- Esperar
- Esperar
- Para sintomas motores, acrescentar um agente anticolinérgico
- Reduzir a dose
- Para sedação, dar à noite
- Trocar por antipsicótico atípico
- Perda de peso, programa de exercícios e manejo médico para IMC alto, diabetes, dislipidemia

Melhores agentes de acréscimo para os efeitos colaterais

- Benzotropina ou triexifenidil para efeitos colaterais motores

- Algumas vezes, a amantadina pode ser útil para efeitos colaterais motores
- Benzodiazepínicos podem ser úteis para acatisia
- Muitos efeitos colaterais não podem ser melhorados com um agente de acréscimo

DOSAGEM E USO

Variação típica da dosagem
- 60 a 100 mg/dia em doses divididas

Formas de dosagem
- Cápsulas de 6,8 mg de succinato de loxapina equivalente a 5 mg de loxapina, 13,6 mg de succinato de loxapina equivalente a 10 mg de loxapina, 34,0 mg de succinato de loxapina equivalente a 25 mg de loxapina, 68,1 mg de succinato de loxapina equivalente a 50 mg de loxapina
- Líquido oral de 25 mg/mL
- Injeção de 50 mg/mL
- Inalante de 10 mg, unidade em um inalador de dose única

Como dosar
- Dose inicial de 20 mg/dia em 2 doses; titular por 7 a 10 dias para 60 a 100 mg/dia em 2 a 4 doses; máximo geralmente de 250 mg/dia
- Tomar a formulação líquida em suco de laranja ou toranja
- Pó para inalação: 10 mg por inalação oral utilizando um inalador; apenas 1 dose por 24 horas; deve ser administrada por um profissional da saúde em um ambiente com acesso imediato a equipamento e pessoal treinado para manejar broncoespasmo agudo, incluindo manejo avançado das vias aéreas

Dicas para dosagem
- Tem propriedades antipsicóticas convencionais nas doses originalmente recomendadas (i.e., iniciando com 10 mg 2 vezes ao dia, manutenção de 60 a 100 mg/dia, máximo de 250 mg/dia dados em 2 doses divididas)

✲ Estudos de ligação, estudos PET e relatos de observações clínicas sugerem que a loxapina pode ser atípica em doses mais baixas (talvez de 5 a 30 mg/dia), mas são necessários estudos adicionais
- Evidências, por relatos, de que muitos pacientes podem ser mantidos com 20 a 60 mg/dia como monoterapia

- Para potencialização em respondedores parciais a um antipsicótico atípico, considerar doses baixas de loxapina, de 5 a 60 mg/dia, mas usar doses plenas se necessário
- Não há estudos formais, mas alguns pacientes podem ter bons resultados com dosagem 1 vez por dia, especialmente à noite, em vez de 2 vezes por dia
- Disponível em cápsulas de 5 e 10 mg para uso em baixa dose e em cápsulas de 25 e 50 mg para uso de rotina
- Disponível em formulação de dosagem líquida
- Disponível para administração aguda por inalação
- Antes de administrar pó para inalação, rastrear todos os pacientes para identificar história de doença pulmonar e examiná-los (incluindo ausculta torácica) para anormalidades respiratórias (p. ex., chiado)
- Após a administração de pó para inalação, monitorar os pacientes para sinais e sintomas de broncoespasmo pelo menos a cada 15 minutos por no mínimo 1 hora
- Disponível para administração intramuscular aguda (50 mg/mL)
- A loxapina intramuscular pode ter início de ação mais rápido e eficácia superior para comportamento agitado/excitado e agressivo em alguns pacientes do que o haloperidol intramuscular
- Na situação aguda, dar de 25 a 50 mg por via intramuscular (solução de 0,5 a 1,0 mL de 50 mg/mL), com início de ação dentro de 60 minutos
- Ao iniciar terapia com um antipsicótico atípico em uma situação aguda, considerar loxapina intramuscular de curto prazo para "conduzir" ao atípico administrado por via oral; por exemplo, iniciar dosagem oral de um antipsicótico atípico com 25 a 50 mg de loxapina intramuscular 2 a 3 vezes por dia para atingir efeitos antipsicóticos sem efeitos colaterais extrapiramidais e sedação
- Ao usar loxapina como "dose extra" para pacientes previamente estabilizados, mas que agora estão descompensados, pode ser utilizada em doses únicas de 25 a 50 mg por via intramuscular, quando necessário, ou em líquido oral ou comprimidos
- Pacientes que recebem antipsicóticos atípicos podem ocasionalmente requerer uma "dose extra" de um antipsicótico convencional para controlar agressão ou comportamento violento
- O tratamento deve ser suspenso se a contagem de neutrófilos absolutos cair abaixo de 1.000/mm²

Overdose
- Ocorreram mortes; efeitos colaterais extrapiramidais, depressão do SNC, efeitos cardiovasculares,

hipotensão, convulsões, depressão respiratória, insuficiência renal, coma

Uso prolongado
- Alguns efeitos colaterais podem ser irreversíveis (p. ex., discinesia tardia)

Formação de hábito
- Não

Como interromper
- Titulação descendente lenta da formulação oral (no mínimo 4 semanas, quando possível), sobretudo quando estiver iniciando simultaneamente um novo antipsicótico durante a troca (i.e., titulação cruzada)
- A descontinuação oral rápida pode levar a psicose de rebote e a piora dos sintomas
- Se estiverem sendo utilizados agentes antiparkinsonianos, eles devem ser continuados por algumas semanas depois que a loxapina tiver sido descontinuada

Farmacocinética
- Meia-vida de aproximadamente 4 horas para a formulação oral
- Meia-vida de aproximadamente 12 horas para formulação intramuscular
- Múltiplos metabólitos ativos com meias-vidas mais longas do que a substância-mãe
✱ *N*-desmetil loxapina é amoxapina, um antidepressivo
- 8-hidroxiloxapina e 7-hidroxiloxapina também são antagonistas de serotonina e dopamina
- 8-hidroxiamoxapina e 7-hidroxiamoxapina também são antagonistas de serotonina e dopamina

Interações medicamentosas
- Pode ocorrer depressão respiratória quando loxapina é combinada com lorazepam
- Podem ocorrer efeitos aditivos se for utilizada com depressores do SNC
- Pode reduzir os efeitos de levodopa e agonistas dopaminérgicos
- Alguns pacientes que tomam um neuroléptico e lítio desenvolveram uma síndrome encefalopática similar à síndrome neuroléptica maligna
- O uso combinado com epinefrina pode reduzir a pressão arterial
- Pode aumentar os efeitos de substâncias anti-hipertensivas, exceto guanetidina, cujas ações anti-hipertensivas a loxapina pode antagonizar

Outras advertências/precauções
- Caso se desenvolvam sinais de síndrome neuroléptica maligna, o tratamento deve ser imediatamente descontinuado
- Usar com cautela em pacientes com abstinência alcoólica ou transtornos convulsivos devido à possível diminuição do limiar convulsivo
- O efeito antiemético pode mascarar sinais de outros transtornos ou *overdose*
- Não usar epinefrina no caso de *overdose*, já que a interação com alguns agentes pressores pode reduzir a pressão arterial
- Usar com cautela em pacientes com glaucoma e retenção urinária
- Observar sinais de toxicidade ocular (retinopatia pigmentar, pigmentação lenticular)
- Evitar exposição ao calor extremo
- Usar somente com cautela em doença de Parkinson ou demência com corpos de Lewy

Não usar
- Se o paciente estiver em estado comatoso ou tiver depressão do SNC
- Se o paciente tiver asma ou história de asma, DPOC, outra doença pulmonar associada a broncoespasmo, sinais/sintomas respiratórios agudos, uso atual de medicações para tratar as vias aéreas, história de broncoespasmo após tratamento com pó para inalação de loxapina (inalante somente)
- Se houver alergia comprovada a loxapina
- Se houver sensibilidade conhecida a alguma dibenzoxazepina

POPULAÇÕES ESPECIAIS

Insuficiência renal
- Usar com cautela

Insuficiência hepática
- Usar com cautela

Insuficiência cardíaca
- Usar com cautela

Idosos
- Alguns pacientes podem tolerar melhor doses mais baixas

- Embora antipsicóticos convencionais sejam comumente utilizados para transtornos comportamentais na demência, nenhum agente foi aprovado para tratamento de pacientes idosos com psicose relacionada a demência
- Pacientes idosos com psicose relacionada a demência e tratados com antipsicóticos têm um risco aumentado de morte em comparação ao placebo, bem como um risco aumentado de eventos cerebrovasculares

Crianças e adolescentes
- Segurança e eficácia não foram estabelecidas
- Geralmente, considerar como segunda linha, depois de antipsicóticos atípicos

Gravidez
- Válidas a partir de 30 de junho de 2015, a FDA norte-americana determina alterações no conteúdo e na forma das informações referentes a gravidez e lactação nos rótulos das substâncias de prescrição, incluindo a eliminação das categorias por letras para risco na gravidez; a Pregnancy and Lactation Labeling Rule (PLLR ou regra final) aplica-se somente a substâncias de prescrição e será introduzida gradualmente para substâncias aprovadas a partir de 30 de junho de 2001
- Não foram conduzidos estudos controlados em gestantes
- Há um risco de movimentos musculares anormais e sintomas de retirada em recém-nascidos cujas mães tenham tomado um antipsicótico durante o terceiro trimestre; os sintomas podem incluir agitação, tônus muscular anormalmente aumentado ou diminuído, tremor, sonolência, dificuldade intensa para respirar e dificuldade de alimentação
- Anormalidades das papilas renais foram percebidas em ratos durante a gravidez
- Sintomas psicóticos podem piorar durante a gravidez, e poderá ser necessária alguma forma de tratamento
- Antipsicóticos atípicos podem ser preferíveis a antipsicóticos convencionais ou anticonvulsivantes estabilizadores do humor, caso seja necessário tratamento durante a gravidez

Amamentação
- É desconhecido se a loxapina é secretada no leite humano, mas presume-se que todos os psicotrópicos sejam secretados no leite materno
✱ Recomendado descontinuar a substância ou usar mamadeira

A ARTE DA PSICOFARMACOLOGIA

Potenciais vantagens
- Formulação intramuscular para uso de emergência

Potenciais desvantagens
- Pacientes com discinesia tardia

Principais sintomas-alvo
- Sintomas positivos de psicose
- Hiperatividade motora e autonômica
- Comportamento violento ou agressivo

Pérolas
✱ Recentemente descoberta como um antagonista da serotonina e da dopamina (estudos de ligação e PET *scans*)
✱ Os metabólitos ativos também são antagonistas de serotonina e dopamina, com meias-vidas mais longas do que a substância-mãe, de modo que possivelmente permitem tratamento 1 vez por dia
✱ Um metabólito ativo é um antidepressivo (amoxapina, também conhecida como *N*-desmetil-loxapina)
- Teoricamente, a loxapina deve ter ações antidepressivas, sobretudo em altas doses, mas não existem estudos controlados
- Teoricamente, a loxapina pode ter vantagens para uso de curto prazo em alguns pacientes com depressão psicótica
- Desenvolvida como um antipsicótico convencional; isto é, reduz os sintomas positivos, mas causa efeitos colaterais extrapiramidais e elevações da prolactina
- Menos efeitos colaterais extrapiramidais do que o haloperidol em alguns estudos, mas não há estudos com dose fixa ou baixa
✱ Causa menos ganho de peso do que outros antipsicóticos, tanto atípicos como convencionais, e pode até mesmo estar associada a perda de peso
- Não há estudos formais sobre sintomas negativos, mas alguns estudos mostram superioridade sobre antipsicóticos convencionais para retraimento emocional e competência social
- O melhor uso pode ser como um agente de potencialização de baixo custo para antipsicóticos atípicos
✱ Aumenta a eficácia em respondedores parciais a clozapina quando dada concomitantemente com esse fármaco
- Para pacientes anteriormente estabilizados com agitação "*breakthrough*" ou descompensação incipiente, "reforçar" o antipsicótico atípico com

- doses de loxapina intramuscular ou oral quando necessário
- Nos Estados Unidos, um pó de inalação para agitação aguda está disponível somente por meio de um programa restrito segundo a Estratégia de Avaliação e Mitigação de Riscos (REMS) chamada ADASUVE REMS
- Devido ao risco de broncoespasmo, o pó de inalação de loxapina deve ser administrado somente em um estabelecimento de saúde cadastrado que tenha acesso local imediato a equipamento e pessoal treinado para manejar broncoespasmo agudo, incluindo manejo avançado das vias aéreas (intubação e ventilação mecânica)
- Os pacientes têm respostas antipsicóticas muito semelhantes a qualquer antipsicótico convencional, o que é diferente dos antipsicóticos atípicos, em que as respostas individuais podem ocasionalmente variar muito de um agente para outro
- Pacientes com respostas inadequadas a antipsicóticos atípicos podem se beneficiar da determinação dos níveis plasmáticos e, se baixos, de um aumento da dosagem além dos limites de prescrição típicos
- Pacientes com respostas inadequadas a antipsicóticos atípicos também podem se beneficiar de uma tentativa de potencialização com um antipsicótico convencional como loxapina ou com a troca por um antipsicótico convencional, como loxapina
- Entretanto, polifarmácia de longo prazo com uma combinação de um antipsicótico convencional, como a loxapina, com um antipsicótico atípico pode combinar seus efeitos colaterais sem claramente potencializar a eficácia de nenhum deles
- Para pacientes resistentes ao tratamento, especialmente aqueles com impulsividade, agressão, violência e autolesão, a polifarmácia de longo prazo com 2 antipsicóticos atípicos ou com 1 antipsicótico atípico e 1 antipsicótico convencional pode ser útil ou até mesmo necessária, mediante monitoramento atento. Em tais casos, pode ser benéfico combinar 1 antipsicótico *depot* com 1 antipsicótico oral
- Embora seja uma prática frequente por parte de alguns prescritores, adicionar 2 antipsicóticos convencionais juntos tem pouca lógica e pode reduzir a tolerabilidade sem claramente aumentar a eficácia

Leituras sugeridas

Chakrabarti A, Bagnall A, Chue P, et al. Loxapine for schizophrenia. Cochrane Database Syst Rev 2007;17(4):CD001943.

Fenton M, Murphy B, Wood J, et al. Loxapine for schizophrenia. Cochrane Database Syst Rev 2000;(2):CD001943.

Heel RC, Brogden RN, Speight TM, Avery GS. Loxapine: a review of its pharmacological properties and therapeutic efficacy as an antipsychotic agent. Drugs 1978;15(3):198–217.

Zisook S, Click MA Jr. Evaluations of loxapine succinate in the ambulatory treatment of acute schizophrenic episodes. Int Pharmacopsychiatry 1980;15(6):365–78.

LURASIDONA

TERAPÊUTICA

Marcas • LATUDA

Genérico? Não

Classe
- Nomenclatura baseada na neurociência: antagonista dos receptores de dopamina e serotonina (ARDS)
- Antipsicótico atípico (antagonista de serotonina e dopamina; antipsicótico de segunda geração; também um potencial estabilizador do humor)

Comumente prescrita para
(em negrito, as aprovações da FDA)
- **Esquizofrenia (a partir de 13 anos)**
- **Depressão bipolar**
- Mania aguda/mania mista
- Outros transtornos psicóticos
- Manutenção bipolar
- Depressão resistente ao tratamento
- Transtornos comportamentais em demência
- Transtornos comportamentais em crianças e adolescentes
- Transtornos associados a problemas com o controle dos impulsos

Como a substância atua
- Bloqueia os receptores de dopamina 2, reduzindo os sintomas positivos de psicose e estabilizando os sintomas afetivos
- Bloqueia os receptores de serotonina 2A, causando um aumento na liberação de dopamina em certas regiões do cérebro e, assim, reduzindo os efeitos colaterais motores e possivelmente melhorando a cognição e os sintomas afetivos
- Bloqueia de forma potente os receptores de serotonina 7, o que pode ser benéfico para humor, sono, déficit cognitivo e sintomas negativos na esquizofrenia, bem como nos transtornos bipolar e depressivo maior
- Agonista parcial nos receptores 5HT1A e ações antagonistas nos receptores de serotonina 7, alfa-2A e alfa-2C, o que pode ser benéfico para o humor, a ansiedade e a cognição em diversos transtornos
- Desprovida de ações potentes nos receptores de dopamina D1, muscarínicos M1 e histamina H1, teoricamente sugerindo menos propensão à indução de déficit cognitivo, ganho de peso ou sedação em comparação a outros agentes com essas propriedades

Tempo para início da ação
- Os sintomas psicóticos podem melhorar em 1 semana, mas pode levar várias semanas para efeito completo no comportamento e na cognição
- Classicamente recomendado esperar no mínimo de 4 a 6 semanas para determinar a eficácia da substância, mas, na prática, alguns pacientes podem requerer até 16 a 20 semanas para apresentar uma boa resposta, especialmente no déficit cognitivo e nos resultados funcionais

Se funcionar
- Na maioria das vezes, reduz os sintomas positivos, mas não os elimina
- Pode melhorar sintomas negativos, bem como sintomas agressivos, cognitivos e afetivos na esquizofrenia
- A maioria dos pacientes com esquizofrenia não tem uma remissão total dos sintomas, mas uma redução de aproximadamente um terço
- Talvez de 5 a 15% dos pacientes com esquizofrenia experimentem uma melhora global de mais de 50 a 60%, especialmente quando recebem tratamento estável por mais de 1 ano
- Tais pacientes são considerados super-respondedores ou "*awakeners*", já que podem ficar suficientemente bem para obter emprego, viver de forma independente e manter relações de longa duração
- Continuar o tratamento até atingir um platô de melhora
- Depois de atingir um platô satisfatório, continuar o tratamento por no mínimo 1 ano depois do primeiro episódio de psicose
- Para segundo episódio de psicose e episódios subsequentes, poderá ser necessário tratamento por tempo indefinido
- Mesmo para os primeiros episódios de psicose, pode ser preferível continuar o tratamento

Se não funcionar
- Tentar um dos outros antipsicóticos atípicos (risperidona, olanzapina, quetiapina, ziprazidona, aripiprazol, paliperidona, asenapina, iloperidona, amissulprida)
- Se 2 ou mais monoterapias antipsicóticas não funcionarem, considerar clozapina
- Alguns pacientes podem requerer tratamento com um antipsicótico convencional
- Se nenhum antipsicótico atípico de primeira linha for efetivo, considerar doses mais altas ou potencialização com valproato ou lamotrigina

- Considerar a não adesão e trocar por outro antipsicótico com menos efeitos colaterais ou por antipsicótico que possa ser dado por injeção *depot*
- Considerar o início de reabilitação e psicoterapia
- Considerar a ocorrência de abuso de substância concomitante

Melhores combinações de potencialização para resposta parcial ou resistência ao tratamento

- Ácido valproico (valproato, divalproex, divalproex ER)
- Anticonvulsivantes estabilizadores do humor (ver interações medicamentosas)
- Lítio
- Benzodiazepínicos

Exames

Antes de iniciar um antipsicótico atípico

✳ Pesar todos os pacientes e acompanhar o IMC durante o tratamento
- Obter história pessoal e familiar basal de diabetes, obesidade, dislipidemia, hipertensão e doença cardiovascular

✳ Obter circunferência da cintura (na altura do umbigo), pressão arterial, glicose plasmática em jejum e perfil lipídico em jejum
- Determinar se o paciente
  - tem sobrepeso (IMC de 25,0 a 29,9)
  - é obeso (IMC ≥ 30)
  - tem pré-diabetes (glicose plasmática em jejum de 100 a 125 mg/dL)
  - tem diabetes (glicose plasmática em jejum ≥ 126 mg/dL)
  - tem hipertensão (PA > 140/90 mmHg)
  - tem dislipidemia (colesterol total, colesterol LDL e triglicerídeos aumentados; colesterol HDL reduzido)
- Tratar ou encaminhar esses pacientes para tratamento, incluindo manejo nutricional e do peso, aconselhamento de atividade física, cessação do tabagismo e manejo clínico

Monitoramento depois de iniciar um antipsicótico atípico

✳ IMC mensalmente por 3 meses, depois trimestralmente

✳ Considerar o monitoramento mensal dos triglicerídeos em jejum por vários meses em pacientes com alto risco de complicações metabólicas e ao iniciar ou trocar antipsicóticos

✳ Pressão arterial, glicose plasmática em jejum, lipídeos em jejum dentro de 3 meses, e depois anualmente, porém de modo mais precoce e frequente para pacientes com diabetes ou que ganharam > 5% do peso inicial
- Tratar ou encaminhar para tratamento e considerar troca por outro antipsicótico atípico para pacientes que adquirem sobrepeso ou tornam-se obesos, pré-diabéticos, diabéticos, hipertensos ou dislipidêmicos enquanto recebem um antipsicótico atípico

✳ Mesmo em pacientes sem diabetes conhecida, manter vigilância para o início raro, mas potencialmente fatal, de cetoacidose diabética, que sempre requer tratamento imediato, por meio de monitoramento de início rápido de poliúria, polidipsia, perda de peso, náusea, vômito, desidratação, respiração rápida, fraqueza e turvação da consciência, até mesmo coma
- Pacientes com baixa contagem de leucócitos ou história de leucopenia/neutropenia induzida por substância devem ter hemograma completo monitorado frequentemente durante os primeiros meses, e a lurasidona deve ser descontinuada ao primeiro sinal de declínio em leucócitos na ausência de outros fatores causativos (alerta de classe)

EFEITOS COLATERAIS

Como a substância causa efeitos colaterais
- Bloqueando os receptores de dopamina 2 no estriado, pode causar efeitos colaterais motores
- Bloqueando os receptores de dopamina 2 na hipófise, pode causar elevações na prolactina
- O mecanismo do ganho de peso e da incidência aumentada de diabetes e dislipidemia com antipsicóticos atípicos é desconhecido

Efeitos colaterais notáveis
- Sedação dose-dependente
- Acatisia
- Náusea
- Hiperprolactinemia dose-dependente
- Pode aumentar o risco de diabetes e dislipidemia
- Rara discinesia tardia (risco muito reduzido em comparação aos antipsicóticos convencionais)

Lurasidona **445**

Efeitos colaterais potencialmente fatais ou perigosos
- Taquicardia, bloqueio AV de primeiro grau
- Hiperglicemia, em alguns casos extrema e associada a cetoacidose ou coma hiperosmolar ou morte, foi relatada em pacientes que tomavam antipsicóticos atípicos (alerta de classe)
- Risco aumentado de morte e eventos cerebrovasculares em pacientes idosos com psicose relacionada a demência (alerta de classe)
- Rara síndrome neuroléptica maligna (risco muito reduzido em comparação aos antipsicóticos convencionais) (alerta de classe)
- Raras convulsões (alerta de classe)

Ganho de peso
Curto prazo

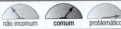

- Muitos experimentam ganho de peso de aproximadamente 0,5 a 0,9 kg a mais que o placebo em ensaios de curto prazo de 6 semanas

Longo prazo

- Pacientes em ensaios de longo prazo de 52 semanas perderam, em média, 0,7 kg
- A experiência clínica, no entanto, ainda é limitada
- Parece haver menos ganho de peso do que o observado com alguns antipsicóticos
- Muitos pacientes perderam peso em ensaios de longo prazo ao trocar de olanzapina para lurasidona

Sedação

- Pode ser maior em ensaios de curto prazo do que no uso de longo prazo

O que fazer com os efeitos colaterais
- Esperar
- Esperar
- Esperar
- Anticolinérgicos podem reduzir os efeitos colaterais motores, quando presentes
- A redução da dose pode reduzir acatisia quando presente
- Considerar troca por dosagem à noite (com a refeição da noite)
- Perda de peso, programas de exercícios e manejo clínico para IMC alto, diabetes, dislipidemia
- Trocar por outro antipsicótico atípico

Melhores agentes de acréscimo para os efeitos colaterais
- Benzotropina ou triexifenidil para efeitos colaterais motores
- Betabloqueadores ou benzodiazepínicos podem reduzir acatisia, quando presente
- Muitos efeitos colaterais não podem ser melhorados com um agente de acréscimo

DOSAGEM E USO

Variação típica da dosagem
- 40 a 80 mg/dia para esquizofrenia
- Alguns pacientes com esquizofrenia podem se beneficiar com doses de até 160 mg/dia
- 20 a 60 mg/dia para depressão bipolar
- Alguns pacientes com depressão bipolar podem se beneficiar com doses de até 120 mg/dia

Formas de dosagem
- Comprimidos de 20 mg, 40 mg, 60 mg, 80 mg, 120 mg

Como dosar
- Dose inicial de 40 a 80 mg 1 vez por dia com alimentos para esquizofrenia
- Não é necessária titulação para a dose inicial de 40 mg/dia para esquizofrenia
- Considerar aumentos da dose de 40 mg/dia para até 160 mg/dia conforme necessário e conforme tolerado para esquizofrenia
- Dose inicial de 20 mg 1 vez por dia com alimentos para depressão bipolar
- Pode ser titulada para 120 mg/dia em depressão bipolar, se necessário e tolerado

Dicas para dosagem
- A lurasidona deve ser tomada com alimentos (i.e., pelo menos uma pequena refeição de, no mínimo, 350 calorias)
- A absorção da lurasidona pode ser reduzida em até 50% com o estômago vazio, e será vista eficácia mais consistente se a dosagem for dada regularmente com alimento
- Dosagem de 1 vez por dia
- Dar a lurasidona na hora de dormir pode reduzir bastante a sedação diurna, acatisia e efeitos colaterais extrapiramidais

- A dose inicial para esquizofrenia é 40 mg/dia, o que pode ser uma dose adequada para alguns pacientes, especialmente em casos de primeiro episódio e início precoce de psicose
- Ensaios clínicos controlados sugeriram que de 40 a 80 mg por dia são adequados para muitos pacientes com esquizofrenia
- Alguns pacientes com esquizofrenia se beneficiam com dosagem mais alta, com ensaios clínicos controlados de até 160 mg/dia
- Doses acima de 160 mg/dia podem beneficiar pacientes esquizofrênicos mais difíceis que não respondem ao tratamento com outros agentes
- Dosagem mais alta, no entanto, pode causar mais efeitos colaterais
- A dosagem para depressão bipolar ou episódios depressivos maiores com características mistas é geralmente mais baixa do que para esquizofrenia, com uma dose inicial de 20 mg; 20 mg/dia pode ser uma dose adequada para alguns pacientes
- Doses entre 20 e 60 mg/dia são em geral tão eficazes quanto doses entre 60 e 120 mg/dia para depressão bipolar ou episódios depressivos maiores com características mistas
- Alguns pacientes com depressão bipolar ou episódios depressivos maiores com características mistas podem requerer doses mais altas

Overdose
- Dados limitados

Uso prolongado
- Não foi estudada extensamente depois de 52 semanas, mas o tratamento de manutenção de longo prazo para esquizofrenia é frequentemente necessário
- Deve ser reavaliada periodicamente a utilidade de longo prazo em pacientes individuais, mas poderá ser necessário continuar o tratamento por muitos anos naqueles com esquizofrenia

Formação de hábito
- Não

Como interromper
- Titulação descendente, sobretudo quando simultaneamente é iniciado um novo antipsicótico durante uma troca (i.e., titulação cruzada)
- Teoricamente, a rápida descontinuação pode levar a psicose de rebote e piora dos sintomas

Farmacocinética
- Meia-vida de 18 a 31 horas (meia-vida mais curta melhor documentada com dose de 40 mg)
- Metabolizada por CYP450 3A4
- Cmax e biodisponibilidade são reduzidos se for tomada sem alimentos

Interações medicamentosas
- Inibidores de CYP450 3A4 (p. ex., nefazodona, fluvoxamina, fluoxetina, cetoconazol) podem aumentar os níveis plasmáticos de lurasidona
- A coadministração de lurasidona com um inibidor forte de CYP450 3A4 (p. ex., cetoconazol) ou com um indutor forte de CYP450 3A4 (p. ex., rifampicina) é contraindicada
- A coadministração de lurasidona com inibidores moderados de CYP450 3A4 pode ser considerada; a dose inicial recomendada é de 20 mg/dia; a dose máxima recomendada é de 80 mg/dia
- Indutores moderados de CYP450 3A4 podem reduzir os níveis plasmáticos da lurasidona
- Pode aumentar os efeitos de agentes anti-hipertensivos
- Pode antagonizar levodopa e agonistas de dopamina

Outras advertências/precauções
- Usar com cautela em pacientes com condições que predispõem a hipotensão (desidratação, calor excessivo)
- Disfagia foi associada ao uso de antipsicótico, e a lurasidona deve ser utilizada com cautela em pacientes com risco de pneumonia por aspiração

Não usar
- Se o paciente estiver tomando um inibidor (p. ex., cetoconazol) ou indutor forte (p. ex., rifampicina) de CYP450 3A4
- Em pacientes com uma história de angioedema
- Se houver alergia comprovada a lurasidona

POPULAÇÕES ESPECIAIS

Insuficiência renal
- Insuficiência moderada e grave: dose inicial de 20 mg/dia; dose máxima de 80 mg/dia

Insuficiência hepática
- Insuficiência moderada: dose inicial de 20 mg/dia; dose máxima de 80 mg/dia
- Insuficiência grave: dose inicial de 20 mg/dia; dose máxima de 40 mg/dia

Insuficiência cardíaca
- Deve ser utilizada com cautela devido ao risco teórico de hipotensão ortostática, embora a baixa potência em receptores alfa-1 sugira que esse risco pode ser menor do que para outros antipsicóticos
- A lurasidona não tem advertência para prolongamento de QTc

Idosos
- Em geral, não é necessário ajuste de dose para pacientes idosos
- Entretanto, alguns podem tolerar melhor doses mais baixas
- Embora antipsicóticos atípicos sejam comumente utilizados para transtornos comportamentais em demência, nenhum agente foi aprovado para tratamento de idosos com psicose relacionada a demência
- Pacientes idosos com psicose relacionada a demência tratados com antipsicóticos atípicos têm um risco aumentado de morte em comparação ao placebo, bem como um risco aumentado de eventos cerebrovasculares

Crianças e adolescentes
- Segurança e eficácia não foram estabelecidas
- Crianças e adolescentes utilizando lurasidona precisam ser monitorados com mais frequência do que adultos

Gravidez
- Válidas a partir de 30 de junho de 2015, a FDA norte-americana determina alterações no conteúdo e na forma das informações referentes a gravidez e lactação nos rótulos das substâncias de prescrição, incluindo a eliminação das categorias por letras para risco na gravidez; a Pregnancy and Lactation Labeling Rule (PLLR ou regra final) aplica-se somente a substâncias de prescrição e será introduzida gradualmente para substâncias aprovadas a partir de 30 de junho de 2001
- Não foram conduzidos estudos controlados em gestantes
- Estudos com animais não mostram efeitos adversos
- Há um risco de movimentos musculares anormais e sintomas de retirada em recém-nascidos cujas mães tenham tomado um antipsicótico durante o terceiro trimestre; os sintomas podem incluir agitação, tônus muscular anormalmente aumentado ou reduzido, tremor, sonolência, dificuldade intensa para respirar e dificuldade de alimentação
- Sintomas psicóticos podem piorar durante a gravidez, e poderá ser necessária alguma forma de tratamento
- A lurasidona pode ser preferível a anticonvulsivantes estabilizadores do humor, caso seja necessário tratamento durante a gravidez
- National Pregnancy Registry for Atypical Antipsychotics: 1-866-961-2388 ou http://womenshealth.org/clinical-and-research-programs/pregnancyregistry/

Amamentação
- É desconhecido se a lurasidona é secretada no leite humano, mas presume-se que todos os psicotrópicos sejam secretados no leite materno
- ✱ Recomendado descontinuar a substância ou usar mamadeira, a menos que o benefício potencial para a mãe justifique o risco potencial para a criança
- Bebês de mulheres que optam por amamentar durante o uso de lurasidona devem ser monitorados para possíveis efeitos adversos

A ARTE DA PSICOFARMACOLOGIA

Potenciais vantagens
- Pacientes que requerem início rápido de ação antipsicótica sem titulação da dosagem
- Pacientes que desejam tomar um antipsicótico 1 vez por dia
- Pacientes que experimentam ganho de peso com outros antipsicóticos ou que querem evitar ganho de peso

Potenciais desvantagens
- Pacientes que não podem tomar uma medicação regularmente com alimentos

Principais sintomas-alvo
- Sintomas positivos de psicose
- Sintomas negativos de psicose
- Sintomas cognitivos
- Humor instável (tanto depressão quanto mania)
- Sintomas agressivos

Pérolas

- Ensaios clínicos sugerem que a lurasidona é bem tolerada, com um equilíbrio favorável de eficácia e segurança
- Um dos poucos antipsicóticos "metabolicamente favorável"
- Neutra para ganho de peso (ganho de peso de 1/2 a 1 kg em estudos de curto prazo, com perda de peso de 1/2 a 1 kg em estudos de longo prazo)
- Neutra para lipídeos (triglicerídeos e colesterol)
- Neutra para glicose
- O único antipsicótico atípico documentado como não causador de prolongamento de QTc, e um dos poucos antipsicóticos atípicos sem uma advertência para QTc
- Parece ter baixo nível de efeitos colaterais extrapiramidais, especialmente quando tomada na hora de dormir
- Sonolência e acatisia são os efeitos colaterais mais comuns em ensaios clínicos de curto prazo de esquizofrenia que dosavam a lurasidona durante o dia, mas esses efeitos adversos foram reduzidos em estudo controlado de lurasidona administrada à noite com alimentos
- Náusea e vômito ocasional ocorreram em estudos de depressão bipolar, especialmente em doses mais altas
- Náusea e vômito geralmente desaparecem com rapidez dentro de poucos dias ou podem ser evitados pela lenta titulação da dose e com doses mais baixas
- Elevações da prolactina são baixas e geralmente transitórias
- Alguns pacientes experimentam agitação
- O perfil de ligação aos receptores sugere potencial favorável como antidepressivo
- O antagonismo de 5HT7 é antidepressivo em modelos animais e tem ações pró-cognitivas em modelos com animais
- O antagonismo de 5HT7 e agonismo parcial de 5HT1A aumenta os níveis de serotonina em animais tratados com ISRSs/IRSNs, sugerindo uso da lurasidona como um agente de potencialização para ISRSs/IRSNs na depressão
- O antagonismo de 5HT7 mais a ausência de antagonismo de D1, H1 e M1 sugerem potencial para melhora cognitiva
- A ausência de propriedades antagonistas de D1, anticolinérgicas e anti-histamínicas podem explicar a ausência relativa de efeitos colaterais cognitivos na maioria dos pacientes
- Um dos agentes mais bem estudados para depressão com características mistas, mostrando eficácia em um grande ensaio randomizado controlado
- Não está aprovada para mania, mas quase todos os antipsicóticos atípicos aprovados para tratamento agudo de esquizofrenia também se mostraram efetivos no tratamento agudo de mania
- Pacientes com respostas inadequadas a antipsicóticos atípicos podem se beneficiar com a determinação dos níveis plasmáticos da substância e, se baixos, com um aumento da dosagem para além dos limites de prescrição típicos
- Pacientes com respostas inadequadas a antipsicóticos atípicos também podem se beneficiar de uma tentativa de potencialização com um antipsicótico convencional ou da troca por um antipsicótico convencional
- Entretanto, a polifarmácia de longo prazo com uma combinação de um antipsicótico convencional e um antipsicótico atípico pode unir seus efeitos colaterais sem claramente potencializar a eficácia de cada um
- Para pacientes resistentes ao tratamento, sobretudo aqueles com impulsividade, agressão, violência e autolesão, a polifarmácia de longo prazo com 2 antipsicóticos atípicos ou com 1 antipsicótico atípico e 1 antipsicótico convencional pode ser útil ou até mesmo necessária, mediante monitoramento atento
- Em tais casos, pode ser benéfico combinar 1 antipsicótico *depot* com 1 antipsicótico oral

A ARTE DA TROCA

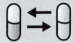 **Troca de antipsicóticos orais para lurasidona**
- Com aripiprazol, amissulprida e paliperidona ER, a interrupção imediata é possível; iniciar lurasidona com uma dose intermediária
- A experiência clínica mostrou que quetiapina, olanzapina e asenapina devem ser reduzidas de modo gradual e lento por um período de 3 a 4 semanas para permitir que os pacientes se readaptem à retirada do bloqueio de receptores colinérgicos, histaminérgicos e alfa-1
- A clozapina deve ser sempre reduzida lentamente por um período de 4 semanas ou mais

*Benzodiazepínicos ou medicação anticolinérgica podem ser administrados durante a titulação cruzada para ajudar a aliviar efeitos colaterais como insônia, agitação e/ou psicose

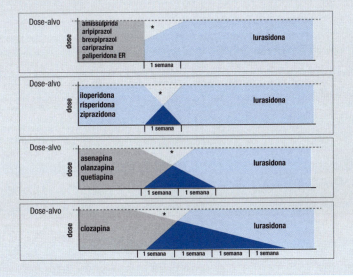

 Leituras sugeridas

Ishibashi T, Horisawa T, Tokuda K, et al. Pharmacological profile of lurasidone, a novel antipsychotic agent with potent 5-hydroxytryptamine 7 (5-HT7) and 5-HT1A receptor activity. J Pharmacol Exp Ther 2010;334(1):171–81.

Meyer JM, Loebel AD, Schweizer E. Lurasidone: A new drug in development for schizophrenia. Expert Opin Investig Drugs 2009;18(11):1715–26.

Nakamura M, Ogasa M, Guarino J, et al. Lurasidone in the treatment of acute schizophrenia: A double-blind, placebo-controlled trial. J Clin Psychiatry 2009;70(6):829–36.

Stahl SM. The serotonin 7 receptor as a novel therapeutic target. J Clin Psychiatry 2010;71:1414–15.

Tarazi F, Stahl SM. Iloperidone, asenapine and lurasidone: a primer on their current status. Exp Opin Pharmacother 2013;13(13):1911–22.

MAPROTILINA

TERAPÊUTICA

Marcas • Ludiomil

Genérico? Sim

Classe
- Nomenclatura baseada na neurociência: inibidor da recaptação de norepinefrina (IRN)
- Antidepressivo tricíclico (ADT), algumas vezes classificado como antidepressivo tetracíclico
- Predominantemente um inibidor da recaptação de norepinefrina/noradrenalina

Comumente prescrita para
(em negrito, as aprovações da FDA)
- Depressão
- Ansiedade
- Insônia
- Dor neuropática/dor crônica
- Depressão resistente ao tratamento

Como a substância atua
- Estimula o neurotransmissor norepinefrina/noradrenalina
- Bloqueia a bomba de recaptação de norepinefrina (transportador de norepinefrina), possivelmente aumentando a neurotransmissão noradrenérgica
- Uma vez que a dopamina é inativada pela recaptação de norepinefrina no córtex frontal, que em grande parte carece de transportadores dopaminérgicos, a maprotilina pode aumentar a neurotransmissão de dopamina nessa parte do cérebro
- É um inibidor mais potente da bomba de recaptação de norepinefrina do que da bomba de recaptação de serotonina (transportador de serotonina)
- Em altas doses também pode estimular o neurotransmissor serotonina e, possivelmente, aumentar a neurotransmissão serotonérgica

Tempo para início da ação
- O início das ações não costuma ser imediato, frequentemente demorando de 2 a 4 semanas
- Se não estiver funcionando dentro de 6 a 8 semanas para depressão, poderá ser necessário aumento na dosagem ou poderá simplesmente não funcionar
- Pode continuar a agir por muitos anos, prevenindo recaída dos sintomas

Se funcionar
- O objetivo do tratamento de depressão é a completa remissão dos sintomas atuais e a prevenção de recaídas futuras
- O objetivo do tratamento de dor neuropática crônica é reduzir os sintomas o máximo possível, especialmente em combinação com outros tratamentos
- O tratamento de depressão na maioria das vezes reduz ou até mesmo elimina os sintomas, mas não é uma cura, já que os sintomas podem recorrer depois que o medicamento é interrompido
- O tratamento de dor neuropática crônica pode reduzir os sintomas, mas raramente os elimina por completo, e não é uma cura, já que os sintomas podem recorrer depois que o medicamento é interrompido
- Continuar o tratamento de depressão até que todos os sintomas tenham desaparecido (remissão)
- Depois que os sintomas de depressão tiverem desaparecido, continuar tratando por 1 ano para o primeiro episódio de depressão
- Para segundo episódio de depressão e episódios subsequentes, poderá ser necessário tratamento por tempo indefinido
- O uso em transtornos de ansiedade e dor crônica também poderá precisar ser por tempo indefinido, mas o tratamento de longo prazo não está bem estudado nessas condições

Se não funcionar
- Muitos pacientes deprimidos têm apenas resposta parcial, em que alguns sintomas são melhorados, mas outros persistem (especialmente insônia, fadiga e problemas de concentração)
- Outros pacientes deprimidos podem ser não respondedores, sendo algumas vezes chamados de resistentes ou refratários ao tratamento
- Considerar aumento da dose, troca por outro agente ou adição de um agente de potencialização apropriado
- Considerar psicoterapia
- Considerar avaliação para outro diagnóstico ou para uma condição comórbida (p. ex., doença clínica, abuso de substância, etc.)

- Alguns pacientes podem experimentar aparente falta de consistência na eficácia devido à ativação de um transtorno bipolar latente ou subjacente, requerendo descontinuação do antidepressivo e troca por um estabilizador do humor

Melhores combinações de potencialização para resposta parcial ou resistência ao tratamento
- Lítio, buspirona, hormônio da tireoide (para depressão)
- Gabapentina, tiagabina, outros anticonvulsivantes e até mesmo opiáceos, se prescritos por especialistas, mediante monitoramento atento em casos difíceis (para dor crônica)

Exames
- ECG basal é recomendado para pacientes acima de 50 anos
- ✷ Uma vez que os antidepressivos tricíclicos e tetracíclicos estão frequentemente associados a ganho de peso, antes de iniciar o tratamento pesar todos os pacientes e determinar se o indivíduo já tem sobrepeso (IMC 25,0-29,9) ou é obeso (IMC ≥ 30)
- Antes de dar uma substância que pode causar ganho de peso para um paciente com sobrepeso ou obeso, determinar se o indivíduo já tem pré-diabetes (glicose plasmática em jejum 100-125 mg/dL), diabetes (glicose plasmática em jejum > 126 mg/dL) ou dislipidemia (colesterol total, colesterol LDL e triglicerídeos aumentados; colesterol HDL reduzido) e tratar ou encaminhar esses pacientes para tratamento, incluindo manejo nutricional e do peso, aconselhamento de atividade física, cessação do tabagismo e manejo clínico
- ✷ Monitorar peso e IMC durante o tratamento
- ✷ Enquanto é dada uma substância a um paciente que ganhou > 5% do peso inicial, considerar avaliação para a presença de pré-diabetes, diabetes ou dislipidemia ou a troca por um antidepressivo diferente
- ECGs podem ser úteis para pacientes selecionados (p. ex., aqueles com história pessoal ou familiar de prolongamento de QTc; arritmia cardíaca; infarto do miocárdio recente; insuficiência cardíaca descompensada; ou que estão tomando agentes que prolongam o intervalo QTc, como pimozida, tioridazina, antiarrítmicos selecionados, moxifloxacina, esparfloxacina, etc.)
- Pacientes em risco de distúrbios eletrolíticos (p. ex., aqueles em terapia diurética) devem ter medidas basais e periódicas de potássio e magnésio séricos

EFEITOS COLATERAIS

Como a substância causa efeitos colaterais
- A atividade anticolinérgica pode explicar os efeitos sedativos, boca seca, constipação e visão turva
- Os efeitos sedativos e o ganho de peso podem ser devidos às propriedades anti-histamínicas
- O bloqueio dos receptores alfa-1 adrenérgicos pode explicar tontura, sedação e hipotensão
- Arritmias cardíacas e convulsões, especialmente em *overdose*, podem ser causadas pelo bloqueio dos canais iônicos

Efeitos colaterais notáveis
- Visão turva, constipação, retenção urinária, aumento do apetite, boca seca, náusea, diarreia, azia, gosto estranho na boca, ganho de peso
- Fadiga, fraqueza, tontura, sedação, cefaleia, ansiedade, nervosismo, inquietação
- Disfunção sexual (impotência, alteração na libido)
- Sudorese, erupção cutânea, prurido

Efeitos colaterais potencialmente fatais ou perigosos
- Íleo paralítico, hipertermia (ADTs/tetracíclicos + agentes anticolinérgicos)
- Diminuição do limiar convulsivo e raras convulsões
- Hipotensão ortostática, morte súbita, arritmias, taquicardia
- Prolongamento de QTc
- Insuficiência hepática, efeitos colaterais extrapiramidais
- Aumento da pressão ocular
- Rara indução de mania
- Rara ativação de ideação e comportamento suicida (suicidalidade) (estudos de curta duração não mostraram aumento no risco de suicidalidade com antidepressivos em comparação ao placebo a partir dos 24 anos de idade)

Ganho de peso

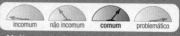

- Muitos experimentam e/ou pode ocorrer em quantidade significativa
- Pode aumentar o apetite e a fissura por carboidrato

Sedação

- Muitos experimentam e/ou pode ocorrer em quantidade significativa
- Pode se desenvolver tolerância ao efeito sedativo com o uso prolongado

O que fazer com os efeitos colaterais
- Esperar
- Esperar
- Esperar
- Reduzir a dose
- Trocar por um ISRS ou antidepressivo mais novo

Melhores agentes de acréscimo para os efeitos colaterais
- Muitos efeitos colaterais não podem ser melhorados com um agente de acréscimo

DOSAGEM E USO

Variação típica da dosagem
- 75 a 150 mg/dia (para depressão)
- 50 a 150 mg/dia (para dor crônica)

Formas de dosagem
- Comprimidos de 25 mg, 50 mg, 75 mg

Como dosar
- Dose inicial de 25 mg/dia na hora de dormir; aumentar 25 mg a cada 3 a 7 dias
- 75 mg/dia; depois de 2 semanas, aumentar a dose gradualmente em 25 mg/dia; dose máxima geralmente de 225 mg/dia

Dicas para dosagem
- Se for dada em dose única, em geral deve ser administrada na hora de dormir, devido às usas propriedades sedativas
- Se for dada em doses divididas, a dose maior em geral deve ser dada na hora de dormir, devido às suas propriedades sedativas
- Se os pacientes tiverem pesadelos, dividir a dose e não dar a maior na hora de dormir
- Pacientes tratados para dor crônica podem precisar apenas de doses mais baixas
- ✱ O risco de convulsões aumenta com a dose, especialmente com maprotilina acima de 200 mg/dia
- Se ocorrer ansiedade, insônia, agitação, acatisia ou ativação intoleráveis com o início ou descontinuação da dosagem, considerar a possibilidade de transtorno bipolar ativado e trocar por um estabilizador do humor ou antipsicótico atípico

Overdose
- Mortes podem ocorrer; convulsões, arritmias cardíacas, hipotensão grave, depressão do SNC, coma, alterações no ECG

Uso prolongado
- Seguro

Formação de hábito
- Não

Como interromper
- Reduzir a dose gradualmente para evitar efeitos de retirada
- Mesmo com redução gradual da dose, alguns sintomas de retirada podem aparecer dentro das 2 primeiras semanas
- Muitos pacientes toleram redução de 50% na dosagem por 3 dias, depois redução de outros 50% por 3 dias e, então, descontinuação
- Se emergirem sintomas de retirada durante a descontinuação, aumentar a dose para interromper os sintomas e depois reiniciar a retirada muito mais lentamente

Farmacocinética
- Substrato para CYP450 2D6
- Meia-vida média de aproximadamente 51 horas
- Pico da concentração plasmática em 8 a 24 horas

Interações medicamentosas
- O tramadol aumenta o risco de convulsões em pacientes que tomam ADTs
- O uso de ADTs/tetracíclicos com substâncias anticolinérgicas pode resultar em íleo paralítico ou hipertermia
- Fluoxetina, paroxetina, bupropiona, duloxetina e outros inibidores de CYP450 2D6 podem aumentar as concentrações de ADTs/tetracíclicos
- A cimetidina pode aumentar as concentrações plasmáticas de ADTs/tetracíclicos e causar sintomas anticolinérgicos
- Fenotiazinas ou haloperidol podem aumentar as concentrações sanguíneas de ADTs/tetracíclicos
- Pode alterar os efeitos de substâncias anti-hipertensivas; pode inibir os efeitos hipotensores da clonidina
- O uso com agentes simpatomiméticos pode aumentar a atividade simpática
- O metilfenidato pode inibir o metabolismo de ADTs/tetracíclicos

- Ativação e agitação, sobretudo depois de troca ou acréscimo de antidepressivos, podem representar a indução de estado bipolar, especialmente uma condição bipolar tipo II disfórica mista algumas vezes associada a ideação suicida, requerendo a adição de lítio, estabilizador do humor ou antipsicótico atípico e/ou a descontinuação de maprotilina

Outras advertências/precauções

- Acrescentar ou iniciar outros antidepressivos com cautela por até 2 semanas após a descontinuação de maprotilina
- Em geral, não usar com IMAOs, incluindo 14 dias depois que tiverem sido interrompidos; não iniciar um IMAO por pelo menos 5 meias-vidas (5 a 7 dias para a maioria das substâncias) após a descontinuação de maprotilina, mas ver a seção Pérolas
- Usar com cautela em pacientes com história de convulsões, retenção urinária, glaucoma de ângulo fechado, hipertireoidismo
- Os ADTs/tetracíclicos podem aumentar o intervalo QTc, especialmente em doses tóxicas, o que pode ocorrer não só por *overdose*, mas também pela combinação com substâncias que inibem o metabolismo de ADTs/tetracíclicos via CYP450 2D6, o que pode causar arritmia tipo *torsades de pointes* ou morte súbita
- Uma vez que os ADTs/tetracíclicos podem prolongar o intervalo QTc, usar com cautela em pacientes que têm bradicardia ou que estão tomando substâncias capazes de induzir bradicardia (p. ex., betabloqueadores, bloqueadores dos canais de cálcio, clonidina, digitálico)
- Uma vez que os ADTs/tetracíclicos podem prolongar o intervalo QTc, usar com cautela em pacientes que têm hipocalemia e/ou hipomagnesemia ou que estão tomando substâncias capazes de induzir hipocalemia e/ou hipomagnesemia (p. ex., diuréticos, laxativos estimulantes, anfotericina B intravenosa, glicocorticoides, tetracosactidas)
- Ao tratar crianças, ponderar cuidadosamente os riscos e benefícios do tratamento farmacológico em relação aos do não tratamento com antidepressivos e documentar isso no prontuário do paciente
- Distribuir as brochuras fornecidas pela FDA e pelas companhias farmacêuticas

- Alertar pacientes e seus cuidadores sobre a possibilidade de efeitos colaterais ativadores e aconselhá-los a relatar esses sintomas imediatamente
- Monitorar os pacientes para ativação ou ideação suicida, especialmente crianças e adolescentes

Não usar

- Se o paciente estiver se recuperando de infarto do miocárdio
- Se o paciente estiver tomando agentes capazes de prolongar significativamente o intervalo QTc (p. ex., pimozida, tioridazina, antiarrítmicos selecionados, moxifloxacina, esparfloxacina)
- Se houver história de prolongamento de QTc ou arritmia cardíaca, infarto agudo do miocárdio recente, insuficiência cardíaca descompensada
- Se o paciente estiver tomando substâncias que inibem o metabolismo de ADTs/tetracíclicos, incluindo inibidores de CYP450 2D6, exceto se prescrito por um especialista
- Se houver função reduzida de CYP450 2D6, como em pacientes que são metabolizadores lentos de 2D6, exceto se prescrito por um especialista e em baixas doses
- Se houver alergia comprovada a maprotilina

POPULAÇÕES ESPECIAIS

Insuficiência renal
- Usar com cautela

Insuficiência hepática
- Usar com cautela

Insuficiência cardíaca
- É recomendado ECG basal
- Existem relatos de ADTS/tetracíclicos como causadores de arritmias, prolongamento do tempo de condução, hipotensão ortostática, taquicardia sinusal e insuficiência cardíaca, especialmente no coração doente
- Infarto do miocárdio e AVC foram relatados com ADTs/tetracíclicos
- Os ADTs/tetracíclicos produzem prolongamento de QTc, o que pode ser aumentado pela existên-

cia de bradicardia, hipocalemia, intervalo QTc longo congênito ou adquirido, os quais devem ser avaliados antes da administração de maprotilina
- Usar com cautela se tratar concomitantemente com uma medicação provável de produzir bradicardia prolongada, hipocalemia, lentificação da condução cardíaca ou prolongamento do intervalo QTc
- Evitar ADTs/tetracíclicos em pacientes com história conhecida de prolongamento de QTc, infarto agudo do miocárdio recente e insuficiência cardíaca descompensada
- Os ADTs/tetracíclicos podem causar aumento sustentado na frequência cardíaca em pacientes com doença cardíaca isquêmica e podem piorar (reduzir) a variabilidade da frequência cardíaca, um risco independente de mortalidade em populações cardíacas
- Uma vez que os ISRSs podem melhorar (aumentar) a variabilidade da frequência cardíaca em pacientes depois de um infarto do miocárdio e a sobrevida e o humor em pacientes com angina aguda ou depois de um infarto do miocárdio, eles são agentes mais apropriados para a população cardíaca do que antidepressivos tricíclicos/tetracíclicos
- ✱ A relação risco/benefício pode não justificar o uso de ADTs/tetracíclicos em insuficiência cardíaca

Idosos
- ECG basal é recomendado para pacientes com mais de 50 anos
- Podem ser mais sensíveis aos efeitos anticolinérgicos, cardiovasculares, hipotensores e sedativos
- Dose típica geralmente 50 a 75 mg/dia
- Redução no risco de suicidalidade com antidepressivos em comparação ao placebo em adultos com mais de 65 anos

Crianças e adolescentes
- Ponderar cuidadosamente os riscos e benefícios do tratamento farmacológico em relação aos do não tratamento com antidepressivos e documentar isso no prontuário do paciente
- Monitorar os pacientes pessoalmente com regularidade, em particular durante as primeiras semanas de tratamento
- Usar com cautela, observando a ativação de transtorno bipolar conhecido ou desconhecido e/ou ideação suicida, e informar os pais ou responsáveis desse risco para que possam ajudar a observar a criança ou adolescente
- Não recomendada para uso em pacientes com menos de 18 anos

- Vários estudos mostram falta de eficácia dos ADTs/tetracíclicos para depressão
- Pode ser utilizada para tratar enurese ou comportamentos hiperativos/impulsivos
- Alguns casos de morte súbita ocorreram em crianças que tomavam ADTs/tetracíclicos
- A dose máxima para crianças e adolescentes é 75 mg/dia

Gravidez
- Válidas a partir de 30 de junho de 2015, a FDA norte-americana determina alterações no conteúdo e na forma das informações referentes a gravidez e lactação nos rótulos das substâncias de prescrição, incluindo a eliminação das categorias por letras para risco na gravidez; a Pregnancy and Lactation Labeling Rule (PLLR ou regra final) aplica-se somente a substâncias de prescrição e será introduzida gradualmente para substâncias aprovadas a partir de 30 de junho de 2001
- Não foram conduzidos estudos controlados em gestantes
- Estudos com animais não mostram efeitos adversos
- Efeitos adversos foram relatados em bebês cujas mães haviam tomado um ADT/tetracíclico (letargia, sintomas de retirada, malformações fetais)
- Deve ser ponderado o risco do tratamento (primeiro trimestre do desenvolvimento fetal, terceiro trimestre do recém-nascido) para a criança em relação ao do não tratamento (recorrência de depressão, saúde materna, vínculo com o bebê) para a mãe e a criança
- Para muitos pacientes isso pode significar a continuação do tratamento durante a gravidez

Amamentação
- Alguma quantidade da substância é encontrada no leite materno
- ✱ É recomendado descontinuar a substância ou usar mamadeira
- O período pós-parto imediato é uma época de alto risco de depressão, especialmente em mulheres que tiveram episódios depressivos prévios, portanto poderá ser necessário reinstituir a substância no final do terceiro trimestre logo após o parto para prevenir recorrência durante o período pós-parto
- Devem ser ponderados os benefícios da amamentação com os riscos e benefícios do tratamento com antidepressivo *versus* não tratamento para o bebê e a mãe
- Para muitos pacientes isso pode significar a continuação do tratamento durante a amamentação

A ARTE DA PSICOFARMACOLOGIA

Potenciais vantagens
- Pacientes com insônia
- Depressão grave ou resistente ao tratamento

Potenciais desvantagens
- Pacientes pediátricos e geriátricos
- Pacientes preocupados com ganho de peso
- Pacientes com doença cardíaca
- Pacientes com transtornos convulsivos

Principais sintomas-alvo
- Humor depressivo
- Dor crônica

 Pérolas
- Antidepressivos tricíclicos/tetracíclicos são frequentemente uma opção de tratamento de primeira linha para dor crônica
- Em geral, os antidepressivos tricíclicos/tetracíclicos não são mais considerados uma opção de tratamento de primeira linha para depressão devido ao seu perfil de efeitos colaterais
- Antidepressivos tricíclicos/tetracíclicos continuam a ser úteis para depressão grave ou resistente ao tratamento
* Pode haver risco um pouco aumentado de convulsões em comparação a alguns outros ADTs, especialmente em doses mais altas
- Os ADTs/tetracíclicos podem agravar sintomas psicóticos
- Deve ser evitado álcool devido aos efeitos aditivos no SNC
- Pacientes abaixo do peso normal podem ser mais suscetíveis a efeitos adversos cardiovasculares
- Crianças, pacientes com hidratação inadequada e aqueles com doença cardíaca podem ser mais suscetíveis a cardiotoxicidade induzida por ADT/tetracíclico do que adultos saudáveis
- Apenas para o especialista: um tratamento extremo e potencialmente perigoso para pacientes com resistência grave ao tratamento é administrar simultaneamente com IMAOs para aqueles que não respondem a diversos outros antidepressivos
- Se for escolhida essa opção, iniciar o IMAO com o antidepressivo tricíclico/tetracíclico simultaneamente em baixas doses depois da eliminação apropriada da substância e, então, aumentar de modo alternado as doses desses agentes a cada poucos dias até uma semana, conforme tolerado
- Embora restrições dietéticas muito rígidas e restrições medicamentosas concomitantes devam ser observadas para prevenir crises hipertensivas e síndrome serotonérgica, os efeitos colaterais mais comuns das combinações IMAO/tricíclicos ou tetracíclicos podem ser ganho de peso e hipotensão ortostática
- Pacientes em uso de tricíclicos/tetracíclicos devem estar cientes de que podem experimentar sintomas como fotossensibilidade ou urina azul-esverdeada
- Os ISRSs podem ser mais efetivos do que ADTs/tetracíclicos em mulheres, e os ADTs/tetracíclicos podem ser mais efetivos em homens
* Pode ter início de ação mais rápido do que alguns outros ADTs/tetracíclicos
- Uma vez que os ADTs/tetracíclicos são substratos para CYP450 2D6, e 7% da população (especialmente pessoas brancas) pode ter uma variante genética levando à atividade reduzida de 2D6, tais pacientes podem não tolerar com segurança doses normais desses agentes e requerer redução da dose
- Poderá ser necessária testagem fenotípica para detectar essa variante genética antes da dosagem com um ADT/tetracíclico, especialmente em populações vulneráveis, como crianças, idosos, populações cardíacas e aquelas com medicações concomitantes
- Pacientes que apresentam efeitos colaterais extraordinariamente graves com doses normais ou baixas podem ter essa variante fenotípica de CYP450 2D6 e requerem baixas doses ou troca por outro antidepressivo não metabolizado por 2D6

Leituras sugeridas

Anderson IM. Meta-analytical studies on new antidepressants. Br Med Bull 2001;57:161–78.

Anderson IM. Selective serotonin reuptake inhibitors versus tricyclic antidepressants: a meta-analysis of efficacy and tolerability. J Aff Disorders 2000;58:19–36.

Kane JM, Lieberman J. The efficacy of amoxapine, maprotiline, and trazodone in comparison to imipramine and amitriptyline: a review of the literature. Psychopharmacol Bull 1984;20:240–9.

MEMANTINA

TERAPÊUTICA

Marcas
- Namenda
- Namenda XR

Genérico? Sim

Classe
- Nomenclatura baseada na neurociência: antagonista dos receptores de glutamato (ARG)
- Antagonista dos receptores de NMDA; subtipo N-metil-d-aspartato (NMDA) do antagonista dos receptores de glutamato; intensificador cognitivo

Comumente prescrita para
(em negrito, as aprovações da FDA)
- **Doença de Alzheimer (moderada a grave)**
- Doença de Alzheimer (leve a moderada)
- Transtornos de memória em outras condições
- Déficit cognitivo leve
- Dor crônica

Como a substância atua
✱ É um antagonista dos receptores de NMDA não competitivo (canal aberto) de afinidade baixa a moderada, que se liga preferencialmente aos canais de cátion operados pelos receptores de NMDA
- Possivelmente interfere na postulada ativação persistente dos receptores de NMDA pela liberação excessiva de glutamato na doença de Alzheimer

Tempo para início da ação
- Não é esperada melhora da memória, e pode levar meses até que seja evidente alguma estabilização no curso degenerativo

Se funcionar
- Pode retardar a progressão da doença, mas não reverte o processo degenerativo

Se não funcionar
- Considerar ajuste da dose, troca por um inibidor da colinesterase ou acréscimo de um inibidor da colinesterase
- Reconsiderar o diagnóstico e excluir outras condições, como depressão ou outra demência que não doença de Alzheimer

Melhores combinações de potencialização para resposta parcial ou resistência ao tratamento
✱ Antipsicóticos atípicos para reduzir transtornos comportamentais
✱ Antidepressivos se ocorrer depressão, apatia ou falta de interesse concomitantes
✱ Pode ser combinada com inibidores da colinesterase
- Divalproex, carbamazepina ou oxcarbazepina para transtornos comportamentais

Exames
- Nenhum para indivíduos saudáveis

EFEITOS COLATERAIS

Como a substância causa efeitos colaterais
- Possivelmente devido a ações excessivas nos receptores de NMDA

Efeitos colaterais notáveis
- Tontura, cefaleia
- Constipação

Efeitos colaterais potencialmente fatais ou perigosos
- Convulsões (raras)

Ganho de peso

incomum — não incomum — comum — problemático

- Relatado, mas não esperado

Sedação

incomum — não incomum — comum — problemático

- Relatada, mas não esperada
- Pode ocorrer fadiga

O que fazer com os efeitos colaterais
- Esperar
- Esperar
- Esperar
- Considerar redução da dose ou troca por um agente diferente

Melhores agentes de acréscimo para os efeitos colaterais
• Muitos efeitos colaterais não podem ser melhorados com um agente de acréscimo

DOSAGEM E USO

Variação típica da dosagem
• 10 mg 2 vezes por dia
• 28 mg 1 vez por dia (liberação prolongada)

Formas de dosagem
• Comprimidos de 5 mg, 10 mg
• Solução oral de 2 mg/mL
• Cápsulas de liberação prolongada de 7 mg, 14 mg, 21 mg, 28 mg

Como dosar
• Dose inicial de 5 mg/dia; pode ser aumentada em 5 mg por semana; doses acima de 5 mg devem ser divididas; dose máxima de 10 mg 2 vezes por dia
• Liberação prolongada: dose inicial de 7 mg 1 vez por dia; pode ser aumentada 7 mg por semana; dose máxima de 28 mg 1 vez por dia

Dicas para dosagem
✱ Apesar da meia-vida longa, geralmente é dosada 2 vezes por dia, embora alguns dados sugiram que 1 vez por dia é seguro e tolerável
• Tanto o paciente quanto seu cuidador devem ser instruídos sobre como dosar a memantina, já que os próprios pacientes têm demência moderada a grave e podem necessitar de assistência
✱ É improvável que a memantina afete a farmacocinética dos inibidores da acetilcolinesterase
• A absorção não é afetada por alimentos

Overdose
• Não foram relatadas mortes; inquietação, psicose, alucinações visuais, sedação, estupor, perda da consciência

Uso prolongado
• A substância pode perder eficácia no retardo do curso degenerativo da doença de Alzheimer depois de 6 meses

Formação de hábito
• Não

Como interromper
• Sem sintomas de retirada conhecidos
• Teoricamente, a descontinuação pode levar a notável deterioração na memória e no comportamento, a qual pode não ser recuperada quando a substância é reiniciada ou um inibidor da colinesterase é iniciado

Farmacocinética
• Pouco metabolismo; preponderantemente excretada inalterada na urina
• Meia-vida de eliminação terminal de aproximadamente 60 a 80 horas
• Inibição mínima de enzimas CYP450

Interações medicamentosas
• Sem interações com substâncias metabolizadas por enzimas CYP450
• Substâncias que elevam o pH da urina (p. ex., inibidores da anidrase carbônica, bicarbonato de sódio) podem reduzir a eliminação da memantina e elevar seus níveis plasmáticos
✱ Sem interações com inibidores da colinesterase

Outras advertências/precauções
✱ Usar com cautela se for feita coadministração de outros antagonistas de NMDA, como amantadina, cetamina e dextrometorfano

Não usar
• Se houver alergia comprovada a memantina

POPULAÇÕES ESPECIAIS

Insuficiência renal
• Sem ajuste da dose em insuficiência leve a moderada
• Reduzir a dose em insuficiência grave

Insuficiência hepática
• Não é provável que requeira ajuste da dosagem

Insuficiência cardíaca
• Não é provável que requeira ajuste da dosagem

Idosos
• Farmacocinética similar à de jovens adultos

Crianças e adolescentes
- O uso de memantina não foi estudado em crianças e adolescentes

Gravidez
- Válidas a partir de 30 de junho de 2015, a FDA norte-americana determina alterações no conteúdo e na forma das informações referentes a gravidez e lactação nos rótulos das substâncias de prescrição, incluindo a eliminação das categorias por letras para risco na gravidez; a Pregnancy and Lactation Labeling Rule (PLLR ou regra final) aplica-se somente a substâncias de prescrição e será introduzida gradualmente para substâncias aprovadas a partir de 30 de junho de 2001
- Não foram conduzidos estudos controlados em gestantes
- Estudos com animais não mostram efeitos adversos

✻ Não recomendada para uso em gestantes ou mulheres com potencial reprodutivo

Amamentação
- É desconhecido se a memantina é secretada no leite humano, mas presume-se que todos os psicotrópicos sejam secretados no leite materno

✻ É recomendado descontinuar a substância ou usar mamadeira
- A memantina não é recomendada para uso em mulheres que estão amamentando

A ARTE DA PSICOFARMACOLOGIA

Potenciais vantagens
- Em pacientes com doença de Alzheimer mais avançada

Potenciais desvantagens
- Não está comprovado se é efetiva em doença de Alzheimer leve a moderada
- Pacientes que têm dificuldade para tomar medicação 2 vezes por dia

Principais sintomas-alvo
- Perda da memória em doença de Alzheimer
- Sintomas comportamentais em doença de Alzheimer
- Perda da memória em outras demências

Pérolas
✻ As ações de memantina são um pouco parecidas com a inibição natural dos receptores de NMDA pelo magnésio, e, assim, ela é um tipo de "magnésio artificial"
- Teoricamente, o antagonismo de NMDA da memantina é forte o suficiente para bloquear a superexcitação de baixo nível crônica dos receptores de glutamato associada à doença de Alzheimer, mas não o bastante para interferir na utilização periódica de glutamato de alto nível para plasticidade, aprendizagem e memória
- É estruturalmente relacionada ao agente antiparkinsoniano e anti-influenza amantadina, que também é um fraco antagonista de NMDA

✻ A memantina é bem tolerada, com baixa incidência de efeitos adversos
- As ações antagonistas nos receptores 5HT3 têm consequências clínicas desconhecidas, mas podem contribuir para a baixa incidência de efeitos colaterais gastrintestinais
- Uma combinação de dose fixa de memantina de liberação prolongada e donepezila foi aprovada para tratamento de demência de Alzheimer moderada a grave em pacientes estabilizados com memantina e donepezila
- Tratar o paciente, mas perguntar ao cuidador sobre a eficácia
- O retardo na progressão da doença de Alzheimer não é evidência de ações modificadoras da doença do antagonismo de NMDA
- Pode ou não ser efetiva em demência vascular
- Está em investigação para demência associada a HIV/aids
- Pode ou não ser efetiva em dor neuropática crônica

✻ Teoricamente, pode ser útil para qualquer condição caracterizada por hiperativação moderada dos receptores NMDA de glutamato (possivelmente condições neurodegenerativas ou até mesmo transtorno bipolar, transtornos de ansiedade ou dor neuropática crônica), mas isso não está comprovado

Leituras sugeridas

Areosa SA, Sherriff F. Memantine for dementia. Cochrane Database Syst Rev 2003;(3):CD003154.

Doggrell S. Is memantine a breakthrough in the treatment of moderate-to-severe Alzheimer's disease? Expert Opin Pharmacother 2003;4:1857–60.

Mobius HJ. Memantine: update on the current evidence. Int J Geriatr Psychiatry 2003;18(Suppl 1):S47–54.

Sani G, Serra G, Kotzalidis GD, et al. The role of memantine in the treatment of psychiatric disorders other than the dementias: a review of current preclinical and clinical evidence. CNS Drugs 2012;26(8):663–90.

Tariot PN, Federoff HJ. Current treatment for Alzheimer disease and future prospects. Alzheimer Dis Assoc Disord 2003;17(Suppl 4):S105–13.

MESORIDAZINA

TERAPÊUTICA

Marcas
- Serentil
- *Lidanil*

Genérico? Sim

Classe
- Antipsicótico convencional (neuroléptico, fenotiazina, antagonista de dopamina 2)

Comumente prescrita para
(em negrito, as aprovações da FDA)
- **Manejo de pacientes com esquizofrenia que não respondem adequadamente ao tratamento com outras substâncias antipsicóticas**

Como a substância atua
- Bloqueia os receptores de dopamina 2, reduzindo os sintomas positivos de psicose

Tempo para início da ação
- Os sintomas psicóticos podem melhorar dentro de 1 semana, mas pode levar várias semanas para efeito completo no comportamento

Se funcionar
- É uma opção de tratamento de segunda linha
- ✱ Deve ser avaliada troca por um antipsicótico com melhor relação risco/benefício

Se não funcionar
- Tentar um dos antipsicóticos atípicos de primeira linha (risperidona, olanzapina, quetiapina, ziprasidona, aripiprazol, paliperidona, asenapina, iloperidona, lurasidona, amissulprida)
- Tentar outro antipsicótico convencional
- Se 2 ou mais monoterapias com antipsicóticos não funcionarem, considerar clozapina

Melhores combinações de potencialização para resposta parcial ou resistência ao tratamento
- A potencialização de mesoridazina não foi sistematicamente estudada e pode ser perigosa, sobretudo com substâncias capazes de prolongar o intervalo QTc

Exames
- ✱ ECG e níveis séricos de potássio basais devem ser determinados
- ✱ Avaliação periódica do ECG e dos níveis séricos de potássio
- Os níveis séricos de magnésio também podem precisar ser monitorados
- ✱ Uma vez que os antipsicóticos convencionais estão frequentemente associados a ganho de peso, antes de iniciar o tratamento pesar todos os pacientes e determinar se o indivíduo já está com sobrepeso (IMC 25,0-29,9) ou obeso (IMC ≥ 30)
- Antes de administrar uma substância que pode causar ganho de peso a um paciente com sobrepeso ou obeso, determinar se o indivíduo já tem pré-diabetes (glicose plasmática em jejum 100-125 mg/dL), diabetes (glicose plasmática em jejum > 126 mg/dL) ou dislipidemia (colesterol total, colesterol LDL e triglicerídeos aumentados; colesterol HDL reduzido) e tratar ou encaminhar esses pacientes para tratamento, incluindo manejo nutricional e do peso, aconselhamento de atividade física, cessação do tabagismo e manejo clínico
- ✱ Monitorar peso e IMC durante o tratamento
- ✱ Considerar o monitoramento mensal dos triglicerídeos em jejum por vários meses em pacientes em alto risco de complicações metabólicas e ao iniciar ou trocar antipsicóticos
- ✱ Durante a administração de uma substância a um paciente que ganhou > 5% do peso inicial, considerar a avaliação da presença de pré-diabetes, diabetes ou dislipidemia ou a troca por um antipsicótico diferente
- Deve ser verificada a pressão arterial em idosos antes de iniciar o tratamento e durante as primeiras semanas de tratamento
- O monitoramento dos níveis elevados de prolactina é de benefício clínico questionável
- Fenotiazinas podem causar resultados falsos positivos para fenilcetonúria
- Pacientes com baixa contagem de leucócitos ou com história de leucopenia/neutropenia induzida por substância devem ter o hemograma completo monitorado frequentemente durante os primeiros meses, e a mesoridazina deve ser descontinuada ao primeiro sinal de declínio dos leucócitos na ausência de outros fatores causativos

EFEITOS COLATERAIS

Como a substância causa efeitos colaterais
- Bloqueando os receptores de dopamina 2 no estriado, pode causar efeitos colaterais motores
- Bloqueando os receptores de dopamina 2 na hipófise, pode causar elevações na prolactina
- Bloqueando excessivamente os receptores de dopamina 2 nas vias dopaminérgicas mesocortical e mesolímbica, sobretudo em altas doses, pode causar piora dos sintomas negativos e cognitivos (síndrome de déficit induzido por neuroléptico)
- As ações anticolinérgicas podem causar sedação, visão turva, constipação, boca seca
- As ações anti-histamínicas podem causar sedação e ganho de peso
- Bloqueando os receptores alfa-1 adrenérgicos, pode causar tontura, sedação e hipotensão
- O mecanismo do ganho de peso e uma possível incidência aumentada de diabetes ou dislipidemia com antipsicóticos convencionais são desconhecidos
- ✻ O mecanismo de prolongamento de QTc potencialmente perigoso pode estar relacionado a ações nos canais iônicos

Efeitos colaterais notáveis
- ✻ Síndrome de déficit induzido por neuroléptico
- ✻ Acatisia
- ✻ Priapismo
- ✻ Efeitos colaterais extrapiramidais, parkinsonismo, discinesia tardia
- ✻ Galactorreia, amenorreia
- ✻ Retinopatia pigmentar em altas doses
- Tontura, sedação
- Boca seca, constipação, visão turva
- Redução da transpiração
- Disfunção sexual
- Hipotensão
- Ganho de peso

Efeitos colaterais potencialmente fatais ou perigosos
- Rara síndrome neuroléptica maligna
- Raras icterícia, agranulocitose
- Raras convulsões
- ✻ Prolongamento de QTc dose-dependente
- Arritmias ventriculares e morte súbita
- Risco aumentado de morte e eventos cerebrovasculares em pacientes idosos com psicose relacionada a demência

Ganho de peso

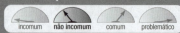

- Ocorre em uma minoria significativa

Sedação

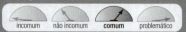

- Muitos experimentam e/ou pode ocorrer em quantidade significativa
- A sedação costuma ser transitória

O que fazer com os efeitos colaterais
- Esperar
- Esperar
- Esperar
- Para sintomas motores, acrescentar um agente anticolinérgico
- Reduzir a dose
- Para sedação, administrar à noite
- Trocar por um antipsicótico atípico
- Perda de peso, programas de exercícios e manejo clínico para IMC alto, diabetes, dislipidemia

Melhores agentes de acréscimo para os efeitos colaterais
- O acréscimo para mesoridazina não foi estudado sistematicamente e pode ser perigoso

DOSAGEM E USO

Variação típica da dosagem
- Oral: 100 a 400 mg/dia
- Injeção: 25 a 200 mg/dia

Formas de dosagem
- Comprimidos de 10 mg, 25 mg, 50 mg, 100 mg
- Ampola de 25 mg/mL, 1 mL
- Concentrado de 25 mg/mL

Como dosar
- Oral: dose inicial de 50 mg 3 vezes por dia; aumentar a dose com cautela conforme necessário
- Injeção: dose inicial de 25 mg; repetir depois de 30 a 60 minutos, se necessário
- Tomar a formulação líquida em água, suco de laranja ou suco de toranja

Dicas para dosagem
✱ Os efeitos da mesoridazina no intervalo QTc são dose-dependentes, portanto iniciar com dose baixa e seguir lentamente, com monitoramento atento do intervalo QTc
- O tratamento deve ser suspenso se a contagem de neutrófilos absolutos cair abaixo de 1.000/mm³

Overdose
- Ocorreram mortes; sedação, confusão, agitação, depressão respiratória, distúrbios cardíacos, coma

Uso prolongado
- Alguns efeitos colaterais podem ser irreversíveis (p. ex., discinesia tardia)

Formação de hábito
- Não

Como interromper
- Titulação descendente lenta da formulação oral (durante 6 a 8 semanas), sobretudo quando é iniciado simultaneamente um novo antipsicótico durante troca (i.e., titulação cruzada)
- A descontinuação oral rápida pode levar a psicose de rebote e piora dos sintomas
- Se estiverem sendo utilizados agentes antiparkinsonianos, eles devem ser descontinuados por algumas semanas depois que a mesoridazina for descontinuada

Farmacocinética
- Meia-vida de aproximadamente 2 a 9 horas

Interações medicamentosas
- Pode reduzir os efeitos de levodopa e agonistas de dopamina
- Pode aumentar os efeitos de substâncias anti-hipertensivas
- Pode aumentar o prolongamento de QTc de outras substâncias capazes de prolongar o intervalo QTc
- Podem ocorrer efeitos aditivos se for utilizada com depressores do SNC
- Pode ocorrer depressão respiratória ou parada respiratória se a mesoridazina for utilizada com um barbitúrico
- Alguns pacientes que tomam um neuroléptico e lítio desenvolveram uma síndrome encefalopática similar à síndrome neuroléptica maligna

- O uso combinado com epinefrina pode baixar a pressão arterial

Outras advertências/precauções
- Caso se desenvolvam sinais de síndrome neuroléptica maligna, o tratamento deve ser descontinuado imediatamente
- Usar com cautela em pacientes com distúrbios respiratórios, glaucoma ou retenção urinária
- Usar com cautela em pacientes com abstinência alcoólica ou transtornos convulsivos devido à possível diminuição do limiar convulsivo
- Usar com cautela em doença de Parkinson ou demência com corpos de Lewy
- Evitar exposição a calor extremo
- O efeito antiemético pode mascarar sinais de outros transtornos ou *overdose*
- Não usar epinefrina no caso de *overdose*, já que a interação com alguns agentes pressores pode baixar a pressão arterial
- Uma vez que a mesoridazina pode prolongar o intervalo QTc de forma dose-dependente, usar com cautela em pacientes que têm bradicardia ou que estão tomando substâncias que podem induzir bradicardia (p. ex., betabloqueadores, bloqueadores dos canais de cálcio, clonidina, digitálico)
- Uma vez que a mesoridazina pode prolongar o intervalo QTc de forma dose-dependente, usar com cautela em pacientes que têm hipocalemia e/ou hipomagnesemia (p. ex., diuréticos, laxativos estimulantes, anfotericina B intravenosa, glicocorticoides, tetracosactida)
- A mesoridazina pode aumentar o intervalo QTc, potencialmente causando arritmia tipo *torsades de pointes* ou morte súbita

Não usar
- Se houver história de prolongamento de QTc ou arritmia cardíaca, infarto agudo do miocárdio recente, insuficiência cardíaca descompensada
✱ Se o intervalo QTc for maior que 450 mseg ou se o paciente estiver tomando agente capaz de prolongar o intervalo QTc
- Se o paciente estiver em estado comatoso ou tiver depressão do SNC
- Se houver alergia comprovada a mesoridazina
- Se houver sensibilidade conhecida a alguma fenotiazina

POPULAÇÕES ESPECIAIS

Insuficiência renal
- Usar com cautela

Insuficiência hepática
- Usar com cautela

Insuficiência cardíaca
- A mesoridazina produz prolongamento do intervalo QTc dose-dependente, que pode ser aumentado pela existência de bradicardia, hipocalemia, intervalo QTc longo congênito ou adquirido, devendo ser avaliado
- Usar com cautela se tratar concomitantemente com uma medicação provável de produzir bradicardia prolongada, hipocalemia, retardo da condução intracardíaca ou prolongamento do intervalo QTc
- Evitar mesoridazina em pacientes com história conhecida de prolongamento de QTc, infarto agudo do miocárdio recente e insuficiência cardíaca descompensada

✱ A relação risco/benefício pode não justificar o uso em insuficiência cardíaca

Idosos
- Devem ser utilizadas doses mais baixas, e o paciente deve ser monitorado atentamente
- Embora antipsicóticos convencionais sejam comumente utilizados para transtornos comportamentais em demência, nenhum agente foi aprovado para tratamento de idosos com psicose relacionada a demência
- Pacientes idosos com psicose relacionada a demência tratados com antipsicóticos têm risco aumentado de morte em comparação ao placebo, além de risco aumentado de eventos cerebrovasculares

Crianças e adolescentes
- Segurança e eficácia não foram estabelecidas

Gravidez
- Válidas a partir de 30 de junho de 2015, a FDA norte-americana determina alterações no conteúdo e na forma das informações referentes a gravidez e lactação nos rótulos das substâncias de prescrição, incluindo a eliminação das categorias por letras para risco na gravidez; a Pregnancy and Lactation Labeling Rule (PLLR ou regra final) aplica-se somente a substâncias de prescrição e será introduzida gradualmente para substâncias aprovadas a partir de 30 de junho de 2001
- Não foram conduzidos estudos controlados em gestantes
- Há risco de movimentos musculares anormais e sintomas de retirada em recém-nascidos cujas mães tenham tomado um antipsicótico durante o terceiro trimestre; os sintomas podem incluir agitação, tônus muscular anormalmente aumentado ou diminuído, tremor, sonolência, dificuldade intensa para respirar e dificuldade de alimentação
- Há relatos de efeitos colaterais extrapiramidais, icterícia, hiper-reflexia ou hiporreflexia em bebês cujas mães tomaram uma fenotiazina durante a gravidez
- Sintomas psicóticos podem piorar durante a gravidez, e poderá ser necessária alguma forma de tratamento
- Antipsicóticos atípicos podem ser preferíveis aos antipsicóticos convencionais ou anticonvulsivantes estabilizadores do humor, caso seja necessário tratamento durante a gravidez
- A mesoridazina geralmente não deve ser utilizada durante o primeiro trimestre
- Deve ser avaliado um antipsicótico com melhor relação risco/benefício, caso seja necessário tratamento durante a gravidez

Amamentação
- Alguma quantidade da substância é encontrada no leite materno
- Foram observados efeitos no bebê (distonia, discinesia tardia, sedação)

✱ É recomendado descontinuar a substância ou usar mamadeira

A ARTE DA PSICOFARMACOLOGIA

Potenciais vantagens
- Somente para pacientes que respondem a este agente e não a outros antipsicóticos

Potenciais desvantagens
- Populações vulneráveis como crianças ou idosos
- Pacientes em uso de outras substâncias

Principais sintomas-alvo
- Sintomas positivos de psicose em pacientes que não respondem ao tratamento com outros antipsicóticos
- Hiperatividade motora e autonômica em pacientes que não respondem ao tratamento com outros antipsicóticos

- Comportamento violento ou agressivo em pacientes que não respondem ao tratamento com outros antipsicóticos

Pérolas

✻ Geralmente, os benefícios da mesoridazina não compensam seus riscos para a maioria dos pacientes
✻ Devido aos seus efeitos no intervalo QTc, a mesoridazina não se destina ao uso a não ser que outras opções tenham falhado (pelo menos 2 antipsicóticos)

- A mesoridazina não foi estudada sistematicamente na esquizofrenia refratária ao tratamento
- Pacientes com respostas inadequadas a antipsicóticos atípicos podem se beneficiar de uma tentativa de potencialização com um antipsicótico convencional ou troca por um antipsicótico convencional
- Contudo, a polifarmácia de longo prazo com combinação de 1 antipsicótico convencional com 1 antipsicótico atípico pode combinar seus efeitos colaterais sem claramente aumentar a eficácia de cada um
- Para pacientes resistentes ao tratamento, especialmente aqueles com impulsividade, agressão, violência e autolesão, a polifarmácia de longo prazo com 2 antipsicóticos atípicos ou com 1 atípico e 1 convencional pode ser útil ou mesmo necessária, mediante monitoramento atento
- Em tais casos, pode ser benéfico combinar 1 antipsicótico *depot* com 1 antipsicótico oral
- Embora seja uma prática frequente por parte de alguns prescritores, adicionar em conjunto 2 antipsicóticos convencionais tem pouca lógica e pode reduzir a tolerabilidade sem claramente aumentar a eficácia

Leituras sugeridas

Frankenburg FR. Choices in antipsychotic therapy in schizophrenia. Harv Rev Psychiatry 1999;6:241–9.

Gardos G, Tecce JJ, Hartmann E, Bowers P, Cole JO. Treatment with mesoridazine and thioridazine in chronic schizophrenia: II. Potential predictors of drug response. Compr Psychiatry 1978;19:527–32.

Gershon S, Sakalis G, Bowers PA. Mesoridazine – a pharmacodynamic and pharmacokinetic profile. J Clin Psychiatry 1981;42:463–9.

METILFENIDATO (D)

TERAPÊUTICA

Marcas
- Focalin
- Focalin XR

Genérico? Sim

 Classe
- Nomenclatura baseada na neurociência: inibidor da recaptação e liberador de dopamina e norepinefrina (IRLDN)
- Estimulante

Comumente prescrito para
(em negrito, as aprovações da FDA)
- **Transtorno de déficit de atenção/hiperatividade (TDAH) em crianças entre 6 e 17 anos (Focalin, Focalin XR) e adultos (Focalin XR)**
- Narcolepsia
- Depressão resistente ao tratamento

 Como a substância atua
* Aumenta as ações da norepinefrina e especialmente da dopamina, bloqueando sua recaptação
- O aumento das ações da dopamina e da norepinefrina em certas regiões do cérebro (p. ex., córtex pré-frontal dorsolateral) pode melhorar atenção, concentração, função executiva e estado de vigília
- O aumento das ações da dopamina em outras regiões do cérebro (p. ex., gânglios da base) pode melhorar a hiperatividade
- O aumento da dopamina e da norepinefrina em outras regiões do cérebro (p. ex., córtex pré-frontal medial, hipotálamo) pode melhorar depressão, fadiga e sonolência

Tempo para início da ação
- O início da ação pode ocorrer 30 minutos pós-administração
- Pode levar várias semanas para que seja atingido o máximo benefício terapêutico

Se funcionar (para TDAH)
- O objetivo do tratamento de TDAH é a redução dos sintomas de desatenção, hiperatividade motora e/ou impulsividade que perturbam o funcionamento social, acadêmico e/ou ocupacional
- Continuar o tratamento até que todos os sintomas estejam sob controle ou a melhora seja estável e depois continuar o tratamento por tempo indefinido enquanto persistir a melhora
- Reavaliar periodicamente a necessidade de tratamento
- Tratamento para TDAH iniciado na infância poderá precisar ser continuado na adolescência e idade adulta, caso seja documentado benefício continuado

Se não funcionar (para TDAH)
- Considerar o ajuste da dose ou troca por uma formulação de d,l-metilfenidato ou por outro agente
- Considerar terapia comportamental
- Considerar a presença de não adesão e aconselhar o paciente e seus pais
- Considerar avaliação para outro diagnóstico ou para uma condição comórbida (p. ex., transtorno bipolar, abuso de substância, doença clínica, etc.)
* Alguns pacientes com TDAH e alguns indivíduos deprimidos podem experimentar falta de consistência na eficácia devido à ativação de transtorno bipolar latente ou subjacente, requerendo potencialização com um estabilizador do humor ou a troca por um estabilizador do humor

 Melhores combinações de potencialização para resposta parcial ou resistência ao tratamento
* É melhor experimentar outras monoterapias antes de potencializar
- Para o especialista, pode-se combinar formulação de liberação imediata de d-metilfenidato com uma formulação de liberação sustentada de d-metilfenidato para TDAH
- Para o especialista, pode-se combinar com modafinila ou atomoxetina para TDAH
- Para o especialista, pode-se ocasionalmente combinar com antipsicóticos atípicos em casos de transtorno bipolar ou TDAH muito resistentes ao tratamento
- Para o especialista, pode-se combinar com antidepressivos para reforçar a eficácia antidepressiva em casos de depressão altamente resistentes ao tratamento, mediante monitoramento atento do paciente

Exames
- Antes do tratamento, avaliar a presença de doença cardíaca (história, história familiar, exame físico)
- A pressão arterial deve ser monitorada regularmente
- Em crianças, monitorar peso e altura
- Hemograma completo e contagem de plaquetas periódicos podem ser considerados durante terapia prolongada (rara leucopenia e/ou anemia)

EFEITOS COLATERAIS

Como a substância causa efeitos colaterais
- Aumentos na norepinefrina perifericamente podem causar efeitos colaterais autonômicos, incluindo tremor, taquicardia, hipertensão e arritmias cardíacas
- Aumentos na norepinefrina e na dopamina centralmente podem causar efeitos colaterais no SNC, como insônia, agitação, psicose e abuso de substância

Efeitos colaterais notáveis
✸ Insônia, cefaleia, exacerbação de tiques, nervosismo, irritabilidade, superestimulação, tremor, tontura
- Anorexia, náusea, dor abdominal, perda de peso
- Pode temporariamente retardar o crescimento normal em crianças (controverso)
- Visão turva

 Efeitos colaterais potencialmente fatais ou perigosos
- Episódios psicóticos, especialmente com abuso parenteral
✸ Raro priapismo
- Convulsões
- Palpitações, taquicardia, hipertensão
- Rara síndrome neuroléptica maligna
- Rara ativação de hipomania, mania ou ideação suicida (controverso)
- Efeitos adversos cardiovasculares, morte súbita em pacientes com anormalidades estruturais cardíacas preexistentes

Ganho de peso

incomum | não incomum | comum | problemático
- Relatado, mas não esperado
- Alguns pacientes podem experimentar perda de peso

Sedação

incomum | não incomum | comum | problemático
- Relatada, mas não esperada
- Ativação muito mais comum do que sedação

O que fazer com os efeitos colaterais
- Esperar
- Ajustar a dose
- Trocar por uma formulação de d,l-metilfenidato
- Trocar por outro agente
- Para insônia, evitar dosagem à tarde/noite

Melhores agentes de acréscimo para os efeitos colaterais
- Betabloqueadores para efeitos colaterais autonômicos periféricos
- Redução da dose ou troca por outro agente podem ser mais efetivas, já que a maioria dos efeitos colaterais não pode ser melhorada com um agente de acréscimo

DOSAGEM E USO

Variação típica da dosagem
- 2,5 a 10 mg 2 vezes por dia

Formas de dosagem
- Comprimidos de liberação imediata de 2,5 mg, 5 mg, 10 mg
- Cápsulas de liberação prolongada de 5 mg, 10 mg, 15 mg, 20 mg, 25 mg, 30 mg, 35 mg, 40 mg

Como dosar
- Liberação imediata: para pacientes que não estão tomando d,l-metilfenidato racêmico, dose inicial de 2,5 mg 2 vezes por dia com intervalos de 4 horas; a dose pode ser ajustada em intervalos semanais de 1,5 a 5 mg/dia; dose máxima geralmente de 10 mg 2 vezes por dia
- Liberação imediata: para pacientes que atualmente estão tomando d,l-metilfenidato racêmico, a dose inicial deve ser metade da dose atual deste; dose máxima geralmente de 10 mg 2 vezes por dia
- Liberação prolongada: para crianças, mesma titulação que liberação imediata, mas dosado 1 vez pela manhã; dose máxima de 30 mg/dia
- Liberação prolongada: para adultos que não estão tomando d,l-metilfenidato racêmico, dose inicial de 10 mg/dia pela manhã; a dose pode ser ajustada em intervalos semanais de 10 mg/dia; dose máxima geralmente de 40 mg/dia

 Dicas para dosagem
✸ O d-metilfenidato de liberação imediata tem o mesmo início de ação e duração de ação que o d,l-metilfenidato racêmico de liberação imediata (i.e., 2 a 4 horas), mas com metade da dose

- O d-metilfenidato de liberação prolongada contém metade da dose como grânulos de liberação imediata e metade como grânulos de liberação retardada, portanto a dose é liberada em 2 pulsos
- Embora o d-metilfenidato seja em geral considerado duas vezes mais potente que o d,l-metilfenidato racêmico, alguns estudos sugerem que o isômero-d é mais de duas vezes mais efetivo do que o d,l-metilfenidato racêmico
- Os efeitos colaterais costumam ser relacionados à dose
- Os usos *off-label* são dosados da mesma forma que para TDAH

✱ É possível dosar somente durante a semana escolar para alguns pacientes com TDAH

✱ É possível dar férias para a substância durante o verão para reavaliar a utilidade terapêutica e os efeitos no crescimento, bem como permitir recuperação de alguma supressão do crescimento, além de avaliar outros efeitos colaterais e a necessidade de reinstituir o tratamento com estimulante para o próximo período escolar

- Evitar dosagem no fim do dia devido ao risco de insônia
- A ingestão com alimentos pode retardar ações de pico por 2 a 3 horas

Overdose

- Vômitos, tremor, coma, convulsão, hiper-reflexia, euforia, confusão, alucinação, taquicardia, rubor, palpitações, sudorese, hiperpirexia, hipertensão, arritmia, midríase, agitação, *delirium*, cefaleia

Uso prolongado

- Frequentemente utilizado em longo prazo para TDAH quando o monitoramento contínuo documenta eficácia contínua
- Pode-se desenvolver dependência e/ou abuso
- Pode-se desenvolver tolerância aos efeitos terapêuticos em alguns pacientes
- Uso de estimulante de longo prazo pode estar associado à supressão do crescimento em crianças (controverso)
- Pode ser prudente o monitoramento de peso, pressão arterial, hemograma completo, contagem de plaquetas e função hepática

Formação de hábito

- Alto potencial para abuso, substância Classe II
- Os pacientes podem desenvolver tolerância e dependência psicológica

Como interromper

- Reduzir gradualmente a dose para evitar efeitos de abstinência
- A retirada poterior ao uso terapêutico crônico pode revelar sintomas do transtorno subjacente, possivelmente requerendo acompanhamento e reinstituição do tratamento
- É necessária supervisão atenta durante a retirada de uso abusivo, já que pode ocorrer depressão grave

Farmacocinética

- D-*treo*-enantiômero de d,l-metilfenidato
- Meia-vida de eliminação plasmática média de aproximadamente 2,2 horas (mesmo que d,l--metilfenidato)
- Não inibe as enzimas CYP450

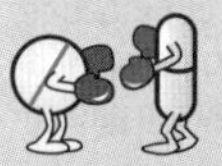

Interações medicamentosas

- Pode afetar a pressão arterial e deve ser utilizado com cautela com agentes utilizados para controlar a pressão arterial
- Pode inibir o metabolismo de ISRSs, anticonvulsivantes (fenobarbital, fenitoína, primidona), ADTs e anticoagulantes cumarínicos, requerendo ajustes descendentes da dosagem dessas substâncias
- Efeitos adversos graves podem ocorrer se for combinado com clonidina (controverso)
- O uso com IMAOs, incluindo o período de 14 dias após o uso, não é aconselhado, mas isso às vezes pode ser considerado por especialistas, mediante monitoramento atento de pacientes deprimidos quando outras opções de tratamento para depressão tiverem falhado
- As ações no SNC e cardiovasculares de d-metilfenidato podem teoricamente ser aumentadas pela combinação com agentes que bloqueiam a recaptação de norepinefrina, como os ADTs desipramina ou protriptilina, venlafaxina, duloxetina, atomoxetina, milnaciprano e reboxetina
- Teoricamente, antipsicóticos devem inibir os efeitos estimulantes de d-metilfenidato
- Teoricamente, o d-metilfenidato pode inibir as ações antipsicóticas dos antipsicóticos
- Teoricamente, o d-metilfenidato pode inibir as ações estabilizadoras do humor de antipsicóticos atípicos em alguns pacientes
- Combinações de d-metilfenidato com estabilizadores do humor (lítio, anticonvulsivantes, antipsicóticos atípicos) em geral são somente para especialistas, mediante monitoramento atento de pacientes e quando outras opções tiverem falhado
- Antiácidos ou ácido-supressores podem alterar a liberação da formulação de liberação prolongada

Outras advertências/precauções
- Usar com cautela em pacientes com algum grau de hipertensão, hipertireoidismo ou história de abuso de substância
- Crianças que não estão crescendo ou ganhando peso devem interromper o tratamento, pelo menos temporariamente
- Pode piorar tiques motores e fônicos
- Pode piorar sintomas de transtorno do pensamento e transtorno comportamental em pacientes psicóticos
- Os estimulantes têm alto potencial para abuso e devem ser utilizados com cautela em qualquer indivíduo que tenha história atual ou passada de abuso de substância ou alcoolismo ou em pacientes emocionalmente instáveis
- A administração de estimulantes por períodos de tempo prolongados deve ser evitada sempre que possível ou feita somente mediante monitoramento atento, pois pode levar a acentuada tolerância e dependência da substância, incluindo dependência psicológica com graus variados de comportamento anormal
- Deve ser dada particular atenção à possibilidade de que sujeitos obtenham estimulantes para uso não terapêutico ou para distribuição a terceiros, e as substâncias em geral devem ser prescritas com moderação, com documentação do uso apropriado
- A dosagem típica foi associada a morte súbita em crianças com anormalidades cardíacas estruturais
- Não é um tratamento de primeira linha apropriado para depressão ou para fadiga normal
- Pode diminuir o limiar convulsivo
- Emergência ou piora de ativação e agitação pode representar a indução de estado bipolar, especialmente uma condição bipolar tipo II disfórica mista algumas vezes associada a ideação suicida, requerendo a adição de um estabilizador do humor e/ou descontinuação de d-metilfenidato

Não usar
- Se o paciente tiver ansiedade ou agitação extremas
- Se o paciente tiver tiques motores ou síndrome de Tourette ou se houver história familiar de Tourette, a menos que administrado por um especialista nos casos em que os benefícios potenciais para TDAH compensam os riscos de piora dos tiques
- Geralmente não deve ser administrado com um IMAO, incluindo dentro de 14 dias do uso de IMAO, exceto em circunstâncias extremas e por um especialista
- Se o paciente tiver glaucoma
- Se o paciente tiver anormalidades cardíacas estruturais
- Se o paciente tiver angioedema ou anafilaxia
- Se houver alergia comprovada a metilfenidato

POPULAÇÕES ESPECIAIS

Insuficiência renal
- Não é necessário ajuste da dose

Insuficiência hepática
- Não é necessário ajuste da dose

Insuficiência cardíaca
- Usar com cautela, sobretudo em pacientes com infarto do miocárdio recente ou outras condições que podem ser negativamente afetadas pela pressão arterial aumentada
- Não usar em pacientes com anormalidades cardíacas estruturais

Idosos
- Alguns pacientes podem tolerar melhor doses mais baixas

Crianças e adolescentes
- Segurança e eficácia não foram estabelecidas em crianças com menos de 6 anos
- O uso em crianças pequenas deve ser reservado para o especialista
- O metilfenidato tem efeitos agudos no hormônio do crescimento; os efeitos de longo prazo são desconhecidos, mas peso e altura devem ser monitorados durante tratamento de longa duração
- Foi relatada morte súbita em crianças e adolescentes com graves problemas cardíacos
- A American Heart Association recomenda ECG antes de iniciar tratamento com estimulante em crianças, embora nem todos os especialistas concordem

Gravidez
- Válidas a partir de 30 de junho de 2015, a FDA norte-americana determina alterações no conteúdo e na forma das informações referentes a gravidez e lactação nos rótulos das substâncias de prescrição, incluindo a eliminação das catego-

rias por letras para risco na gravidez; a Pregnancy and Lactation Labeling Rule (PLLR ou regra final) aplica-se somente a substâncias de prescrição e será introduzida gradualmente para substâncias aprovadas a partir de 30 de junho de 2001
- Não foram conduzidos estudos controlados em gestantes
- Bebês cujas mães tenham tomado metilfenidato durante a gravidez podem experimentar sintomas de abstinência
- O metilfenidato racêmico demonstrou ter efeitos teratogênicos em coelhos quando administrado em doses de 200 mg/kg/dia durante a organogênese
- O uso em mulheres em idade reprodutiva requer que sejam ponderados os benefícios potenciais para a mãe contra os riscos potenciais para o feto
✱ Para pacientes com TDAH, em geral o metilfenidato deve ser descontinuado antes de gravidez prevista

Amamentação
- É desconhecido se o metilfenidato é secretado no leite humano, mas presume-se que todos os antipsicóticos sejam secretados no leite materno
✱ É recomendado descontinuar a substância ou usar mamadeira
- Se o bebê apresentar sinais de irritabilidade, poderá ser necessário descontinuar a substância

A ARTE DA PSICOFARMACOLOGIA

Potenciais vantagens
- O enantiômero d ativo do metilfenidato pode ser pouco mais de duas vezes mais eficaz do que o d,l-metilfenidato racêmico

Potenciais desvantagens
- Pacientes com abuso de substância, transtorno bipolar ou psicose atual ou passada

Principais sintomas-alvo
- Concentração, capacidade de atenção
- Hiperatividade motora

- Impulsividade
- Fadiga física e mental
- Sonolência diurna
- Depressão

Pérolas
- Pode ser útil para tratamento de sintomas depressivos em pacientes idosos clinicamente doentes
- Pode ser útil para tratamento de depressão pós-AVC
- É uma estratégia de potencialização clássica para depressão refratária ao tratamento
- Especificamente, pode ser útil para o tratamento de disfunção cognitiva e fadiga como sintomas residuais de transtorno depressivo maior não responsivo a múltiplos tratamentos anteriores
- Também pode ser útil no tratamento de déficit cognitivo, sintomas depressivos e fadiga grave em pacientes com infecção por HIV e naqueles com câncer
- Pode ser utilizado para potencializar analgesia opioide e reduzir sedação, particularmente em manejo no final da vida
- Antipsicóticos atípicos podem ser úteis no tratamento de consequências estimulantes ou psicóticas de *overdose*
- Alguns pacientes respondem ou toleram melhor metilfenidato do que anfetamina, e vice-versa
- Ingerir com alimentos pode retardar o pico de ação de d-metilfenidato de liberação imediata em 2 a 3 horas
- A meia-vida e a duração da ação clínica tendem a ser mais curtas em crianças menores
- O abuso da substância pode ser menor em adolescentes com TDAH tratados com estimulantes do que em adolescentes com TDAH que não são tratados
- A nova formulação de liberação prolongada é verdadeiramente de uma dose diária única
- A cápsula de liberação prolongada pode ser polvilhada em molho de maçã para pacientes que não conseguem engolir a cápsula
- Alguns pacientes podem se beneficiar da adição ocasional de uma dose de liberação imediata de d-metilfenidato à dose básica diária de d-metilfenidato de liberação prolongada

Leituras sugeridas

Dexmethylphenidate – Novartis/Celgene. Focalin, D-MPH, D-methylphenidate hydrochloride, D-methylphenidate, dexmethylphenidate, dexmethylphenidate hydrochloride. Drugs R D 2002;3(4):279–82.

Keating GM, Figgitt DP. Dexmethylphenidate. Drugs 2002;62(13):1899–904.

METILFENIDATO (D,L)

TERAPÊUTICA

Marcas
- ConcertaD
- Metadato CD
- Ritalina
- Ritalina LA
- Metilina
- QuilliChew ER
- Quillivant XR
- Aptensio XR
- Daytrana

Genérico? Sim

 Classe
- Nomenclatura baseada na neurociência: inibidor da recaptação e liberador de dopamina e norepinefrina (IRLDN)
- Estimulante

Comumente prescrito para
(em negrito, as aprovações da FDA)
- **Transtorno de déficit de atenção/hiperatividade (TDAH) em crianças e adultos (as idades aprovadas variam com base na formulação)**
- **Narcolepsia (Metadato ER, Metilina ER, Ritalina, Ritalina SR)**
- Depressão resistente ao tratamento

Como a substância atua
✱ Aumenta as ações da norepinefrina e especialmente da dopamina, bloqueando sua recaptação
- O aumento das ações da dopamina e da norepinefrina em certas regiões do cérebro (p. ex., córtex pré-frontal dorsolateral) pode melhorar a atenção, a concentração, a função executiva e o estado de vigília
- O aumento das ações da dopamina em outras regiões do cérebro (p. ex., gânglios da base) pode melhorar a hiperatividade
- O aumento da dopamina e da norepinefrina em outras regiões do cérebro (p. ex., córtex pré-frontal medial, hipotálamo) pode melhorar depressão, fadiga e sonolência

Tempo para início da ação
- Alguns efeitos imediatos podem ser vistos com a primeira dosagem
- Pode levar várias semanas para ser atingido máximo benefício terapêutico

Se funcionar (para TDAH)
- O objetivo do tratamento de TDAH é a redução dos sintomas de desatenção, hiperatividade motora e/ou impulsividade que perturbam o funcionamento social, acadêmico e ocupacional
- Continuar o tratamento até que todos os sintomas estejam sob controle ou a melhora seja estável e, depois, continuar o tratamento por tempo indefinido enquanto persistir a melhora
- Reavaliar periodicamente a necessidade de tratamento
- O tratamento para TDAH iniciado na infância poderá precisar ser continuado na adolescência e na idade adulta se for documentado benefício continuado

Se não funcionar (para TDAH)
- Considerar ajuste da substância ou troca por outra formulação de d,l-metilfenidato ou por outro agente
- Considerar terapia comportamental
- Considerar a presença de não adesão e aconselhar o paciente e os pais
- Considerar avaliação para outro diagnóstico ou para uma condição comórbida (p. ex., transtorno bipolar, abuso de substância, doença clínica, etc.)
✱ Alguns pacientes com TDAH e alguns indivíduos deprimidos podem experimentar falta de consistência na eficácia devido à ativação de transtorno bipolar latente ou subjacente, requerendo potencialização com um estabilizador do humor ou troca por um estabilizador do humor

 Melhores combinações de potencialização para resposta parcial ou resistência ao tratamento
✱ É melhor experimentar outras monoterapias antes de potencializar
- Para o especialista, pode-se combinar a formulação de liberação imediata com uma formulação de liberação sustentada de d-metilfenidato para TDAH
- Para o especialista, pode-se combinar com modafinila ou atomoxetina para TDAH
- Para o especialista, pode-se ocasionalmente combinar com antipsicóticos atípicos em casos de transtorno bipolar ou TDAH muito resistentes ao tratamento
- Para o especialista, pode-se combinar com antidepressivos para reforçar a eficácia antidepressiva em casos de depressão altamente resistente

ao tratamento, mediante monitoramento atento do paciente

Exames
- Antes do tratamento, avaliar a presença de doença cardíaca (história, história familiar, exame físico)
- A pressão arterial deve ser monitorada regularmente
- Em crianças, monitorar peso e altura
- Hemograma completo e contagem de plaquetas periódicos devem ser considerados durante terapia prolongada (rara leucopenia e/ou anemia)

EFEITOS COLATERAIS

Como a substância causa efeitos colaterais
- Aumentos na norepinefrina perifericamente podem causar efeitos colaterais autonômicos, incluindo tremor, taquicardia, hipertensão e arritmias cardíacas
- Aumentos na norepinefrina e na dopamina centralmente podem causar efeitos colaterais no SNC, tais como insônia, agitação, psicose e abuso de substância

Efeitos colaterais notáveis
✷ Insônia, cefaleia, exacerbação de tiques, nervosismo, irritabilidade, superestimulação, tremor, tontura
- Anorexia, náusea, dor abdominal, perda de peso
- Pode temporariamente retardar o crescimento normal em crianças (controverso)
- Visão turva
- Transdérmico: reações no local da aplicação, incluindo sensibilização ao contato (eritema, edema, pápulas, vesículas) e leucoderma químico

Efeitos colaterais potencialmente fatais ou perigosos
✷ Raro priapismo
- Episódios psicóticos, especialmente com abuso parenteral
- Convulsões
- Palpitações, taquicardia, hipertensão
- Rara síndrome neuroléptica maligna
- Rara ativação de hipomania, mania ou ideação suicida (controverso)

- Efeitos adversos cardiovasculares, morte súbita em pacientes com anormalidades estruturais cardíacas preexistentes

Ganho de peso

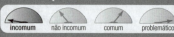

- Relatado, mas não esperado
- Alguns pacientes podem experimentar perda de peso

Sedação

- Relatada, mas não esperada
- Ativação muito mais comum do que sedação

O que fazer com os efeitos colaterais
- Esperar
- Ajustar a dose
- Trocar por outra formulação de d,l-metilfenidato
- Trocar por outro agente
- Para insônia, evitar dosagem à tarde/noite

Melhores agentes de acréscimo para os efeitos colaterais
- Betabloqueadores para efeitos colaterais autonômicos periféricos
- Redução da dose ou troca por outro agente pode ser mais efetiva, já que a maioria dos efeitos colaterais não pode ser melhorada com um agente de acréscimo

DOSAGEM E USO

Variação típica da dosagem
- TDAH (oral): até 2 mg/kg por dia em crianças a partir de 6 anos, com uma dose diária máxima de 60 mg/dia; em adultos, geralmente 20 a 30 mg/dia, mas podem ser utilizados até 40 a 60 mg/dia
- TDAH (transdérmico): 10 a 30 mg/9 horas
- Narcolepsia: 20 a 60 mg/dia em 2 a 3 doses divididas

Formas de dosagem
- Comprimidos de liberação imediata de 5 mg, 10 mg, 20 mg (Ritalina, metilfenidato genérico)
- Solução oral de 5 mg/mL, 10 mg/5 mL (Metilina)
- Comprimidos de liberação sustentada mais antigos de 10 mg, 20 mg (Metilina ER); 20 mg (Ritalina SR, Metadato ER)

✻ Cápsulas de liberação sustentada mais recentes de 10 mg, 20 mg, 30 mg, 40 mg, 60 mg (Ritalina LA); 10 mg, 20 mg, 30 mg, 40 mg, 50 mg, 60 mg (Metadato CD)
✻ Comprimidos de liberação sustentada mais recentes de 18 mg, 27 mg, 36 mg, 54 mg (Concerta)
• Comprimidos mastigáveis de liberação sustentada de 20 mg sulcados, 30 mg, 40 mg (QuilliChew ER)
• Cápsulas de liberação prolongada, liberação multicamadas (Aptensio XR) de 10 mg, 15 mg, 20 mg, 30 mg, 40 mg, 50 mg, 60 mg
• Suspensão oral de liberação prolongada de 5 mg/mL (Quillivant XR)
• Adesivo transdérmico de 27 mg/12,5 cm² (10 mg/9h; 1,1 mg/h), 41,3 mg/18,75 cm² (15 mg/9h; 1,6 mg/h), 55 mg/25 cm² (20 mg/9h; 2,2 mg/h), 82,5 mg/37,5 cm² (30 mg/9h; 3,3 mg/h)

Como dosar

• Ritalina de liberação imediata, metilfenidato genérico (duração da ação de 2 a 4 horas)
  • TDAH: dose inicial de 5 mg pela manhã, 5 mg no almoço; pode ser aumentado em 5 a 10 mg a cada semana; dose máxima geralmente de 60 mg/dia
  • Narcolepsia: administrar cada dose 30 a 45 minutos antes das refeições; dose máxima geralmente de 60 mg/dia
• Ritalina SR, Metinina SR e Metadato ER de liberação prolongada mais antigos
  • Estas formulações têm duração de ação de aproximadamente 4 a 6 horas; portanto, elas podem ser utilizadas no lugar de formulações de liberação imediata quando a dosagem de 4 a 6 horas dessas formulações de liberação sustentada corresponde à dosagem titulada de 4 a 6 horas da formulação de liberação imediata
  • A dose média é de 20 a 30 mg/dia, geralmente em 2 doses divididas
✻ Formulações de liberação sustentada mais recentes para TDAH
  • Concerta (até 12 horas de duração da ação): dose inicial de 18 mg/dia pela manhã; pode ser aumentado em 18 mg a cada semana; dose máxima geralmente de 72 mg/dia
  • Ritalina LA, Metadato CD, QuilliChew ER (até 8 horas de duração da ação): dose inicial de 20 mg 1 vez por dia; a dosagem pode ser ajustada em incrementos semanais de 10 ou 20 mg (QuilliChew ER somente) até uma dose máxima de 60 mg/dia tomada pela manhã
  • Quillivant XR (até 12 horas de duração): dose inicial de 20 mg 1 vez por dia; a dosagem pode ser ajustada em incrementos semanais de 10 a 20 mg até um máximo de 60 mg/dia tomados pela manhã
  • Aptensio XR (até 12 horas de duração): dose inicial de 10 mg 1 vez por dia; a dosagem pode ser ajustada em incrementos semanais de 10 mg até um máximo de 60 mg/dia tomados pela manhã
✻ Formulação transdérmica para TDAH
  • Dose inicial de 10 mg/9 horas; pode ser aumentado em 5 mg/9 horas a cada semana; dose máxima geralmente de 30 mg/9 horas
  • O adesivo deve ser aplicado 2 horas antes que o efeito seja necessário e deve ser utilizado por 9 horas
  • Os pacientes devem seguir o mesmo programa de titulação quando ainda não tiverem usado metilfenidato ou estão trocando de formulação

Dicas para dosagem

• A duração da ação clínica frequentemente difere da meia-vida farmacocinética
• Tomar as formulações orais com alimentos pode retardar as ações de pico por 2 a 3 horas
✻ Formulações de liberação imediata (Ritalina, Metilina, metilfenidato genérico) têm durações de ação clínica de 2 a 4 horas
✻ Todas as formulações de liberação sustentada mais antigas, como Metilina ER, Ritalina SR, Metadato ER e metilfenidato genérico de liberação sustentada, têm aproximadamente duração de ação clínica de 4 a 6 horas, que para a maioria dos pacientes não costuma ser longa o suficiente para dosagem de 1 vez por dia pela manhã, de modo que em geral requerem dosagem na hora do almoço na escola
✻ O mais novo Metadato CD de liberação sustentada tem pico inicial e duração da ação de 8 horas
✻ A mais nova Ritalina LA de liberação sustentada tem pico inicial e duração da ação de 8 horas, com 2 pulsos (imediata e depois de 4 horas)
✻ O mais novo Concerta, comprimido tricamada de liberação sustentada, tem a mais longa duração de ação (12 horas)
• A maioria das formulações de liberação sustentada (especialmente Concerta, Metadato CD e Ritalina LA) não deve ser mastigada, apenas engolida inteira
• O QuilliChew ER é um comprimido mastigável e pode ser tomado com ou sem alimentos
✻ Formulações mais novas de liberação sustentada têm duração suficientemente longa de

ação clínica para eliminar a necessidade de uma dosagem na hora do almoço se tomadas pela manhã

✷ Esta inovação pode ser um elemento prático importante na utilização do estimulante, eliminando o incômodo e as dificuldades pragmáticas da dosagem na hora do almoço na escola, incluindo problemas de armazenagem, distração potencial e a necessidade de um profissional médico para supervisionar a dosagem fora de casa

- Usos *off-label* são dosados da mesma forma que para TDAH

✷ Pode ser possível dosar somente durante a semana escolar para alguns pacientes com TDAH

✷ Pode ser possível dar férias para a substância durante o verão para reavaliar a utilidade terapêutica e os efeitos no crescimento, bem como permitir a recuperação da supressão do crescimento, além de avaliar outros efeitos colaterais e a necessidade de reinstituir tratamento com estimulante para o período escolar seguinte

- Evitar dosagem no fim do dia devido ao risco de insônia
- O comprimido de Concerta não muda de forma no trato gastrintestinal e geralmente não deve ser utilizado em pacientes com estreitamento gastrintestinal devido ao risco de obstrução intestinal
- Os efeitos colaterais costumam ser dose-relacionados
- O adesivo transdérmico deve ser aplicado na pele seca e intacta no quadril
- Um novo local de aplicação deve ser escolhido a cada dia; apenas um adesivo deve ser aplicado por vez; os adesivos não devem ser cortados
- Evitar tocar o lado exposto (colante) do adesivo e, após a aplicação, lavar as mãos com água e sabão; não tocar nos olhos até que as mãos tenham sido lavadas
- O calor pode aumentar a quantidade de metilfenidato absorvido do adesivo transdérmico, portanto os pacientes devem evitar expor o local de aplicação a uma fonte externa de calor direto (p. ex., bolsas térmicas, luz solar direta prolongada)
- Se um adesivo se soltar, poderá ser aplicado um novo adesivo em um local diferente; o tempo diário total de uso deve ser de 9 horas, independentemente do número de adesivos utilizados
- A remoção precoce do adesivo transdérmico pode ser útil para interromper a ação da substância quando desejado

Overdose
- Vômitos, tremor, coma, convulsão, hiper-reflexia, euforia, confusão, alucinação, taquicardia, rubor, palpitações, transpiração, hiperpirexia, hipertensão, arritmia, midríase

Uso prolongado
- Frequentemente utilizado em longo prazo para TDAH quando o monitoramento contínuo documenta eficácia contínua
- Pode-se desenvolver dependência e/ou abuso
- Pode-se desenvolver tolerância aos efeitos terapêuticos em alguns pacientes
- O uso de estimulante de longo prazo pode estar associado à supressão do crescimento em crianças (controverso)
- Pode ser prudente o monitoramento periódico de peso, pressão arterial, hemograma completo, contagem de plaquetas e função hepática

Formação de hábito
- Alto potencial para abuso, substância Classe II
- Os pacientes podem desenvolver tolerância e dependência psicológica

Como interromper
- Reduzir a dose gradualmente para evitar efeitos de abstinência
- A retirada depois de uso terapêutico crônico pode revelar sintomas do transtorno subjacente, que talvez requeira acompanhamento e reinstituição do tratamento
- É necessária supervisão cuidadosa durante a retirada de uso abusivo, já que pode ocorrer depressão grave

Farmacocinética
- A meia-vida média em adultos é de 3,5 horas (1,3 a 7,7 horas)
- A meia-vida média em crianças é de 2,5 horas (1,5 a 5 horas)
- O metabolismo de primeira passagem não é extenso com dosagem transdérmica, resultando assim em exposição notavelmente mais alta a metilfenidato e exposição mais baixa aos metabólitos em comparação à dosagem oral

Interações medicamentosas
- Pode afetar a pressão arterial e deve ser utilizado com cautela com agentes utilizados para controlar a pressão arterial
- Pode inibir o metabolismo de ISRSs, anticonvulsivantes (fenobarbital, fenitoína, primidona), ADTs e anticoagulantes cumarínicos, requerendo ajustes descendentes da dosagem dessas substâncias

Metilfenidato (d,l)

- Efeitos adversos graves podem ocorrer se combinado com clonidina (controverso)
- O uso com IMAOs, incluindo dentro de 14 dias de uso de IMAOs, não é aconselhado, mas pode às vezes ser considerado por especialistas, mediante monitoramento atento dos pacientes deprimidos quando outras opções de tratamento para depressão tiverem falhado
- As ações no SNC e cardiovasculares do d-metilfenidato podem teoricamente ser aumentadas pela combinação com agentes que bloqueiam a recaptação de norepinefrina, como os ADTs desipramina ou protriptilina, venlafaxina, duloxetina, atomoxetina, milnaciprano e reboxetina
- Teoricamente, os antipsicóticos devem inibir os efeitos estimulantes do d,l-metilfenidato
- Teoricamente, o d,l-metilfenidato pode inibir as ações antipsicóticas dos antipsicóticos
- Teoricamente, o d,l-metilfenidato pode inibir as ações estabilizadoras do humor de antipsicóticos atípicos em alguns pacientes
- Em geral, combinações de d,l-metilfenidato com estabilizadores do humor (lítio, anticonvulsivantes, antipsicóticos atípicos) são somente para especialistas, mediante monitoramento atento de pacientes e quando outras opções tiverem falhado

 Outras advertências/precauções

- Usar com cautela em pacientes com algum grau de hipertensão, hipertireoidismo ou história de abuso de substância
- Crianças que não estão crescendo ou ganhando peso devem interromper o tratamento, pelo menos temporariamente
- Pode piorar tiques motores e fônicos
- Pode piorar sintomas de transtorno do pensamento e transtorno comportamental em pacientes psicóticos
- Os estimulantes têm alto potencial para abuso e devem ser utilizados com cautela em qualquer paciente que tenha história atual ou passada de abuso de substância ou alcoolismo ou naqueles emocionalmente instáveis
- A administração de estimulantes por períodos de tempo prolongados deve ser evitada sempre que possível ou feita somente mediante monitoramento atento, pois pode levar a acentuada tolerância e dependência da substância, incluindo dependência psicológica com graus variados de comportamento anormal
- Deve ser dada particular atenção à possibilidade de que sujeitos obtenham estimulantes para uso não terapêutico ou para distribuição a outros, e as substâncias devem em geral ser prescritas com moderação, com documentação do uso apropriado
- A dosagem típica foi associada a morte súbita em crianças com anormalidades cardíacas estruturais
- Não é um tratamento de primeira linha apropriado para depressão ou para fadiga normal
- Pode diminuir o limiar convulsivo
- A emergência ou piora de ativação e agitação pode representar a indução de um estado bipolar, especialmente uma condição bipolar tipo II disfórica mista algumas vezes associada a ideação suicida, requerendo a adição de um estabilizador do humor e/ou descontinuação de d-metilfenidato
- Pode ocorrer perda permanente da cor da pele, conhecida com leucoderma químico, com o uso de Daytrana transdérmico; os pacientes devem ser alertados a observar sinais de alterações na cor da pele, e, caso ocorram, devem ser consideradas opções alternativas de tratamento
- Certos adesivos transdérmicos que contenham vestígios, mesmo que pequenos, de alumínio ou outros metais no verso do adesivo podem causar queimaduras na pele se utilizados durante IRM, portanto alertar os pacientes que utilizam a formulação transdérmica sobre essa possibilidade e aconselhá-los a informar isso se precisarem realizar uma IRM

Não usar

- Se o paciente tiver ansiedade ou agitação extremas
- Se o paciente tiver tiques motores ou síndrome de Tourette ou se houver história familiar de Tourette, a menos que administrado por um especialista nos casos em que os benefícios potenciais para TDAH compensem os riscos de piora dos tiques
- Geralmente não deve ser administrado com um IMAO, incluindo dentro de 14 dias do uso de IMAO, exceto em circunstâncias extremas e por um especialista
- Se o paciente tiver glaucoma
- Se o paciente tiver anormalidades cardíacas estruturais
- Se houver alergia comprovada a metilfenidato

POPULAÇÕES ESPECIAIS

Insuficiência renal
- Não é necessário ajuste da dose

Insuficiência hepática
- Não é necessário ajuste da dose

Insuficiência cardíaca
- Usar com cautela, sobretudo em pacientes com infarto do miocárdio recente ou outras condições que podem ser negativamente afetadas pela pressão arterial aumentada
- Não usar em pacientes com anormalidades cardíacas estruturais

Idosos
- Alguns pacientes podem tolerar melhor doses mais baixas

Crianças e adolescentes
- Segurança e eficácia não foram estabelecidas em crianças com menos de 6 anos
- O uso em crianças pequenas deve ser reservado para o especialista
- O metilfenidato tem efeitos agudos no hormônio do crescimento; os efeitos de longo prazo são desconhecidos, mas peso e altura devem ser monitorados durante o tratamento de longa duração
- Foi relatada morte súbita em crianças e adolescentes com graves problemas cardíacos
- A American Heart Association recomenda ECG antes de iniciar tratamento com estimulantes em crianças, embora nem todos os especialistas concordem

Gravidez
- Válidas a partir de 30 de junho de 2015, a FDA norte-americana determina alterações no conteúdo e na forma das informações referentes a gravidez e lactação nos rótulos das substâncias de prescrição, incluindo a eliminação das categorias por letras para risco na gravidez; a Pregnancy and Lactation Labeling Rule (PLLR ou regra final) aplica-se somente a substâncias de prescrição e será introduzida gradualmente para substâncias aprovadas a partir de 30 de junho de 2001
- Não foram conduzidos estudos controlados em gestantes
- Bebês cujas mães tenham tomado metilfenidato durante a gravidez podem experimentar sintomas de abstinência
- O metilfenidato racêmico demonstrou ter efeitos teratogênicos em coelhos quando administrado em doses de 200 mg/kg/dia durante a organogênese
- O uso em mulheres com potencial reprodutivo requer que sejam ponderados os benefícios para a mãe contra os riscos para o feto
- ✼ Para pacientes com TDAH, o metilfenidato geralmente deve ser descontinuado antes de gestações previstas

Amamentação
- É desconhecido se o metilfenidato é secretado no leite humano, mas considera-se que todos os antipsicóticos sejam secretados no leite materno
- ✼ É recomendado descontinuar a substância ou usar mamadeira
- Se o bebê apresentar sinais de irritabilidade, poderá ser necessário descontinuar a substância

A ARTE DA PSICOFARMACOLOGIA

Potenciais vantagens
- Eficácia de longo prazo estabelecida como tratamento de primeira linha para TDAH
- Múltiplas opções para administração da substância, ações de pico e duração da ação

Potenciais desvantagens
- Pacientes com abuso de substância atual ou passado
- Pacientes com transtorno bipolar ou psicose atuais ou no passado

Principais sintomas-alvo
- Concentração, capacidade de atenção
- Hiperatividade motora
- Impulsividade
- Fadiga física e mental
- Sonolência diurna
- Depressão

Pérolas
- ✼ Pode ser útil para tratamento de sintomas depressivos em pacientes idosos clinicamente doentes
- ✼ Pode ser útil para tratamento de depressão pós-AVC
- ✼ É uma estratégia de potencialização clássica para depressão refratária ao tratamento

✳ Especificamente, pode ser útil para o tratamento de disfunção cognitiva e fadiga, como sintomas residuais de transtorno depressivo maior não responsivo a múltiplos tratamentos prévios

✳ Também pode ser útil para o tratamento de déficit cognitivo, sintomas depressivos e fadiga grave em pacientes com infecção por HIV e em pacientes com câncer

- Pode ser utilizado para potencializar analgesia opioide e reduzir sedação, particularmente em manejo no final da vida
- Antipsicóticos atípicos podem ser úteis no tratamento de consequências estimulantes ou psicóticas de *overdose*
- Alguns pacientes respondem ou toleram melhor metilfenidato do que anfetamina, e vice-versa
- Ingerir com alimentos pode retardar as ações de pico das formulações orais em 2 a 3 horas
- A meia-vida e a duração da ação clínica tendem a ser mais curtas em crianças menores
- O abuso de substância pode ser menor nos adolescentes com TDAH tratados com estimulantes do que naqueles que não recebem tratamento
- As tecnologias de liberação sustentada mais antigas de metilfenidato não foram avanços significativos em relação ao metilfenidato de liberação imediata porque não eliminaram a necessidade de dosagem na hora do almoço nem permitiram a administração 1 vez por dia

✳ As tecnologias mais novas de liberação sustentada são verdadeiramente sistemas de dosagem 1 vez por dia

✳ Metadato CD e Ritalina LA são relativamente semelhantes entre si, ambas com um pico inicial e duração de ação de aproximadamente 8 horas

✳ Concerta tem menos pico inicial, mas duração de ação mais longa (até 12 horas)

✳ O comprimido de três camadas de Concerta consiste de 3 compartimentos (2 contendo a substância, e 1 um compartimento de "pressão") e um orifício no topo do primeiro compartimento da substância; a água preenche o compartimento de pressão e gradualmente empurra a substância para cima e para fora do comprimido através do orifício

✳ Concerta pode ser preferível para pacientes com TDAH que trabalham à noite ou que fazem trabalho em casa até 12 horas após a dosagem da manhã

✳ Metadato CD e Ritalina LA podem ser preferíveis para pacientes com TDAH que perdem o apetite no jantar ou que têm insônia com Concerta

- Alguns pacientes podem se beneficiar da adição ocasional de uma dose de liberação imediata de 5 a 10 mg de metilfenidato à sua dose básica diária desse mesmo medicamento
- A formulação transdérmica pode conferir menor potencial para abuso do que as formulações orais
- A formulação transdérmica pode aumentar a aderência ao tratamento se comparada a algumas formulações orais porque permite uma única aplicação diária com eficácia durante todo o dia, tem uma curva de absorção mais suave e permite customização diária do tratamento (i.e., pode ser removida antes, se desejado)
- Em contrapartida, a formulação transdérmica tem início mais lento do que as formulações orais, requer um tempo de remoção específico, pode causar sensibilidade na pele, pode ser grande dependendo da dose e pode levar a redução na eficácia se removida prematuramente

Leituras sugeridas

Challman TD, Lipsky JJ. Methylphenidate: its pharmacology and uses. Mayo Clin Proc 2000; 75:711–21.

Kimko HC, Cross JT, Abemethy DR. Pharmacokinetics and clinical effectiveness of methylphenidate. Clin Pharmacokinet 1999;37:457–70.

Wolraich ML, Greenhill LL, Pelham W, et al. Randomized, controlled trial of oros methylphenidate once a day in children with attention-deficit/hyperactivity disorder. Pediatrics 2001;108:883–92.

METILFOLATO (L)

TERAPÊUTICA

Marcas • Deplin

Genérico? Não

Classe
- Alimento médico (forma biodisponível de folato)
- Modulador de trimonoamina

Comumente prescrito para
(em negrito, para aprovados pela FDA como indicações para alimento médico)
- Níveis de folato abaixo do ideal em pacientes deprimidos (adjunto de antidepressivo)
- Hiper-homocisteinemia em pacientes com esquizofrenia (adjunto de antipsicótico)
- Aumento da resposta antidepressiva no início do tratamento
- Sintomas cognitivos ou de humor em pacientes com deficiência de MTHFR (metileno tetra-hidrofolato)

Como a substância atua
- O folato é uma vitamina B (B9) solúvel em água essencial para o crescimento celular/reprodução, quebra/utilização de proteínas, formação de ácidos nucleicos e outras funções
- O l-metilfolato, ou 6-(S)-5-metil-tetra-hidrofolato, é derivado do folato e é a forma que entra no cérebro e funciona diretamente como um doador de metila e modulador da síntese de monoamina
- Ou seja, ele regula a tetra-hidrobiopterina (BH4), um cofator enzimático fundamental para a síntese do neurotransmissor trimonoamina
- É um doador de metila para metilação do DNA e, portanto, um regulador epigenético

Tempo para início da ação
- O início das ações terapêuticas em depressão não costuma ser imediato, frequentemente demorando de 2 a 4 semanas
- Se não estiver funcionando dentro de 6 a 8 semanas para depressão, poderá ser necessário aumento da dosagem, ou poderá simplesmente não funcionar
- Pode continuar a agir por muitos anos, prevenindo recaída dos sintomas

Se funcionar
- O objetivo do tratamento para depressão é a completa remissão dos sintomas atuais e a prevenção de recaídas futuras
- O tratamento na maioria das vezes reduz ou até mesmo elimina os sintomas, mas não é uma cura, já que os sintomas podem ressurgir depois que o medicamento é interrompido
- Continuar o tratamento até que todos os sintomas tenham desaparecido (remissão)
- Depois que os sintomas tiverem desaparecido, continuar tratando por 1 ano depois do primeiro episódio de depressão
- Para segundo episódio de depressão e episódios subsequentes, poderá ser necessário tratamento por tempo indefinido

Se não funcionar
- Muitos pacientes com depressão têm apenas resposta parcial, em que alguns sintomas são melhorados, mas outros persistem (especialmente insônia, fadiga e problemas de concentração)
- Outros pacientes podem ser não respondedores, sendo algumas vezes chamados de resistentes ou refratários ao tratamento
- Considerar aumento da dose, troca por outro agente ou adição de um agente de potencialização apropriado
- Considerar psicoterapia
- Considerar avaliação para outro diagnóstico ou para uma condição comórbida (p. ex., doença clínica, abuso de substância, etc.)
- Alguns pacientes podem experimentar aparente falta de consistência na eficácia devido à ativação de um transtorno bipolar latente ou subjacente, requerendo descontinuação do antidepressivo e troca por um estabilizador do humor

Melhores combinações de potencialização para resposta parcial ou resistência ao tratamento
- O l-metilfolato é um adjunto para tratamentos-padrão para depressão ou esquizofrenia no início da terapia ou para potencializar uma resposta parcial

Exames
- Níveis de folato basais (níveis séricos para ingestão recente de folato; níveis de hemácias ou LCS para níveis de folato de longo prazo)
- Níveis de homocisteína (relação recíproca com os níveis de folato; níveis altos de homocisteína podem ser mais sensíveis em deficiência de folato

detectada do que os próprios níveis de folato em alguns pacientes)
• Podem ser monitorados os níveis de folato para pacientes que tomam um agente capaz de afetar o metabolismo, absorção ou degradação do folato
• Pode-se considerar a identificação do genótipo para a síntese deficiente de folato via alelos de MTHFR ou alelos de MTHFD1 A

EFEITOS COLATERAIS

Como a substância causa efeitos colaterais
• O l-metilfolato não costuma causar efeitos colaterais

Efeitos colaterais notáveis
• O l-metilfolato não costuma causar efeitos colaterais

 Efeitos colaterais potencialmente fatais ou perigosos
• Teoricamente, rara indução de mania ou ideação e comportamento suicida (suicidalidade)

Ganho de peso

• Relatado, mas não esperado

Sedação

• Relatada, mas não esperada

O que fazer com os efeitos colaterais
• Esperar
• Reduzir a dose ou administrar em doses divididas
• Trocar por outra substância

Melhores agentes de acréscimo para os efeitos colaterais
• Muitos efeitos colaterais não podem ser melhorados com um agente de acréscimo
• Ativação e agitação podem representar a indução de um estado bipolar, especialmente uma condição bipolar tipo II disfórica mista algumas vezes associada a ideação suicida, requerendo a adição de lítio, um estabilizador do humor e/ou descontinuação de l-metilfolato ou do antidepressivo primário

DOSAGEM E USO

Variação típica da dosagem
• 7,5 a 15 mg/dia

Formas de dosagem
• Comprimidos de 7,5 mg, 15 mg

Como dosar
• Dose inicial 7,5 a 15 mg/dia
• Doses acima de 15 mg/dia devem ser divididas

 Dicas para dosagem
• Pode ser tomado com ou sem alimentos
• O l-metil-tetra-hidrofolato demonstrou ser 7 vezes mais biodisponível do que o ácido fólico
• Isso significa que 7,5 mg do enantiômero l ativo de metilfolato pode ser equivalente a 52 mg de folato (a dose típica de folato é 100 μg a 1,0 mg)
• Se ocorrer ansiedade, insônia, agitação, acatisia ou ativação intoleráveis com o início ou descontinuação da dosagem, considerar a possibilidade de transtorno bipolar ativado e trocar por um estabilizador do humor ou um antipsicótico atípico

Overdose
• Doses de até 90 mg/dia de metilfolato (45 mg de l-metilfolato) foram estudadas sem quaisquer efeitos adversos adicionais
• Em geral, o l-metilfolato é considerado seguro
• Não há conhecimento de uma dose tóxica de l-metilfolato até o momento

Uso prolongado
• Seguro

Formação de hábito
• Não

Como interromper
• Não é necessário reduzir a dose gradualmente

Farmacocinética
• Meia-vida de eliminação de aproximadamente 3 horas para d,l-metilfolato
• O l-metilfolato é naturalmente armazenado na maioria das células e utilizado pelo corpo quando necessário; portanto, ele pode não seguir os padrões farmacocinéticos típicos das substâncias

 Interações medicamentosas
• O l-metilfolato pode reduzir os níveis plasmáticos de certos anticonvulsivantes, incluindo fenitoína,

Metilfolato (l)   485

- carbamazepina, fosfenitoína, fenobarbital, primidona ou valproato
- O l-metilfolato pode reduzir os níveis plasmáticos de pirimetamina
- Pacientes que tomam substâncias que diminuem os níveis de folato (p. ex., anticonvulsivantes, colestiramina, colestipol, clicloserina, aminopterina, metotrexato, sulfasalazina, pirimetamina, triantereno, trimetoprima, isotretinoína, fluoxetina, substâncias anti-inflamatórias não esteroides (AINEs), metilprednisolona, pentamina) ou que fumam ou bebem de modo pesado podem requerer doses mais altas de l-metilfolato

Outras advertências/ precauções

- O ácido fólico pode mascarar sintomas de deficiência de B12 (p. ex., anemia perniciosa), embora isso possa ser menos provável com l-metilfolato
- Usar com cautela em pacientes com transtorno bipolar, a menos que tratados concomitantemente com agente estabilizador do humor
- Monitorar os pacientes para ativação de ideação suicida, especialmente crianças e adolescentes
- O ácido fólico, quando administrado em doses acima de 800 mcg, pode aumentar a quantidade de ácido fólico não metabolizado, o que foi associado a crescimento acelerado de neoplasias já existentes no colo; o l-metilfolato pode ter menor probabilidade de acelerar o crescimento de neoplasias existentes do que o ácido fólico

Não usar

- Se houver alergia comprovada a folato ou ácido fólico

POPULAÇÕES ESPECIAIS

Insuficiência renal
- Não é necessário ajuste da dose

Insuficiência hepática
- Não é necessário ajuste da dose

Insuficiência cardíaca
- Não é necessário ajuste da dose

Idosos
- Não é necessário ajuste da dose

Crianças e adolescentes
- Usar com cautela, observando a ativação de transtorno bipolar conhecido ou desconhecido e/ou ideação suicida, e informar os pais ou responsáveis sobre esse risco para que possam ajudar a observar a criança ou o adolescente
- Segurança e eficácia não foram estabelecidas

Gravidez
- Sem estudos controlados em humanos ou animais
- Estudos controlados de ácido fólico em doses recomendadas não demonstraram risco para o feto
- Não há estudos de ácido fólico em altas doses
- Uma vez que as gestantes são aconselhadas a tomar ácido fólico ou vitaminas pré-natais que contenham ácido fólico, é importante perguntar à paciente sobre suplementos ou vitaminas que possa estar tomando e levar isso em consideração ao decidir prescrever ou não l-metilfolato

Amamentação
- Alguma quantidade da substância é encontrada no leite materno

A ARTE DA PSICOFARMACOLOGIA

Potenciais vantagens
- Pacientes que precisam de eficácia maior do que um único antidepressivo no início do tratamento
- Pacientes com resposta parcial ou inadequada a antidepressivos
- Pacientes que não toleram outros antidepressivos

Potenciais desvantagens
- Pacientes com níveis adequados de folato

Principais sintomas-alvo
- Humor deprimido
- Sintomas cognitivos

Pérolas
- Diversos estudos sugerem que baixos níveis de folato no plasma, nas hemácias e/ou no LCS podem estar associados a depressão em alguns pacientes

- O tratamento com l-metilfolato parece ser seguro, tem pouco ou nenhum efeito colateral e geralmente é menos dispendioso do que a potencialização com um segundo antidepressivo ou antipsicótico atípico
- O l-metilfolato é capaz de atravessar a barreira hematencefálica e apoiar a síntese das monoaminas

- Estudos iniciais sugerem que aqueles com obesidade podem ser melhores respondedores
- Estudos iniciais sugerem que aqueles com polimorfismos genéticos que reduzem a formação de l-metilfolato podem ser melhores respondedores

Leituras sugeridas

Bottiglieri T. Homocysteine and folate metabolism in depression. Prog Neuropsychopharmacology Biol Psychiatry 2005;29:1103–12.

Fava M, Mischoulon D. Folate in depression: efficacy, safety, differences in formulations, and clinical issues. J Clin Psychiatry 2009;70(Suppl 5):S12–17.

Miller AL. The methylation, neurotransmitter, and antioxidant connections between folate and depression. Altern Med Rev 2008;13(3):216–26.

Stahl SM. L-methylfolate: A vitamin for your monoamines. J Clin Psychiatry 2008;69(9):1352–3.

MIANSERINA

TERAPÊUTICA

Marcas • Lerivon

Genérico? Sim

Classe
- Nomenclatura baseada na neurociência: norepinefrina multimodal (N-MM)
- Antidepressivo tetracíclico
- Agente noradrenérgico

Comumente prescrita para
(em negrito, as aprovações da FDA)
- Depressão
- Ansiedade
- Insônia
- Depressão resistente ao tratamento

Como a substância atua
- Bloqueia o receptor pré-sináptico alfa-2 adrenérgico, aumentando a neurotransmissão de norepinefrina
- Esse é um novo mecanismo independente do bloqueio da recaptação de norepinefrina
- Bloqueia os receptores pré-sinápticos alfa-2 adrenérgicos, mas também os receptores alfa-1 adrenérgicos nos neurônios serotonérgicos, causando leve aumento na neurotransmissão de serotonina
- Bloqueia os receptores serotonérgicos 5HT2A, 5HT2C e 5HT3
- Bloqueia os receptores de histamina H1

Tempo para início da ação
�֍ As ações na insônia e na ansiedade podem iniciar logo após o início da dosagem
- Entretanto, o início das ações terapêuticas na depressão não costuma ser imediato, frequentemente demorando de 2 a 4 semanas
- Se não estiver funcionando dentro de 6 a 8 semanas para depressão, poderá ser necessário aumento da dose ou poderá simplesmente não funcionar
- Pode continuar a agir por muitos anos, prevenindo recaída dos sintomas

Se funcionar
- O objetivo do tratamento é a completa remissão dos sintomas atuais e a prevenção de recaídas futuras
- O tratamento na maioria das vezes reduz ou até mesmo elimina os sintomas, mas não é uma cura, já que os sintomas podem recorrer depois que o medicamento é interrompido
- Continuar o tratamento até que todos os sintomas tenham desaparecido (remissão)
- Depois que todos os sintomas tiverem desaparecido, continuar o tratamento por 1 ano para o primeiro episódio de depressão
- Para segundo episódio de depressão e episódios subsequentes, poderá ser necessário continuar o tratamento por tempo indefinido
- O uso em transtornos de ansiedade também poderá precisar ser por tempo indefinido

Se não funcionar
- Muitos pacientes têm apenas resposta parcial, em que alguns sintomas são melhorados, mas outros persistem (especialmente insônia, fadiga e problemas de concentração)
- Outros pacientes podem ser não respondedores, sendo algumas vezes chamados de resistentes ou refratários ao tratamento
- Considerar aumento da dosagem, troca por outro agente ou adição de um agente de potencialização apropriado
- Considerar psicoterapia
- Considerar avaliação para outro diagnóstico ou para uma condição comórbida (p. ex., doença clínica, abuso de substância, etc.)
- Alguns pacientes podem experimentar aparente falta de consistência na eficácia devido à ativação de um transtorno bipolar latente ou subjacente, requerendo descontinuação do antidepressivo e troca por um estabilizador do humor

Melhores combinações de potencialização para resposta parcial ou resistência ao tratamento
- ISRSs, IRSNs, bupropiona, reboxetina, atomoxetina (usar as combinações de antidepressivos com cautela, pois isso pode ativar transtorno bipolar e ideação suicida)
- Modafinila, especialmente para fadiga, sonolência e falta de concentração
- Estabilizadores do humor ou antipsicóticos atípicos para depressão bipolar, depressão psicótica ou depressão resistente ao tratamento
- Benzodiazepínicos

Exames
- ECG basal é recomendado para pacientes com mais de 50 anos

- Poderá ser preciso monitorar o hemograma durante tratamento de pacientes com discrasias sanguíneas, leucopenia ou granulocitopenia
- Uma vez que alguns antidepressivos, como a mianserina, podem estar associados a ganho de peso, antes de iniciar o tratamento pesar todos os pacientes e determinar se o paciente já está com sobrepeso (IMC 25,0-29,9) ou obeso (IMC ≥ 30)
- Antes de administrar uma substância que pode causar ganho de peso a um paciente com sobrepeso ou obeso, determinar se o indivíduo já tem pré-diabetes (glicose plasmática em jejum 100-125 mg/dL), diabetes (glicose plasmática em jejum > 126 mg/dL) ou dislipidemia (colesterol total, colesterol LDL e triglicerídeos aumentados; colesterol HDL diminuído) e tratar ou encaminhar esses pacientes para tratamento, incluindo manejo nutricional e do peso, aconselhamento de atividade física, cessação do tabagismo e manejo clínico
✱ Monitorar peso e IMC durante o tratamento
✱ Durante a administração da substância a um paciente que ganhou > 5% do peso inicial, considerar avaliação para a presença de pré-diabetes, diabetes ou dislipidemia ou troca por um antidepressivo diferente

EFEITOS COLATERAIS

Como a substância causa efeitos colaterais
- A maioria dos efeitos colaterais é imediata, mas frequentemente desaparece com o tempo
✱ O antagonismo do receptor de histamina 1 pode explicar os efeitos sedativos
✱ O antagonismo do receptor de histamina 1 mais o antagonismo de 5HT2C pode explicar alguns aspectos do ganho de peso

Efeitos colaterais notáveis
- Sedação
- Aumento do apetite, ganho de peso

Efeitos colaterais potencialmente fatais ou perigosos
- Raras convulsões
- Raras discrasias sanguíneas
- Rara indução de mania
- Rara ativação de ideação e comportamento suicida (suicidalidade) (estudos de longo prazo não mostraram aumento no risco de suicidalidade com antidepressivos em comparação ao placebo acima dos 24 anos)

Ganho de peso
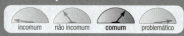
- Muitos experimentam e/ou pode ocorrer em quantidade significativa

Sedação
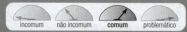
- Muitos experimentam e/ou pode ocorrer em quantidade significativa
- Geralmente transitória

O que fazer com os efeitos colaterais
- Esperar
- Esperar
- Esperar
- Trocar por outra substância

Melhores agentes de acréscimo para os efeitos colaterais
- Frequentemente é melhor tentar outra monoterapia com antidepressivo antes de recorrer a estratégias de acréscimo para tratar os efeitos colaterais
- Muitos efeitos colaterais são dose-dependentes (i.e., aumentam à medida que a dose aumenta, ou reemergem até que volte a se desenvolver tolerância)
- Muitos efeitos colaterais são tempo-dependentes (i.e., iniciam imediatamente após a dosagem inicial e depois de cada aumento da dosagem, mas desaparecem com o tempo)
- Muitos efeitos colaterais não podem ser melhorados com um agente de acréscimo
- Ativação e agitação podem representar a indução de um estado bipolar, especialmente uma condição bipolar tipo II disfórica mista algumas vezes associada a ideação suicida, requerendo a adição de lítio, um estabilizador do humor ou um antipsicótico atípico e/ou descontinuação da mianserina

DOSAGEM E USO

Variação típica da dosagem
- 30 a 60 mg/dia

Formas de dosagem
- Comprimidos de 10 mg, 30 mg, 60 mg

Como dosar
- Dose inicial de 30 mg/dia, máximo geralmente de 90 mg/dia

Dicas para dosagem
- Pode ser dosada 1 ou 2 vezes por dia
- Se ocorrer ansiedade, insônia, agitação, acatisia ou ativação intoleráveis após o início ou descontinuação da dosagem, considerar a possibilidade de transtorno bipolar ativado e trocar por um estabilizador do humor ou um antipsicótico atípico

Overdose
- Relativamente segura em *overdose*; sedação, hipertensão ou hipotensão

Uso prolongado
- Seguro

Formação de hábito
- Não esperado

Como interromper
- É prudente reduzir a dose gradualmente para evitar efeitos de retirada, mas tolerância, dependência e efeitos de retirada não foram relatados de modo consistente

Farmacocinética
- Meia-vida de 12 a 29 horas

 Interações medicamentosas
- O tramadol aumenta o risco de convulsões em pacientes que tomam um antidepressivo
- Carbamazepina e fenitoína podem reduzir os níveis da mianserina
- Teoricamente pode causar "síndrome serotonérgica" fatal quando combinada com IMAOs, portanto não usar depois que IMAOs tiverem sido interrompidos, a menos que você seja um especialista e apenas para casos resistentes ao tratamento que podem justificar o risco
- Não iniciar um IMAO por pelo menos 5 meias-vidas (5 a 7 dias para a maioria das substâncias) após descontinuação de mianserina

Outras advertências/precauções
- A substância pode reduzir a contagem de leucócitos (raro; pode não estar aumentado em comparação a outros antidepressivos, mas faltam estudos controlados)
- Evitar álcool, que pode aumentar a sedação e os efeitos cognitivos e motores
- Usar com cautela em pacientes com história de convulsões
- Usar com cautela em pacientes com transtorno bipolar, a menos que tratados concomitantemente com agente estabilizador do humor
- Ao tratar crianças, ponderar cuidadosamente os riscos e benefícios do tratamento farmacológico em relação aos do não tratamento com antidepressivos e documentar isso no prontuário do paciente
- Alertar pacientes e seus cuidadores sobre a possibilidade de efeitos colaterais ativadores e aconselhá-los a relatar esses sintomas imediatamente
- Monitorar os pacientes para ativação de ideação suicida, especialmente crianças e adolescentes

Não usar
- Se o paciente estiver tomando um IMAO
- Se houver alergia comprovada a mianserina

POPULAÇÕES ESPECIAIS

Insuficiência renal
- Não é necessário ajuste da dose

Insuficiência hepática
- Não é necessário ajuste da dose

Insuficiência cardíaca
- É recomendado ECG basal
- A substância deve ser utilizada com cautela

Idosos
- ECG basal é recomendado para pacientes com mais de 50 anos
- Alguns pacientes podem tolerar melhor doses mais baixas
- Discrasias sanguíneas, embora raras, podem ser mais comuns em idosos

 Crianças e adolescentes
- Ponderar cuidadosamente os riscos e benefícios do tratamento farmacológico em relação aos do não tratamento com antidepressivos e documentar isso no prontuário do paciente
- Monitorar os pacientes pessoalmente com regularidade, em particular durante as primeiras semanas de tratamento
- Usar com cautela, observando a ativação de transtorno bipolar conhecido ou desconhecido e/ou ideação suicida, e informar os pais ou res-

ponsáveis desse risco para que possam ajudar a observar a criança ou adolescente
• Segurança e eficácia não foram estabelecidas

Gravidez
• Não foram conduzidos estudos controlados em gestantes
• Geralmente não recomendada para uso durante a gravidez, sobretudo durante o primeiro trimestre
• Deve ser ponderado o risco do tratamento (desenvolvimento fetal do primeiro trimestre, parto do recém-nascido no terceiro trimestre) para a criança em relação ao do não tratamento (recorrência de depressão, saúde materna, vínculo com o bebê) para a mãe e a criança
• Para muitas pacientes, isso pode significar a continuidade do tratamento durante a gravidez

Amamentação
• Alguma quantidade da substância é encontrada no leite materno
• Se a criança se tornar irritável ou sedada, poderá ser necessário descontinuar a amamentação ou a substância
• O período pós-parto imediato é uma época de alto risco de depressão, especialmente em mulheres que tiveram episódios depressivos prévios, portanto poderá ser necessário reinstituir a substância no final do terceiro trimestre ou logo após o parto para prevenir recorrência durante o período pós-parto
• Devem ser ponderados os riscos e benefícios da amamentação em relação aos do tratamento com antidepressivo *versus* não tratamento para o bebê e a mãe
• Para muitas pacientes, isso pode significar a continuidade do tratamento durante a amamentação

A ARTE DA PSICOFARMACOLOGIA
Potenciais vantagens
• Pacientes particularmente preocupados com efeitos colaterais sexuais
• Pacientes com sintomas de ansiedade
• Como agente de potencialização para reforçar a eficácia de outros antidepressivos
• Pacientes com doença cardiovascular

Potenciais desvantagens
• Pacientes particularmente preocupados com ganho de peso
• Pacientes com baixa energia

Principais sintomas-alvo
• Humor deprimido
• Distúrbio do sono
• Ansiedade

Pérolas
✸ O acréscimo do antagonismo de alfa-2 a agentes que bloqueiam a recaptação de serotonina e/ou norepinefrina pode ser sinergístico para depressão grave
• O acréscimo de mianserina a venlafaxina ou ISRSs pode reverter ansiedade e insônia induzidas por substâncias
• A eficácia de mianserina para depressão em pacientes com câncer foi demonstrada em pequenos estudos controlados
✸ Causa disfunção sexual apenas infrequentemente
• Geralmente mais bem tolerada do que ADTs, inclusive mais segura em *overdose*
• Ausência geral de toxicidade cardiovascular

Leituras sugeridas

Brogden RN, Heel RC, Speight TM, Avery GS. Mianserin: a review of its pharmacological properties and therapeutic efficacy in depressive illness. Drugs 1978;16(4):273–301.

De Ridder JJ. Mianserin: result of a decade of antidepressant research. Pharm Weekbl Sci 1982;4(5):139–45.

Leinonen E, Koponen H, Lepola U. Serum mianserin and ageing. Prog Neuropsychopharmacol Biol Psychiatry 1994;18(5):833–45.

Rotzinger S, Bourin M, Akimoto Y, Coutts RT, Baker GB. Metabolism of some "second-" and "fourth-"generation antidepressants: iprindole, viloxazine, bupropion, mianserin, maprotiline, trazodone, nefazodone, and venlafaxine. Cell Mol Neurobiol 1999;19(4):427–42.

Wakeling A. Efficacy and side effects of mianserin, a tetracyclic antidepressant. Postgrad Med J 1983;59(690):229–31.

MIDAZOLAM

TERAPÊUTICA

Marcas • Versed

Genérico? Sim

Classe
- Nomenclatura baseada na neurociência: modulador alostérico positivo de GABA (MAP-GABA)
- Benzodiazepínico (hipnótico)

Comumente prescrito para
(em negrito, as aprovações da FDA)
- **Sedação em pacientes pediátricos**
- **Sedação (adjunto para anestesia)**
- Ansiolítico pré-operatório
- Amnésia induzida por substância
- Catatonia

Como a substância atua
- Liga-se aos receptores benzodiazepínicos no complexo de canais de cloreto dos receptores de GABA-A ativados por ligante
- Reforça os efeitos inibitórios de GABA
- Estimula a condutância do cloreto através dos canais regulados por GABA
- As ações inibitórias nos centros do sono podem proporcionar efeitos sedativos hipnóticos

Tempo para início da ação
- Injeção intravenosa: início em 3 a 5 minutos
- Injeção intramuscular: início em 15 minutos, pico em 30 a 60 minutos

Se funcionar
- Os pacientes geralmente se recuperam 2 a 6 horas depois de acordar

Se não funcionar
- Aumentar a dose
- Trocar por outro agente

Melhores combinações de potencialização para resposta parcial ou resistência ao tratamento
- Agentes de potencialização não foram adequadamente estudados

Exames
- Nenhum para indivíduos saudáveis

EFEITOS COLATERAIS

Como a substância causa efeitos colaterais
- As ações nos receptores benzodiazepínicos que se prolongam até o dia seguinte podem causar sedação diurna, amnésia e ataxia

Efeitos colaterais notáveis
- Sedação excessiva, memória prejudicada, agitação, movimentos involuntários, cefaleia
- Náusea, vômito
- Soluço, flutuação nos sinais vitais, irritação/dor no local da injeção
- Hipotensão

Efeitos colaterais potencialmente fatais ou perigosos
- Depressão respiratória, apneia, parada respiratória
- Parada cardíaca

Ganho de peso

incomum / não incomum / comum / problemático
- Relatado, mas não esperado

Sedação

incomum / não incomum / **comum** / problemático
- Muitos experimentam e/ou pode ocorrer em quantidade significativa

O que fazer com os efeitos colaterais
- Esperar
- Trocar por outro agente
- Administrar flumazenil se os efeitos colaterais forem graves ou potencialmente fatais

Melhores agentes de acréscimo para os efeitos colaterais
- Muitos efeitos colaterais não podem ser melhorados com um agente de acréscimo

DOSAGEM E USO

Variação típica da dosagem
- Intravenoso (adultos): 1 a 2,5 mg
- Líquido (até 16 anos): 0,25 a 1,0 mg/kg

Formas de dosagem
- Intravenoso: 5 mg/mL - ampolas de 1 mL, 2 mL, 5 mL, 10 mL
- Líquido: 2 mg/mL – frasco de 118 mL

Como dosar
- Líquido em dose única: 0,25 a 1,0 mg/kg; dose máxima geralmente 20 mg
- Intravenoso (adultos): administrar por 2 minutos; monitorar o paciente pelos próximos 2 minutos ou mais para determinar os efeitos; permitir 3 a 5 minutos entre as administrações; máximo 2,5 mg em 2 minutos

Dicas para dosagem
- Melhor administrar subdose, observar os efeitos e depois elevar a dose com prudência durante monitoramento atento

Overdose
- Sedação, confusão, má coordenação, depressão respiratória, coma

Uso prolongado
- Geralmente não destinado ao uso prolongado

Formação de hábito
- Alguns pacientes podem desenvolver dependência e/ou tolerância; o risco pode ser maior com doses mais altas
- História de adição a substâncias pode aumentar o risco de dependência

Como interromper
- Se a administração for prolongada, não interromper abruptamente

Farmacocinética
- Meia-vida de eliminação de 1,8 a 6,4 horas
- Metabólito ativo

Interações medicamentosas
- Se forem utilizados concomitantemente depressores do SNC, a dose de midazolam deve ser reduzida pela metade ou mais
- Aumento nos efeitos depressores quando tomado com outros depressores do SNC (ver a seção Outras advertências/precauções, a seguir)
- Substâncias que inibem CYP450 3A4, como nefazodona e fluvoxamina, podem reduzir a eliminação de midazolam e, portanto, elevar os níveis de midazolam

- O midazolam reduz a concentração alveolar mínima de halotano necessária para anestesia geral

Outras advertências/precauções
- Medicamento tarjado devido ao risco aumentado de efeitos depressores no SNC quando benzodiazepínicos e medicações opioides são utilizados em conjunto, incluindo especificamente o risco de respiração lenta ou dificuldade de respirar e morte
- O midazolam deve ser utilizado somente em um ambiente em que o paciente possa ser monitorado atentamente (p. ex., hospital), devido ao risco de depressão respiratória e parada respiratória
- Pacientes pediátricos sedados devem ser monitorados durante todo o procedimento
- Pacientes com DPOC devem receber doses mais baixas
- Usar com cautela em pacientes com função respiratória prejudicada

Não usar
- Se o paciente tiver glaucoma de ângulo fechado
- Se houver alergia comprovada a midazolam ou a algum benzodiazepínico

POPULAÇÕES ESPECIAIS

Insuficiência renal
- Pode ter meia-vida de eliminação mais longa, prolongando o tempo de recuperação

Insuficiência hepática
- Meia-vida de eliminação mais longa; a eliminação é reduzida

Insuficiência cardíaca
- Meia-vida de eliminação mais longa; a eliminação é reduzida

Idosos
- Meia-vida de eliminação mais longa; a eliminação é reduzida
- Intravenoso: 1 a 3,5 mg; máximo 1,5 mg em 2 minutos

Crianças e adolescentes
- Na maioria das populações pediátricas, as propriedades farmacocinéticas são semelhantes às dos adultos

- Recém-nascidos gravemente doentes têm eliminação reduzida e meia-vida de eliminação mais longa
- Ocorreu hipotensão em recém-nascidos que receberam midazolam e fentanil
- Dose intravenosa: dependente de idade, peso, via, procedimento

Gravidez
- Válidas a partir de 30 de junho de 2015, a FDA norte-americana determina alterações no conteúdo e na forma das informações referentes a gravidez e lactação nos rótulos das substâncias de prescrição, incluindo a eliminação das categorias por letras para risco na gravidez; a Pregnancy and Lactation Labeling Rule (PLLR ou regra final) aplica-se somente a substâncias de prescrição e será introduzida gradualmente para substâncias aprovadas a partir de 30 de junho de 2001
- Não foram conduzidos estudos controlados em gestantes
- O midazolam atravessa a placenta
- Foi relatada flacidez neonatal em bebês cujas mães haviam tomado um benzodiazepínico durante a gravidez

Amamentação
- Alguma quantidade da substância é encontrada no leite materno
- Foram observados efeitos no bebê, incluindo dificuldades de alimentação, sedação e perda de peso
- O midazolam pode ser utilizado para aliviar dor pós-operatória depois de cesariana

A ARTE DA PSICOFARMACOLOGIA

Potenciais vantagens
- Início rápido
- Formas de dosagem parenteral

Potenciais desvantagens
- Pode causar sedação excessiva

Principais sintomas-alvo
- Ansiedade

Pérolas
- A recuperação (p. ex., conseguir ficar em pé/caminhar) geralmente leva 2 a 6 horas após ter despertado
- A meia-vida pode ser mais longa em pacientes obesos
- Pacientes com síndrome pré-menstrual podem ser menos sensíveis a midazolam do que mulheres saudáveis durante o ciclo
- A eliminação de midazolam pode ser reduzida em mulheres na pós-menopausa se comparadas àquelas na pré-menopausa
- Embora não tenham sido estudados sistematicamente, os benzodiazepínicos foram utilizados de modo efetivo para tratar catatonia e são o tratamento inicial recomendado

Leituras sugeridas

Blumer JL. Clinical pharmacology of midazolam in infants and children. Clin Pharmacokinet 1998;35:37–47.

Fountain NB, Adams RE. Midazolam treatment of acute and refractory status epilepticus. Clin Neuropharmacol 1999;22:261–7.

Shafer A. Complications of sedation with midazolam in the intensive care unit and a comparison with other sedative regimens. Crit Care Med 1998;26:947–56.

Yuan R, Flockhart DA, Balian JD. Pharmacokinetic and pharmacodynamic consequences of metabolism-based drug interactions with alprazolam, midazolam, and triazolam. J Clin Pharmacol 1999;39:1109–25.

MILNACIPRANO

TERAPÊUTICA

Marcas
- Toledomin
- Ixel
- Savella

Genérico? Não

Classe
- Nomenclatura baseada na neurociência: inibidor da recaptação de serotonina e norepinefrina (IRSN)
- IRSN (inibidor dual da recaptação de serotonina e norepinefrina); antidepressivo; tratamento de dor crônica

Comumente prescrito para
(em negrito, as aprovações da FDA)
- **Fibromialgia**
- Transtorno depressivo maior
- Dor neuropática/dor crônica

Como a substância atua
- Estimula os neurotransmissores serotonina, norepinefrina/noradrenalina e dopamina
- Bloqueia a bomba de recaptação de serotonina (transportadora de serotonina), possivelmente aumentando a neurotransmissão serotonérgica
- Bloqueia a bomba de recaptação de norepinefrina (transportadora de norepinefrina), possivelmente aumentando a neurotransmissão noradrenérgica
- Possivelmente dessensibiliza os receptores de serotonina 1A e os receptores beta-adrenérgicos
- ✷ É um fraco antagonista não competitivo dos receptores de NMDA (altas doses), o que pode contribuir para as ações em dor crônica
- Uma vez que a dopamina é inativada pela recaptação de norepinefrina no córtex frontal, que em grande parte carece de transportadores de dopamina, o milnaciprano pode aumentar a neurotransmissão dopaminérgica nessa parte do cérebro

Tempo para início da ação
- O início das ações terapêuticas não costuma ser imediato, frequentemente demorando de 2 a 4 semanas
- Se não estiver funcionando dentro de 6 a 8 semanas, poderá ser necessário aumentar a dosagem ou poderá simplesmente não funcionar
- Pode continuar a agir por muitos anos, prevenindo recaída dos sintomas de depressão

Se funcionar
- O objetivo do tratamento de depressão é a completa remissão dos sintomas atuais e a prevenção de recaídas futuras
- O objetivo do tratamento de fibromialgia e dor neuropática crônica é reduzir os sintomas o máximo possível, especialmente em combinação com outros tratamentos
- O tratamento de depressão na maioria das vezes reduz ou até mesmo elimina os sintomas, mas não é uma cura, já que pode recorrer depois que o medicamento é interrompido
- O tratamento de fibromialgia e dor neuropática crônica pode reduzir os sintomas, mas raramente os elimina por completo, e não é uma cura, já que os sintomas podem recorrer depois que o medicamento é interrompido
- Continuar o tratamento de depressão até que todos os sintomas tenham desaparecido (remissão)
- Depois que os sintomas tiverem desaparecido, continuar tratando por 1 ano para o primeiro episódio de depressão
- Para segundo episódio de depressão e episódios subsequentes, poderá ser necessário tratamento por tempo indefinido

O uso em fibromialgia e dor neuropática crônica também poderá precisar ser por tempo indefinido, mas o tratamento de longa duração não está bem estudado nessas condições

Se não funcionar
- Muitos pacientes deprimidos têm apenas resposta parcial, em que alguns sintomas são melhorados, mas outros persistem (especialmente insônia, fadiga e problemas de concentração)
- Outros pacientes deprimidos podem ser não respondedores, sendo algumas vezes chamados de resistentes ou refratários ao tratamento
- Alguns pacientes deprimidos que têm uma resposta inicial podem recair mesmo que continuem o tratamento, sendo algumas vezes chamados de *poop-out* (que param de responder)
- Considerar aumento da dose, troca por outro agente ou adição de um agente de potencialização apropriado
- Considerar psicoterapia
- Considerar avaliação para outro diagnóstico ou para uma condição comórbida (p. ex., doença clínica, abuso de substância, etc.)
- Alguns pacientes podem experimentar aparente falta de consistência na eficácia devido à ativação de um transtorno bipolar latente ou subjacente, requerendo descontinuação do antidepressivo e troca por um estabilizador do humor

Melhores combinações de potencialização para resposta parcial ou resistência ao tratamento
- A experiência de potencialização é limitada em comparação a outros antidepressivos
- Benzodiazepínicos podem reduzir insônia e ansiedade
- O acréscimo de outros agentes a milnaciprano para tratamento de depressão pode seguir a mesma prática para potencialização de ISRSs ou outros IRSNs, se prescrito por especialistas, mediante monitoramento atento em casos difíceis
- Embora não haja estudos controlados e a experiência clínica seja pequena, o acréscimo de outros agentes para tratamento de fibromialgia e dor neuropática crônica pode teoricamente incluir gabapentina, tiagabina, outros anticonvulsivantes ou até mesmo opiáceos, se prescrito por especialistas, mediante monitoramento atento em casos difíceis
- Mirtazapina, bupropiona, reboxetina, atomoxetina (usar combinações de antidepressivos com cautela, pois isso pode ativar transtorno bipolar e ideação suicida)
- Modafinila, especialmente para fadiga, sonolência e falta de concentração
- Estabilizadores do humor ou antipsicóticos atípicos para depressão bipolar, depressão psicótica ou depressão resistente ao tratamento
- Hipnóticos ou trazodona para insônia
- Classicamente, lítio, buspirona ou hormônio da tireoide

Exames
- Verificar a pressão arterial antes de iniciar o tratamento e regularmente durante o tratamento

EFEITOS COLATERAIS

Como a substância causa efeitos colaterais
- Teoricamente devido a aumentos nas concentrações de serotonina e norepinefrina nos receptores em partes do cérebro e do corpo que não aqueles que causam ações terapêuticas (p. ex., ações indesejadas da serotonina nos centros do sono causando insônia, ações indesejadas da norepinefrina na liberação de acetilcolina causando retenção urinária ou constipação)
- A maioria dos efeitos colaterais é imediata, mas frequentemente desaparece com o tempo

Efeitos colaterais notáveis
- A maioria dos efeitos colaterais aumenta com doses mais altas, pelo menos transitoriamente
- Cefaleia, nervosismo, insônia, sedação
- Náusea, diarreia, diminuição do apetite
- Disfunção sexual (ejaculação/orgasmo anormal, impotência)
- Astenia, sudorese
- SIADH (síndrome da secreção inapropriada do hormônio antidiurético)
- Pressão arterial aumentada dose-dependente
- Boca seca, constipação
- Disúria, queixas urológicas, hesitação urinária, retenção urinária
- Aumento na frequência cardíaca
- Palpitações

Efeitos colaterais potencialmente fatais ou perigosos
- Rara indução de mania
- Rara ativação de ideação e comportamento suicida (suicidalidade) (estudos de curto prazo não mostraram aumento no risco de suicidalidade com antidepressivos em comparação ao placebo acima dos 24 anos)
- Raras convulsões

Ganho de peso

- Relatado, mas não esperado

Sedação

- Ocorre em uma minoria significativa

O que fazer com os efeitos colaterais
- Esperar
- Esperar
- Esperar
- Reduzir a dose
- Em poucas semanas, trocar ou adicionar outras substâncias

Melhores agentes de acréscimo para os efeitos colaterais
✱ Para hesitação urinária, administrar um bloqueador alfa-1 como tansulosina ou naftopidil
- Geralmente é melhor tentar outra monoterapia com antidepressivo antes de recorrer a estratégias de acréscimo para tratar os efeitos colaterais
- Trazodona ou um hipnótico para insônia

- Bupropiona, sildenafila, vardenafila ou tadalafila para disfunção sexual
- Benzodiazepínicos para ansiedade e agitação
- Mirtazapina para insônia, agitação e efeitos colaterais gastrintestinais
- Muitos efeitos colaterais são dose-dependentes (i.e., aumentam à medida que a dose aumenta ou reemergem até que volte a se desenvolver tolerância)
- Muitos efeitos colaterais são tempo-dependentes (i.e., iniciam imediatamente após a dosagem inicial e a cada aumento da dose, mas desaparecem com o tempo)
- Ativação e agitação podem representar a indução de um estado bipolar, especialmente uma condição bipolar tipo II disfórica mista algumas vezes associada a ideação suicida, requerendo a adição de lítio, um estabilizador do humor ou um antipsicótico atípico e/ou a descontinuação do milnaciprano

DOSAGEM E USO

Variação típica da dosagem
- 30 a 200 mg/dia em 2 doses

Formas de dosagem
- Cápsulas de 25 mg, 50 mg (França, outros países europeus e mercados mundiais)
- Cápsulas de 15 mg, 25 mg, 50 mg (Japão)
- Comprimidos de 12,5 mg, 25 mg, 50 mg, 100 mg

Como dosar
- Deve ser administrado em 2 doses divididas
- Dose inicial de 12,5 mg 1 vez por dia; aumentar para 25 mg/dia em 2 doses divididas no 2º dia; aumentar para 50 mg/dia em 2 doses divididas no 4º dia; aumentar para 100 mg/dia em 2 doses divididas no 7º dia; dose máxima geralmente de 200 mg/dia

Dicas para dosagem
- A dose preferida para fibromialgia pode ser de 100 mg 2 vezes por dia
- Doses mais altas costumam ser bem toleradas em pacientes com fibromialgia

✱ Dosagem de 1 vez por dia tem eficácia bem menos consistente, portanto administrar somente 2 vezes por dia

- Doses mais altas (> 200 mg/dia) não são consistentemente efetivas em todos os estudos de depressão
- Entretanto, alguns pacientes respondem melhor a doses mais altas (200 a 300 mg/dia) do que a doses mais baixas
- Há doses diferentes em países diferentes
- Há doses diferentes em indicações diferentes e populações diferentes
- A dose preferida para depressão pode ser de 50 mg 2 vezes por dia a 100 mg 2 vezes por dia na França
- A dose preferida para depressão em idosos pode ser de 15 mg 2 vezes por dia a 25 mg 2 vezes por dia no Japão
- A dose preferida para depressão em outros adultos pode ser de 25 mg 2 vezes por dia a 50 mg 2 vezes por dia no Japão

✱ Assim, os clínicos devem estar cientes de que a titulação de dosagem de 2 vezes por dia dentro de uma variação de 10 vezes (dose diária total de 30 mg a 300 mg) pode otimizar a eficácia do milnaciprano em um amplo uso clínico

- Pacientes com agitação ou ansiedade podem requerer titulação mais lenta da dose para otimizar a tolerabilidade
- Não há interações medicamentosas farmacocinéticas (não é um inibidor de CYP450 2D6 ou 3A4)
- Uma vez que o milnaciprano é um inibidor mais potente da recaptação de norepinefrina do que da recaptação de serotonina, alguns pacientes podem requerer dosagem no extremo superior da variação de dosagem para obter ações robustas como um IRSN dual
- Em altas doses, as ações antagonistas do glutamato de NMDA podem ser um fator

Overdose
- Vômitos, hipertensão, sedação, taquicardia
- O efeito emético de altas doses de milnaciprano pode reduzir o risco de efeitos adversos graves

Uso prolongado
- Seguro

Formação de hábito
- Não

Como interromper
- É prudente reduzir a dose gradualmente, mas em geral não é necessário

Farmacocinética
- Meia-vida de 8 horas
- Sem metabólitos ativos

Interações medicamentosas

- O tramadol aumenta o risco de convulsões em pacientes que tomam um antidepressivo
- Pode causar uma "síndrome serotonérgica" fatal quando combinado com IMAOs, portanto não usar com IMAOs ou por pelo menos 14 dias depois que IMAOs tiverem sido interrompidos
- Não iniciar um IMAO por pelo menos 5 meias-vidas (5 a 7 dias para a maioria das substâncias) após a descontinuação de milnaciprano
- Há possível aumento de risco de sangramento, especialmente quando combinado com anticoagulantes (p. ex., varfarina, AINEs)
- A troca por, ou adição de, outros inibidores da recaptação de norepinefrina deve ser feita com cautela, pois os efeitos pró-adrenérgicos aditivos podem aumentar as ações terapêuticas em depressão, mas também aumentam efeitos colaterais mediados noradrenergicamente
- Poucas interações medicamentosas farmacocinéticas adversas conhecidas

Outras advertências/precauções

- Usar com cautela em pacientes com história de convulsões
- Usar com cautela em pacientes com transtorno bipolar, a menos que tratados concomitantemente com agente estabilizador do humor
- Pode causar elevações leves em ALT/AST, portanto evitar o uso com álcool ou em casos de doença hepática crônica
- Ao tratar crianças, ponderar cuidadosamente os riscos e benefícios do tratamento farmacológico em relação aos do não tratamento com antidepressivos e documentar isso no prontuário do paciente
- Distribuir as brochuras fornecidas pela FDA e pelas companhias farmacêuticas
- Alertar pacientes e seus cuidadores sobre a possibilidade de efeitos colaterais ativadores e aconselhá-los a relatar esses sintomas imediatamente
- Monitorar os pacientes para a ativação de ideação suicida, especialmente crianças e adolescentes

Não usar

- Se o paciente tiver glaucoma de ângulo fechado não controlado
- Se o paciente estiver tomando um IMAO
- Se houver alergia comprovada a milnaciprano

POPULAÇÕES ESPECIAIS

Insuficiência renal
- Usar com cautela para insuficiência moderada
- Para insuficiência grave, 50 mg/dia; pode ser aumentado para 100 mg/dia, se necessário
- Não recomendado para pacientes com doença renal em estado terminal

Insuficiência hepática
- Não é necessário ajuste da dose
- Não recomendado para uso em doença hepática crônica

Insuficiência cardíaca
- A substância deve ser utilizada com cautela

Idosos
- Alguns pacientes podem tolerar melhor doses mais baixas
- Redução no risco de suicidalidade com antidepressivos em comparação ao placebo em adultos a partir de 65 anos

Crianças e adolescentes
- Ponderar cuidadosamente os riscos e benefícios do tratamento farmacológico em relação aos do não tratamento com antidepressivos e documentar isso no prontuário do paciente
- Monitorar os pacientes pessoalmente com regularidade, em particular durante as primeiras semanas de tratamento
- Usar com cautela, observando a ativação de transtorno bipolar conhecido ou desconhecido e/ou ideação suicida, e informar os pais ou responsáveis desse risco para que possam ajudar a observar a criança ou adolescente
- Não está bem estudado

Gravidez
- Válidas a partir de 30 de junho de 2015, a FDA norte-americana determina alterações no conteúdo e na forma das informações referentes a gravidez e lactação nos rótulos das substâncias de prescrição, incluindo a eliminação das categorias por letras para risco na gravidez; a Pregnancy and Lactation Labeling Rule (PLLR ou regra final) aplica-se somente a substâncias de prescrição e será introduzida gradualmente para substâncias aprovadas a partir de 30 de junho de 2001
- Não foram conduzidos estudos controlados em gestantes

- Geralmente não recomendado para uso durante a gravidez, sobretudo durante o primeiro trimestre
- No entanto, poderá ser necessário tratamento contínuo durante a gestação, e não foi comprovado que seja prejudicial para o feto
- Deve ser ponderado o risco do tratamento (desenvolvimento fetal do primeiro trimestre, parto do recém-nascido no terceiro trimestre) para a criança em relação ao do não tratamento (recorrência de depressão, saúde materna, vínculo com o bebê) para a mãe e a criança
- Para muitas pacientes isso pode significar a continuidade do tratamento durante a gravidez
- Recém-nascidos expostos a ISRSs ou IRSNs no final do terceiro trimestre desenvolveram complicações que requereram hospitalização prolongada, suporte respiratório e alimentação por sonda; os sintomas relatados são compatíveis com um efeito tóxico direto de ISRSs ou IRSNs ou, possivelmente, uma síndrome de descontinuação da substância e incluem sofrimento respiratório, cianose, apneia, convulsões, instabilidade da temperatura, dificuldade de alimentação, vômitos, hipoglicemia, hipotonia, hipertonia, hiper-reflexia, tremor, nervosismo, irritabilidade e choro constante

Amamentação
- Alguma quantidade da substância é encontrada no leite materno
- O período pós-parto imediato é uma época de alto risco de depressão, especialmente em mulheres que tiveram episódios depressivos prévios, portanto poderá ser necessário reinstituir a substância no final do terceiro trimestre ou logo após o parto para prevenir uma recorrência durante o período pós-parto
- Devem ser ponderados os riscos e benefícios do tratamento antidepressivo *versus* não tratamento para o bebê e a mãe
- Para muitas pacientes, isso pode significar a continuidade do tratamento durante a amamentação

A ARTE DA PSICOFARMACOLOGIA

Potenciais vantagens
- Fibromialgia, síndrome de dor crônica
- Pacientes com depressão retardada
- Pacientes com hipersonia
- Pacientes com depressão atípica
- Pacientes com depressão podem ter taxas de remissão mais altas com IRSNs do que com ISRSs
- Pacientes deprimidos com sintomas somáticos, fadiga e dor

Potenciais desvantagens
- Pacientes com distúrbios urológicos, distúrbios da próstata
- Pacientes com hipertensão limítrofe ou não controlada
- Pacientes com agitação e ansiedade (curto prazo)

Principais sintomas-alvo
- Dor
- Sintomas físicos
- Humor deprimido
- Energia, motivação e interesse
- Distúrbio do sono

Pérolas
- Aprovado nos Estados Unidos para uso em dor e fibromialgia
- Não estudado em incontinência urinária por estresse
- Não bem estudado em TDAH ou transtornos de ansiedade, mas pode ser efetivo

✻ Tem maior potência para bloqueio da recaptação de norepinefrina do que para bloqueio da recaptação de serotonina, mas isso é de significado clínico incerto como uma característica diferenciadora de outros IRSNs, embora possa contribuir para sua atividade terapêutica em fibromialgia e dor crônica

✻ O início da ação na fibromialgia pode ser um pouco mais rápido do que na depressão (i.e., 2 semanas em vez de 2 a 8 semanas)

- As ações terapêuticas em fibromialgia são parciais, com redução dos sintomas, mas não necessariamente remissão dos sintomas dolorosos em muitos pacientes

✻ Ações noradrenérgicas potentes podem explicar a possibilidade de incidência mais alta de sudorese e hesitação urinária do que com outros IRSNs

- A hesitação urinária é mais comum em homens do que em mulheres e em homens idosos do que em mulheres idosas
- Antagonistas de alfa-1, como tansulosina ou naftopidil, podem reverter hesitação ou retenção urinária
- Antagonistas de alfa-1 administrados profilaticamente podem prevenir hesitação ou retenção urinária em pacientes com mais alto risco, como homens idosos com fluxo urinário limítrofe
- Pode ser mais bem tolerado do que antidepressivos tricíclicos ou tetracíclicos no tratamento de fibromialgia ou outras síndromes de dor crônica
- Sem interações farmacocinéticas ou elevações nos níveis plasmáticos de antidepressivos tricíclicos ou tetracíclicos ao acrescentar ou trocar por milnaciprano

Leituras sugeridas

Bisserbe JC. Clinical utility of milnacipran in comparison with other antidepressants. Int Clin Psychopharmacol 2002;17(Suppl 1):S43–50.

Derry S, Gill D, Phillips T, Moore RA. Milnacipran for neuropathic pain and fibromyalgia in adults. Cochrane Database Syst Rev 2012;14(3):CD008244.

Leo RJ, Brooks VL. Clinical potential of milnacipran, a serotonin and norepinephrine reuptake inhibitor in pain. Curr Opin Investig Drugs 2006;7(7):637–42.

Puozzo C, Panconi E, Deprez D. Pharmacology and pharmacokinetics of milnacipran. Int Clin Psychopharmacol 2002;17(Suppl 1):S25–35.

MIRTAZAPINA

TERAPÊUTICA

Marcas • Remeron

Genérico? Sim

Classe
- Nomenclatura baseada na neurociência: antagonista dos receptores de serotonina e norepinefrina (ARSN)
- Antagonista de alfa-2; ANSE (agente noradrenérgico e serotonérgico específico); agente dual serotonérgico e de norepinefrina

Comumente prescrita para
(em negrito, as aprovações da FDA)
- **Transtorno depressivo maior**
- Transtorno de pânico
- Transtorno de ansiedade generalizada
- Transtorno de estresse pós-traumático

Como a substância atua
- Estimula os neurotransmissores serotonina e norepinefrina/noradrenalina
- Bloqueia o receptor pré-sináptico alfa-2 adrenérgico, aumentando a neurotransmissão de norepinefrina
- Bloqueia o receptor pré-sináptico alfa-2 adrenérgico nos neurônios serotonérgicos (heterorreceptores), aumentando a neurotransmissão serotonérgica
- Este é um mecanismo novo independente do bloqueio da recaptação de norepinefrina e serotonina
- Bloqueia os receptores de serotonina 5HT2A, 5HT2C e 5HT3
- Bloqueia os receptores de histamina H1

Tempo para início da ação
✱ As ações na insônia e na ansiedade podem iniciar logo após o início da dosagem
- No entanto, o início das ações terapêuticas em depressão não costuma ser imediato, frequentemente demorando de 2 a 4 semanas
- Se não estiver funcionando dentro de 6 a 8 semanas para depressão, poderá ser necessário aumento da dosagem ou poderá simplesmente não funcionar
- Pode continuar a agir por muitos anos, prevenindo recaída dos sintomas

Se funcionar
- O objetivo do tratamento de depressão é a completa remissão dos sintomas atuais e a prevenção de recaídas futuras
- O tratamento na maioria das vezes reduz ou até mesmo elimina os sintomas, mas não é uma cura, já que os sintomas podem recorrer depois que o medicamento é interrompido
- Continuar o tratamento até que todos os sintomas tenham desaparecido (remissão)
- Depois que os sintomas tiverem desaparecido, continuar tratando por 1 ano para o primeiro episódio de depressão
- Para segundo episódio de depressão e episódios subsequentes, poderá ser necessário tratamento por tempo indefinido
- O uso em transtornos de ansiedade também poderá precisar ser por tempo indefinido

Se não funcionar
- Muitos pacientes deprimidos têm apenas uma resposta parcial, em que alguns sintomas são melhorados, mas outros persistem (especialmente insônia, fadiga e problemas de concentração)
- Outros pacientes deprimidos podem ser não respondedores, sendo algumas vezes chamados de resistentes ou refratários ao tratamento
- Considerar aumento da dose, troca por outro agente ou adição de um agente de potencialização apropriado
- Considerar psicoterapia
- Considerar avaliação para outro diagnóstico ou para uma condição comórbida (p. ex., doença clínica, abuso de substância, etc.)
- Alguns pacientes podem experimentar aparente falta de consistência na eficácia devido à ativação de um transtorno bipolar latente ou subjacente, requerendo descontinuação do antidepressivo e troca para um estabilizador do humor

Melhores combinações de potencialização para resposta parcial ou resistência ao tratamento
- ISRSs, bupropiona, reboxetina, atomoxetina (usar combinações de antidepressivos com cautela, pois isso pode ativar transtorno bipolar e ideação suicida)
✱ Venlafaxina ("Combustível de foguetes da Califórnia"; uma combinação dual potencialmente poderosa de serotonina e norepinefrina, mas observar ativação de transtorno bipolar e ideação suicida)
- Modafinila, especialmente para fadiga, sonolência e falta de concentração

- Estabilizadores do humor ou antipsicóticos atípicos para depressão bipolar, depressão psicótica ou depressão resistente ao tratamento
- Benzodiazepínicos
- Hipnóticos ou trazodona para insônia

Exames
- Nenhum para indivíduos saudáveis
- Poderão ser necessários testes da função hepática para aqueles com anormalidades hepáticas antes do início do tratamento
- Poderá ser preciso monitorar o hemograma durante o tratamento para aqueles com discrasias sanguíneas, leucopenia ou granulocitopenia
- Uma vez que alguns antidepressivos, como a mirtazapina, podem estar associados a ganho de peso significativo, antes de iniciar o tratamento pesar todos os pacientes e determinar se o indivíduo já está com sobrepeso (IMC > 25,0-29,9) ou obeso (IMC ≥ 30)
- Antes de administrar uma substância que pode causar ganho de peso a um paciente com sobrepeso ou obeso, determinar se o indivíduo já tem pré-diabetes (glicose plasmática em jejum 100-125 mg/dL), diabetes (glicose plasmática em jejum > 126 mg/dL) ou dislipidemia (colesterol total, colesterol LDL e triglicerídeos aumentados; colesterol HDL diminuído) e tratar ou encaminhar esses pacientes para tratamento, incluindo manejo nutricional e do peso, aconselhamento de atividade física, cessação do tabagismo e manejo clínico

✱ Monitorar peso e IMC durante o tratamento
✱ Enquanto é administrada uma substância a um paciente que ganhou > 5% do peso inicial, considerar avaliação para a presença de pré-diabetes, diabetes ou dislipidemia ou troca por um antidepressivo diferente

EFEITOS COLATERAIS

Como a substância causa efeitos colaterais
- A maioria dos efeitos colaterais é imediata, mas frequentemente desaparece com o tempo

✱ O antagonismo do receptor de histamina 1 pode explicar os efeitos sedativos
✱ O antagonismo do receptor de histamina 1 mais o antagonismo de 5HT2C podem explicar alguns aspectos do ganho de peso

Efeitos colaterais notáveis
- Boca seca, constipação, aumento do apetite, ganho de peso
- Sedação, tontura, sonhos anormais, confusão
- Sintomas semelhantes a gripe (pode indicar baixa contagem de leucócitos ou granulócitos)
- Alteração na função urinária
- Hipotensão

Efeitos colaterais potencialmente fatais ou perigosos
- Raras convulsões
- Rara indução de mania
- Rara ativação de ideação e comportamento suicida (suicidalidade) (estudos de curto prazo não mostraram aumento no risco de suicidalidade com antidepressivos em comparação ao placebo acima dos 24 anos)

Ganho de peso

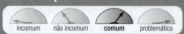

- Muitos experimentam e/ou pode ocorrer em quantidade significativa

Sedação

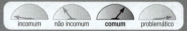

- Muitos experimentam e/ou pode ocorrer em quantidade significativa

O que fazer com os efeitos colaterais
- Esperar
- Esperar
- Esperar
- Trocar por outra substância

Melhores agentes de acréscimo para os efeitos colaterais
- Frequentemente é melhor experimentar outra monoterapia antidepressiva antes de recorrer a estratégias de acréscimo para tratar os efeitos colaterais
- Muitos efeitos colaterais são dose-dependentes (i.e., aumentam à medida que a dose aumenta ou reemergem até que volte a se desenvolver tolerância)
- Muitos efeitos colaterais são tempo-dependentes (i.e., iniciam imediatamente após a dosagem inicial e a cada aumento da dose, mas desaparecem com o tempo)
- Trazodona ou um hipnótico para insônia
- Muitos efeitos colaterais não podem ser melhorados com um agente de acréscimo

- Ativação e agitação podem representar a indução de um estado bipolar, especialmente uma condição bipolar tipo II disfórica mista algumas vezes associada a ideação suicida, requerendo a adição de lítio, um estabilizador do humor ou um antipsicótico atípico e/ou descontinuação de mirtazapina

DOSAGEM E USO

Variação típica da dosagem
- 15 a 45 mg à noite

Formas de dosagem
- Comprimidos de 15 mg sulcados, 30 mg sulcados, 45 mg
- SolTab comprimidos orodispersíveis de 15 mg, 30 mg, 45 mg

Como dosar
- Dose inicial de 15 mg/dia à noite; aumentar a cada 1 a 2 semanas até que a eficácia desejada seja atingida; máximo geralmente de 45 mg/dia

Dicas para dosagem
- A sedação pode não piorar com o aumento da dose

✻ Cortar pela metade um comprimido de 15 mg e administrar dose de 7,5 mg pode, na verdade, aumentar a sedação

- Alguns pacientes requerem mais do que 45 mg por dia, até mesmo 90 mg em pacientes difíceis que toleram essas doses
- Se ocorrer ansiedade, insônia, agitação, acatisia ou ativação intoleráveis após o início da dosagem ou na descontinuação, considerar a possibilidade de transtorno bipolar ativado e trocar por um estabilizador do humor ou um antipsicótico atípico

Overdose
- Raramente letal; todas as mortes envolveram outras medicações; os sintomas incluem sedação, desorientação, déficit de memória, frequência cardíaca acelerada

Uso prolongado
- Seguro

Formação de hábito
- Não esperada

Como interromper
- É prudente reduzir a dose gradualmente para evitar efeitos de retirada, mas tolerância, dependência e efeitos de retirada não foram relatados com confiabilidade

Farmacocinética
- Meia-vida de 20 a 40 horas
- Substrato para CYP450 2D6, 3A4 e possivelmente também CYP450 1A2
- Alimentos não afetam a absorção

Interações medicamentosas
- O tramadol aumenta o risco de convulsões em pacientes que tomam um antidepressivo
- Sem interações medicamentosas farmacocinéticas significativas
- Pode causar uma "síndrome serotonérgica" fatal quando combinada com IMAOs, portanto não usar com IMAOs ou por pelo menos 14 dias depois que tiverem sido interrompidos
- Não iniciar um IMAO por pelo menos 5 meias-vidas (5 a 7 dias para a maioria das substâncias) após a descontinuação de mirtazapina

Outras advertências/ precauções
- A substância pode reduzir a contagem de leucócitos (raro; pode não ser aumentada em comparação a outros antidepressivos, mas faltam estudos controlados; não é um problema comum relatado em supervisão pós-comercialização)
- A substância pode aumentar o colesterol
- Pode causar fotossensibilidade
- Evitar álcool, que pode aumentar a sedação e os efeitos cognitivos e motores
- Usar com cautela em pacientes com história de convulsões
- Usar com cautela em pacientes com transtorno bipolar, a menos que tratados concomitantemente com um agente estabilizador do humor
- Ao tratar crianças, ponderar cuidadosamente os riscos e benefícios do tratamento farmacológico em relação aos do não tratamento com antidepressivos e registrar isso no prontuário do paciente
- Distribuir as brochuras fornecidas pela FDA e pelas companhias farmacêuticas
- Alertar os pacientes e seus cuidadores sobre a possibilidade de efeitos colaterais ativadores e aconselhá-los a relatar esses sintomas imediatamente
- Monitorar os pacientes para a ativação de ideação suicida, especialmente crianças e adolescentes

Não usar
- Se o paciente estiver tomando um IMAO
- Se houver alergia comprovada a mirtazapina

POPULAÇÕES ESPECIAIS

Insuficiência renal
- A substância deve ser utilizada com cautela

Insuficiência hepática
- A substância deve ser utilizada com cautela
- Pode requerer dose mais baixa

Insuficiência cardíaca
- A substância deve ser utilizada com cautela
- O potencial risco de hipotensão deve ser considerado

Idosos
- Alguns pacientes podem tolerar melhor doses mais baixas
- Redução no risco de suicidalidade com antidepressivos em comparação ao placebo em adultos a partir de 65 anos

Crianças e adolescentes
- Ponderar cuidadosamente os riscos e benefícios do tratamento farmacológico em relação aos do não tratamento com antidepressivos e documentar isso no prontuário do paciente
- Monitorar os pacientes pessoalmente com regularidade, em particular durante as primeiras semanas de tratamento
- Usar com cautela, observando a ativação de transtorno bipolar conhecido ou desconhecido e/ou ideação suicida, e informar os pais ou responsáveis desse risco para que possam ajudar a observar a criança ou adolescente
- Segurança e eficácia não foram estabelecidas

Gravidez
- Válidas a partir de 30 de junho de 2015, a FDA norte-americana determina alterações no conteúdo e na forma das informações referentes a gravidez e lactação nos rótulos das substâncias de prescrição, incluindo a eliminação das categorias por letras para risco na gravidez; a Pregnancy and Lactation Labeling Rule (PLLR ou regra final) aplica-se somente a substâncias de prescrição e será introduzida gradualmente para substâncias aprovadas a partir de 30 de junho de 2001
- Não foram conduzidos estudos controlados em gestantes
- Em geral não é recomendada para uso durante a gravidez, especialmente durante o primeiro trimestre
- Deve ser ponderado o risco do tratamento (desenvolvimento fetal do primeiro trimestre, parto do recém-nascido no terceiro trimestre) para a criança em relação ao do não tratamento (recorrência de depressão, saúde materna, vínculo com o bebê) para a mãe e a criança
- Para muitas pacientes, isso pode significar a continuidade do tratamento durante a gravidez

Amamentação
- É desconhecido se a mirtazapina é secretada no leite humano, mas presume-se que todos os psicotrópicos sejam secretados no leite materno
- Se a criança se tornar irritável ou sedada, poderá ser necessário descontinuar a amamentação ou a substância
- O período pós-parto imediato é uma época de alto risco de depressão, especialmente em mulheres que tiveram episódios depressivos prévios, portanto poderá ser necessário reinstituir a substância no final do terceiro trimestre ou logo após o parto para prevenir uma recorrência durante o período pós-parto
- Devem ser ponderados os riscos e benefícios do tratamento antidepressivo *versus* não tratamento para o bebê e a mãe
- Para muitas pacientes, isso pode significar a continuidade do tratamento durante a amamentação

A ARTE DA PSICOFARMACOLOGIA

Potenciais vantagens
- Pacientes particularmente preocupados com efeitos colaterais sexuais
- Pacientes com sintomas de ansiedade
- Pacientes com medicações concomitantes
- Como um agente de potencialização para reforçar a eficácia de outros antidepressivos

Potenciais desvantagens
- Pacientes particularmente preocupados com ganho de peso
- Pacientes com baixa energia

Principais sintomas-alvo
- Humor deprimido
- Distúrbio do sono
- Ansiedade

 Pérolas

✷ A adição do antagonismo de alfa-2 a agentes que bloqueiam a recaptação de serotonina e/ou norepinefrina pode ser sinergística para depressão grave
- O acréscimo de mirtazapina a venlafaxina ou ISRSs pode reverter ansiedade e insônia induzidas por substância
- O acréscimo do antagonismo de 5HT3 da mirtazapina a venlafaxina ou ISRSs pode reverter náusea, diarreia, cólicas estomacais e efeitos colaterais gastrintestinais induzidos pelas substâncias
- ISRSs, venlafaxina, bupropiona, fentermina ou estimulantes podem mitigar o ganho de peso induzido pela mirtazapina
- Se não ocorreu ganho de peso até a 6ª semana de tratamento, é menos provável que possa ocorrer ganho de peso significativo
- Demonstrou ter início de ação mais precoce do que ISRSs

✷ Não afeta o sistema CYP450 e, portanto, pode ser preferível em pacientes que requerem medicações concomitantes
- Evidências preliminares sugerem eficácia como um agente de potencialização para haloperidol no tratamento de sintomas negativos de esquizofrenia
- Relatos esporádicos de eficácia em depressão breve recorrente
- O ganho de peso como consequência de tratamento com mirtazapina é mais provável em mulheres do que em homens, e antes da menopausa do que depois

✷ Pode causar disfunção sexual apenas de modo infrequente
- Os pacientes podem ter sedação residual e sensação de intoxicação se forem particularmente sensíveis a efeitos sedativos quando iniciam a dosagem
- Raramente, os pacientes podem se queixar de "trilhas" visuais ou pós-imagens com o uso de mirtazapina

 Leituras sugeridas

Anttila SA, Leinonen EV. A review of the pharmacological and clinical profile of mirtazapine. CNS Drug Rev 2001;7(3):249––64.

Benkert O, Muller M, Szegedi A. An overview of the clinical efficacy of mirtazapine. Hum Psychopharmacol 2002;17(Suppl 1):S23–6.

Falkai P. Mirtazapine: other indications. J Clin Psychiatry 1999;60(Suppl 17):S36–40.

Fawcett J, Barkin RL. A meta-analysis of eight randomized, double-blind, controlled clinical trials of mirtazapine for the treatment of patients with major depression and symptoms of anxiety. J Clin Psychiatry 1998;59:123–7.

Masand PS, Gupta S. Long-term side effects of newer-generation antidepressants: SSRIS, venlafaxine, nefazodone, bupropion, and mirtazapine. Ann Clin Psychiatry 2002;14:175–82.

Watanabe N, Omori IM, Nakagawa A, et al. Mirtazapine versus other antidepressive agents for depression. Cochrane Database Syst Rev 2011;7(12):CD006528.

MOCLOBEMIDA

TERAPÊUTICA

Marcas
- Autorix
- Arima
- Manerix

Genérico? Não

Classe
- Nomenclatura baseada na neurociência: inibidor enzimático reversível de serotonina, norepinefrina e dopamina (IERSND)
- Inibidor reversível de monoaminoxidase A (MAO-A) (IRMA)

Comumente prescrita para
(em negrito, as aprovações da FDA)
- **Depressão**
- Transtorno de ansiedade social

Como a substância atua
- Bloqueia reversivelmente a MAO-A, impedindo-a de decompor norepinefrina, dopamina e serotonina
- Isso possivelmente estimula a neurotransmissão noradrenérgica, serotonérgica e dopaminérgica
- A inibição de MAO-A predomina, a menos que se desenvolvam concentrações significativas de monoaminas (p. ex., devido à tiramina dietética), em cujo caso a inibição de MAO-A é teoricamente revertida

Tempo para início da ação
- O início das ações terapêuticas não costuma ser imediato, frequentemente demorando de 2 a 4 semanas
- Se não estiver funcionando dentro de 6 a 8 semanas, poderá ser necessário aumento da dosagem ou poderá simplesmente não funcionar
- Pode continuar a agir por muitos anos, prevenindo recaída dos sintomas

Se funcionar
- O objetivo do tratamento de depressão é a completa remissão dos sintomas atuais e a prevenção de recaídas futuras
- O tratamento na maioria das vezes reduz ou até mesmo elimina os sintomas, mas não é uma cura, já que os sintomas podem recorrer depois que o medicamento é interrompido
- Continuar o tratamento até que todos os sintomas tenham desaparecido (remissão)
- Depois que os sintomas tiverem desaparecido, continuar tratando por 1 ano para o primeiro episódio de depressão
- Para segundo episódio de depressão e episódios subsequentes, poderá ser necessário tratamento por tempo indefinido
- O uso em transtornos de ansiedade também poderá precisar ser por tempo indefinido

Se não funcionar
- Muitos pacientes têm apenas uma resposta parcial, em que alguns sintomas são melhorados, mas outros persistem (especialmente insônia, fadiga e problemas de concentração)
- Outros pacientes podem ser não respondedores, sendo algumas vezes chamados de resistentes ou refratários ao tratamento
- Considerar aumento da dose, troca por outro agente ou adição de um agente de potencialização apropriado
- Considerar psicoterapia
- Considerar avaliação para outro diagnóstico ou para uma condição comórbida (p. ex., doença clínica, abuso de substância, etc.)
- Alguns pacientes podem experimentar aparente falta de consistência na eficácia devido à ativação de um transtorno bipolar latente ou subjacente, requerendo descontinuação do antidepressivo e troca por um estabilizador do humor

Melhores combinações de potencialização para resposta parcial ou resistência ao tratamento
✱ A potencialização de IMAOs não foi estudada sistematicamente, e isso é algo para o especialista, a ser feito com cautela e mediante monitoramento atento, mas pode ser um pouco menos arriscado com moclobemida do que com outros IMAOs
✱ Um estimulante como d-anfetamina ou metilfenidato (com cautela; pode ativar transtorno bipolar e ideação suicida)
- Lítio
- Anticonvulsivantes estabilizadores do humor
- Antipsicóticos atípicos (com especial cautela para aqueles agentes com propriedades bloqueadoras da recaptação de monoamina, como ziprasidona e zotepina)

Exames
- Os pacientes devem ser monitorados quanto a alterações na pressão arterial

EFEITOS COLATERAIS

Como a substância causa efeitos colaterais
- Teoricamente devido a aumentos nas monoaminas em partes do cérebro e do corpo e em outros receptores que não aqueles que causam ações terapêuticas (p. ex., ações indesejadas da serotonina nos centros do sono causando insônia, ações indesejadas da norepinefrina na musculatura lisa vascular causando alterações na pressão arterial)
- Os efeitos colaterais costumam ser imediatos, mas frequentemente desaparecem com o tempo

Efeitos colaterais notáveis
- Insônia, tontura, agitação, ansiedade, inquietação
- Boca seca, diarreia, constipação, náusea, vômitos
- Galactorreia
- Rara hipertensão

 Efeitos colaterais potencialmente fatais ou perigosos
- Crise hipertensiva (especialmente quando IMAOs são utilizados com certos alimentos contendo tiramina – risco reduzido em comparação a IMAOs irreversíveis)
- Indução de mania
- Rara ativação de ideação e comportamento suicida (suicidalidade) (estudos de curto prazo não mostraram aumento no risco de suicidalidade com antidepressivos em comparação ao placebo acima dos 24 anos)
- Convulsões

Ganho de peso

- Relatado, mas não esperado

Sedação

- Ocorre em uma minoria significativa

O que fazer com os efeitos colaterais
- Esperar
- Esperar
- Esperar
- Reduzir a dose
- Trocar por um ISRS ou antidepressivo mais recente

Melhores agentes de acréscimo para os efeitos colaterais
- Trazodona (com cautela) para insônia
- Benzodiazepínicos para insônia
✱ Dose única oral ou sublingual de um bloqueador dos canais de cálcio (p. ex., nifedipina) para tratamento urgente de hipertensão devido a interação medicamentosa ou tiramina dietética
- Muitos efeitos colaterais não podem ser melhorados com um agente de acréscimo

DOSAGEM E USO

Variação típica da dosagem
- 300 a 600 mg/dia

Formas de dosagem
- Comprimidos de 100 mg sulcados, 150 mg sulcados

Como dosar
- Dose inicial de 300 mg/dia em 3 doses divididas após as refeições; aumentar a dose gradualmente; dose máxima em geral de 600 mg/dia; dose mínima geralmente de 150 mg/dia

 Dicas para dosagem
✱ Em doses mais altas, a moclobemida também inibe MAO-B e, assim, perde sua seletividade para MAO-A, com consequências clínicas incertas
✱ Ingerir a moclobemida após as refeições em vez de antes pode minimizar as chances de interações com a tiramina
- Pode ser menos tóxica em *overdose* do que ADTs e IMAOs mais antigos
- A duração clínica da ação pode ser mais longa do que a meia-vida biológica e permite dosagem de 2 vezes por dia em alguns pacientes, ou mesmo de 1 vez por dia, especialmente em doses mais baixas

Overdose
- Agitação, agressão, transtornos comportamentais, irritação gastrintestinal

Uso prolongado
- Os IMAOs podem perder a eficácia no longo prazo

Formação de hábito
- Alguns pacientes desenvolveram dependência de IMAOs

Como interromper
- Em geral não é necessário reduzir a dose gradualmente

Farmacocinética
- Parcialmente metabolizada por CYP450 2C19 e 2D6
- Metabólitos inativos
- Meia-vida de eliminação de aproximadamente 1 a 4 horas
- Duração da ação clínica de pelo menos 24 horas

Interações medicamentosas
- O tramadol pode aumentar o risco de convulsões em pacientes que tomam IMAOs
- Pode causar uma "síndrome serotonérgica" fatal quando combinada com substâncias que bloqueiam a recaptação de serotonina, portanto não usar com um inibidor da recaptação de serotonina ou por pelo menos 5 meias-vidas após sua interrupção (ver a Tab. 1 depois da seção Pérolas)
- Crise hipertensiva com cefaleia, hemorragia intracraniana e morte podem resultar da combinação de IMAOs com substâncias simpatomiméticas (p. ex., anfetaminas, metilfenidato, cocaína, dopamina, epinefrina, norepinefrina e os compostos relacionados metildopa, levodopa, L-triptofano, L-tirosina e fenilalanina)
- Não combinar com outro IMAO, álcool ou guanetidina
- Reações medicamentosas adversas podem resultar da combinação de IMAOs com antidepressivos tricíclicos/tetracíclicos e compostos relacionados, incluindo carbamazepina, ciclobenzaprina e mirtazapina, devendo ser evitados, exceto se prescrito por especialistas para tratar casos difíceis
- Os IMAOs, em combinação com anestesia espinal, podem causar efeitos hipotensores combinados
- A combinação de IMAOs e depressores do SNC pode aumentar sedação e hipotensão
- A cimetidina pode aumentar as concentrações plasmáticas de moclobemida
- A moclobemida pode aumentar os efeitos de AINEs como ibuprofeno
- O risco de crise hipertensiva pode ser aumentado se a moclobemida for utilizada concomitantemente com levodopa ou outros agentes dopaminérgicos

Outras advertências/precauções
- O uso ainda requer dieta com baixo teor de tiramina, embora mais tiramina possa ser tolerada com moclobemida do que com outros IMAOs antes de se provocar uma reação hipertensiva (ver a Tab. 2 depois da seção Pérolas)
- Paciente e prescritor devem estar vigilantes para interações potenciais com alguma substância, incluindo anti-hipertensivos e preparações sem prescrição para tosse/resfriado
- As medicações sem prescrição a serem evitadas incluem preparações para tosse e resfriado, incluindo aquelas que contêm dextrometorfano, descongestionantes nasais (comprimidos, gotas ou *spray*), medicações para febre do feno, medicações para sinusite, medicações inalantes para asma, medicações para inibir o apetite, preparações para redução do peso, estimulantes (ver a Tab. 3 após a seção Pérolas)
- Usar com cautela em pacientes hipertensos
- A moclobemida não é recomendada para uso em pacientes que não podem ser monitorados atentamente
- Ao tratar crianças, ponderar cuidadosamente os riscos e benefícios do tratamento farmacológico em relação aos do não tratamento com antidepressivos e documentar isso no prontuário do paciente
- Distribuir as brochuras fornecidas pela FDA e pelas companhias farmacêuticas
- Alertar pacientes e seus cuidadores sobre a possibilidade de efeitos colaterais ativadores e aconselhá-los a relatar esses sintomas imediatamente
- Monitorar os pacientes para a ativação de ideação suicida, especialmente crianças e adolescentes

Não usar
- Se o paciente estiver tomando meperidina (petidina)
- Se o paciente estiver tomando um agente simpatomimético ou guanetidina
- Se o paciente estiver tomando outro IMAO
- Se o paciente estiver tomando algum agente que possa inibir a recaptação de serotonina (p. ex., ISRSs, sibutramina, tramadol, milnaciprano, duloxetina, venlafaxina, clomipramina, etc.)
- Se o paciente estiver em estado confusional agudo
- Se o paciente tiver feocromocitoma ou tireotoxicose
- Se o paciente tiver cefaleias frequentes ou graves
- Se o paciente for se submeter a cirurgia que requeira anestesia geral
- Se houver alergia comprovada a moclobemida

POPULAÇÕES ESPECIAIS

Insuficiência renal
- Usar com cautela

Insuficiência hepática
- As concentrações plasmáticas são aumentadas
- Pode requerer metade ou um terço da dose adulta típica

Insuficiência cardíaca
- Insuficiência cardíaca pode requerer dose mais baixa do que a dose adulta típica
- Pacientes com *angina pectoris* ou doença arterial coronariana devem limitar seu esforço

Idosos
- Pacientes idosos podem ter maior sensibilidade a efeitos adversos
- Redução no risco de suicidalidade com antidepressivos em comparação ao placebo em adultos a partir de 65 anos

Crianças e adolescentes
- Não recomendada para uso em crianças com menos de 18 anos
- Ponderar cuidadosamente os riscos e benefícios do tratamento farmacológico em relação aos do não tratamento com antidepressivos e documentar isso no prontuário do paciente
- Monitorar os pacientes pessoalmente com regularidade, em particular durante as primeiras semanas de tratamento
- Usar com cautela, observando a ativação de transtorno bipolar conhecido ou desconhecido e/ou ideação suicida, e informar os pais ou responsáveis desse risco para que possam ajudar a observar a criança ou adolescente

Gravidez
- Em geral não recomendada para uso durante a gravidez, especialmente durante o primeiro trimestre
- A paciente deve ser avaliada para tratamento com um antidepressivo que tenha uma melhor relação risco/benefício

Amamentação
- Alguma quantidade da substância é encontrada no leite materno
- Efeitos no bebê são desconhecidos
- O período pós-parto imediato é uma época de alto risco de depressão, especialmente em mulheres que tiveram episódios depressivos prévios, portanto poderá ser necessário reinstituir a substância no final do terceiro trimestre ou logo após o parto para prevenir uma recorrência durante o período pós-parto
- A paciente deve ser avaliada para tratamento com um antidepressivo que tenha uma melhor relação risco/benefício

A ARTE DA PSICOFARMACOLOGIA

Potenciais vantagens
- Depressão atípica
- Depressão grave
- Depressão ou transtornos de ansiedade resistentes ao tratamento

Potenciais desvantagens
- Pacientes que não aderem às restrições dietéticas, às restrições a substâncias concomitantes e à dosagem de 2 vezes por dia após as refeições

Principais sintomas-alvo
- Humor deprimido

Pérolas
- Os IMAOs são geralmente reservados para uso de segunda linha, depois que ISRSs, IRSNs e combinações de antidepressivos mais recentes tiverem falhado
- O paciente deve ser alertado a não tomar quaisquer substâncias, com ou sem prescrição, sem antes consultar seu médico, devido a possíveis interações medicamentosas com o IMAO
- Cefaleia é frequentemente o primeiro sintoma de crise hipertensiva
- A moclobemida tem um risco muito mais reduzido de interações com tiramina do que IMAOs não seletivos
- Especialmente com doses mais altas de moclobemida, alimentos com alto teor de tiramina precisam ser evitados (ver a Tab. 2)
- As rígidas restrições dietéticas podem reduzir a adesão
- ✱ Pode ser uma alternativa mais segura aos clássicos inibidores irreversíveis não seletivos de MAO-A e MAO-B, com menor propensão a interações com tiramina e medicamentosas e hepatotoxicidade (embora não inteiramente livre de interações)

- Pode não ser tão eficaz em baixas doses e pode ter mais efeitos colaterais em doses mais altas
- O perfil da moclobemida em doses mais altas pode ser mais semelhante ao de IMAOs clássicos
- Os IMAOs são uma opção viável de tratamento de segunda linha em depressão, mas não são utilizados com frequência
✱ Os mitos sobre o perigo da tiramina dietética podem ser exagerados, mas as proibições contra substâncias concomitantes frequentemente não são acompanhadas de modo suficientemente atento
- Hipotensão ortostática, insônia e disfunção sexual são com frequência os efeitos colaterais mais comuns
✱ Os IMAOs devem ser para o especialista, especialmente se combinados com agentes de risco potencial (p. ex., estimulantes, trazodona, ADTs)
✱ Os IMAOs não devem ser negligenciados como agentes terapêuticos para pacientes resistentes ao tratamento
- Embora costume ser proibido, um tratamento extremo e potencialmente perigoso, para pacientes com muita resistência ao tratamento, é dar um antidepressivo tricíclico/tetracíclico, exceto clomipramina, simultaneamente com um IMAO para indivíduos que não respondem a diversos outros antidepressivos
- O uso de IMAOs com clomipramina é sempre proibido, devido ao risco de síndrome serotonérgica e morte
- A amoxapina pode ser o antidepressivo tricíclico/tetracíclico preferido para combinar com um IMAO em casos extremos devido às suas propriedades antagonistas de 5HT2A teoricamente protetoras
- Se for escolhida essa opção, iniciar o IMAO com o antidepressivo tricíclico/tetracíclico simultaneamente em baixas doses após a eliminação apropriada da substância, depois aumentar as doses desses agentes de modo alternado a cada poucos dias até uma semana, conforme tolerado
- Embora restrições dietéticas muito rígidas e restrições medicamentosas concomitantes devam ser observadas para prevenir crises hipertensivas e síndrome serotonérgica, os efeitos colaterais mais comuns de combinações de IMAO com tricíclicos/tetracíclicos podem ser ganho de peso e hipotensão ortostática

Tabela 1. Substâncias contraindicadas devido ao risco de síndrome serotonérgica/toxicidade

Não usar:

Antidepressivos	Substâncias de abuso	Opioides	Outras
ISRSs	MDMA (ecstasy)	Meperidina	Sumatriptano não subcutâneo
IRSNs	Cocaína	Tramadol	Clorfeniramina
Clomipramina	Metanfetamina	Metadona	Bronfeniramina
Erva-de-são-joao	Anfetamina em alta dose ou injetada	Fentanil	Dextrometorfano
			Procarbazina?

Tabela 2. Orientações dietéticas para pacientes que tomam IMAOs

Alimentos a serem evitados*	Alimentos permitidos
Carne, aves e peixes curados, defumados, fermentados, vencidos ou armazenados de forma inapropriada	Carne, aves e peixes frescos ou processados; peixe em salmoura ou defumado
Favas e vagens de feijão	Todos os outros vegetais
Queijos envelhecidos	Fatias de queijo processado, queijo *cottage*, ricota, iogurte, requeijão
Chope e cerveja não pasteurizada	Cerveja e álcool enlatados ou engarrafados
Marmite	Levedura da cerveja e levedura de panificação
Chucrute, *kimchee*	
Produtos de soja/tofu	Amendoim
Casca de banana	Banana, abacate, framboesa
Suplemento nutricional contendo tiramina	

*Não necessário para selegilina 6 mg transdérmica ou oral em baixa dose

Tabela 3. Substâncias que estimulam a norepinefrina: devem ser utilizadas somente com cautela com IMAOs

Usar com cautela			
Descongestionantes	**Estimulantes**	**Antidepressivos com inibição da recaptação de norepinefrina**	**Outras**
Fenilefrina	Anfetaminas	Maioria dos tricíclicos	Fentermina
Pseudoepinefrina	Metilfenidato	IRNs	Anestésicos locais contendo vasoconstritores
	Cocaína	IRNDs	
	Metanfetamina		
	Modafinila		Tapentadol
	Armodafinila		

Leituras sugeridas

Amrein R, Martin JR, Cameron AM. Moclobemide in patients with dementia and depression. Adv Neurol 1999;80:509–19.

Fulton B, Benfield P. Moclobemide. An update of its pharmacological properties and therapeutic use. Drugs 1996;52:450–74.

Kennedy SH . Continuation and maintenance treatments in major depression: the neglected role of monoamine oxidase inhibitors. J Psychiatry Neurosci 1997;22:127–31.

Lippman SB, Nash K. Monoamine oxidase inhibitor update. Potential adverse food and drug interactions. Drug Saf 1990;5:195–204.

Nutt D, Montgomery SA. Moclobemide in the treatment of social phobia. Int Clin Psychopharmacol 1996;11(Suppl 3):S77–82.

MODAFINILA

TERAPÊUTICA

Marcas
- Provigil
- Alertec
- Modiodal

Genérico? Sim

Classe
- Nomenclatura baseada na neurociência: inibidor da recaptação de dopamina (IRD)
- Promoção de vigília

Comumente prescrita para
(em negrito, as aprovações da FDA)
- **Redução de sonolência excessiva em pacientes com narcolepsia e transtorno do sono do tipo trabalho em turnos**
- **Redução de sonolência excessiva em pacientes com síndrome de apneia/hipopneia obstrutiva do sono (SAHOS) (adjunto do tratamento-padrão para obstrução das vias aéreas subjacente)**
- Transtorno de déficit de atenção/hiperatividade (TDAH)
- Fadiga e sonolência em depressão
- Fadiga em esclerose múltipla
- Depressão bipolar

Como a substância atua
- Desconhecido, mas claramente diferente de estimulantes clássicos, como metilfenidato e anfetamina
- Liga-se e requer a presença do transportador dopaminérgico; também requer a presença de receptores alfa-adrenérgicos
- Hipoteticamente atua como um inibidor do transportador dopaminérgico
- Aumenta a atividade neuronal seletivamente no hipotálamo
- ✱ Possivelmente aumenta a atividade no centro de vigília hipotalâmico (NTM, núcleo tuberomamilar) dentro do regulador do sono-vigília hipotalâmico por um mecanismo desconhecido
- ✱ Ativa os neurônios no NTM que liberam histamina
- ✱ Ativa outros neurônios hipotalâmicos que liberam orexina/hipocretina

Tempo para início da ação
- Pode reduzir imediatamente a sonolência diurna e melhorar o desempenho em tarefas cognitivas dentro de 2 horas da primeira dosagem

- Pode levar vários dias para otimizar a dosagem e a melhora clínica

Se funcionar
- ✱ Melhora a sonolência diurna e pode melhorar a atenção e a fadiga
- ✱ Geralmente não impede o adormecer quando necessário
- Pode não normalizar a vigília completamente
- Tratar até que a melhora se estabilize e, depois, continuar o tratamento por tempo indefinido enquanto a melhora persistir (estudos sustentam no mínimo 12 semanas de tratamento)

Se não funcionar
- ✱ Mudar a dose; alguns pacientes respondem melhor com uma dose aumentada, mas outros se dão melhor com uma dose reduzida
- Potencializar ou considerar um tratamento alternativo para sonolência diurna, fadiga ou TDAH

Melhores combinações de potencialização para resposta parcial ou resistência ao tratamento
- ✱ A modafinila é, por si só, um adjunto de tratamentos-padrão para a SAHOS; se o tratamento de escolha for pressão positiva contínua nas vias aéreas (CPAP), deve ser feito um esforço máximo para tratar primeiro com CPAP antes de iniciar modafinila, e a CPAP deve ser continuada depois do início da modafinila
- ✱ A modafinila é, por si só, uma terapia de potencialização de antidepressivos para sonolência residual e fadiga em transtorno depressivo maior
- É melhor experimentar outra monoterapia antes de potencializar com outras substâncias no tratamento de sonolência associada a transtornos do sono ou problemas de concentração no TDAH
- A combinação de modafinila com estimulantes como metilfenidato ou anfetamina ou com atomoxetina para TDAH não foi estudada sistematicamente
- Entretanto, tais combinações podem ser opções úteis para especialistas, mediante monitoramento atento, quando diversas monoterapias para sonolência ou TDAH tiverem falhado

Exames
- Nenhum para indivíduos saudáveis

EFEITOS COLATERAIS

Como a substância causa efeitos colaterais
- Desconhecido
- Efeitos colaterais no SNC possivelmente devido a ações excessivas no SNC em vários sistemas neurotransmissores

Efeitos colaterais notáveis
✣ Cefaleia (dose-dependente)
- Ansiedade, nervosismo, insônia
- Boca seca, diarreia, náusea, anorexia
- Faringite, rinite, infecção
- Hipertensão
- Palpitações

 Efeitos colaterais potencialmente fatais ou perigosos
- Foram relatadas alterações isquêmicas transitórias no ECG em pacientes com prolapso da válvula mitral ou hipertrofia ventricular esquerda (raro)
- Rara ativação de (hipo)mania, ansiedade, alucinações ou ideação suicida
- Raras reações dermatológicas graves (síndrome de Stevens-Johnson e outras)
- Foram relatados angioedema, reações anafilactoides e reações de hipersensibilidade multi-órgãos

Ganho de peso

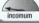

- Relatado, mas não esperado

Sedação

- Relatada, mas não esperada
- Os pacientes costumam ficar despertos e alguns podem ficar ativados

O que fazer com os efeitos colaterais
- Esperar
- Reduzir a dose
- Administrar somente 1 vez por dia
- Administrar doses menores divididas em 2 ou mais vezes por dia
- Para ativação ou insônia, não administrar à noite
- Se persistirem efeitos colaterais intoleráveis, descontinuar o uso
- Para efeitos colaterais potencialmente fatais ou perigosos, descontinuar imediatamente (p. ex., ao primeiro sinal de um erupção cutânea relacionada à substância)

Melhores agentes de acréscimo para os efeitos colaterais
- Muitos efeitos colaterais não podem ser melhorados com um agente de acréscimo

DOSAGEM E USO

Variação típica da dosagem
- 200 mg/dia pela manhã

Formas de dosagem
- Comprimidos de 100 mg, 200 mg (sulcados)

Como dosar
- Titulação ascendente ou descendente só é necessária se não for idealmente eficaz na dose inicial padrão de 200 mg 1 vez por dia pela manhã

 Dicas para dosagem
✣ Para sonolência, <u>mais pode ser mais</u>: doses mais altas (200 a 800 mg/dia) podem ser melhores do que doses mais baixas (50 a 200 mg/dia) em pacientes com sonolência diurna em transtornos do sono
✣ Para problemas de concentração e fadiga, <u>menos pode ser mais</u>: doses mais baixas (50 a 200 mg/dia) podem ser paradoxalmente melhores do que doses mais altas (200 a 800 mg/dia) em alguns pacientes
- Em altas doses, pode induzir de modo leve seu próprio metabolismo, possivelmente por ações de indução de CYP450 3A4
- A dose pode ser aumentada lentamente em alguns pacientes com tratamento de longo prazo devido à autoindução; um período livre da substância pode recuperar a eficácia da dose original

Overdose
- Sem mortes; agitação, insônia, aumento nos parâmetros hemodinâmicos
- A experiência pós-comercialização inclui sintomas do SNC, como inquietação, desorientação, confusão, excitação e alucinações; alterações digestivas, como náusea e diarreia; e alterações cardiovasculares, como taquicardia, bradicardia, hipertensão e dor torácica

Uso prolongado
- Foi demonstrada eficácia na redução de sonolência excessiva em transtornos do sono em ensaios de 9 a 12 semanas
- Dados não publicados mostram segurança por até 136 semanas
- A necessidade de tratamento continuado deve ser reavaliada periodicamente

Formação de hábito
- Classe IV; pode ter algum potencial para abuso, mas é incomum na prática

Como interromper
- Não é necessário reduzir a dose gradualmente; os pacientes podem ter sonolência na descontinuação

Farmacocinética
- Metabolizada pelo fígado
- Excretada por via renal
- Meia-vida de eliminação de 10 a 12 horas
- Inibe CYP450 2C19 (e talvez 2C9)
- Induz CYP450 3A4 (e levemente 1A2 e 2B6)

Interações medicamentosas
- Pode aumentar os níveis plasmáticos de substâncias metabolizadas por CYP450 2C19 (p. ex., diazepam, fenitoína, propranolol)
- A modafinila pode aumentar os níveis plasmáticos de substratos de CYP450 2D6, como ADTs e ISRSs, talvez requerendo ajustes descendentes da dose desses agentes
- A modafinila pode diminuir os níveis plasmáticos de substratos de CYP450 3A4, como etinilestradiol e triazolam
- Devido à indução de CYP450 3A4, a eficácia dos contraceptivos esteroides pode ser reduzida pela modafinila, incluindo 1 mês depois da descontinuação
- Indutores ou inibidores de CYP450 3A4 podem afetar os níveis de modafinila (p. ex., carbamazepina pode diminuir os níveis plasmáticos da modafinila; fluvoxamina e fluoxetina podem aumentar os níveis plasmáticos da modafinila)
- A modafinila pode reduzir levemente seus próprios níveis pela autoindução de CYP450 3A4
- A modafinila pode aumentar a eliminação de substâncias dependentes de CYP450 1A2 e reduzir seus níveis plasmáticos
- Pacientes em uso de modafinila e varfarina devem ter monitorados os tempos de protrombina

- O metilfenidato pode retardar a absorção de modafinila por 1 hora
- ✻ Entretanto, a coadministração com metilfenidato não altera significativamente a farmacocinética de modafinila ou metilfenidato
- ✻ A coadministração com dextroanfetamina também não altera significativamente a farmacocinética de modafinila ou dextroanfetamina
- Não foram realizados estudos de interação com IMAOs, mas estes podem ser prescritos com modafinila por especialistas, mediante monitoramento atento

Outras advertências/precauções
- Pacientes com história de abuso de substância devem ser monitorados atentamente
- A modafinila pode causar efeitos no SNC semelhantes aos causados por outros agentes (p. ex., alterações no humor e teoricamente ativação de psicose, mania ou ideação suicida)
- A modafinila deve ser utilizada em pacientes com transtornos do sono que foram avaliados completamente para narcolepsia, SAHOS e transtorno do sono do tipo trabalho em turnos
- Em pacientes com SAHOS para quem a CPAP é o tratamento de escolha, deve ser feito um esforço máximo para tratar primeiro com CPAP antes de iniciar a modafinila, e então a CPAP deve ser continuada após o início do fármaco
- A eficácia dos contraceptivos esteroides pode ser reduzida quando utilizados com modafinila e por 1 mês depois da descontinuação de modafinila
- A modafinila não substitui o sono

Não usar
- Se o paciente tiver hipertensão grave
- Se o paciente tiver arritmias cardíacas
- Se houver alergia comprovada a modafinila

POPULAÇÕES ESPECIAIS

Insuficiência renal
- Usar com cautela; é recomendada redução da dose

Insuficiência hepática
- Reduzir a dose pela metade em pacientes com insuficiência grave

Insuficiência cardíaca
- Usar com cautela
- Não é recomendada para uso em pacientes com história de hipertrofia ventricular esquerda, alterações isquêmicas no ECG, dor torácica, arritmias ou infarto do miocárdio recente

Idosos
- Experiência limitada em pacientes com mais de 65 anos
- A eliminação de modafinila pode ser reduzida em pacientes idosos

Crianças e adolescentes
- Segurança e eficácia não foram estabelecidas abaixo de 16 anos
- Pode ser utilizada com cautela por especialistas em crianças e adolescentes

Gravidez
- Válidas a partir de 30 de junho de 2015, a FDA norte-americana determina alterações no conteúdo e na forma das informações referentes a gravidez e lactação nos rótulos das substâncias de prescrição, incluindo a eliminação das categorias por letras para risco na gravidez; a Pregnancy and Lactation Labeling Rule (PLLR ou regra final) aplica-se somente a substâncias de prescrição e será introduzida gradualmente para substâncias aprovadas a partir de 30 de junho de 2001
- Não foram conduzidos estudos controlados em gestantes
- Restrição do crescimento intrauterino e aborto espontâneo foram relatados com armodafinila e modafinila
- Em estudos com animais, foi observada toxicidade desenvolvimental em exposições plasmáticas clinicamente relevantes de armodafinila e modafinila
- O uso em mulheres com potencial reprodutivo requer que sejam ponderados os benefícios potenciais para a mãe contra os riscos potenciais para o feto
✱ Em geral, a modafinila deve ser descontinuada antes de gestações previstas

Amamentação
- É desconhecido se a modafinila é secretada no leite humano, mas presume-se que todos os psicotrópicos sejam secretados no leite materno
✱ É recomendado descontinuar a substância ou usar mamadeira

A ARTE DA PSICOFARMACOLOGIA

Potenciais vantagens
- Seletiva para áreas do cérebro envolvidas na promoção do sono/vigília
- Menos ativadora e menor potencial para abuso do que estimulantes

Potenciais desvantagens
- Pode não funcionar tão bem como estimulantes em alguns pacientes

Principais sintomas-alvo
- Sonolência
- Concentração
- Fadiga física e mental

Pérolas
✱ Foi relatada utilidade para *jet lag* de curto prazo (*off-label*)
✱ A modafinila não substitui o sono
✱ O tratamento para privação de sono é sono, não modafinila
- Estudos controlados sugerem que a modafinila melhora a atenção em SAHOS, transtorno do sono do tipo trabalho em turnos e TDAH (tanto em crianças quanto em adultos), mas não foram realizados estudos controlados da atenção no transtorno depressivo maior
✱ Pode ser útil para tratar fadiga em pacientes com depressão, além de outros transtornos como esclerose múltipla, distrofia miotônica, HIV/aids
- Em depressão, as ações da modafinila sobre a fadiga parecem ser independentes das ações (se houver) no humor
- Em depressão, as ações da modafinila sobre a sonolência também parecem ser independentes das ações (se houver) sobre o humor, mas podem estar associadas a ações sobre a fadiga e o funcionamento global
- Vários estudos controlados em depressão mostram melhora na sonolência ou no funcionamento global, especialmente para pacientes deprimidos com sonolência e fadiga
- Pode ser um adjunto útil de estabilizadores do humor para depressão bipolar
- Pode ser útil no tratamento de sonolência associada a analgesia por opioide, particularmente em manejo no final da vida
- A sensação subjetiva associada à modafinila costuma ser a de vigília normal, não de estimulação, embora raramente possa ocorrer inquietação
- Em alguns casos, alguns pacientes podem experimentar redução da eficácia com o tempo, sobre-

tudo para usos *off-label*, com recuperação da eficácia depois de um período livre da substância; essa redução é menos provável com dosagem intermitente

✷ Comparada aos estimulantes, a modafinila tem um novo mecanismo de ação, novos usos terapêuticos e menor potencial para abuso, mas frequentemente é classificada de modo incorreto como estimulante

- Antagonistas de alfa-1, como a prazosina, podem bloquear as ações terapêuticas de modafinila
- O enantiômero R ativo de modafinila, denominado armodafinila, também está disponível

Leituras sugeridas

Batejat DM, Lagarde DP. Naps and modafinil as countermeasures for the effects of sleep deprivation on cognitive performance. Aviat Space Environ Med 1999;70:493–8.

Bourdon L, Jacobs I, Bateman WA, Vallerand AL. Effect of modafinil on heat production and regulation of body temperatures in cold-exposed humans. Aviat Space Environ Med 1994;65:999–1004.

Cox JM, Pappagallo M. Modafinil: a gift to portmanteau. Am J Hosp Palliat Care 2001;18:408–10.

Jasinski DR, Koyacevic-Ristanovic. Evaluation of the abuse liability of modafinil and other drugs for excessive daytime sleepiness associated with narcolepsy. Clin Neuropharmacol 2000;23:149–56.

Kumar R. Approved and investigational uses of modafinil: an evidence-based review. Drugs 2008;68(13):1803–39.

Wesensten NJ, Belenky G, Kautz MA, et al. Maintaining alertness and performance during sleep deprivation: modafinil versus caffeine. Psychopharmacology (Berl) 2002;159:238–47.

MOLINDONA

TERAPÊUTICA

Marcas • Moban

Genérico? Sim

Classe
- Antipsicótico convencional (neuroléptico, antagonista de dopamina 2)

Comumente prescrita para
(em negrito, as aprovações da FDA)
- **Esquizofrenia (não mais disponível nos Estados Unidos)**
- Outros transtornos psicóticos
- Transtorno bipolar

Como a substância atua
- Bloqueia os receptores de dopamina 2, reduzindo os sintomas positivos de psicose

Tempo para início da ação
- Os sintomas psicóticos podem melhorar dentro de 1 semana, mas pode levar várias semanas para efeito completo no comportamento

Se funcionar
- Na maioria das vezes reduz os sintomas positivos em esquizofrenia, mas não os elimina
- A maioria dos pacientes com esquizofrenia não tem remissão total dos sintomas, mas redução de aproximadamente um terço
- Continuar o tratamento de esquizofrenia até atingir um platô de melhora
- Depois de atingir um platô satisfatório, continuar o tratamento por no mínimo 1 ano após o primeiro episódio de psicose em esquizofrenia
- Para segundo episódio de psicose na esquizofrenia e episódios subsequentes, poderá ser necessário continuar o tratamento por tempo indefinido
- Reduz os sintomas de mania psicótica aguda, mas não é comprovado como estabilizador do humor ou como um tratamento de manutenção efetivo em transtorno bipolar
- Depois de reduzir os sintomas psicóticos agudos em mania, trocar por um estabilizador do humor e/ou um antipsicótico atípico para estabilização do humor e manutenção

Se não funcionar
- Experimentar um dos antipsicóticos atípicos de primeira linha (risperidona, olanzapina, quetiapina, ziprasidona, aripiprazol paliperidona, asenapina, iloperidona, lurasidona, amissulprida)
- Experimentar outro antipsicótico convencional
- Se 2 ou mais monoterapias com antipsicóticos não funcionarem, considerar clozapina

Melhores combinações de potencialização para resposta parcial ou resistência ao tratamento
- A potencialização de antipsicóticos convencionais não foi sistematicamente estudada
- A adição de um anticonvulsivante estabilizador do humor, como valproato, carbamazepina ou lamotrigina, pode ser útil tanto na esquizofrenia quanto na mania bipolar
- A potencialização com lítio na mania bipolar pode ser útil
- Adição de benzodiazepínico, especialmente de curto prazo, para agitação

Exames
✻ Uma vez que os antipsicóticos convencionais estão frequentemente associados a ganho de peso, antes de iniciar o tratamento pesar todos os pacientes e determinar se o indivíduo já está com sobrepeso (IMC 25,0-29,9) ou obeso (IMC ≥ 30)
- Antes de administrar uma substância que pode causar ganho de peso para um paciente com sobrepeso ou obeso, determinar se o indivíduo já tem pré-diabetes (glicose plasmática em jejum 100-125 mg/dL), diabetes (glicose plasmática em jejum > 126 mg/dL) ou dislipidemia (colesterol total, colesterol LDL e triglicerídeos aumentados; colesterol HDL reduzido) e tratar ou encaminhar esses pacientes para tratamento, incluindo manejo nutricional e do peso, aconselhamento de atividade física, cessação do tabagismo e manejo clínico

✻ Monitorar peso e IMC durante o tratamento
✻ Considerar o monitoramento mensal dos triglicerídeos em jejum por vários meses em pacientes com alto risco de complicações metabólicas e ao iniciar ou trocar antipsicóticos
✻ Enquanto é administrada uma substância a um paciente que ganhou > 5% do peso inicial, considerar a avaliação da presença de pré-diabetes, diabetes ou dislipidemia ou troca por um antipsicótico diferente
- Deve ser verificada a pressão arterial em idosos antes de iniciar o tratamento e durante as primeiras semanas de tratamento
- O monitoramento dos níveis elevados de prolactina é de benefício clínico questionável

- Pacientes com baixa contagem de leucócitos ou história de leucopenia/neutropenia induzida por substância devem ter o hemograma completo monitorado frequentemente durante os primeiros meses, e a molindona deve ser descontinuada ao primeiro sinal de declínio de leucócitos na ausência de outros fatores causativos

EFEITOS COLATERAIS

Como a substância causa efeitos colaterais

- Bloqueando os receptores de dopamina 2 no estriado, pode causar efeitos colaterais motores
- Bloqueando os receptores de dopamina 2 na hipófise, pode causar elevações na prolactina
- Bloqueando excessivamente os receptores de dopamina 2 nas vias dopaminérgicas mesocortical e mesolímbica, sobretudo em altas doses, pode causar piora dos sintomas negativos e cognitivos (síndrome de déficit induzido por neurolépticos)
- As ações anticolinérgicas podem causar sedação, visão turva, constipação, boca seca
- As ações anti-histamínicas podem causar sedação e ganho de peso
- Bloqueando os receptores alfa-1 adrenérgicos, pode causar tontura, sedação e hipotensão
- O mecanismo do ganho de peso e da possível incidência aumentada de diabetes ou dislipidemia com antipsicóticos convencionais é desconhecido

Efeitos colaterais notáveis

* Síndrome de déficit induzido por neuroléptico
* Acatisia
* Efeitos colaterais extrapiramidais, parkinsonismo, discinesia tardia
* Galactorreia, amenorreia
- Sedação
- Boca seca, constipação, distúrbio visual, retenção urinária
- Hipotensão, taquicardia

Efeitos colaterais potencialmente fatais ou perigosos

- Rara síndrome neuroléptica maligna
- Rara leucopenia
- Raras convulsões
- Risco aumentado de morte e eventos cerebrovasculares em pacientes idosos com psicose relacionada a demência

Ganho de peso

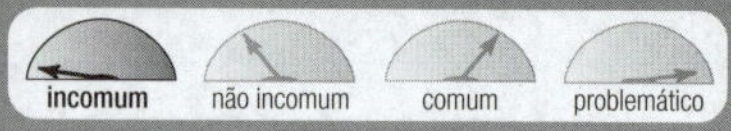

- Relatado, mas não esperado

Sedação

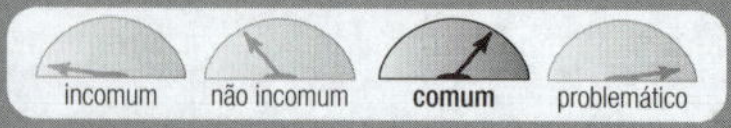

- Muitos experimentam e/ou pode ocorrer em quantidade significativa
- A sedação é geralmente transitória

O que fazer com os efeitos colaterais

- Esperar
- Esperar
- Esperar
- Para sintomas motores, adicionar um agente anticolinérgico
- Reduzir a dose
- Para sedação, administrar à noite
- Trocar por um antipsicótico atípico
- Perda de peso, programas de exercícios e manejo clínico para IMC alto, diabetes, dislipidemia

Melhores agentes de acréscimo para os efeitos colaterais

- Benzotropina ou triexifenidil para efeitos colaterais motores
- Algumas vezes amantadina pode ser útil para efeitos colaterais motores
- Benzodiazepínicos podem ser úteis para acatisia
- Muitos efeitos colaterais não podem ser melhorados com um agente de acréscimo

DOSAGEM E USO

Variação típica da dosagem

- 40 a 100 mg/dia em doses divididas

Formas de dosagem

- Comprimidos de 5 mg, 10 mg, 25 mg sulcados, 50 mg sulcados, 100 mg sulcados
- Líquido de 20 mg/mL

Como dosar

- Dose inicial de 50 a 75 mg/dia; aumentar para 100 mg/dia depois de 3 a 4 dias; máximo de 225 mg/dia

Molindona

Dicas para dosagem
- Meia-vida muito curta, mas alguns pacientes podem requerer somente 1 dosagem por dia
- Outros pacientes podem responder melhor com 3 ou 4 doses diárias divididas
- Pacientes que recebem antipsicóticos atípicos podem ocasionalmente requerer uma "dose extra" de um antipsicótico convencional para controlar agressão e comportamento violento
- O tratamento deve ser suspenso se a contagem de neutrófilos absolutos cair abaixo de 1.000/mm²

Overdose
- Ocorreram mortes; efeitos colaterais extrapiramidais, sedação, hipotensão, depressão respiratória, coma

Uso prolongado
- Alguns efeitos colaterais podem ser irreversíveis (p. ex., discinesia tardia)

Formação de hábito
- Não

Como interromper
- Titulação descendente lenta (por 6 a 8 semanas), sobretudo quando um novo antipsicótico é iniciado simultaneamente durante troca (i.e., titulação cruzada)
- A descontinuação rápida pode levar a psicose de rebote e piora dos sintomas
- Se estiverem sendo utilizados agentes antiparkinsonianos, eles devem ser continuados por algumas semanas depois que a molindona for descontinuada

Farmacocinética
- Meia-vida de aproximadamente 1,5 hora

Interações medicamentosas
- Podem ocorrer efeitos aditivos se for utilizada com depressores do SNC
- Alguns pacientes que tomavam um neuroléptico e lítio desenvolveram uma síndrome encefalopática similar à síndrome neuroléptica maligna
- Os comprimidos de molindona contêm sulfato de cálcio, que pode interferir na absorção de fenitoína sódica ou tetraciclinas
- O uso combinado com epinefrina pode reduzir a pressão arterial
- Pode aumentar os efeitos de substâncias anti-hipertensivas

Outras advertências/precauções
- Caso se desenvolvam sinais de síndrome neuroléptica maligna, o tratamento deve ser descontinuado imediatamente
- A molindona líquida contém metabissulfito de sódio, que pode causar reações alérgicas em algumas pessoas, especialmente em pessoas asmáticas
- Usar com cautela em pacientes com abstinência alcoólica ou transtornos convulsivos devido à possibilidade de diminuição do limiar convulsivo
- O efeito antiemético pode mascarar sinais de outros transtornos ou *overdose*
- Não usar epinefrina no caso de *overdose*, pois a interação com alguns agentes pressores pode reduzir a pressão arterial
- Usar com cautela em pacientes com glaucoma ou retenção urinária
- Observar sinais de toxicidade ocular (retinopatia pigmentar, pigmentação lenticular)
- Usar somente com cautela em doença de Parkinson ou demência com corpos de Lewy

Não usar
- Se o paciente estiver em estado comatoso ou tiver depressão do SNC
- Se houver alergia comprovada a molindona

POPULAÇÕES ESPECIAIS

Insuficiência renal
- Deve receber dose inicial mais baixa

Insuficiência hepática
- Deve receber dose inicial mais baixa

Insuficiência cardíaca
- Usar com cautela

Idosos
- Devem receber dose inicial mais baixa
- Embora antipsicóticos convencionais sejam comumente utilizados para transtornos comportamentais em demência, nenhum agente foi aprovado para tratamento de pacientes idosos com psicose relacionada a demência
- Pacientes idosos com psicose relacionada a demência tratados com antipsicóticos têm risco aumentado de morte em comparação ao placebo, além de risco aumentado de eventos cerebrovasculares

Crianças e adolescentes
- Segurança e eficácia não estão bem estabelecidas
- Em geral considerar como segunda linha depois de antipsicóticos atípicos

Gravidez
- Não foram conduzidos estudos controlados em gestantes
- Estudos com animais não mostraram efeitos adversos
- Há risco de movimentos musculares anormais e sintomas de retirada em recém-nascidos cujas mães haviam tomado um antipsicótico durante o terceiro trimestre; os sintomas podem incluir agitação, tônus muscular anormalmente aumentado ou diminuído, tremor, sonolência, dificuldade intensa para respirar e dificuldade de alimentação
- Sintomas psicóticos podem piorar durante a gravidez e poderá ser necessária alguma forma de tratamento
- Antipsicóticos atípicos podem ser preferíveis a antipsicóticos convencionais ou anticonvulsivantes estabilizadores do humor se for necessário tratamento durante a gravidez

Amamentação
- É desconhecido se a molindona é secretada no leite humano, mas presume-se que todos os psicotrópicos sejam secretados no leite materno
✻ É recomendado descontinuar a substância ou usar mamadeira

A ARTE DA PSICOFARMACOLOGIA

Potenciais vantagens
- Alguns pacientes se beneficiam das propriedades sedativas de molindona

Potenciais desvantagens
- Pacientes com discinesia tardia

Principais sintomas-alvo
- Sintomas positivos de psicose
- Hiperatividade motora e autonômica
- Comportamento violento ou agressivo

Pérolas
- Não está mais disponível nos Estados Unidos
✻ Pode causar menos ganho de peso do que alguns outros antipsicóticos
- Não demonstrou ser efetiva para problemas comportamentais em retardo mental
- Os pacientes têm respostas antipsicóticas muito semelhantes a qualquer antipsicótico convencional, o que é diferente do observado com antipsicóticos atípicos, em que as respostas de diferentes pacientes podem ocasionalmente variar muito de um antipsicótico atípico para outro
- Pacientes com respostas inadequadas a antipsicóticos atípicos podem se beneficiar de uma tentativa de potencialização com um antipsicótico convencional como a molindona ou da troca por um antipsicótico convencional como a molindona
- Entretanto, a polifarmácia de longo prazo com uma combinação de um antipsicótico convencional como a molindona com um antipsicótico atípico pode combinar seus efeitos colaterais sem claramente potencializar a eficácia de cada um
- Embora seja uma prática frequente por parte de alguns prescritores, adicionar dois antipsicóticos convencionais tem pouca lógica e pode reduzir a tolerabilidade sem claramente aumentar a eficácia

Leituras sugeridas

Bagnall A, Fenton M, Kleijnen J, Lewis R. Molindone for schizophrenia and severe mental illness. Cochrane Database Syst Rev 2007;24(1):CD002083.

Owen RR Jr, Cole JO. Molindone hydrochloride: a review of laboratory and clinical findings. J Clin Psychopharmacol 1989;9(4):268–76.

NALMEFENO

TERAPÊUTICA

Marcas • Selincro

Genérico? Sim (não para oral)

Classe
- Nomenclatura baseada na neurociência: antagonista dos receptores opioides (ARO)
- Tratamento para dependência alcoólica; receptor opioide mu e delta e antagonista parcial dos receptores opioides kappa

Comumente prescrito para
(em negrito, as aprovações da FDA)
- Redução do consumo de álcool em pacientes com dependência alcoólica que têm alto risco de beber

Como a substância atua
- Reduz o consumo de álcool por meio da modulação de sistemas opioides, reduzindo os efeitos reforçadores do álcool
- O bloqueio dos receptores opioides mu impede os efeitos prazerosos do álcool, enquanto a modulação dos receptores opioides kappa pode reduzir a disforia associada à abstinência alcoólica

Tempo para início da ação
- Pode iniciar a ação imediatamente e pode ser utilizado quando necessário

Se funcionar
- Reduz o consumo de álcool ao diminuir as propriedades reforçadoras da substância (efeitos de gratificação, fissura)

Se não funcionar
- Avaliar e tratar os fatores contribuintes
- Considerar troca por outro agente

Melhores combinações de potencialização para resposta parcial ou resistência ao tratamento
- Potencialização com terapia comportamental, educacional e/ou de apoio em grupo ou individual é a chave para o sucesso do tratamento

Exames
- Nenhum para indivíduos saudáveis, embora testes de função hepática basais, que geralmente são obtidos de qualquer forma para manejo de dependência alcoólica, possam ser úteis

EFEITOS COLATERAIS

Como a substância causa efeitos colaterais
- Bloqueio dos receptores opioides mu

Efeitos colaterais notáveis
- Náusea, vômitos
- Tontura, insônia, cefaleia

Efeitos colaterais potencialmente fatais ou perigosos
- Confusão, raras alucinações

Ganho de peso

incomum   não incomum   comum   problemático
- Relatado, mas não esperado
- Pode causar perda de peso

Sedação

incomum   **não incomum**   comum   problemático
- Ocorre em uma minoria significativa

O que fazer com os efeitos colaterais
- Esperar
- Trocar por outro agente

Melhores agentes de acréscimo para os efeitos colaterais
- A troca por outro agente pode ser mais efetiva, já que a maioria dos efeitos colaterais não pode ser melhorada com um agente de acréscimo

DOSAGEM E USO

Variação típica da dosagem
- 18 mg/dia quando necessário

Formas de dosagem
- Comprimido de 18 mg

Como dosar
- Depois de uma consulta inicial, o paciente deve fazer um registro do consumo de álcool por 2 semanas; pacientes que continuam a ter alto risco de beber durante essas 2 semanas podem iniciar nalmefeno
- O nalmefeno é tomado quando necessário: em cada dia que o paciente perceber risco de ingerir álcool, devem ser tomados 18 mg 1 a 2 horas antes do momento previsto para beber
- Se o paciente já começou a beber, os 18 mg devem ser tomados assim que possível
- A dose máxima é 18 mg/dia
- O paciente deve estar livre de opioides por 7 a 10 dias antes de iniciar o tratamento

Dicas para dosagem
- Pode ser tomado com ou sem alimentos
- Fornecer materiais educativos e aconselhamento em combinação com o tratamento com nalmefeno pode aumentar as chances de sucesso
- O comprimido não deve ser mastigado ou triturado, já que o nalmefeno pode causar sensibilização cutânea quando em contato direto com a pele

Overdose
- Experiência limitada

Uso prolongado
- Foi avaliado em ensaios por até 1 ano

Formação de hábito
- Não

Como interromper
- Não é necessário reduzir a dose gradualmente

Farmacocinética
- Extensamente metabolizado pelo fígado
- A meia-vida terminal é de 12,5 horas

Interações medicamentosas
- Efeitos depressores aumentados, particularmente depressão respiratória, ocorreram quando tomado com outros depressores do SNC; considerar redução da dose de um deles ou ambos quando tomados concomitantemente
- Inibidores de UGT2B7 (p. ex., diclofenaco, fluconazol, acetato de medroxiprogesterona, ácido meclofenâmico) podem aumentar os níveis de nalmefeno
- Indutores de UGT2B7 (p. ex., dexametasona, fenobarbital, rifampicina, omeprazol) podem reduzir os níveis de nalmefeno

 Outras advertências/ precauções
- Para prevenir abstinência em pacientes dependentes de opioides, os pacientes devem estar livres de opioides por pelo menos 7 a 10 dias antes de iniciar o tratamento
- Indivíduos que recebem nalmefeno e que requerem manejo da dor com analgesia opioide podem precisar de uma dose mais alta do que a típica, bem como experimentar depressão respiratória mais profunda e mais prolongada; é recomendado manejo da dor com analgésicos não opioides ou opioides de rápida ação, se possível
- O nalmefeno deve ser descontinuado temporariamente 1 semana antes de uso previsto de opioides (p. ex., analgesia opioide durante cirurgia eletiva)
- Usar com cautela ao usar produtos contendo opioides (p. ex., medicações para tosse)
- O risco de depressão respiratória é aumentado com o uso concomitante de depressores do SNC

Não usar
- Se o paciente estiver tomando analgésicos opioides
- Se o paciente for atualmente dependente de opioides ou estiver em abstinência aguda opiáceos
- Se o paciente tiver insuficiência renal ou hepática grave
- Se o paciente tiver história recente de síndrome de abstinência alcoólica aguda
- Se o paciente tiver intolerância à galactose, deficiência de lactase de Lapp ou má absorção de glicose-galactose
- Se houver alergia comprovada a nalmefeno

POPULAÇÕES ESPECIAIS

Insuficiência renal
- Não é necessário ajuste da dose para insuficiência leve a moderada
- Não é recomendado para uso em insuficiência grave

Insuficiência hepática
- Não é necessário ajuste da dose para insuficiência leve a moderada
- Não é recomendado para uso em insuficiência grave

Insuficiência cardíaca
- Não estudado

Idosos
- Dados disponíveis limitados

Crianças e adolescentes
- Segurança e eficácia não foram estabelecidas

Gravidez
- Não foram conduzidos estudos controlados em gestantes
- Alguns estudos com animais mostraram efeitos adversos
- Gestantes que precisam parar de beber podem considerar terapia comportamental antes de farmacoterapia
- Em geral, não é recomendado para uso durante a gravidez, especialmente durante o primeiro trimestre

Amamentação
- É desconhecido se o nalmefeno é secretado no leite humano, mas presume-se que todos os psicotrópicos sejam secretados no leite materno
- ✱ É recomendado descontinuar a substância ou usar mamadeira

A ARTE DA PSICOFARMACOLOGIA

Potenciais vantagens
- Indivíduos que não estão prontos para se abster completamente de álcool

Potenciais desvantagens
- Indivíduos cujo objetivo é a abstinência imediata

Principais sintomas-alvo
- Dependência alcoólica

Pérolas
- O nalmefeno foi originalmente utilizado como um agente parenteral para reverter os efeitos agonistas opioides de anestesia opioide ou em *overdose* de opioide
- Na Europa, o nalmefeno é aprovado para redução do consumo de álcool sem desintoxicação prévia
- O nalmefeno é destinado a pacientes com o objetivo de beber com risco reduzido (i.e., 3 a 4 drinques por dia em homens, máximo de 16 drinques por semana; 2 a 3 drinques por dia em mulheres, máximo de 12 drinques por semana); demonstrou reduzir o consumo de álcool em 60% em média
- A redução do consumo de álcool demonstrou ser mantida por 12 anos
- Não há hepatotoxicidade dose-dependente clinicamente relatada
- Como a naltrexona, o nalmefeno é um antagonista dos receptores opioides mu; no entanto, também é um agonista parcial nos receptores opioides kappa, que provavelmente contribuem para a disforia e a ansiedade experimentadas durante a abstinência alcoólica
- O nalmefeno é único, no fato de ser tomado se necessário quando o paciente percebe risco de ingerir álcool

Leituras sugeridas

Gual A, He Y, Torup L, et al. A randomized, double-blind, placebo-controlled, efficacy study of nalmefene, as-needed use, in patients with alcohol dependence. Eur Neuropsychopharmacol 2013;23:1432–42.

Keating GM. Nalmefene: a review of its use in the treatment of alcohol dependence. CNS Drugs 2013;27:761–72.

Mann K, Bladstrom A, Torup L, Gual A, van den Brink W. Extending the treatment options in alcohol dependence: a randomized controlled study of as-needed nalmefene. Biol Psychiatry 2013;73(8):706–13.

Rosner S, Hackl-Herrwerth A, Leucht S, et al. Opioid antagonists for alcohol dependence. Cochrane Database Syst Rev 2010 Dec; 8(12):CD001867.

van den Brink W, Aubin HJ, Bladstrom A, et al. Efficacy of as-needed nalmefene in alcohol-dependent patients with at least a high drinking risk level: results from a subgroup analysis of two randomized controlled 6-month studies. Alcohol Alcohol 2013;48(5):570–8.

NALTREXONA

TERAPÊUTICA

Marcas
- Revia (oral)
- Vivitrol (injeção)

Genérico? Sim (não injeção ou solução)

Classe
- Nomenclatura baseada na neurociência: antagonista dos receptores opioides (ARO)
- Tratamento de dependência alcoólica; antagonista dos receptores opioides mu

Comumente prescrita para
(em negrito, as aprovações da FDA)
- **Dependência alcoólica**
- **Bloqueio dos efeitos de opioides administrados exogenamente (oral)**
- **Prevenção de recaída de dependência de opioide (injeção)**

Como a substância atua
- Bloqueia os receptores opioides mu, impedindo que opioides exógenos se liguem ali, o que impede os efeitos prazerosos do consumo de opioide
- Reduz o consumo de álcool por meio da modulação dos sistemas opioides, desse modo limitando os efeitos reforçadores da substância

Tempo para início da ação
- Pode começar a agir dentro de alguns dias, mas os efeitos máximos podem não ser vistos por algumas semanas

Se funcionar
- Reduz o consumo de álcool e opioides pela diminuição de suas propriedades reforçadoras (efeitos de recompensa, fissura)

Se não funcionar
- Avaliar e tratar os fatores contribuintes
- Considerar troca por outro agente
- Considerar potencialização com acamprosato

Melhores combinações de potencialização para resposta parcial ou resistência ao tratamento
- Acamprosato
- Terapia de potencialização pode ser mais efetiva do que monoterapia

- Potencialização com terapia comportamental, educação e/ou terapia de apoio em grupos ou individual é provavelmente a chave para o sucesso do tratamento

Exames
- Rastreamento da urina para opioides e/ou teste de desafio com naloxona antes de iniciar o tratamento para uso de opioide
- Nenhum para uso no tratamento de dependência alcoólica, embora testes de função hepática basais, que geralmente são obtidos de qualquer forma para manejo de dependência de álcool, possam ser úteis

EFEITOS COLATERAIS

Como a substância causa efeitos colaterais
- Bloqueio dos receptores opioides mu

Efeitos colaterais notáveis
- Náusea, vômitos, redução do apetite
- Tontura, disforia, ansiedade
- Reações no local da injeção (dor, sensibilidade, prurido, endurecimento, inchaço, eritema ou hematoma); em alguns casos, as reações no local da injeção podem ser bastante graves

Efeitos colaterais potencialmente fatais ou perigosos
- Pneumonia eosinofílica
- Lesão hepatocelular (em doses excessivas)
- Reações graves no local da injeção requerendo cirurgia

Ganho de peso

- Relatado, mas não esperado

Sedação

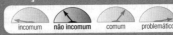

- Ocorre em uma minoria significativa

O que fazer com os efeitos colaterais
- Esperar
- Ajustar a dose
- Se persistirem os efeitos colaterais, descontinuar o uso

Melhores agentes de acréscimo para os efeitos colaterais
- Redução da dose ou troca por outro agente podem ser mais efetivas, já que a maioria dos efeitos colaterais não pode ser melhorada com um agente de acréscimo

DOSAGEM E USO

Variação típica da dosagem
- Oral: 50 mg/dia ou 100 mg às segundas-feiras e quartas-feiras e 150 mg às sextas-feiras
- Injeção: 380 mg a cada 4 semanas

Formas de dosagem
- Comprimidos de 25 mg, 50 mg, 100 mg
- Solução oral de 12 mg/0,6 mL
- Formulação intramuscular de 380 mg/frasco

Como dosar
- Para tratamento de dependência alcoólica (oral): a dose recomendada é de 50 mg/dia; não é necessária titulação
- Para tratamento de dependência alcoólica (injeção): 380 mg administrados por via intramuscular na região glútea a cada 4 semanas; alternar os glúteos; deve ser administrada por um profissional da saúde
- O paciente deve estar livre de opioides por 7 a 10 dias antes de iniciar o tratamento, segundo confirmação pelo rastreio urinário negativo e/ou teste de desafio com naloxona
- Dependência de opioide (oral): dose inicial de 25 mg/dia; no 2º dia pode ser aumentado para 50 mg/dia

 Dicas para dosagem
- Fornecer materiais educativos e aconselhamento em combinação com o tratamento com a naltrexona pode aumentar as chances de sucesso
- Indivíduos que se abstêm de álcool por vários dias antes de iniciar o tratamento com naltrexona podem ter maiores reduções no número de dias em que bebem, além do número de dias em que bebem pesadamente, também podendo ter maior probabilidade de se absterem completamente durante o tratamento
- A naltrexona de ação prolongada (injeção) deve ser mantida refrigerada
- Para naltrexona de ação prolongada (injeção), a suspensão deve ser administrada imediatamente após ser misturada

- A adesão é bastante aumentada e assegurada por 30 dias a cada vez quando é administrada por injeção *depot* 1 vez por mês; o tratamento oral requer 30 decisões de comprometimento em 30 dias, enquanto a injeção de longa duração requer apenas 1 decisão de adesão a cada 30 dias
- Os pacientes devem estar completamente abstinentes de opioides por 5 dias (opioides de curta ação) até 7 dias (opioides de longa ação) antes de iniciar naltrexona

Overdose
- Náusea, dor abdominal, sedação, tontura, reações no local da injeção

Uso prolongado
- Foi estudada em ensaios de até 1 ano

Formação de hábito
- Não

Como interromper
- Não é necessário reduzir a dose gradualmente

Farmacocinética
- A meia-vida de eliminação da naltrexona oral é de aproximadamente 13 horas
- A meia-vida de eliminação da naltrexona via injeção é de 5 a 10 dias

 Interações medicamentosas
- É hepaticamente metabolizada por diidrodiol desidrogenase, e não pelo sistema enzimático CYP450, e portanto é improvável que seja afetada por substâncias que induzem ou inibem enzimas CYP450
- Pode bloquear os efeitos de medicações contendo opioides (p. ex., alguns remédios para tosse e resfriado, preparações antidiarreicas, analgésicos opioides)
- A administração concomitante com acamprosato pode aumentar os níveis plasmáticos de acamprosato, mas isso não parece ser clinicamente significativo, e não é recomendado ajuste da dose

 Outras advertências/precauções
- Pode causar lesão hepatocelular quando administrada em doses excessivas
- Para prevenir abstinência em pacientes dependentes de opioides, os indivíduos devem estar livres de opioides por pelo menos 7 a 10 dias antes de iniciar o tratamento

- Tentativas por parte dos pacientes de superar o bloqueio dos receptores opioides tomando grandes quantidades de opioides exógenos podem levar a intoxicação por opioides ou até mesmo *overdose* fatal
- Indivíduos que foram previamente tratados com naltrexona devem ser alertados de que podem responder a doses mais baixas de opioides do que as previamente utilizadas, e, assim, as doses prévias também podem levar a intoxicação por opioides
- Indivíduos que estão recebendo naltrexona e requerem manejo da dor com analgesia opioide podem precisar de uma dose mais alta do que a típica, podendo experimentar depressão respiratória mais profunda e mais prolongada; é recomendado manejo da dor com analgésicos não opioides ou opioides de rápida ação, se possível
- Monitorar os pacientes para a emergência de humor depressivo ou suicidalidade
- Usar com cautela em indivíduos com doença psiquiátrica conhecida
- A injeção deve ser utilizada com cautela em indivíduos com trombocitopenia ou um distúrbio da coagulação

Não usar
- Se o paciente estiver tomando analgésicos opioides
- Se o paciente estiver atualmente dependente de opioides ou em abstinência aguda de opiáceos
- Se o paciente tiver falhado no teste de desafio com naloxona ou tiver rastreio urinário positivo para opioides
- Se o paciente tiver hepatite aguda ou insuficiência hepática
- Se houver alergia comprovada a naltrexona
- Se houver alergia comprovada a polilactídeo-co--glicolídeo (PLG), carboximetilcelulose ou outros componentes do diluente (injeção)

POPULAÇÕES ESPECIAIS

Insuficiência renal
- Geralmente não é necessário ajuste da dose para insuficiência leve
- Não foi estudada em insuficiência renal moderada a grave

Insuficiência hepática
- Tem o potencial de causar lesão hepatocelular quando administrada em doses excessivas
- Geralmente não é necessário ajuste da dose para insuficiência leve
- Não foi estudada em insuficiência hepática grave
- É contraindicada em hepatite aguda ou insuficiência hepática

Insuficiência cardíaca
- Dados disponíveis são limitados

Idosos
- Segurança e eficácia não foram estabelecidas
- Alguns pacientes podem tolerar melhor doses mais baixas

Crianças e adolescentes
- Segurança e eficácia não foram estabelecidas

Gravidez
- Válidas a partir de 30 de junho de 2015, a FDA norte-americana determina alterações no conteúdo e na forma das informações referentes a gravidez e lactação nos rótulos das substâncias de prescrição, incluindo a eliminação das categorias por letras para risco na gravidez; a Pregnancy and Lactation Labeling Rule (PLLR ou regra final) aplica-se somente a substâncias de prescrição e será introduzida gradualmente para substâncias aprovadas a partir de 30 de junho de 2001
- Não foram conduzidos estudos controlados em gestantes
- Gestantes que precisam parar de beber podem considerar terapia comportamental antes de farmacoterapia
- Em geral não recomendada para uso durante a gravidez, especialmente durante o primeiro trimestre

Amamentação
- Alguma quantidade da substância é encontrada no leite materno
- É recomendado descontinuar a substância ou usar mamadeira

A ARTE DA PSICOFARMACOLOGIA

Potenciais vantagens
- Indivíduos que não estão prontos para se abster completamente de álcool
- Para bebedores compulsivos

Potenciais desvantagens
- Pacientes que "bebem por cima" de seu tratamento, incluindo sua injeção de longa ação
- Menos efetiva em pacientes que não estão abstinentes na época do início do tratamento

Principais sintomas-alvo
- Dependência alcoólica

Pérolas
- Não só aumenta a abstinência total, mas também pode reduzir dias de consumo excessivo de álcool

- Pode ser um tratamento preferido se o objetivo for beber com risco reduzido (i.e., 3 a 4 drinques por dia em homens, máximo de 16 drinques por semana; 2 a 3 drinques por dia em mulheres, máximo de 12 drinques por semana)
- É menos efetiva em pacientes que não estão abstinentes no momento de início do tratamento
- Alguns pacientes se queixam de apatia ou perda do prazer com tratamento crônico
- A combinação de naltrexona e bupropiona demonstrou eficácia como tratamento para obesidade e atualmente está sendo avaliada em um estudo de longo prazo para determinar os resultados dessa terapia sobre a saúde cardiovascular

Leituras sugeridas

Anton RF, O'Malley SS, Ciraulo DA, et al. Combined pharmacotherapies and behavioral interventions for alcohol dependence: the COMBINE study: a randomized controlled trial. JAMA 2006;295(17):2003–17.

Johansson BA, Berglund M, Lindregn A. Efficacy of maintenance treatment with naltrexone for opioid dependence: a meta-analytical review. Addiction 2006;101(4):491–503.

Mannelli P, Peindl K, Masand PS, Patkar SS. Long-acting injectable naltrexone for the treatment of alcohol dependence. Expert Rev Neurother 2007;7(10):1265–77.

Rosner S, Leucht S, Lehert P, Soyka M. Acamprosate supports abstinence, naltrexone prevents excessive drinking: evidence from a meta-analysis with unreported outcomes. J Psychopharmacol 2008;22:11–23.

NALTREXONA-BUPROPRIONA

TERAPÊUTICA

Marcas • Contrave

Genérico? Não

Classe
- Nomenclatura baseada na neurociência: antagonista dos receptores opioides (naltrexona, ARO) e inibidor da recaptação e liberador de dopamina (bupropiona, IRLD)
- Antagonista opioide (naltrexona) combinado com um inibidor da recaptação de norepinefrina e dopamina (bupropiona); medicação para manejo do peso

Comumente prescrita para
(em negrito, as aprovações da FDA)
- **Manejo de peso crônico (adjunto de dieta com redução calórica e atividade física aumentada) em adultos com IMC inicial de no mínimo 30 kg/m² (obeso) ou pelo menos 27 kg/m² (sobrepeso) na presença de pelo menos 1 condição comórbida relacionada ao peso**

Como a substância atua
- A bupropiona aumenta a dopamina e a norepinefrina ao bloquear os transportadores de dopamina e norepinefrina. No hipotálamo, esses 2 neurotransmissores ativam os neurônios de pró-opiomelanocortina (POMC), causando a liberação de POMC. A POMC é, então, decomposta em hormônio estimulante de alfa-melanócitos, o qual se liga aos receptores de melanocortina 4 para suprimir o apetite. Contudo, a estimulação dos neurônios de POMC também ativa um ciclo de *feedback* negativo mediado por opioide endógeno, o qual mitiga os efeitos supressores do apetite.
- A naltrexona pode bloquear dos receptores opioides mu, impedindo o *feedback* negativo mediado por opioides. Tal ação teria sinergia com a ativação simultânea da via supressora do apetite pela bupropiona. Isso resulta em supressão mais robusta e duradoura do apetite do que com uma das substâncias isoladamente.

Tempo para início da ação
- A perda de pelo menos 5% do peso é geralmente atingida depois de 12 semanas com dose diária máxima

Se funcionar
- Os pacientes podem atingir redução de 5 a 10% do peso corporal basal

Se não funcionar
- Descontinuar se não for atingida perda de 5% do peso depois de 12 semanas com a dose máxima diária

Melhores combinações de potencialização para resposta parcial ou resistência ao tratamento
- A naltrexona-bupropiona deve ser administrada em conjunto com dieta com redução de calorias e atividade física aumentada
- Frequentemente é melhor experimentar outra estratégia antes de recorrer à potencialização

Exames
- A medida dos níveis sanguíneos de glicose antes e durante o tratamento é recomenda para pacientes com diabetes tipo 2
- A medida da pressão arterial e da frequência cardíaca antes de iniciar naltrexona-bupropiona e durante o tratamento é recomendada, particularmente em pacientes com doença cardíaca ou cerebrovascular

EFEITOS COLATERAIS

Como a substância causa efeitos colaterais
- Os efeitos colaterais no SNC teoricamente se devem a ações excessivas nos receptores opioides mu ou a ações excessivas na norepinefrina e na dopamina

Efeitos colaterais notáveis
- Náusea, constipação, vômitos, diarreia, boca seca
- Cefaleia, tontura, insônia

Efeitos colaterais potencialmente fatais ou perigosos
- Pressão arterial ou frequência cardíaca aumentadas
- Raras convulsões (o risco aumenta com doses acima do máximo recomendado; o risco aumenta para pacientes com fatores predisponentes)
- Lesão hepatocelular (em doses excessivas)

- Rara indução de mania
- Rara ativação de ideação e comportamento suicida (suicidalidade) (estudos de curto prazo não mostraram aumento no risco de suicidalidade com antidepressivos em comparação ao placebo acima dos 24 anos)

Ganho de peso

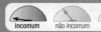

- Relatado, mas não esperado

Sedação

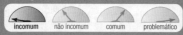

- Relatada, mas não esperada

O que fazer com os efeitos colaterais
- Esperar
- Em algumas semanas, trocar por outro agente

Melhores agentes de acréscimo para os efeitos colaterais
- Frequentemente é melhor experimentar outro tratamento antes de recorrer a estratégias de acréscimo para tratar os efeitos colaterais
- Ativação e agitação podem representar a indução de um estado bipolar, especialmente uma condição bipolar tipo II disfórica mista algumas vezes associada a ideação suicida, requerendo descontinuação da bupropiona

DOSAGEM E USO

Variação típica da dosagem
- Naltrexona 16 mg/bupropiona 180 mg 2 vezes por dia

Formas de dosagem
- Comprimido de liberação prolongada (naltrexona/bupropiona) de 8 mg/90 mg

Como dosar
- Semana 1: 8 mg/90 mg pela manhã; semana 2: aumentar para 8 mg/90 mg 2 vezes por dia; semana 3: aumentar para 16 mg/180 mg pela manhã e 8 mg/90 mg à noite; semana 4: aumentar para 16 mg/180 mg 2 vezes por dia (dose máxima recomendada)

- Descontinuar se não for atingida perda de no mínimo 5% do peso depois de 12 semanas com 16 mg/180 mg 2 vezes por dia

 Dicas para dosagem
- Não partir ou mastigar os comprimidos, pois isso irá alterar as propriedades de liberação controlada
- Pode ser tomada com alimentos, mas não deve ser tomada com uma refeição que tenha alto teor de gordura, pois isso pode aumentar a exposição sistêmica a bupropiona e naltrexona
- Os pacientes devem estar completamente abstinentes de opioides por 5 dias (opioides de curta ação) até 7 dias (opioides de longa ação) antes de iniciar naltrexona-bupropiona; se os indivíduos requererem tratamento intermitente com opioides, a naltrexona-bupropiona deve ser temporariamente descontinuada, e poderão ser necessárias doses mais baixas de opioides
- Se ocorrer ansiedade, insônia, agitação, acatisia ou ativação intoleráveis com o início ou a descontinuação da dosagem, considerar a possibilidade de transtorno bipolar ativado e trocar por um estabilizador do humor ou um antipsicótico atípico

Overdose
- Naltrexona: náusea, dor abdominal, sedação, tontura
- Bupropiona: raramente letal; convulsões, distúrbios cardíacos, alucinações, perda da consciência

Uso prolongado
- Foi avaliada em estudos controlados de até 56 semanas

Formação de hábito
- Não

Como interromper
- É prudente reduzir a dose gradualmente

Farmacocinética
- A meia-vida média de eliminação após uma dose única de naltrexona-bupropiona para sujeitos saudáveis foi de aproximadamente 5 horas para naltrexona e 21 horas para bupropiona
- Bupropiona inibe CYP450 2D6

 Interações medicamentosas
- Não usar com IMAOs, incluindo 14 dias depois que tiverem sido interrompidos
- Via inibição de CYP450 2D6, a bupropiona-naltrexona pode aumentar as concentrações de subs-

tâncias metabolizadas por CYP450 2D6 (p. ex., ADTs, tioridazina); isso pode requerer doses mais baixas da medicação concomitante
- Via inibição de CYP450 2D6, a bupropiona pode teoricamente interferir nas ações analgésicas da codeína e aumentar os níveis plasmáticos de alguns betabloqueadores e de atomoxetina
- A bupropiona é metabolizada por CYP450 2B6; a dose máxima de naltrexona-bupropiona em pacientes que recebem um inibidor de CYP450 2B6 concomitante (ticlopidina, clopidogrel) é 8 mg/90 mg 2 vezes por dia; a coadministração de naltrexona-bupropiona com indutores de CYP450 2B6 (p. ex., ritonavir, lopinavir, efavirenz) não é recomendada
- A bupropiona deve ser utilizada com cautela em pacientes que tomam levodopa ou amantadina, pois esses agentes podem aumentar a neurotransmissão dopaminérgica e ser ativadores
- Pode bloquear os efeitos de medicações contendo opioides (p. ex., alguns remédios para tosse e resfriado, preparações antidiarreicas, analgésicos opioides)
- Testes de rastreio com imunoensaio de urina falsos positivos para anfetaminas foram relatados em pacientes que tomavam bupropiona devido à falta de especificidade dos testes de rastreio
- Resultados falsos positivos podem ser esperados mesmo após a descontinuação de bupropiona
- A naltrexona é hepaticamente metabolizada por diidrodiol desidrogenase, e não pelo sistema enzimático CYP450, e, assim, é improvável que seja afetada por substâncias que induzem ou inibem as enzimas CYP450

 Outras advertências/ precauções
- A combinação naltrexona-bupropiona pode aumentar a pressão arterial ou a frequência cardíaca, particularmente durante os 3 primeiros meses de tratamento
- Usar com cautela com outras substâncias que aumentam o risco de convulsões (ADTs, lítio, fenotiazinas, tioxantenos, alguns antipsicóticos) ou em pacientes com fatores predisponentes que podem aumentar o risco de convulsões (p. ex., história de traumatismo craniano)
- Para prevenir abstinência em pacientes dependentes de opioides, os indivíduos devem estar livres de opioides (incluindo tramadol) por pelo menos 7 a 10 dias antes de iniciar o tratamento
- Tentativas por parte dos pacientes de superar o bloqueio dos receptores opioides tomando grandes quantidades de opioides exógenos podem levar a intoxicação por opioides ou até mesmo *overdose* fatal
- Indivíduos tratados previamente com naltrexona devem ser alertados da possibilidade de respostas a doses de opioides menores do que aquelas a que estavam acostumados, e, portanto, as doses prévias também podem levar a intoxicação
- Perda de peso pode aumentar o risco de hipoglicemia em pacientes com diabetes melito tipo 2 tratados com insulina e/ou secretagogos de insulina, e poderão ser necessários ajustes na medicação
- Usar com cautela em pacientes com transtorno bipolar, a menos que tratados concomitantemente com agente estabilizador do humor
- Alertar os pacientes sobre a possibilidade de ativação de ideação suicida e aconselhá-los a relatar esses efeitos colaterais imediatamente

Não usar
- Se o paciente tiver hipertensão não controlada
- Se a paciente estiver grávida
- Se o paciente tiver história de convulsões
- Se a paciente for anoréxica ou bulímica, atualmente ou no passado
- Se o paciente tiver hepatite aguda ou insuficiência hepática
- Se o paciente estiver descontinuando abruptamente o uso de álcool ou sedativo
- Se o paciente estiver tomando analgésicos opioides, for atualmente dependente de opioides ou estiver em abstinência aguda de opiáceos
- Se o paciente estiver tomando um IMAO
- Se o paciente estiver tomando alguma outra formulação que contenha bupropiona
- Se o paciente estiver tomando alguma outra formulação que contenha naltrexona
- Se houver alergia comprovada a naltrexona ou bupropiona

POPULAÇÕES ESPECIAIS

Insuficiência renal
- A dose máxima é 8 mg/90 mg 2 vezes por dia em pacientes com insuficiência moderada a grave
- Não foi estudada ou recomendada para uso em pacientes com doença renal em estado terminal

Insuficiência hepática
- A dose máxima é 8 mg/90 mg 1 vez por dia pela manhã

Insuficiência cardíaca
- Não foi avaliada sistematicamente em pacientes com insuficiência cardíaca
- Medir pressão arterial e frequência cardíaca antes e durante o tratamento

Idosos
- Alguns pacientes podem tolerar melhor doses mais baixas

Crianças e adolescentes
- Segurança e eficácia não foram estabelecidas
- Não recomendada para uso em crianças e adolescentes

Gravidez
- Contraindicada
- Válidas a partir de 30 de junho de 2015, a FDA norte-americana determina alterações no conteúdo e na forma das informações referentes a gravidez e lactação nos rótulos das substâncias de prescrição, incluindo a eliminação das categorias por letras para risco na gravidez; a Pregnancy and Lactation Labeling Rule (PLLR ou regra final) aplica-se somente a substâncias de prescrição e será introduzida gradualmente para substâncias aprovadas a partir de 30 de junho de 2001

Amamentação
- Alguma quantidade da substância é encontrada no leite materno
- É recomendado descontinuar a substância ou usar mamadeira

A ARTE DA PSICOFARMACOLOGIA

Potenciais vantagens
- Pacientes que tiveram perda de peso no passado com um dos compostos ativos isolados podem experimentar um efeito de perda de peso mais robusto e melhor tolerabilidade com a combinação de naltrexona com bupropiona do que com a administração de uma das substâncias isoladamente

Potenciais desvantagens
- Mulheres que estão grávidas ou desejam engravidar

Principais sintomas-alvo
- Excesso de peso

Pérolas
- Não há estudos comparativos com outras substâncias aprovadas para manejo do peso, incluindo lorcaserina ou fentermina-topiramato, portanto é desconhecida a eficácia comparativa para esses agentes; entretanto, alguns pacientes que não respondem a esses outros agentes podem responder a Contrave
- Diferentemente de lorcaserina e da fentermina-topiramato, a naltrexona-bupropiona não tem potencial para abuso
- Pode teoricamente ser efetiva no transtorno de compulsão alimentar
- Pode ser útil em ganho de peso induzido por antipsicótico, especialmente para pacientes não psicóticos que tomam agentes antipsicóticos para depressão
- O Contrave pode teoricamente exacerbar psicose em pacientes com transtorno psicótico; entretanto, ainda não há estudos controlados sobre esse uso

Leituras sugeridas

Caixas A, Albert L, Capel I, Rigla M. Naltrexone sustained-release/bupropion sustained-release for the management of obesity: review of the data to date. Drug Des Devel Ther 2014;8:1419–1427.

Verpeut JL, Bello NT. Drug safety evaluation of naltrexone/bupropion for the treatment of obesity. Expert Opin Drug Saf 2014;13(6):831–41.

Wang GJ, Tomasi D, Volkow ND, et al. Effect of combined naltrexone and bupropion therapy on the brain's reactivity to food cues. Int J Obes (Lond) 2014;38(5):682–8.

NEFAZODONA

TERAPÊUTICA

Marcas • Dutonin

Genérico? Sim

Classe
- Nomenclatura baseada na neurociência: antagonista dos receptores de serotonina
- AIRS (antagonista/inibidor da recaptação de serotonina 2); antidepressivo

Comumente prescrita para
(em negrito, as aprovações da FDA)
- **Depressão**
- Prevenção de recaída em transtorno depressivo maior
- Transtorno de pânico
- Transtorno de estresse pós-traumático (TEPT)

Como a substância atua
- Bloqueia os receptores de serotonina 2A potentemente
- Bloqueia a bomba de recaptação de serotonina (transportador de serotonina) e a bomba de recaptação de norepinefrina (transportador de norepinefrina) de modo menos potente

Tempo para início da ação
- Pode melhorar insônia e ansiedade logo após o início da dosagem
- O início das ações terapêuticas não costuma ser imediato, frequentemente demorando de 2 a 4 semanas
- Se não estiver funcionando dentro de 6 a 8 semanas para depressão, poderá ser necessário aumento da dosagem ou poderá simplesmente não funcionar
- Pode continuar a agir por muitos anos, prevenindo recaída dos sintomas

Se funcionar
- O objetivo do tratamento é a completa remissão dos sintomas atuais e a prevenção de recaídas futuras
- O tratamento na maioria das vezes reduz ou até mesmo elimina os sintomas, mas não é uma cura, já que os sintomas podem recorrer depois que o medicamento é interrompido
- Continuar o tratamento até que todos os sintomas tenham desaparecido (remissão)
- Depois que os sintomas tiverem desaparecido, continuar tratando por 1 ano para o primeiro episódio de depressão
- Para segundo episódio de depressão e episódios subsequentes, poderá ser necessário tratamento por tempo indeterminado
- O uso em transtornos de ansiedade também poderá precisar ser por tempo indeterminado

Se não funcionar
- Muitos pacientes têm apenas uma resposta parcial, em que alguns sintomas são melhorados, mas outros persistem (especialmente insônia, fadiga e problemas de concentração)
- Outros pacientes podem ser não respondedores, sendo algumas vezes chamados de resistentes ou refratários ao tratamento
- Alguns pacientes que têm uma resposta inicial podem recair mesmo que continuem o tratamento, sendo algumas vezes chamados de *poop-out* (que param de responder)
- Considerar aumento da dose, troca por outro agente ou adição de um agente de potencialização apropriado
- Considerar psicoterapia, especialmente psicoterapias cognitivo-comportamentais, que demonstraram aumentar, de modo específico, as ações antidepressivas de nefazodona
- Considerar avaliação para outro diagnóstico ou para uma condição comórbida (p. ex., doença clínica, abuso de substância, etc.)
- Alguns pacientes podem experimentar aparente falta de consistência na eficácia devido à ativação de um transtorno bipolar latente ou subjacente, requerendo descontinuação do antidepressivo e troca por um estabilizador do humor

Melhores combinações de potencialização para resposta parcial ou resistência ao tratamento

✱ Venlafaxina e escitalopram podem ser os mais bem tolerados ao trocar ou acrescentar um inibidor da recaptação de serotonina, pois nenhum deles é um inibidor potente de CYP450 2D6 (usar combinações de antidepressivos com cautela, pois isso pode ativar transtorno bipolar e ideação suicida)
- Modafinila, especialmente para fadiga, sonolência e falta de concentração
- Estabilizadores do humor ou antipsicóticos atípicos para depressão bipolar, depressão psicótica ou depressão resistente ao tratamento
- Benzodiazepínicos para ansiedade, mas ter cautela ao administrar alprazolam com nefazodona,

pois os níveis de alprazolam podem ser muito mais altos na presença de nefazodona
• Classicamente, lítio, buspirona ou hormônio da tireoide

Exames
✳ Testes da função hepática não são uma exigência, mas é frequentemente prudente solicitá-los, já que há risco pequeno, ainda que limitado, de hepatotoxicidade grave
✳ Entretanto, até o momento não foi identificada nenhuma estratégia clínica, incluindo testes de rotina da função hepática, para reduzir o risco de insuficiência hepática irreversível

EFEITOS COLATERAIS

Como a substância causa efeitos colaterais
• O bloqueio dos receptores alfa-1 adrenérgicos pode explicar a tontura, a sedação e a hipotensão
• Um metabólito da nefazodona, mCPP (meta-clorofenilpiperazina), pode causar efeitos colaterais caso seus níveis aumentem significativamente
✳ Se CYP450 2D6 estiver ausente (7% das pessoas brancas não têm CYP450 2D6) ou inibido (tratamento concomitante com inibidores de CYP450 2D6, como fluoxetina ou paroxetina), podem se formar níveis aumentados de mCPP, levando à estimulação de receptores de 5HT2C e causando tontura, insônia e agitação
• A maioria dos efeitos colaterais é imediata, mas frequentemente desaparece com o tempo

Efeitos colaterais notáveis
• Náusea, boca seca, constipação, dispepsia, aumento do apetite
• Cefaleia, tontura, alterações visuais, sedação, insônia, agitação, confusão, déficit de memória
• Ataxia, parestesia, astenia
• Tosse aumentada
• Rara hipotensão postural

Efeitos colaterais potencialmente fatais ou perigosos
• Raras convulsões
• Rara indução de mania
• Rara ativação de ideação e comportamento suicida (suicidalidade) (estudos de curto prazo não

mostraram aumento no risco de suicidalidade com antidepressivos em comparação ao placebo acima dos 24 anos)
• Raro priapismo (sem relação causal estabelecida)
• Insuficiência hepática requerendo transplante de fígado e/ou fatal

Ganho de peso

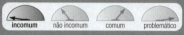

• Relatado, mas não esperado

Sedação

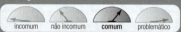

• Muitos experimentam e/ou pode ocorrer em quantidade significativa

O que fazer com os efeitos colaterais
• Esperar
• Esperar
• Esperar
• Tomar 1 vez por dia à noite para reduzir a sedação diurna
• Reduzir a dose e tentar titular novamente de modo mais lento conforme tolerado
• Trocar por outro agente

Melhores agentes de acréscimo para os efeitos colaterais
• Frequentemente é melhor experimentar outra monoterapia antidepressiva antes de recorrer a estratégias de acréscimo para tratar os efeitos colaterais
• Muitos efeitos colaterais não podem ser melhorados com um agente de acréscimo
• Muitos efeitos colaterais são dose-dependentes (i.e., aumentam à medida que a dose aumenta ou reemergem até que volte a se desenvolver tolerância)
• Muitos efeitos colaterais são tempo-dependentes (i.e., iniciam imediatamente após a dosagem inicial e a cada aumento da dose, mas desaparecem com o tempo)
• Ativação e agitação podem representar a indução de um estado bipolar, especialmente uma condição bipolar tipo II disfórica mista algumas vezes associada a ideação suicida, requerendo a adição de lítio, um estabilizador do humor ou um antipsicótico atípico e/ou a descontinuação de nefazodona

DOSAGEM E USO

Variação típica da dosagem
- 300 a 600 mg/dia

Formas de dosagem
- Comprimidos de 50 mg, 100 mg sulcados, 150 mg sulcados, 200 mg, 250 mg

Como dosar
- Dose inicial de 100 mg 2 vezes por dia; aumentar 100 a 200 mg/dia a cada semana até que seja alcançada a eficácia desejada; dose máxima de 600 mg 2 vezes ao dia

Dicas para dosagem
- Tomar cuidado ao trocar a partir de, ou acrescentar, um ISRSs (especialmente fluoxetina ou paroxetina) por causa dos efeitos colaterais devido à interação medicamentosa
- Não subdosar idosos
- Normalmente dosagem de 2 vezes por dia, sobretudo ao iniciar o tratamento
- Os pacientes podem tolerar toda a dosagem 1 vez por dia à noite depois de titulada
- Frequentemente muito mais efetiva com 400 a 600 mg/dia do que em doses mais baixas, se tolerada
- A titulação lenta pode aumentar a tolerabilidade ao ser iniciada a dosagem

Overdose
- Raramente letal; sedação, náusea, vômitos, pressão arterial baixa

Uso prolongado
- Seguro

Formação de hábito
- Não

Como interromper
- É prudente reduzir gradualmente para evitar efeitos de retirada, mas problemas na retirada não são comuns

Farmacocinética
- A meia-vida do composto-mãe é de 2 a 4 horas
- A meia-vida dos metabólitos ativos é de até 12 horas
- Inibe CYP450 3A4

Interações medicamentosas
- Tramadol aumenta o risco de convulsões em pacientes que tomam um antidepressivo
- Pode interagir com ISRSs como paroxetina, fluoxetina e outros que inibem CYP450 2D6

✱ Uma vez que um metabólito de nefazodona, mCPP, é um substrato de CYP450 2D6, a combinação de inibidores de 2D6 com nefazodona irá elevar os níveis de mCPP, levando à estimulação dos receptores 5HT2C e causando tontura e agitação
- Pode causar uma "síndrome serotonérgica" fatal quando combinada com IMAOs, portanto não usar com IMAOs ou por pelo menos 14 dias depois que tiverem sido interrompidos
- Não iniciar um IMAO por pelo menos 5 meias-vidas (5 a 7 dias para a maioria das substâncias) após a descontinuação de nefazodona
- Via inibição de CYP450 3A4, a nefazodona pode aumentar a meia-vida de alprazolam e triazolam, portanto poderá ser necessário reduzir suas dosagens pela metade ou mais
- Via CYP450 3A4, a nefazodona pode aumentar as concentrações plasmáticas de buspirona, portanto a dose desta última poderá precisar ser reduzida
- Via inibição de CYP450 3A4, a nefazodona pode teoricamente aumentar as concentrações de certos inibidores da HMG-CoA redutase que reduzem o colesterol, especialmente sinvastatina, atorvastatina e lovastatina, mas não pravastatina ou fluvastatina, o que aumentaria o risco de rabdomiólise; assim, a coadministração de nefazodona com certos inibidores da HMG-CoA redutase deve ser feita com cautela
- Via inibição de CYP450 3A4, a nefazodona pode teoricamente aumentar as concentrações de pimozida e causar prolongamento de QTc e arritmias cardíacas perigosas
- A nefazodona pode reduzir a eliminação de haloperidol, portanto poderá ser necessário reduzir a dose de haloperidol
- É recomendado descontinuar a nefazodona antes de cirurgia eletiva devido ao seu potencial de interação com anestésicos gerais

Outras advertências/precauções

✱ Ocorreu hepatotoxicidade, algumas vezes requerendo transplante de fígado e/ou fatal, com o uso de nefazodona. O risco pode ser de 1 para cada 250.000 a 300.000 pacientes por ano. Os indivíduos devem ser aconselhados a relatar imediatamente para o prescritor sintomas como icterícia, urina escura, perda do apetite, náusea e dor abdominal. Se o paciente desenvolver sinais de lesão hepatocelular, como níveis de AST ou FAL séricos > 3 vezes o limite superior do normal, o tratamento com nefazodona deverá ser descontinuado.

✱ Nenhum fator de risco, no entanto, prediz quem irá desenvolver insuficiência hepática irreversível com nefazodona, e nenhuma estratégia clínica, incluindo monitoramento de rotina dos testes da função hepática, parece reduzir o risco de insuficiência hepática

- Usar com cautela em pacientes com história de convulsões
- Usar com cautela em paciente com transtorno bipolar, a menos que tratados concomitantemente com agentes estabilizadores do humor
- Ao tratar crianças, ponderar cuidadosamente os riscos e benefícios do tratamento farmacológico em relação aos do não tratamento com antidepressivos e documentar isso no prontuário do paciente
- Distribuir as brochuras fornecidas pela FDA e pelas companhias farmacêuticas
- Alertar os pacientes e seus cuidadores sobre a possibilidade de efeitos colaterais ativadores e aconselhá-los a relatar esses sintomas imediatamente
- Monitorar os pacientes para a ativação de ideação suicida, especialmente crianças e adolescentes

Não usar
- Se o paciente estiver tomando um IMAO
- Se o paciente tiver insuficiência hepática aguda ou transaminases séricas basais elevadas
- Se o paciente tiver sido retirado anteriormente de tratamento com nefazodona devido a lesão hepática
- Se o paciente estiver tomando pimozida, pois a nefazodona pode elevar os níveis de pimozida e aumentar o intervalo QTc, talvez causando arritmia cardíaca
- Se o paciente estiver tomando carbamazepina, pois esse agente pode reduzir drasticamente os níveis de nefazodona e, assim, interferir em suas ações antidepressivas
- Se houver alergia comprovada a nefazodona

POPULAÇÕES ESPECIAIS

Insuficiência renal
- Não é necessário ajuste da dose

Insuficiência hepática
- Contraindicada em pacientes com insuficiência hepática conhecida

Insuficiência cardíaca
- O uso em pacientes com insuficiência cardíaca não foi estudado, portanto usar com cautela devido ao risco de hipotensão ortostática

Idosos
- É recomendado iniciar o tratamento com a metade da dose adulta típica, mas seguir o mesmo cronograma de titulação utilizado para pacientes mais jovens, incluindo a mesma dose final
- Redução no risco de suicidalidade com antidepressivos em comparação ao placebo em adultos a partir de 65 anos

Crianças e adolescentes
- Ponderar cuidadosamente os riscos e benefícios do tratamento farmacológico em relação aos do não tratamento com antidepressivos e documentar isso no prontuário do paciente
- Monitorar os pacientes pessoalmente com regularidade, em particular durante as primeiras semanas de tratamento
- Usar com cautela, observando ativação de transtorno bipolar conhecido ou desconhecido e/ou ideação suicida, e informar os pais ou responsáveis desse risco para que possam ajudar a observar a criança ou adolescente
- Segurança e eficácia não foram estabelecidas
- Pesquisas preliminares indicam eficácia e tolerabilidade de nefazodona em crianças e adolescente com depressão

Gravidez
- Válidas a partir de 30 de junho de 2015, a FDA norte-americana determina alterações no conteúdo e na forma das informações referentes a gravidez e lactação nos rótulos das substâncias de prescrição, incluindo a eliminação das categorias por letras para risco na gravidez; a Pregnancy

and Lactation Labeling Rule (PLLR ou regra final) aplica-se somente a substâncias de prescrição e será introduzida gradualmente para substâncias aprovadas a partir de 30 de junho de 2001
- Não foram conduzidos estudos controlados em gestantes
- Em geral, não é recomendada para uso durante a gravidez, especialmente durante o primeiro trimestre
- Deve ser ponderado o risco do tratamento (desenvolvimento fetal do primeiro trimestre, parto do recém-nascido no terceiro trimestre) para a criança em relação ao do não tratamento (recorrência de depressão, saúde materna, vínculo com o bebê) para a mãe e a criança
- Para muitas pacientes, isso pode significar a continuidade do tratamento durante a gravidez

Amamentação
- É desconhecido se a nefazodona é secretada no leite humano, mas presume-se que todos os psicotrópicos sejam secretados no leite humano
- Vestígios podem ser encontrados em lactentes cujas mães estão fazendo uso de nefazodona
- Se a criança se tornar irritável ou sedada, poderá ser necessário descontinuar a amamentação ou a substância
- O período pós-parto imediato é uma época de alto risco de depressão, especialmente em mulheres que tiveram episódios depressivos prévios, portanto poderá ser necessário reinstituir a substância no final do terceiro trimestre ou logo após o parto para prevenir recorrência durante o período pós-parto
- Devem ser ponderados os benefícios da amamentação com os riscos e benefícios do tratamento com antidepressivo *versus* não tratamento para o bebê e a mãe
- Para muitas pacientes, isso pode significar a continuidade do tratamento durante a amamentação

A ARTE DA PSICOFARMACOLOGIA

Potenciais vantagens
- Pacientes deprimidos com ansiedade ou insônia que não respondem a outros antidepressivos
- Pacientes com disfunção sexual induzida por ISRS

Potenciais desvantagens
- Pacientes que têm dificuldade com um longo período de titulação ou dosagem 2 vezes por dia
- Pacientes com insuficiência hepática

Principais sintomas-alvo
- Humor deprimido
- Distúrbio do sono
- Ansiedade

Pérolas
- Dados preliminares de eficácia em transtorno de pânico e TEPT
- Fluoxetina e paroxetina podem não ser toleradas durante troca ou potencialização
- Para pacientes idosos com demência inicial e depressão agitada, considerar nefazodona pela manhã e trazodona adicional à noite
- Relatos esporádicos sugerem que a nefazodona pode ser efetiva no tratamento de TDPM

✱ Estudos sugerem que psicoterapia cognitivo-comportamental aumenta a eficácia da nefazodona em depressão crônica

✱ O risco de hepatotoxicidade faz deste agente uma escolha de segunda linha e levou a sua retirada de alguns mercados, incluindo a retirada de Serzone do mercado norte-americano
- Raramente, os pacientes podem se queixar de "rastros" visuais ou pós-imagens com o uso de nefazodona

Leituras sugeridas

DeVane CL, Grothe DR, Smith SL. Pharmacology of antidepressants: focus on nefazodone. J Clin Psychiatry 2002;63(1):10–17.

Dunner DL, Laird LK, Zajecka J, et al. Six-year perspectives on the safety and tolerability of nefazodone. J Clin Psychiatry 2002;63(1):32–41.

Khouzam HR. The antidepressant nefazodone. A review of its pharmacology, clinical efficacy, adverse effects, dosage, and administration. J Psychosocial Nursing Ment Health Serv 2000;38:20–5.

Masand PS, Gupta S. Long-term side effects of newer-generation antidepressants: SSRIs, venlafaxine, nefazodone, bupropion, and mirtazapine. Ann Clin Psychiatry 2002;14:175–82.

Schatzberg AF, Prather MR, Keller MB, et al. Clinical use of nefazodone in major depression: a 6-year perspective. J Clin Psychiatry 2002;63(1):18–31.

NORTRIPTILINA

TERAPÊUTICA

Marcas • Pamelor

Genérico? Sim

Classe
- Nomenclatura baseada na neurociência: inibidor da recaptação de serotonina e norepinefrina (IRSN)
- Antidepressivo tricíclico (ADT)
- Predominantemente um inibidor da recaptação de norepinefrina/noradrenalina

Comumente prescrita para
(em negrito, as aprovações da FDA)
- **Transtorno depressivo maior**
- Ansiedade
- Insônia
- Dor neuropática/dor crônica
- Depressão resistente ao tratamento

Como a substância atua
- Estimula o neurotransmissor norepinefrina/noradrenalina
- Bloqueia a bomba de recaptação de norepinefrina (transportador de norepinefrina), possivelmente aumentado a neurotransmissão noradrenérgica
- Uma vez que a dopamina é inativada pela recaptação de norepinefrina no córtex frontal, que em grande parte carece de transportadores de dopamina, a nortriptilina pode aumentar a neurotransmissão dopaminérgica nessa parte do cérebro
- É um inibidor mais potente da bomba de recaptação de norepinefrina do que a bomba de recaptação de serotonina (transportador de serotonina)
- Em altas doses, pode também estimular o neurotransmissor serotonina e possivelmente aumentar a neurotransmissão serotonérgica

Tempo para início da ação
- Pode ter efeitos imediatos no tratamento de insônia ou ansiedade
- O início das ações terapêuticas não costuma ser imediato, frequentemente demorando de 2 a 4 semanas
- Se não estiver funcionando dentro de 6 a 8 semanas para depressão, poderá ser necessário aumento da dosagem ou poderá simplesmente não funcionar
- Pode continuar a agir por muitos anos, prevenindo recaída dos sintomas

Se funcionar
- O objetivo do tratamento de depressão é a completa remissão dos sintomas atuais e a prevenção de recaídas futuras
- O objetivo do tratamento de dor neuropática crônica é reduzir os sintomas o máximo possível, especialmente em combinação com outros tratamentos
- O tratamento na maioria das vezes reduz ou até mesmo elimina os sintomas, mas não é uma cura, já que os sintomas podem recorrer depois que o medicamento é interrompido
- O tratamento de dor neuropática crônica pode reduzir os sintomas, mas raramente os elimina por completo, e não é uma cura, já que os sintomas podem recorrer depois que o medicamento é interrompido
- Continuar o tratamento até que todos os sintomas tenham desaparecido (remissão)
- Depois que os sintomas desapareceram, continuar tratando por 1 ano para o primeiro episódio de depressão
- Para segundo episódio de depressão e episódios subsequentes, poderá ser necessário tratamento por tempo indeterminado
- O uso em transtornos de ansiedade e dor crônica também poderá precisar ser por tempo indeterminado, mas o tratamento de longo prazo não está bem estudado nessas condições

Se não funcionar
- Muitos pacientes deprimidos têm apenas uma resposta parcial, em que alguns sintomas são melhorados, mas outros persistem (especialmente insônia, fadiga e problemas de concentração)
- Outros pacientes podem ser não respondedores, sendo algumas vezes chamados de resistentes ou refratários ao tratamento
- Considerar aumento da dose, troca por outro agente ou adição de um agente de potencialização apropriado
- Considerar psicoterapia
- Considerar avaliação para outro diagnóstico ou para uma condição comórbida (p. ex., doença clínica, abuso de substância, etc.)
- Alguns pacientes podem experimentar aparente falta de consistência na eficácia devido à ativação de um transtorno bipolar latente ou subjacente, requerendo descontinuação do antidepressivo e troca por um estabilizador do humor

Melhores combinações de potencialização para resposta parcial ou resistência ao tratamento
- Lítio, buspirona, hormônio da tireoide (para depressão)
- Gabapentina, tiagabina, outros anticonvulsivantes, até mesmo opiáceos se prescrito por especialistas, mediante monitoramento atento em casos difíceis (para dor crônica)

Exames
- ECG basal é recomendado para pacientes com mais de 50 anos
- ✱ O monitoramento dos níveis plasmáticos da substância está disponível
- ✱ Uma vez que antidepressivos tricíclicos e tetracíclicos estão frequentemente associados a ganho de peso, antes de iniciar o tratamento pesar todos os pacientes e determinar se o indivíduo já está com sobrepeso (IMC 25,0-29,9) ou obeso (IMC ≥ 30)
- Antes de administrar uma substância que pode causar ganho de peso a um paciente com sobrepeso ou obeso, determinar se o indivíduo já tem pré-diabetes (glicose plasmática em jejum 100--125 mg/dL), diabetes (glicose plasmática em jejum > 126 mg/dL) ou dislipidemia (colesterol total, colesterol LDL e triglicerídeos aumentados; colesterol HDL reduzido) e tratar ou encaminhar esses pacientes para tratamento, incluindo manejo nutricional e do peso, aconselhamento de atividade física, cessação do tabagismo e manejo clínico
- ✱ Monitorar peso e IMC durante o tratamento
- ✱ Enquanto é administrada uma substância a um paciente que ganhou > 5% do peso inicial, considerar avaliação da presença de pré-diabetes, diabetes ou dislipidemia ou troca por um antidepressivo diferente
- ECGs podem ser úteis para pacientes selecionados (p. ex., para aqueles com história pessoal ou familiar de prolongamento de QTc; arritmia cardíaca; infarto do miocárdio recente; insuficiência cardíaca descompensada; ou que estão tomando agentes que prolongam o intervalo QTc, como pimozida, tioridazina, antiarrítmicos selecionados, moxifloxacina, esparfloxacina, etc.)
- Pacientes em risco de distúrbios eletrolíticos (p. ex., pacientes em terapia diurética) devem ter medidas de potássio e magnésio séricos basais periódicas

EFEITOS COLATERAIS

Como a substância causa efeitos colaterais
- A atividade anticolinérgica pode explicar os efeitos sedativos, boca seca, constipação e visão turva
- Os efeitos sedativos e o ganho de peso podem ser devidos às propriedades anti-histamínicas
- O bloqueio dos receptores alfa-1 adrenérgicos pode explicar tontura, sedação e hipotensão
- Arritmias cardíacas e convulsões, especialmente em *overdose*, podem ser causadas pelo bloqueio dos canais iônicos

Efeitos colaterais notáveis
- Visão turva, constipação, retenção urinária, aumento do apetite, boca seca, náusea, diarreia, azia, gosto estranho na boca, ganho de peso
- Fadiga, fraqueza, tontura, sedação, cefaleia, ansiedade, nervosismo, inquietação
- Disfunção sexual (impotência, alteração na libido)
- Sudorese, erupção cutânea, prurido

 Efeitos colaterais potencialmente fatais ou perigosos
- Íleo paralítico, hipertermia (ADTs + agentes anticolinérgicos)
- Limiar convulsivo reduzido e raras convulsões
- Hipotensão ortostática, morte súbita, arritmias, taquicardia
- Prolongamento de QTc
- Insuficiência hepática, efeitos colaterais extrapiramidais
- Pressão intraocular aumentada
- Rara indução de mania
- Rara ativação de ideação e comportamento suicida (suicidalidade) (estudos de curto prazo não mostraram aumento no risco de suicidalidade com antidepressivos em comparação ao placebo acima dos 24 anos)

Ganho de peso

- Muitos experimentam e/ou pode ocorrer em quantidade significativa
- Pode aumentar o apetite e a fissura por carboidratos

Sedação

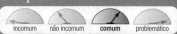

- Muitos experimentam e/ou pode ocorrer em quantidade significativa
- Pode-se desenvolver tolerância ao efeito sedativo com o uso prolongado

O que fazer com os efeitos colaterais
- Esperar
- Esperar
- Esperar
- Reduzir a dose
- Trocar por um ISRS ou antidepressivo mais novo

Melhores agentes de acréscimo para os efeitos colaterais
- Muitos efeitos colaterais não podem ser melhorados com um agente de acréscimo

DOSAGEM E USO

Variação típica da dosagem
- 75 a 150 mg/dia 1 vez por dia ou em até 4 doses divididas (para depressão)
- 50 a 150 mg/dia (para dor crônica)

Formas de dosagem
- Cápsulas de 10 mg, 25 mg, 50 mg, 75 mg
- Líquido de 10 mg/5 mL

Como dosar
- Dosagem inicial 10 a 25 mg/dia na hora de dormir; aumentar 25 mg a cada 3 a 7 dias; pode ser dosada 1 vez por dia ou em doses divididas; dose máxima 300 mg/dia
- Ao tratar dependência de nicotina, a nortriptilina deve ser iniciada 10 a 28 dias antes da cessação do tabagismo para atingir estados de equilíbrio da substância

 Dicas para dosagem
- Se for administrada em dose única, em geral deve ser administrada na hora de dormir, devido às suas propriedades sedativas
- Se for administrada em doses divididas, a dose maior em geral deve ser administrada na hora de dormir, devido às suas propriedades sedativas
- Se os pacientes tiverem pesadelos, dividir a dose e não administrar a maior na hora de dormir

- Pacientes tratados para dor crônica podem requerer apenas doses mais baixas
- O risco de convulsões aumenta com a dose
- ✱ É recomendado o monitoramento dos níveis plasmáticos de nortiptilina em pacientes que não respondem à dose típica ou cujo tratamento é considerado urgente
- Algumas formulações de nortriptilina contêm bissulfato de sódio, que pode causar reações alérgicas em alguns pacientes, talvez mais frequentemente em asmáticos
- Se ocorrer ansiedade, insônia, agitação, acatisia ou ativação intoleráveis após o início ou na descontinuação da dosagem, considerar a possibilidade de transtorno bipolar ativado e trocar por um estabilizador do humor ou um antipsicótico atípico

Overdose
- Pode ocorrer morte; depressão do SNC, convulsões, arritmias cardíacas, hipotensão grave, alterações no ECG, coma

Uso prolongado
- Seguro

Formação de hábito
- Não

Como interromper
- Reduzir gradualmente a dose para evitar efeitos de retirada
- Mesmo com redução gradual da dose, alguns sintomas de retirada podem aparecer dentro de 2 semanas
- Muitos pacientes toleram redução de 50% da dose por 3 dias, depois outra redução de 50% e, então, descontinuação
- Se emergirem sintomas de retirada durante a descontinuação, aumentar a dose para interromper os sintomas e depois reiniciar a retirada bem mais lentamente

Farmacocinética
- É um substrato para CYP459 2D6 e 3A4
- A nortriptilina é o metabólito ativo de amitriptilina, formada por metilação via CYP450 1A2
- Meia-vida é de aproximadamente 36 horas
- Alimentos não afetam a absorção

 Interações medicamentosas
- O tramadol aumenta o risco de convulsões em pacientes que tomam ADTs
- O uso de ADTs com substâncias anticolinérgicas pode resultar em íleo paralítico ou hipertermia

- Fluoxetina, paroxetina, bupropiona, duloxetina e outros inibidores de CYP450 2D6 podem aumentar as concentrações de ADT e causar efeitos colaterais, incluindo arritmias perigosas
- A cimetidina pode aumentar as concentrações plasmáticas de ADTs e causar sintomas anticolinérgicos
- Fenotiazinas ou haloperidol podem aumentar as concentrações sanguíneas de ADTs
- Pode alterar os efeitos de substâncias anti-hipertensivas; pode inibir os efeitos hipotensores da clonidina
- O uso de ADTs com agentes simpatomiméticos pode aumentar a atividade simpática
- O metilfenidato pode inibir o metabolismo dos ADTs
- A nortripitlina pode elevar os níveis plasmáticos de dicumarol
- Ativação e agitação, especialmente depois de troca ou acréscimo de antidepressivos, podem representar a indução de um estado bipolar, especialmente uma condição bipolar tipo II disfórica mista algumas vezes associada a ideação suicida, requerendo a adição de lítio, um estabilizador do humor ou um antipsicótico atípico e/ou descontinuação da nortiptilina

Outras advertências/precauções

- Acrescentar ou iniciar outros antidepressivos com cautela por até 2 semanas após a descontinuação de nortriptilina
- Em geral, não usar com IMAOs, incluindo 14 dias depois que tiverem sido interrompidos; não iniciar um IMAO por pelo menos 5 meias-vidas (5 a 7 dias para a maioria das substâncias) após a descontinuação de nortriptilina, mas ver a seção Pérolas
- Usar com cautela em pacientes com história de convulsões, retenção urinária, glaucoma de ângulo fechado, hipertireoidismo
- Os ADTs podem aumentar o intervalo QTc, especialmente em doses tóxicas, o que pode ocorrer não somente por *overdose*, mas também pela combinação com substâncias que inibem o metabolismo de ADT via CYP450 2D6, potencialmente causando arritmia do tipo *torsades de pointes* ou morte súbita
- Uma vez que os ADTs podem prolongar o intervalo QTc, usar com cautela em pacientes que têm bradicardia ou que estão tomando substâncias que podem induzir bradicardia (p. ex., betabloqueadores, bloqueadores dos canais de cálcio, clonidina, digitálico)
- Uma vez que os ADTs podem prolongar o intervalo QTc, usar com cautela em pacientes que têm hipocalemia e/ou hipomagnesemia ou que estão tomando substâncias que podem induzir hipocalemia ou magnesemia (p. ex., diuréticos, laxativos estimulantes, anfotericina B intravenosa, glicocorticoides, tetracosactida)
- Ao tratar crianças, ponderar cuidadosamente os riscos e benefícios do tratamento farmacológico em relação aos do não tratamento com antidepressivos e documentar isso no prontuário do paciente
- Distribuir as brochuras fornecidas pela FDA e pelas companhias farmacêuticas
- Alertar os pacientes e seus cuidadores sobre a possibilidade de efeitos colaterais ativadores e aconselhá-los a relatar esses sintomas imediatamente
- Monitorar os pacientes para a ativação de ideação suicida, especialmente crianças e adolescentes

Não usar

- Se o paciente estiver se recuperando de infarto do miocárdio
- Se o paciente estiver tomando agentes capazes de prolongar significativamente o intervalo QTc (p. ex., pimozida, tioridazina, antiarrítmicos selecionados, moxifloxacina, esparfloxacina)
- Se houver história de prolongamento de QTc ou arritmia cardíaca, infarto agudo do miocárdio recente, insuficiência cardíaca descompensada
- Se o paciente estiver tomando substâncias que inibem o metabolismo de ADTs, incluindo inibidores de CYP450 2D6, exceto se prescrito por um especialista
- Se houver função reduzida de CYP450 2D6, como os pacientes que são metabolizadores lentos de 2D6, exceto se prescrito por um especialista e em baixas doses
- Se houver alergia comprovada a nortriptilina ou amitriptilina

POPULAÇÕES ESPECIAIS

Insuficiência renal
- Usar com cautela; poderá ser preciso reduzir a dose
- Poderá ser preciso monitorar os níveis plasmáticos

Insuficiência hepática
- Usar com cautela
- Poderá ser preciso monitorar os níveis plasmáticos
- Poderá requerer uma dose mais baixa com titulação mais lenta

Insuficiência cardíaca
- É recomendado ECG basal
- Foi relatado que ADTs causam arritmias, prolongamento do tempo de condução, hipotensão ortostática, taquicardia sinusal e insuficiência cardíaca, especialmente no coração doente
- Infarto do miocárdio e AVC foram relatados com ADTs
- Os ADTs produzem prolongamento de QTc, o que pode ser aumentado pela existência de bradicardia, hipocalemia, intervalo de QTc longo congênito ou adquirido, os quais devem ser avaliados antes de administrar nortriptilina
- Usar com cautela se tratar concomitantemente com uma medicação que apresenta probabilidade de produzir bradicardia prolongada, hipocalemia, lentidão da condução cardíaca ou prolongamento do intervalo QTc
- Evitar ADTs em pacientes com história conhecida de prolongamento de QTc, infarto agudo do miocárdio recente e insuficiência cardíaca descompensada
- Os ADTs podem causar aumento sustentado na frequência cardíaca em pacientes com doença cardíaca isquêmica e piorar (reduzir) a variabilidade da frequência cardíaca, um risco independente de mortalidade em populações cardíacas
- Uma vez que os ISRSs podem aumentar a variabilidade da frequência cardíaca em pacientes após um infarto do miocárdio e melhorar a sobrevida e o humor em pacientes com angina aguda ou depois de infarto do miocárdio, eles são agentes mais apropriados para a população cardíaca do que antidepressivos tricíclicos/tetracíclicos

✱ A relação risco/benefício pode não justificar o uso de ADTs em insuficiência cardíaca

Idosos
- ECG basal é recomendado para pacientes com mais de 50 anos
- Podem ser mais sensíveis aos efeitos anticolinérgicos, cardiovasculares, hipotensores e sedativos
- Podem requerer dose mais baixa; pode ser útil monitorar os níveis plasmáticos em pacientes idosos
- Redução no risco de suicidalidade com antidepressivos em comparação ao placebo em adultos a partir de 65 anos

Crianças e adolescentes
- Ponderar cuidadosamente os riscos e benefícios do tratamento farmacológico em relação aos do não tratamento com antidepressivos e documentar isso no prontuário do paciente
- Monitorar os pacientes pessoalmente com regularidade, em particular durante as primeiras semanas de tratamento
- Usar com cautela, observando ativação de transtorno bipolar conhecido ou desconhecido e/ou ideação suicida, e informar os pais ou responsáveis desse risco para que possam ajudar a observar a criança ou adolescente
- Não é recomendada para uso em crianças com menos de 12 anos
- Não é destinada para uso em crianças com menos de 6 anos
- Vários estudos mostram falta de eficácia de ADTs para depressão
- Pode ser utilizada para tratar enurese ou comportamentos hiperativos/impulsivos
- Alguns casos de morte súbita ocorreram em crianças que tomavam ADTs
- Os níveis plasmáticos podem precisar ser monitorados
- Dose em crianças costuma ser menor do que 50 mg/dia
- Pode ser útil monitorar os níveis plasmáticos em crianças e adolescentes

Gravidez
- Válidas a partir de 30 de junho de 2015, a FDA norte-americana determina alterações no conteúdo e na forma das informações referentes a gravidez e lactação nos rótulos das substâncias de prescrição, incluindo a eliminação das categorias por letras para risco na gravidez; a Pregnancy and Lactation Labeling Rule (PLLR ou regra final) aplica-se somente a substâncias de prescrição e será introduzida gradualmente para substâncias aprovadas a partir de 30 de junho de 2001
- Atravessa a placenta
- Deve ser utilizada somente se os benefícios potenciais compensarem os possíveis riscos
- Foram relatados efeitos adversos em bebês cujas mães haviam tomado um ADT (letargia, sintomas de retirada, malformações fetais)
- Avaliar para tratamento com um antidepressivo com uma melhor relação risco/benefício

Amamentação
- Alguma quantidade da substância é encontrada no leite materno

✱ Recomendado descontinuar a substância ou usar mamadeira

- O período pós-parto imediato é uma época de alto risco de depressão, especialmente em mulheres que tiveram episódios depressivos prévios, portanto poderá ser necessário reinstituir a substân-

cia no final do terceiro trimestre ou logo após o parto para prevenir recorrência durante o período pós-parto
- Devem ser ponderados os benefícios da amamentação com os riscos e benefícios do tratamento com antidepressivo *versus* não tratamento para o bebê e a mãe
- Para muitas pacientes, isso pode significar a continuidade do tratamento durante a amamentação

A ARTE DA PSICOFARMACOLOGIA

Potenciais vantagens
- Pacientes com insônia
- Depressão grave ou resistente ao tratamento
- Pacientes para quem é desejável monitoramento terapêutico da substância

Potenciais desvantagens
- Pacientes pediátricos e geriátricos
- Pacientes preocupados com ganho de peso
- Pacientes com doença cardíaca

Principais sintomas-alvo
- Humor deprimido
- Dor crônica

Pérolas
- Os ADTs são frequentemente uma opção de tratamento de primeira linha para dor crônica
- Os ADTs não são mais considerados uma opção de primeira linha para depressão devido ao seu perfil de efeitos colaterais
- Os ADTs continuam a ser úteis para depressão grave ou resistente ao tratamento
- Inibidores da recaptação noradrenérgica como a nortriptilina podem ser utilizados como tratamento de segunda linha para cessação do tabagismo, dependência de cocaína e transtorno de déficit de atenção
- Os ADTs podem agravar sintomas psicóticos
- Álcool deve ser evitado devido aos efeitos aditivos no SNC
- Pacientes abaixo do peso normal podem ser mais suscetíveis a efeitos adversos cardiovasculares
- Crianças, pacientes com hidratação inadequada e pacientes com doença cardíaca podem ser mais suscetíveis a cardiotoxicidade induzida por ADTs do que adultos saudáveis

- Somente para o especialista: embora costume ser proibido, um tratamento extremo e potencialmente perigoso, para pacientes com muita resistência ao tratamento, é dar um antidepressivo tricíclico/tetracíclico, exceto clomipramina, simultaneamente com um IMAO para indivíduos que não respondem a diversos outros antidepressivos
- Se for escolhida essa opção, iniciar o IMAO com o antidepressivo tricíclico simultaneamente em baixas doses depois da eliminação apropriada da substância e, então, aumentar as doses desses agentes de modo alternado a cada poucos dias até uma semana conforme tolerado
- Embora restrições dietéticas e medicamentosas concomitantes muito rígidas devam ser observadas para prevenir crises hipertensivas e síndrome serotonérgica, os efeitos colaterais mais comuns de combinações IMAO/tricíclico ou tetracíclico podem ser ganho de peso ou hipotensão ortostática
- Pacientes em uso de ADTs devem estar informados de que podem experimentar sintomas como fotossensibilidade ou urina azul-esverdeada
- Os ISRSs podem ser mais efetivos do que os ADTs em mulheres, e os ADTs podem ser mais efetivos do que os ISRSs em homens
- Não é recomendada para uso de primeira linha em crianças com TDAH devido à disponibilidade de tratamentos mais seguros e com eficácia mais bem documentada, bem como devido ao potencial da nortriptilina para morte súbita em crianças
- ✱ A nortriptilina é um dos poucos ADTs em que o monitoramento dos níveis plasmáticos da substância foi bem estudado
- Uma vez que antidepressivos tricíclicos/tetracíclicos são substratos para CYP450 2D6, e 7% da população (especialmente pessoas brancas) pode ter uma variante genética levando à atividade reduzida de 2D6, tais pacientes podem não tolerar com segurança doses normais de antidepressivos tricíclicos/tetracíclicos, requerendo redução da dose
- Poderá ser necessária testagem fenotípica para detectar essa variante genética antes de dosar com um antidepressivo tricíclico/tetracíclico, especialmente em populações vulneráveis, como crianças, idosos, populações cardíacas e aqueles em uso de medicações concomitantes
- Pacientes que parecem ter efeitos colaterais extraordinariamente graves com doses normais ou baixas podem ter essa variante fenotípica de CYP450 2D6, requerendo baixas doses ou troca por outro antidepressivo não metabolizado por 2D6

Leituras sugeridas

Anderson IM. Meta-analytical studies on new antidepressants. Br Med Bull 2001;57:161–78.

Anderson IM. Selective serotonin reuptake inhibitors versus tricyclic antidepressants: a meta-analysis of efficacy and tolerability. J Aff Disorders 2000;58:19–36.

Hughes JR, Stead LF, Lancaster T. Antidepressants for smoking cessation. Cochrane Database Syst Rev 2000;4:CD000031.

Wilens TE, Biederman J, Baldessarini RJ, et al. Cardiovascular effects of therapeutic doses of tricyclic antidepressants in children and adolescents. J Am Acad Child Adolesc Psychiatry 1996;35(11):1491–501.

OLANZAPINA

TERAPÊUTICA

Marcas
- Zyprexa
- Symbyax (combinação de olanzapina-fluoxetina)
- Relprevv

Genérico? Sim

Classe
- Nomenclatura baseada na neurociência: antagonista dos receptores de dopamina e serotonina (ARDS)
- Antipsicótico atípico (antagonista de serotonina e dopamina; antipsicótico de segunda geração; também um estabilizador do humor)

Comumente prescrita para
(em negrito, as aprovações da FDA)
- **Esquizofrenia (a partir dos 13 anos)**
- Manutenção da resposta em esquizofrenia
- **Agitação aguda associada a esquizofrenia (intramuscular)**
- **Mania aguda/mania mista (monoterapia e adjunto para lítio e valproato) (a partir dos 13 anos)**
- Manutenção bipolar
- **Agitação aguda associada a mania bipolar I (intramuscular)**
- **Depressão bipolar [em combinação com fluoxetina (Symbyax)]**
- **Depressão resistente ao tratamento [em combinação com fluoxetina (Symbyax)]**
- Outros transtornos psicóticos
- Transtornos comportamentais em demências
- Transtornos comportamentais em crianças e adolescentes
- Transtornos associados a problemas com controle dos impulsos
- Transtorno da personalidade *borderline*

Como a substância atua
- Bloqueia os receptores de dopamina 2, reduzindo os sintomas positivos de psicose e estabilizando os sintomas afetivos
- Bloqueia os receptores de serotonina 2A, causando aumento na liberação de dopamina em certas regiões do cérebro e, assim, reduzindo os efeitos colaterais motores, bem como possivelmente melhorando a cognição e os sintomas afetivos

- Interações em uma miríade de outros receptores de neurotransmissores podem contribuir para a eficácia da olanzapina
- * Especificamente, as ações antagonistas nos receptores 5HT2C podem contribuir para a eficácia em sintomas cognitivos e afetivos em alguns pacientes
- * As ações antagonistas de 5HT2C mais o bloqueio da recaptação de serotonina se somam às ações da olanzapina quando administrada como Symbyax (combinação de olanzapina-fluoxetina)

Tempo para início da ação
- Sintomas psicóticos e maníacos podem melhorar dentro de 1 semana, mas pode levar várias semanas para efeito completo no comportamento, na cognição e na estabilização afetiva
- Classicamente é recomendado esperar pelo menos 4 a 6 semanas para determinar a eficácia da substância, mas, na prática, alguns pacientes requerem até 16 a 20 semanas para apresentar uma boa resposta, especialmente nos sintomas cognitivos
- A formulação IM pode reduzir a agitação em 15 a 30 minutos

Se funcionar
- Na maioria das vezes reduz os sintomas positivos em esquizofrenia, mas não os elimina
- Pode melhorar os sintomas negativos, além dos sintomas agressivos, cognitivos e afetivos em esquizofrenia
- A maioria dos pacientes com esquizofrenia não tem uma remissão total dos sintomas, mas uma redução de aproximadamente um terço
- Talvez 5 a 15% dos pacientes com esquizofrenia possam experimentar uma melhora geral de mais que 50 a 60%, especialmente quando estão recebendo tratamento estável por mais de 1 ano
- Esses pacientes são considerados super-respondedores ou "*awakeners*", já que podem ficar suficientemente bem para obter emprego, viver de forma independente e manter relações de longa duração
- Muitos pacientes com transtorno bipolar podem experimentar uma redução dos sintomas pela metade ou mais
- Continuar o tratamento até atingir um platô de melhora
- Depois de atingido um platô satisfatório, continuar o tratamento por pelo menos 1 ano depois do primeiro episódio de psicose
- Para segundo episódio de psicose e episódios subsequentes, poderá ser necessário tratamento por tempo indefinido
- Mesmo para primeiros episódios de psicose, poderá ser preferível continuar o tratamento por

tempo indefinido para evitar episódios subsequentes
• O tratamento pode não só reduzir mania, mas também prevenir recorrências de mania em transtorno bipolar

Se não funcionar
• Experimentar um dos outros antipsicóticos atípicos (risperidona, quetiapina, ziprasidona, aripiprazol, paliperidona, amissulprida, asenapina, iloperidona, lurasidona)
• Se 2 ou mais monoterapias antipsicóticas não funcionarem, considerar clozapina
• Alguns pacientes podem requerer tratamento com um antipsicótico convencional
• Se nenhum antipsicótico atípico de primeira linha for efetivo, considerar doses mais altas ou potencialização com valproato ou lamotrigina
• Considerar a não adesão e trocar por outro antipsicótico com menos efeitos colaterais ou por um antipsicótico que possa ser administrado por injeção *depot*
• Considerar início de reabilitação e psicoterapia como remediação cognitiva
• Considerar a presença concomitante de abuso de substância

Melhores combinações de potencialização para resposta parcial ou resistência ao tratamento
• Ácido valproico (valproato, divalproex, divalproex ER)
• Outros anticonvulsivantes estabilizadores do humor (carbamazepina, oxcarbazepina, lamotrigina)
• Lítio
• Benzodiazepínicos
• A fluoxetina e outros antidepressivos podem ser agentes de potencialização efetivos para a olanzapina para depressão bipolar, depressão psicótica e depressão unipolar não responsiva a antidepressivos isolados (p. ex., combinação de olanzapina-fluoxetina)

Exames
Antes de iniciar um antipsicótico atípico
✸ Pesar todos os pacientes e acompanhar o IMC durante o tratamento
• Obter a história pessoal e familiar basal de diabetes, obesidade, dislipidemia, hipertensão e doença cardiovascular
✸ Obter circunferência da cintura (na altura do umbigo), pressão arterial, glicose plasmática em jejum e perfil lipídico em jejum

• Determinar se o paciente
 • está com sobrepeso (IMC 25,0-29,9)
 • é obeso (IMC ≥ 30)
 • tem pré-diabetes (glicose plasmática em jejum 100-125 mg/dL)
 • tem diabetes (glicose plasmática > 126 mg/dL)
 • tem hipertensão (PA > 140/90 mmHg)
 • tem dislipidemia (colesterol total, colesterol LDL e triglicerídeos aumentados; colesterol HDL reduzido)
• Tratar ou encaminhar esses pacientes para tratamento, incluindo manejo nutricional e do peso, aconselhamento de atividade física, cessação do tabagismo e manejo clínico

Monitoramento depois de iniciar um antipsicótico atípico
✸ IMC mensalmente por 3 meses, depois trimestralmente
✸ Considerar o monitoramento mensal dos triglicerídeos em jejum por vários meses em pacientes com alto risco de complicações metabólicas e ao iniciar ou trocar antipsicóticos
✸ Pressão arterial, glicose plasmática em jejum, lipídeos em jejum dentro de 3 meses e depois anualmente, porém de modo mais precoce e frequente para pacientes com diabetes ou que ganharam > 5% do peso inicial
• Tratar ou encaminhar para tratamento e considerar troca por outro antipsicótico atípico para pacientes que adquirem sobrepeso ou tornam-se obesos, pré-diabéticos, diabéticos, hipertensos ou dislipidêmicos enquanto recebem um antipsicótico atípico
✸ Mesmo em pacientes sem diabetes conhecida, manter vigilância para o início raro, mas potencialmente fatal, de cetoacidose diabética, que sempre requer tratamento imediato, monitorando o início súbito de poliúria, polidipsia, perda de peso, náusea, vômitos, desidratação, respiração rápida, fraqueza e turvação da consciência, até mesmo coma
• Pacientes com doença hepática devem fazer testes sanguíneos algumas vezes por ano
• Pacientes com baixa contagem de leucócitos ou história de leucopenia/neutropenia induzida por substância devem ter hemograma completo monitorado frequentemente durante os primeiros meses, e a olanzapina deve ser descontinuada ao primeiro sinal de declínio em leucócitos na ausência de outros fatores causativos

Olanzapina 553

EFEITOS COLATERAIS

Como a substância causa efeitos colaterais
- Bloqueando os receptores de histamina 1 no cérebro, pode causar sedação e possivelmente ganho de peso
- Bloqueando os receptores alfa-1 adrenérgicos, pode causar tontura, sedação e hipotensão
- Bloqueando os receptores muscarínicos 1, pode causar boca seca, constipação e sedação
- Bloqueando os receptores de dopamina 2 no estriado, pode causar efeitos colaterais motores (incomum)
- O mecanismo do ganho de peso e da incidência aumentada de diabetes e dislipidemia com antipsicóticos atípicos é desconhecido, mas a regulação da insulina pode ser prejudicada pelo bloqueio dos receptores muscarínicos M3 pancreáticos

Efeitos colaterais notáveis
✹ Provavelmente aumenta o risco de diabetes melito e dislipidemia
- Tontura, sedação
- Boca seca, constipação, dispepsia, ganho de peso
- Edema periférico
- Dor nas articulações, dor nas costas, dor torácica, dor nas extremidades, marcha anormal, equimose
- Taquicardia
- Hipotensão ortostática, geralmente durante titulação da dose inicial
- Rara discinesia tardia (risco muito reduzido em comparação a antipsicóticos convencionais)
- Rara erupção cutânea com exposição à luz solar

Efeitos colaterais potencialmente fatais ou perigosos
- Hiperglicemia, em alguns casos extremos e associada a cetoacidose ou coma hiperosmolar ou morte, foi relatada em pacientes que tomavam antipsicóticos atípicos
- Condição cutânea rara, mas grave, conhecida como reação a substâncias com eosinofilia (DRESS)
- Rara síndrome neuroléptica maligna (risco muito reduzido em comparação aos antipsicóticos convencionais)
- Raras convulsões
- Risco aumentado de morte e eventos cerebrovasculares em pacientes idosos com psicose relacionada a demência

Ganho de peso

- Frequente e pode ocorrer em quantidade significativa
- Pode se tornar um problema de saúde em alguns
- Mais do que para outros antipsicóticos, mas nunca diga sempre, pois não é um problema em todos

Sedação

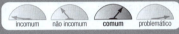

- Muitos pacientes experimentam e/ou pode ocorrer em quantidade significativa
- Costuma ser transitória
- Pode ser menor do que para alguns antipsicóticos e maior do que para outros

O que fazer com os efeitos colaterais
- Esperar
- Esperar
- Esperar
- Tomar na hora de dormir para ajudar a reduzir sedação diurna
- Anticolinérgicos podem reduzir efeitos colaterais motores como acatisia, quando presente, mas raramente são necessários
- Perda de peso, programas de exercícios e manejo clínico para IMC alto, diabetes, dislipidemia
- Trocar por outro antipsicótico atípico

Melhores agentes de acréscimo para os efeitos colaterais
- Benzotropina ou triexifenidil para efeitos colaterais motores
- Muitos efeitos colaterais não podem ser melhorados com um agente de acréscimo

DOSAGEM E USO

Variação típica da dosagem
- 10 a 20 mg/dia (oral ou intramuscular)
- Olanzapina 6 a 12 mg/fluoxetina 25 a 50 mg (combinação olanzapina-fluoxetina)
- 150 a 300 mg/2 semanas ou 300 a 405 mg/4 semanas (ver Pamoato de olanzapina após a seção Pérolas para dosagem e uso)

Formas de dosagem
- Comprimidos de 2,5 mg, 5 mg, 7,5 mg, 10 mg, 15 mg, 20 mg
- Comprimidos de desintegração oral de 5 mg, 10 mg, 15 mg, 20 mg
- Formulação intramuscular de 5 mg/mL, cada frasco contém 10 mg (disponível em alguns países)
- *Depot* de 210 mg, 300 mg, 405 mg
- Cápsulas com combinação de olanzapina-fluoxetina (mg equivalente a olanzapina/mg equivalente a fluoxetina) de 6 mg/25 mg, 6 mg/50 mg, 12 mg/25 mg, 12 mg/50 mg

Como dosar
- Dose inicial de 5 a 10 mg 1 vez por dia por via oral; aumentar 5 mg 1 vez por semana até que seja alcançada eficácia; a dose máxima aprovada é de 20 mg/dia
- Para formulação intramuscular, a dose inicial recomendada é de 10 mg; uma segunda injeção de 5 a 10 mg pode ser administrada 2 horas depois da primeira injeção; a dose máxima diária de olanzapina é de 20 mg, com não mais de 3 injeções a cada 24 horas
- Para combinação olanzapina-fluoxetina, a dose inicial recomendada é de 6 mg/25 mg 1 vez por dia à noite; aumentar a dose com base na eficácia e tolerabilidade; máximo geralmente de 18 mg/75 mg

Dicas para dosagem – oral
✱ **Mais pode ser mais**: aumentar a dose típica acima de 15 mg/dia pode ser útil para pacientes agudamente doentes e agitados e alguns indivíduos resistentes ao tratamento, ganhando eficácia sem muito mais efeitos colaterais

✱ Alguns usos extremos para pacientes que não respondem a outros antipsicóticos podem ocasionalmente justificar a dosagem acima de 30 mg/dia e de curto prazo de até 90 mg/dia
- Para altas doses em pacientes resistentes ao tratamento ou violentos, monitorar os níveis terapêuticos da substância e visar geralmente acima da faixa típica de 5 a 75 mg/mL (i.e., acima de 125 mg), mas manter abaixo da faixa tóxica associada ao prolongamento de QTc (700 a 800 mg/mL)
- Ver também a seção A arte da troca, depois de Pérolas, para iniciar uso oral e injetável de longa ação
- Em vez de aumentar a dose acima desses níveis em pacientes agudamente agitados que requerem ações antipsicóticas agudas, considerar potencialização com um benzodiazepínico ou antipsicótico convencional, por via oral ou intramuscular
- Em vez de aumentar a dose acima desses níveis em respondedores parciais, considerar potencialização com um anticonvulsivante estabilizador do humor, como valproato ou lamotrigina
- A eliminação da olanzapina é levemente reduzida nas mulheres em comparação aos homens, portanto elas podem precisar de doses mais baixas do que eles
- Crianças e idosos devem ser dosados no extremo inferior do espectro de dosagem

✱ A olanzapina por via intramuscular pode ser administrada em curto prazo, tanto para iniciar a dosagem com olanzapina oral ou outro antipsicótico oral, quanto para tratar agitação súbita em pacientes mantidos com antipsicóticos orais
- O tratamento deve ser suspenso se a contagem de neutrófilos absolutos cair abaixo de 1.000/mm^3

Overdose
- Raramente letal em *overdose* com monoterapia; sedação, fala mal articulada

Uso prolongado
- Aprovada para manter a resposta em tratamento de longo prazo de esquizofrenia
- Aprovada para manutenção de longo prazo em transtorno bipolar
- Frequentemente utilizada para manutenção de longo prazo em vários transtornos comportamentais

Formação de hábito
- Não

Como interromper
- Ver a seção Troca para orientações sobre como interromper a olanzapina
- A descontinuação oral rápida pode levar a psicose de rebote e piora dos sintomas

Farmacocinética
- Os metabólitos são inativos
- A substância-mãe tem meia-vida de 21 a 54 horas
- Substrato para CYP450 1A2 e 2D6
- Alimentos não afetam a absorção

Interações medicamentosas
- Pode aumentar os efeitos de agentes anti-hipertensivos

- Pode antagonizar levodopa e agonistas dopaminérgicos
- Poderá ser necessário reduzir a dose se for administrada com inibidores de CYP450 1A2 (p. ex., fluvoxamina) ou aumentar se for administrada em conjunto com indutores de CYP450 1A2 (p. ex., fumaça de cigarro, carbamazepina)

 Outras advertências/ precauções

- A olanzapina está associada a uma condição cutânea rara, mas grave, conhecida como reação a substâncias com eosinofilia (DRESS). A DRESS pode começar como uma erupção, mas progredir para outras partes do corpo, potencialmente incluindo sintomas como febre, linfonodos inchados, rosto inchado, inflamação dos órgãos e um aumento de leucócitos conhecido como eosinofilia. Em alguns casos, a DRESS pode levar à morte. Os clínicos que prescrevem olanzapina devem informar os pacientes sobre o risco de DRESS; indivíduos que desenvolvem febre com erupção e linfonodos inchados ou rosto inchado devem buscar cuidados médicos. Os pacientes são aconselhados a não interromper sua medicação sem consultar seu médico prescritor.
- Usar com cautela em pacientes com condições que predispõem a hipotensão (desidratação, calor excessivo)
- Usar com cautela em pacientes com hipertrofia prostática, glaucoma de ângulo fechado, íleo paralítico
- Pacientes que recebem a formulação intramuscular de olanzapina devem ser observados atentamente para hipotensão
- Geralmente não é recomendado administrar a formulação intramuscular com benzodiazepínicos parenterais; se o paciente necessitar de um benzodiazepínico parenteral, este deve ser administrado pelo menos 1 hora após a administração de olanzapina intramuscular
- A olanzapina deve ser utilizada com cautela em pacientes em risco de pneumonia por aspiração, já que foi relatada disfagia

Não usar
- Se houver risco conhecido de glaucoma de ângulo fechado (formulação intramuscular)
- Se o paciente tiver condição médica instável (p. ex., infarto agudo do miocárdio, *angina pectoris* instável, hipotensão grave e/ou bradicardia, síndrome do nó sinusal, cirurgia cardíaca recente) (formulação intramuscular)
- Se houver alergia comprovada a olanzapina

POPULAÇÕES ESPECIAIS

Insuficiência renal
- Não é necessário ajuste da dose para a formulação oral
- Não é removida por hemodiálise
- Para formulação intramuscular, considerar redução da dose inicial (5 mg)

Insuficiência hepática
- Poderá ser preciso reduzir a dose
- Pacientes com doença hepática devem fazer testes da função hepática algumas vezes por ano
- Para insuficiência hepática moderada a grave, dose oral inicial de 5 mg; aumentar com cautela
- Para formulação intramuscular, considerar a redução da dose inicial (5 mg)

Insuficiência cardíaca
- A substância deve ser utilizada com cautela devido ao risco de hipotensão ortostática

Idosos
- Alguns pacientes podem tolerar melhor doses mais baixas
- Incidência aumentada de AVC
- Para formulação intramuscular, a dose inicial recomendada é de 2,5 a 5 mg; uma segunda injeção de 2,5 a 5 mg pode ser administrada 2 horas após a primeira injeção; não mais de 3 injeções devem ser administradas dentro de 24 horas
- Embora antipsicóticos atípicos sejam comumente utilizados para transtornos comportamentais na demência, nenhum agente foi aprovado para pacientes idosos com psicose relacionada a demência
- Pacientes idosos com psicose relacionada a demência tratados com antipsicóticos atípicos têm risco aumentado de morte em comparação ao placebo, além de risco aumentado de eventos cerebrovasculares

 Crianças e adolescentes

- Aprovada para uso em esquizofrenia e episódios maníacos/mistos (a partir dos 13 anos para ambos)
- A experiência clínica e dados iniciais sugerem que a olanzapina provavelmente é segura e efetiva para transtornos comportamentais em crianças e adolescentes
- Crianças e adolescentes que fazem uso de olanzapina podem precisar ser monitorados mais frequentemente do que adultos

- A formulação intramuscular não foi estudada em pacientes com menos de 18 anos e não é recomendada para uso nessa população

Gravidez

- Válidas a partir de 30 de junho de 2015, a FDA norte-americana determina alterações no conteúdo e na forma das informações referentes a gravidez e lactação nos rótulos das substâncias de prescrição, incluindo a eliminação das categorias por letras para risco na gravidez; a Pregnancy and Lactation Labeling Rule (PLLR ou regra final) aplica-se somente a substâncias de prescrição e será introduzida gradualmente para substâncias aprovadas a partir de 30 de junho de 2001
- Não foram conduzidos estudos controlados em gestantes
- Há risco de movimentos musculares anormais e sintomas de retirada em recém-nascidos cujas mães tenham tomado um antipsicótico durante o terceiro trimestre; os sintomas podem incluir agitação, tônus muscular anormalmente aumentado ou diminuído, tremor, sonolência, dificuldade intensa de respirar e dificuldade de alimentação
- Sintomas psicóticos podem piorar durante a gravidez, e poderá ser necessária alguma forma de tratamento
- Achados iniciais em bebês expostos a olanzapina *in utero* atualmente não apresentam consequências adversas
- A olanzapina pode ser preferível a anticonvulsivantes estabilizadores do humor, caso seja necessário tratamento durante a gravidez
- National Pregnancy Registry for Atypical Antipsychotics: 1-866-961-2388 ou http://womensmentalhealth.org/clinical-and-research-programs/pregnancyregistry/

Amamentação

- É desconhecido se a olanzapina é secretada no leite humano, mas presume-se que todos os psicotrópicos sejam secretados no leite humano

✱ É recomendado descontinuar a substância ou usar mamadeira

- Bebês de mulheres que tenham optado por amamentar durante o uso de olanzapina devem ser monitorados para possíveis efeitos adversos

A ARTE DA PSICOFARMACOLOGIA

Potenciais vantagens

✱ Alguns casos de psicose e transtorno bipolar refratários ao tratamento com outros antipsicóticos

✱ Frequentemente é um agente de potencialização preferido em depressão bipolar ou depressão unipolar resistente ao tratamento

✱ Pacientes que precisam de início rápido da ação antipsicótica sem titulação da substância

- Pacientes que estão trocando olanzapina intramuscular por uma preparação oral

Potenciais desvantagens

- Paciente preocupados com ganho de peso

✱ Pacientes com diabetes melito, obesidade e/ou dislipidemia

Principais sintomas-alvo

- Sintomas positivos de psicose
- Sintomas negativos de psicose
- Sintomas cognitivos
- Humor instável (humor deprimido e mania)
- Sintomas agressivos

Pérolas

- Um estudo comparativo recente em esquizofrenia sugere maior eficácia (i.e., menos abandono por todas as causas) em doses moderadamente altas em comparação a alguns outros antipsicóticos atípicos e convencionais em doses moderadas
- O mesmo estudo sugere maior eficácia, porém mais efeitos colaterais metabólicos, se comparada com alguns outros antipsicóticos atípicos ou convencionais
- É bem aceita para uso em esquizofrenia e transtorno bipolar, incluindo casos difíceis

✱ Utilidade documentada em casos refratários ao tratamento, especialmente em doses mais altas

✱ Eficácia documentada como agente de potencialização para ISRSs (fluoxetina) em transtorno depressivo maior não psicótico resistente ao tratamento

✱ Eficácia documentada em depressão bipolar, especialmente em combinação com fluoxetina

- Maior ganho de peso do que muitos outros antipsicóticos – não significa que todos os pacientes ganhem peso

- Efeitos colaterais motores incomuns em doses baixas e médias
- Menos sedação do que alguns antipsicóticos e mais do que outros
* É controverso se a olanzapina tem mais risco de diabetes e dislipidemia do que outros antipsicóticos
- A fumaça do cigarro pode reduzir os níveis de olanzapina, e os pacientes podem precisar de aumento na dose se iniciarem ou aumentarem o uso de cigarros
* Uma formulação de dosagem intramuscular de curta ação está disponível
- A formulação de dosagem intramuscular de longa ação também está aprovada
- Pacientes com respostas inadequadas a antipsicóticos atípicos podem se beneficiar da determinação dos níveis plasmáticos da substância e, se estiverem baixos, de aumento na dosagem além dos limites tipicamente prescritos
- Pacientes com respostas inadequadas a antipsicóticos atípicos também se beneficiam de uma tentativa de potencialização com um antipsicótico convencional ou troca por um antipsicótico convencional
- Entretanto, a polifarmácia de longo prazo com uma combinação de um antipsicótico convencional com um antipsicótico atípico pode combinar seus efeitos colaterais sem claramente potencializar a eficácia de cada um
- Para pacientes resistentes ao tratamento, especialmente aqueles com impulsividade, agressão, violência e autolesão, a polifarmácia de longo prazo com 2 antipsicóticos atípicos ou com 1 antipsicótico atípico e 1 antipsicótico convencional pode ser útil ou até mesmo necessária, mediante monitoramento atento
- Em tais casos, poderá ser benéfico combinar 1 antipsicótico *depot* com 1 antipsicótico oral
- Embora seja uma prática frequente por parte de alguns prescritores, o acréscimo de 2 antipsicóticos convencionais em conjunto faz pouco sentido e pode reduzir a tolerabilidade sem claramente aumentar a eficácia

PAMOATO

Veículo	Água
T. máx.	3 a 4 dias
T1/2 com múltipla dosagem	30 dias

Tempo para atingir estado de equilíbrio	3 meses
Capacidade de ser carregado	Sim
Programa de dosagem (manutenção)	2 semanas ou 4 semanas
Local da injeção	Glúteo intramuscular
Calibre da agulha	19
Formas de dosagem	210 mg, 300 mg, 405 mg
Volume da injeção	150 mg/mL (variação 1,0 a 2,7 mL)

Variação típica da dosagem
- 150 a 300 mg/2 semanas ou 300 a 405 mg/4 semanas

Como dosar
- Conversão a partir da dose oral: a dose deve ser carregada durante as 8 semanas iniciais com base na dose oral estável anterior de olanzapina

Dose diária oral de olanzapina	Dose ILA: primeiras 8 semanas	Dose ILA: depois de 8 semanas
10 mg	210 mg/2 semanas OU 405 mg/4 semanas	150 mg/2 semanas OU 300 mg/4 semanas
15 mg	300 mg/2 semanas	210 mg/2 semanas OU 405 mg/4 semanas
20 mg	300 mg/2 semanas	300 mg/2 semanas

- Poderá ser necessária suplementação oral se não for utilizada a carga adequada
- Dose máxima de 300 mg/2 semanas

Dicas para dosagem
- Com ILAs, a constante da taxa de absorção é mais lenta do que a da taxa de eliminação, resultando em cinética *flip-flop* – isto é, o tempo até um estado de equilíbrio é uma função da taxa de absorção, enquanto a concentração em estado de equilíbrio é uma função da taxa de eliminação
- A limitação da velocidade para os níveis plasmáticos da substância para ILAs não é o metabolismo da substância, mas a lenta absorção a partir do local da injeção
- Em geral, são necessárias 5 meias-vidas de uma medicação para atingir 97% dos níveis de estado de equilíbrio
- As meias-vidas longas de antipsicóticos *depot* significam que se deve carregar adequadamente a dose (se possível) ou fornecer suplementação oral
- A falha em carregar a dose adequadamente leva à titulação cruzada prolongada do antipsicótico oral ou a níveis plasmáticos subterapêuticos da substância durante semanas ou meses em pacientes que não estão recebendo (ou aderindo a) suplementação oral
- Uma vez que os níveis plasmáticos do antipsicótico aumentam gradualmente com o tempo, as doses requeridas podem diminuir em comparação à inicial; a obtenção periódica dos níveis plasmáticos pode ser benéfica para prevenir aumento desnecessário dos níveis plasmáticos
- O momento para obter o nível sanguíneo para pacientes que recebem ILA é a manhã do dia em que receberão sua próxima injeção
- Vantagens: eficácia da olanzpaina oral
- Desvantagens: monitoramento 3 horas após a injeção é necessário em função do risco (0,2%) de *delirium* pós-injeção devido a rompimento vascular
- O limiar de resposta é geralmente 21 ng/mL; níveis plasmáticos acima de 176 mg/mL geralmente não são bem tolerados

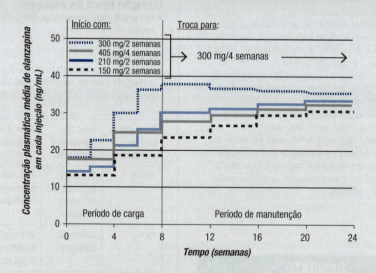

TROCA DE ANTIPSICÓTICOS ORAIS POR PAMOATO DE OLANZAPINA

- A descontinuação de antipsicótico oral pode iniciar-se imediatamente se for buscada a carga adequada
- Como descontinuar formulações orais
  - Titulação descendente não é necessária para: amissulprida, aripiprazol, brexpiprazol, cariprazina, olanzapina, paliperidona ER
  - Titulação descendente por 1 semana é necessária para: iloperidona, lurasidona, risperidona, ziprasidona, asenapina, quetiapina
  - Titulação descendente por + de 4 semanas pode ser necessária para: clozapina

A ARTE DA TROCA

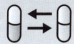 **Troca de antipsicóticos orais por olanzapina oral**
- Com aripiprazol, amissulprida e paliperidona ER, é possível interrupção imediata; iniciar olanzapina com meia dose
- Com risperidona, ziprasidona, iloperidona e lurasidona, iniciar olanzapina gradualmente, titulando por pelo menos 2 semanas para permitir que os pacientes se tornem tolerantes ao efeito sedativo

*Poderá ser necessário reduzir a clozapina de modo gradual e lento por 4 semanas ou mais

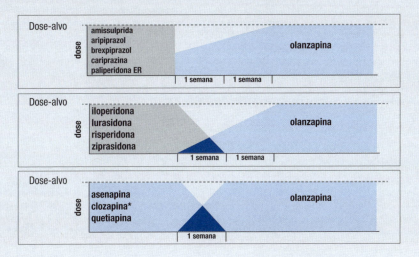

Leituras sugeridas

Citrome L. Adjunctive aripiprazole, olanzapine, or quetiapine for major depressive disorder: an analysis of number needed to treat, number needed to harm, and likelihood to be helped or harmed. Postgrad Med 2010;122(4):39–48.

Detke HC Zhao F, Garhyan P, Carlson J, McDonnell D. Dose correspondence between olanzapine long-acting injection and oral olanzapine: recommendations for switching. Int Clin Psychopharmacol 2011;26:35–42.

Komossa K, Rummel-Kluge C, Hunger H, et al. Olanzapine versus other atypical antipsychotics for schizophrenia. Cochrane Database Syst Rev 2010;17(3):CD006654.

Nasrallah HA. Atypical antipsychotic-induced metabolic side effects: insights from receptor-binding profiles. Mol Psychiatry 2008; 13(1):27–35.

Smith LA, Cornelius V, Warnock A, Tacchi MJ, Taylor D. Pharmacological interventions for acute bipolar mania: a systematic review of randomized placebo-controlled trials. Bipolar Disord 2007;9(6):551–60.

OXAZEPAM

TERAPÊUTICA

Marcas • Serax

Genérico? Sim

Classe
- Nomenclatura baseada na neurociência: modulador alostérico positivo de GABA (MAP-GABA)
- Benzodiazepínico (ansiolítico)

Comumente prescrito para
(em negrito, as aprovações da FDA)
- Ansiedade
- Ansiedade associada a depressão
- Abstinência alcoólica
- Catatonia

Como a substância atua
- Liga-se aos receptores benzodiazepínicos no complexo de canais de cloreto dos recepetores de GABA-A ativados por ligante
- Aumenta os efeitos inibitórios de GABA
- Estimula a condutância do cloreto através dos canais regulados por GABA
- Presumivelmente inibe a atividade neuronal em circuitos do medo centrados na amígdala para proporcionar benefícios terapêuticos em transtornos de ansiedade

Tempo para início da ação
- É comum algum alívio imediato com a primeira dosagem; pode levar várias semanas com dosagem diária para máximo benefício terapêutico

Se funcionar
- Para sintomas de ansiedade de curta duração – depois de algumas semanas, descontinuar o uso ou usar "quando necessário"
- Para transtornos de ansiedade crônica, o objetivo do tratamento é a completa remissão dos sintomas e a prevenção de recaídas futuras
- Para transtornos de ansiedade crônica, o tratamento na maioria das vezes reduz ou até mesmo elimina os sintomas, mas não é uma cura, já que os sintomas podem recorrer depois que o medicamento é interrompido
- Para sintomas de ansiedade de longa duração, considerar troca por um ISRS ou IRSN para manutenção de longo prazo
- Caso seja necessária manutenção de longo prazo com um benzodiazepínico, continuar o tratamento por 6 meses após a resolução dos sintomas e depois reduzir a dose lentamente
- Se os sintomas reemergirem, considerar tratamento com um ISRS ou IRSN ou reinício dos benzodiazepínicos; algumas vezes os benzodiazepínicos têm de ser utilizados em combinação com ISRSs ou IRSNs para melhores resultados

Se não funcionar
- Considerar troca por outro agente ou adição de um agente de potencialização apropriado
- Considerar psicoterapia, especialmente psicoterapia cognitivo-comportamental
- Considerar a presença de abuso de substância concomitante
- Considerar a presença de abuso de oxazepam
- Considerar outro diagnóstico, como uma condição clínica comórbida

Melhores combinações de potencialização para resposta parcial ou resistência ao tratamento
- Os benzodiazepínicos são frequentemente utilizados como agentes de potencialização para antipsicóticos e estabilizadores do humor no tratamento de transtornos psicóticos e bipolares
- Os benzodiazepínicos são frequentemente utilizados como agentes de potencialização para ISRSs e IRSNs no tratamento de transtornos de ansiedade
- Em geral não é racional combinar com outros benzodiazepínicos
- Cautela se usar como ansiolítico concomitantemente com outros hipnóticos sedativos para dormir

Exames
- Em pacientes com transtornos convulsivos, doença clínica concomitante e/ou aqueles com múltiplas medicações de longo prazo concomitantes, pode ser prudente realizar testes hepáticos e hemogramas periódicos

EFEITOS COLATERAIS

Como a substância causa efeitos colaterais
- Mesmo mecanismo para os efeitos colaterais que para os efeitos terapêuticos – ou seja, devido a ações excessivas nos receptores benzodiazepínicos

- Adaptações de longo prazo em receptores benzodiazepínicos podem explicar o desenvolvimento de dependência, tolerância e abstinência
- Os efeitos colaterais costumam ser imediatos, mas geralmente desaparecem com o tempo

Efeitos colaterais notáveis
✴ Sedação, fadiga, depressão
✴ Tontura, ataxia, fala mal articulada, fraqueza
✴ Esquecimento, confusão
✴ Hiperexcitabilidade, nervosismo
- Raras alucinações e mania
- Rara hipotensão
- Hipersalivação, boca seca

Efeitos colaterais potencialmente fatais ou perigosos
- Depressão respiratória, especialmente quando tomado com depressores do SNC em *overdose*
- Raras disfunção hepática, disfunção renal, discrasias sanguíneas

Ganho de peso

- Relatado, mas não esperado

Sedação

- Muitos pacientes experimentam e/ou pode ocorrer em quantidade significativa
- Especialmente no início do tratamento ou quando a dose é aumentada
- Frequentemente desenvolve-se tolerância com o tempo

O que fazer com os efeitos colaterais
- Esperar
- Esperar
- Esperar
- Reduzir a dose
- Administrar a dose maior na hora de dormir para evitar os efeitos sedativos durante o dia
- Trocar por outro agente
- Administrar flumazenil se os efeitos colaterais forem graves ou potencialmente fatais

Melhores agentes de acréscimo para os efeitos colaterais
- Muitos efeitos colaterais não podem ser melhorados com um agente de acréscimo

DOSAGEM E USO

Variação típica da dosagem
- Ansiedade leve a moderada: 30 a 60 mg/dia em 3 a 4 doses divididas
- Ansiedade grave, ansiedade associada a abstinência alcoólica: 45 a 120 mg/dia em 3 a 4 doses divididas

Formas de dosagem
- Cápsulas de 10 mg, 15 mg, 30 mg
- Comprimido de 15 mg

Como dosar
- Geralmente não é necessária titulação da dose

Dicas para dosagem
- Usar a dose mais baixa possível pelo período de tempo mais curto possível (uma estratégia de restrição do benzodiazepínico)
- O comprimido de 15 mg contém tartrazina, que pode causar reações alérgicas em certos pacientes, particularmente aqueles que são sensíveis à aspirina
- Para sintomas de ansiedade interdose, pode-se aumentar ou manter a mesma dose diária total, mas dividi-la em administrações mais frequentes
- Também pode ser utilizado como uma dose "extra" quando necessário para ansiedade interdose
- Uma vez que transtornos de ansiedade podem requerer doses mais altas, o risco de dependência pode ser maior nesses pacientes
- Alguns pacientes gravemente doentes podem requerer doses mais altas do que a dose máxima em geral recomendada
- A frequência da dosagem na prática é frequentemente maior do que a meia-vida prevista, já que a duração da atividade biológica é com frequência menor do que a meia-vida farmacocinética terminal

Overdose
- Mortes podem ocorrer; hipotensão, cansaço, ataxia, confusão, coma

Uso prolongado
- Risco de dependência, particularmente por períodos de tratamento mais longos do que 12 semanas e sobretudo em pacientes com abuso passado ou presente de polissubstâncias

Formação de hábito
- O oxazepam é uma substância Classe IV
- Os pacientes podem desenvolver dependência e/ou tolerância com uso de longo prazo

Como interromper
- Pacientes com história de convulsão podem ter crise durante a retirada, especialmente se for abrupta
- Reduzir a dose gradualmente em 15 mg a cada 3 dias para reduzir as chances de efeitos de abstinência
- Para casos difíceis de reduzir gradualmente, considerar redução da dose muito mais lenta depois de atingir 45 mg/dia, talvez até 10 mg por semana ou menos
- Para outros pacientes com problemas graves de descontinuação de um benzodiazepínico, poderá ser necessário reduzir gradualmente a dosagem por muitos meses (i.e., reduzir a dose em 1% a cada 3 dias, triturando o comprimido e fazendo uma suspensão ou dissolvendo em 10 mL de suco de fruta e, então, descartando 1 mL e bebendo o restante; 3 a 7 dias depois, descartam-se 2 mL, e assim por diante). Essa é uma forma de redução biológica gradual da dose muito lenta e também de dessensibilização comportamental.
- Procurar diferenciar reemergência dos sintomas, que requer reinstituição do tratamento, de sintomas de abstinência
- Pacientes com ansiedade dependentes de benzodiazepínicos e diabéticos dependentes de insulina não são aditos a suas medicações. Quando pacientes dependentes de benzodiazepínicos interrompem sua medicação, os sintomas da doença podem reemergir, piorar (rebote) e/ou sintomas de abstinência podem emergir

Farmacocinética
- Meia-vida de eliminação de 3 a 21 horas
- Sem metabólitos ativos

Interações medicamentosas
- Efeitos depressores aumentados quando tomado com outros depressores do SNC (ver a seção Outras advertências/precauções, a seguir)

Outras advertências/precauções
- Medicamento tarjado devido ao risco aumentado de efeitos depressores do SNC quando benzodiazepínicos e medicações opioides são utilizados em conjunto, incluindo especificamente o risco de respiração lenta ou dificuldade de respiração e morte
- Se não estiverem disponíveis alternativas para o uso combinado de benzodiazepínicos e opioides, os clínicos devem limitar cada substância à dosagem e à duração mínimas que ainda atingem eficácia terapêutica
- Os pacientes e seus cuidadores devem ser alertados a buscar atenção médica se ocorrer tontura incomum, vertigem, sedação, respiração lenta, dificuldade de respirar ou ausência de resposta
- Alterações na dosagem devem ser feitas em colaboração com o prescritor
- Usar com cautela em pacientes com doença pulmonar; raros relatos de morte após o início de benzodiazepínicos em indivíduos com insuficiência pulmonar grave
- História de abuso de substância ou álcool frequentemente cria risco maior de dependência
- Alguns pacientes deprimidos podem experimentar piora de ideação suicida
- Alguns pacientes podem exibir pensamento anormal ou alterações comportamentais semelhantes às causadas por outros depressores do SNC (i.e., ações depressoras ou desinibidoras)

Não usar
- Se o paciente tiver glaucoma de ângulo fechado
- Se houver alergia comprovada a oxazepam ou a algum benzodiazepínico

POPULAÇÕES ESPECIAIS

Insuficiência renal
- Usar com cautela; os níveis de oxazepam podem estar aumentados

Insuficiência hepática
- Usar com cautela; os níveis de oxazepam podem estar aumentados
- Devido a sua meia-vida curta e metabólitos inativos, o oxazepam pode ser um benzodiazepínico preferido em alguns pacientes com doença hepática

Insuficiência cardíaca
- Benzodiazepínicos têm sido utilizados para tratar ansiedade associada a infarto agudo do miocárdio

Idosos
- Dose inicial 30 mg em 3 doses divididas; pode ser aumentada para 30 a 60 mg/dia em 3 a 4 doses divididas

Crianças e adolescentes
- Segurança e eficácia não foram estabelecidas abaixo de 6 anos

- Não há orientações de dosagem claras para crianças entre 6 e 12 anos
- Os efeitos de longo prazo do oxazepam em crianças e adolescentes são desconhecidos
- Geralmente devem receber doses mais baixas e ser monitorados mais atentamente

Gravidez
- Válidas a partir de 30 de junho de 2015, a FDA norte-americana determina alterações no conteúdo e na forma das informações referentes a gravidez e lactação nos rótulos das substâncias de prescrição, incluindo a eliminação das categorias por letras para risco na gravidez; a Pregnancy and Lactation Labeling Rule (PLLR ou regra final) aplica-se somente a substâncias de prescrição e será introduzida gradualmente para substâncias aprovadas a partir de 30 de junho de 2001
- Possível risco aumentado de defeitos congênitos quando benzodiazepínicos são tomados durante a gravidez
- Devido aos riscos potenciais, o oxazepam não costuma ser recomendado como tratamento para ansiedade durante a gravidez, especialmente durante o primeiro trimestre
- A substância deve ser reduzida gradualmente se for descontinuada
- Bebês cujas mães tenham recebido um benzodiazepínico no final da gravidez podem experimentar efeitos de abstinência
- Foi relatada flacidez neonatal em bebês cujas mães haviam tomado um benzodiazepínico durante a gravidez
- Convulsões, mesmo leves, podem causar dano ao embrião/feto

Amamentação
- É encontrada alguma quantidade da substância no leite materno
- ✱ É recomendado descontinuar a substância ou usar mamadeira
- Foram observados efeitos no bebê, incluindo dificuldades de alimentação, sedação e perda de peso

A ARTE DA PSICOFARMACOLOGIA

Potenciais vantagens
- Rápido início de ação

Potenciais desvantagens
- A euforia pode levar a abuso
- Risco de abuso especialmente em abusadores de substância passados ou atuais

Principais sintomas-alvo
- Ataques de pânico
- Ansiedade
- Agitação

Pérolas
- Pode ser um adjunto muito útil para ISRSs e IRSNs no tratamento de diversos transtornos de ansiedade
- Não é efetivo para tratamento de psicose como monoterapia, mas pode ser utilizado como adjunto para antipsicóticos
- Não é efetivo para tratamento de transtorno bipolar como monoterapia, mas pode ser utilizado como adjunto para estabilizadores do humor e antipsicóticos
- ✱ Devido a sua meia-vida curta e metabólitos inativos, o oxazepam pode ser preferido a alguns benzodiazepínicos para pacientes com doença hepática
- O oxazepam pode ser preferido a alguns outros benzodiazepínicos para o tratamento de *delirium*
- Pode tanto causar quanto tratar depressão em diferentes pacientes
- Ao usar para tratar insônia, lembrar que ela pode ser um sintoma de algum outro transtorno primário e, assim, justificar avaliação para condições psiquiátricas e/ou clínicas comórbidas
- Embora não tenham sido sistematicamente estudados, os benzodiazepínicos têm sido utilizados com eficácia para tratar catatonia e são o tratamento inicial recomendado

Leituras sugeridas

Ayd FJ Jr. Oxazepam: update 1989. Int Clin Psychopharmacol 1990;5:1–15.

Garattini S. Biochemical and pharmacological properties of oxazepam. Acta Psychiatr Scand Suppl 1978;274:9–18.

Greenblatt DJ. Clinical pharmacokinetics of oxazepam and lorazepam. Clin Pharmacokinet 1981;6:89–105.

OXCARBAZEPINA

TERAPÊUTICA

Marcas • Trileptal

Genérico? Sim

Classe
- Anticonvulsivante, antagonista dos canais de sódio sensíveis à voltagem

Comumente prescrita para
(em negrito, as aprovações da FDA)
- **Convulsões parciais em adultos com epilepsia (monoterapia ou adjuvante)**
- **Convulsões parciais em crianças entre 4 e 16 anos com epilepsia (monoterapia ou adjuvante)**
- Transtorno bipolar

Como a substância atua
✱ Atua como um bloqueador uso-dependente dos canais de sódio sensíveis à voltagem
✱ Interage com a conformação de canal aberto dos canais de sódio sensíveis à voltagem
✱ Interage como um sítio específico da subunidade alfa formadora de poros dos canais de sódio sensíveis à voltagem
- Inibe a liberação do glutamato

Tempo para início da ação
- Para mania aguda, os efeitos devem ocorrer dentro de algumas semanas
- Pode levar várias semanas até meses para otimizar um efeito na estabilização do humor
- Deve reduzir as convulsões em 2 semanas

Se funcionar
- O objetivo do tratamento é a completa remissão dos sintomas (p. ex., convulsões, mania)
- Continuar o tratamento até que todos os sintomas tenham desaparecido ou até que a melhora seja estável e, depois, prosseguir indefinidamente enquanto persistir a melhora
- Continuar o tratamento indefinidamente para evitar a recorrência de mania e convulsões

Se não funcionar (para transtorno bipolar)
✱ Muitos pacientes têm apenas uma resposta parcial, em que alguns sintomas são melhorados, mas outros persistem ou continuam a oscilar, sem estabilização do humor
- Outros pacientes podem ser não respondedores, sendo algumas vezes chamados de resistentes ou refratários ao tratamento
- Considerar aumento da dose, troca por outro agente ou adição de um agente de potencialização apropriado
- Considerar acréscimo de psicoterapia
- Para transtorno bipolar, considerar a presença de não adesão e aconselhar o paciente
- Trocar por outro estabilizador do humor com menos efeitos colaterais
- Considerar avaliação para outro diagnóstico ou para uma condição comórbida (p. ex., doença clínica, abuso de substância, etc.)

Melhores combinações de potencialização para resposta parcial ou resistência ao tratamento
- A oxcarbazepina é, por si só, um agente de potencialização de segunda linha para diversos outros anticonvulsivantes, lítio e antipsicóticos atípicos no tratamento de transtorno bipolar, embora seu uso em transtorno bipolar ainda não tenha sido bem estudado
- A oxcarbazepina pode ser um agente de potencialização de segunda ou terceira linha para antipsicóticos no tratamento da esquizofrenia, embora seu uso nesse transtorno ainda não tenha sido bem estudado

Exames
- Considerar o monitoramento dos níveis de sódio devido à possibilidade de hiponatremia, especialmente durante os 3 primeiros meses

EFEITOS COLATERAIS

Como a substância causa efeitos colaterais
- Efeitos colaterais no SNC são teoricamente devidos às ações excessivas nos canais de sódio sensíveis à voltagem

Efeitos colaterais notáveis
✱ Sedação (dose-dependente), tontura (dose-dependente), cefaleia, ataxia (dose-dependente), nistagmo, marcha anormal, confusão, nervosismo, fadiga

Oxcarbazepina

✱ Náusea (dose-dependente), vômitos, dor abdominal, dispepsia
• Diplopia (dose-dependente), vertigem, visão anormal
✱ Erupção cutânea

Efeitos colaterais potencialmente fatais ou perigosos
• Hiponatremia
• Rara ativação de ideação e comportamento suicida (suicidalidade)

Ganho de peso

• Ocorre em uma minoria significativa
• Alguns pacientes experimentam aumento do apetite

Sedação

• Ocorre em uma minoria significativa
• Dose-relacionada
• Menos do que carbamazepina
• Mais quando combinada com outros anticonvulsivantes
• Pode passar com o tempo, mas pode não passar em altas doses

O que fazer com os efeitos colaterais
• Esperar
• Esperar
• Esperar
• Trocar por outro agente

Melhores agentes de acréscimo para os efeitos colaterais
• Muitos efeitos colaterais não podem ser melhorados com um agente de acréscimo

DOSAGEM E USO

Variação típica da dosagem
• 1.200 a 2.400 mg/dia

Formas de dosagem
• Comprimidos de 150 mg, 300 mg, 600 mg
• Líquido de 300 mg/5 mL

Como dosar
• Monoterapia para convulsões ou transtorno bipolar: dose inicial de 600 mg/dia em 2 doses; aumentar 300 mg/dia a cada 3 dias; dose máxima geralmente de 2.400 mg/dia
• Adjuvante: dose inicial de 600 mg/dia em 2 doses; a cada semana pode ser aumentada em 600 mg/dia; dose recomendada de 1.200 mg/dia; dose máxima geralmente de 2.400 mg/dia
• Ao converter de adjuvante para monoterapia no tratamento de epilepsia, titular de modo descendente a substância concomitante por 3 a 6 semanas enquanto se titula de modo ascendente a oxcarbazepina durante 2 a 4 semanas, com dose diária inicial de oxcarbazepina de 600 mg dividida em 2 doses

Dicas para dosagem
✱ As doses de oxcarbazepina precisam ser aproximadamente um terço maiores do que as de carbamazepina para resultados similares
• Costuma ser administrada como medicação adjuvante para outros anticonvulsivantes, lítio ou antipsicóticos atípicos para transtorno bipolar
• Os efeitos colaterais podem aumentar com a dose
• Embora seja vista maior eficácia para convulsões com 2.400 mg/dia em comparação a 1.200 mg/dia, os efeitos colaterais no SNC podem ser intoleráveis em dose mais alta
• A formulação líquida pode ser administrada misturada em um copo d'água ou diretamente da seringa de dosagem oral fornecida
• A titulação lenta da dose pode retardar o início da ação terapêutica, mas aumenta a tolerabilidade aos efeitos colaterais sedativos
• Deve ser titulada lentamente na presença de outros agentes sedativos, como outros anticonvulsivantes, para melhor tolerância aos efeitos colaterais sedativos aditivos

Overdose
• Sem relatos de mortes

Uso prolongado
• Seguro
• Poderá ser necessário monitoramento do sódio, especialmente durante os 3 primeiros meses

Formação de hábito
• Não

Como interromper
• Reduzir a dose gradualmente

- Pacientes com epilepsia podem ter crise durante a retirada, especialmente se for abrupta
✭ A descontinuação rápida pode aumentar o risco de recaída em transtorno bipolar
- Sintomas de descontinuação são incomuns

Farmacocinética
- Metabolizada no fígado
- Excretada por via renal
- Inibe CYP450 2C19
✭ A oxcarbazepina é um pró-fármaco para 10-hidróxi-carbamazepina
✭ Esse metabólito ativo principal é algumas vezes chamado de mono-hidróxi derivativo ou MHD, também conhecido como licarbazepina
✭ A meia-vida da substância-mãe é de aproximadamente 2 horas; a meia-vida de MHD é de cerca de 9 horas; assim, a oxcarbazepina é essencialmente um pró-fármaco convertido com rapidez em seu MHD, licarbazepina
- É um indutor leve de CYP450 3A4
- Alimentos não afetam a absorção

 Interações medicamentosas
- Os efeitos depressores podem ser aumentados por outros depressores do SNC (álcool, IMAOs, outros anticonvulsivantes, etc.)
- Fortes indutores de citocromos de CYP450 (p. ex., carbamazepina, fenobarbital, fenitoína e primidona) podem reduzir os níveis plasmáticos do metabólito ativo MHD
- O verapamil pode reduzir os níveis plasmáticos do metabólito ativo MHD
- A oxcarbazepina pode reduzir os níveis plasmáticos de contraceptivos hormonais e de antagonistas de cálcio diidropiridina
- A oxcarbazepina em doses acima de 1.200 mg/dia pode aumentar os níveis plasmáticos de fenitoína, possivelmente requerendo redução da dose de fenitoína

 Outras advertências/precauções
- Uma vez que a oxcarbazepina tem uma estrutura química tricíclica, não é recomendado que seja tomada com IMAOs, incluindo 14 dias depois que estes tiverem sido interrompidos; não iniciar um IMAO até 2 semanas após a descontinuação de oxcarbazepina
- Uma vez que a oxcarbazepina pode reduzir os níveis plasmáticos de contraceptivos orais, também pode reduzir sua eficácia
- Pode exacerbar glaucoma de ângulo fechado

- Poderá ser preciso restringir fluidos ou monitorar o sódio devido ao risco de hiponatremia
- Usar com cautela em pacientes que demonstraram hipersensibilidade à carbamazepina
- Alertar os pacientes e seus cuidadores sobre a possibilidade de ativação de ideação suicida e aconselhá-los a relatar esses efeitos colaterais imediatamente

Não usar
- Se o paciente estiver tomando um IMAO
- Se houver alergia comprovada a algum composto tricíclico
- Se houver alergia comprovada a oxcarbazepina

POPULAÇÕES ESPECIAIS

Insuficiência renal
- A oxcarbazepina é excretada por via renal
- A meia-vida de eliminação do metabólito ativo MHD é aumentada
- Reduzir a dose inicial pela metade; poderá ser necessário usar titulação mais lenta

Insuficiência hepática
- Não é recomendado ajuste da dose para insuficiência hepática leve a moderada
- Usar com cautela em pacientes com insuficiência grave

Insuficiência cardíaca
- Não é recomendado ajuste da dose

Idosos
- Pacientes idosos podem ter eliminação reduzida de creatinina, requerendo dosagem reduzida
- Pacientes idosos podem ser mais suscetíveis a efeitos adversos
- Alguns pacientes podem tolerar melhor doses mais baixas

 Crianças e adolescentes
- Aprovada como terapia adjuvante ou monoterapia para convulsões parciais em crianças a partir de 4 anos
- 4 a 16 anos (adjuvante): dose inicial de 8 a 10 mg/kg por dia ou menos de 600 mg/dia em 2 doses; aumentar durante 2 semanas para 900 mg/dia (20 a 29 kg), 1.200 mg/dia (29,1 a 39 kg) ou 1.800 mg/dia (> 39 kg)

- Ao converter de adjunto para monoterapia, fazer titulação descendente da substância concomitante durante 3 a 6 semanas enquanto se faz titulação ascendente de oxcarbazepina com não mais do que 10 mg/kg por dia a cada semana, com uma dose inicial diária de oxcarbazepina de 8 a 10 mg/kg por dia dividida em 2 doses
- Monoterapia: dose inicial de 8 a 10 mg/kg por dia em 2 doses; aumentar a cada 3 dias 5 mg/kg por dia; dose de manutenção recomendada depende do peso
- 0 a 20 kg (600 a 900 mg/dia)
  21 a 30 kg (900 a 1.200 mg/dia)
  31 a 40 kg (900 a 1.500 mg/dia)
  41 a 45 kg (1.200 a 1.500 mg/dia)
  46 a 55 kg (1.200 a 1.800 mg/dia)
  56 a 65 kg (1.200 a 2.100 mg/dia)
  Acima de 65 kg (1.500 a 2.100 mg/dia)
- Crianças abaixo de 8 anos podem ter aumento na eliminação se comparadas a adultos

Gravidez
- Válidas a partir de 30 de junho de 2015, a FDA norte-americana determina alterações no conteúdo e na forma das informações referentes a gravidez e lactação nos rótulos das substâncias de prescrição, incluindo a eliminação das categorias por letras para risco na gravidez; a Pregnancy and Lactation Labeling Rule (PLLR ou regra final) aplica-se somente a substâncias de prescrição e será introduzida gradualmente para substâncias aprovadas a partir de 30 de junho de 2001
- Não foram conduzidos estudos controlados em gestantes
- ✱ A oxcarbazepina é estruturalmente semelhante à carbamazepina, que é considerada teratogênica em humanos
- ✱ O uso durante o primeiro trimestre pode aumentar o risco de defeitos no tubo neural (p. ex., espinha bífida) ou outras anomalias congênitas
- O uso em mulheres com potencial reprodutivo requer que sejam ponderados os benefícios potenciais para a mãe contra os riscos para o feto
- ✱ Se a substância for continuada, realizar testes para detectar defeitos congênitos
- ✱ Se a substância for continuada, iniciar folato 1 mg/dia para reduzir o risco de defeitos no tubo neural
- Antiepileptic Drug Pregnancy Registry: (888) 233-2434
- Reduzir gradualmente a substância se for descontinuada
- ✱ Para pacientes com transtorno bipolar, a oxcarbazepina em geral deve ser descontinuada antes de gestações previstas
- Convulsões, mesmo leves, podem causar dano ao embrião/feto
- Doença bipolar recorrente durante a gravidez pode ser muito disruptiva
- ✱ Para pacientes com transtorno bipolar, dado o risco de recaída no período pós-parto, alguma forma de tratamento com estabilizador do humor poderá precisar ser reiniciada imediatamente após o parto se a paciente não tiver sido medicada durante a gravidez
- ✱ Antipsicóticos atípicos podem ser preferíveis a lítio ou anticonvulsivantes como a oxcarbazepina se for necessário tratamento de transtorno bipolar durante a gravidez
- Sintomas bipolares podem recorrer ou piorar durante a gravidez, e poderá ser necessária alguma forma de tratamento

Amamentação
- Alguma quantidade da substância é encontrada no leite materno
- ✱ É recomendado descontinuar a substância ou usar mamadeira
- Se a substância for descontinuada durante a amamentação, o bebê deverá ser monitorado para possíveis efeitos adversos
- Se o bebê mostrar sinais de irritabilidade ou sedação, poderá ser necessário descontinuar a substância
- Transtorno bipolar pode recorrer durante o período pós-parto, particularmente se houver história de episódios prévios de depressão ou psicose pós-parto
- ✱ As taxas de recaída podem ser mais baixas em mulheres que recebem tratamento profilático para episódios pós-parto de transtorno bipolar
- Antipsicóticos atípicos e anticonvulsivantes como valproato podem ser mais seguros do que oxcarbazepina durante o período pós-parto durante a amamentação

A ARTE DA PSICOFARMACOLOGIA
Potenciais vantagens
- Transtornos bipolares e psicóticos resistentes ao tratamento
- Aqueles incapazes de tolerar carbamazepina, mas que respondem a ela

Potenciais desvantagens
- Pacientes em risco para hiponatremia

Principais sintomas-alvo
- Incidência de convulsões
- Gravidade das convulsões
- Humor instável, especialmente mania

Pérolas
* Algumas evidências de eficácia no tratamento de mania aguda; incluída nas diretrizes de tratamento de transtorno bipolar da American Psychiatric Association como uma opção para tratamento agudo e de manutenção de transtorno bipolar
* Algumas evidências de eficácia como tratamento adjunto em esquizofrenia e transtornos esquizoafetivos
* A oxcarbazepina é o 10-ceto análogo de carbamazepina, mas não um metabólito da carbamazepina
* Menos investigada no transtorno bipolar do que carbamazepina
* A oxcarbazepina parece ter o mesmo mecanismo de ação terapêutica da carbamazepina, mas com menos efeitos colaterais
* Especificamente, o risco de leucopenia, anemia aplástica, agranulocitose, enzimas hepáticas elevadas ou síndrome de Stevens-Johnson e erupção cutânea grave associadas à carbamazepina não parecem estar associadas à oxcarbazepina
* As reações de erupção cutânea à carbamazepina podem se resolver em 75% dos pacientes com epilepsia quando da troca por oxcarbazepina; assim, 25% dos indivíduos que experimentam erupção cutânea com carbamazepina também podem experimentá-la com oxcarbazepina
* A oxcarbazepina tem ações muito menos proeminentes nos sistemas enzimáticos CYP450 do que a carbamazepina e, assim, menos interações entre as substâncias
* Especificamente, a oxcarbazepina e seu metabólito ativo, o MHD, causam menos indução enzimática de CYP450 3A4 do que a carbamazepina estruturalmente relacionada
* O metabólito ativo MHD, também denominado licarbazepina, é uma mistura racêmica de 80% de S-MHD (ativo) e 20% de R-MHD (inativo)
* Um composto relacionado, APTIOM, é um derivado diabenz[b,f]azepina-5-carboxamida de eslicarbazepina e também é amplamente convertido em eslicarbazepina
* O APTIOM está aprovado como anticonvulsivante, mas não foram conduzidos estudos adequados sobre seu uso potencial como estabilizador do humor
* O risco mais significativo da oxcarbazepina pode ser hiponatremia clinicamente significativa (nível de sódio < 125 mmol/L), mais provavelmente ocorrendo dentro dos 3 primeiros meses de tratamento em 2 a 3% dos pacientes
* É desconhecido se esse risco é mais alto do que para a carbamazepina
* Uma vez que os ISRSs podem às vezes também reduzir o sódio devido à síndrome da produção inapropriada do hormônio antidiurético (SIADH), pacientes tratados com combinações de oxcarbazepina e ISRSs devem ser cuidadosamente monitorados, sobretudo nos primeiros estágios do tratamento
* Por analogia com a carbamazepina, pode teoricamente ser útil em dor neuropática crônica

Leituras sugeridas

Beydoun A. Safety and efficacy of oxcarbazepine: results of randomized, double-blind trials. Pharmacotherapy 2000;20(8 Pt 2):152S–158S.

Centorrino F, Albert MJ, Berry JM, et al. Oxcarbazepine: clinical experience with hospitalized psychiatric patients. Bipolar Disord 2003;5:370–4.

Dietrich DE, Kropp S, Emrich HM. Oxcarbazepine in affective and schizoaffective disorders. Pharmacopsychiatry 2001;34:242–50.

Glauser TA. Oxcarbazepine in the treatment of epilepsy. Pharmacotherapy 2001;21:904–19.

Vasudev A, Macritchie K, Vasudev K, et al. Oxcarbazepine for acute affective episodes in bipolar disorder. Cochrane Database Syst Rev 2011;7(12):CD004857.

OXIBATO DE SÓDIO

TERAPÊUTICA

Marcas • Xyrem

 Classe
- Nomenclatura baseada na neurociência: agonista dos receptores de GABA
- Depressor do SNC; agonista parcial dos receptores de GABA-B

Comumente prescrito para
(*em negrito, as aprovações da FDA*)
- **Redução de sonolência excessiva em pacientes com narcolepsia**
- **Cataplexia em pacientes com narcolepsia**
- Fibromialgia
- Dor crônica/dor neuropática

 Como a substância atua
- O gama-hidroxibutirato (GHB) é um suposto neurotransmissor endógeno sintetizado a partir do seu composto-mãe, GABA; oxibato de sódio é o sal de sódio de GHB e é administrado exogenamente
- Tem ações agonistas nos receptores de GHB e ações agonistas parciais nos receptores de GABA-B
- Melhora o sono de ondas lentas à noite, possivelmente deixando os pacientes mais descansados e alertas durante o dia

Tempo para início da ação
- Pode reduzir imediatamente a sonolência diurna
- Pode levar vários dias para otimizar a dosagem e a melhora clínica

Se funcionar
- Melhora a sonolência diurna e pode melhorar a fadiga em pacientes com narcolepsia
- Reduz a frequência de ataques de catalepsia
- Pode melhorar a fisiologia do sono e a experiência subjetiva de dor e fadiga em pacientes com fibromialgia e outras condições de dor crônica

Se não funcionar
- Aumentar a dose
- Considerar um tratamento alternativo

 Melhores combinações de potencialização para resposta parcial ou resistência ao tratamento
- ✱ O próprio oxibato de sódio é frequentemente utilizado como agente de potencialização para estimulantes, modafinila ou armodafinila para sonolência excessiva em narcolepsia
- ✱ A maioria dos pacientes que tomam oxibato de sódio em ensaios clínicos para narcolepsia e cataplepsia estava tomando um estimulante concomitante
- É frequentemente utilizado como um agente de potencialização em fibromialgia para IRSNs (p. ex., duloxetina, milnaciprano) e ligantes alfa-2-delta (p. ex., gabapentina, pregabalina), mas não foi bem estudado em combinação com esses agentes

Exames
- Nenhum para indivíduos saudáveis

EFEITOS COLATERAIS

Como a substância causa efeitos colaterais
- Desconhecido
- Efeitos colaterais no SNC são possivelmente devidos a ações excessivas no SNC em vários sistemas neurotransmissores

Efeitos colaterais notáveis
- Cefaleia, tontura, sedação
- Náusea, vômitos
- Enurese

 Efeitos colaterais potencialmente fatais ou perigosos
- Depressão respiratória, especialmente quando tomado em *overdose*
- Eventos neuropsiquiátricos (psicose, depressão, paranoia, agitação)
- Confusão e perambulação à noite (não está claro se é um verdadeiro sonambulismo)

Ganho de peso

- Relatado, mas não esperado
- Pode causar perda de peso

Sedação

- Ocorre em uma minoria significativa

O que fazer com os efeitos colaterais
- Esperar
- Reduzir a dose
- Se persistirem efeitos colaterais inaceitáveis, descontinuar o uso
- Descontinuar medicações concomitantes que possam estar contribuindo para a sedação

Melhores agentes de acréscimo para os efeitos colaterais
- Muitos efeitos colaterais não podem ser melhorados com um agente de acréscimo

DOSAGEM E USO

Variação típica da dosagem
- 6 a 9 g/noite em 2 doses, com 2,5 a 4 horas de intervalo

Formas de dosagem
- Solução oral de 500 mg/mL

Como dosar
- Dose inicial de 2,25 g na hora de dormir, sentado na cama; a segunda dose de 2,25 g deve ser tomada 2,5 a 4 horas mais tarde, também sentado na cama; a dosagem pode ser aumentada em 1,5 g/noite a cada 1 a 2 semanas; dose máxima recomendada de 9 g/noite

 Dicas para dosagem

✷ As 2 doses noturnas de oxibato de sódio devem ser preparadas antes da hora de dormir, e a segunda dose preparada deve ser colocada próxima à cama do paciente antes que a primeira seja ingerida

- Cada dose deve ser diluída com 60 mL de água em um copo bloqueado para crianças, o qual é fornecido pelo farmacêutico
- O paciente provavelmente precisará programar o despertador para acordar para a segunda dose
- Depois de preparada, a solução contendo oxibato de sódio deve ser consumida dentro de 24 horas para minimizar o crescimento bacteriano e a contaminação
- O alimento reduz significativamente a biodisponibilidade do oxibato de sódio, portanto o paciente deve esperar pelo menos 2 horas depois de comer para tomar a primeira dose
- É melhor minimizar a variabilidade do momento de dosagem em relação às refeições
- A dosagem de 1 vez por noite foi estudada, tendo se mostrado efetiva para fibromialgia

Overdose
- Foram relatadas mortes; cefaleia, retardo psicomotor, diaforese, vômitos (mesmo em estado de não responsividade), confusão, agitação, agressão, ataxia, convulsões, coma, morte

Uso prolongado
- O uso prolongado não foi estudado
- A necessidade de tratamento continuado deve ser reavaliada periodicamente

Formação de hábito
- O uso médico de oxibato de sódio é classificado como Classe III
- O uso não médico de oxibato de sódio é classificado como Classe I
- Alguns pacientes podem desenvolver dependência e/ou tolerância; o risco pode ser maior com doses mais altas
- História de dependência de substâncias pode aumentar o risco de dependência

Como interromper
- A redução gradual da dose poderá não ser necessária quando utilizado em doses terapêuticas; no entanto, é possível que alguns pacientes desenvolvam síndrome de abstinência

Farmacocinética
- Metabolizado pelo fígado
- Meia-vida de eliminação de aproximadamente 30 a 60 minutos
- A absorção é retardada e reduzida por refeições com alto teor de gordura

Interações medicamentosas
- Não deve ser utilizado em combinação com depressores do SNC ou hipnóticos sedativos

⚠️ **Outras advertências/precauções**
✲ Devido ao rápido início dos efeitos depressores no SNC, o oxibato de sódio deve ser ingerido apenas na hora de dormir e já na cama
- O oxibato de sódio não deve ser utilizado com álcool ou outros depressores do SNC, incluindo opiáceos
- Usar somente com extrema cautela em pacientes com função respiratória prejudicada ou apneia obstrutiva do sono
- Pacientes com história de abuso de substância devem ser monitorados atentamente
- O oxibato de sódio pode causar efeitos no SNC semelhantes aos causados por outros agentes no SNC (p. ex., confusão, psicose, paranoia, agitação, depressão e suicidalidade)

Não usar
- Em pacientes que tomam hipnóticos sedativos
- Em pacientes com deficiência de semialdeído succínico desidrogenase
- Se houver alergia comprovada a oxibato de sódio (gama-hidroxibutirato)

POPULAÇÕES ESPECIAIS

Insuficiência renal
- Não é necessário ajuste da dose
- Não é excretado por via renal
- Uma vez que o oxibato de sódio contém sódio, isso pode ter de ser considerado em pacientes com insuficiência renal

Insuficiência hepática
- Reduzir a dose pela metade e monitorar os pacientes atentamente

Insuficiência cardíaca
- Não estudado
- Uma vez que o oxibato de sódio contém sódio, isso pode ter de ser considerado em pacientes com hipertensão ou insuficiência cardíaca

Idosos
- Segurança e eficácia não foram estabelecidas
- Os pacientes devem ser monitorados atentamente

 Crianças e adolescentes
- Segurança e eficácia não foram estabelecidas

 Gravidez
- Válidas a partir de 30 de junho de 2015, a FDA norte-americana determina alterações no conteúdo e na forma das informações referentes a gravidez e lactação nos rótulos das substâncias de prescrição, incluindo a eliminação das categorias por letras para risco na gravidez; a Pregnancy and Lactation Labeling Rule (PLLR ou regra final) aplica-se somente a substâncias de prescrição e será introduzida gradualmente para substâncias aprovadas a partir de 30 de junho de 2001
- Não foram conduzidos estudos controlados em gestantes
- Estudos com animais não mostram efeitos adversos
- O uso em mulheres em idade reprodutiva requerer ponderação dos benefícios potenciais para a mãe em relação aos riscos potenciais para o feto
✲ Em geral, o oxibato de sódio deve ser descontinuado antes de gestações previstas

Amamentação
- É desconhecido se o oxibato de sódio é secretado no leite humano, mas presume-se que todos os psicotrópicos sejam secretados no leite materno
✲ É recomendado descontinuar a substância ou usar mamadeira

A ARTE DA PSICOFARMACOLOGIA

Potenciais vantagens
- Menos ativador do que os estimulantes
- Para narcolepsia, pode ajudar os pacientes pouco respondedores a estimulantes
- Tem o maior tamanho de efeito sobre dor, fadiga e sono em fibromialgia

Potenciais desvantagens
- Tem potencial para abuso

- Requer uma segunda dose no meio da noite
- É potencialmente mais perigoso do que outros tratamentos, sobretudo para fibromialgia ou dor crônica, e em especial se tomado com hipnóticos sedativos e/ou opiáceos

Principais sintomas-alvo
- Sonolência, fadiga
- Catalepsia
- Sintomas físicos dolorosos
- Ausência de sono reparador em fibromialgia e dor crônica

 Pérolas
- O oxibato de sódio aumenta o sono de ondas lentas, melhorando assim a qualidade do sono à noite e permitindo que os indivíduos se sintam mais descansados durante o dia
- O oxibato de sódio também aumenta o hormônio do crescimento, que é uma das razões para que tenha sido abusado por atletas

✱ Existem ensaios positivos para eficácia em fibromialgia, com melhora no sono, na dor e na fadiga, mas, nos Estados Unidos, um comitê consultivo da FDA votou contra a aprovação por preocupações com segurança, e a substância não está oficialmente aprovada para essa indicação

 Leituras sugeridas

Carter LP, Pardi D, Gorsline J, Griffiths RR. Illicit gamma-hydroxybutyrate (GHB) and pharmaceutical sodium oxybate (Xyrem): differences in characteristics and misuse. Drug Alcohol Depend 2009;104(1–2):1–10.

Moldofsky H, Inhaber NH, Guinta DR, Alvarez-Horine SB. Effects of sodium oxybate on sleep physiology and sleep/wake-related symptoms in patients with fibromyalgia syndrome: a double-blind, randomized, placebo-controlled study. J Rheumatol 2010;37(10):2156–66.

Owen RT. Sodium oxybate: efficacy, safety and tolerability in the treatment of narcolepsy with or without cataplexy. Drugs Today (Barc) 2008;44(3):197–204.

Russell IJ, Perkins AT, Michalek JE, et al. Sodium oxybate relieves pain and improves function in fibromyalgia syndrome: a randomized, double-blind, placebo-controlled, multicenter clinical trial. Arthritis Rheum 2009;60(1):299–309.

Wang YG, Swich TJ, Carter LP, Thorpy MJ, Benowitz NL. Safety overview of postmarketing and clinical experience of sodium oxybate (Xyrem): abuse, misuse, dependence, and diversion. J Clin Sleep Med 2009;15(4):365–71.

PALIPERIDONA

TERAPÊUTICA

Marcas
- invega
- invega Sustenna
- invega Trinza

Genérico? Não

Classe
- Nomenclatura baseada na neurociência: antagonista dos receptores de dopamina e serotonina (ARDS)
- Antipsicótico atípico (antagonista de serotonina e dopamina, antipsicótico de segunda geração; também um estabilizador do humor)

Comumente prescrita para
(em negrito, as aprovações da FDA)
- **Esquizofrenia (a partir de 12 anos)**
- **Manutenção da resposta em esquizofrenia**
- Transtorno esquizoafetivo
- Outros transtornos psicóticos
- Transtorno bipolar
- Transtornos comportamentais em demência
- Transtornos comportamentais em crianças e adolescentes
- Transtornos associados a problemas com o controle dos impulsos

Como a substância atua
- Bloqueia os receptores de dopamina 2, reduzindo os sintomas positivos de psicose e estabilizando os sintomas afetivos
- Bloqueia os receptores de serotonina 2A, causando aumento na liberação de dopamina em certas regiões do cérebro e, assim, reduzindo os efeitos colaterais motores e possivelmente melhorando os sintomas cognitivos e afetivos

✻ As propriedades antagonistas da serotonina 7 podem contribuir para ações antidepressivas

Tempo para início da ação
- Os sintomas psicóticos podem melhorar dentro de 1 semana, mas pode levar várias semanas para efeito completo no comportamento e na cognição
- Classicamente é recomendado esperar pelo menos 4 a 6 semanas para determinar a eficácia da substância, mas, na prática, alguns pacientes podem requerer até 16 a 20 semanas para apresentar uma boa resposta, especialmente nos sintomas cognitivos

Se funcionar
- Na maioria das vezes reduz os sintomas positivos, mas não os elimina
- Pode melhorar os sintomas negativos, além dos sintomas agressivos, cognitivos e afetivos em esquizofrenia
- A maioria dos pacientes com esquizofrenia não tem uma remissão total dos sintomas, mas uma redução de aproximadamente um terço
- Talvez 5 a 15% dos pacientes com esquizofrenia possam experimentar uma melhora geral de mais de 50 a 60%, especialmente se receberem tratamento estável por mais de 1 ano
- Esses pacientes são considerados super-respondedores ou "*awakeners*", já que podem ficar suficientemente bem para obter emprego, viver de forma independente e manter relações de longa duração
- Continuar o tratamento até atingir um platô de melhora
- Depois de atingido um platô satisfatório, continuar o tratamento por pelo menos 1 ano após o primeiro episódio de psicose
- Para segundo episódio de psicose e episódios subsequentes, poderá ser necessário tratamento por tempo indefinido
- Mesmo para primeiros episódios de psicose, poderá ser preferível continuar o tratamento

Se não funcionar
- Experimentar um dos outros antipsicóticos atípicos (risperidona, olanzapina, quetiapina, ziprasidona, aripiprazol, amissulprida, asenapina, iloperidona, lurasidona)
- Se 2 ou mais monoterapias com antipsicóticos não funcionarem, considerar clozapina
- Alguns pacientes podem requerer tratamento com um antipsicótico convencional
- Se nenhum antipsicótico atípico de primeira linha não for efetivo, considerar doses mais altas ou potencialização com valproato ou lamotrigina
- Considerar a não adesão e troca por outro antipsicótico com menos efeitos colaterais ou por um antipsicótico que pode ser administrado por injeção *depot* (uma formulação *depot* de paliperidona está em desenvolvimento)
- Considerar início de reabilitação e psicoterapia, como remediação cognitiva
- Considerar a presença de abuso de substância concomitante

Melhores combinações de potencialização para resposta parcial ou resistência ao tratamento

- Ácido valproico (valproato, divalproex, divalproex ER)
- Outros anticonvulsivantes estabilizadores do humor (carbamazepina, oxcarbazepina, lamotrigina)
- Lítio
- Benzodiazepínico

Exames

Antes de iniciar um antipsicótico atípico:

✻ Pesar todos os pacientes e acompanhar o IMC durante o tratamento

- Obter a história pessoal e familiar basal de diabetes, obesidade, dislipidemia, hipertensão e doença cardiovascular

✻ Obter circunferência da cintura (na altura do umbigo), pressão arterial, glicose plasmática em jejum e perfil lipídico em jejum

- Determinar se o paciente
  - está com sobrepeso (IMC 25,0-29,9)
  - é obeso (IMC > 30)
  - tem pré-diabetes (glicose plasmática em jejum 100-125 mg/dL)
  - tem diabetes (glicose plasmática em jejum > 126 mg/dL)
  - tem hipertensão (PA > 140/90 mmHg)
  - tem dislipidemia (colesterol total, colesterol LDL e triglicerídeos aumentados; colesterol HDL reduzido)
- Tratar ou encaminhar esses pacientes para tratamento, incluindo manejo nutricional e do peso, aconselhamento de atividade física, cessação do tabagismo e manejo clínico

Monitoramento depois de iniciar um antipsicótico atípico:

✻ IMC mensalmente por 3 meses, depois trimestralmente

✻ Considerar monitoramento mensal dos triglicerídeos em jejum por vários meses em pacientes com alto risco de complicações metabólicas e ao iniciar ou trocar antipsicóticos

✻ Pressão arterial, glicose plasmática em jejum, lipídeos em jejum dentro de 3 meses e depois anualmente, porém de modo mais precoce e frequente para pacientes com diabetes ou que ganharam > 5% do peso inicial

- Tratar ou encaminhar para tratamento e considerar troca por outro antipsicótico atípico aqueles pacientes que passarem a apresentar sobrepeso, obesidade, pré-diabetes, hipertensão ou dislipidemia enquanto recebem um antipsicótico atípico

✻ Mesmo em indivíduos sem diabetes conhecida, manter vigilância para o início raro, mas potencialmente fatal, de cetoacidose diabética, que sempre requer tratamento imediato, monitorando o início súbito de poliúria, polidipsia, perda de peso, náusea, vômitos, desidratação, respiração rápida, fraqueza e turvação da consciência, até mesmo coma

- Deve ser verificada a pressão arterial em idosos antes de iniciar o tratamento e durante as primeiras semanas de tratamento
- O monitoramento dos níveis elevados de prolactina é de benefício clínico questionável
- Pacientes com baixa contagem de leucócitos ou história de leucopenia/neutropenia induzida por substância devem ter hemograma completo monitorado frequentemente durante os primeiros meses, e a paliperidona deve ser descontinuada ao primeiro sinal de declínio de leucócitos na ausência de outros fatores causativos

EFEITOS COLATERAIS

Como a substância causa efeitos colaterais

- Bloqueando os receptores alfa-1 adrenérgicos, pode causar tontura, sedação e hipotensão
- Bloqueando os receptores de dopamina 2 no estriado, pode causar efeitos colaterais motores, especialmente em altas doses
- Bloqueando os receptores de dopamina 2 na hipófise, pode causar elevações na prolactina
- O mecanismo do ganho de peso e da incidência aumentada de diabetes e dislipidemia com antipsicóticos atípicos é desconhecido

Efeitos colaterais notáveis

✻ Efeitos colaterais extrapiramidais dose-dependentes

✻ Hiperprolactinemia

✻ Pode aumentar o risco de diabetes e dislipidemia

- Rara discinesia tardia (risco muito reduzido em comparação a antipsicóticos convencionais)
- Sedação, hipersalivação
- Hipotensão ortostática dose-dependente
- Taquicardia
- Reações no local da injeção

Paliperidona

Efeitos colaterais potencialmente fatais ou perigosos
- Hiperglicemia, em alguns casos extrema e associada a cetoacidose ou coma hiperosmolar ou morte, foi relatada em pacientes que tomavam antipsicóticos atípicos
- Risco aumentado de morte e eventos cerebrovasculares em pacientes idosos com psicose relacionada a demência
- Rara síndrome neuroléptica maligna (risco muito reduzido comparado a antipsicóticos convencionais)
- Raras convulsões

Ganho de peso

- Muitos pacientes experimentam e/ou pode ocorrer em quantidade significativa
- Pode ser dose-dependente
- Pode ser menor do que com alguns antipsicóticos e maior do que com outros

Sedação

- Muitos experimentam e/ou pode ocorrer em quantidade significativa
- Pode ser dose-dependente
- Pode ser menor do que com alguns antipsicóticos e maior do que com outros

O que fazer com os efeitos colaterais
- Esperar
- Esperar
- Esperar
- Anticolinérgicos podem reduzir efeitos colaterais motores, quando presentes
- Perda de peso, programas de exercícios e manejo clínico para IMC alto, diabetes, dislipidemia
- Trocar por outro antipsicótico atípico

Melhores agentes de acréscimo para os efeitos colaterais
- Benzotropina ou triexifenidil para efeitos colaterais motores
- Muitos efeitos colaterais não podem ser melhorados com um agente de acréscimo

DOSAGEM E USO

Variação típica da dosagem
- 6 mg/dia (oral)
- 39 a 234 mg/mês (Sustenna; ver Palmitato de paliperidona depois da seção Pérolas para dosagem e uso)
- 273 a 819 mg/trimestre (Trinza; ver Palmitato de paliperidona depois da seção Pérolas para dosagem e uso)

Formas de dosagem
- Comprimidos (liberação prolongada) de 1,5 mg, 3 mg, 6 mg, 9 mg
- Injeções de 1 mês de 39 mg, 78 mg, 117 mg, 156 mg, 234 mg
- Injeções de 3 meses de 273 mg, 410 mg, 546 mg, 819 mg

Como dosar
- Dose inicial de 6 mg/dia tomados pela manhã
- Pode ser aumentada em 3 mg/dia a cada 5 dias: dose máxima geralmente de 12 mg/dia
- A paliperidona ILA não é recomendada para pacientes que não demonstraram inicialmente tolerância à paliperidona oral ou à risperidona
- Ver também seção A arte da troca depois da seção Pérolas

Dicas para dosagem – oral
- O comprimido não deve ser dividido ou mastigado, apenas engolido inteiro
- O comprimido não muda de forma no trato gastrintestinal e geralmente não deve ser utilizado em pacientes com estreitamento gastrintestinal devido ao risco de obstrução intestinal
- Alguns pacientes podem se beneficiar de doses acima de 6 mg/dia; de modo alternativo, para alguns pacientes, 3 mg/dia podem ser suficientes
- Um erro de dosagem comum é presumir que a dose oral de paliperidona ER é a mesma que a de risperidona em mg e que a paliperidona deve ser titulada. Entretanto, muitos pacientes respondem bem iniciando uma dose de 6 mg por via oral de paliperidona ER sem titulação
- Há aumento dose-dependente de alguns efeitos colaterais, incluindo extrapiramidais e ganho de peso, acima de 6 mg/dia
- Em vez de aumentar a dose acima desses níveis em pacientes agudamente agitados que reque-

rem ações antipsicóticas, considerar potencialização com um benzodiazepínico ou antipsicótico convencional, por via oral ou intramuscular
- Em vez de aumentar a dose acima desses níveis em respondedores parciais, considerar potencialização com um anticonvulsivante estabilizador do humor, como valproato ou lamotrigina
- Crianças e idosos devem ser dosados no extremo inferior do espectro da dosagem
- O tratamento deve ser suspenso se a contagem de neutrófilos absolutos cair abaixo de 1.000/mm³
- As doses orais correspondem às doses com injeção da seguinte maneira: 3 mg orais para 39 a 78 mg de injeção, 6 mg orais para 117 mg de injeção, 12 mg orais para 234 mg de injeção

Overdose
- Efeitos colaterais extrapiramidais, marcha irregular, sedação, taquicardia, hipotensão, prolongamento de QTc

Uso prolongado
- Aprovada para manutenção em esquizofrenia

Formação de hábito
- Não

Como interromper
- Ver a seção A arte da troca para orientações sobre como interromper a paliperidona ER e ILA
- A descontinuação oral rápida pode levar a psicose de rebote e piora dos sintomas

Farmacocinética
- Metabólito ativo de risperidona
- Meia-vida de aproximadamente 23 horas
- A absorção é reduzida se for tomada com o estômago vazio

Interações medicamentosas
- Pode aumentar os efeitos de agentes anti-hipertensivos
- Pode antagonizar levodopa e agonistas da dopamina
- Pode aumentar o prolongamento do intervalo QTc de outras substâncias capazes de prolongar o intervalo QTc

Outras advertências/precauções
- Usar com cautela em pacientes com condições que predispõem a hipotensão (desidratação, calor excessivo)

- Disfagia foi associada ao uso de antipsicóticos, e a paliperidona deve ser utilizada com cautela em pacientes em risco para pneumonia por aspiração
- A paliperidona prolonga o intervalo QTc mais do que alguns outros antipsicóticos
- Foi relatado priapismo com outros antipsicóticos, incluindo risperidona

Não usar
- Se o paciente estiver tomando agentes capazes de prolongar significativamente o intervalo QTc (p. ex., pimozida, tioridazina, antiarrítmicos selecionados, moxifloxacina, esparfloxacina)
- Se houver história de prolongamento de QTc ou arritmia cardíaca, infarto agudo do miocárdio recente, insuficiência cardíaca descompensada
- Se o paciente tiver estreitamento gastrintestinal grave preexistente
- Se houver alergia comprovada a paliperidona ou risperidona

POPULAÇÕES ESPECIAIS

Insuficiência renal
- Para insuficiência leve, dose máxima recomendada de 6 mg/dia
- Para insuficiência moderada, dose inicial e máxima recomendada de 3 mg/dia
- Para insuficiência grave, dose inicial de 1,5 mg/dia; dose máxima recomendada de 3 mg/dia

Insuficiência hepática
- Não é necessário ajuste da dose para insuficiência leve a moderada
- O uso em indivíduos com insuficiência hepática grave não foi estudado

Insuficiência cardíaca
- A substância deve ser utilizada com cautela devido ao risco de hipotensão ortostática

Idosos
- Alguns pacientes podem tolerar melhor doses mais baixas
- Embora antipsicóticos atípicos sejam comumente utilizados para transtornos comportamentais em demência, nenhum agente foi aprovado para tratamento de pacientes idosos com psicose relacionada a demência
- Pacientes idosos com psicose relacionada a demência tratados com antipsicóticos atípicos têm

risco aumentado de morte em comparação ao placebo, além de risco aumentado de eventos cerebrovasculares

Crianças e adolescentes
- Segurança e eficácia não foram estabelecidas abaixo dos 12 anos
- Adolescentes com < 51 kg: dose inicial 3 mg/dia; recomendado 3 a 6 mg/dia; máximo 6 mg/dia
- Adolescentes com > 51 kg: dose inicial 3 mg/dia; recomendado 3 a 12 mg/dia; máximo 12 mg/dia
- Crianças e adolescentes que fazem uso de paliperidona precisam ser monitorados de modo mais frequente do que adultos

Gravidez
- Válidas a partir de 30 de junho de 2015, a FDA norte-americana determina alterações no conteúdo e na forma das informações referentes a gravidez e lactação nos rótulos das substâncias de prescrição, incluindo a eliminação das categorias por letras para risco na gravidez; a Pregnancy and Lactation Labeling Rule (PLLR ou regra final) aplica-se somente a substâncias de prescrição e será introduzida gradualmente para substâncias aprovadas a partir de 30 de junho de 2001
- Não foram conduzidos estudos controlados em gestantes
- Há risco de movimentos musculares anormais e sintomas de retirada em recém-nascidos cujas mães tenham tomado um antipsicótico durante o terceiro trimestre; os sintomas podem incluir agitação, tônus muscular anormalmente aumentado ou reduzido, tremor, sonolência, dificuldade intensa de respirar e dificuldade de alimentação
- Sintomas psicóticos podem piorar durante a gravidez, e alguma forma de tratamento poderá ser necessária
- A paliperidona pode ser preferível a anticonvulsivantes estabilizadores do humor, caso seja necessário tratamento durante a gravidez
- Efeitos de hiperprolactinemia no feto são desconhecidos
- National Pregnancy Registry for Atypical Antipsychotics: 1-866-961-2388 ou htpp://womenshealth.org/clinical-and-research-programs/pregnancyregistry/

Amamentação
- Alguma quantidade da substância é encontrada no leite materno
- É recomendado descontinuar a substância ou usar mamadeira
- Bebês de mulheres que tenham optado por amamentar durante o uso de paliperidona devem ser monitorados para possíveis efeitos adversos

A ARTE DA PSICOFARMACOLOGIA

Potenciais vantagens
- Alguns casos de psicose e transtorno bipolar refratário ao tratamento com outros antipsicóticos
- Pacientes que requerem início rápido da ação antipsicótica sem titulação da dosagem

Potenciais desvantagens
- Pacientes para quem prolactina elevada pode não ser desejada (p. ex., pacientes possivelmente grávidas; garotas púberes com amenorreia; mulheres na pós-menopausa com baixo nível de estrogênio que não fazem terapia de reposição de estrogênio)

Principais sintomas-alvo
- Sintomas positivos de psicose
- Sintomas negativos de psicose
- Sintomas cognitivos
- Humor instável (depressão e mania)
- Sintomas agressivos

Pérolas
- Alguns pacientes respondem a paliperidona ou a toleram melhor do que a substância-mãe risperidona
- A hiperprolactinemia em mulheres com baixo nível de estrogênio pode acelerar osteoporose
- Menor ganho de peso do que com alguns antipsicóticos, maior do que com outros
- Pode causar mais efeitos colaterais motores do que alguns outros antipsicóticos atípicos, especialmente quando administrada a pacientes com doença de Parkinson ou demência com corpos de Lewy
- O comprimido tricamada consiste de 3 compartimentos (2 contendo a substância, 1 compartimento de "pressão") e um orifício no topo do primeiro compartimento da substância; a água preenche o compartimento de pressão e gradualmente empurra a substância para cima e para fora do comprimido através do orifício
- A ILA não requer medicação oral simultânea

- A ILA pode funcionar cada vez melhor depois de algumas semanas de tratamento em alguns pacientes
- A ILA pode ser muito bem tolerada
- A ILA pode ser combinada com um segundo antipsicótico administrado por via oral para casos difíceis
- Pacientes com respostas inadequadas a antipsicóticos atípicos podem se beneficiar da determinação dos níveis plasmáticos da substância e, se baixos, de um aumento na dosagem além dos limites típicos de prescrição
- Para pacientes resistentes ao tratamento, especialmente aqueles com impulsividade, agressão, violência e autolesão, a polifarmácia de longo prazo com 2 antipsicóticos atípicos ou com 1 antipsicótico atípico e 1 antipsicótico convencional pode ser útil ou até mesmo necessária, mediante monitoramento atento

- Nesses casos, poderá ser benéfico combinar 1 antipsicótico *depot* com 1 antipsicótico oral
- Pacientes com respostas inadequadas a antipsicóticos atípicos também podem se beneficiar de uma tentativa de potencialização com um antipsicótico convencional ou troca por um antipsicótico convencional
- Entretanto, a polifarmácia de longo prazo com combinação de 1 antipsicótico convencional com 1 atípico pode combinar seus efeitos colaterais sem claramente potencializar a eficácia de cada um
- Embora seja uma prática frequente por parte de alguns prescritores, o acréscimo de 2 antipsicóticos convencionais em conjunto faz pouco sentido e pode reduzir a tolerabilidade sem um claro aumento na eficácia

PALMITATO

	1 mês (Sustenna)	3 meses (Trinza)
Veículo	Água	Água
T. máx.	13 dias	30 a 33 dias
T1/2 com dosagem múltipla	25 a 49 dias	84 a 95 dias (deltoide) 118 a 139 dias (glúteo)
Tempo para atingir estado de equilíbrio	1 semana	
Capacidade de ser recarregado	Sim	N/A
Esquema de dosagem (manutenção)	4 semanas	12 semanas
Local da injeção	Intramuscular (deltoide no início, depois deltoide ou glúteo)	Intramuscular (deltoide ou glúteo)
Calibre da agulha	22 ou 23	22
Formas de dosagem	39 mg, 78 mg, 117 mg, 156 mg, 234 mg	273 mg, 410 mg, 546 mg, 819 mg
Volume da injeção	156 mg/mL; variação 0,25 a 1,5 mL	0,875 a 2,625 mL

Variação típica da dosagem
- Dose de manutenção injetável a cada mês: 117 mg/mês (variação de 39 a 234 mg/mês)
- Dose de manutenção injetável a cada 3 meses: 273 a 819 mg/trimestre

Como dosar – injetável de 1 mês
- Não é recomendada para pacientes que inicialmente não demonstraram tolerabilidade a paliperidona ou risperidona oral (em ensaios clínicos, 2 doses orais ou IM de curta ação geralmente são utilizadas para estabelecer tolerabilidade)
- Conversão a partir de oral: 234 mg administrados por via intramuscular no deltoide no 1º dia; 156 mg administrados por via intramuscular no deltoide no 8º dia; a dose de manutenção deve iniciar 4 semanas após a 2ª injeção de carga

Equivalência oral (aproximada)	
Paliperidona oral	**Sustenna de 1 mês**
3 mg	39-78 mg
6 mg	117 mg
9 mg	156 mg
12 mg	234 mg

Como dosar – injetável de 3 meses
- Somente para pacientes que receberam tratamento adequado com paliperidona Sustenna por, no mínimo, 4 meses
- Idealmente, as 2 últimas doses de paliperidona Sustenna devem ter a mesma potência, de modo que esteja estabelecida uma dose de manutenção consistente antes de iniciar paliperidona Trinza
- Conversão a partir de injetável de 1 mês: iniciar ILA de 3 meses quando for programada a próxima injeção ILA de 1 mês; a dosagem é baseada na dose da injeção de 1 mês prévia

Sustenna de 1 mês	Trinza de 3 meses
78 mg	273 mg
117 mg	410 mg
156 mg	546 mg
234 mg	819 mg

- Os ajustes da dose podem ser feitos a cada 3 meses, se necessário; a natureza de longa duração de paliperidona Trinza significa que a resposta de um paciente a uma dose ajustada pode não ser aparente por muitos meses
- A injeção pode ser dada até 2 semanas antes ou depois do ponto temporal de 3 meses
- Se a dose foi omitida por 4 a 9 meses, deve ser seguido o seguinte programa de reinício:

Última dose de Trinza	Dia 1	Dia 8	1 mês após o dia 8
273 mg	Sustenna 78 mg (deltoide)	Sustenna 78 mg (deltoide)	Trinza 273 mg (deltoide ou glúteo)
410 mg	Sustenna 117 mg (deltoide)	Sustenna 117 mg (deltoide)	Trinza 410 mg (deltoide ou glúteo)
546 mg	Sustenna 156 mg (deltoide)	Sustenna 156 mg (deltoide)	Trinza 546 mg (deltoide ou glúteo)
819 mg	Sustenna 156 mg (deltoide)	Sustenna 156 mg (deltoide)	Trinza 819 mg (deltoide ou glúteo)

- Se a dose foi omitida por mais de 9 meses, reiniciar o tratamento com paliperidona Sustenna de acordo com suas informações de prescrição; a paliperidona Trinza pode ser utilizada depois que o paciente foi tratado adequadamente com paliperidona Sustenna por pelo menos 4 meses

Dicas para dosagem
- Com ILAs, a constante da taxa de absorção é mais lenta do que a da taxa de eliminação, resultando, assim, em uma cinética *flip-flop* – isto é, o tempo para o estado de equilíbrio é uma função da taxa de absorção, enquanto a concentração em

- um estado de equilíbrio é uma função da taxa de eliminação
- A limitação da velocidade para os níveis plasmáticos da substância para ILAs não é o metabolismo da substância, mas a lenta absorção a partir do local da injeção
- Em geral, são necessárias 5 meias-vidas de uma medicação para atingir 97% dos níveis de estado de equilíbrio
- As meias-vidas longas de antipsicóticos *depot* significam que se deve carregar a dose adequadamente (se possível) ou prover suplementação oral
- A falha na carga adequada da dose leva à titulação cruzada prolongada a partir do antipsicótico oral ou a níveis plasmáticos subterapêuticos da substância por semanas ou meses em pacientes que não estão recebendo (ou aderindo à) suplementação oral

- Uma vez que os níveis plasmáticos do antipsicótico aumentam gradualmente com o tempo, as doses necessárias podem acabar reduzindo em comparação à inicial; a obtenção periódica dos níveis plasmáticos pode ser benéfica para prevenir aumento desnecessário do nível plasmático
- O momento para obter um nível plasmático para pacientes que recebem ILA é a manhã do dia em que irão receber sua próxima injeção
- A cinética do palmitato de paliperidona é determinada pelo tamanho da partícula: partículas menores (1 mês) *versus* partículas maiores (3 meses)
- Vantagens: sem necessidade de cobertura oral; programa de injeção de 3 meses com Trinza
- Desvantagens: os níveis plasmáticos têm valor limitado para orientar o tratamento

A ARTE DA TROCA

Troca de antipsicóticos orais por palmitato de paliperidona (1 mês)

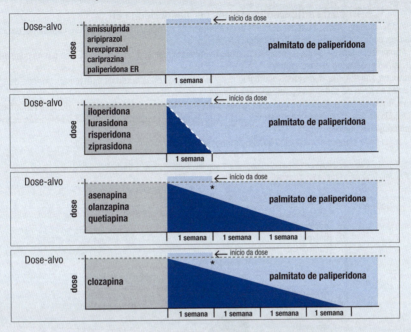

- A descontinuação do antipsicótico oral pode iniciar-se imediatamente se for buscada a carga adequada
- Como descontinuar formulações orais
  - Titulação descendente é necessária para: amissulprida, aripiprazol, brexpiprazol, cariprazina, paliperidona ER
  - Titulação descendente por 1 semana é necessária para: iloperidona, lurasidona, risperidona, ziprasidona
  - Titulação descendente por 3 a 4 semanas é necessária para: asenapina, olanzapina, quetiapina
  - Titulação descendente por mais de 4 semanas é necessária para: clozapina
  - Para pacientes que tomam benzodiazepínico ou medicação anticolinérgica, estes podem ser continuados durante a titulação cruzada para ajudar a aliviar efeitos colaterais como insônia, agitação e/ou psicose. Depois que o paciente estiver estável com ILA, as medicações podem ser reduzidas gradualmente, uma de cada vez, conforme apropriado.

A ARTE DA TROCA

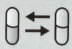

Troca de antipsicóticos orais por paliperidona ER
- Devido à tecnologia OROS, a paliperidona ER pode ser iniciada na dose integral desejada; entretanto, para alguns pacientes, pode ser apropriado titular durante 1 a 2 semanas
- Com aripiprazol e amissulprida, é possível interrupção imediata; iniciar a paliperidona ER com uma dose intermediária ou, se necessário, a dose efetiva
- Risperidona, ziprasidona, iloperidona e lurasidona podem ser reduzidas gradualmente por um período de 1 semana devido ao risco de sintomas de retirada, como insônia
- A experiência clínica demonstrou que quetiapina, olanzapina e asenapina devem ser reduzidas lentamente por um período de 3 a 4 semanas para permitir que os pacientes se readaptem à retirada do bloqueio colinérgico, histaminérgico e dos receptores alfa-1
- A clozapina deve sempre ser reduzida lentamente por um período de 4 semanas ou mais

*Benzodiazepínicos ou medicação anticolinérgica podem ser administrados durante a titulação cruzada para ajudar a aliviar efeitos colaterais como insônia, agitação e/ou psicose

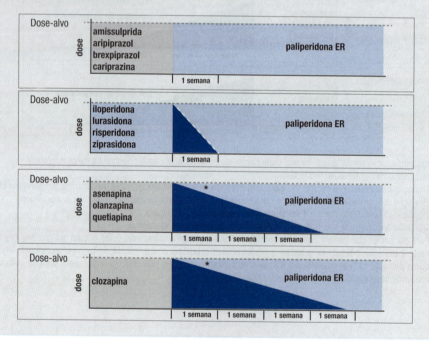

Leituras sugeridas

Meltzer HY, Bobo WV, Nuamah IF, et al. Efficacy and tolerability of oral paliperidone extended-release tablets in the treatment of acute schizophrenia: pooled data from three 6-week, placebo-controlled studies. J Clin Psychiatry 2008 May; 6 e1–e13. [Epub ahead of print]

Nasrallah HA. Atypical antipsychotic-induced metabolic side effects: insights from receptor-binding profiles. Mol Psychiatry 2008;13(1):27–35.

Nussbaum A, Stroup TS. Paliperidone for schizophrenia. Cochrane Database Syst Rev 2008;16(2):CD006369.

PAROXETINA

TERAPÊUTICA

Marcas
- Paxil
- Paxil CR

Genérico? Sim

Classe
- Nomenclatura baseada na neurociência: inibidor da recaptação de serotonina (IRS)
- ISRS (inibidor seletivo da recaptação de serotonina); frequentemente classificada como um antidepressivo, mas não é apenas um antidepressivo

Comumente prescrita para
(em negrito, as aprovações da FDA)
- **Transtorno depressivo maior (paroxetina e paroxetina CR)**
- **Transtorno obsessivo-compulsivo (TOC)**
- **Transtorno de pânico (paroxetina e paroxetina CR)**
- **Transtorno de ansiedade social (fobia social) (paroxetina e paroxetina CR)**
- **Transtorno de estresse pós-traumático (TEPT)**
- **Transtorno de ansiedade generalizada (TAG)**
- **Transtorno dismórfico pré-menstrual (TDPM) (paroxetina CR)**
- **Sintomas vasomotores (Brisdelle)**

Como a substância atua
- Estimula o neurotransmissor serotonina
- Bloqueia a bomba de recaptação de serotonina (transportador de serotonina)
- Dessensibiliza os receptores de serotonina, especialmente os autorreceptores serotonérgicos 1A
- Possivelmente aumenta a neurotransmissão serotonérgica
- A paroxetina também tem ações anticolinérgicas leves
- A paroxetina pode ter ações de bloqueio leve da recaptação de norepinefrina

Tempo para início da ação
✱ Alguns pacientes podem experimentar alívio de insônia ou ansiedade logo após o início do tratamento
- O início das ações terapêuticas não costuma ser imediato, frequentemente demorando de 2 a 4 semanas
- Se não estiver funcionando dentro de 6 a 8 semanas para depressão, poderá ser necessário aumento da dosagem ou poderá simplesmente não funcionar
- Em contrapartida, para ansiedade generalizada, o início da resposta e aumentos nas taxas de remissão ainda podem ocorrer depois de 8 semanas de tratamento e por até 6 meses após o início da dosagem
- Pode continuar a agir por muitos anos, prevenindo recaída dos sintomas

Se funcionar
- O objetivo do tratamento é a completa remissão dos sintomas atuais e a prevenção de recaídas futuras
- O tratamento na maioria das vezes reduz ou até mesmo elimina os sintomas, mas não é uma cura, já que os sintomas podem recorrer depois que o medicamento é interrompido
- Continuar o tratamento até que todos os sintomas tenham desaparecido (remissão) ou reduzido significativamente (p. ex., TOC, TEPT)
- Depois que os sintomas tiverem desaparecido, continuar o tratamento por 1 ano para o primeiro episódio de depressão
- Para segundo episódio de depressão e episódios subsequentes, poderá ser necessário tratamento por tempo indefinido
- O uso em transtornos de ansiedade também poderá precisar ser por tempo indefinido

Se não funcionar
- Muitos pacientes têm apenas uma resposta parcial, em que alguns sintomas são melhorados, mas outros persistem (especialmente insônia, fadiga e problemas de concentração em depressão)
- Outros pacientes podem ser não respondedores, sendo algumas vezes chamados de resistentes ou refratários ao tratamento
- Alguns pacientes que têm uma resposta inicial podem recair mesmo que continuem o tratamento, sendo algumas vezes chamados de *poop-out* (que param de responder)
- Considerar aumento da dose, troca por outro agente ou adição de um agente de potencialização apropriado
- Considerar psicoterapia
- Considerar avaliação para outro diagnóstico ou para uma condição comórbida (p. ex., doença clínica, abuso de substância, etc.)
- Alguns pacientes podem experimentar aparente falta de consistência na eficácia devido à ativação de um transtorno bipolar latente ou subjacente, requerendo descontinuação do antidepressivo e troca por um estabilizador do humor

Melhores combinações de potencialização para resposta parcial ou resistência ao tratamento
- Trazodona, especialmente para insônia
- Bupropiona, mirtazapina, reboxetina ou atomoxetina (acrescentar com cautela e em doses mais baixas, já que teoricamente a paroxetina pode aumentar os níveis de atomoxetina); usar combinações de antidepressivos com cautela, pois isso pode ativar transtorno bipolar e ideação suicida
- Modafinila, especialmente para fadiga, sonolência e falta de concentração
- Estabilizadores do humor ou antipsicóticos atípicos para depressão bipolar, depressão psicótica, depressão resistente ao tratamento ou transtornos de ansiedade resistentes ao tratamento
- Benzodiazepínicos
- Se tudo o mais falhar para transtornos de ansiedade, considerar gabapentina ou tiagabina
- Hipnóticos para insônia
- Classicamente, lítio, buspirona ou hormônio da tireoide

Exames
- Nenhum para indivíduos saudáveis

EFEITOS COLATERAIS

Como a substância causa efeitos colaterais
- Teoricamente devido a aumentos nas concentrações de serotonina nos receptores serotonérgicos em partes do cérebro e do corpo que não aquelas que causam ações terapêuticas (p. ex., ações indesejadas da serotonina nos centros do sono causando insônia, ações indesejadas da serotonina no intestino causando diarreia, etc.)
- O aumento da serotonina pode causar redução na liberação de dopamina e pode contribuir para embotamento emocional, lentificação cognitiva e apatia em alguns pacientes
- A maioria dos efeitos colaterais é imediata, mas frequentemente desaparece com o tempo, em contraste com a maioria dos efeitos terapêuticos, que são retardados e aumentam com o tempo

✱ As fracas propriedades antimuscarínicas da paroxetina podem causar constipação, boca seca, sedação

Efeitos colaterais notáveis
- Disfunção sexual (dose-dependente; homens: ejaculação retardada, disfunção erétil; homens e mulheres: diminuição do desejo sexual, anorgasmia)
- Gastrintestinais (diminuição do apetite, náusea, diarreia, constipação, boca seca)
- Principalmente no SNC (insônia, mas também sedação, agitação, tremores dose-dependentes, cefaleia, tontura)
- Ganho de peso
- Ativação (curto prazo; pacientes com transtorno bipolar diagnosticado ou não diagnosticado ou transtornos psicóticos podem ser mais vulneráveis a ações ativadoras dos ISRSs no SNC
- Autonômicos (sudorese dose-dependente)
- Hematomas e raro sangramento
- SIADH (síndrome da secreção inapropriada do hormônio antidiurético)

Efeitos colaterais potencialmente fatais ou perigosos
- Raras convulsões
- Rara indução de mania
- Rara ativação de ideação e comportamento suicida (suicidalidade) (estudos de curto prazo não mostraram aumento no risco de suicidalidade com antidepressivos em comparação ao placebo acima dos 24 anos)

Ganho de peso

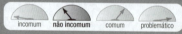

- Ocorre em uma minoria significativa

Sedação

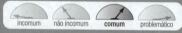

- Muitos experimentam e/ou pode ocorrer em quantidade significativa
- Geralmente transitória

O que fazer com os efeitos colaterais
- Esperar
- Esperar
- Esperar
- Se a paroxetina for sedativa, tomar à noite para reduzir a sonolência diurna

- Reduzir a dose para 5 a 10 mg (12,5 mg para CR) até os efeitos colaterais desaparecerem, depois aumentar conforme tolerado, em geral até, no mínimo, 20 mg (25 mg CR)
- Em poucas semanas, trocar ou acrescentar outras substâncias

Melhores agentes de acréscimo para os efeitos colaterais
- Frequentemente é melhor experimentar outro ISRS ou outra monoterapia com antidepressivo antes de recorrer a estratégias de acréscimo para tratar os efeitos colaterais
- Trazodona ou um hipnótico para insônia
- Bupropiona, sildenafila, vardenafila ou tadalafila para disfunção sexual
- Bupropiona para embotamento emocional, lentificação cognitiva ou apatia
- Mirtazapina para insônia, agitação e efeitos colaterais gastrintestinais
- Benzodiazepínicos para nervosismo e ansiedade, especialmente no início do tratamento e para pacientes ansiosos
- Muitos efeitos colaterais são dose-dependentes (i.e., aumentam à medida que a dose aumenta, ou reemergem até que volte a se desenvolver tolerância)
- Muitos efeitos colaterais são tempo-dependentes (i.e., iniciam imediatamente após a dosagem inicial e a cada aumento da dose, mas desaparecem com o tempo)
- Ativação e agitação podem representar a indução de um estado bipolar, especialmente uma condição bipolar tipo II disfórica mista algumas vezes associada a ideação suicida, requerendo a adição de lítio, um estabilizador do humor ou antipsicótico atípico e/ou descontinuação de paroxetina

DOSAGEM E USO

Variação típica da dosagem
- Depressão: 20 a 50 mg (25 a 62,5 mg CR)
- Sintomas vasomotores: 7,5 mg na hora de dormir

Formas de dosagem
- Comprimidos de 10 mg sulcados, 20 mg sulcados, 30 mg, 40 mg
- Comprimidos de liberação controlada de 12,5 mg, 25 mg
- Líquido de 10 mg/5 mL – frasco de 250 mL

Como dosar
- Depressão: dose inicial de 20 mg (25 mg CR); costuma-se esperar algumas semanas para avaliar os efeitos da substância antes de aumentar a dose, mas pode ser aumentada em 10 mg/dia (12,5 mg/dia CR) 1 vez por semana; máximo geralmente de 50 mg/dia (62,5 mg/dia CR); dose única
- Transtorno de pânico: dose inicial de 10 mg/dia (12,5 mg/dia CR); costuma-se esperar algumas semanas para avaliar os efeitos da substância antes de aumentar a dose, mas pode ser aumentada em 10 mg/dia (12,5 mg/dia CR) 1 vez por semana; máximo geralmente de 60 mg/dia (75 mg/dia CR); dose única
- Transtorno de ansiedade social: dose inicial de 20 mg/dia (25 mg/dia CR); costuma-se esperar algumas semanas para avaliar os efeitos da substância antes de aumentar a dose, mas pode ser aumentada em 10 mg/dia (12,5 mg/dia CR) 1 vez por semana; máximo geralmente de 60 mg/dia (75 mg/dia CR); dose única
- Outros transtornos de ansiedade: dose inicial de de 20 mg/dia (25 mg/dia CR); costuma-se esperar algumas semanas para avaliar os efeitos da substância antes de aumentar a dose, mas pode ser aumentada em 10 mg/dia (12,5 mg/dia CR) 1 vez por semana; máximo geralmente de 60 mg/dia (75 mg/dia CR); dose única

Dicas para dosagem
- O comprimido de 20 mg é sulcado, então, para reduzir custos, administrar 10 mg como metade do comprimido de 20 mg, uma vez que os comprimidos de 10 e 20 mg custam quase o mesmo em muitos mercados
- É administrada 1 vez por dia, frequentemente na hora de dormir, mas pode ser administrada a qualquer hora do dia em que for tolerada
- 20 mg/dia (25 mg/dia CR) são frequentemente suficientes para pacientes com transtorno de ansiedade social e depressão
- Outros transtornos de ansiedade, bem como casos difíceis em geral, podem requerer dosagens mais altas
- Alguns poucos pacientes são dosados acima de 60 mg/dia (75 mg/dia CR), mas isso é para especialistas e requer cautela
- Se ocorrer ansiedade, insônia, agitação, acatisia ou ativação intoleráveis após o início da dosagem

ou na descontinuação, considerar a possibilidade de transtorno bipolar ativado e trocar por um estabilizador do humor ou antipsicótico atípico
- A formulação líquida é a mais fácil para doses abaixo de 10 mg quando utilizada para casos que são muito intolerantes à paroxetina ou especialmente em titulação descendente muito lenta durante descontinuação para pacientes com sintomas de retirada
- Comprimidos de paroxetina CR não são sulcados, portanto mastigar ou cortar pela metade pode destruir as propriedades de liberação controlada
- Diferentemente de outros ISRSs e antidepressivos, em que aumentos da dosagem podem ser em dobro ou triplo da dose inicial, os aumentos da dose de paroxetina são em incrementos de 50% (i.e., 20, 30, 40 ou 25, 37,5, 50 CR)
- A paroxetina inibe o próprio metabolismo, e, portanto, as concentrações plasmáticas podem dobrar quando as doses orais aumentam em 50%; as concentrações plasmáticas podem aumentar 2 a 7 vezes quando as doses orais são dobradas
✱ A principal vantagem da CR são os efeitos colaterais reduzidos, especialmente náusea e talvez sedação, disfunção sexual e retirada
✱ Para pacientes com problemas graves na descontinuação de paroxetina, a dosagem pode precisar ser reduzida gradualmente por muitos meses (i.e., reduzir a dose em 1% a cada 3 dias triturando o comprimido e fazendo uma suspensão ou dissolvendo em 100 mL de suco de fruta e, então, descartando 1 mL e bebendo o restante; 3 a 7 dias depois, descartam-se 2 mL, e assim por diante). Essa é uma forma de redução biológica da dose muito lenta e uma forma de dessensibilização comportamental (não para CR)
- Para alguns pacientes com problemas graves na descontinuação de paroxetina, poderá ser útil acrescentar um ISRS com meia-vida longa, especialmente fluoxetina, antes de reduzir a paroxetina; enquanto é mantida a dosagem de fluoxetina, primeiro reduzir a paroxetina lentamente e depois reduzir a fluoxetina
- Procurar diferenciar entre reemergência dos sintomas, que requer reinstituição do tratamento, e sintomas de retirada

Overdose
- Raramente letal em *overdose* como monoterapia; vômitos, sedação, distúrbios do ritmo cardíaco, pupilas dilatadas, boca seca

Uso prolongado
- Seguro

Formação de hábito
- Não

Como interromper
- Reduzir a dose gradualmente para evitar efeitos de retirada (tontura, náusea, cólicas estomacais, sudorese, formigamento, disestesias)
- Muitos pacientes toleram redução de 50% da dose por 3 dias, depois outros 50% de redução por 3 dias, então descontinuação
- Se emergirem sintomas de retirada durante a descontinuação, aumentar a dose para interromper os sintomas e depois reiniciar a retirada bem mais lentamente

✱ Os efeitos da retirada podem ser mais comuns ou mais graves com paroxetina do que com alguns outros ISRSs
- Os efeitos da retirada de paroxetina podem estar relacionados em parte ao fato de que ela inibe seu próprio metabolismo
- Assim, quando a paroxetina é retirada, a taxa de seu declínio pode ser mais rápida, já que interrompe a inibição de seu metabolismo
- A paroxetina de liberação controlada pode retardar a taxa de declínio e, assim, reduzir as reações de retirada em alguns pacientes
- A readaptação dos receptores colinérgicos depois de bloqueio prolongado pode contribuir para os efeitos de retirada da paroxetina

Farmacocinética
- Metabólitos inativos
- Meia-vida de aproximadamente 24 horas
- Inibe CYP450 2D6

Interações medicamentosas
- O tramadol aumenta o risco de convulsões em pacientes que tomam um antidepressivo
- Pode aumentar os níveis de ADTs; usar com cautela com ADTs ou ao trocar um ADT por paroxetina
- Pode causar uma "síndrome serotonérgica" fatal quando combinada com IMAOs, portanto não usar com esses fármacos ou por pelo menos 14 dias depois que tiverem sido interrompidos
- Não iniciar um IMAO por pelo menos 5 meias-vidas (5 a 7 dias para a maioria das substâncias) após a descontinuação de paroxetina
- Pode deslocar substâncias altamente ligadas a proteína (p. ex., varfarina)
- Há relatos de níveis elevados de teofilina associados ao tratamento com paroxetina, portanto é recomendado que os níveis de teofilina sejam

Paroxetina 593

monitorados quando essas substâncias são administradas em conjunto
- Pode aumentar os efeitos anticolinérgicos de prociclidina e outras substâncias com propriedades anticolinérgicas
- Pode raramente causar fraqueza, hiper-reflexia e incoordenação quando combinada com sumatriptano ou possivelmente com outros triptanos, mediante monitoramento atento do paciente
- Possível risco aumentado de sangramento, especialmente quando combinada com anticoagulantes (p. ex., varfarina, AINEs)
- Os AINEs podem prejudicar a eficácia de ISRSs
- Via inibição de CYP450 2D6, a paroxetina pode teoricamente interferir nas ações analgésicas da codeína e aumentar os níveis plasmáticos de alguns betabloqueadores e da atomoxetina
- Via inibição de CYP450 2D6, a paroxetina pode teoricamente aumentar as concentrações de tioridazina e causar arritmias cardíacas perigosas
- A paroxetina aumenta os níveis de pimozida, e a pimozida prolonga o intervalo QT, portanto o uso concomitante de pimozida e paroxetina é contraindicado

 Outras advertências/precauções
- Acrescentar ou iniciar outros antidepressivos com cautela por até 2 semanas após a descontinuação de paroxetina
- Usar com cautela em pacientes com história de convulsão
- Usar com cautela em pacientes com transtorno bipolar, a menos que tratados concomitantemente com agente estabilizador do humor
- Ao tratar crianças, ponderar cuidadosamente os riscos e benefícios do tratamento farmacológico em relação aos do não tratamento com antidepressivos e documentar isso no prontuário do paciente
- Distribuir as brochuras fornecidas pela FDA e pelas companhias farmacêuticas
- Alertar pacientes e seus cuidadores sobre a possibilidade de efeitos colaterais ativadores e aconselhá-los a relatar esses sintomas imediatamente
- Monitorar os pacientes para a ativação de ideação suicida, especialmente crianças e adolescentes

Não usar
- Se o paciente estiver tomando um IMAO
- Se o paciente estiver tomando tioridazina
- Se o paciente estiver tomando pimozida
- Se o paciente estiver tomando tamoxifeno
- Se houver alergia comprovada a paroxetina

POPULAÇÕES ESPECIAIS

Insuficiência renal
- Reduzir a dose [inicial 10 mg/dia (12,5 mg CR), máximo 40 mg/dia (50 mg/dia CR)]

Insuficiência hepática
- Reduzir a dose [inicial 10 mg/dia (12,5 mg CR), máximo 40 mg/dia (50 mg/dia CR)]

Insuficiência cardíaca
- Pesquisas preliminares sugerem que paroxetina é segura nesses pacientes
- Tratar depressão com ISRSs em pacientes com angina aguda ou depois de infarto do miocárdio pode reduzir eventos cardíacos e melhorar a sobrevida e o humor

Idosos
- Reduzir a dose [inicial 10 mg/dia (12,5 mg CR), máximo 40 mg/dia dia (50 mg/dia CR)]
- O risco de SIADH com ISRSs é mais alto em idosos
- Redução no risco de suicidalidade com antidepressivos em comparação ao placebo em adultos a partir de 65 anos

 Crianças e adolescentes
- Ponderar cuidadosamente os riscos e benefícios do tratamento farmacológico em relação aos do não tratamento com antidepressivos e documentar isso no prontuário do paciente
- Monitorar os pacientes pessoalmente com regularidade, em particular durante as primeiras semanas de tratamento
- Usar com cautela, observando a ativação de transtorno bipolar conhecido ou desconhecido e/ou ideação suicida, e informar os pais ou responsáveis desse risco para que possam ajudar a observar a criança ou adolescente
- Apesar de não ter sido especificamente aprovada, evidências preliminares sugerem eficácia em crianças e adolescentes com TOC, fobia social ou depressão

 Gravidez
- Válidas a partir de 30 de junho de 2015, a FDA norte-americana determina alterações no conteúdo e na forma das informações referentes a gravidez e lactação nos rótulos das substâncias de prescrição, incluindo a eliminação das categorias por letras para risco na gravidez; a Pregnancy

and Lactation Labeling Rule (PLLR ou regra final) aplica-se somente a substâncias de prescrição e será introduzida gradualmente para substâncias aprovadas a partir de 30 de junho de 2001
- Em geral não é recomendada para uso durante a gravidez, especialmente durante o primeiro trimestre
- Dados epidemiológicos mostraram risco aumentado de malformações cardiovasculares (principalmente defeitos septais ventriculares e atriais) em bebês nascidos de mulheres que tomaram paroxetina durante o primeiro trimestre (o risco absoluto é pequeno)
- A menos que os benefícios da paroxetina para a mãe justifiquem a continuidade do tratamento, considerar a descontinuação do fármaco ou a troca por outro antidepressivo
- O uso de paroxetina no final da gravidez pode estar associado a risco mais alto de complicações neonatais, incluindo sofrimento respiratório
- No parto pode haver maior sangramento na mãe e irritabilidade ou sedação transitórias no recém-nascido
- Deve ser ponderado o risco do tratamento (desenvolvimento fetal do primeiro trimestre, parto do recém-nascido no terceiro trimestre) para a criança em relação ao do não tratamento (recorrência de depressão, saúde materna, vínculo com o bebê) para a mãe e a criança
- Para muitas pacientes isso pode significar a continuidade do tratamento durante a gravidez
- O uso de ISRSs após a 20ª semana de gravidez pode estar associado a risco aumentado de hipertensão pulmonar em recém-nascidos, embora isso não esteja comprovado
- A exposição a ISRSs no final da gravidez pode estar associado a risco aumentado de hipertensão gestacional e pré-eclâmpsia
- Recém-nascidos expostos a ISRSs ou IRSNs no final do terceiro trimestre desenvolveram complicações que exigiram hospitalização prolongada, suporte respiratório e alimentação por sonda; os sintomas relatados são compatíveis com um efeito tóxico direto de ISRSs e IRSNs ou, possivelmente, uma síndrome da descontinuação da substância, incluindo sofrimento respiratório, cianose, apneia, convulsões, instabilidade da temperatura, dificuldade de alimentação, vômitos, hiperglicemia, hipotonia, hipertonia, hiper-reflexia, tremor, nervosismo, irritabilidade e choro constante

Amamentação
- Alguma quantidade da substância é encontrada no leite materno

- Vestígios podem estar presentes em lactentes cujas mães estejam fazendo uso de paroxetina
- Se a criança se tornar irritável ou sedada, poderá ser necessário descontinuar a amamentação ou a substância
- O período pós-parto imediato é uma época de alto risco de depressão, especialmente em mulheres que tiveram episódios depressivos prévios, portanto poderá ser necessário reinstituir a substância no final do terceiro trimestre ou logo após o parto para prevenir uma recorrência durante o período pós-parto
- Devem ser ponderados os benefícios da amamentação com os riscos e benefícios do tratamento antidepressivo *versus* não tratamento para o bebê e a mãe
- Para muitas pacientes, isso pode significar a continuidade do tratamento durante a amamentação

A ARTE DA PSICOFARMACOLOGIA

Potenciais vantagens
- Pacientes com transtornos de ansiedade e insônia
- Pacientes com ansiedade/depressão mista

Potenciais desvantagens
- Pacientes com hipersonia
- Doença de Alzheimer/transtornos cognitivos
- Pacientes com retardo psicomotor, fadiga e baixa energia

Principais sintomas-alvo
- Humor deprimido
- Ansiedade
- Distúrbio do sono, especialmente insônia
- Ataques de pânico, comportamento evitativo, reexperiência, hiperexcitação

 Pérolas

✱ Frequentemente é o tratamento preferido de depressão ansiosa, além de transtorno depressivo maior comórbido com transtornos de ansiedade
✱ Os efeitos de retirada podem ser mais prováveis de ocorrer do que com alguns outros ISRSs (especialmente acatisia, inquietação, sintomas gastrintestinais, tontura, formigamento, disestesias, náusea, cólicas estomacais, inquietação)
- Inibe o próprio metabolismo, portanto a dosagem não é linear

✱ A paroxetina tem ações anticolinérgicas leves que podem estimular o início rápido da eficácia ansiolítica e hipnótica, mas que também causam efeitos colaterais anticolinérgicos leves
• Pode causar "embotamento" cognitivo e afetivo
• Pode ser menos ativadora do que outros ISRSs
• A paroxetina é um inibidor potente de CYP450 2D6
• Os ISRSs podem ser menos efetivos em mulheres acima de 50 anos, especialmente se não estiverem tomando estrogênio
• Os ISRSs podem ser úteis para fogachos em mulheres na perimenopausa
• Alguns relatos esporádicos sugerem maior ganho de peso e disfunção sexual do que alguns outros ISRSs, mas a importância clínica disso é desconhecida

• Para disfunção sexual, pode-se acrescentar bupropiona, sildenafila, tadalafila ou trocar por um não ISRS, como bupropiona ou mirtazapina
• A depressão de algumas mulheres na pós-menopausa irá responder melhor a paroxetina acrescida de estrogênio do que a paroxetina isoladamente
• A falta de resposta a paroxetina em idosos pode requerer consideração de déficit cognitivo leve ou doença de Alzheimer
• A formulação CR pode aumentar a tolerabilidade, especialmente para náusea
• Pode ser mais bem tolerada do que alguns ISRSs para pacientes com ansiedade e insônia e pode reduzir esses sintomas no início da dosagem

Leituras sugeridas

Bourin M, Chue P, Guillon Y. Paroxetine: a review. CNS Drug Rev 2001;7:25–47.

Gibiino S, Serretti A. Paroxetine for the treatment of depression: a critical update. Expert Opin Pharmacother 2012;13(3):421–31.

Green B. Focus on paroxetine. Curr Med Res Opin 2003;19:13–21.

Wagstaff AJ, Cheer SM, Matheson AJ, Ormrod D, Goa KL. Paroxetine: an update of its use in psychiatric disorders in adults. Drugs 2002;62:655–703.

PERFENAZINA

TERAPÊUTICA

Marcas • Trilafon

Genérico? Sim

Classe
- Nomenclatura baseada na neurociência: antagonista dos receptores de dopamina (ARD)
- Antipsicótico convencional (neuroléptico, fenotiazina, antagonista de dopamina 2, antiemético)

Comumente prescrita para
(em negrito, as aprovações da FDA)
- **Esquizofrenia**
- **Náusea, vômitos**
- Outros transtornos psicóticos
- Transtorno bipolar

Como a substância atua
- Bloqueia os receptores de dopamina 2, reduzindo os sintomas positivos de psicose
- A combinação de bloqueios de dopamina D2, histamina H1 e colinérgico de M1 no centro do vômito pode reduzir náusea e vômitos

Tempo para início da ação
- Os sintomas psicóticos podem melhorar dentro de 1 semana, mas pode levar várias semanas para efeito completo no comportamento
- Injeção: efeito inicial depois de 10 minutos, pico depois de 1 a 2 horas
- As ações em náusea e vômitos são imediatas

Se funcionar
- Na maioria das vezes reduz os sintomas positivos na esquizofrenia, mas não os elimina
- A maioria dos pacientes com esquizofrenia não tem uma remissão total dos sintomas, mas uma redução de aproximadamente um terço
- Continuar o tratamento em esquizofrenia até atingir um platô de melhora
- Depois de atingir um platô satisfatório, continuar o tratamento por pelo menos 1 ano depois do primeiro episódio de psicose em esquizofrenia
- Para segundo episódio de psicose na esquizofrenia e episódios subsequentes, poderá ser necessário tratamento por tempo indefinido
- Reduz os sintomas de mania psicótica aguda, mas não está comprovada como estabilizador do humor ou como tratamento de manutenção efetivo em transtorno bipolar
- Após a redução dos sintomas agudos em mania, trocar por um estabilizador do humor e/ou um antipsicótico atípico para estabilização do humor e manutenção

Se não funcionar
- Experimentar um dos antipsicóticos atípicos de primeira linha (risperidona, olanzapina, quetiapina, ziprasidona, aripiprazol, paliperidona, amissulprida, asenapina, iloperidona, lurasidona)
- Experimentar outro antipsicótico convencional
- Se 2 ou mais monoterapias com antipsicótico não funcionarem, considerar clozapina

Melhores combinações de potencialização para resposta parcial ou resistência ao tratamento
- A potencialização de antipsicóticos convencionais não foi estudada sistematicamente
- A adição de um anticonvulsivante estabilizador do humor, como valproato, carbamazepina ou lamotrigina, pode ser útil tanto na esquizofrenia quanto na mania bipolar
- A potencialização com lítio em mania bipolar pode ser útil
- Adição de um benzodiazepínico, especialmente de curto prazo, para agitação

Exames
✻ Uma vez que os antipsicóticos convencionais frequentemente estão associados a ganho de peso, antes de iniciar o tratamento, pesar todos os pacientes e determinar se o indivíduo já está com sobrepeso (IMC 25,0-29,9) ou obeso (IMC ≥ 30)
- Antes de administrar uma substância que pode causar ganho de peso a um paciente com sobrepeso ou obeso, determinar se o indivíduo já tem pré-diabetes (glicose plasmática em jejum 100-125 mg/dL) diabetes (glicose plasmática em jejum > 126 mg/dL) ou dislipidemia (colesterol total, colesterol LDL e triglicerídeos aumentados; colesterol HDL reduzido) e tratar ou encaminhar esses pacientes para tratamento, incluindo manejo nutricional e do peso, aconselhamento de atividade física, cessação de tabagismo e manejo clínico
✻ Monitorar peso e IMC durante o tratamento
✻ Considerar monitoramento mensal dos triglicerídeos em jejum por vários meses em pacientes com alto risco de complicações metabólicas e ao iniciar ou trocar antipsicóticos
✻ Enquanto for administrada uma substância a um paciente que ganhou > 5% do peso inicial, conside-

rar avaliação para a presença de pré-diabetes, diabetes ou dislipidemia ou troca por um antipsicótico diferente
- Deve ser verificada a pressão arterial em idosos antes de iniciar o tratamento e durante as primeiras semanas de tratamento
- O monitoramento dos níveis elevados de prolactina é de benefício clínico questionável
- Fenotiazinas podem causar resultados falsos positivos de fenilcetonúria
- Pacientes com baixa contagem de leucócitos ou história de leucopenia/neutropenia induzida por substância devem ter hemograma completo monitorado frequentemente durante os primeiros meses, e a perfenazina deve ser descontinuada ao primeiro sinal de declínio de leucócitos na ausência de outros fatores causativos

- Boca seca, constipação, retenção urinária, visão turva
- Transpiração reduzida
- Disfunção sexual
- Hipotensão, taquicardia, síncope
- Ganho de peso

Efeitos colaterais potencialmente fatais ou perigosos
- Rara síndrome neuroléptica maligna
- Raras icterícia e agranulocitose
- Raras convulsões
- Risco aumentado de morte e eventos cerebrovasculares em pacientes idosos com psicose relacionada a demência

Ganho de peso

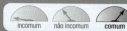

- Muitos experimentam e/ou pode ocorrer em quantidade significativa

Sedação

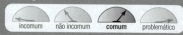

- Muitos experimentam e/ou pode ocorrer em quantidade significativa
- A sedação costuma ser transitória

O que fazer com os efeitos colaterais
- Esperar
- Esperar
- Esperar
- Para sintomas motores, acrescentar um agente anticolinérgico
- Reduzir a dose
- Para sedação, administrar à noite
- Trocar por um antipsicótico atípico
- Perda de peso, programas de exercícios e manejo clínico para IMC alto, diabetes, dislipidemia

Melhores agentes de acréscimo para os efeitos colaterais
- Benzotropina ou triexifenidil para efeitos colaterais motores
- Algumas vezes amantadina pode ser útil para efeitos colaterais motores
- Benzodiazepínicos podem ser úteis para acatisia
- Muitos efeitos colaterais não podem ser melhorados com um agente de acréscimo

EFEITOS COLATERAIS

Como a substância causa efeitos colaterais
- Bloqueando os receptores de dopamina 2 no estriado, pode causar efeitos colaterais motores
- Bloqueando os receptores de dopamina 2 na hipófise, pode causar elevações na prolactina
- Bloqueando os receptores de dopamina 2 excessivamente nas vias dopaminérgicas mesocorticais e mesolímbicas, sobretudo em altas doses, pode causar piora dos sintomas negativos e cognitivos (síndrome de déficit induzido por neuroléptico)
- As ações anticolinérgicas podem causar sedação, visão turva, constipação, boca seca
- As ações anti-histamínicas podem causar sedação e ganho de peso
- Bloqueando os receptores alfa-1 adrenérgicos, pode causar tontura, sedação e hipotensão
- O mecanismo de ganho de peso e de possível incidência aumentada de diabetes ou dislipidemia com antipsicóticos convencionais é desconhecido

Efeitos colaterais notáveis
✷ Síndrome de déficit induzido por neuroléptico
✷ Acatisia
✷ Efeitos colaterais extrapiramidais, parkinsonismo, discinesia tardia
✷ Galactorreia, amenorreia
- Tontura, sedação

Perfenazina **599**

DOSAGEM E USO

Variação típica da dosagem
- Psicose: oral: 12 a 24 mg/dia; 16 a 64 mg/dia em pacientes hospitalizados
- Náusea/vômitos: 8 a 16 mg/dia por via oral; 5 mg por via intramuscular

Formas de dosagem
- Comprimidos de 2 mg, 4 mg, 8 mg, 16 mg
- Injeção de 5 mg/mL

Como dosar
- Oral: psicose: 4 a 8 mg 3 vezes por dia; 8 a 16 mg 2 a 4 vezes por dia em pacientes hospitalizados; máximo 64 mg/dia
- Oral: náusea/vômitos: 8 a 16 mg/dia em doses divididas; máximo 24 mg/dia
- Intramuscular: psicose: dose inicial de 5 mg; pode ser repetida a cada 6 horas; máximo de 15 mg/dia (30 mg/dia em pacientes hospitalizados)

Dicas para dosagem
- A injeção contém sulfitos que podem causar reações alérgicas, particularmente em pacientes com asma
- A perfenazina oral é menos potente do que a injeção, portanto os pacientes devem receber dosagem igual ou mais alta quando da troca de injeção por comprimido
- O tratamento deve ser suspenso se a contagem de neutrófilos absolutos cair abaixo de 1.000/mm³

Overdose
- Efeitos colaterais extrapiramidais, coma, hipotensão, sedação, convulsões, depressão respiratória

Uso prolongado
- Alguns efeitos colaterais podem ser irreversíveis (p. ex., discinesia tardia)

Formação de hábito
- Não

Como interromper
- Titulação descendente lenta da formulação oral (por 6 a 8 semanas), sobretudo quando é iniciado simultaneamente um novo antipsicótico durante a troca (i.e., titulação cruzada)
- A descontinuação oral rápida pode levar a psicose de rebote e piora dos sintomas
- Se estiverem sendo utilizados agentes antiparkinsonianos, eles devem ser continuados por algumas semanas depois que perfenazina for descontinuada

Farmacocinética
- Meia-vida de aproximadamente 9,5 horas

Interações medicamentosas
- Pode reduzir os efeitos de levodopa e agonistas dopaminérgicos
- Pode aumentar os efeitos de substâncias anti-hipertensivas, exceto guanetidina, cujas ações anti-hipertensivas a perfenazina pode antagonizar
- Podem ocorrer efeitos adversos se for utilizada com depressores do SNC
- Podem ocorrer efeitos anticolinérgicos se utilizada com atropina ou compostos relacionados
- Alguns pacientes que tomavam um neuroléptico e lítio desenvolveram uma síndrome encefalopática similar à síndrome neuroléptica maligna
- A epinefrina pode reduzir a pressão arterial; diuréticos e álcool podem aumentar o risco de hipotensão

Outras advertências/precauções
- Caso se desenvolvam sinais de síndrome neuroléptica maligna, o tratamento deverá ser descontinuado imediatamente
- Usar com cautela em pacientes com distúrbios respiratórios
- Usar com cautela em pacientes com abstinência alcoólica ou transtornos convulsivos devido à possível diminuição do limiar convulsivo
- Não usar epinefrina no caso de *overdose*, pois a interação com alguns agentes pressores pode baixar a pressão arterial
- Evitar exposição indevida à luz solar
- Evitar exposição a calor extremo
- Usar com cautela em pacientes com distúrbios respiratórios, glaucoma ou retenção urinária
- O efeito antiemético de perfenazina pode mascarar sinais de outros transtornos ou *overdose*; a supressão do reflexo de tosse pode causar asfixia
- Observar sinais de toxicidade ocular (depósitos corneais e lenticulares)
- Usar somente com cautela em doença de Parkinson ou demência com corpos de Lewy

Não usar
- Se o paciente estiver em estado comatoso ou tiver depressão do SNC
- Se houver presença de discrasias sanguíneas, lesão cerebral subcortical, depressão da medula óssea ou doença hepática
- Se houver alergia comprovada a perfenazina
- Se houver sensibilidade conhecida a uma fenotiazina

POPULAÇÕES ESPECIAIS

Insuficiência renal
- Usar com cautela

Insuficiência hepática
- Usar com cautela; pode não ser recomendada como tratamento de longa duração porque a perfenazina pode aumentar o risco de lesão hepática adicional

Insuficiência cardíaca
- Pode ocorrer toxicidade cardiovascular, especialmente hipotensão ortostática

Idosos
- Devem ser utilizadas doses mais baixas, e o paciente deve ser monitorado atentamente
- Embora antipsicóticos convencionais sejam comumente utilizados para transtornos comportamentais na demência, nenhum agente foi aprovado para tratamento de pacientes idosos com psicose relacionada a demência
- Pacientes idosos com psicose relacionada a demência tratados com antipsicóticos têm risco aumentado de morte em comparação ao placebo, além de risco aumentado de eventos cerebrovasculares

Crianças e adolescentes
- Não é recomendada para uso em crianças abaixo de 12 anos
- Acima dos 12 anos: se for administrada por via intramuscular, devem receber a dose adulta mais baixa
- Geralmente considerar de segunda linha depois de antipsicóticos atípicos

Gravidez
- Válidas a partir de 30 de junho de 2015, a FDA norte-americana determina alterações no conteúdo e na forma das informações referentes a gravidez e lactação nos rótulos das substâncias de prescrição, incluindo a eliminação das categorias por letras para risco na gravidez; a Pregnancy and Lactation Labeling Rule (PLLR ou regra final) aplica-se somente a substâncias de prescrição e será introduzida gradualmente para substâncias aprovadas a partir de 30 de junho de 2001
- Não foram conduzidos estudos controlados em gestantes
- Há risco de movimentos musculares anormais e sintomas de retirada em recém-nascidos cujas mães tenham tomado um antipsicótico durante o terceiro trimestre; os sintomas podem incluir agitação, tônus muscular anormalmente aumentado ou diminuído, tremor, sonolência, dificuldade intensa de respirar e dificuldade de alimentação
- Relatos de efeitos colaterais extrapiramidais, icterícia, hiper-reflexia, hiporreflexia em bebês cujas mães tenham tomado uma fenotiazina durante a gravidez
- A perfenazina só deve ser utilizada durante a gravidez se for claramente necessário
- Sintomas psicóticos podem piorar durante a gravidez, e poderá ser necessária alguma forma de tratamento
- Antipsicóticos atípicos podem ser preferíveis a antipsicóticos convencionais ou anticonvulsivantes estabilizadores do humor caso seja necessário tratamento durante a gravidez

Amamentação
- É desconhecido se a perfenazina é secretada no leite humano, mas presume-se que todos os psicotrópicos sejam secretados no leite materno
- ✶ É recomendado descontinuar a substância ou usar mamadeira

A ARTE DA PSICOFARMACOLOGIA

Potenciais vantagens
- Formulação intramuscular para uso emergencial

Potenciais desvantagens
- Pacientes com discinesia tardia
- Crianças
- Idosos

Principais sintomas-alvo
- Sintomas positivos de psicose
- Hiperatividade motora e autonômica
- Comportamento violento ou agressivo

Pérolas
- Um recente estudo de referência, de comparações diretas em esquizofrenia, sugere eficácia comparável com alguns antipsicóticos atípicos
- A perfenazina é uma fenotiazina de mais alta potência
- Há menor risco de sedação e hipotensão ortostática, mas risco maior de efeitos colaterais extrapiramidais, do que com fenotiazinas de baixa potência

- Os pacientes têm respostas muito parecidas com qualquer antipsicótico convencional, o que é diferente do que ocorre com antipsicóticos atípicos, caso em que respostas de diferntes pacientes às vezes podem variar bastante de um agente para outro
- Pacientes com respostas inadequadas a antipsicóticos atípicos podem se beneficiar de uma tentativa de potencialização com um antipsicótico convencional como perfenazina ou da troca por um antipsicótico convencional como perfenazina
- Entretanto, a polifarmácia de longo prazo com combinação de um antipsicótico convencional como perfenazina com um antipsicótico atípico pode combinar seus efeitos colaterais sem claramente potencializar a eficácia de cada um
- Para pacientes resistentes ao tratamento, especialmente aqueles com impulsividade, agressão, violência e autolesão, a polifarmácia de longo prazo com 2 antipsicóticos atípicos, ou com 1 antipsicótico atípico e 1 convencional, pode ser útil ou até mesmo necessária, mediante monitoramento atento
- Nesses casos, poderá ser benéfico combinar 1 antipsicótico *depot* com 1 antipsicótico oral
- Embora seja uma prática frequente por parte de alguns prescritores, administrar 2 antipsicóticos convencionais em conjunto faz pouco sentido e pode reduzir a tolerabilidade sem claramente aumentar a eficácia
- A disponibilidade de tratamentos alternativos e o risco de discinesia tardia fazem da utilização de perfenazina para náusea e vômitos uma opção de tratamento de curto prazo e de segunda linha

Leituras sugeridas

David A, Quraishi S, Rathbone J. Depot perphenazine decanoate and enanthate for schizophrenia. Cochrane Database Syst Rev 2005 ; 20(3):CD001717.

Dencker SJ, Gios I, Martensson E, et al. A long-term cross-over pharmacokinetic study comparing perphenazine decanoate and haloperidol decanoate in schizophrenic patients. Psychopharmacology (Berl) 1994;114:24–30.

Frankenburg FR. Choices in antipsychotic therapy in schizophrenia. Harv Rev Psychiatry 1999;6:241–9.

Lieberman JA, Stroup TS, McEvoy JP, et al. Effectiveness of antipsychotic drugs in patients with chronic schizophrenia. N Engl J Med 2005;353(12):1209–23.

Quraishi S, David A. Depot perphenazine decanoate and enanthate for schizophrenia. Cochrane Database Syst Rev 2000;(2):CD001717.

PEROSPIRONA

TERAPÊUTICA

Marcas • Lullan

Genérico? Não

Classe
- Nomenclatura baseada na neurociência: antagonista dos receptores de dopamina e serotonina (ARDS)
- Antipsicótico atípico (antagonista de serotonina e dopamina, antipsicótico de segunda geração)

Comumente prescrita para
(em negrito, as aprovações da FDA)
- Esquizofrenia (Japão)

Como a substância atua
- Bloqueia os receptores de dopamina 2, reduzindo os sintomas positivos de psicose
- Bloqueia os receptores de serotonina 2A, causando aumento na liberação de dopamina em certas regiões do cérebro e, assim, reduzindo os efeitos colaterais motores, bem como possivelmente melhorando os sintomas cognitivos e afetivos
- ✱ Interações nos receptores 5HT1A podem contribuir para a eficácia para sintomas cognitivos e afetivos em alguns pacientes

Tempo para início da ação
- Os sintomas psicóticos podem melhorar dentro de 1 semana, mas pode levar várias semanas para efeito completo no comportamento e na cognição e para estabilização afetiva
- É classicamente recomendado esperar pelo menos 4 a 6 semanas para determinar a eficácia da substância, mas, na prática, alguns pacientes precisam de até 16 a 20 semanas para apresentar uma boa resposta, especialmente nos sintomas cognitivos

Se funcionar
- Na maioria das vezes reduz os sintomas positivos em esquizofrenia, mas não os elimina
- Pode melhorar os sintomas negativos, além dos sintomas agressivos, cognitivos e afetivos em esquizofrenia
- A maioria dos pacientes não tem uma remissão total dos sintomas, mas uma redução de aproximadamente um terço
- Talvez 5 a 15% dos pacientes com esquizofrenia podem experimentar uma melhora global de mais do que 50 a 60%, especialmente durante tratamento estável por mais de 1 ano
- Esses pacientes são considerados super-respondedores ou "*awakeners*", já que podem ficar suficientemente bem para obter emprego, viver de forma independente e manter relações de longa duração
- Continuar o tratamento até que seja atingido um platô de melhora
- Depois de atingido um platô satisfatório, continuar o tratamento por pelo menos 1 ano depois do primeiro episódio de psicose
- Para segundo episódio de psicose e episódios subsequentes, poderá ser necessário tratamento por tempo indefinido
- Mesmo para primeiros episódios de psicose, pode ser preferível continuar o tratamento

Se não funcionar
- Experimentar um dos antipsicóticos atípicos de primeira linha (p. ex., risperidona, olanzapina, quetiapina, aripiprazol, paliperidona, asenapina, iloperidona, lurasidona)
- Se 2 ou mais monoterapias com antipsicóticos não funcionarem, considerar clozapina
- Se nenhum antipsicótico atípico de primeira linha for efetivo, considerar doses mais altas ou potencialização com valproato ou lamotrigina
- Alguns pacientes podem requerer tratamento com um antipsicótico convencional
- Considerar não adesão e troca por outro antipsicótico com menos efeitos colaterais ou por um antipsicótico que possa ser dado por injeção *depot*
- Considerar o início de reabilitação e psicoterapia, como remediação cognitiva
- Considerar a presença de abuso de substância concomitante

Melhores combinações de potencialização para resposta parcial ou resistência ao tratamento
- A potencialização de perospirona não foi estudada sistematicamente
- Adição de um benzodiazepínico, especialmente para agitação
- Teoricamente, a adição de um anticonvulsivante estabilizador do humor, como valproato, carbamazepina ou lamotrigina, pode ser útil na esquizofrenia e na mania bipolar
- A potencialização com lítio na mania bipolar pode ser útil

Exames

✽ Potenciais ganho de peso, diabetes e dislipidemia associados a perospirona não foram sistematicamente estudados, mas os pacientes devem ser monitorados da mesma forma que para outros antipsicóticos atípicos

Antes de iniciar um antipsicótico atípico

✽ Pesar todos os pacientes e acompanhar o IMC durante o tratamento
- Obter história pessoal e familiar basal de diabetes, obesidade, dislipidemia, hipertensão e doença cardiovascular

✽ Obter circunferência da cintura (na altura do umbigo), pressão arterial, glicose plasmática em jejum e perfil lipídico em jejum
- Determinar se o paciente
  - tem sobrepeso (IMC 25,0-29,2)
  - é obeso (IMC ≥ 30)
  - tem pré-diabetes (glicose plasmática em jejum 100-125 mg/mL)
  - tem diabetes (glicose plasmática em jejum > 126 mg/mL)
  - tem hipertensão (PA > 140/90 mmHg)
  - tem dislipidemia (colesterol total, colesterol LDL e triglicerídeos aumentados; colesterol HDL reduzido)
- Tratar ou encaminhar esses pacientes para tratamento, incluindo manejo nutricional e do peso, aconselhamento de atividade física, cessação do tabagismo e manejo clínico

Monitoramento depois de iniciar um antipsicótico atípico

✽ IMC mensalmente por 3 meses, depois trimestralmente
✽ Considerar o monitoramento mensal dos triglicerídeos em jejum por vários meses em pacientes com alto risco de complicações metabólicas e ao iniciar ou trocar antipsicóticos
✽ Pressão arterial, glicose plasmática em jejum, lipídeos em jejum dentro de 3 meses e depois anualmente, porém de modo mais precoce e frequente para pacientes com diabetes ou que ganharam > 5% do peso inicial
- Tratar ou encaminhar para tratamento e considerar troca por outro antipsicótico atípico para pacientes que adquirem sobrepeso ou tornam-se obesos, pré-diabéticos, diabéticos, hipertensos ou dislipidêmicos enquanto recebem um antipsicótico atípico

✽ Mesmo em pacientes sem diabetes conhecido, manter vigilância para o início raro, mas potencialmente fatal, de cetoacidose diabética, que sempre requer tratamento imediato, monitorando o início súbito de poliúria, polidipsia, perda de peso, náusea, vômitos, desidratação, respiração rápida, fraqueza e turvação da consciência, até mesmo coma
- Deve ser verificada a pressão arterial em idosos antes de iniciar o tratamento e durante as primeiras semanas de tratamento
- Pacientes com baixa contagem de leucócitos ou história de leucopenia/neutropenia induzida por substância devem ter hemograma completo monitorado durante os primeiros meses, e a perospirona deve ser descontinuada ao primeiro sinal de declínio de leucócitos na ausência de outros fatores causativos

EFEITOS COLATERAIS

Como a substância causa efeitos colaterais
- Bloqueando os receptores de dopamina 2 no estriado, pode causar efeitos colaterais motores
- Bloqueando os receptores de dopamina 2 na hipófise, pode causar aumento da prolactina (incomum)
- O mecanismo do ganho de peso e da incidência aumentada de diabetes e dislipidemia com alguns antipsicóticos atípicos é desconhecido
- O portfólio de ligação da perospirona aos receptores não está bem caracterizado

Efeitos colaterais notáveis
✽ Efeitos colaterais extrapiramidais, acatisia
✽ Insônia
- Sedação, ansiedade, fraqueza, cefaleia, anorexia, constipação
- Teoricamente, discinesia tardia (deve ter risco reduzido em comparação a antipsicóticos convencionais)
- Níveis elevados de creatinofosfoquinase

Efeitos colaterais potencialmente fatais ou perigosos
- Rara síndrome neuroléptica maligna
- Em teoria, convulsões raramente estão associadas a antipsicóticos atípicos
- Risco aumentado de morte e eventos cerebrovasculares em pacientes idosos com psicose relacionada a demência

Ganho de peso
✻ Não bem caracterizado

Sedação

- Ocorre em uma minoria significativa

O que fazer com os efeitos colaterais
- Esperar
- Esperar
- Esperar
- Para sintomas motores, acrescentar um agente anticolinérgico
- Reduzir a dose
- Trocar por outro antipsicótico atípico

Melhores agentes de acréscimo para os efeitos colaterais
- Benzotropina ou triexifenidil para efeitos colaterais motores
- Algumas vezes a amantadina pode ser útil para os efeitos colaterais motores
- Benzodiazepínicos podem ser úteis para acatisia
- Muitos efeitos colaterais não podem ser melhorados com um agente de acréscimo

DOSAGEM E USO

Variação típica da dosagem
- 8 a 48 mg/dia em 3 doses divididas

Formas de dosagem
- Comprimidos de 4 mg, 8 mg

Como dosar
- Iniciar com 4 mg 3 vezes por dia, aumentando conforme tolerado para até 16 mg 3 vezes por dia

Dicas para dosagem
- Alguns pacientes foram tratados com até 96 mg/dia em 3 doses divididas
- É desconhecido se a frequência da dosagem pode ser reduzida para 1 ou 2 vezes por dia, mas, por analogia com outros agentes dessa classe com meias-vidas menores do que 24 horas, isso pode ser possível
- O tratamento deve ser suspenso se a contagem de neutrófilos absolutos cair abaixo de 1.000/mm³

Overdose
- Não relatada

Uso prolongado
- Estudos de longo prazo não foram relatados, mas, como para outros antipsicóticos atípicos, o uso de longo prazo para tratamento de esquizofrenia é comum

Formação de hábito
- Não

Como interromper
- Titulação descendente lenta (por 6 a 8 semanas), sobretudo quando simultaneamente é iniciado um novo antipsicótico durante troca (i.e., titulação cruzada)
- Descontinuação rápida pode levar a psicose de rebote e piora dos sintomas
- Se estiverem sendo utilizados agentes antiparkinsonianos, eles devem ser continuados por algumas semanas depois que a perospirona for descontinuada

Farmacocinética
- Metabolizada principalmente por CYP450 3A4
- Sem metabólitos ativos

 Interações medicamentosas
- Cetoconazol e possivelmente outros inibidores de CYP450 3A4, como nefazodona, fluvoxamina e fluoxetina, podem aumentar os níveis plasmáticos de perospirona
- Carbamazepina e possivelmente outros indutores de CYP450 3A4 podem reduzir os níveis plasmáticos da perospirona

 Outras advertências/precauções
- Não relatadas

Não usar
- Se houver alergia comprovada a perospirona

POPULAÇÕES ESPECIAIS

Insuficiência renal
- Usar com cautela

Insuficiência hepática
- Usar com cautela

Insuficiência cardíaca
- Usar com cautela

Idosos
- Alguns pacientes podem tolerar melhor doses mais baixas
- Embora antipsicóticos atípicos sejam comumente utilizados para transtornos comportamentais em demência, nenhum agente foi aprovado para tratamento de pacientes idosos com psicose relacionada a demência
- Pacientes idosos com psicose relacionada a demência tratados com antipsicóticos atípicos têm risco aumentado de morte em comparação ao placebo, além de risco aumentado de eventos cerebrovasculares

Crianças e adolescentes
- Usar com cautela

Gravidez
- Válidas a partir de 30 de junho de 2015, a FDA norte-americana determina alterações no conteúdo e na forma das informações referentes a gravidez e lactação nos rótulos das substâncias de prescrição, incluindo a eliminação das categorias por letras para risco na gravidez; a Pregnancy and Lactation Labeling Rule (PLLR ou regra final) aplica-se somente a substâncias de prescrição e será introduzida gradualmente para substâncias aprovadas a partir de 30 de junho de 2001
- Os sintomas psicóticos podem piorar durante a gravidez, e poderá ser necessária alguma forma de tratamento

Amamentação
- É desconhecido se a perospirona é secretada no leite humano, mas presume-se que todos os psicotrópicos sejam secretados no leite materno
- ✴ É recomendado descontinuar a substância ou usar mamadeira
- Bebês de mulheres que optaram por amamentar devem ser monitorados para possíveis efeitos adversos

A ARTE DA PSICOFARMACOLOGIA

Potenciais vantagens
- No Japão, estudos sugerem eficácia para sintomas negativos de esquizofrenia

Potenciais desvantagens
- Pacientes que têm dificuldade de aderir à administração em 3 vezes por dia

Principais sintomas-alvo
- Sintomas positivos de psicose
- Sintomas negativos de psicose
- Sintomas afetivos (depressão, ansiedade)
- Sintomas cognitivos

Pérolas
- Efeitos colaterais extrapiramidais podem ser mais frequentes do que com alguns outros antipsicóticos atípicos
- As propriedades potentes de ligação a 5HT1A podem ser úteis para a melhora dos sintomas cognitivos de esquizofrenia no tratamento de longa duração
- Teoricamente, deve ser efetiva em mania bipolar aguda

Leituras sugeridas
Ohno Y. Pharmacological characteristics of perospirone hydrochloride, a novel antipsychotic agent. Nippon Yakurigaku Zasshi 2000;116(4):225–31.

PIMAVANSERINA

TERAPÊUTICA

Marcas • Nuplazid

Genérico? Não

 Classe
- Antipsicótico atípico: antagonista/agonista inverso de serotonina 2A/2C

Comumente prescrita para
(em negrito, as aprovações da FDA)
- Alucinações e delírios associados a psicose na doença de Parkinson

 Como a substância atua
✻ Antagonismo/agonismo inverso nos receptores 5HT2A
- A pimavanserina também é um antagonista/agonista inverso nos receptores 5HT2C (a atividade é muito baixa comparada à dos receptores 5HT2A)

Tempo para início da ação
- Em ensaios clínicos, a melhora dos sintomas psicóticos atingiu significância dentro de 1 mês

Se funcionar
- Na maioria das vezes reduz alucinações e delírios sem piorar o parkinsonismo

Se não funcionar
- Tentar reduzir a dose das terapias dopaminérgicas antiparkinsonianas
- Tentar quetiapina em baixa dose
- Tentar clozapina em baixa dose
- Não tentar outro antipsicótico atípico ou antipsicótico convencional

 Melhores combinações de potencialização para resposta parcial ou resistência ao tratamento
- Nenhuma conhecida
- Teoricamente, pode ser possível combinar com quetiapina em baixa dose, especialmente durante titulação cruzada prolongada ao trocar de uma para a outra

Exames
- Nenhum

EFEITOS COLATERAIS

Como a substância causa efeitos colaterais
- O mecanismo do edema periférico, do estado confusional e da náusea é desconhecido

Efeitos colaterais notáveis
- Edema periférico
- Estado confusional
- Náusea

 Efeitos colaterais potencialmente fatais ou perigosos
- Prolongamento de QTc
- Ocorreu risco aumentado de morte e eventos cerebrovasculares em pacientes idosos com psicose relacionada a demência com o uso de antipsicótico

Ganho de peso

incomum — não incomum — comum — problemático

- Relatado, mas não esperado

Sedação

incomum — não incomum — comum — problemático

- Relatada, mas não esperada

O que fazer com os efeitos colaterais
- Esperar
- Esperar
- Esperar
- Descontinuar se os efeitos colaterais forem intoleráveis

Melhores agentes de acréscimo para efeitos colaterais
- Muitos efeitos colaterais não podem ser melhorados com um agente de acréscimo

DOSAGEM E USO

Variação típica da dosagem
- 34 mg 1 vez por dia

Formas de dosagem
- Comprimido de 17 mg

Como dosar
- 34 mg/dia 1 vez por dia; não é necessária titulação

Dicas para dosagem
- Pode ser tomado com ou sem alimentos
- Não é necessário ajuste da dose de carbidopa/levodopa

Overdose
- Experiência limitada

Uso prolongado
- Não estudado, mas frequentemente é necessário tratamento de manutenção de longa duração para psicose na doença de Parkinson

Formação de hábito
- Não

Como interromper
- A meia-vida longa sugere que pode ser possível interromper a pimavanserina abruptamente
- Em teoria, a descontinuação rápida pode levar a psicose de rebote e piora dos sintomas, mas é menos provável com pimavanserina devido a sua meia-vida longa

Farmacocinética
- Meia-vida média de 57 horas (pimavanserina) e 200 horas (metabólito ativo N-desmetilado)
- Metabolizada primariamente por CYP450 3A4 e CYP45 3A5

Interações medicamentosas
- Na presença de inibidores fortes/moderados de CYP450 3A4 (p. ex., cetoconazol), reduzir a dose de pimavanserina pela metade
- Indutores fortes de CYP450 3A4 (p. ex., carbamazepina) podem reduzir os níveis de pimavanserina, e pode ser necessário aumento da dosagem
- Pode aumentar o prolongamento QTc de outras substâncias capazes de prolongar o intervalo QTc

Outras advertências/precauções
- A pimavanserina pode causar prolongamento do intervalo QTc

Não usar
- Se houver alergia comprovada a pimavanserina

POPULAÇÕES ESPECIAIS

Insuficiência renal
- Não é necessário ajuste da dose em pacientes com insuficiência leve a moderada
- Não foi estudada em pacientes com insuficiência grave; não é recomendada em pacientes com insuficiência renal grave (eliminação da creatinina < 30 mL/min)

Insuficiência hepática
- Não foi estudada; não é recomendada em pacientes com insuficiência hepática

Insuficiência cardíaca
- A pimavanserina pode causar prolongamento de QTc e deve ser evitada em pacientes com prolongamento de QT conhecido ou em combinação com substâncias que reconhecidamente prolongam o intervalo QT
- A pimavanserina deve ser evitada em pacientes com história de arritmias cardíacas, bradicardia sintomática, hipocalemia ou hipomagnesemia ou presença de prolongamento do intervalo QT congênito

Idosos
- Não é necessário ajuste da dose
- A pimavanserina não está aprovada para o tratamento de psicose relacionada a demência NÃO RELACIONADA às alucinações e aos delírios associados a psicose da doença de Parkinson, como os sintomas comportamentais de demência de Alzheimer comórbida
- Entretanto, a pimavanserina não é contraindicada a pacientes com demência RELACIONADA à doença de Parkinson que apresentam alucinações e delírios associados a psicose da doença de Parkinson

Crianças e adolescentes
- Segurança e eficácia não foram estabelecidas

Gravidez
- Válidas a partir de 30 de junho de 2015, a FDA norte-americana determina alterações no conteúdo e na forma das informações referentes a gravidez e lactação nos rótulos das substâncias de prescrição, incluindo a eliminação das categorias por letras para risco na gravidez; a Pregnancy and Lactation Labeling Rule (PLLR ou regra final) aplica-se somente a substâncias de prescrição e

será introduzida gradualmente para substâncias aprovadas a partir de 30 de junho de 2001
- Não foram conduzidos estudos controlados em gestantes
- Em estudos com ratos e coelhos, a pimavanserina não demonstrou teratogenicidade em doses até 10 vezes a dose humana máxima recomendada
- Em estudos com ratos, doses 2 vezes maiores que a máxima diária recomendada em humanos com base na área sob a curva (ASC) resultaram em toxicidade materna, incluindo mortalidade e redução no peso corporal e no consumo alimentar, com consequentes reduções na sobrevida dos filhotes, tamanho reduzido da ninhada e peso corporal reduzido dos filhotes

Amamentação
- É desconhecido se a pimavanserina é secretada no leite materno humano, mas presume-se que todos os psicotrópicos sejam secretados no leite materno
- ✱ Recomendado descontinuar a substância ou usar mamadeira, a não ser que o benefício potencial para a mãe justifique o risco potencial para a criança
- Bebês de mulheres que tenham optado por amamentar durante o uso de pimavanserina devem ser monitorados para possíveis efeitos adversos

A ARTE DA PSICOFARMACOLOGIA

Potenciais vantagens
- Não piora os sintomas motores da doença de Parkinson
- Não está associada aos efeitos colaterais metabólicos de quetiapina e clozapina, incluindo ganho de peso, dislipidemia e diabetes melito
- Não está associada à sedação algumas vezes causada por quetiapina e clozapina
- Não requer redução da dose de terapia dopaminérgica antiparkinsoniana administrada concomitantemente

Potenciais desvantagens
- Cara

Principais sintomas-alvo
- Alucinações e delírios associados à doença de Parkinson

 Pérolas
- Encontram-se em andamento ensaios para o uso de pimavanserina para tratar psicose em doença de Alzheimer
- Teoricamente deve ser efetiva para as alucinações associadas a psicose com corpos de Lewy
- Aumenta o sono de ondas lentas e pode ter propriedades hipnóticas
- Pode aumentar a ação antipsicótica dos antipsicóticos atípicos em pacientes com esquizofrenia
- Pode ser efetiva em outros tipos de psicose, mas com base na teoria, e não em grandes ensaios randomizados

Leituras sugeridas

Cummings J, Isaacson S, Mills R, et al. Pimavanserin for patients with Parkinson's disease psychosis: a randomized, placebo-controlled phase 3 trial. Lancet 2014;383(9916):533-40.

Hacksell U, Burstein ES, McFarland K, Mills RG, Williams H. On the discovery and development of pimavanserin: a novel drug candidate for Parkinson's psychosis. Neurochem Res 2014 Oct;39(10):2008-17.

Hermanowicz S, Hermanowicz N. The safety, tolerability and efficacy of pimavanserin tartrate in the treatment of psychosis in Parkinson's disease. Expert Rev Neurother 2016;16(6):625-33.

Howland RJ. Pimavanserin: an inverse agonist antipsychotic drug. J Psychosoc Nurs Ment Health Serv 2016;54(6):21-4.

Stahl SM. Mechanism of action of pimavanserin in Parkinson's disease psychosis: targeting serotonin 5HT2A and 5HT2C receptors. CNS Spectr 2016;21(4):271-5.

PIMOZIDA

TERAPÊUTICA

Marcas • Orap

Genérico? Não nos Estados Unidos

Classe
- Nomenclatura baseada na neurociência: antagonista dos receptores de dopamina (ARD)
- Supressor de tiques/síndrome de Tourette; antipsicótico convencional (neuroléptico, antagonista de dopamina 2)

Comumente prescrita para
(em negrito, as aprovações da FDA)
- **Supressão de tiques motores e fônicos em pacientes com síndrome de Tourette que não responderam satisfatoriamente ao tratamento-padrão**
- Transtornos psicóticos em pacientes que não responderam satisfatoriamente ao tratamento-padrão

Como a substância atua
- Bloqueia os receptores de dopamina 2 na via dopaminérgica nigroestriatal, reduzindo tiques na síndrome de Tourette
- Quando utilizada para psicose, pode bloquear os receptores de dopamina 2 na via dopaminérgica mesolímbica, reduzindo os sintomas positivos de psicose

Tempo para início da ação
- O alívio dos tiques pode ocorrer mais rapidamente do que as ações antipsicóticas
- Os sintomas psicóticos podem melhorar dentro de 1 semana, mas pode levar várias semanas para efeito completo no comportamento

Se funcionar
✻ É uma opção de tratamento de segunda linha para a síndrome de Tourette
✻ É uma opção de tratamento secundária ou terciária para psicose ou outros transtornos comportamentais
- Deve ser avaliada troca por um antipsicótico com uma melhor relação risco/benefício

Se não funcionar
- Tentar um dos antipsicóticos atípicos de primeira linha (risperidona, olanzapina, quetiapina, ziprasidona, aripiprazol, paliperidona, amissulprida, asenapina, iloperidona, lurasidona)
- Tentar outro antipsicótico convencional
- Se 2 ou mais monoterapias antipsicóticas não funcionarem, considerar clozapina

Melhores combinações de potencialização para resposta parcial ou resistência ao tratamento
✻ A potencialização de pimozida não foi sistematicamente estudada e pode ser perigosa, sobretudo com substâncias que prolongam o intervalo QTc ou elevam os níveis plasmáticos de pimozida

Exames
✻ ECG e níveis séricos de potássio basais devem ser determinados
✻ Avaliação periódica do ECG e dos níveis séricos de potássio, especialmente durante titulação da dose
- Os níveis séricos de magnésio também podem precisar ser monitorados
✻ Uma vez que os antipsicóticos convencionais estão frequentemente associados a ganho de peso, antes de iniciar o tratamento pesar todos os pacientes e determinar se o indivíduo já está com sobrepeso (IMC 25,0-29,9) ou obeso (IMC ≥ 30)
- Antes de administrar uma substância que pode causar ganho de peso a um paciente com sobrepeso ou obeso, determinar se o indivíduo já tem pré-diabetes (glicose plasmática em jejum 100-125 mg/dL) diabetes (glicose plasmática em jejum > 126 mg/dL) ou dislipidemia (colesterol total, colesterol LDL e triglicerídeos aumentados; colesterol HDL reduzido) e tratar ou encaminhar esses pacientes para tratamento, incluindo manejo nutricional e do peso, aconselhamento de atividade física, cessação de tabagismo e manejo clínico
✻ Monitorar peso e IMC durante o tratamento
✻ Considerar monitoramento mensal dos triglicerídeos em jejum por vários meses em pacientes com alto risco de complicações metabólicas e ao iniciar ou trocar antipsicóticos
✻ Enquanto é administrada uma substância a um paciente que ganhou > 5% do peso inicial, considerar avaliação para a presença de pré-diabetes, diabetes ou dislipidemia ou troca por um antipsicótico diferente
- Deve ser verificada a pressão arterial em idosos antes de iniciar o tratamento e durante suas primeiras semanas
- O monitoramento dos níveis elevados de prolactina é de benefício clínico questionável
- Pacientes com baixa contagem de leucócitos ou história de leucopenia/neutropenia induzida por substância devem ter o hemograma completo

monitorado frequentemente durante os primeiros meses, e a pimozida deve ser descontinuada ao primeiro sinal de declínio de leucócitos na ausência de outros fatores

EFEITOS COLATERAIS

Como a substância causa efeitos colaterais

- Bloqueando os receptores de dopamina 2 no estriado, pode causar efeitos colaterais motores
- Bloqueando os receptores de dopamina 2 na hipófise, pode causar elevações na prolactina
- Bloqueando os receptores de dopamina 2 excessivamente nas vias dopaminérgicas mesocorticais e mesolímbicas, especialmente em altas doses, pode causar piora dos sintomas negativos e cognitivos (síndrome de déficit induzido por neuroléptico)
- As ações anticolinérgicas podem causar sedação, visão turva, constipação, boca seca
- As ações anti-histamínicas podem causar sedação e ganho de peso
- Bloqueando os receptores alfa-1 adrenérgicos, pode causar tontura, sedação e hipotensão
- O mecanismo do ganho de peso e de uma possível incidência aumentada de diabetes ou dislipidemia com antipsicóticos convencionais é desconhecido

✻ O mecanismo do prolongamento de QTc potencialmente perigoso pode estar relacionado a ações nos canais iônicos

Efeitos colaterais notáveis

✻ Síndrome de déficit induzido por neuroléptico
✻ Acatisia
✻ Efeitos colaterais extrapiramidais, parkinsonismo, discinesia tardia
✻ Hipotensão
- Sedação, acinesia
- Galactorreia, amenorreia
- Boca seca, constipação, visão turva
- Disfunção sexual

✻ Ganho de peso

Efeitos colaterais potencialmente fatais ou perigosos

- Rara síndrome neuroléptica maligna
- Raras convulsões

✻ Prolongamento de QTc dose-dependente

- Arritmias ventriculares e morte súbita
- Risco aumentado de morte e eventos cerebrovasculares em pacientes idosos com psicose relacionada a demência

Ganho de peso

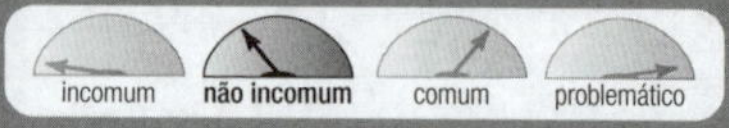

- Ocorre em uma minoria significativa

Sedação

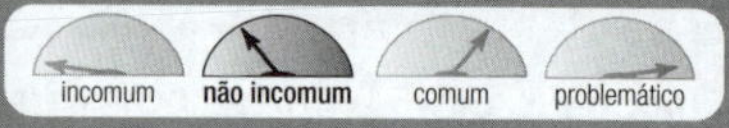

- Ocorre em uma minoria significativa

O que fazer com os efeitos colaterais

- Esperar
- Esperar
- Esperar
- Para sintomas motores, acrescentar um agente anticolinérgico
- Reduzir a dose
- Para sedação, administrar à noite
- Trocar por um antipsicótico atípico
- Perda de peso, programas de exercícios e manejo médico para IMC alto, diabetes, dislipidemia

Melhores agentes de acréscimo para efeitos colaterais

✻ O acréscimo de pimozida não foi sistematicamente estudado e pode ser perigoso, especialmente com substâncias capazes de prolongar o intervalo QTc ou elevar os níveis plasmáticos de pimozida

DOSAGEM E USO

Variação típica da dosagem

- Menos de 10 mg/dia

Formas de dosagem

- Comprimidos de 1 mg sulcados, 2 mg sulcados

Como dosar

- Dose inicial de 1 a 2 mg/dia em doses divididas; a dose pode ser aumentada em dias alternados; máximo de 10 mg/dia ou 0,2 mg/kg por dia
- Crianças: dose inicial de 0,05 mg/kg por dia à noite; pode ser aumentada a cada 3 dias; máximo de 10 mg/dia ou 0,2 mg/kg por dia

Pimozida 613

Dicas para dosagem
✱ Os efeitos da pimozida no intervalo QTc são dose-dependentes, portanto iniciar com dose baixa e avançar lentamente, mediante monitoramento atento do intervalo QTc
- O tratamento deve ser suspenso se a contagem de neutrófilos absolutos cair abaixo de 1.000/m³

Overdose
- Ocorreram mortes; efeitos colaterais extrapiramidais, alterações no ECG, hipotensão, depressão respiratória, coma

Uso prolongado
- Alguns efeitos colaterais podem ser irreversíveis (p. ex., discinesia tardia)

Formação de hábito
- Não

Como interromper
- Titulação descendente lenta (por 6 a 8 semanas), sobretudo ao iniciar simultaneamente um novo antipsicótico durante troca (i.e., titulação cruzada)
- A descontinuação rápida pode levar a psicose de rebote e piora dos sintomas
- Se forem utilizados agentes antiparkinsonianos, eles devem ser continuados por algumas semanas depois que a pimozida for descontinuada

Farmacocinética
- Metabolizada por CYP450 3A e, em menor medida, por CYP450 1A2
- Meia-vida média de eliminação de aproximadamente 55 horas

Interações medicamentosas
- Pode reduzir os efeitos de levodopa e agonistas dopaminérgicos
- Pode aumentar o prolongamento QTc de outras substâncias capazes de prolongar o intervalo QTc
- Pode aumentar os efeitos de substâncias anti-hipertensivas
✱ O uso com inibidores de CYP450 3A4 (p. ex., substâncias como fluoxetina, sertralina, fluvoxamina e nefazodona; alimentos como suco de toranja) pode elevar os níveis de pimozida e aumentar os riscos de arritmias perigosas
- O uso de pimozida e fluoxetina pode levar a bradicardia

- Podem ocorrer efeitos aditivos se for utilizada com depressores do SNC
- Alguns pacientes que tomavam um neuroléptico e lítio desenvolveram uma síndrome encefalopática similar à síndrome neuroléptica maligna
- O uso combinado com epinefrina pode reduzir a pressão arterial

Outras advertências/ precauções
- Caso se desenvolvam sinais de síndrome neuroléptica maligna, o tratamento deverá ser descontinuado ineditamente
- Usar com cautela em pacientes em abstinência alcoólica ou transtornos convulsivos devido à possível diminuição do limiar convulsivo
- O efeito antiemético pode mascarar sinais de outros transtornos ou de *overdose*
- Não usar epinefrina no caso de *overdose*, já que a interação com alguns agentes pressores pode reduzir a pressão arterial
- Usar somente com cautela em doença de Parkinson ou demência com corpos de Lewy
- Uma vez que a pimozida pode prolongar o intervalo QTc de forma dose-dependente, usar com cautela em pacientes que têm bradicardia ou que estão tomando substâncias que podem induzir bradicardia (p. ex., betabloqueadores, bloqueadores dos canais de cálcio, clonidina, digitálico)
- Uma vez que a pimozida pode prolongar o intervalo QTc de forma dose-dependente, usar com cautela em pacientes que têm hipocalemia e/ou hipomagnesemia ou que estão tomando substâncias que podem induzir hipocalemia e/ou magnesemia (p. ex., diuréticos, laxativos estimulantes, anfotericina B intravenosa, glicocorticoides, tetracosactida)
- A pimozida pode aumentar tumores em ratos (efeitos dose-relacionados)
✱ A pimozida pode aumentar o intervalo QTc e causar arritmia ou morte súbita, especialmente em combinação com substâncias que elevam seus níveis

Não usar
- Se o paciente estiver em estado comatoso ou tiver depressão do SNC
✱ Se o paciente estiver tomando um agente capaz de prolongar significativamente o intervalo QTc (p. ex., tioridazina, antiarrítmicos selecionados, moxifloxacina e esparfloxacina)
✱ Se houver história de prolongamento de QTc ou arritmia cardíaca, infarto agudo do miocárdio recente, insuficiência cardíaca descompensada
- Se o paciente estiver tomando substâncias que podem causar tiques

✱ Se o paciente estiver tomando substâncias que inibem o metabolismo de pimozida, como antibióticos macrolídeos, agentes antifúngicos azóis (cetoconazol, itraconazol), inibidores da protease, nefazodona, fluvoxamina, fluoxetina, sertralina, etc.
• Se houver alergia comprovada a pimozida
• Se houver sensibilidade conhecida a outros antipsicóticos

POPULAÇÕES ESPECIAIS

Insuficiência renal
• Usar com cautela

Insuficiência hepática
• Usar com cautela

Insuficiência cardíaca
• A pimozida produz prolongamento do intervalo QTc dose-dependente, que pode ser aumentado pela existência de bradicardia, hipocalemia, intervalo QTc longo congênito ou adquirido, os quais devem ser avaliados antes da administração de pimozida
• Usar com cautela se tratar concomitantemente com uma medicação provável de produzir bradicardia prolongada, hipocalemia, lentificação da condução cardíaca ou prolongamento do intervalo QTc
• Evitar pimozida em pacientes com história conhecida de prolongamento de QTc, infarto agudo do miocárdio recente e insuficiência cardíaca descompensada

Idosos
• Alguns pacientes podem tolerar melhor doses mais baixas
• Embora antipsicóticos convencionais sejam comumente utilizados para transtornos comportamentais em demência, nenhum agente foi aprovado para tratamento de pacientes idosos com psicose relacionada a demência
• Pacientes idosos com psicose relacionada a demência tratados com antipsicóticos têm risco aumentado de morte em comparação ao placebo, além de risco aumentado de eventos cerebrovasculares

Crianças e adolescentes
• Segurança e eficácia foram estabelecidas para pacientes com mais de 12 anos
• Dados preliminares mostram segurança similar tanto para pacientes entre 2 e 12 anos quanto para aqueles acima dos 12 anos
• Geralmente usada como segunda linha depois de antipsicóticos atípicos e outros antipsicóticos convencionais

Gravidez
• Válidas a partir de 30 de junho de 2015, a FDA norte-americana determina alterações no conteúdo e na forma das informações referentes a gravidez e lactação nos rótulos das substâncias de prescrição, incluindo a eliminação das categorias por letras para risco na gravidez; a Pregnancy and Lactation Labeling Rule (PLLR ou regra final) aplica-se somente a substâncias de prescrição e será introduzida gradualmente para substâncias aprovadas a partir de 30 de junho de 2001
• Não foram conduzidos estudos controlados em gestação
• Anormalidades papilares renais foram observadas em ratos durante a gravidez
• Existe risco de movimentos musculares anormais e sintomas de retirada em recém-nascidos cujas mães tenham tomado um antipsicótico durante o terceiro trimestre; os sintomas podem incluir agitação, tônus muscular anormalmente aumentado ou reduzido, tremor, sonolência, dificuldade intensa de respirar e dificuldade de alimentação
• Os sintomas psicóticos podem piorar durante a gravidez, e poderá ser necessária alguma forma de tratamento
• Antipsicóticos atípicos podem ser preferíveis a antipsicóticos convencionais ou anticonvulsivantes estabilizadores do humor caso seja necessário tratamento durante a gravidez
• Deve ser avaliada a indicação de um antipsicótico com uma melhor relação risco/benefício, caso seja necessário tratamento durante a gravidez

Amamentação
• É desconhecido se a pimozida é secretada no leite humano, mas presume-se que todos os psicotrópicos sejam secretados no leite materno
• Não é recomendada para uso devido ao potencial para tumorigenicidade ou efeitos cardiovasculares no bebê
✱ Recomendado descontinuar a substância ou usar mamadeira

A ARTE DA PSICOFARMACOLOGIA

Potenciais vantagens

- Somente para pacientes que respondem a este agente e não a outros antipsicóticos

Potenciais desvantagens

- Populações vulneráveis, como crianças e idosos
- Pacientes que fazem uso de outras substâncias

Principais sintomas-alvo

- Tiques vocais e motores em pacientes que não respondem ao tratamento com outros antipsicóticos
- Sintomas psicóticos em pacientes que não respondem ao tratamento com outros antipsicóticos

Pérolas

* No passado, era uma escolha de primeira linha para síndrome de Tourette e para certos transtornos comportamentais, incluindo hipocondria monossintomática; entretanto, agora é reconhecido que os benefícios da pimozida geralmente não compensam seus riscos na maioria dos pacientes
* Devido aos seus efeitos no intervalo QTc, a pimozida não deve ser utilizada, a não ser que tenham falhado outras opções para transtornos de tique (ou transtornos psicóticos)

Leituras sugeridas

Pringsheim T, Marras C. Pimozide for tics in Tourette's syndrome. Cochrane Database Syst Rev 2009;15(2):CD006996.

Rathbone J, McMonagle T. Pimozide for schizophrenia or related psychoses. Cochrane Database Syst Rev 2007;18(3):CD001949.

PIPOTIAZINA

TERAPÊUTICA

Marcas • Piportil

Genérico? Não

Classe
- Nomenclatura baseada na neurociência: antagonista dos receptores de dopamina (ARD)
- Antipsicótico convencional (neuroléptico, fenotiazina, antagonista de dopamina 2)

Comumente prescrita para
(em negrito, as aprovações da FDA)
- Tratamento de manutenção de esquizofrenia
- Outros transtornos psicóticos
- Transtorno bipolar

Como a substância atua
- Bloqueia os receptores de dopamina 2, reduzindo os sintomas positivos de psicose

Tempo para início da ação
- Os sintomas psicóticos podem melhorar dentro de 1 semana, mas pode levar várias semanas para efeito completo no comportamento

Se funcionar
- Na maioria das vezes reduz os sintomas positivos em esquizofrenia, mas não os elimina
- A maioria dos pacientes com esquizofrenia não tem uma remissão total dos sintomas, mas uma redução de aproximadamente um terço
- Continuar o tratamento na esquizofrenia até atingir um platô de melhora
- Depois de atingir um platô satisfatório, continuar o tratamento por pelo menos 1 ano depois do primeiro episódio de psicose na esquizofrenia
- Para segundo episódio de psicose na esquizofrenia e episódios subsequentes, poderá ser necessário tratamento por tempo indefinido
- Reduz os sintomas de mania psicótica aguda, mas não está comprovada como estabilizador do humor ou como tratamento de manutenção efetivo em transtorno bipolar
- Após a redução dos sintomas agudos em mania, trocar por um estabilizador do humor e/ou um antipsicótico atípico para estabilização do humor e manutenção

Se não funcionar
- Tentar um dos antipsicóticos atípicos de primeira linha (risperidona, olanzapina, quetiapina, ziprasidona, aripiprazol, paliperidona, amissulprida, asenapina, iloperidona, lurasidona)
- Tentar outro antipsicótico tradicional
- Se 2 ou mais monoterapias antipsicóticas não funcionarem, considerar clozapina

Melhores combinações de potencialização para resposta parcial ou resistência ao tratamento
- A potencialização de antipsicóticos convencionais não foi estudada sistematicamente
- A adição de um anticonvulsivante estabilizador do humor, como valproato, carbamazepina ou lamotrigina, pode ser útil tanto na esquizofrenia como na mania bipolar
- A potencialização com lítio na mania bipolar pode ser útil
- Adição de um benzodiazepínico, especialmente de curto prazo, para agitação

Exames
✻ Uma vez que os antipsicóticos convencionais estão frequentemente associados ao ganho de peso, antes de iniciar o tratamento pesar todos os pacientes e determinar se o indivíduo já está com sobrepeso (IMC 25,0-29,9) ou é obeso (IMC ≥ 30)
- Antes de administrar uma substância que pode causar ganho de peso a um paciente com sobrepeso ou obeso, determinar se o indivíduo já tem pré-diabetes (glicose plasmática em jejum 100-125 mg/dL) diabetes (glicose plasmática em jejum > 126 mg/dL) ou dislipidemia (colesterol total, colesterol LDL e triglicerídeos aumentados; colesterol HDL reduzido) e tratar ou encaminhar esses pacientes para tratamento, incluindo manejo nutricional e do peso, aconselhamento de atividade física, cessação de tabagismo e manejo clínico
✻ Monitorar peso e IMC durante o tratamento
✻ Monitorar mensalmente os triglicerídeos em jejum por vários meses em pacientes com alto risco de complicações metabólicas e ao iniciar ou trocar antipsicóticos
✻ Enquanto é administrada uma substância a um paciente que ganhou > 5% do peso inicial, considerar avaliação para a presença de pré-diabetes, diabetes ou dislipidemia ou troca um antipsicótico diferente
- Deve ser verificada a pressão arterial em idosos antes de iniciar o tratamento e durante suas primeiras semanas
- O monitoramento dos níveis elevados de prolactina é de benefício clínico questionável
- Fenotiazinas podem causar resultados falsos positivos para fenilcetonúria

- Pacientes com baixa contagem de leucócitos ou história de leucopenia/neutropenia induzida por substância devem ter o hemograma completo monitorado frequentemente durante os primeiros meses, e a pipotiazina deve ser descontinuada ao primeiro sinal de declínio de leucócitos na ausência de outros fatores causativos

Ganho de peso

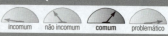

- Muitos experimentam e/ou pode ocorrer em quantidade significativa

Sedação

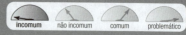

- Relatada, mas não esperada

EFEITOS COLATERAIS

Como a substância causa efeitos colaterais
- Bloqueando os receptores de dopamina 2 no estriado, pode causar efeitos colaterais motores
- Bloqueando os receptores de dopamina 2 na hipófise, pode causar elevações na prolactina
- Bloqueando os receptores de dopamina 2 excessivamente nas vias dopaminérgicas mesocortical e mesolímbica, especialmente em altas doses, pode causar piora dos sintomas negativos e cognitivos (síndrome de déficit induzido por neuroléptico)
- As ações anticolinérgicas podem causar sedação, visão turva, constipação, boca seca
- As ações anti-histamínicas podem causar sedação e ganho de peso
- Bloqueando os receptores alfa-1 adrenérgicos, pode causar tontura, sedação e hipotensão
- O mecanismo do ganho de peso e de uma possível incidência aumentada de diabetes ou dislipidemia com antipsicóticos convencionais é desconhecido

Efeitos colaterais notáveis
✼ Excitação, insônia, inquietação
✼ Rara discinesia tardia (o risco aumenta com a duração do tratamento e com a dose)
✼ Galactorreia, amenorreia
- Boca seca, náusea, visão turva, sudorese, alteração no apetite
- Disfunção sexual (impotência)
- Hipotensão, arritmia, taquicardia
- Ganho de peso
- Rara erupção cutânea

Efeitos colaterais potencialmente fatais ou perigosos
- Rara síndrome neuroléptica maligna
- Icterícia, leucopenia
- Raras convulsões
- Risco aumentado de morte e eventos cerebrovasculares em pacientes idosos com psicose relacionada a demência

O que fazer com os efeitos colaterais
- Esperar
- Esperar
- Esperar
- Para sintomas motores, acrescentar um agente anticolinérgico
- Reduzir a dose
- Para sedação, tomar à noite
- Trocar por um antipsicótico atípico
- Perda de peso, programas de exercícios e manejo clínico para IMC alto, diabetes, dislipidemia

Melhores agentes de acréscimo para efeitos colaterais
- Benzotropina ou triexifenidil para efeitos colaterais motores
- Algumas vezes, a amantadina pode ser útil para efeitos colaterais motores
- Benzodiazepínicos podem ser úteis para acatisia
- Muitos efeitos colaterais não podem ser melhorados com um agente de acréscimo

DOSAGEM E USO

Variação típica da dosagem
- 50 a 100 mg 1 vez por mês

Formas de dosagem
- Injeção de 50 mg/mL

Como dosar
- Dose inicial de 25 mg; pode ser aumentada em 25 a 50 mg; máximo de 200 mg 1 vez por mês
- A substância deve ser administrada por via intramuscular na região glútea

Dicas para dosagem
✼ Disponível apenas como formulação intramuscular de longa ação, e não como formulação oral

- O pico de ação geralmente ocorre depois de 9 a 10 dias
- Poderá ser preciso tratar com um antipsicótico oral por 1 a 2 semanas ao iniciar o tratamento
- Um dos poucos antipsicóticos convencionais disponíveis em formulação *depot* com duração de até 1 mês
- O tratamento deve ser suspenso se a contagem de neutrófilos absolutos cair abaixo de 1.000/mm³

Overdose
- Sedação, taquicardia, efeitos colaterais extrapiramidais, arritmia, hipotermia, alterações no ECG, hipotensão

Uso prolongado
- Alguns efeitos colaterais podem ser irreversíveis (p. ex., discinesia tardia)

Formação de hábito
- Não

Como interromper
- Se estiverem sendo utilizados agentes antiparkinsonianos, eles devem ser continuados por algumas semanas depois que a pipotiazina for descontinuada

Farmacocinética
- Início de ação da formulação do éster palmítico dentro de 2 a 3 dias
- Duração de ação da formulação do éster palmítico de 3 a 6 semanas

 Interações medicamentosas
- O uso com ADTs pode aumentar o risco de sintomas cardíacos
- Os efeitos no SNC podem ser aumentados se for utilizada com outros depressores do SNC
- Pode aumentar os efeitos de agentes anti-hipertensivos
- Pode reduzir os efeitos de anfetaminas, levodopa, agonistas dopaminérgicos, clonidina, guanetidina, aderenalina
- Os efeitos podem ser reduzidos por agentes anticolinérgicos
- Antiácidos, substâncias antiparkinsonianas e lítio podem reduzir a absorção de pipotiazina
- O uso combinado com epinefrina pode reduzir a pressão arterial
- Alguns pacientes que tomavam um neuroléptico e lítio desenvolveram uma síndrome encefalopática similar à síndrome neuroléptica maligna

 Outras advertências/precauções
- Os pacientes podem ficar mais sensíveis a temperaturas extremas
- Usar com cautela em pacientes com doença de Parkinson, demência com corpos de Lewy ou efeitos colaterais extrapiramidais com tratamentos prévios
- Evitar exposição indevida à luz solar
- Usar com cautela em pacientes com doença respiratória, demência com corpos de Lewy, glaucoma de ângulo fechado (incluindo história familiar), síndrome de abstinência alcoólica, lesão cerebral, epilepsia, hipotireoidismo, miastenia grave, hipertrofia prostática, tireotoxicose
- O contato com a pele pode causar irritação cutânea
- O efeito antiemético pode mascarar sinais de outros transtornos ou de *overdose*
- Não usar epinefrina no caso de *overdose*, pois a interação com alguns agentes pressores pode reduzir a pressão arterial

Não usar
- Se o paciente estiver comatoso
- Se houver aterosclerose cerebral
- Se o paciente tiver feocromocitoma
- Se o paciente tiver insuficiência renal ou hepática, discrasias sanguíneas
- Se o paciente tiver insuficiência cardíaca grave
- Se o paciente tiver lesão cerebral subcortical
- Se houver alergia comprovada a pipotiazina
- Se houver sensibilidade conhecida a uma fenotiazina

POPULAÇÕES ESPECIAIS

Insuficiência renal
- Usar com cautela

Insuficiência hepática
- Usar com cautela

Insuficiência cardíaca
- Usar com cautela

Idosos
- Pacientes idosos não metabolizam a substância tão rapidamente
- A dose deve ser reduzida
- Dose inicial recomendada é de 5 a 10 mg
- Embora antipsicóticos convencionais sejam comumente utilizados para transtornos comporta-

mentais em demência, nenhum agente foi aprovado para o tratamento de pacientes idosos com psicose relacionada a demência
- Pacientes idosos com psicose relacionada a demência tratados com antipsicóticos têm risco aumentado de morte em comparação ao placebo, além de um risco aumentado de eventos cerebrovasculares

Crianças e adolescentes
- Não recomendada para uso em crianças

Gravidez
- Válidas a partir de 30 de junho de 2015, a FDA norte-americana determina alterações no conteúdo e na forma das informações referentes a gravidez e lactação nos rótulos das substâncias de prescrição, incluindo a eliminação das categorias por letras para risco na gravidez; a Pregnancy and Lactation Labeling Rule (PLLR ou regra final) aplica-se somente a substâncias de prescrição e será introduzida gradualmente para substâncias aprovadas a partir de 30 de junho de 2001
- Relatos de efeitos colaterais extrapiramidais, icterícia, hiper-reflexia e hiporreflexia em bebês cujas mães haviam tomado uma fenotiazina durante a gravidez
- Não é recomendada, a menos que absolutamente necessário
- Sintomas psicóticos podem piorar durante a gravidez, e poderá ser necessária alguma forma de tratamento
- Antipsicóticos atípicos podem ser preferíveis a antipsicóticos convencionais ou anticonvulsivantes estabilizadores do humor caso seja necessário tratamento durante a gravidez

Amamentação
- É desconhecido se a pipotiazina é secretada no leite humano, mas presume-se que todos os psicotrópicos sejam secretados no leite materno
- ✷ É recomendado descontinuar a substância ou usar mamadeira

A ARTE DA PSICOFARMACOLOGIA

Potenciais vantagens
- Pacientes que não aderem ao tratamento

Potenciais desvantagens
- Pacientes que precisam de início imediato das ações antipsicóticas

Principais sintomas-alvo
- Sintomas positivos de psicose
- Sintomas negativos de psicose
- Sintomas agressivos

Pérolas
- A pipotiazina é uma fenotiazina de mais alta potência
- Menor risco de sedação e hipotensão ortostática, porém maior risco de efeitos colaterais extrapiramidais do que com fenotiazinas de baixa potência
- ✷ Disponível somente em formulação parenteral de longa duração
- Em geral, os pacientes precisam ser estabilizados com um antipsicótico oral antes de trocar por pipotiazina parenteral de longa ação
- Os pacientes têm respostas antipsicóticas muito semelhantes a um antipsicótico convencional, o que é diferente do que ocorre com antipsicóticos atípicos, em que as respostas dos pacientes às vezes podem variar grandemente de um agente para outro
- Pacientes com respostas inadequadas a antipsicóticos atípicos podem se beneficiar de uma tentativa de potencialização com um antipsicótico convencional como pipotiazina ou de troca por um antipsicótico convencional como pipotiazina
- Entretanto, a polifarmácia de longo prazo com combinação de um antipsicótico convencional com um antipsicótico atípico como pipotiazina pode combinar seus efeitos colaterais sem claramente potencializar a eficácia de cada um
- Embora seja uma prática frequente por parte de alguns prescritores, o acréscimo de 2 antipsicóticos convencionais em conjunto tem pouca lógica e pode reduzir a tolerabilidade sem claramente aumentar a eficácia
- Para pacientes resistentes ao tratamento, especialmente aqueles com impulsividade, agressão, violência e autolesão, a polifarmácia de longo prazo com 2 antipsicóticos atípicos ou com 1 atípico e 1 convencional pode ser útil ou até mesmo necessária, mediante monitoramento atento
- Em tais casos, pode ser benéfico combinar 1 antipsicótico *depot* com 1 antipsicótico oral

Leituras sugeridas

Leong OK, Wong KE, Tay WK, Gill RC. A comparative study of pipothiazine palmitate and fl uphenazine decanoate in the maintenance of remission of schizophrenia. Singapore Med J 1989;30(5):436–40.

Quraishi S, David A. Depot pipothiazine palmitate and undecylenate for schizophrenia. Cochrane Database Syst Rev 2001;(3):CD001720.

Schmidt K. Pipothiazine palmitate: a versatile, sustained-action neuroleptic in psychiatric practice. Curr Med Res Opin 1986;10(5):326–9.

PRAZOSINA

TERAPÊUTICA

Marcas • Minipress

Genérico? Sim

 Classe
- Bloqueador alfa-1 adrenérgico

Comumente prescrita para
(em negrito, as aprovações da FDA)
- **Hipertensão**
- Pesadelos associados a TEPT
- Distúrbios da circulação sanguínea
- Problemas para urinar devido a próstata aumentada
- Passagem de cálculos renais

 Como a substância atua
- Bloqueia os receptores alfa-1 adrenérgicos, reduzindo a hiperativação noradrenérgica
- A estimulação dos receptores noradrenérgicos centrais durante o sono pode ativar memórias traumáticas, portanto o bloqueio dessa ativação pode reduzir os pesadelos

Tempo para início da ação
- Dentro de alguns dias até algumas semanas

Se funcionar
- Reduz a gravidade e a frequência dos pesadelos associados a TEPT

Se não funcionar
- Aumentar a dose
- Trocar por outro agente

 Melhores combinações de potencialização para resposta parcial ou resistência ao tratamento
- A prazosina é, por si só, um agente adjunto para o tratamento de pesadelos associados a TEPT

Exames
- Nenhum para indivíduos saudáveis
- Resultados falsos positivos podem ocorrer em testes de rastreio para feocromocitoma em pacientes que estão sendo tratados com prazosina; se for encontrado VMA urinário elevado, a prazosina deve ser descontinuada, e o paciente deve ser retestado depois de 1 mês

EFEITOS COLATERAIS

Como a substância causa efeitos colaterais
- Bloqueio excessivo dos receptores alfa-1 noradrenérgicos periféricos

Efeitos colaterais notáveis
- Tontura, vertigem, cefaleia, fadiga, visão turva
- Náusea

 Efeitos colaterais potencialmente fatais ou perigosos
- Síncope com perda repentina da consciência

Ganho de peso

incomum — não incomum — comum — problemático

- Relatado, mas não esperado

Sedação

incomum — **não incomum** — comum — problemático

- Ocorre em uma minoria significativa

O que fazer com os efeitos colaterais
- Reduzir a dose
- Esperar
- Esperar
- Esperar
- Em algumas semanas, trocar por outro agente

Melhores agentes de acréscimo para efeitos colaterais
- Geralmente é melhor tentar outro tratamento antes de recorrer a estratégias de acréscimo para tratar os efeitos colaterais

DOSAGEM E USO

Variação típica da dosagem
- 1 a 16 mg/dia, geralmente em doses divididas

Formas de dosagem
- Cápsulas de 1 mg, 2 mg, 5 mg

Como dosar
- Recomendações formais de dosagem para tratar pesadelos não foram estabelecidas

- Dose inicial de 1 mg na hora de dormir; aumentar a dose (dividida) até que os pesadelos se resolvam ou ocorra um efeito colateral intolerável

Dicas para dosagem
- A dosagem pode ser extremamente individualizada, com 2 mg/dia sendo úteis para alguns pacientes e 40 mg/dia sendo necessários para outros
- A dose terapêutica não se correlaciona com os níveis sanguíneos
- Dosagem dividida pode ser preferível; em particular, administrar uma dose menor durante o dia pode ser benéfico se o paciente tiver hiperexcitação persistente e reexperimentar sintomas durante o dia
- O risco de síncope pode ser reduzido limitando-se a dose inicial em 1 mg e utilizando titulação lenta da dose

Overdose
- Não foram relatadas mortes; sedação, reflexos deprimidos, hipotensão

Uso prolongado
- Não foi avaliada em estudos controlados
- Os pesadelos podem retornar se a prazosina for interrompida

Formação de hábito
- Não

Como interromper
- Reduzir a dose gradualmente para evitar hipertensão

Farmacocinética
- Meia-vida de eliminação de 2 a 3 horas

Interações medicamentosas
- O uso concomitante com um inibidor de fosfodiesterase-5 (PDE-5) pode ter efeitos aditivos na pressão arterial, potencialmente levando a hipotensão; assim, um inibidor de PDE-5 deve ser iniciado com a dose mais baixa possível
- O uso concomitante com um betabloqueador (p. ex., propranolol) pode ter efeitos aditivos na pressão arterial
- O uso concomitante com outros bloqueadores alfa-1, que incluem muitos agentes psicotrópicos, pode ter efeitos aditivos que levam a hipotensão

Outras advertências/precauções
- A prazosina pode causar síncope com perda repentina da consciência, mais frequentemente em associação com aumentos rápidos da dose ou com a introdução de outra substância anti-hipertensiva
- Síndrome da íris flácida intraoperatória (SIFI) foi observada durante cirurgia de catarata em alguns pacientes tratados com bloqueadores alfa-1 adrenérgicos, o que pode requerer modificações da técnica cirúrgica; entretanto, parece não haver benefício com a interrupção do bloqueador alfa-1 adrenérgico antes da cirurgia de catarata
- Evitar situações que podem causar hipotensão ortostática, como períodos extensos em pé, exercício intenso ou prolongado e exposição ao calor

Não usar
- Se houver alergia comprovada a quinazolinas ou prazosina

POPULAÇÕES ESPECIAIS

Insuficiência renal
- Usar com cautela em pacientes com insuficiência grave
- Pode requerer dose mais baixa

Insuficiência hepática
- Usar com cautela

Insuficiência cardíaca
- Usar com cautela em pacientes predispostos a episódios hipotensivos e síncope

Idosos
- Alguns pacientes podem tolerar melhor doses mais baixas
- Risco mais alto de hipotensão ortostática e síncope

Crianças e adolescentes
- Segurança e eficácia não foram estabelecidas

Gravidez
- Válidas a partir de 30 de junho de 2015, a FDA norte-americana determina alterações no conteúdo e na forma das informações referentes a gravidez e lactação nos rótulos das substâncias de prescrição, incluindo a eliminação das categorias por letras para risco na gravidez; a Pregnancy and Lactation Labeling Rule (PLLR ou regra final) aplica-se somente a substâncias de prescrição e será introduzida gradualmente para substâncias aprovadas a partir de 30 de junho de 2001
- Não foram conduzidos estudos controlados em gestantes
- A prazosina foi utilizada isoladamente ou em combinação com outros agentes hipotensores em hipertensão grave da gravidez, sem anormalidades fetais ou neonatais relatadas
- A prazosina deve ser utilizada durante a gravidez somente se os potenciais benefícios justificarem os potenciais riscos para a mãe e o feto

Amamentação
- Alguma quantidade da substância está presente no leite materno
- Se a criança se tornar irritável ou sedada, a amamentação ou a substância poderá precisar ser descontinuada
- Devem ser ponderados os riscos e benefícios da amamentação com os do tratamento *versus* não tratamento para o bebê e a mãe

A ARTE DA PSICOFARMACOLOGIA

Potenciais vantagens
- Para pacientes com TEPT que não respondem a ISRSs/IRSNs ou terapia de exposição
- Especificamente para pesadelos e outros sintomas de excitação autonômica

Potenciais desvantagens
- Pacientes com doença cardiovascular
- Pacientes que tomam concomitantemente substâncias psicotrópicas com propriedades antagonistas de alfa-1

Principais sintomas-alvo
- Pesadelos

Pérolas
- A base de evidência para uso de prazosina para tratar pesadelos associados a TEPT é limitada, mas positiva, e o fármaco é recomendado pelo Departament of Veterans Affairs, dos Estados Unidos, como tratamento adjuvante para esse propósito
- Iniciar o tratamento logo que começarem os pesadelos posteriores à exposição ao trauma
- Também pode ser útil para pesadelos e sintomas de excitação autonômica em outros transtornos traumáticos e relacionados a estresse além de TEPT

Leituras sugeridas

Kung S, Espinel Z, Lapid MI. Treatment of nightmares with prazosin: a systematic review. Mayo Clin Proc 2012;87(9):890–900.

Schoenfeld FB, Deviva JC, Manber R. Treatment of sleep disturbances in posttraumatic stress disorder: a review. J Rehabil Res Dev 2012;49(5):729–52.

Van Berkel VM, Bevelander SE, Mommersteeg PM. Placebo-controlled comparison of prazosin and cognitive-behavioral treatments for sleep disturbances in US Military Veterans. J Psychosom Res 2012;73(2):153.

PREGABALINA

TERAPÊUTICA

Marcas • Lyrica

Genérico? Sim

Classe
- Nomenclatura baseada na neurociência: bloqueador dos canais de cálcio dependentes de voltagem do glutamato (BC-Glu)
- Anticonvulsivante, antineurálgico para dor crônica, ligante de alfa-2-delta nos canais de cálcio sensíveis à voltagem

Comumente prescrita para
(em negrito, as aprovações da FDA)
- **Neuropatia diabética periférica**
- **Neuralgia pós-herpética**
- **Fibromialgia**
- **Dor neuropática associada a lesão na medula espinal**
- **Convulsões parciais em adultos (adjuvante)**
- Dor neuropática periférica
- Transtorno de ansiedade generalizada (TAG)
- Transtorno de pânico
- Transtorno de ansiedade social

Como a substância atua
- É um análogo da leucina que é transportado até o sangue a partir do intestino e também atravessa a barreira hematencefálica até o cérebro a partir do sangue pelo sistema L de transporte (um transportador de sódio independente), bem como por sistemas adicionais transportadores de aminoácidos sódio-dependentes
- ✱ Liga-se à subunidade alfa-2-delta dos canais de cálcio sensíveis à voltagem
- Isso fecha os canais de cálcio pré-sinápticos N e P/Q, diminuindo a atividade neuronal excessiva e a liberação de neurotransmissores
- Embora estruturalmente relacionada ao ácido gama-aminobutírico (GABA), não são conhecidas ações diretas em GABA ou seus receptores

Tempo para início da ação
- Pode reduzir dor neuropática e ansiedade dentro de 1 semana
- Deve reduzir convulsões em 2 semanas
- Se não estiver produzindo benefícios clínicos dentro de 6 a 8 semanas, poderá requerer aumento da dosagem ou poderá simplesmente não funcionar

Se funcionar
- O objetivo do tratamento de dor neuropática, convulsões e transtornos de ansiedade é reduzir os sintomas o máximo possível e, se necessário, em combinação com outros tratamentos
- O tratamento de dor neuropática, na maioria das vezes, reduz, mas não elimina, todos os sintomas, e não é uma cura, já que os sintomas costumam recorrer depois que o medicamento é interrompido
- Continuar o tratamento até que todos os sintomas tenham desaparecido ou até que a melhora seja estável e, então, continuar tratando por tempo indefinido enquanto persistir a melhora

Se não funcionar (para dor neuropática)
- Muitos pacientes têm apenas uma resposta parcial, em que alguns sintomas são melhorados, mas outros persistem
- Outros pacientes podem ser não respondedores, sendo algumas vezes chamados de resistentes ou refratários ao tratamento
- Considerar aumento da dose, troca por outro agente ou adição de um agente de potencialização apropriado
- Considerar *biofeedback* ou hipnose para a dor
- Considerar psicoterapia para ansiedade
- Considerar a presença de não adesão e aconselhar o paciente
- Considerar avaliação para outro diagnóstico ou para uma condição comórbida (p. ex., doença clínica, abuso de substância, etc.)

Melhores combinações de potencialização para resposta parcial ou resistência ao tratamento
- ✱ Além de ser um tratamento de primeira linha para dor neuropática e transtornos de ansiedade, a pregabalina é, por si só, um agente de potencialização para diversos outros anticonvulsivantes no tratamento de epilepsia
- Para neuralgia pós-herpética, a pregabalina pode reduzir o uso concomitante de opiáceos
- ✱ Para dor neuropática, ADTs e IRSNs, bem como tiagabina, outros anticonvulsivantes e até mesmo opiáceos podem potencializar a pregabalina se prescritos por especialistas, mediante monitoramento atento em casos difíceis
- Para ansiedade, ISRSs, IRSNs ou benzodiazepínicos podem potencializar a pregabalina

Exames
- Nenhum para indivíduos saudáveis

EFEITOS COLATERAIS

Como a substância causa efeitos colaterais
- Os efeitos colaterais no SNC podem ser devidos ao bloqueio excessivo dos canais de cálcio sensíveis à voltagem

Efeitos colaterais notáveis
✻ Sedação, tontura
- Ataxia, fadiga, tremor, disartria, parestesia, problemas de memória, coordenação anormal, atenção prejudicada, confusão, humor eufórico, irritabilidade
- Vômitos, boca seca, constipação, ganho de peso, aumento do apetite, flatulência
- Visão turva, diplopia
- Edema periférico
- Diminuição da libido, disfunção erétil

 Efeitos colaterais potencialmente fatais ou perigosos
- Rara ativação de ideação e comportamento suicida (suicidalidade)

Ganho de peso

- Ocorre em uma minoria significativa

Sedação

- Muitos experimentam/ou pode ocorrer em quantidade significativa
- Dose-relacionada
- Pode passar com o tempo

O que fazer com os efeitos colaterais
- Esperar
- Esperar
- Esperar
- Tomar a maior parte da dose à noite para reduzir a sedação
- Reduzir a dose
- Trocar por outro agente

Melhores agentes de acréscimo para os efeitos colaterais
- Muitos efeitos colaterais não podem ser melhorados com um agente de acréscimo

DOSAGEM E USO

Variação típica da dosagem
- 150 a 600 mg/dia em 2 a 3 doses

Formas de dosagem
- Cápsulas de 25 mg, 50 mg, 75 mg, 100 mg, 150 mg, 200 mg, 225 mg, 300 mg

Como dosar
- Dor neuropática: dose inicial de 150 mg/dia em 2 a 3 doses; pode ser aumentada para 300 mg/dia em 2 a 3 doses depois de 7 dias; pode ser aumentada para 600 mg/dia em 2 a 3 doses depois de mais 7 dias; dose máxima geralmente de 600 mg/dia (pode ser mais baixa para neuropatia diabética periférica e fibromialgia)
- Convulsões: dose inicial de 150 mg/dia em 2 a 3 doses; pode ser aumentada para 300 mg/dia em 2 a 3 doses depois de 7 dias; pode ser aumentada para 600 mg/dia em 2 a 3 doses depois de mais 7 dias; dose máxima geralmente de 600 mg/dia

 Dicas de dosagem
✻ Geralmente administrada em um terço até um sexto da dose de gabapentina
- Se a pregabalina for acrescentada a um segundo agente sedativo, como outro anticonvulsivante, um benzodiazepínico ou um opiáceo, o período de titulação deve ser de pelo menos 1 semana para melhorar a tolerância à sedação
- A maioria dos pacientes precisa tomar pregabalina somente 2 vezes por dia
- No extremo superior da variação da dosagem, a tolerabilidade pode ser aumentada dividindo-se a dose em 3 ou mais administrações
- Para sedação intolerável, pode ser administrada a maior parte da dose à noite e menos durante o dia
- Para melhorar o sono de ondas lentas, pode ser preciso apenas tomar pregabalina na hora de dormir
- Pode ser tomada com ou sem alimentos

Overdose
- Sem mortes

Uso prolongado
- Seguro

Formação de hábito
- Não

Como interromper
- Reduzir a dose gradualmente por um mínimo de 1 semana

- Pacientes com epilepsia podem ter convulsões durante a retirada, especialmente se esta for abrupta
- Sintomas de descontinuação são incomuns

Farmacocinética
- A pregabalina não é metabolizada, mas é excretada de forma intacta por via renal
- Meia-vida de eliminação de aproximadamente 5 a 7 horas

Interações medicamentosas
- A pregabalina não demonstrou ter interações medicamentosas farmacocinéticas significativas
- Uma vez que a pregabalina é excretada de forma inalterada, é improvável que tenha interações medicamentosas farmacocinéticas significativas
- Pode acrescentar ou potencializar os efeitos sedativos de oxicodona, lorazepam e álcool

Outras advertências/precauções
- Tontura e sedação podem aumentar as chances de lesão acidental (quedas) em idosos
- A incidência aumentada de hemangiossarcoma em altas doses em ratos envolve alterações plaquetárias e proliferação associada de células epiteliais não presentes em ratos ou humanos; não existem evidências que sugiram risco associado para humanos
- Alertar os pacientes e seus cuidadores sobre a possibilidade de ativação de ideação suicida e aconselhá-los a relatar esses efeitos colaterais imediatamente

Não usar
- Se houver alergia comprovada a pregabalina ou gabapentina
- Se o paciente tiver intolerância à galactose, deficiência de lactase de Lapp ou má absorção de glicose-galactose

POPULAÇÕES ESPECIAIS

Insuficiência renal
- A pregabalina é secretada por via renal, portanto poderá ser necessário reduzir a dose
- A dosagem pode ser ajustada de acordo com a eliminação da creatinina, de modo que pacientes com eliminação abaixo de 15 mL/min devem receber 25 a 75 mg/dia em 1 dose; aqueles com eliminação entre 15 e 29 mL/min devem receber 25 a 150 mg/dia em 1 a 2 doses; e aqueles com eliminação entre 30 e 59 mL/min devem receber 75 a 300 mg/dia em 2 a 3 doses
- A dose inicial deve estar na extremidade inferior da variação; titular como habitualmente até a dose máxima
- Pode ser removida por hemodiálise; pacientes que recebem hemodiálise podem precisar de uma dose suplementar de pregabalina depois da hemodiálise (25 a 100 mg)

Insuficiência hepática
- Não é necessário ajuste da dose

Insuficiência cardíaca
- Sem recomendações específicas

Idosos
- Alguns pacientes podem tolerar melhor doses mais baixas
- Pacientes idosos podem ser mais suscetíveis a efeitos adversos

Crianças e adolescentes
- Segurança e eficácia não foram estabelecidas
- O uso deve ser reservado ao especialista

Gravidez
- Válidas a partir de 30 de junho de 2015, a FDA norte-americana determina alterações no conteúdo e na forma das informações referentes a gravidez e lactação nos rótulos das substâncias de prescrição, incluindo a eliminação das categorias por letras para risco na gravidez; a Pregnancy and Lactation Labeling Rule (PLLR ou regra final) aplica-se somente a substâncias de prescrição e será introduzida gradualmente para substâncias aprovadas a partir de 30 de junho de 2001
- Não foram conduzidos estudos controlados em gestantes
- O uso em mulheres em idade reprodutiva requer que sejam ponderados os benefícios potenciais para a mãe contra os riscos para o feto
- Antiepileptic Drug Pregnancy Registry: (888) 233-2334
- Reduzir a substância gradualmente se for descontinuada
- Convulsões, mesmo leves, podem causar danos ao embrião/feto

Amamentação
- É desconhecido se a pregabalina é secretada no leite humano, mas presume-se que todos os psicotrópicos sejam secretados no leite humano
- ✶ É recomendado descontinuar a substância ou usar mamadeira
- Se a substância for continuada durante a amamentação, o bebê deve ser monitorado para possíveis efeitos adversos
- Se o bebê se tornar irritável ou sedado, poderá ser necessário descontinuar a amamentação ou a substância

A ARTE DA PSICOFARMACOLOGIA

Potenciais vantagens
- Primeira linha para neuropatia diabética periférica
- Fibromialgia
- Transtornos de ansiedade
- Sono
- Tem perfil de efeitos colaterais relativamente leve
- Tem poucas interações medicamentosas farmacocinéticas
- Mais potente e provavelmente mais bem tolerada do que a gabapentina

Potenciais desvantagens
- Requer dosagem de 2 a 3 vezes por dia
- Não é aprovada para transtornos de ansiedade nos Estados Unidos
- Não é aprovada para fibromialgia na Europa

Principais sintomas-alvo
- Convulsões
- Dor
- Ansiedade

Pérolas
- ✶ É o primeiro tratamento aprovado para fibromialgia
- ✶ É um dos primeiros tratamentos aprovados para dor neuropática associada a neuropatia diabética periférica
- Também é aprovada para neuralgia pós-herpética
- Melhora perturbações do sono, além da dor, em pacientes com neuropatia diabética dolorosa ou neuralgia pós-herpética
- Melhora perturbações do sono, além da dor associada à fibromialgia
- É bem estudada em epilepsia, dor neuropática periférica e TAG e aprovada para TAG na Europa
- ✶ O uso *off-label* para TAG, transtorno de pânico e transtorno de ansiedade social pode ser justificado nos Estados Unidos
- Pode ter ações terapêuticas robustas e únicas para os sintomas somáticos e psíquicos de TAG
- ✶ O uso *off-label* como adjunto para transtorno bipolar pode não ser justificado
- ✶ Um dos poucos agentes que estimula o sono de ondas lentas delta, o que pode ser útil nas síndromes de dor neuropática crônica
- A pregabalina é geralmente bem tolerada, com apenas efeitos adversos leves
- ✶ Embora não haja estudos comparativos, parece ser mais bem tolerada e mais consistentemente eficaz em altas doses do que a gabapentina
- ✶ A absorção da substância e sua eficácia clínica podem ser mais consistentes em altas doses para pregabalina se comparada à gabapentina devido à mais alta potência da primeira e ao fato de que, diferentemente da gabapentina, ela é transportada por mais de um sistema

Leituras sugeridas

Lauria-Horner BA, Pohl RB. Pregabalin: a new anxiolytic. Expert Opin Investig Drugs 2003;12:663–72.

Moore RA, Straube S, Wiffen PJ, Derry S, McQuay HJ. Pregabalin for acute and chronic pain in adults. Cochrane Database Syst Rev 2009;8(3):CD007076.

Stahl SM. Anticonvulsants and the relief of chronic pain: pregabalin and gabapentin as alpha(2)delta ligands at voltage-gated calcium channels. J Clin Psychiatry 2004;65:596–7.

Stahl SM. Anticonvulsants as anxiolytics, part 2: Pregabalin and gabapentin as alpha(2)delta ligands at voltage-gated calcium channels. J Clin Psychiatry 2004;65:460–1.

Stahl SM, Eisenach JC, Taylor CP, et al. The diverse therapeutic actions of pregabalin: is a single mechanism responsible for several pharmacologic activities. Trends Pharmacological Sci 2013;34(6):332–9.

PROPRANOLOL

TERAPÊUTICA

Marcas
- Inderal
- Inderal LA
- InnoPran XL

Genérico? Sim

 Classe
- Betabloqueador, anti-hipertensivo

Comumente prescrito para
(em negrito, as aprovações da FDA)
- **Profilaxia de enxaqueca**
- **Tremor essencial**
- **Hipertensão**
- ***Angina pectoris* devida a aterosclerose coronariana**
- **Arritmias cardíacas (incluindo arritmias supraventriculares, taquicardia ventricular, intoxicação digitálica)**
- **Infarto do miocárdio**
- **Estenose subaórtica hipertrófica**
- **Feocromocitoma**
- Acatisia (induzida por antipsicótico)
- Tremor parkinsoniano
- Violência, agressão
- TEPT, profilático
- Transtorno de ansiedade generalizada (TAG)
- Prevenção de sangramento varicoso
- Insuficiência cardíaca congestiva
- Tetralogia de Fallot
- Hipertireoidismo (adjunto)

 Como a substância atua
- Para enxaqueca, os mecanismos propostos incluem inibição da via adrenérgica, interação com o sistema e os receptores de serotonina, inibição da síntese do óxido nítrico e normalização da variação contingente negativa
- Para tremor, o antagonismo dos receptores beta-2 é o mecanismo proposto
- Para TEPT, o bloqueio dos receptores beta-1 adrenérgicos pode teoricamente prevenir o condicionamento e a reconsolidação do medo
- Para violência/agressão, o mecanismo é mal estabelecido; presume-se que esteja relacionado a ações centrais nos receptores beta-adrenérgicos e serotonérgicos

Tempo para início da ação
- Para enxaqueca, pode começar a agir dentro de 2 semanas, mas pode levar até 3 meses com uma dose estável para que seja observado efeito completo
- Para tremor, pode começar a agir dentro de dias

Se funcionar
- Para enxaqueca, o objetivo é uma redução de 50% ou mais na sua frequência ou gravidade; considerar redução gradual da dose ou interrupção se houver remissão das cefaleias por mais de 6 meses
- Para tremor, pode causar redução na sua gravidade, permitindo maior funcionamento em atividades diárias e fala mais clara
- Para TEPT, pode teoricamente bloquear os efeitos do estresse por experiências traumáticas prévias
- Para agressão, pode reduzir agressão, agitação ou falta de cooperação

Se não funcionar
- Aumentar até a dose mais alta tolerada
- Para enxaqueca, tratar outras questões, como utilização excessiva de medicamentos ou outros distúrbios clínicos coexistentes; considerar mudança para outra substância ou acréscimo de uma segunda substância
- Para tremor, a coadministração com primidona até 250 mg/dia pode potencializar a resposta; medicações de segunda linha incluem benzodiazepínicos, gabapentina, topiramato, metazolamina, nadolol e toxina botulínica (útil para tremor da voz e das mãos); tratamentos alternativos incluem cafeína e pesos para as mãos
- Para pacientes com tremor verdadeiramente refratário, talamotomia ou estimulação cerebral profunda do núcleo intermediário ventral do tálamo são opções
- Para TEPT, considerar o início de farmacoterapia de primeira linha (ISRS, IRSN) e psicoterapia
- Para violência/agressão, trocar por outro agente, p. ex., valproato ou um antipsicótico

 Melhores combinações de potencialização para resposta parcial ou resistência ao tratamento
- Enxaqueca: para alguns pacientes, a politerapia em baixa dose com 2 ou mais substâncias pode ser mais bem tolerada e efetiva do que monoterapia em alta dose; pode ser utilizado propranolol em combinação com anticonvulsivantes, antidepressivos, produtos naturais e tratamentos não farmacológicos, como *biofeedback*, para melhorar o controle da cefaleia
- Para tremor, pode ser combinado com primidona ou medicações de segunda linha

- Para agressão e violência, pode ser combinado com valproato e/ou antipsicóticos

Exames
- Nenhum para indivíduos saudáveis

EFEITOS COLATERAIS

Como a substância causa efeitos colaterais
- Bloqueando os receptores beta-adrenérgicos, pode causar tontura, bradicardia e hipotensão

Efeitos colaterais notáveis
- Bradicardia, hipotensão, hiper ou hipoglicemia, ganho de peso
- Broncoespasmo, sintomas de resfriado/gripe, sinusite, pneumonias
- Tontura, vertigem, fadiga/cansaço, depressão, distúrbios do sono
- Disfunção sexual, diminuição da libido, disúria, retenção urinária, dor nas articulações
- Exacerbação dos sintomas em doença vascular periférica e síndrome de Raynaud

Efeitos colaterais potencialmente fatais ou perigosos
- Em insuficiência cardíaca congestiva aguda, pode deprimir ainda mais a contratilidade miocárdica
- Pode obscurecer sintomas premonitórios de hipoglicemia e mascarar sinais clínicos de hipertireoidismo
- Betabloqueadores não seletivos, como o propranolol, podem inibir a broncodilatação, tornando-os contraindicados em asma e DPOC grave
- Não usar em feocromocitoma, a não ser que já estejam sendo utilizados alfa-bloqueadores
- Risco de depressão miocárdica excessiva em anestesia geral

Ganho de peso

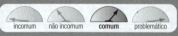

- Muitos experimentam e/ou pode ocorrer em quantidade significativa

Sedação

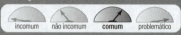

- Muitos experimentam e/ou pode ocorrer em quantidade significativa

O que fazer com os efeitos colaterais
- Reduzir a dose, mudar para uma formulação de liberação prolongada ou trocar por outro agente

Melhores agentes de acréscimo para os efeitos colaterais
- Quando os pacientes têm benefício significativo com terapia com um betabloqueador, mas a hipotensão limita o tratamento, considerar alfa-agonistas (midodrina) ou expansores de volume (fludrocortisonas) para alívio sintomático
- Muitos efeitos colaterais não podem ser melhorados com um agente de acréscimo

DOSAGEM E USO

Variação típica da dosagem
- 40 a 400 mg/dia

Formas de dosagem
- Comprimidos de 10 mg, 20 mg, 40 mg, 60 mg, 80 mg, 90 mg
- Cápsulas de liberação prolongada de 60 mg, 80 mg, 120 mg, 160 mg
- Solução oral de 4 mg/mL, 8 mg/mL
- Injeção de 1 mg/mL

Como dosar
- Enxaqueca: dose inicial de 40 mg/dia em doses divididas ou 1 vez por dia em preparações de liberação prolongada; aumentar gradualmente durante dias ou semanas até que seja atingida a dose efetiva; dose máxima de 400 mg/dia
- Tremor: dose inicial de 40 mg 2 vezes por dia; a dosagem pode ser gradualmente aumentada conforme necessário para 120 a 320 mg/dia em 2 a 3 doses divididas
- TEPT: a dose efetiva varia muito; já foram utilizados até 240 mg/dia
- Agressão: o mesmo que para enxaqueca; até 400 mg/dia, se for tolerado e efetivo

Propranolol

Dicas para dosagem
- Para cápsulas de liberação prolongada, administrar 1 vez por dia regularmente na hora de dormir, com ou sem alimentos
- Doses acima de 120 mg não tiveram efeito anti-hipertensivo adicional em ensaios clínicos
- Altas doses podem ser efetivas em alguns pacientes com tremor, enxaqueca ou agressão/violência

Overdose
- Bradicardia, hipotensão, insuficiência cardíaca de baixo débito, choque, convulsões, coma, hipoglicemia, apneia, cianose, depressão respiratória e broncoespasmo

Uso prolongado
- Seguro

Formação de hábito
- Não

Como interromper
- Não deve ser descontinuado abruptamente; em vez disso, reduzir a dosagem de modo gradual por 1 a 2 semanas
- Pode exacerbar angina, e há relatos de taquiarritmias ou infarto do miocárdio com a descontinuação rápida em pacientes com doença cardíaca

Farmacocinética
- Meia-vida de 3 a 5 horas (liberação imediata) ou 8 a 11 horas (liberação prolongada)

Interações medicamentosas
- Cimetidina, contraceptivos orais, ciprofloxacino, hidralazina, hidroxicloroquina, diuréticos de alça, certos ISRSs (com metabolismo de CYP450 2D6) e fenotiazinas podem aumentar os níveis e/ou os efeitos do propranolol
- O uso com bloqueadores dos canais de cálcio pode ser sinergístico ou aditivo; usar com cautela
- Barbitúricos, penicilinas, rifampicina, sais de cálcio e alumínio, hormônios da tireoide e colestiramina podem diminuir os efeitos dos betabloqueadores
- AINEs, sulfimpirazona e salicilatos inibem a síntese da prostaglandina e podem inibir a atividade anti-hipertensiva dos betabloqueadores
- O propranolol pode aumentar os efeitos adversos de gabapentina e de benzodiazepínicos

---

- O propranolol pode aumentar os níveis de lidocaína, resultando em toxicidade, e aumentar o efeito anticoagulante da varfarina
- Hipotensão postural aumentada com prazosina e isquemia periférica com alcaloides do *ergot*
- A descontinuação abrupta de clonidina durante o uso de betabloqueadores, ou a interrupção simultânea de ambos, pode causar aumentos na pressão arterial potencialmente fatais

Outras advertências/precauções
- Pode elevar a ureia no sangue, transaminases séricas, fosfatase alcalina e lactato desidrogenase (LDH)
- Raro desenvolvimento de anticorpos antinucleares (ANAs)
- Pode piorar os sintomas de miastenia grave
- Pode reduzir a pressão intraocular, interferindo no teste de rastreamento de glaucoma

Não usar
- Se o paciente tiver bradicardia, bloqueio cardíaco maior do que de primeiro grau ou choque cardiogênico
- Se o paciente tiver asma ou DPOC grave
- Se houver alergia comprovada a propranolol

POPULAÇÕES ESPECIAIS

Insuficiência renal
- Não é necessário ajuste da dose

Insuficiência hepática
- Usar com cautela com insuficiência grave; poderá ser necessária redução da dose

Insuficiência cardíaca
- Não usar em choque agudo, infarto do miocárdio, hipotensão e bloqueio cardíaco maior do que de primeiro grau, mas indicado para pacientes clinicamente estáveis após infarto do miocárdio para reduzir o risco de reinfarto iniciando-se 1 a 4 semanas após o evento

Idosos
- Usar com cautela
- Pode aumentar o risco de AVC

Crianças e adolescentes
- A dose típica em crianças é 2 a 4 mg/kg em 2 doses divididas; máximo 16 mg/kg/dia
- Ensaios clínicos para profilaxia de enxaqueca não incluíram crianças

Gravidez
- Válidas a partir de 30 de junho de 2015, a FDA norte-americana determina alterações no conteúdo e na forma das informações referentes a gravidez e lactação nos rótulos das substâncias de prescrição, incluindo a eliminação das categorias por letras para risco na gravidez; a Pregnancy and Lactation Labeling Rule (PLLR ou regra final) aplica-se somente a substâncias de prescrição e será introduzida gradualmente para substâncias aprovadas a partir de 30 de junho de 2001
- Não foram conduzidos estudos controlados em gestantes
- Pode reduzir a perfusão da placenta
- Usar somente se os potenciais benefícios compensarem os potenciais riscos para o feto

Amamentação
- Alguma quantidade da substância é encontrada no leite materno
- Devido à alta solubilidade lipídica, o propranolol é encontrado no leite materno, mais do que muitos outros betabloqueadores

✱ É recomendado descontinuar a substância ou usar mamadeira, a menos que o potencial benefício para a mãe justifique o potencial risco para a criança

A ARTE DA PSICOFARMACOLOGIA

Potenciais vantagens
- Pacientes que não respondem ou toleram outras opções
- Pacientes com hiperatividade autonômica

Potenciais desvantagens
- Muitos efeitos adversos indesejáveis potenciais, incluindo bradicardia, hipotensão e fadiga

Principais sintomas-alvo
- Frequência e gravidade da enxaqueca
- Tremor
- Efeitos do estresse por experiência traumática prévia
- Agressão, agitação

Pérolas
- É frequentemente utilizado em combinação com outras substâncias em enxaqueca, o que pode permitir que os pacientes tolerem melhor medicações que causam tremor, como valproato
- Pode piorar depressão, mas ser útil para ansiedade
- 50 a 70% dos pacientes com tremor essencial obtêm algum alívio, em geral com aproximadamente 50% de melhora ou mais
- Teoricamente, o propranolol pode bloquear os efeitos do estresse por experiências traumáticas prévias, mas isso não está comprovado, e os dados até o momento são controversos

Leituras sugeridas

Brunet A, Poundja J, Tremblay J, et al. Trauma reactivation under the influence of propranolol decreases posttraumatic stress symptoms and disorders: 3 open-label trials. J Clin Psychopharmacol 2011;31(4):547–50.

Cohen H, Kaplan Z, Koresh O, et al. Early post-stressor intervention with propranolol is ineffective in preventing posttraumatic stress responses in an animal model for PTSD. Eur Neuropsychopharmacol 2011;21(3):230–40.

Fleminger S, Greenwood RJ, Oliver DL. Pharmacological management for agitation and aggression in people with acquired brain injury. Cochrane Database Syst Rev 2003;(1):CD003299.

Lyons KE, Pahwa R. Pharmacotherapy of essential tremor: an overview of existing and upcoming agents. CNS Drugs 2008;22(12):1037–45.

Silberstein SD. Preventive migraine treatment. Neurol Clin 2009;27(2):429–43.

PROTRIPTILINA

TERAPÊUTICA

Marcas
- Triptil
- Vivactil

Genérico? Sim

Classe
- Nomenclatura baseada na neurociência: inibidor da recaptação de serotonina e norepinefrina
- Antidepressivo tricíclico (ADT)
- Predominantemente inibidor da recaptação de norepinefrina/noradrenalina

Comumente prescrita para
(em negrito, as aprovações da FDA)
- **Depressão mental**
- Depressão resistente ao tratamento

Como a substância atua
- Estimula o neurotransmissor norepinefrina/noradrenalina
- Bloqueia a bomba de recaptação de norepinefrina (transportador de norepinefrina), possivelmente aumentando a neurotransmissão noradrenérgica
- Uma vez que a dopamina é inativada pela recaptação da norepinefrina no córtex frontal, que em grande parte carece de transportadores de dopamina, a protriptilina pode aumentar a neurotransmissão dopaminérgica nessa parte do cérebro
- É um inibidor mais potente da bomba de recaptação de norepinefrina do que da bomba de recaptação de serotonina (transportador de serotonina)
- Em altas doses, também pode estimular o neurotransmissor serotonina e, assim, aumentar a neurotransmissão serotonérgica

Tempo para início da ação
✱ Há algumas evidências de que pode ter um início de ação precoce com melhora na atividade e na energia dentro de 1 semana
- O início das ações terapêuticas não costuma ser imediato, frequentemente demorando de 2 a 4 semanas
- Se não estiver funcionando dentro de 6 a 8 semanas para depressão, pode requerer aumento da dosagem ou poderá simplesmente não funcionar
- Pode continuar a agir por muitos anos, prevenindo recaída dos sintomas

Se funcionar
- O objetivo do tratamento é a completa remissão dos sintomas atuais e a prevenção de recaídas futuras
- O tratamento na maioria das vezes reduz ou até mesmo elimina os sintomas, mas não é uma cura, já que os sintomas podem recorrer depois que o medicamento é interrompido
- Continuar o tratamento até que todos os sintomas tenham desaparecido (remissão)
- Depois que os sintomas tiverem desaparecido, continuar tratando por 1 ano para o primeiro episódio de depressão
- Para segundo episódio de depressão e episódios subsequentes, poderá ser necessário tratamento por tempo indefinido
- O uso em transtornos de ansiedade também poderá precisar ser por tempo indefinido

Se não funcionar
- Muitos pacientes têm apenas uma resposta parcial, em que alguns sintomas são melhorados, mas outros persistem (especialmente insônia, fadiga e problemas de concentração)
- Outros pacientes podem ser não respondedores, sendo algumas vezes chamados de resistentes ou refratários ao tratamento
- Considerar aumento da dose, troca por outro agente ou adição de um agente de potencialização apropriado
- Considerar psicoterapia
- Considerar avaliação para outro diagnóstico ou para uma condição comórbida (p. ex., doença clínica, abuso de substância, etc.)
- Alguns pacientes podem experimentar aparente falta de consistência na eficácia devido à ativação de um transtorno bipolar latente ou subjacente, requerendo descontinuação do antidepressivo e troca por um estabilizador do humor

Melhores combinações de potencialização para resposta parcial ou resistência ao tratamento
- Lítio, buspirona, hormônio da tireoide

Exames
- ECG basal é recomendado para pacientes com mais de 50 anos

✱ Uma vez que os antidepressivos tricíclicos e tetracíclicos estão frequentemente associados a ganho de peso, antes de iniciar o tratamento pesar todos os pacientes e determinar se o indivíduo já está com sobrepeso (IMC 25,0-29,9) ou obeso (IMC ≥ 30)

- Antes de administrar uma substância que pode causar ganho de peso a um paciente com sobrepeso ou obeso, determinar se o indivíduo já tem pré-diabetes (glicose plasmática em jejum 100-125 mg/dL) diabetes (glicose plasmática em jejum > 126 mg/dL) ou dislipidemia (colesterol total, colesterol LDL e triglicerídeos aumentados; colesterol HDL reduzido) e tratar ou encaminhar esses pacientes para tratamento, incluindo manejo nutricional e do peso, aconselhamento de atividade física, cessação de tabagismo e manejo clínico
- ✷ Monitorar peso e IMC durante o tratamento
- ✷ Enquanto é administrada uma substância a um paciente que ganhou > 5% do peso inicial, considerar avaliação para a presença de pré-diabetes, diabetes ou dislipidemia ou troca por um antipsicótico diferente
- Os ECGs podem ser úteis para pacientes selecionados (p. ex., aqueles com história pessoal ou familiar de prolongamento de QTc; arritmia cardíaca; infarto do miocárdio recente; insuficiência cardíaca descompensada; ou que estejam tomando agentes que prolongam o intervalo QTc, como pimozida, tioridazina, antiarrítmicos selecionados, moxifloxacina, esparfloxacina, etc.)
- Pacientes em risco para distúrbios eletrolíticos (p. ex., pacientes em terapia diurética) devem ter medidas de potássio e magnésio séricos basais e periódicas

EFEITOS COLATERAIS

Como a substância causa efeitos colaterais
✷ A atividade anticolinérgica da protriptilina pode ser mais potente do que a de alguns outros ADTs, o que explicaria os efeitos sedativos, boca seca, constipação, visão turva, taquicardia e hipotensão
- Os efeitos sedativos e o ganho de peso podem ser devidos às propriedades anti-histamínicas
- O bloqueio dos receptores alfa-1 adrenérgicos pode explicar tontura, sedação e hipotensão
- Arritmias cardíacas, especialmente em *overdose*, podem ser causadas pelo bloqueio dos canais iônicos

Efeitos colaterais notáveis
- Visão turva, constipação, retenção urinária, aumento do apetite, boca seca, náusea, diarreia, azia, gosto estranho na boca, ganho de peso
- Fadiga, fraqueza, tontura, sedação, cefaleia, ansiedade, nervosismo, inquietação
- Disfunção sexual (impotência, alteração na libido)
- Sudorese, irritação cutânea, prurido

Efeitos colaterais potencialmente fatais ou perigosos
- Íleo paralítico, hipertermia (ADTs + agentes anticolinérgicos)
- Redução do limiar convulsivo e raras convulsões
- Hipotensão ortostática, morte súbita, arritmias, taquicardia
- Prolongamento de QTc
- Insuficiência hepática, efeitos colaterais extrapiramidais
- Aumento da pressão intraocular
- Rara indução de mania
- Rara ativação de ideação e comportamento suicida (suicidalidade) (estudos de curto prazo não mostraram aumento no risco de suicidalidade com antidepressivos em comparação ao placebo acima dos 24 anos)

Ganho de peso

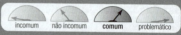

- Muitos experimentam e/ou pode ocorrer em quantidade significativa
- Pode aumentar o apetite e a fissura por carboidrato

Sedação

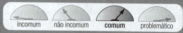

- Muitos experimentam e/ou pode ocorrer em quantidade significativa
- ✷ Não é tão sedativa quanto outros ADTs; mais provável de ser ativadora do que outros ADTs

O que fazer com os efeitos colaterais
- Esperar
- Esperar
- Esperar
- Reduzir a dose
- Trocar por um ISRS ou antidepressivo mais novo

Melhores agentes de acréscimo para os efeitos colaterais
- Trazodona ou um hipnótico para insônia
- Benzodiazepínicos para agitação e ansiedade
- Muitos efeitos colaterais não podem ser melhorados com um agente de acréscimo

DOSAGEM E USO

Variação típica da dosagem
- 15 a 40 mg/dia em 3 a 4 doses divididas

Formas de dosagem
- Comprimidos de 5 mg, 10 mg

Como dosar
- Dose inicial de 15 mg/dia em doses divididas; aumentar a dose da manhã conforme necessário; dose máxima de 60 mg/dia

Dicas para dosagem
✽ Lembrar que entre essa classe de agentes (antidepressivos tricíclicos/tetracíclicos), a protriptilina tem baixa dosagem única (15 a 40 mg/dia em comparação a 75 a 300 mg/dia para a maioria dos antidepressivos tricíclicos/tetracíclicos)

✽ Lembrar que entre essa classe de agentes (antidepressivo tricíclico/tetracíclico), a protriptilina tem dosagem frequente única (3 a 4 vezes por dia em comparação a 1 vez por dia para a maioria dos outros antidepressivos tricíclicos/tetracíclicos)

- Se ocorrer ansiedade, insônia, agitação, acatisia ou ativação intoleráveis com o início ou a descontinuação da dosagem, considerar a possibilidade de transtorno bipolar ativado e trocar por um estabilizador do humor ou um antipsicótico atípico

Overdose
- Pode ocorrer morte; depressão do SNC, convulsões, arritmias cardíacas, hipotensão grave, alterações no ECG, coma

Uso prolongado
- Seguro

Formação de hábito
- Não

Como interromper
- Reduzir a dose gradualmente para evitar efeitos de retirada
- Mesmo com redução gradual da dose, alguns sintomas de retirada podem aparecer dentro das primeiras 2 semanas
- Muitos pacientes toleram redução da dose de 50% por 3 dias, depois outros 50% de redução por 3 dias, então descontinuação
- Se emergirem sintomas de retirada durante a descontinuação, aumentar a dose para interromper os sintomas e depois reiniciar a retirada de modo muito mais lento

Farmacocinética
- Substrato para CYP450 2D6
- Meia-vida de aproximadamente 74 horas

Interações medicamentosas
- O tramadol aumenta o risco de convulsões em pacientes que tomam ADTs
- O uso de ADTs com substâncias anticolinérgicas pode resultar em íleo paralítico ou hipertermia
- Fluoxetina, paroxetina, bupropiona, duloxetina e outros inibidores de 2D6 podem aumentar as concentrações de ADTs
- A cimetidina pode aumentar as concentrações plasmáticas de ADTs e causar sintomas anticolinérgicos
- Fenotiazinas ou haloperidol podem aumentar as concentrações sanguíneas de ADTs
- Pode alterar os efeitos de substâncias anti-hipertensivas; pode inibir os efeitos hipotensores da clonidina
- O uso com agentes simpatomiméticos pode aumentar a atividade simpática
- O metilfenidato pode inibir o metabolismo de ADTs
- Ativação e agitação, especialmente depois de troca ou acréscimo de antidepressivos, podem representar a indução de um estado bipolar, especialmente uma condição bipolar tipo II disfórica mista algumas vezes associada a ideação suicida, requerendo a adição de lítio, um estabilizador do humor ou um antipsicótico atípico e/ou a descontinuação de protriptilina

Outras advertências/precauções
- Acrescentar ou iniciar outros antidepressivos com cautela por até 2 semanas após a descontinuação de protriptilina
- Em geral, não usar com IMAOs, incluindo 14 dias depois que tiverem sido interrompidos; não iniciar um IMAO por pelo menos 5 meias-vidas (5 a 7 dias para a maioria das substâncias) após a descontinuação de protriptilina
- Usar com cautela em pacientes com história de convulsões, retenção urinária, glaucoma de ângulo fechado, hipertireoidismo
- Os ADTs podem aumentar o intervalo QTc, especialmente em doses tóxicas, o que pode ocorrer não só por *overdose*, mas também pela combinação com substâncias que inibem o metabolismo de ADT via CYP450 2D6, potencialmente causando arritmia do tipo *torsades de pointes* ou morte súbita

- Uma vez que os ADTs podem prolongar o intervalo QT, usar com cautela em pacientes que têm bradicardia ou que estão tomando substâncias que podem induzir bradicardia (p. ex., betabloqueadores, bloqueadores dos canais de cálcio, clonidina, digitálico)
- Uma vez que os ADTs podem prolongar o intervalo QTc, usar com cautela em pacientes que têm hipocalemia e/ou hipomagnesemia ou que estão tomando substâncias que podem induzir hipocalemia e/ou hipomagnesemia (p. ex., diuréticos, laxativos estimulantes, anfotericina B intravenosa, glicocorticoides, tetracosactidas)
- Ao tratar crianças, ponderar cuidadosamente os riscos e benefícios do tratamento farmacológico contra os do não tratamento com antidepressivos e documentar isso no prontuário do paciente
- Distribuir as brochuras fornecidas pela FDA e pelas companhias farmacêuticas
- Alertar os pacientes e seus cuidadores sobre a possibilidade de efeitos colaterais ativadores e aconselhá-los a relatar esses sintomas imediatamente
- Monitorar os pacientes para ativação de ideação suicida, especialmente crianças e adolescentes

Não usar
- Se o paciente estiver se recuperando de infarto do miocárdio
- Se o paciente estiver tomando agentes capazes de prolongar significativamente o intervalo QTc (p. ex., pimozida, tioridazina, antiarrítmicos selecionados, moxifloxacina, esparfloxacina)
- Se houver história de prolongamento de QTc ou arritmia cardíaca, infarto agudo do miocárdio recente, insuficiência cardíaca descompensada
- Se o paciente estiver tomando substâncias que inibem o metabolismo de ADT, incluindo inibidores de CYP450 2D6, exceto se prescrito por um especialista
- Se houver função reduzida de CYP450 2D6, como os pacientes que são metabolizadores lentos de 2D6, exceto se prescrito por um especialista e em baixas doses
- Se houver alergia comprovada a protriptilina

POPULAÇÕES ESPECIAIS

Insuficiência renal
- Usar com cautela; poderá ser preciso reduzir a dose
- Poderá ser preciso monitorar o paciente de perto

Insuficiência hepática
- Usar com cautela; poderá ser preciso reduzir a dose
- Poderá ser preciso monitorar o paciente de perto

Insuficiência cardíaca
- ECG basal é recomendado
- Foi reatado que ADTs causam arritmias, prolongamento do tempo de condução, hipotensão ortostática, taquicardia sinusal e insuficiência cardíaca, especialmente no coração doente
- Infarto do miocárdio e AVC foram relatados com ADTs
- Os ADTs produzem prolongamento de QTc, que pode ser aumentado pela existência de bradicardia, hipocalemia, intervalo de QTc longo congênito ou adquirido, os quais devem ser avaliados antes da administração de protriptilina
- Usar com cautela se tratar concomitantemente com uma medicação que tenha probabilidade de produzir bradicardia prolongada, hipocalemia, lentificação da condução cardíaca ou prolongamento do intervalo QTc
- Evitar ADTs em pacientes com história conhecida de prolongamento de QTc, infarto agudo do miocárdio recente e insuficiência cardíaca descompensada
- Os ADTs podem causar aumento sustentado na frequência cardíaca em pacientes com doença cardíaca isquêmica e piorar (diminuir) a variabilidade da frequência cardíaca, um risco independente de mortalidade em populações cardíacas
- Uma vez que os ISRSs podem melhorar (aumentar) tanto a variabilidade da frequência cardíaca em pacientes depois de infarto do miocárdio como a sobrevida e o humor em pacientes com angina aguda ou depois de infarto do miocárdio, eles são agentes mais apropriados para a população cardíaca do que os antidepressivos tricíclicos/tetracíclicos

✳ A relação risco/benefício pode não justificar o uso de ADTs em insuficiência cardíaca

Idosos
- ECG basal é recomendado para pacientes com mais de 50 anos
- Podem ser mais sensíveis aos efeitos anticolinérgicos, cardiovasculares, hipotensores e sedativos
- A dose recomendada está entre 15 e 20 mg/dia; doses > 20 mg/dia requerem monitoramento atento do paciente
- Redução no risco de suicidalidade com antidepressivos em comparação ao placebo em adultos acima de 65 anos

Crianças e adolescentes
- Ponderar cuidadosamente os riscos e benefícios do tratamento farmacológico contra os do não tratamento com antidepressivos e documentar isso no prontuário do paciente
- Monitorar os pacientes pessoalmente com regularidade, em especial durante as primeiras semanas de tratamento
- Usar com cautela, observando a ativação de transtorno bipolar conhecido ou desconhecido e/ou ideação suicida, e informar os pais ou responsáveis desse risco para que possam ajudar a observar a criança ou adolescente
- Não é recomentada para uso abaixo dos 12 anos
- Não é destinada para uso abaixo dos 6 anos
- Vários estudos mostram falta de eficácia dos ADTs para depressão
- Ocorreram alguns casos de morte súbita em crianças que tomavam ADTs
- Dose recomendada: 15 a 20 mg/dia

Gravidez
- Válidas a partir de 30 de junho de 2015, a FDA norte-americana determina alterações no conteúdo e na forma das informações referentes a gravidez e lactação nos rótulos das substâncias de prescrição, incluindo a eliminação das categorias por letras para risco na gravidez; a Pregnancy and Lactation Labeling Rule (PLLR ou regra final) aplica-se somente a substâncias de prescrição e será introduzida gradualmente para substâncias aprovadas a partir de 30 de junho de 2001
- Não foram conduzidos estudos controlados em gestantes
- Atravessa a placenta
- Foram relatados efeitos adversos em bebês cujas mães tomaram um ADT (letargia, sintomas de retirada, malformações fetais)
- Deve ser ponderado o risco do tratamento (desenvolvimento fetal do primeiro trimestre, parto do recém-nascido no terceiro trimestre) para a criança contra o do não tratamento (recorrência de depressão, saúde materna, vínculo com o bebê) para a mãe e a criança
- Para muitas pacientes, isso pode significar a continuidade do tratamento durante a gravidez

Amamentação
- Alguma quantidade da substância é encontrada no leite materno
- ✱ É recomendado descontinuar a substância ou usar mamadeira
- O período pós-parto imediato é uma época de alto risco de depressão, especialmente em mulheres que tiveram episódios depressivos prévios, portanto poderá ser necessário reinstituir a substância no final do terceiro trimestre ou logo após o parto para prevenir uma recorrência durante o período pós-parto
- Devem ser ponderados os benefícios da amamentação em relação aos riscos e benefícios do tratamento com antidepressivo *versus* não tratamento para o bebê e a mãe
- Para muitas pacientes, isso pode significar a continuidade do tratamento durante a amamentação

A ARTE DA PSICOFARMACOLOGIA

Potenciais vantagens
- Depressão grave ou resistente ao tratamento
- Pacientes retraídos, anérgicos

Potenciais desvantagens
- Pacientes pediátricos, geriátricos e cardíacos
- Pacientes preocupados com ganho de peso
- Pacientes que não aderem à dosagem de 3 a 4 vezes por dia

Principais sintomas-alvo
- Humor deprimido

Pérolas
- Os ADTs não são mais considerados uma opção de tratamento de primeira linha para depressão devido ao seu perfil de efeitos colaterais
- Os ADTs continuam a ser úteis para depressão grave ou resistente ao tratamento
- ✱ Tem algumas vantagens potenciais para pacientes retraídos, anérgicos
- ✱ Pode ter início de ação mais rápido do que alguns outros ADTs
- ✱ Pode agravar agitação e ansiedade, mais do que alguns outros ADTs

✱ Pode ter mais efeitos colaterais colinérgicos, hipotensão e taquicardia do que alguns outros ADTs
- Inibidores da recaptação noradrenérgica como a protriptilina podem ser utilizados como tratamento de segunda linha para cessação do tabagismo, dependência de cocaína e transtorno de déficit de atenção
- Os ADTs podem agravar sintomas psicóticos
- O álcool deve ser evitado devido aos efeitos aditivos no SNC
- Pacientes abaixo do peso normal podem ser mais suscetíveis a efeitos adversos cardiovasculares
- Crianças, pacientes com hidratação inadequada e aqueles com doença cardíaca podem ser mais suscetíveis a cardiotoxicidade induzida por ADTs do que adultos saudáveis
- Apenas para o especialista: um tratamento extremo e potencialmente perigoso para pacientes com resistência grave ao tratamento é administrar simultaneamente com IMAOs para aqueles indivíduos que não respondem a diversos outros antidepressivos, mas em geral é recomendado um ADT diferente de protriptilina para esse uso
- Se for escolhida essa opção, iniciar o IMAO com o antidepressivo tricíclico/tetracíclico simultaneamente em baixas doses após a eliminação apropriada da substância, depois aumentar de modo alternado as doses desses agentes a cada poucos dias até 1 semana, conforme tolerado
- Embora restrições dietéticas muito rígidas e restrições a medicamentos concomitantes devam ser observadas para prevenir crises hipertensivas e síndrome serotonérgica, os efeitos colaterais mais comuns de combinações de IMAO e antidepressivo tricíclico/tetracíclico podem ser ganho de peso e hipotensão ortostática
- Pacientes em uso de ADTs devem estar informados de que podem experimentar sintomas como fotossensibilidade e urina azul-esverdeada
- Os ISRSs podem ser mais efetivos do que ADTs em mulheres, e os ADTs podem ser mais efetivos do que ISRSs em homens
- Uma vez que os antidepressivos tricíclicos/tetracíclicos são substratos para CY450 2D6, e 7% da população (especialmente pessoas brancas) pode ter uma variante genética levando a atividade reduzida de 2D6, tais pacientes podem não tolerar com segurança doses normais de antidepressivos tricíclicos/tetracíclicos, requerendo redução da dose
- Poderá ser necessária testagem fenotípica para detectar essa variante genética antes da dosagem com um antidepressivo tricíclico/tetracíclico, especialmente em populações vulneráveis, como crianças, idosos, populações cardíacas e aqueles que recebem medicações concomitantes
- Pacientes que parecem ter efeitos colaterais extraordinariamente graves com doses normais ou baixas podem ter essa variante fenotípica de CYP450 2D6, requerendo doses baixas ou troca por outro antidepressivo não metabolizado por 2D6

Leituras sugeridas

Anderson IM. Meta-analytical studies on new antidepressants. Br Med Bull 2001;57:161–78.

Anderson IM. Selective serotonin reuptake inhibitors versus tricyclic antidepressants: a meta-analysis of efficacy and tolerability. J Aff Disorders 2000;58:19–36.

Rudorfer MV, Potter WZ. Metabolism of tricyclic antidepressants. Cell Mol Neurobiol 1999;19(3):373–409.

QUAZEPAM

TERAPÊUTICA

Marcas • Doral

Genérico? Não

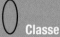
Classe
- Nomenclatura baseada na neurociência: modulador alostérico positivo de GABA (MAP-GABA)
- Benzodiazepínico (hipnótico)

Comumente prescrito para
(em negrito, as aprovações da FDA)
- **Tratamento de curto prazo para insônia**
- Catatonia

Como a substância atua
- Liga-se aos receptores benzodiazepínicos no complexo dos canais de cloreto dos receptores de GABA-A ativados por ligante
- Aumenta os efeitos inibitórios de GABA
- Estimula a condutância do cloreto através dos canais regulados por GABA
- As ações inibitórias nos centros do sono podem proporcionar efeitos sedativos hipnóticos

Tempo para início da ação
- Geralmente faz efeito em menos de 1 hora

Se funcionar
- Melhora a qualidade do sono
- Os efeitos no tempo total em vigília e no número de despertares durante a noite podem ser reduzidos com o tempo

Se não funcionar
- Se a insônia não melhorar depois de 7 a 10 dias, isso pode ser uma manifestação de uma doença psiquiátrica ou física primária, como apneia obstrutiva do sono ou síndrome das pernas inquietas, o que requer uma avaliação independente
- Aumentar a dose
- Melhorar a higiene do sono
- Trocar por outro agente

Melhores combinações de potencialização para resposta parcial ou resistência ao tratamento
- Geralmente é melhor trocar por outro agente
- Trazodona
- Agentes com ações anti-histamínicas (p. ex., difenidramina, ADTs)

Exames
- Em pacientes com transtornos convulsivos, doença clínica concomitante e/ou aqueles com múltiplas medicações de longo prazo concomitantes, poderá ser prudente realizar periodicamente testes hepáticos e hemograma completo

EFEITOS COLATERAIS

Como a substância causa efeitos colaterais
- Mesmo mecanismo para os efeitos colaterais que para os efeitos terapêuticos – isto é, devido às ações excessivas nos receptores benzodiazepínicos
- As ações nos receptores benzodiazepínicos que perduram até o dia seguinte podem causar sedação diurna, amnésia e ataxia
- Adaptações de longo prazo nos receptores benzodiazepínicos podem explicar o desenvolvimento de dependência, tolerância e abstinência

Efeitos colaterais notáveis
✱ Sedação, fadiga, depressão
✱ Tontura, ataxia, fala mal articulada, fraqueza
✱ Esquecimento, confusão
✱ Hiperexcitabilidade, nervosismo
- Raras alucinações e mania
- Rara hipotensão
- Hipersalivação, boca seca
- Insônia de rebote quando retirado tratamento de longa duração

Efeitos colaterais potencialmente fatais ou perigosos
- Depressão respiratória, especialmente quando tomado com depressores do SNC em *overdose*
- Raras disfunção hepática, disfunção renal, discrasias sanguíneas

Ganho de peso

- Relatado, mas não esperado

Sedação

- Muitos experimentam e/ou pode ocorrer em quantidade significativa

O que fazer com os efeitos colaterais
- Esperar
- Para evitar problemas de memória, só tomar quazepam se a intenção for ter uma noite inteira de sono
- Reduzir a dose
- Trocar por um sedativo-hipnótico de mais curta ação
- Trocar por um hipnótico não benzodiazepínico
- Administrar flumazenil se os efeitos colaterais forem graves ou potencialmente fatais

Melhores agentes de acréscimo para os efeitos colaterais
- Muitos efeitos colaterais não podem ser melhorados com um agente de acréscimo

DOSAGEM E USO

Variação típica da dose
- 15 mg/dia na hora de dormir

Formas de dosagem
- Comprimidos de 7,5 mg, 15 mg

Como dosar
- 15 mg/dia na hora de dormir; aumentar para 30 mg/dia se for ineficaz; dose máxima de 30 mg/dia

Dicas para dosagem
- Usar a dose efetiva mais baixa possível e avaliar regularmente a necessidade de tratamento continuado
- Em geral o quazepam não deve ser prescrito em quantidades maiores do que o suprimento para 1 mês
- Pacientes com peso corporal mais baixo podem requerer doses mais baixas
- O risco de dependência pode aumentar com a dose e a duração do tratamento

Overdose
- Não há mortes relatadas em monoterapia; sedação, depressão respiratória, má coordenação, confusão, coma

Uso prolongado
- Geralmente não é destinado ao uso além de 4 semanas

✱ Devido a sua meia-vida relativamente mais longa, o quazepam pode causar alguma sedação diurna e/ou comprometimento da função motora/cognitiva, o que pode acontecer de modo progressivo com o tempo

Formação de hábito
- O quazepam é uma substância Classe IV
- Alguns pacientes podem desenvolver dependência e/ou tolerância; o risco pode ser maior com doses mais altas
- História de dependência de substâncias pode aumentar o risco de dependência

Como interromper
- Se for tomado por mais de algumas semanas, reduzir a dose gradualmente para diminuir as chances de efeitos de abstinência
- Pacientes com história de convulsão podem ter uma crise com a retirada abrupta
- Pode ocorrer insônia de rebote 1 a 2 noites após a interrupção
- Para pacientes com problemas graves de descontinuação de um benzodiazepínico, poderá ser necessário reduzir a dose gradualmente por muitos meses (i.e., reduzir a dose em 1% a cada 3 dias triturando o comprimido e fazendo uma suspensão ou dissolvendo em 100 mL de suco de fruta e então descartando 1 mL e bebendo o restante; 3 a 7 dias depois, descartam-se 2 mL, e assim por diante). Essa é uma forma de redução biológica da dose muito lenta e uma forma de dessensibilização comportamental.

Farmacocinética
- Meia-vida de 25 a 41 horas
- Metabólito ativo
- Metabolizado em parte por CYP450 3A4

Interações medicamentosas
- Efeitos depressores são aumentados quando tomado com outros depressores do SNC (ver seção Outras advertências/precauções, a seguir)
- Os efeitos do quazepam podem ser aumentados por inibidores de CYP450 3A4, como nefazodona ou fluvoxamina

Outras advertências/precauções
- Medicamento tarjado devido ao risco aumentado de efeitos depressores do SNC quando benzodiazepínicos e medicações opioides são usados em conjunto, incluindo especificamente o risco de respiração lenta ou dificuldade de respirar e morte

- Se não estiverem disponíveis alternativas para o uso combinado de benzodiazepínicos e opioides, os clínicos devem limitar a dosagem e a duração de cada substância ao mínimo possível em que ainda seja atingida eficácia terapêutica
- Os pacientes e seus cuidadores devem ser alertados a procurar atenção médica se ocorrer tontura incomum, vertigem, sedação, respiração lenta, dificuldade de respirar ou ausência de responsividade
- Insônia pode ser um sintoma de um transtorno primário, em vez de um transtorno primário em si
- Alguns pacientes podem exibir pensamento anormal ou alterações comportamentais semelhantes aos causados por outros depressores do SNC (i.e., ações depressoras ou ações desinibidoras)
- Alguns pacientes deprimidos podem experimentar piora de ideação suicida
- Usar somente com extrema cautela em pacientes com função respiratória deficiente ou apneia obstrutiva do sono
- O quazepam deve ser administrado somente na hora de dormir

Não usar
- Se a paciente estiver grávida
- Se o paciente tiver glaucoma de ângulo fechado
- Se houver alergia comprovada a quazepam ou a algum benzodiazepínico

POPULAÇÕES ESPECIAIS

Insuficiência renal
- Dose recomendada: 7,5 mg/dia

Insuficiência hepática
- Dose recomendada: 7,5 mg/dia

Insuficiência cardíaca
- Benzodiazepínicos têm sido utilizados para tratar insônia associada a infarto agudo do miocárdio

Idosos
- Dose recomendada: 7,5 mg/dia
- Se forem dados inicialmente 15 mg/dia, tentar reduzir a dose para 7,5 mg/dia depois de 1 a 2 noites

Crianças e adolescentes
- Segurança e eficácia não foram estabelecidas
- Os efeitos de longo prazo do quazepam em crianças e adolescentes são desconhecidos
- Geralmente devem receber doses mais baixas e ser monitorados mais atentamente

Gravidez
- Contraindicado para uso na gravidez
- Válidas a partir de 30 de junho de 2015, a FDA norte-americana determina alterações no conteúdo e na forma das informações referentes a gravidez e lactação nos rótulos das substâncias de prescrição, incluindo a eliminação das categorias por letras para risco na gravidez; a Pregnancy and Lactation Labeling Rule (PLLR ou regra final) aplica-se somente a substâncias de prescrição e será introduzida gradualmente para substâncias aprovadas a partir de 30 de junho de 2001
- Bebês cujas mães tenham recebido um benzodiazepínico no final da gravidez podem experimentar efeitos de abstinência
- Foi relatada flacidez neonatal em bebês cujas mães haviam tomado um benzodiazepínico durante a gravidez

Amamentação
- Alguma quantidade da substância é encontrada no leite materno
* É recomendado descontinuar a substância ou usar mamadeira
- Foram observados efeitos no bebê, incluindo dificuldades de alimentação, sedação e perda de peso

A ARTE DA PSICOFARMACOLOGIA

Potenciais vantagens
- Insônia transitória

Potenciais desvantagens
- Insônia noturna crônica

Principais sintomas-alvo
- Tempo para início do sono
- Sono total à noite
- Despertar durante a noite

Pérolas
* Uma vez que o quazepam tende a se acumular com o tempo, talvez não seja o melhor hipnótico para uso noturno crônico

- Caso se desenvolva tolerância, poderá resultar em ansiedade aumentada durante o dia e/ou vigília aumentada durante a parte final da noite
- O quazepam tem meia-vida mais longa do que alguns outros hipnóticos sedativos, portanto é menos provável que cause insônia de rebote na descontinuação
* O acúmulo de longo prazo de quazepam e seus metabólitos ativos pode causar o início insidioso de confusão ou quedas, especialmente em idosos
- Embora não estudados sistematicamente, os benzodiazepínicos têm sido utilizados efetivamente para tratar catatonia e são o tratamento inicial recomendado

Leituras sugeridas

Ankier SI, Goa KL. Quazepam. A preliminary review of its pharmacodynamic and pharmacokinetic properties, and therapeutic efficacy in insomnia. Drugs 1988;35:42–62.

Hilbert JM, Battista D. Quazepam and flurazepam: differential pharmacokinetic and pharmacodynamic characteristics. J Clin Psychiatry 1991;52(Suppl):S21–6.

Kales A. Quazepam: hypnotic efficacy and side effects. Pharmacotherapy 1990;10:1–10.

Kirkwood CK. Management of insomnia. J Am Pharm Assoc (Wash) 1999;39:688–96.

Roth T, Roehrs TA. A review of the safety profiles of benzodiazepine hypnotics. J Clin Psychiatry 1991;52(Suppl):S38–41.

QUETIAPINA

TERAPÊUTICA

Marcas
- Seroquel
- Seroquel XR

Genérico? Sim

Classe
- Nomenclatura baseada na neurociência: multimodal de dopamina e serotonina (MM-DS)
- Antipsicótico atípico (antagonista de serotonina-dopamina; antipsicótico de segunda geração; também um estabilizador do humor)

Comumente prescrita para
(em negrito, as aprovações da FDA)
- **Esquizofrenia aguda em adultos (quetiapina, quetiapina XR) e dos 13 aos 17 anos (quetiapina)**
- **Manutenção na esquizofrenia (quetiapina XR)**
- **Mania aguda em adultos (quetiapina e quetiapina XR, monoterapia e adjunto para lítio e valproato) e dos 10 aos 17 anos (quetiapina, monoterapia e adjunto para lítio e valproato)**
- **Manutenção bipolar (quetiapina, quetiapina XR)**
- **Depressão bipolar (quetiapina, quetiapina XR)**
- **Depressão (quetiapina XR, adjunto)**
- Outros transtornos psicóticos
- Mania mista
- Transtornos comportamentais em demências
- Transtornos comportamentais em doença de Parkinson e demência com corpos de Lewy
- Psicose associada a tratamento com levodopa em doença de Parkinson
- Transtornos comportamentais em crianças e adolescentes
- Transtornos associados a problemas com o controle de impulsos
- Ansiedade grave resistente ao tratamento

Como a substância atua
- Bloqueia os receptores de dopamina 2, reduzindo sintomas positivos de psicose e estabilizando sintomas afetivos
- Bloqueia os receptores de serotonina 2A, causando aumento da liberação de dopamina em certas regiões do cérebro e, assim, reduzindo os efeitos colaterais motores, bem como possivelmente melhorando os sintomas cognitivos e afetivos
- ✱ Interações em uma miríade de outros receptores de neurotransmissores podem contribuir para a eficácia da quetiapina em depressão resistente ao tratamento ou depressão bipolar, especialmente ação agonista parcial de 5HT1A, bloqueio da recaptação de norepinefrina e propriedades antagonistas de 5HT2C e antagonistas de 5HT7
- ✱ Especificamente, as ações nos receptores 5HT1A podem contribuir para a eficácia em sintomas cognitivos e afetivos em alguns pacientes, especialmente em doses moderadas a altas

Tempo para início da ação
- Sintomas psicóticos e maníacos podem melhorar dentro de 1 semana, mas pode levar várias semanas para efeito completo no comportamento e na estabilização cognitiva e afetiva
- Classicamente recomendado esperar pelo menos 4 a 6 semanas para determinar a eficácia da substância, mas, na prática, alguns pacientes requerem até 16 a 20 semanas para apresentar uma boa resposta, sobretudo nos sintomas cognitivos

Se funcionar
- Na maioria das vezes reduz os sintomas positivos na esquizofrenia, mas não os elimina
- Pode melhorar os sintomas negativos, além dos sintomas agressivos, cognitivos e afetivos na esquizofrenia
- A maioria dos pacientes com esquizofrenia não tem uma remissão total dos sintomas, mas uma redução de aproximadamente um terço
- Talvez 5 a 15% dos pacientes com esquizofrenia podem experimentar uma melhora geral de mais de 50 a 60%, especialmente quando recebem tratamento estável por mais de 1 ano
- Esses pacientes são considerados super-respondedores ou "*awakeners*", já que podem ficar suficientemente bem para obter emprego, viver de forma independente e manter relacionamentos de longa duração
- Muitos pacientes com transtorno bipolar podem experimentar redução dos sintomas pela metade ou mais
- Continuar o tratamento até atingir um platô de melhora
- Depois de atingido um platô satisfatório, continuar o tratamento por pelo menos 1 ano depois do primeiro episódio de psicose
- Para segundo episódio de psicose e episódios subsequentes, poderá ser necessário tratamento por tempo indefinido
- Mesmo para primeiros episódios de psicose, pode ser preferível continuar o tratamento por tempo indefinido para evitar episódios subsequentes

- O tratamento pode não só reduzir a mania, mas também prevenir suas recorrências no transtorno bipolar

Se não funcionar
- Tentar um dos outros antipsicóticos atípicos (risperidona, olanzapina, ziprasidona, aripiprazol, paliperidona, amissulprida, asenapina, iloperidona, lurasidona)
- Se 2 ou mais monoterapias com antipsicótico não funcionarem, considerar clozapina
- Alguns pacientes podem requerer tratamento com um antipsicótico convencional
- Se nenhum antipsicótico atípico de primeira linha for efetivo, considerar doses mais altas ou potencialização com valproato ou lamotrigina
- Considerar a não adesão e trocar por outro antipsicótico com menos efeitos colaterais ou por um antipsicótico que possa ser administrado por injeção *depot*
- Considerar o início de reabilitação e psicoterapia como a remediação cognitiva
- Considerar a presença concomitante de abuso de substância

 Melhores combinações de potencialização para resposta parcial ou resistência ao tratamento
- Ácido valproico (valproato, divalproex, divalproex ER)
- Outros anticonvulsivantes estabilizadores do humor (carbamazepina, oxcarbazepina, lamotrigina)
- Lítio
- Benzodiazepínicos

Exames

Antes de iniciar um antipsicótico atípico
✻ Pesar todos os pacientes e acompanhar o IMC durante o tratamento
- Obter a história pessoal e familiar basal de diabetes, obesidade, dislipidemia, hipertensão e doença cardiovascular

✻ Obter circunferência da cintura (na altura do umbigo), pressão arterial, glicose plasmática em jejum e perfil lipídico em jejum
- Determinar se o paciente
  - está com sobrepeso (IMC 25,0-29,9)
  - é obeso (IMC ≥ 30)
- tem pré-diabetes (glicose plasmática em jejum 100-125 mg/dL)
- tem diabetes (glicose plasmática em jejum > 126 mg/dL)
- tem hipertensão (PA > 140/90 mmHg)
- tem dislipidemia (colesterol total, colesterol LDL e triglicerídeos aumentados; colesterol HDL reduzido)
- Tratar ou encaminhar esses pacientes para tratamento, incluindo manejo nutricional e do peso, aconselhamento de atividade física, cessação do tabagismo e manejo clínico

Monitoramento após o início de um antipsicótico atípico
✻ IMC mensalmente por 3 meses, depois trimestralmente
✻ Considerar o monitoramento mensal dos triglicerídeos em jejum por vários meses em pacientes com alto risco de complicações metabólicas e ao iniciar ou trocar antipsicóticos
✻ Pressão arterial, glicose plasmática em jejum, lipídeos em jejum dentro de 3 meses e depois anualmente, porém de modo mais precoce e frequente para pacientes com diabetes ou que ganharam > 5% do peso inicial
- Tratar ou encaminhar para tratamento e considerar troca por outro antipsicótico atípico para pacientes que estão com sobrepeso, obesos, pré-diabéticos, diabéticos, hipertensos ou dislipidêmicos enquanto recebem um antipsicótico atípico

✻ Mesmo em pacientes sem diabetes conhecido, manter vigilância para o início raro, mas potencialmente fatal, de cetoacidose diabética, o que sempre requer tratamento imediato, monitorando o início súbito de poliúria, polidipsia, perda de peso, náusea, vômitos, desidratação, respiração rápida, fraqueza e turvação da consciência, até mesmo coma
- Embora o fabricante norte-americano recomende exame oftalmológico por 6 meses para catarata, a experiência clínica sugere que isso pode ser desnecessário
- Pacientes com baixa contagem de leucócitos ou história de leucopenia/neutropenia induzida por substância devem monitorar o hemograma frequentemente durante os primeiros meses, e a quetiapina deve ser descontinuada ao primeiro sinal de declínio de leucócitos na ausência de outros fatores causativos

EFEITOS COLATERAIS

Como a substância causa efeitos colaterais
- Bloqueando os receptores de histamina 1 no cérebro, pode causar sedação e possivelmente ganho de peso
- Bloqueando os receptores alfa-1 adrenérgicos, pode causar tontura, sedação e hipotensão
- Bloqueando os receptores muscarínicos 1, pode causar boca seca, constipação e sedação
- Bloqueando os receptores de dopamina 2 no estriado, pode causar efeitos colaterais motores (raro)
- O mecanismo do ganho de peso e da incidência aumentada de diabetes e dislipidemia com antipsicóticos atípicos é desconhecido

Efeitos colaterais notáveis
- Ganho de peso dose-dependente
- ❋ Pode aumentar o risco de diabetes e dislipidemia
- ❋ Tontura, sedação
- Boca seca, constipação
- Dispepsia, dor abdominal
- Taquicardia
- Hipotensão ortostática, geralmente durante a titulação da dose inicial
- Risco teórico de discinesia tardia

Efeitos colaterais potencialmente fatais ou perigosos
- Hiperglicemia, em alguns casos extrema e associada a cetoacidose ou coma hiperosmolar ou morte, foi relatada em pacientes que tomavam antipsicóticos atípicos
- Rara síndrome neuroléptica maligna (risco muito reduzido comparado a antipsicóticos convencionais)
- Raras convulsões
- Risco aumentado de morte e eventos cerebrovasculares em pacientes idosos com psicose relacionada a demência

Ganho de peso

- Muitos pacientes experimentam e/ou pode ocorrer em quantidade significativa em doses antipsicóticas efetivas
- Pode se tornar um problema de saúde em alguns pacientes
- Pode ser menor do que com alguns antipsicóticos e maior do que com outros

Sedação

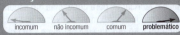

- Frequente e pode ocorrer em quantidade significativa
- Alguns pacientes podem não tolerar
- Maior do que com alguns outros antipsicóticos, mas não sempre, pois não é um problema em todos
- Pode desaparecer com o tempo
- Pode reemergir à medida que a dose aumenta e, depois, desaparecer novamente com o tempo
- Não necessariamente aumenta à medida que se aumenta a dose

O que fazer com os efeitos colaterais
- Esperar
- Esperar
- Esperar
- Geralmente é dosada 2 vezes por dia, portanto tomar a maior parte da dose diária total na hora de dormir para ajudar a reduzir a sedação diurna
- Iniciar com dosagem baixa e aumentar lentamente à medida que os efeitos colaterais desaparecem a cada incremento da dosagem
- Perda de peso, programa de exercícios e manejo clínico para IMC alto, diabetes, dislipidemia
- Trocar por outro antipsicótico atípico

Melhores agentes de acréscimo para os efeitos colaterais
- Muitos efeitos colaterais não podem ser melhorados com um agente de acréscimo

DOSAGEM E USO

Variação típica da dosagem
- 400 a 800 mg/dia em 1 (quetiapina XR) ou 2 (quetiapina) doses para esquizofrenia
- 400 a 800 mg/dia em 1 (quetiapina XR) ou 2 (quetiapina) doses para mania bipolar
- 300 mg 1 vez por dia para depressão bipolar

Formas de dosagem
- Comprimidos de 25 mg, 50 mg, 100 mg, 200 mg, 300 mg, 400 mg
- Comprimidos de liberação prolongada de 50 mg, 150 mg, 200 mg, 300 mg, 400 mg

Como dosar
- (Segundo o fabricante, para quetiapina em esquizofrenia): dose inicial 25 mg/dia 2 vezes por dia; aumentar 25 a 50 mg 2 vezes por dia a cada dia até que seja atingida a eficácia desejada; dose máxima aprovada de 800 mg/dia
- Na prática, adultos com esquizofrenia e menos de 65 anos podem iniciar com as mesmas doses recomendadas para mania bipolar aguda
- (Segundo o fabricante, para quetiapina em mania bipolar aguda): iniciar com 2 doses diárias, totalizando 100 mg/dia no 1º dia, aumentando para 400 mg/dia no 4º dia em incrementos de até 100 mg/dia; ajustes adicionais da dosagem até 800 mg/dia no 6º dia devem ser em incrementos de não mais do que 200 mg/dia
- Depressão bipolar para quetiapina e quetiapina XR: 1 vez por dia na hora de dormir; titular conforme necessário até atingir 300 mg/dia no 4º dia
- Quetiapina XR na esquizofrenia e na mania aguda: dose inicial de 300 mg 1 vez por dia, preferivelmente à noite; pode ser aumentada em 300 mg/dia a cada dia até que seja atingida a eficácia desejada; dose máxima aprovada de 800 mg/dia
- Ver também seção A arte da troca, depois de Pérolas

Dicas para dosagem
✻ Mais pode ser muito mais: a prática clínica sugere que a quetiapina é frequentemente subdosada e depois trocada antes de ensaios adequados
- A prática clínica sugere que, em baixas doses, pode ser um sedativo hipnótico, possivelmente devido às ações anti-histamínicas potentes de H1, mas isso pode acarretar o risco de diversos efeitos colaterais relacionados ao antipsicótico, e existem muitas outras opções

✻ A dose-alvo inicial de 400 a 800 mg/dia deve ser atingida na maioria dos casos para otimizar as chances de sucesso no tratamento de psicose aguda e mania aguda, mas muitos pacientes não são dosados adequadamente na prática clínica
- Muitos pacientes respondem bem com liberação imediata como dose oral diária única, em geral na hora de dormir
- A titulação recomendada de 400 mg/dia no 4º dia pode frequentemente ser atingida quando necessário para controlar sintomas agudos
- A escalada rápida da dose em pacientes com mania ou psicose pode diminuir os efeitos sedativos

✻ Doses mais altas geralmente obtêm maior resposta para sintomas maníacos ou psicóticos

- Em contrapartida, alguns pacientes com depressão bipolar podem responder bem a doses abaixo de 300 mg/dia e até 25 mg/dia
- A dosagem na depressão maior pode até mesmo ser mais baixa do que na depressão bipolar e ainda mais baixa no TAG

✻ Alguns pacientes podem requerer mais do que 800 a 1.200 mg/dia para psicose ou mania
- Em vez de aumentar a dose acima desses níveis em pacientes agudamente agitados que requerem ações antipsicóticas agudas, considerar o acréscimo de um benzodiazepínico ou antipsicótico convencional, por via oral ou intramuscular
- Em vez de aumentar a dose acima desses níveis em respondentes parciais, considerar potencialização com um anticonvulsivante estabilizador do humor, como valproato ou lamotrigina
- Em geral, crianças e idosos devem ser dosados no extremo inferior do espectro de dosagem
- A quetiapina XR é de liberação controlada e, por isso, não deve ser mastigada ou triturada, mas engolida inteira
- Teoricamente, a quetiapina XR pode gerar concentrações aumentadas do metabólito ativo norquetiapina, que, em teoria, tem melhor perfil para transtornos afetivos e de ansiedade
- O tratamento deve ser suspenso se a contagem de neutrófilos absolutos cair abaixo de 1.000/mm³

Overdose
- Raramente letal em *overdose* em monoterapia; sedação, fala mal articulada, hipotensão

Uso prolongado
- É aprovada para manutenção de longo prazo em esquizofrenia e transtorno bipolar e frequentemente utilizada para manutenção de longo prazo em vários transtornos comportamentais

Formação de hábito
- Não

Como interromper
- Ver também a seção Troca para orientações sobre como interromper a quetiapina
- A descontinuação rápida pode levar a psicose de rebote e piora dos sintomas

Farmacocinética
- A substância-mãe tem meia-vida de 6 a 7 horas
- Substrato para CYP450 3A4
- Alimentos podem aumentar ligeiramente a absorção

Interações medicamentosas
- Inibidores de CYP450 3A e de CYP450 2D6 podem reduzir a eliminação de quetiapina e, assim, elevar seus níveis plasmáticos, mas a redução da dosagem do fármaco não costuma ser necessária
- Pode aumentar o efeito de agentes anti-hipertensivos
- Há relatos de casos de razão normalizada internacional (INR) (utilizada para monitorar o grau de anticoagulação) aumentada quando a quetiapina é coadministrada com varfarina, que também é um substrato de CYP450 3A4

Outras advertências/precauções
- Nos Estados Unidos, o fabricante recomenda exame para catarata antes do tratamento e a cada 6 meses após iniciar quetiapina, mas isso parece não ser necessário na prática clínica
- A quetiapina deve ser utilizada com cautela em pacientes em risco de pneumonia por aspiração, já que foi relatada disfagia
- Foi relatado priapismo
- Utilizar com cautela em pacientes com doença cardiovascular e doença cerebrovascular conhecidas
- Utilizar com cautela em pacientes com condições que predispõem a hipotensão (desidratação, calor excessivo)
- Monitorar os pacientes para ativação de ideação suicida, especialmente crianças e adolescentes
- Evitar o uso de substâncias que aumentam o intervalo QT e em pacientes com fatores de risco para intervalo QT prolongado

Não usar
- Se houver alergia comprovada a quetiapina

POPULAÇÕES ESPECIAIS

Insuficiência renal
- Não é necessário ajuste da dose

Insuficiência hepática
- Poderá ser necessário ajuste descendente da dose

Insuficiência cardíaca
- A substância deve ser utilizada com cautela devido ao risco de hipotensão ortostática

Idosos
- Geralmente é utilizada dose mais baixa (p. ex., 25 a 100 mg 2 vezes por dia), embora possam ser administradas doses mais altas se toleradas
- Embora antipsicóticos atípicos costumem ser utilizados para transtornos comportamentais em demência, nenhum agente foi aprovado para tratamento de pacientes idosos com psicose relacionada a demência
- Pacientes idosos com psicose relacionada a demência tratados com antipsicóticos atípicos têm risco aumentado de morte em comparação ao placebo, além de risco aumentado de eventos cerebrovasculares

Crianças e adolescentes
- Aprovada para uso em esquizofrenia (a partir dos 13 anos) e episódios maníacos/mistos (a partir dos 10 anos)
- A experiência clínica e os dados iniciais sugerem que a quetiapina pode ser segura e efetiva para transtornos comportamentais em crianças e adolescentes
- Crianças e adolescentes utilizando quetiapina podem precisar ser monitorados mais frequentemente do que adultos
- Usar com cautela, observando a ativação de ideação suicida, e informar os pais ou responsáveis desse risco para que possam ajudar a observar a criança ou adolescente
- Podem tolerar melhor doses mais baixas

Gravidez
- Válidas a partir de 30 de junho de 2015, a FDA norte-americana determina alterações no conteúdo e na forma das informações referentes a gravidez e lactação nos rótulos das substâncias de prescrição, incluindo a eliminação das categorias por letras para risco na gravidez; a Pregnancy and Lactation Labeling Rule (PLLR ou regra final) aplica-se somente a substâncias de prescrição e será introduzida gradualmente para substâncias aprovadas a partir de 30 de junho de 2001
- Não foram conduzidos estudos controlados em gestantes
- Há risco de movimentos musculares anormais e sintomas de retirada em recém-nascidos cujas mães tenham tomado um antipsicótico durante o terceiro trimestre; os sintomas podem incluir agitação, tônus muscular anormalmente aumentado ou diminuído, tremor, sonolência, dificuldade intensa de respirar e dificuldade de alimentação

- Sintomas psicóticos podem piorar durante a gravidez, e alguma forma de tratamento poderá ser necessária
- A quetiapina pode ser preferível a anticonvulsivantes estabilizadores do humor, caso seja necessário tratamento durante a gravidez
- National Pregnancy Registry for Atypical Antipsychotics: 1-866-961-2388 ou http://womensmentalhealth.org/clinical-and-research-programs/pregnancyregistry/

Amamentação
- É desconhecido se a quetiapina é secretada no leite humano, mas presume-se que todos os psicotrópicos sejam secretados no leite materno
- É recomendado descontinuar a substância ou usar mamadeira
- Bebês de mulheres que optam por amamentar durante o uso de quetiapina devem ser monitorados para possíveis efeitos adversos

A ARTE DA PSICOFARMACOLOGIA

Potenciais vantagens
- Depressão bipolar
- Alguns casos de psicose e transtorno bipolar refratários ao tratamento com outros antipsicóticos
✱ Pacientes com doença de Parkinson que precisam de um antipsicótico ou estabilizador do humor
✱ Pacientes com demência com corpos de Lewy que precisam de um antipsicótico ou estabilizador do humor

Potenciais desvantagens
- Pacientes que requerem rápido início de ação
- Pacientes que têm dificuldade em tolerar sedação

Principais sintomas-alvo
- Sintomas positivos de psicose
- Sintomas negativos de psicose
- Sintomas cognitivos
- Humor instável (depressão e mania)
- Sintomas agressivos
- Insônia e ansiedade

Pérolas
✱ Pode ser o antipsicótico preferido para psicose em doença de Parkinson e demência com corpos de Lewy

- Há relatos esporádicos de eficácia em casos refratários ao tratamento e em sintomas positivos de psicoses diferentes de esquizofrenia
✱ A eficácia pode ser subestimada para psicose e mania, já que a quetiapina é frequentemente subdosada na prática clínica
✱ É aprovada para depressão bipolar
- O metabólito ativo da quetiapina, norquetiapina, tem as propriedades adicionais de inibição da recaptação de norepinefrina e antagonismo dos receptores 5HT2C, o que pode contribuir para os efeitos terapêuticos para humor e cognição
- A dosagem difere dependendo da indicação, com mecanismos de alta dose incluindo o bloqueio intenso de receptores D2 superior a 60% de ocupação e bloqueio de 5HT2A igual ou maior; mecanismos de dose média incluindo quantidades moderadas de inibição de NET (transportador de norepinefrina) combinados com antagonismo de 5HT2C e agonismo parcial de 5HT1A; e mecanismos de baixa dose incluindo antagonismo de H1 e agonismo parcial de 5HT1A e, em menor grau, inibição de NET e antagonismo de 5HT2C
- Maior sedação do que alguns outros antipsicóticos, o que pode ser benéfico em pacientes agudamente maníacos ou psicóticos, mas não naqueles estabilizados em manutenção de longo prazo
✱ Essencialmente sem efeitos colaterais motores ou elevação da prolactina
- Pode provocar menos ganho de peso do que alguns antipsicóticos, mas mais do que outros
✱ É controverso se a quetiapina tem mais ou menos risco de diabetes e dislipidemia do que alguns outros antipsicóticos
- Costuma ser utilizada em baixas doses para potencializar outros antipsicóticos atípicos, mas tal polifarmácia antipsicótica não foi sistematicamente estudada e pode ser muito cara
- Há relatos esporádicos de eficácia em TEPT, incluindo sintomas de distúrbio do sono e ansiedade
- Pacientes com respostas inadequadas a antipsicóticos atípicos podem se beneficiar da determinação dos níveis plasmáticos da substância e, se baixos, de aumento da dosagem além dos limites típicos de prescrição
- Para pacientes resistentes ao tratamento, especialmente aqueles com impulsividade, agressão, violência e autolesão, a polifarmácia de longo prazo com 2 antipsicóticos atípicos ou com 1 antipsicótico atípico e 1 convencional pode ser útil, mediante monitoramento atento
- Em tais casos, pode ser benéfico combinar 1 antipsicótico *depot* com 1 oral

A ARTE DA TROCA

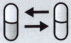

Troca de antipsicóticos orais por quetiapina
- Com aripiprazol, amissulprida e paliperidona ER, a interrupção imediata é possível; iniciar quetiapina em dose intermediária
- Com risperidona, ziprasidona, iloperidona e lurasidona, em geral é aconselhável iniciar quetiapina gradualmente, titulando por pelo menos 2 semanas para permitir que os pacientes se tornem tolerantes ao efeito sedativo
- Para dosagem mais conveniente, pacientes que atualmente estão sendo tratados com doses divididas de comprimidos de liberação imediata podem trocar por quetiapina de liberação prolongada na dose diária total equivalente tomada 1 vez por dia

* Poderá ser preciso reduzir clozapina lentamente por 4 semanas ou mais

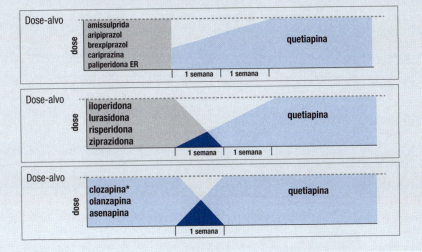

Leituras sugeridas

Citrome L. Adjunctive aripiprazole, olanzapine, or quetiapine for major depressive disorder: an analysis of number needed to treat, number needed to harm, and likelihood to be helped or harmed. Postgrad Med 2010;122(4):39–48.

Keating GM, Robinson DM. Quetiapine: a review of its use in the treatment of bipolar depression. Drugs 2007;67(7):1077––95.

Komossa K, Rummel-Kluge C, Schmid F, et al. Quetiapine versus other atypical antipsychotics for schizophrenia. Cochrane Database Syst Rev 2010;20(1):CD006625.

Lieberman JA, Stroup TS, McEvoy JP. Effectiveness of antipsychotics drugs in patients with chronic schizophrenia. N Engl J Med 2005;353(12):1209–23.

Nasrallah HA. Atypical antipsychotic-induced metabolic side effects: insights from receptor-binding profiles. Mol Psychiatry 2008;13(1):27–35.

Smith LA, Cornelius V, Warnock A, Tacchi MJ, Taylor D. Pharmacological interventions for acute bipolar mania: a systematic review of randomized placebo-controlled trials. Bipolar Disord 2007;9(6):551–60.

RAMELTEON

TERAPÊUTICA

Marcas • Rozerem

Genérico? Não

 Classe
- Nomenclatura baseada na neurociência: agonista dos receptores de melatonina (ARM)
- Agonista dos receptores de melatonina 1 e 2

Comumente prescrito para
(em negrito, as aprovações da FDA)
- **Insônia (dificuldade com início do sono)**
- Insônia primária
- Insônia crônica
- Insônia transitória
- Insônia associada a trabalho em turnos, *jet lag* ou distúrbios no ritmo circadiano

 Como a substância atua
- Liga-se seletivamente aos receptores de melatonina 1 e melatonina 2 como um agonista pleno

Tempo para início da ação
- Geralmente faz efeito em menos de 1 hora

Se funcionar
- Reduz o tempo para início do sono
- Aumenta o tempo total de sono
- Pode melhorar a qualidade do sono

Se não funcionar
- Se a insônia não melhorar depois de 7 a 10 dias, ela pode ser uma manifestação de uma doença psiquiátrica ou física primária, como apneia obstrutiva do sono ou síndrome das pernas inquietas, o que requer avaliação independente
- Aumentar a dose
- Melhorar a higiene do sono
- Trocar por outro agente

 Melhores combinações de potencialização para resposta parcial ou resistência ao tratamento
- Geralmente, é melhor trocar por outro agente
- Eszopiclona, zolpidem
- Trazodona
- Agentes com ações anti-histamínicas (p. ex., difenidramina, ADTs)

Exames
- Nenhum para indivíduos saudáveis
- Para pacientes que apresentam amenorreia inexplicável, galactorreia, diminuição da libido ou problemas com fertilidade, pode ser considerada a medição dos níveis de prolactina e testosterona

EFEITOS COLATERAIS

Como a substância causa efeitos colaterais
- As ações nos receptores de melatonina que perduram até o dia seguinte podem teoricamente causar sedação diurna, fadiga e lentidão, mas isso não é comum

Efeitos colaterais notáveis
- Sedação
- Tontura
- Fadiga
- Cefaleia

 Efeitos colaterais potencialmente fatais ou perigosos
- Depressão respiratória, especialmente quando tomado com outros depressores do SNC em *overdose*
- Raro angioedema

Ganho de peso

incomum / não incomum / comum / problemático

- Relatado, mas não esperado

Sedação

incomum / não incomum / **comum** / problemático

- Muitos experimentam e/ou pode ocorrer em quantidade significativa
- Muitos experimentam sedação ou sonolência imediatamente depois da dosagem, mas, em geral, não após acordar de uma noite de sono

O que fazer com os efeitos colaterais
- Esperar
- Para evitar problemas de memória, somente tomar ramelteon se a intenção for ter uma noite inteira de sono

- Reduzir a dose
- Trocar por um hipnótico sedativo não benzodiazepínico

Melhores agentes de acréscimo para os efeitos colaterais
- Muitos efeitos colaterais não podem ser melhorados com um agente de acréscimo

DOSAGEM E USO

Variação típica da dosagem
- 8 mg na hora de dormir

Formas de dosagem
- Comprimido de 8 mg

Como dosar
- Sem titulação, tomar a dose na hora de dormir

 Dicas para dosagem
- Ausência incomum de aparente curva de dose-resposta
- Doses entre 4 e 64 mg podem ter efeitos no sono similares e efeitos colaterais similares
- Doses até 160 mg foram estudadas sem aparente risco de abuso
- Sugere-se que os efeitos terapêuticos podem ser mediados por um efeito terapêutico do tipo "liga-desliga", em um acionamento do sono que funciona com qualquer dose acima de um determinado limiar
- Uma vez que o ramelteon tem biodisponibilidade oral muito baixa e, assim, absorção altamente variável, poderá ser necessária uma variação substancial da dosagem para gerar absorção suficiente em vários pacientes
- Assim, "um tamanho único não serve para todos", apesar da aprovação de apenas uma dose sem titulação (i.e., 8 mg)
- Sugere-se aumento da dose antes de concluir falta de eficácia
- Não administrar com ou imediatamente após uma refeição com alto teor de gordura, já que isso pode retardar seu início de ação ou diminuir sua eficácia

Overdose
- Sem relatos de *overdose* com ramelteon
- Sem preocupações com segurança ou tolerabilidade em estudos até 160 mg

Uso prolongado
- Sem relatos de dependência, tolerância ou risco de abuso
- Não está restrito ao uso de curto prazo, mas há poucos estudos de longo prazo

Formação de hábito
- Não

Como interromper
- Sem evidências de insônia de rebote na primeira noite após a interrupção
- Não há necessidade de reduzir gradualmente a dose

Farmacocinética
- Metabolizado predominantemente por CYP450 1A2
- CYP450 3A4 e 2C também estão envolvidos no metabolismo de ramelteon
- A meia-vida média de eliminação da substância-mãe é de 1 a 2,6 horas
- A meia-vida de eliminação média do principal metabólito, M-II, é de 2 a 5 horas

 Interações medicamentosas
- Inibidores de CYP450 1A2, como a fluvoxamina, podem aumentar os níveis plasmáticos de ramelteon
- Indutores de CYP450, como a rifampicina, podem diminuir os níveis plasmáticos de ramelteon
- Inibidores de CYP500 3A4, como o cetoconazol, podem aumentar os níveis plasmáticos de ramelteon
- Inibidores de CYP450 2C9, como o fluconazol, podem aumentar os níveis plasmáticos de ramelteon
- É preciso cautela se for combinado com álcool
- Sem interação com fluoxetina (inibidor de CYP450 2D6)

 Outras advertências/precauções
- Insônia pode ser um sintoma de um transtorno primário, em vez de um transtorno primário por si
- Usar somente com extrema cautela em pacientes com função respiratória deficiente ou apneia obstrutiva do sono
- O ramelteon deve ser administrado somente na hora de dormir
- Pode reduzir os níveis de testosterona ou aumentar os níveis de prolactina, mas a importância clínica disso é desconhecida
- Pacientes que desenvolvem angioedema após o tratamento com ramelteon não devem ser desafiados novamente

Não usar
- Com fluvoxamina
- Em pacientes com insuficiência hepática grave
- Se houver alergia comprovada a ramelteon

POPULAÇÕES ESPECIAIS

Insuficiência renal
- Geralmente não é necessário ajuste da dose

Insuficiência hepática
- Usar com cautela em pacientes com insuficiência hepática moderada
- Não recomendado para uso em pacientes com insuficiência grave

Insuficiência cardíaca
- Pode não ser necessário ajuste da dosagem

Idosos
- Não é necessário ajuste da dose
- Maior absorção e maiores concentrações plasmáticas da substância, mas sem aumento nos efeitos colaterais

Crianças e adolescentes
- Segurança e eficácia não foram estabelecidas

Gravidez
- Válidas a partir de 30 de junho de 2015, a FDA norte-americana determina alterações no conteúdo e na forma das informações referentes a gravidez e lactação nos rótulos das substâncias de prescrição, incluindo a eliminação das categorias por letras para risco na gravidez; a Pregnancy and Lactation Labeling Rule (PLLR ou regra final) aplica-se somente a substâncias de prescrição e será introduzida gradualmente para substâncias aprovadas a partir de 30 de junho de 2001
- Não foram conduzidos estudos controlados em gestantes

Amamentação
- É desconhecido se o ramelteon é secretado no leite humano, mas presume-se que todos os psicotrópicos sejam secretados no leite humano

✱ É recomendado descontinuar a substância ou usar mamadeira

A ARTE DA PSICOFARMACOLOGIA

Potenciais vantagens
- Aqueles que requerem tratamento de longo prazo
- Aqueles que precisam de um hipnótico, mas que têm história de abuso de substância
- Possivelmente para distúrbios do ritmo circadiano

Potenciais desvantagens
- Mais caro do que alguns outros hipnóticos
- Para pacientes que requerem sedação

Principais sintomas-alvo
- Tempo para início do sono

Pérolas
- É o primeiro de uma nova classe de agentes, os crono-hipnóticos, que atuam nos ritmos circadianos estimulando os receptores de melatonina no "marca-passo" do cérebro, ou seja, o núcleo supraquiasmático
- Teoricamente, a estimulação dos receptores de melatonina 1 medeia os efeitos supressores da melatonina no núcleo supraquiasmático
- Teoricamente, a estimulação dos receptores de melatonina 2 medeia o efeito de troca de fase da melatonina
- O ramelteon pode agir promovendo a manutenção apropriada dos ritmos circadianos subjacentes ao ciclo sono-vigília normal
- Assim, o fármaco também pode se mostrar efetivo para o tratamento dos distúrbios do ritmo circadiano, tais como transtornos do sono-vigília do ritmo circadiano tipo trabalho em turnos e *jet lag*
- Ausência de ações nos sistemas de GABA, o que pode estar relacionado à aparente ausência de risco de abuso
- Único agente hipnótico aprovado que não é classificado como substância de abuso pelo *Controlled Substances Act* (CSA) e que é considerado como desprovido de risco de abuso
- Não há evidências de que o ramelteon piore o índice de apneia/hipopneia em DPOC ou em apneia obstrutiva do sono, mas não é recomendado em casos graves

✱ Pode ser preferido aos benzodiazepínicos devido a seu rápido início de ação, curta duração do efeito e perfil de segurança
- Insônia de rebote não parece ser comum
- Pode ter menos efeitos colaterais residuais do que alguns outros hipnóticos

Leituras sugeridas

Erman M, Seiden D, Zammit G, Sainati S, Zhang J. An efficacy, safety, and dose-response study of Ramelteon in patients with chronic primary insomnia. Sleep Med 2006;7(1):17–24.

Kato K, Hirai K, Nishiyama K, et al. Neurochemical properties of ramelteon (TAK-375), a selective MT1/MT2 receptor agonist. Neuropharmacology 2005;48(2):301–10.

McGechan A , Wellington K. Ramelteon. CNS Drugs 2005;19(12):1057–65.

Pandi-Perumal SR, Zisapel N, Srinivasan V, Cardinali DP. Melatonin and sleep in aging population. Exp Gerontol 2005;40(12):911–25.

REBOXETINA

TERAPÊUTICA

Marcas
- Norebox
- Edronax

Genérico? Não

 Classe
- Nomenclatura baseada na neurociência: inibidor da recaptação de norepinefrina (IRN)
- Inibidor seletivo da recaptação de norepinefrina (ISRN); antidepressivo

Comumente prescrita para
(em negrito, as aprovações da FDA)
- **Transtorno depressivo maior**
- Distimia
- Transtorno de pânico
- Transtorno de déficit de atenção/hiperatividade (TDAH)

 Como a substância atua
- Estimula o neurotransmissor norepinefrina/noradrenalina e pode aumentar a dopamina no córtex pré-frontal
- Bloqueia a bomba de recaptação de norepinefrina (transportador de norepinefrina)
- Isso possivelmente aumenta a neurotransmissão noradrenérgica
- Uma vez que a dopamina é inativada pela recaptação da norepinefrina no córtex frontal, que em grande parte carece de transportadores de dopamina, a reboxetina pode aumentar a neurotransmissão dopaminérgica nessa parte do cérebro

Tempo para início da ação
- O início das ações terapêuticas não costuma ser imediato, frequentemente demorando de 2 a 4 semanas
- Se não estiver funcionando dentro de 6 a 8 semanas para depressão, poderá ser necessário aumento da dosagem ou poderá simplesmente não funcionar
- Pode continuar a agir por muitos anos, prevenindo recaída dos sintomas

Se funcionar
- O objetivo do tratamento é a completa remissão dos sintomas atuais e a prevenção de recaídas futuras
- O tratamento na maioria das vezes reduz ou até mesmo elimina os sintomas, mas não é uma cura, já que os sintomas podem recorrer depois que o medicamento é interrompido
- Continuar o tratamento até que todos os sintomas tenham desaparecido (remissão)
- Depois que os sintomas tiverem desaparecido, continuar tratando por 1 ano para o primeiro episódio de depressão
- Para segundo episódio de depressão e episódios subsequentes, poderá ser necessário tratamento por tempo indefinido

Se não funcionar
- Muitos pacientes têm apenas uma resposta parcial, em que alguns sintomas são melhorados, mas outros persistem (especialmente insônia, fadiga e problemas de concentração)
- Outros pacientes podem ser não respondedores, sendo algumas vezes chamados de resistentes ou refratários ao tratamento
- Considerar aumento da dose, troca por outro agente ou adição de um agente de potencialização apropriado
- Considerar psicoterapia
- Considerar avaliação para outro diagnóstico ou para uma condição comórbida (p. ex., doença clínica, abuso de substância, etc.)
- Alguns pacientes podem experimentar aparente falta de consistência na eficácia devido à ativação de um transtorno bipolar latente ou subjacente, requerendo descontinuação do antidepressivo e troca por um estabilizador do humor

 Melhores combinações de potencialização para resposta parcial ou resistência ao tratamento
- Trazodona, especialmente para insônia
- ISRSs, IRSNs, mirtazapina (usar combinações de antidepressivos com cautela, pois isso pode ativar transtorno bipolar e ideação suicida)
- Modafinila, especialmente para fadiga, sonolência e falta de concentração
- Estabilizadores do humor ou antipsicóticos atípicos para depressão bipolar, depressão psicótica ou depressão resistente ao tratamento
- Benzodiazepínicos para ansiedade
- Hipnóticos para insônia
- Classicamente, lítio, buspirona ou hormônio da tireoide

Exames
- Nenhum para indivíduos saudáveis

EFEITOS COLATERAIS

Como a substância causa efeitos colaterais
- Pelo aumento de norepinefrina em partes do cérebro e do corpo e em outros receptores além daqueles que causam ações terapêuticas (p. ex., ações indesejadas da norepinefrina na liberação de acetilcolina causando constipação e boca seca, etc.)
- A maioria dos efeitos colaterais é imediata, mas frequentemente desaparece com o tempo

Efeitos colaterais notáveis
- Insônia, tontura, ansiedade, agitação
- Boca seca, constipação
- Hesitação urinária, retenção urinária
- Disfunção sexual (impotência)
- Hipotensão dose-dependente

 Efeitos colaterais potencialmente fatais ou perigosos
- Raras convulsões
- Rara indução de mania
- Rara ativação de ideação e comportamento suicida (suicidalidade) (estudos de curto prazo não apresentam aumento no risco de suicidalidade com antidepressivos em comparação ao placebo acima dos 24 anos)

Ganho de peso

incomum — não incomum — comum — problemático

- Relatado, mas não esperado

Sedação

incomum — não incomum — comum — problemático

- Relatada, mas não esperada

O que fazer com os efeitos colaterais
- Esperar
- Esperar
- Esperar
- Reduzir a dose
- Em algumas semanas, trocar ou acrescentar outras substâncias

Melhores agentes de acréscimo para os efeitos colaterais
- Para hesitação urinária, administrar um bloqueador de alfa-1, como tansulosina
- Frequentemente é melhor tentar outra monoterapia antidepressiva antes de recorrer a estratégias de acréscimo para tratar os efeitos colaterais

- Trazodona ou um hipnótico para insônia induzida por substância
- Benzodiazepínicos para ansiedade e ativação induzidas por substância
- Mirtazapina para insônia ou ansiedade induzidas por substância
- Muitos efeitos colaterais são dose-dependentes (i.e., aumentam à medida que a dose aumenta ou reemergem até que se volte a desenvolver tolerância)
- Muitos efeitos colaterais são tempo-dependentes (i.e., iniciam imediatamente após a dosagem inicial e a cada aumento da dose, mas desaparecem com o tempo)
- Ativação e agitação podem representar a indução de um estado bipolar, especialmente uma condição bipolar tipo II disfórica mista algumas vezes associada a ideação suicida, requerendo a adição de lítio, um estabilizador do humor ou um antipsicótico atípico e/ou descontinuação da reboxetina

DOSAGEM E USO

Variação típica da dosagem
- 8 mg/dia em 2 doses (10 mg dose diária máxima típica)

Formas de dosagem
- Comprimidos de 2 mg, 4 mg sulcados

Como dosar
- Dose inicial de 2 mg/dia 2 vezes por dia por 1 semana, 4 mg/dia 2 vezes por dia durante a segunda semana

 Dicas para dosagem
- Ao trocar de outro antidepressivo ou acrescentar outro antidepressivo, poderá ser necessário dosagem inicial mais baixa e titulação mais lenta para prevenir efeitos colaterais ativadores (p. ex., 2 mg durante o dia por 2 a 3 dias, depois 2 mg b.i.d. por 1 a 2 semanas)
- Administrar a segunda dose diária no fim da tarde, em vez de na hora de dormir, para evitar ativação ou insônia indesejada à noite
- Pode não ser necessária dose integral de 8 mg/dia quando for administrada junto com outro antidepressivo
- Alguns pacientes podem precisar de 10 mg/dia ou mais se for bem tolerada, sem hipotensão ortostática, e se for observada eficácia adicional em altas doses em casos difíceis

- A dosagem inicial em pacientes com pânico e ansiedade pode precisar ser reduzida, com titulação mais lenta, talvez com o uso concomitante de benzodiazepínicos de curto prazo para aumentar a tolerabilidade

Overdose
- Hipotensão postural, ansiedade, hipertensão

Uso prolongado
- Seguro

Formação de hábito
- Não

Como interromper
- Não é necessário reduzir a dose gradualmente

Farmacocinética
- Metabolizada por CYP450 3A4
- Inibe CYP450 2D6 e 3A4 em altas doses
- Meia-vida de eliminação de aproximadamente 13 horas

Interações medicamentosas
- O tramadol aumenta o risco de convulsões em pacientes que tomam um antidepressivo
- Pode ser preciso reduzir a dose de reboxetina ou evitar o uso concomitante com inibidores de CYP450 3A4, como azóis e antifúngicos, antibióticos macrolídeos, fluvoxamina, nefazodona, fluoxetina, sertralina, etc.
- Via inibição de CYP450 2D6, a reboxetina pode teoricamente interferir nas ações analgésicas da codeína e aumentar os níveis plasmáticos de alguns betabloqueadores, bem como de atomoxetina e ADTs
- Via inibição de CYP450 2D6, a reboxetina pode teoricamente aumentar as concentrações de tioridazina e causar arritmias cardíacas perigosas
- Via inibição de CYP450 3A4, a reboxetina pode aumentar os níveis de alprazolam, buspirona e triazolam
- Via inibição de CYP450 3A4, a reboxetina pode teoricamente aumentar as concentrações de certos inibidores da HMG-CoA redutase que reduzem colesterol, especialmente sinvastatina, atorvastatina ou fluvastatina, o que aumentaria o risco de rabdomiólise; assim, a coadministração de reboxetina com certos inibidores da HMG-CoA redutase que reduzem colesterol deve ser realizada com cautela
- Via inibição de CYP450 3A4, a reboxetina pode teoricamente aumentar as concentrações de pimozida, causando prolongamento de QTc e arritmias cardíacas perigosas

- O uso com ergotamina pode aumentar a pressão arterial
- Pode ocorrer hipocalemia se a reboxetina for utilizada com diuréticos
- Usar com cautela com inibidores de MAO, incluindo 14 dias depois que tiverem sido interrompidos

Outras advertências/precauções
- Usar com cautela em pacientes com transtorno bipolar, a menos que tratados concomitantemente com agente estabilizador do humor
- Usar com cautela em pacientes com retenção urinária, hiperplasia prostática benigna, glaucoma, epilepsia
- Usar com cautela com substâncias que reduzem a pressão arterial
- Ao tratar crianças, ponderar cuidadosamente os riscos e benefícios do tratamento farmacológico em relação aos do não tratamento com antidepressivos e documentar isso no prontuário do paciente
- Distribuir as brochuras fornecidas pela FDA e pelas companhias farmacêuticas
- Alertar os pacientes e seus cuidadores sobre a possibilidade de efeitos colaterais ativadores e aconselhá-los a relatar esses sintomas imediatamente
- Monitorar os pacientes para a ativação de ideação suicida, especialmente crianças e adolescentes

Não usar
- Se o paciente tiver glaucoma de ângulo fechado
- Se o paciente estiver tomando um IMAO (exceto conforme observado nas interações medicamentosas)
- Se o paciente estiver tomando pimozida ou tioridazina
- Se houver alergia comprovada a reboxetina

POPULAÇÕES ESPECIAIS

Insuficiência renal
- As concentrações plasmáticas são aumentadas
- Poderá ser preciso reduzir a dose

Insuficiência hepática
- As concentrações plasmáticas são aumentadas
- Poderá ser preciso reduzir a dose

Insuficiência cardíaca
- Usar com cautela

Idosos
- É recomendado dose mais baixa (4 a 6 mg/dia)
- Redução no risco de suicidalidade com antidepressivos em comparação ao placebo em adultos a partir de 65 anos

Crianças e adolescentes
- Ponderar cuidadosamente os riscos e benefícios do tratamento farmacológico contra os do não tratamento com antidepressivos e documentar isso no prontuário do paciente
- Monitorar os pacientes pessoalmente com regularidade, em particular durante as primeiras semanas de tratamento
- Usar com cautela, observando a ativação de transtorno bipolar conhecido ou desconhecido e/ou ideação suicida, e informar os pais ou responsáveis desse risco para que possam ajudar a observar a criança ou adolescente
- Não há diretrizes para crianças; segurança e eficácia não foram estabelecidas

Gravidez
- Não há estudos controlados em humanos
- Em geral, não é recomendada para uso durante a gravidez, especialmente durante o primeiro trimestre
- Deve ser ponderado o risco do tratamento (desenvolvimento fetal do primeiro trimestre, parto do recém-nascido no terceiro trimestre) para a criança em relação ao do não tratamento (recorrência de depressão, saúde materna, vínculo com o bebê) para a mãe e a criança
- Para muitas pacientes, isso pode significar a continuidade do tratamento durante a gravidez

Amamentação
- Alguma quantidade da substância é encontrada no leite materno
- O período pós-parto imediato é uma época de alto risco de depressão, especialmente em mulheres que tiveram episódios depressivos prévios, portanto poderá ser necessário reinstituir a substância no final do terceiro trimestre ou logo após o nascimento para prevenir recorrência durante o período pós-parto
- Devem ser ponderados os benefícios da amamentação com os riscos e benefícios do tratamento com antidepressivo *versus* não tratamento para o bebê e a mãe
- Para muitas pacientes, isso pode significar a continuidade do tratamento durante a amamentação

A ARTE DA PSICOFARMACOLOGIA

Potenciais vantagens
- Pacientes cansados, desmotivados
- Pacientes com distúrbios cognitivos
- Pacientes com retardo psicomotor

Potenciais desvantagens
- Pacientes que não conseguem aderir à dosagem de 2 vezes por dia
- Pacientes que não toleram ativação

Principais sintomas-alvo
- Humor deprimido
- Energia, motivação e interesse
- Ideação suicida
- Distúrbio cognitivo
- Retardo psicomotor

Pérolas
- Pode ser efetiva quando ISRSs tiverem falhado ou parado de funcionar
* Tem maior probabilidade de melhorar o funcionamento social e ocupacional do que ISRSs
- A reboxetina é uma mistura de enantiômero ativo e inativo, e o ativo poderá ser desenvolvido em futura testagem clínica
* Os efeitos colaterais podem parecer "anticolinérgicos", mas a reboxetina não bloqueia diretamente os receptores muscarínicos
- Constipação, boca seca e retenção urinária são noradrenérgicas, em parte devido à estimulação de receptores alfa-1 periféricos causando liberação reduzida de acetilcolina
* Assim, os antídotos para esses efeitos colaterais podem ser antagonistas de alfa-1, como tansulosina, especialmente para retenção urinária em homens com mais de 50 anos com fluxo urinário limítrofe
- Um novo uso da reboxetina pode ser para transtorno de déficit de atenção, análogo às ações de outro inibidor seletivo da recaptação de norepinefrina, atomoxetina, mas há poucos estudos controlados
- Outro novo uso pode ser para dor neuropática, isoladamente ou em combinação com outros antidepressivos, mas há poucos estudos controlados
- Alguns estudos sugerem eficácia em transtorno de pânico

Leituras sugeridas

Eyding D, Lelgemann M, Grouven U, et al. Reboxetine for acute treatment of major depression: systematic review and meta-analysis of published and unpublished placebo and selective serotonin reuptake inhibitor controlled trials. BMJ 2010;341:c4737.

Fleishaker JC. Clinical pharmacokinetics of reboxetine, a selective norepinephrine reuptake inhibitor for the treatment of patients with depression. Clin Pharmacokinet 2000;39(6):413–27.

Kasper S, el Giamal N, Hilger E. Reboxetine: the first selective noradrenaline re-uptake inhibitor. Expert Opin Pharmacother 2000;1(4):771–82.

Keller M. Role of serotonin and noradrenaline in social dysfunction: a review of data on reboxetine and the Social Adaptation Selfevaluation Scale (SASS). Gen Hosp Psychiatry 2001;23(1):15–19.

Tanum L. Reboxetine: tolerability and safety profile in patients with major depression. Acta Psychiatr Scand Suppl 2000;402:37–40.

RISPERIDONA

TERAPÊUTICA

Marcas
- Risperidal
- CONSTA

Genérico? Sim

Classe
- Nomenclatura baseada na neurociência: antagonista dos receptores de dopamina, serotonina e norepinefrina (ARDSN)
- Antipsicótico atípico (antagonista de serotonina-dopamina; antipsicótico de segunda geração; também um estabilizador do humor)

Comumente prescrita para
(em negrito, as aprovações da FDA)
- **Esquizofrenia, a partir dos 13 anos (oral, microesferas de longa duração por via intramuscular)**
- Retardo de recaída em esquizofrenia (oral)
- Outros transtornos psicóticos (oral)
- **Mania aguda/mania mista, a partir dos 10 anos (oral, monoterapia e adjunto de lítio ou valproato)**
- **Irritabilidade relacionada a autismo em crianças entre 5 e 16 anos**
- Manutenção bipolar (microesferas de longa duração por via intramuscular, monoterapia e adjunto de lítio e valproato)
- Depressão bipolar
- Transtornos comportamentais em demências
- Transtornos comportamentais em crianças e adolescentes
- Transtornos associados a problemas com o controle dos impulsos

Como a substância atua
- Bloqueia os receptores de dopamina 2, reduzindo os sintomas positivos de psicose e estabilizando sintomas afetivos
- Bloqueia os receptores de dopamina 2, causando aumento da liberação de dopamina em certas regiões cerebrais e, assim, reduzindo os efeitos colaterais motores, bem como possivelmente melhorando sintomas cognitivos e afetivos
- Interações em uma miríade de outros receptores de neurotransmissores podem contribuir para a eficácia de risperidona

✱ Especificamente, as propriedades antagonistas de 5HT7 podem contribuir para ações antidepressivas

Tempo para início da ação
- Os sintomas psicóticos e maníacos podem melhorar dentro de 1 semana, mas pode levar várias semanas para efeito completo no comportamento, na cognição e na estabilização afetiva
- Classicamente é recomendado esperar pelo menos 4 a 6 semanas para determinar a eficácia da substância, mas, na prática, alguns pacientes requerem até 16 a 20 semanas para apresentar uma boa resposta, em especial nos sintomas cognitivos

Se funcionar
- Na maioria das vezes, reduz os sintomas positivos na esquizofrenia, mas não os elimina
- Pode melhorar os sintomas negativos, além dos sintomas agressivos, cognitivos e afetivos na esquizofrenia
- A maioria dos pacientes esquizofrênicos não tem uma remissão total dos sintomas, mas uma redução de aproximadamente um terço
- É possível que 5 a 15% dos pacientes com esquizofrenia experimentem uma melhora global de mais de 50 a 60%, especialmente quando estão recebendo tratamento estável por mais de 1 ano
- Esses pacientes são considerados super-respondedores ou "*awakeners*", já que podem ficar suficientemente bem para obter emprego, viver de forma independente e manter relações de longa duração
- Muitos pacientes bipolares podem experimentar uma redução dos sintomas pela metade ou mais
- Continuar o tratamento até atingir um platô de melhora
- Depois de atingir um platô satisfatório, continuar o tratamento por pelo menos um ano depois do primeiro episódio de psicose
- Para segundo episódio de psicose e episódios subsequentes, poderá ser necessário tratamento por tempo indefinido
- Mesmo para primeiros episódios de psicose, pode ser preferível continuar o tratamento por tempo indefinido para evitar episódios subsequentes
- O tratamento pode não somente reduzir mania, mas também prevenir suas recorrências no transtorno bipolar

Se não funcionar
- Tentar um dos outros antipsicóticos atípicos (olanzapina, quetiapina, ziprasidona, aripiprazol, paliperidona, amissulprida, asenapina, iloperidona, lurasidona)
- Se 2 ou mais monoterapias antipsicóticas não funcionarem, considerar clozapina
- Alguns pacientes podem requerer tratamento com um antipsicótico convencional

- Se nenhum antipsicótico atípico de primeira linha for efetivo, considerar doses mais altas ou potencialização com valproato ou lamotrigina
- Considerar a não adesão e trocar por outro antipsicótico com menos efeitos colaterais ou por um antipsicótico que possa ser dado por injeção *depot*
- Considerar o início de reabilitação e psicoterapia como a remediação cognitiva
- Considerar a presença de abuso de substância concomitante

Melhores combinações de potencialização para resposta parcial ou resistência ao tratamento

- Ácido valproico (valproato, divalproex, divalproex ER)
- Outros anticonvulsivantes estabilizadores do humor (carbamazepina, oxcarbazepina, lamotrigina)
- Lítio
- Benzodiazepínicos

Exames

Antes de iniciar um antipsicótico atípico

✻ Pesar todos os pacientes e acompanhar o IMC durante o tratamento
- Obter a história pessoal e familiar basal de diabetes, obesidade, dislipidemia, hipertensão e doença cardiovascular

✻ Obter a circunferência da cintura (na altura do umbigo), pressão arterial, glicose plasmática em jejum e perfil lipídico em jejum
- Determinar se o paciente
  - tem sobrepeso (IMC 25,0-29,9)
  - é obeso (IMC ≥ 30)
  - tem pré-diabetes (glicose plasmática em jejum 100-125 mg/dL)
  - tem diabetes (glicose plasmática em jejum > 126 mg/mL)
  - tem hipertensão (PA > 140/90 mmHg)
  - tem dislipidemia (colesterol total, colesterol LDL e triglicerídeos aumentados; colesterol HDL reduzido)
- Tratar ou encaminhar esses pacientes para tratamento, incluindo manejo nutricional e do peso, aconselhamento de atividade física, cessação do tabagismo e manejo clínico

Monitoramento depois de iniciar um antipsicótico atípico

✻ IMC mensalmente por 3 meses, depois trimestralmente

✻ Considerar o monitoramento mensal dos triglicerídeos em jejum por vários meses em pacientes com alto risco de complicações metabólicas e ao iniciar ou trocar antipsicóticos

✻ Pressão arterial, glicose plasmática em jejum, lipídeos em jejum dentro de 3 meses e depois anualmente, porém de modo mais precoce e frequente para pacientes com diabetes ou que ganharam > 5% do peso inicial

- Tratar ou encaminhar para tratamento e considerar troca por outro antipsicótico atípico para pacientes que adquirem sobrepeso ou tornam-se obesos, pré-diabéticos, diabéticos, hipertensos ou dislipidêmicos enquanto recebem um antipsicótico atípico

✻ Mesmo em pacientes sem diabetes conhecida, manter vigilância para o início raro, mas potencialmente fatal, de cetoacidose diabética, que sempre requer tratamento imediato, monitorando o início súbito de poliúria, polidipsia, perda de peso, náusea, vômitos, desidratação, respiração rápida, fraqueza e turvação da consciência, até mesmo coma

- Deve ser verificada a pressão arterial em idosos antes de iniciar o tratamento e durante as primeiras semanas de tratamento
- O monitoramento dos níveis elevados de prolactina é de benefício clínico questionável
- Pacientes com baixa contagem de leucócitos ou história de leucopenia/neutropenia induzida por substância devem ter o hemograma completo monitorado frequentemente durante os primeiros meses, e a risperidona deve ser descontinuada ao primeiro sinal de declínio de leucócitos na ausência de outros fatores causativos

EFEITOS COLATERAIS

Como a substância causa efeitos colaterais

- Bloqueando os receptores alfa-1 adrenérgicos, pode causar tontura, sedação e hipotensão
- Bloqueando os receptores de dopamina 2 no estriado, pode causar efeitos colaterais motores, especialmente em altas doses
- Bloqueando os receptores de dopamina 2 na hipófise, pode causar elevações na prolactina
- O mecanismo do ganho de peso e da incidência aumentada de diabetes e dislipidemia com antipsicóticos atípicos é desconhecido

Efeitos colaterais notáveis
✻ Pode aumentar o risco de diabetes e dislipidemia
✻ Efeitos colaterais extrapiramidais dose-dependentes
✻ Hiperprolactinemia dose-relacionada
✻ Tontura, insônia, ansiedade e sedação dose-dependentes
• Náusea, constipação, dor abdominal, ganho de peso
• Taquicardia, disfunção sexual dose-dependente
• Rara discinesia tardia (risco muito reduzido em comparação a antipsicóticos convencionais)
• Rara hipotensão ortostática, geralmente durante titulação inicial da dose

Efeitos colaterais potencialmente fatais ou perigosos
• Hiperglicemia, em alguns casos extrema e associada a cetoacidose ou coma hiperosmolar ou morte, foi relatada em pacientes que tomavam antipsicóticos atípicos
• Risco aumentado de morte e eventos cerebrovasculares em pacientes idosos com psicose relacionada a demência
• Rara síndrome neuroléptica maligna (risco muito reduzido em comparação a antipsicóticos convencionais)
• Raras convulsões

Ganho de peso
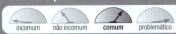

• Muitos pacientes experimentam e/ou pode ocorrer em quantidade significativa
• Pode se tornar um problema de saúde em alguns pacientes
• Pode ser menor do que com alguns antipsicóticos, e maior do que com outros

Sedação
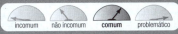

• Muitos pacientes experimentam e/ou pode ocorrer em quantidade significativa
• Geralmente transitória
• Pode ser menor do que com alguns antipsicóticos, e maior do que com outros

O que fazer com os efeitos colaterais
• Esperar
• Esperar
• Esperar
• Tomar na hora de dormir para ajudar a reduzir a sedação diurna
• Anticolinérgicos podem reduzir os efeitos colaterais motores quando presentes
• Perda de peso, programas de exercícios e manejo clínico para IMC alto, diabetes, dislipidemia
• Trocar por outro antipsicótico atípico

Melhores agentes de acréscimo para os efeitos colaterais
• Benzotropina ou triexifenidil para efeitos colaterais motores
• Muitos efeitos colaterais não podem ser melhorados com um agente de acréscimo

DOSAGEM E USO

Variação típica da dosagem
• 2 a 8 mg/dia por via oral para psicose aguda e transtorno bipolar
• 0,5 a 2 mg/dia por via oral para crianças e idosos
• 12,5 a 50 mg por via intramuscular *depot* a cada 2 semanas (ver a seção Microesferas de risperidona depois de Pérolas para dosagem e uso)

Formas de dosagem
• Comprimidos de 0,25 mg, 0,5 mg, 1 mg, 2 mg, 3 mg, 4 mg, 6 mg
• Comprimidos de desintegração oral de 0,5 mg, 1 mg, 2 mg
• Líquido de 1 mg/mL – frasco de 30 mL
• Formulação de microesferas de risperidona de longa ação *depot* para administração intramuscular profunda: 12,5 mg frasco/kit, 25 mg frasco/kit, 37,5 mg frasco/kit, 50 mg frasco/kit

Como dosar
• Em adultos com psicose em contextos de não emergência, a recomendação de dosagem inicial é de 1 mg/dia por via oral em 2 doses divididas
• Aumentar a cada dia para 1 mg/dia por via oral até que a eficácia desejada seja atingida
• Máximo geralmente de 16 mg/dia por via oral
• O efeito máximo típico é visto com 4 a 8 mg/dia por via oral
• Ver também a seção Troca, depois de Pérolas
• Pode ser administrada em um regime de 1 vez por dia, bem como 2 vezes por dia por via oral

Dicas para dosagem – formulação oral

✻ **Menos pode ser mais:** a diminuição da dose em alguns pacientes com eficácia estável, mas com efeitos colaterais, pode reduzir esses efeitos sem perda da eficácia, especialmente para doses acima de 6 mg/dia por via oral

✻ A dose-alvo para melhor eficácia/tolerabilidade em muitos adultos com psicose ou transtorno bipolar pode ser de 2 a 6 mg/dia (média 4,5 mg/dia) por via oral

- Baixas doses podem não ser adequadas em pacientes difíceis
- Em vez de aumentar a dose acima desses níveis em pacientes agudamente agitados que requerem ações antipsicóticas agudas, considerar potencialização com benzodiazepínico ou antipsicótico convencional, por via oral ou intramuscular
- Em vez de aumentar a dose acima desses níveis em respondedores parciais, considerar potencialização com um anticonvulsivante estabilizador do humor, como valproato ou lamotrigina
- Está aprovada para uso até 16 mg/dia por via oral, mas dados sugerem que o risco de efeitos colaterais extrapiramidais é aumentado acima de 6 mg/dia
- A risperidona solução oral não é compatível com bebidas de cola ou chá
- Crianças e idosos podem precisar de dosagem oral 2 vezes por dia durante o início e a titulação da dosagem da substância, e depois podem ser trocados para dose oral 1 vez por dia quando for atingida a dose de manutenção
- Crianças e idosos devem geralmente ser dosados no extremo inferior do espectro de dosagem
- O tratamento deve ser suspenso se a contagem de neutrófilos absolutos cair abaixo de 1.000/mm³

Overdose
- Raramente letal em *overdose* como monoterapia; sedação, batimento cardíaco rápido, convulsões, pressão arterial baixa, dificuldade para respirar

Uso prolongado
- Está aprovada para retardar a recaída em tratamento de longo prazo de esquizofrenia
- Frequentemente utilizada para manutenção de longo prazo no transtorno bipolar e em vários transtornos comportamentais

Formação de hábito
- Não

Como interromper
- Ver a seção Troca de agentes individuais para saber como interromper a risperidona
- A descontinuação oral rápida pode levar a psicose de rebote e piora dos sintomas

Farmacocinética
- Os metabólitos são ativos
- Metabolizada por CYP450 2D6
- A substância-mãe da formulação oral tem meia-vida de 20 a 24 horas
- A risperidona de longa ação tem meia-vida de 3 a 6 dias
- A risperidona de longa ação tem fase de eliminação de aproximadamente 7 a 8 semanas depois da última injeção
- Alimentos não afetam a absorção

 Interações medicamentosas
- Pode aumentar o efeito de agentes anti-hipertensivos
- Pode antagonizar levodopa e agonistas da dopamina
- A eliminação de risperidona pode ser reduzida, e, assim, seus níveis plasmáticos aumentados, por clozapina; não costuma ser necessário ajuste da dose
- A coadministração com carbamazepina pode diminuir os níveis plasmáticos de risperidona
- A coadministração com fluoxetina e paroxetina pode aumentar os níveis plasmáticos de risperidona
- Uma vez que a risperidona é metabolizada por CYP450 2D6, seus níveis plasmáticos podem, em teoria, ser aumentados por qualquer agente que iniba essa enzima; no entanto, não costuma ser necessária a redução da dose de risperidona quando tais combinações são utilizadas

 Outras advertências/ precauções
- Usar com cautela em pacientes com condições que predispõem a hipotensão (desidratação, calor excessivo)
- A risperidona deve ser utilizada com cautela em pacientes com risco de pneumonia por aspiração, já que foi relatada disfagia
- Foi relatado priapismo

Não usar
- Se houver alergia comprovada a risperidona ou paliperidona

POPULAÇÕES ESPECIAIS

Insuficiência renal
- Dose inicial de 0,5 mg por via oral 2 vezes ao dia durante a primeira semana; aumentar para 1 mg 2 vezes por dia durante a segunda semana; aumentos na dosagem acima de 1,5 mg 2 vezes por dia devem ocorrer com intervalo de pelo menos 1 semana
- A risperidona ILA não deve ser administrada, a menos que o paciente tenha demonstrado tolerabilidade a no mínimo 2 mg/dia por via oral
- A risperidona ILA deve ser dosada em 25 mg a cada 2 semanas; a administração oral deve ser continuada por 3 semanas depois da primeira injeção

Insuficiência hepática
- Dose inicial de 0,5 mg por via oral 2 vezes ao dia durante a primeira semana; aumentar para 1 mg 2 vezes por dia durante a segunda semana
- A risperidona ILA não deve ser administrada, a menos que o paciente tenha demonstrado tolerabilidade a no mínimo 2 mg/dia por via oral
- A risperidona ILA deve ser dosada em 25 mg a cada 2 semanas; a administração oral deve ser continuada por 3 semanas depois da primeira injeção

Insuficiência cardíaca
- A substância deve ser utilizada com cautela devido ao risco de hipotensão ortostática
- ✻ Quando administrada a pacientes idosos com fibrilação atrial, pode aumentar as chances de AVC

Idosos
- Dose inicial de 0,5 mg por via oral 2 vezes por dia; aumentar para 0,5 mg 2 vezes por dia; titular 1 vez por semana para doses acima de 1,5 mg 2 vezes ao dia
- A dose recomendada de risperidona de longa ação é 25 mg a cada 2 semanas; a administração oral deve ser continuada por 3 semanas depois da primeira injeção
- Embora antipsicóticos atípicos sejam comumente utilizados para transtornos comportamentais na demência, nenhum agente foi aprovado para tratamento de pacientes idosos com psicose relacionada a demência
- Pacientes idosos com psicose relacionada a demência tratados com antipsicóticos atípicos têm um risco aumentado de morte em comparação ao placebo, e também um risco aumentado de eventos cerebrovasculares

Crianças e adolescentes
- ✻ Aprovada para uso em esquizofrenia (a partir dos 13 anos), episódios de mania/mistos (a partir dos 10 anos) e irritabilidade associada a autismo (5 a 16 anos)
- ✻ A risperidona é o antipsicótico atípico mais frequentemente utilizado em crianças e adolescentes
- A experiência clínica e dados iniciais sugerem que risperidona é segura e efetiva para transtornos comportamentais em crianças e adolescentes
- Crianças e adolescentes que utilizam risperidona podem precisar ser monitorados mais frequentemente do que adultos

Gravidez
- Válidas a partir de 30 de junho de 2015, a FDA norte-americana determina alterações no conteúdo e na forma das informações referentes a gravidez e lactação nos rótulos das substâncias de prescrição, incluindo a eliminação das categorias por letras para risco na gravidez; a Pregnancy and Lactation Labeling Rule (PLLR ou regra final) aplica-se somente a substâncias de prescrição e será introduzida gradualmente para substâncias aprovadas a partir de 30 de junho de 2001
- Não foram conduzidos estudos controlados em gestantes
- Há um risco de movimentos musculares anormais e sintomas de retirada em recém-nascidos cujas mães tenham tomado um antipsicótico durante o terceiro trimestre; os sintomas podem incluir agitação, tônus muscular anormalmente aumentado ou diminuído, tremor, sonolência, dificuldade intensa para respirar e dificuldade de alimentação
- Sintomas psicóticos podem piorar durante a gravidez, e poderá ser necessária alguma forma de tratamento
- Resultados iniciais de bebês expostos a risperidona *in utero* não apresentam consequências adversas
- A risperidona pode ser preferível a anticonvulsivantes estabilizadores do humor, caso seja necessário tratamento durante a gravidez
- Os efeitos de hiperprolactinemia no feto são desconhecidos
- National Pregnancy Registry for Atypical Antipsychotics: 1-866-961-2388 ou http://womensmentalhealth.org/clinical-and-research-programs/pregnancyregistry/

Amamentação

- Alguma quantidade da substância é encontrada no leite materno

✻ É recomendado descontinuar a substância ou usar mamadeira

- Bebês de mulheres que tenham optado por amamentar durante o uso de risperidona devem ser monitorados para possíveis efeitos adversos

A ARTE DA PSICOFARMACOLOGIA

Potenciais vantagens

- Alguns casos de psicose e transtorno bipolar refratários ao tratamento com outros antipsicóticos

✻ É frequentemente um tratamento preferido para demência com características agressivas

✻ É um antipsicótico atípico com frequência preferido para crianças com transtornos comportamentais de múltiplas causas

✻ Pacientes não aderentes ao tratamento (risperidona ILA)

✻ Os resultados de longo prazo podem ser melhorados quando a adesão é melhorada (risperidona ILA)

Potenciais desvantagens

- Indivíduos para quem a prolactina elevada pode não ser desejada (p. ex., pacientes possivelmente grávidas; meninas púberes com amenorreia; mulheres na pós-menopausa com baixo nível de estrogênio que não fazem terapia de reposição deste)

Principais sintomas-alvo

- Sintomas positivos de psicose
- Sintomas negativos de psicose
- Funcionamento cognitivo
- Humor instável (depressão e mania)
- Sintomas agressivos

Pérolas

✻ É bem aceita para tratamento de sintomas comportamentais em crianças e adolescentes, mas pode ter mais sedação e ganho de peso em populações pediátricas do que em populações adultas

✻ É bem aceita para tratamento de agitação e agressão em pacientes idosos demenciados

- Há vários relatos esporádicos da utilidade em casos refratários ao tratamento e nos sintomas positivos de psicose em outros transtornos diferentes de esquizofrenia
- A hiperprolactinemia em mulheres com baixo nível de estrogênio pode acelerar osteoporose
- Menor ganho de peso do que com alguns antipsicóticos, e maior do que com outros
- Menor sedação do que com alguns antipsicóticos, e maior do que com outros
- O risco aumentado de AVC pode ser mais relevante em idosos com fibrilação atrial
- Pode causar mais efeitos colaterais motores do que alguns outros antipsicóticos atípicos, em especial quando administrada a pacientes com doença de Parkinson ou demência com corpos de Lewy
- Pacientes com respostas inadequadas a antipsicóticos atípicos podem ser beneficiados da determinação dos níveis plasmáticos da substância e, se baixos, de um aumento na dosagem mais além dos limites típicos de prescrição
- Pacientes com respostas inadequadas a antipsicóticos atípicos também podem se beneficiar de uma tentativa de potencialização com um antipsicótico convencional ou troca por um antipsicótico convencional
- Entretanto, a polifarmácia de longo prazo combinando um antipsicótico convencional com um atípico pode combinar seus efeitos colaterais sem claramente potencializar a eficácia de cada um
- Para pacientes resistentes ao tratamento, em especial aqueles com impulsividade, agressão, violência e autolesão, a polifarmácia de longo prazo com 2 antipsicóticos atípicos ou com 1 antipsicótico atípico e 1 convencional pode ser útil ou até mesmo necessária, mediante monitoramento atento
- Nesses casos, poderá ser benéfico combinar 1 antipsicótico *depot* com 1 oral
- Embora seja uma prática frequente por parte de alguns prescritores, o acréscimo de 2 antipsicóticos convencionais em conjunto tem pouca lógica e pode reduzir a tolerabilidade sem claramente aumentar a eficácia

Risperidona

MICROESFERAS

Veículo	Água
T. máx	21 dias
T1/2 com múltipla dosagem	3 a 6 dias
Tempo para atingir estado de equilíbrio	6 semanas (4 injeções)
Possível de ser carregada	Não
Esquema de dosagem (manutenção)	2 semanas
Local da injeção	Intramuscular
Calibre da agulha	20 ou 21
Formas de dosagem	12,5 mg, 25 mg, 37,5 mg, 50 mg
Volume da injeção	2 mL

Variação típica da dosagem
- 12,5 a 50 mg/2 semanas

Como dosar
- Não é recomendada para pacientes que não demonstraram inicialmente tolerabilidade a risperidona oral (em ensaios clínicos, 2 doses orais ou IM de curta ação costumam ser utilizadas para estabelecer tolerabilidade)
- Conversão de oral: é necessária cobertura oral por 3 a 4 semanas; risperidona 2 mg oral equivale a aproximadamente 25 mg de ILA a cada 2 semanas

Dicas para dosagem
- Com ILAs, a constante da taxa de absorção é mais lenta do que a constante da taxa de eliminação, resultando assim em cinética "*flip-flop*"; isto é, o tempo para estado de equilíbrio é uma função da taxa de absorção, enquanto a concentração em estado de equilíbrio é uma função da taxa de eliminação
- A etapa limitadora da taxa para os níveis plasmáticos da substância para ILAs não é o metabolismo da substância, mas a lenta absorção a partir do local da injeção
- Em geral, 5 meias-vidas de qualquer medicação são necessárias para atingir 97% dos níveis de estado de equilíbrio
- A meia-vida longa dos antipsicóticos *depot* significa que se deve carregar de forma adequada a dose (se possível) ou fornecer suplementação oral
- A falha em carregar adequadamente a dose leva à titulação cruzada prolongada a partir do antipsicótico oral ou a níveis plasmáticos subterapêuticos do antipsicótico por semanas ou meses em pacientes que não estão recebendo (ou aderindo) à suplementação oral
- Uma vez que os níveis plasmáticos de antipsicóticos aumentam gradualmente com o tempo, as necessidades de dose podem diminuir em relação ao inicial; a obtenção periódica dos níveis plasmáticos pode ser benéfica para prevenir um aumento desnecessário dos níveis plasmáticos
- O momento para obter um nível sanguíneo para pacientes que recebem ILAs é a manhã do dia em que receberão sua próxima injeção
- Vantagens: também é indicada para manutenção bipolar tipo I (adjunto); a farmacocinética é linear e estável ao longo do tempo
- Desvantagens: T. máx é longo (21 dias) e o carregamento não é possível, necessitando, assim, de cobertura oral por 3 a 4 semanas; doses divididas não são possíveis, já que a substância não está em uma solução (i.e., metade de uma seringa não é necessariamente metade da dose da substância); os frascos requerem armazenamento com refrigeração
- O limiar de resposta é geralmente de 20 ng/mL; o limiar de tolerabilidade é mal definido
- As alterações nos níveis sanguíneos devido a alterações na dosagem (ou dose saltada) não são aparentes por 3 a 4 semanas, portanto a titulação deve ocorrer em intervalos de não menos que 4 semanas
- Duas potências diferentes de dosagem de risperidona ILA não devem ser combinadas em uma única administração
- Dose saltada: se a dose for administrada com 2 ou mais semanas de atraso, poderá ser necessária cobertura oral por 3 semanas enquanto se reiniciam as injeções
- As concentrações plasmáticas em estado de equilíbrio são mantidas por 4 a 6 semanas depois da última injeção

TROCA DE ANTIPSICÓTICOS ORAIS POR MICROESFERAS DE RISPERIDONA

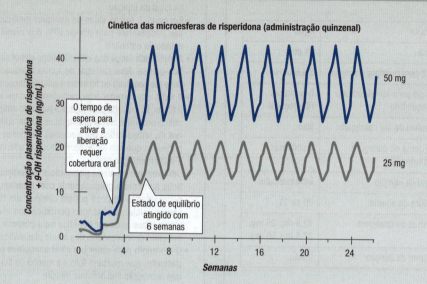

- A descontinuação do antipsicótico oral pode iniciar depois de um período com cobertura oral de 3 a 4 semanas
- Como descontinuar formulações orais
  - Não é necessária titulação descendente para: amissulprida, aripiprazol, brexpiprazol, cariprazina, paliperidona ER
  - É necessária titulação descendente de 1 semana para: iloperidona, lurasidona, risperidona, ziprazidona
  - É necessária titulação descendente de 3 a 4 semanas para: asenapina, olanzapina, quetiapina
  - É necessária titulação descendente de 4 semanas ou mais para: clozapina
  - Para pacientes que estão tomando benzodiazepínico ou medicação anticolinérgica, estes podem ser continuados durante a titulação cruzada para ajudar a aliviar efeitos colaterais como insônia, agitação e/ou psicose. Depois que o paciente estiver estável com ILA, podem ser reduzidos gradualmente, um de cada vez, conforme apropriado.

A ARTE DA TROCA

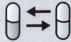 **Troca de antipsicóticos orais por risperidona**

- Com aripiprazol, amissulprida e paliperidona ER, é possível a interrupção imediata; iniciar risperidona com uma dose intermediária
- O uso concomitante com paliperidona ER não é recomendado; a paliperidona ER é o metabólito ativo da risperidona, e a combinação das 2 pode levar a exposição aditiva à fração antipsicótica ativa
- A experiência clínica demonstrou que quetiapina, olanzapina e asenapina devem ser reduzidas lentamente por um período de 3 a 4 semanas para permitir que os pacientes se readaptem à retirada do bloqueio de receptores colinérgicos, histaminérgicos e alfa-1
- A clozapina deve sempre ser reduzida lentamente por um período de 4 semanas ou mais

* Benzodiazepínico ou medicação anticolinérgica podem ser administrados durante titulação cruzada para ajudar a aliviar efeitos colaterais como insônia, agitação ou psicose

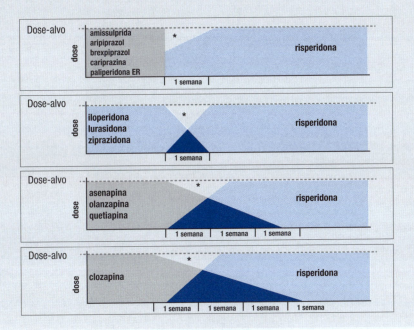

Leituras sugeridas

Komossa K, Rummel-Kluge C, Schwarz S, et al. Risperidone versus other atypical antipsychotics for schizophrenia. Cochrane Database Syst Rev 2011;19(1):CD006626.

Lieberman JA, Stroup TS, McEvoy JP. Effectiveness of antipsychotic drugs in patients with chronic schizophrenia. N Engl J Med 2005;353(12):1209–23.

Moller HJ. Long-acting injectable risperidone for the treatment of schizophrenia: clinical perspectives. Drugs 2007;67(11):1541–66.

Nasrallah HA. Atypical antipsychotic-induced metabolic side effects: insights from receptor-binding profiles. Mol Psychiatry 2008;13(1):27–35.

Scott LJ, Dhillon S. Risperidone: a review of its use in the treatment of irritability associated with autistic disorder in children and adolescents. Paediatr Drs 2007;9(5):343–54.

Smith LA, Cornelius V, Warnock A, Tacchi MJ, Taylor D. Pharmacological interventions for acute bipolar mania: a systematic review of randomized placebo-controlled trials. Bipolar Disord 2007;9(6):551–60.

Wilson WH. A visual guide to expected blood levels of long-acting injectable risperidone in clinical practice. J Psychiatr Pract 2004;10:393–401.

RIVASTIGMINA

TERAPÊUTICA

Marcas • Exelon

Genérico? Sim

Classe
- Nomenclatura baseada na neurociência: inibidor da enzima acetilcolina (IEA)
- Inibidor da colinesterase (inibidor de acetilcolinesterase e inibidor de butirilcolinesterase); estimulador cognitivo

Comumente prescrita para
(em negrito, as aprovações da FDA)
- **Doença de Alzheimer (leve a moderada)**
- **Demência por doença de Parkinson (leve a moderada)**
- Transtornos da memória em outras condições
- Déficit cognitivo leve

Como a substância atua
✱ Inibe de modo pseudoirreversível a acetilcolinesterase (AChE) centralmente ativa, tornando a acetilcolina mais disponível
- A disponibilidade aumentada de acetilcolina compensa em parte a degeneração dos neurônios colinérgicos no neocórtex que regulam a memória

✱ Inibe a butirilcolinesterase (BuChE)
- Pode liberar fatores de crescimento ou interferir na deposição amiloide

Tempo para início da ação
- Pode levar até 6 semanas até que seja evidente alguma melhora na memória ou no comportamento basais
- Pode levar meses até que alguma estabilização no curso degenerativo seja evidente

Se funcionar
- Pode melhorar os sintomas e retardar a progressão da doença, mas não reverte o processo degenerativo

Se não funcionar
- Considerar ajuste da dose, troca por um inibidor da colinesterase diferente ou o acréscimo de um agente de potencialização apropriado
- Reconsiderar o diagnóstico e excluir outras condições, como depressão ou uma demência diferente da doença de Alzheimer

Melhores combinações de potencialização para resposta parcial ou resistência ao tratamento
✱ Antipsicóticos atípicos para reduzir transtornos comportamentais
✱ Antidepressivos se existir concomitantemente depressão, apatia ou falta de interesse
✱ Memantina para doença de Alzheimer moderada a grave
- Divalproex, carbamazepina ou oxcarbazepina para transtornos comportamentais

Exames
- Nenhum para indivíduos saudáveis

EFEITOS COLATERAIS

Como a substância causa efeitos colaterais
- A inibição periférica da acetilcolinesterase pode causar efeitos colaterais gastrintestinais
- A inibição periférica da butirilcolinesterase pode causar efeitos colaterais gastrintestinais
- A inibição central da acetilcolinesterase pode contribuir para náusea, vômitos, perda de peso e distúrbios do sono

Efeitos colaterais notáveis
✱ Náusea, diarreia, vômitos, perda do apetite, perda de peso, dispepsia, secreção gástrica ácida aumentada
- Cefaleia, tontura
- Fadiga, astenia, sudorese

Efeitos colaterais potencialmente fatais ou perigosos
- Raras convulsões
- Rara síncope

Ganho de peso

incomum | não incomum | comum | problemático

- Relatado, mas não esperado
- Alguns pacientes podem experimentar perda de peso

Sedação

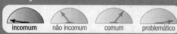

- Relatada, mas não esperada

O que fazer com os efeitos colaterais
- Esperar
- Esperar
- Esperar
- Usar titulação mais lenta da dose
- Considerar redução da dose, troca por um agente diferente ou adição de um agente de potencialização apropriado

Melhores agentes de acréscimo para os efeitos colaterais
- Muitos efeitos colaterais não podem ser melhorados com um agente de acréscimo

DOSAGEM E USO

Variação típica da dosagem
- Oral: 6 a 12 mg/dia em 2 doses
- Transdérmico: 9,5 mg/24 horas 1 vez por dia

Formas de dosagem
- Cápsulas de 1,5 mg, 3 mg, 4,5 mg, 6 mg
- Líquido de 2 mg/mL – frasco de 120 mL
- Transdérmico de 9 mg/5 cm² (4,6 mg/24 horas), 18 mg/10 cm² (9,5 mg/24 horas), 27 mg/15 cm² (13,3 mg/24 horas)

Como dosar
- Oral: dose inicial de 1,5 mg 2 vezes por dia; aumentar 3 mg a cada 2 semanas; titular até a tolerabilidade; dose máxima geralmente de 6 mg 2 vezes ao dia
- Transdérmico: dose inicial de 4,6 mg/24 horas; depois de 4 semanas aumentar para 9,5 mg/24 horas; dose máxima recomendada de 13,3 mg/24 horas

 Dicas para dosagem
- A incidência de náusea é geralmente mais alta durante a fase de titulação do que durante o tratamento de manutenção

✱ Se for reiniciado o tratamento depois de um lapso de vários dias ou mais, a titulação da dose deve ocorrer como quando se inicia a substância pela primeira vez
- Doses orais entre 6 e 12 mg/dia demonstraram ser mais efetivas do que aquelas entre 1 e 4 mg/dia
- É recomendado tomar rivastigmina oral com alimentos
- A titulação rápida da dose aumenta a incidência de efeitos colaterais gastrintestinais
- Para formulação transdérmica, os aumentos da dose devem ocorrer depois de um mínimo de 4 semanas da dose prévia e somente se a dose prévia foi bem tolerada
- O adesivo transdérmico só deve ser aplicado na pele seca e intacta no torso superior ou em outra área improvável de roçar contra a roupa apertada
- A exposição plasmática com rivastigmina transdérmica é 20 a 30% mais baixa quando aplicada no abdome ou na coxa em comparação à parte superior das costas, ao tórax ou ao antebraço
- Um novo local de aplicação deve ser escolhido para cada dia; o adesivo deve ser aplicado aproximadamente à mesma hora todos os dias; deve-se aplicar apenas um adesivo por vez; os adesivos não devem ser cortados; um novo adesivo não deve ser aplicado no mesmo local por pelo menos 14 dias
- Evitar tocar o lado exposto do adesivo (aderente) e, após a aplicação, lavar as mãos com água e sabão; não tocar os olhos até que as mãos tenham sido lavadas
- Troca de formulação oral para formulação transdérmica: pacientes que recebem rivastigmina oral < 6 mg/dia podem trocar por 4,6 mg/24 horas transdérmica; aqueles que recebem rivastigmina oral de 6 a 12 mg/dia podem trocar por 9,5 mg/24 horas transdérmica; aplicar o primeiro adesivo no dia seguinte à última dose oral
- Provavelmente é melhor utilizar a dose mais alta tolerada dentro da variação típica da dose

✱ Ao trocar por outro inibidor da colinesterase, provavelmente é melhor fazer titulação cruzada de um para o outro, a fim de prevenir declínio acentuado na função se o paciente eliminar uma substância por inteiro

Overdose
- Pode ser letal; náusea, vômitos, salivação excessiva, sudorese, hipotensão, bradicardia, colapso, convulsões, fraqueza muscular (a fraqueza dos músculos respiratórios pode levar à morte)

Uso prolongado
- A substância pode perder eficácia na desaceleração do curso degenerativo da doença de Alzheimer depois de 6 meses

- Pode ser efetiva em muitos pacientes por vários anos

Formação de hábito
- Não

Como interromper
- Não é necessário reduzir a dose gradualmente
- A descontinuação pode levar a deterioração notável na memória e no comportamento, o que pode não ser recuperado quando a substância é reiniciada ou outro inibidor da colinesterase é iniciado

Farmacocinética
- Meia-vida de eliminação de 1 a 2 horas
- Não metabolizada hepaticamente; sem interações medicamentosas farmacocinéticas mediadas por CYP450

 Interações medicamentosas
- A rivastigmina pode aumentar os efeitos de anestésicos e deve ser descontinuada antes de cirurgia
- A rivastigmina pode interagir com agentes anticolinérgicos, e a combinação pode diminuir a eficácia de ambos
- A eliminação de rivastigmina pode ser aumentada pela nicotina
- Pode ter efeito sinérgico se for administrada com colinomiméticos (p. ex., betanecol)
- Pode ocorrer bradicardia se for combinada com betabloqueadores
- Teoricamente, pode reduzir a eficácia de levodopa na doença de Parkinson
- Não é recomendada sua combinação com metoclopramida devido ao risco de efeitos extrapiramidais aditivos
- Não é racional combinar com outro inibidor da colinesterase

 Outras advertências/ precauções
- Pode exacerbar asma ou outra doença pulmonar
- A secreção gástrica ácida aumentada pode aumentar o risco de úlceras
- Bradicardia ou bloqueio cardíaco podem ocorrer em pacientes com ou sem insuficiência cardíaca
- ✱ Vômitos graves com ruptura esofágica podem ocorrer se a terapia com rivastigmina for retomada sem titular novamente a substância até a dosagem plena
- Indivíduos com baixo peso corporal podem ter maior risco de efeitos adversos

- Certos adesivos transdérmicos contendo mesmo pequenos vestígios de alumínio ou outros metais no verso do adesivo podem causar queimaduras na pele se utilizados durante IRM, portanto alertar os pacientes que usam formulação transdérmica sobre essa possibilidade e aconselhá-los a dar essa informação se precisarem de IRM

Não usar
- Se houver alergia comprovada a rivastigmina ou outros carbamatos

POPULAÇÕES ESPECIAIS

Insuficiência renal
- Não é necessário ajuste da dose; titular até o ponto de tolerabilidade

Insuficiência hepática
- Não é necessário ajuste da dose; titular até o ponto de tolerabilidade

Insuficiência cardíaca
- Deve ser utilizada com cautela
- Episódios de síncope foram relatados com o uso de rivastigmina

Idosos
- Alguns pacientes podem tolerar melhor doses mais baixas
- O uso de inibidores da colinesterase pode estar associado a taxas aumentadas de síncope, bradicardia, inserção de marca-passo e fratura do quadril em adultos idosos com demência

 Crianças e adolescentes
- Segurança e eficácia não foram estabelecidas

 Gravidez
- Válidas a partir de 30 de junho de 2015, a FDA norte-americana determina alterações no conteúdo e na forma das informações referentes a gravidez e lactação nos rótulos das substâncias de prescrição, incluindo a eliminação das categorias por letras para risco na gravidez; a Pregnancy and Lactation Labeling Rule (PLLR ou regra final) aplica-se somente a substâncias de prescrição e será introduzida gradualmente para substâncias aprovadas a partir de 30 de junho de 2001

- Não foram conduzidos estudos controlados em gestantes
- Estudos com animais não mostram efeitos adversos

✱ Não é recomendada para uso em mulheres grávidas ou em idade reprodutiva

Amamentação
- É desconhecido se a rivastigmina é secretada no leite humano, mas presume-se que todos os psicotrópicos sejam secretados no leite materno

✱ É recomendado descontinuar a substância ou usar mamadeira
- A rivastigmina não é recomendada para uso em lactantes

A ARTE DA PSICOFARMACOLOGIA

Potenciais vantagens
- Em teoria, a inibição da butirilcolinesterase centralmente pode aumentar a eficácia terapêutica
- Pode ser útil em alguns pacientes que não respondem ou não toleram outros inibidores da colinesterase
- Doença de Alzheimer em estágios mais avançados ou rapidamente progressiva

Potenciais desvantagens
- Em teoria, a inibição da butirilcolinesterase perifericamente pode aumentar os efeitos colaterais

Principais sintomas-alvo
- Perda da memória em doença de Alzheimer
- Sintomas comportamentais em doença de Alzheimer
- Perda da memória em outras demências

 Pérolas
- Geralmente não é vista uma reversão drástica dos sintomas da doença de Alzheimer com inibidores da colinesterase
- Pode levar a niilismo terapêutico entre os prescritores e carece de um ensaio apropriado de um inibidor da colinesterase

✱ Talvez somente 50% dos pacientes com Alzheimer sejam diagnosticados, e apenas 50% destes recebem tratamento; dos que são tratados, somente 50% recebem um inibidor da colinesterase, e por apenas 200 dias, em uma doença que dura de 7 a 10 anos
- Deve ser avaliada a falta de eficácia e a perda da eficácia ao longo de meses, não semanas

✱ Trata sintomas comportamentais e psicológicos de demência de Alzheimer, além dos sintomas cognitivos (i.e., especialmente apatia, desinibição, delírios, ansiedade, falta de cooperação, caminhar incessante em pequenos passos)
- Pacientes que se queixam de problemas de memória podem ter depressão, enquanto aqueles cujos cônjuges ou filhos se queixam de problemas de memória do paciente podem ter doença de Alzheimer
- Tratar o paciente, mas perguntar ao cuidador sobre a eficácia
- O que você vê pode depender do quão precocemente você trata
- Os primeiros sintomas da doença de Alzheimer costumam ser alterações do humor; assim, a doença de Alzheimer pode inicialmente ser diagnosticada como depressão
- Mulheres podem experimentar sintomas cognitivos na perimenopausa em consequência de alterações hormonais que não são um sinal de demência ou doença de Alzheimer
- Tratar agressivamente sintomas concomitantes com potencialização (p. ex., antipsicóticos atípicos para agitação, antidepressivos para depressão)
- Se o tratamento com antidepressivos não melhorar a apatia e humor deprimido em idosos, é possível que isso represente o início de doença de Alzheimer, e um inibidor da colinesterase como rivastigmina pode ser útil
- O que esperar de um inibidor da colinesterase:
  - Os pacientes não costumam melhorar drasticamente, ainda que isso possa ser observado em uma minoria significativa de pacientes
  - O início dos problemas comportamentais e a colocação em um lar para idosos podem ser retardados
  - Os resultados funcionais, incluindo atividades da vida diária, podem ser preservados
  - A sobrecarga e o estresse do cuidador podem ser reduzidos
- O retardo da progressão em doença de Alzheimer não é evidência de ações modificadoras da doença da inibição da colinesterase
- Inibidores da colinesterase como rivastigmina dependem da presença de alvos intactos para acetilcolina para eficácia máxima, e, assim, podem ser mais efetivos nos primeiros estágios de doença de Alzheimer

- Os efeitos colaterais mais proeminentes de rivastigmina são gastrintestinais, os quais costumam ser leves e transitórios
✳ Pode causar mais efeitos colaterais gastrintestinais do que alguns outros inibidores da colinesterase, sobretudo se não for titulada lentamente
- Em doses recomendadas, a formulação transdérmica pode ter incidência mais baixa dos efeitos colaterais gastrintestinais do que a formulação oral
- Usar com cautela em pacientes abaixo do peso normal ou debilitados
- Perda de peso pode ser um problema em pacientes com doença de Alzheimer com debilidade e perda muscular
- Mulheres com mais de 85 anos, particularmente com baixo peso corporal, podem experimentar mais efeitos adversos
- Para pacientes com efeitos colaterais intoleráveis, geralmente permitir um período de eliminação da substância com a resolução dos efeitos colaterais antes de trocar por outro inibidor da colinesterase
- A melhora cognitiva pode estar associada à inibição substancial (> 65%) da acetilcolinesterase
- A rivastigmina pode ser mais seletiva para a forma de acetilcolinesterase no hipocampo (G1)
✳ É um inibidor mais potente da forma G1 da enzima acetilcolinesterase, encontrada em altas concentrações no cérebro de pacientes com Alzheimer, do que a forma G4 da enzima
- A ação da butirilcolinesterase no cérebro pode não ser relevante em indivíduos sem doença de Alzheimer ou em seu início; nos estágios mais avançados da doença, a enzima ativamente aumenta à medida que ocorre gliose
- Os efeitos da rivastigmina na butirilcolinesterase podem ser mais relevantes nos estágios mais avançados da doença de Alzheimer, quando a gliose está ocorrendo
✳ Pode ser mais útil para os estágios mais avançados ou para formas mais rapidamente progressivas de doença de Alzheimer, quando a gliose aumenta a butirilcolinesterase
✳ A butirilcolinesterase pode interferir ativamente na formação da placa amiloide, que contém essa enzima
- Alguns pacientes com doença de Alzheimer que não respondem a outro inibidor da colinesterase podem responder quando trocados para rivastigmina
- Alguns pacientes com doença de Alzheimer que não respondem a rivastigmina podem responder a outro inibidor da colinesterase
- Para prevenir deterioração clínica potencial, geralmente trocar a partir de um tratamento de longo prazo com um inibidor da colinesterase para outro sem um período de eliminação
✳ Pode retardar a progressão de déficit cognitivo leve para doença de Alzheimer
✳ Pode ser útil para demência com corpos de Lewy (DCL, constituída pela perda precoce da capacidade de atenção e da percepção visual com possíveis alucinações, problemas de movimento semelhantes a doença de Parkinson, cognição flutuante, como sonolência diurna e letargia, fitar o espaço por longos períodos, episódios de fala desorganizada)
- Pode reduzir delírios, apatia, agitação e alucinações em demência com corpos de Lewy
✳ Pode ser útil para demência vascular (p. ex., início agudo com progressão lenta e em etapas, com platôs, frequentemente com anormalidades na marcha, sinais focais, desequilíbrio e incontinência urinária)
- Pode ser útil para demência na síndrome de Down
- Há sugestões de utilidade em alguns casos de transtorno bipolar resistente ao tratamento
- Teoricamente, pode ser útil para TDAH, mas ainda não está comprovado
- Teoricamente, pode ser útil em qualquer condição de memória caracterizada por deficiência colinérgica (p. ex., alguns casos de lesão cerebral, alterações cognitivas induzidas por quimioterapia, etc.)

Leituras sugeridas

Bentue-Ferrer D, Tribut O, Polard E, Allain H. Clinically significant drug interactions with cholinesterase inhibitors: a guide for neurologists. CNS Drugs 2003;17:947–63.

Birks J, Grimley Evans J, Iakovidou V, Tsolaki M, Holt FE. Rivastigmine for Alzheimer's disease. Cochrane Database Syst Rev 2009;15(2):CD001191.

Dhillon S. Rivastigmine transdermal patch: a review of its use in the management of dementia of the Alzheimer's type. Drugs 2011;71(9):1209–31.

Jones RW. Have cholinergic therapies reached their clinical boundary in Alzheimer's disease? Int J Geriatr Psychiatry 2003;18(Suppl 1):S7–13.

SELEGILINA

TERAPÊUTICA

Marcas
- EMSAM
- Eldepryl

Genérico? Sim (somente oral)

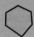

Classe
- Nomenclatura baseada na neurociência: inibidor das enzimas de dopamina, serotonina e norepinefrina (IEDSN)
- Transdérmica: inibidor seletivo tecidual da monoaminoxidase (MAO) (inibidor de MAO-A e MAO-B no cérebro e inibidor relativamente seletivo de MAO-B nos intestinos)
- Oral: inibidor seletivo de MAO-B

Comumente prescrita para
(em negrito, as aprovações da FDA)
- **Transtorno depressivo maior (transdérmica)**
- **Oral: doença de Parkinson ou parkinsonismo sintomático (adjuvante)**
- Depressão resistente ao tratamento
- Transtorno de pânico (transdérmica)
- Transtorno de ansiedade social (transdérmica)
- Transtornos de ansiedade resistentes ao tratamento (transdérmica)
- Doença de Alzheimer e outras demências (oral)

Como a substância atua
- Selegilina transdérmica (doses recomendadas): no cérebro, impede de modo irreversível que MAO-A e MAO-B degradem a norepinefrina, serotonina e dopamina, o que possivelmente estimula a neurotransmissão noradrenérgica, serotonérgica e dopaminérgica
- Selegilina transdérmica (doses recomendadas): no intestino, é um inibidor irreversível relativamente seletivo de MAO-B (intestino e fígado), reduzindo as chances de interações dietéticas com o substrato para MAO-A tiramina
- Oral: em doses recomendadas, bloqueia a MAO-B de modo seletivo e irreversível, o que possivelmente estimula a neurotransmissão dopaminérgica
- Oral: acima das doses recomendadas, impede irreversivelmente que MAO-A e MAO-B degradem a norepinefrina, serotonina e dopamina, ao mesmo tempo em que bloqueia o metabolismo da tiramina no intestino
- Assim, a administração oral em alta dose não é seletiva para tecido e age sobre a MAO-A no intestino, podendo interagir com alimentos que contêm tiramina e causar hipertensão

Tempo para início da ação
- O início das ações terapêuticas na depressão com administração transdérmica não costuma ser imediato, frequentemente demorando de 2 a 4 semanas ou mais
- Se não estiver funcionando para depressão dentro de 6 a 8 semanas, poderá ser necessário um aumento da dosagem ou poderá simplesmente não funcionar
- Pode continuar a agir por muitos anos, prevenindo recaída dos sintomas de depressão
- Pode aumentar as ações da levodopa na doença de Parkinson depois de algumas semanas do início da dosagem oral
- O teórico retardo na perda funcional na doença de Parkinson e doença de Alzheimer é uma possibilidade instigante ainda em investigação, e levaria muitos meses ou mais do que um ano para ser observado

Se funcionar
- O objetivo do tratamento em depressão é a completa remissão dos sintomas atuais e prevenção de recaídas futuras
- O tratamento de depressão na maioria das vezes reduz ou até mesmo elimina os sintomas, mas não é uma cura, já que os sintomas podem recorrer depois que o medicamento é interrompido
- Continuar o tratamento de depressão até que todos os sintomas de depressão tenham desaparecido (remissão)
- Depois que os sintomas de depressão tiverem desaparecido, continuar o tratamento por 1 ano para o primeiro episódio de depressão
- Para segundo episódio de depressão e episódios subsequentes, poderá ser necessário tratamento por tempo indefinido
- Continuar o uso em doença de Parkinson enquanto houver evidências de que a selegilina está aumentando favoravelmente as ações de levodopa
- O uso de selegilina para desacelerar a perda funcional em doença de Parkinson ou doença de Alzheimer seria de longo prazo, se for comprovada a eficácia para esse uso

Se não funcionar
- Muitos pacientes deprimidos têm apenas uma resposta parcial, em que alguns sintomas são melhorados, mas outros resistem (especialmente insônia, fadiga e problemas de concentração)
- Outros pacientes deprimidos podem ser não respondedores, sendo algumas vezes chamados de resistentes ou refratários ao tratamento
- Alguns pacientes deprimidos que têm uma resposta inicial podem recair apesar de continuarem

o tratamento, sendo algumas vezes chamados de *poop-out* (que param de responder)
- Para depressão, considerar aumento da dose, troca por outro agente ou adição de um agente de potencialização apropriado, psicoterapia e avaliação para outro diagnóstico ou para uma condição comórbida (p. ex., doença clínica, abuso de substância, etc.)
- Alguns pacientes podem experimentar aparente falta de consistência na eficácia devido à ativação de um transtorno bipolar latente ou subjacente, requerendo a descontinuação do antidepressivo e troca por um estabilizador do humor
- Usar tratamentos alternativos para doença de Parkinson ou de Alzheimer

Melhores combinações de potencialização para resposta parcial ou resistência ao tratamento

✱ A potencialização de selegilina não foi sistematicamente estudada em depressão, e isso cabe ao especialista, devendo ser feita com cautela e monitoramento atento
- Um estimulante como d-anfetamina ou metilfenidato (com cautela e prescrito por especialista, já que o uso de estimulantes com selegilina está listado como advertência; pode ativar transtorno bipolar e ideação suicida; pode elevar a pressão arterial)
- Lítio
- Anticonvulsivantes estabilizadores do humor
- Antipsicóticos atípicos (com especial cautela para aqueles agentes com propriedades bloqueadoras da recaptação de monoamina, como ziprasidona e zotepina)
- Carbidopa-levodopa (para doença de Parkinson)

Exames
- Os pacientes devem ser monitorados para alterações na pressão arterial
- Embora evidências preliminares de ensaios clínicos sugiram pouco ou nenhum ganho de peso, IMAOs não seletivos estão frequentemente associados a ganho de peso. Assim, antes de iniciar tratamento para depressão com altas doses de selegilina, pesar todos os pacientes e determinar se o indivíduo já está com sobrepeso (IMC de 25,0-29,9) ou obesidade (IMC ≥ 30)
- Antes de dar uma substância que pode causar ganho de peso a um paciente com sobrepeso ou obeso, determinar se o indivíduo já tem pré-diabetes (glicose plasmática em jejum de 100-125 mg/dL) diabetes (glicose plasmática em jejum > 126 mg/dL) ou dislipidemia (colesterol total, colesterol LDL e triglicerídeos aumentados; colesterol HDL reduzido) e tratar ou encaminhar esses pacientes para tratamento, incluindo manejo nutricional e do peso, aconselhamento de atividade física, cessação do tabagismo e manejo clínico
✱ Monitorar peso e IMC durante o tratamento
✱ Enquanto é dada uma substância a um paciente que ganhou > 5% do peso inicial, considerar avaliação para a presença de pré-diabetes, diabetes ou dislipidemia, ou considerar troca por um antidepressivo diferente

EFEITOS COLATERAIS

Como a substância causa efeitos colaterais
- Em doses transdérmicas recomendadas, norepinefrina, serotonina e dopamina aumentam em partes do cérebro e em receptores diferentes daqueles que causam ações terapêuticas
- Em altas doses transdérmicas, a perda da seletividade tecidual e das ações que poupam a MAO-A no intestino pode aumentar a possibilidade de interações dietéticas com a tiramina se ocorrer inibição de MAO-B no intestino
- Em doses orais recomendadas, a dopamina aumenta em partes do cérebro e do corpo e em receptores diferentes daqueles que causam ações terapêuticas
- Os efeitos colaterais costumam ser imediatos, mas frequentemente desaparecem com o tempo

Efeitos colaterais notáveis
- Transdérmicos: reações no local de aplicação, cefaleia, insônia, diarreia, boca seca
- Orais: exacerbação dos efeitos colaterais de levodopa, especialmente náusea, tontura, dor abdominal, boca seca, cefaleia, discinesia, confusão, alucinações, sonhos vívidos

Efeitos colaterais potencialmente fatais ou perigosos
- Transdérmicos: não foi observada crise hipertensiva em experiências preliminares em ensaios clínicos, mesmo em pacientes que não estavam seguindo uma dieta com baixo teor de tiramina
- Orais: crise hipertensiva (especialmente quando IMAOs são utilizados com certos alimentos que contêm tiramina ou com substâncias proibidas) – risco reduzido em baixas doses orais em comparação aos IMAOs não seletivos

- Teoricamente, quando utilizada em altas doses, pode induzir convulsões e mania, assim como IMAOs não seletivos
- Rara ativação de ideação e comportamento suicida (suicidalidade) (estudos de curto prazo não mostraram um aumento no risco de suicidalidade com antidepressivos em comparação ao placebo acima dos 24 anos)

Ganho de peso

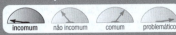

- Transdérmica: relatado, mas não esperado; alguns pacientes podem experimentar perda de peso
- Oral: ocorre em uma minoria significativa

Sedação

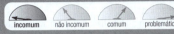

- Relatada, mas não esperada
- Pode ser ativadora em alguns pacientes

O que fazer com os efeitos colaterais
- Esperar
- Esperar
- Esperar
- Baixar a dose
- Trocar depois da eliminação apropriada por um ISRS ou antidepressivo mais novo (depressão)
- Trocar por outras terapias antiparkinsonianas (doença de Parkinson)

Melhores agentes de acréscimo para os efeitos colaterais
- Trazodona (com cautela) para insônia em depressão
- Benzodiazepínicos para insônia em depressão
- Dose única oral ou sublingual de um bloqueador dos canais de cálcio (p. ex., nifedipina) para tratamento urgente de hipertensão devido a interação medicamentosa ou tiramina na dieta
- Muitos efeitos colaterais não podem ser melhorados com um agente de acréscimo, especialmente em doses mais baixas

DOSAGEM E USO

Variação típica da dosagem
- Depressão (transdérmica): 6 mg/24 horas a 12 mg/24 horas
- Depressão (oral): 30 a 60 mg/dia
- Doença de Parkinson/doença de Alzheimer: 5 a 10 mg/dia

Formas de dosagem
- Adesivos transdérmicos de 20 mg/20 cm² (6 mg/24 horas), 30 mg/30 cm² (9 mg/24 horas), 40 mg/40 cm² (12 mg/24 horas)
- Cápsulas de 5 mg
- Comprimidos de 5 mg sulcados
- Comprimidos de desintegração oral de 1,25 mg

Como dosar
- Depressão (transdérmica): dose inicial de 6 mg/24 horas; pode ser aumentada em 3 mg/24 horas a cada 2 semanas; dose máxima geralmente de 12 mg/24 horas
- Doença de Parkinson: dose inicial de 2,5 mg/dia 2 vezes por dia; aumentar para 5 mg 2 vezes por dia; reduzir a dose de levodopa depois de 2 a 3 dias

Dicas para dosagem
- O adesivo transdérmico contém 1 mg de selegilina por 1 cm² e libera aproximadamente 0,3 mg de selegilina por cm² ao longo de 24 horas
- O adesivo está disponível em três tamanhos – 20 mg/20 cm², 30 mg/30 cm² e 40 mg/40 cm² –, que liberam doses de aproximadamente 6, 9 e 12 mg, respectivamente, ao longo de 24 horas
- Com 6 mg/24 horas (transdérmica) geralmente não são necessários ajustes na dieta
- Modificações na dieta para restringir a ingestão de tiramina são recomendadas para doses acima de 6 mg/24 horas (transdérmica)
- O adesivo transdérmico só deve ser aplicado na pele seca e intacta no torso superior, na parte superior da coxa ou na superfície externa do antebraço
- Um novo local de aplicação deve ser escolhido a cada dia; o adesivo deve ser aplicado aproximadamente à mesma hora todos os dias; apenas um

adesivo deve ser aplicado por vez; os adesivos não devem ser cortados
- Evitar tocar no lado exposto (aderente) do adesivo e, após a aplicação, lavar as mãos com água e sabão; não tocar nos olhos até que as mãos tenham sido lavadas
- O calor, em teoria, pode aumentar a quantidade de selegilina absorvida do adesivo transdérmico, portanto os pacientes devem evitar expor o local da aplicação a fontes externas de calor direto (p. ex., bolsas térmicas, luz solar direta prolongada)
- Embora exista, teoricamente, uma reserva da substância para 3 dias em cada adesivo, a administração de um único adesivo para vários dias não costuma ser recomendada e não foi testada; devido à substância residual no adesivo depois de 24 horas de administração, descartar os adesivos usados de modo a impedir a aplicação ou a ingestão acidental por crianças, animais ou outros
- Para doença de Parkinson, não costuma ser recomendada dosagem oral acima de 10 mg/dia
- A dosagem de carbidopa-levodopa, algumas vezes, pode ser reduzida em 10 a 30% depois de 2 a 3 dias de administração de selegilina oral de 5 a 10 mg/dia na doença de Parkinson
- Em doses acima de 10 mg/dia (oral), a selegilina pode se tornar não seletiva e inibir tanto MAO-A como MAO-B
- Em doses acima de 30 mg/dia (oral), a selegilina pode ter propriedades anti-hipertensivas
- Pacientes que recebem doses orais altas podem precisar ser avaliados periodicamente para efeitos no fígado
- Doses acima de 10 mg/dia (oral) podem aumentar o risco de crise hipertensiva, interações com tiramina e interações medicamentosas semelhantes às de fenelzina e tranilcipromina

Overdose
- *Overdose* com a formulação transdérmica provavelmente produz quantidades substanciais de inibição de MAO-A, além de inibição de MAO-B, e deve ser tratada da mesma forma que *overdose* com um IMAO oral não seletivo
- Tontura, ansiedade, ataxia, insônia, sedação, irritabilidade, cefaleia; efeitos cardiovasculares, confusão, depressão respiratória, coma

Uso prolongado
- O uso de longo prazo não foi sistematicamente estudado, embora costume ser recomendado para uso crônico como para outros antidepressivos

Formação de hábito
- Ausência de evidências de abuso potencial com selegilina transdérmica apesar do ser metabolizada em l-anfetamina e l-metanfetamina
- Alguns pacientes desenvolveram dependência de outros IMAOs

Como interromper
- Transdérmica: A MAO se recupera lentamente por 2 a 3 semanas depois que o adesivo é removido
- Oral: em geral não é necessário reduzir de modo gradual, já que a substância é eliminada lentamente por 2 a 3 semanas

Farmacocinética
- A duração da ação clínica pode ser de até 14 dias devido à inibição enzimática irreversível
- O metabólito principal da selegilina é desmetilselegilina; outros metabólitos são l-metanfetamina e l-anfetamina
- Uma vez que o metabolismo de primeira passagem não é extenso com a dosagem transdérmica, isso resulta em exposição notavelmente mais alta à selegilina e exposição mais baixa a metabólitos quando comparada à dosagem oral
- Com selegilina transdérmica, 25 a 30% do conteúdo da substância são liberados sistemicamente de cada adesivo durante 24 horas
- A meia-vida da selegilina transdérmica é de aproximadamente 18 a 25 horas
- A meia-vida de eliminação média em estado de equilíbrio da selegilina oral é de aproximadamente 10 horas

 Interações medicamentosas
- Há muita controvérsia sobre quais substâncias podem ser combinadas com IMAOs
- Em teoria, e sobretudo em altas doses, a selegilina pode causar uma "síndrome serotonérgica" fatal quando combinada com substâncias que bloqueiam a recaptação de serotonina, portanto não usar com um inibidor da recaptação de serotonina por até 5 meias-vidas após a interrupção deste (i.e., o *wash-in* de selegilina deve ser de aproximadamente 1 semana após a descontinuação da maioria dos agentes [exceto 5 semanas ou mais após a descontinuação de fluoxetina devido à sua meia-vida longa e seu metabólito ativo]) (ver a Tab. 1 depois da seção Pérolas)
- Ao descontinuar selegilina (período de "eliminação"), esperar 2 semanas antes de iniciar outro

antidepressivo para permitir tempo suficiente para o corpo regenerar a enzima MAO
- Transdérmica: sem interações medicamentosas farmacocinéticas presentes em estudos com alprazolam, ibuprofeno, levotiroxina, olanzapina, risperidona e varfarina
- O tramadol pode aumentar o risco de convulsões em pacientes que estão tomando um IMAO
- Crise hipertensiva com cefaleia, hemorragia intracraniana e morte podem resultar da combinação de IMAOs não seletivos com substâncias simpatomiméticas (p. ex., anfetaminas, metilfenidato, cocaína, dopamina, epinefrina, norepinefrina e os compostos relacionados metildopa, levodopa, L-triptofano, L-tirosina e fenilalanina)
- Não combinar com outro IMAO, álcool ou guanetidina
- Reações medicamentosas adversas podem resultar da combinação de IMAOs com antidepressivos tricíclicos/tetracíclicos e componentes relacionados, incluindo carbamazepina, ciclobenzaprina e mirtazapina, e devem ser evitados, exceto se prescrito por especialistas para tratar casos difíceis
- A carbamazepina aumenta os níveis plasmáticos de selegilina e é contraindicada com IMAOs
- IMAOs em combinação com anestesia espinal podem causar efeitos hipotensores combinados
- A combinação de IMAOs com depressores do SNC pode aumentar a sedação e a hipotensão

 Outras advertências/ precauções

- A ingestão de uma "refeição com alto teor de tiramina" é geralmente definida como 40 mg ou mais de tiramina em estado de jejum
- Estudos mostram que de 200 a 400 mg de tiramina em estado de jejum (e ainda mais em estado alimentado) podem ser necessários para uma reação hipertensiva com administração de adesivo transdérmico em baixa dose (6 mg/24 horas); assim, não são necessárias precauções com a dieta com essa dose
- A sensibilidade à tiramina do adesivo transdérmico em baixa dose (6 mg/24 horas) pode ser comparável à da selegilina oral em baixa dose (10 mg), com nenhuma das duas causando uma reação hipertensiva a refeições com alto teor de tiramina
- Pode ocorrer sensibilidade à tiramina e reações hipertensivas ao adesivo transdérmico em alta dose (12 mg/24 horas) com a administração de 70 a 100 mg de tiramina em estado de jejum, portanto também poderão não ser necessárias restrições na dieta com 9 mg/24 horas ou 12 mg/24 horas de administração transdérmica de selegilina
- Entretanto, não foram realizados estudos suficientes para garantir a segurança da administração transdérmica com 9 mg/24 horas ou 12 mg/24 horas, portanto as restrições de tiramina na dieta ainda são recomendadas nessas doses mais altas
- A administração oral de IMAOs irreversíveis não seletivos geralmente requer adesão a uma dieta com baixo teor de tiramina (ver a Tab. 2 depois da seção Pérolas)
- A ingestão de uma "refeição com alto teor de tiramina", definida como 40 mg ou mais de tiramina em estado de jejum ou mesmo apenas 10 mg de tiramina em jejum, pode causar reações hipertensivas em pacientes que tomam um IMAO irreversível não seletivo por via oral
- Restrições alimentares (ver a Tab. 2 depois da seção Pérolas) são geralmente recomendadas para pacientes que tomam as doses mais altas de selegilina transdérmica (9 mg/24 horas ou 12 mg/24 horas), mas não para as doses mais baixas (6 mg/24 horas) ou para a dose baixa por via oral (10 mg)
- Transdérmica: estudos de administração transdérmica em baixa dose de selegilina (6 mg/24 horas) não apresentaram alterações na pressão arterial sistólica ou diastólica ou na frequência cardíaca quando administrada a voluntários normais fazendo uso de pseudoefedrina 60 mg 3 vezes por dia durante 2 dias ou 25 mg de fenilpropanolamina (não mais disponível comercialmente nos Estados Unidos) a cada 4 horas por 1 dia
- Entretanto, não estão disponíveis informações de segurança suficientes para recomendar a administração de pseudoefedrina sem precaução; a pressão arterial deve ser monitorada caso a selegilina transdérmica em baixa dose seja dada com pseudoefedrina
- A pseudoefedrina poderá precisar ser evitada ao ser administrada selegilina transdérmica, particularmente em doses mais altas de selegilina ou em pacientes vulneráveis com hipertensão
- Embora o risco possa ser reduzido com a administração transdérmica de selegilina, o paciente e o prescritor devem estar vigilantes quanto às interações potenciais com alguma substância, incluindo anti-hipertensivos e preparações sem prescrição para tosse/resfriado
- Medicações sem prescrição a se evitar ou utilizar com cautela sob supervisão de um especialista

devem incluir preparações para tosse e resfriado, incluindo aquelas que contêm dextrometorfano, descongestionantes nasais (comprimidos, gotas ou *spray*), medicações para febre do feno, medicações sinusais, medicações inalantes para asma, medicações para inibir o apetite, preparações para redução do peso, anfetaminas-estimulantes (ver a Tab. 3 depois da seção Pérolas)
• Certos adesivos transdérmicos contendo mesmo pequenos vestígios de alumínio ou outros metais no verso do adesivo podem causar queimaduras na pele se forem utilizados durante IRM, portanto alertar os pacientes que tomam a formulação transdérmica sobre essa possibilidade e aconselhá-los a dar essa informação caso precisem de IRM
• Pode ocorrer hipoglicemia em pacientes diabéticos que recebem insulina ou agentes antidiabéticos orais
• Usar com cautela em pacientes que recebem reserpina, anestésicos, dissulfiram, metrizamida, agentes anticolinérgicos
• A selegilina não é recomendada para uso em pacientes que não podem ser monitorados atentamente
• Somente usar agentes simpatomiméticos ou guanetidina com doses orais de selegilina abaixo de 10 mg/dia
• Ao tratar crianças, ponderar cuidadosamente os riscos e benefícios do tratamento farmacológico em relação aos do não tratamento com antidepressivos e documentar isso no prontuário do paciente
• Distribuir as brochuras fornecidas pela FDA e pelas empresas farmacêuticas
• Alertar pacientes e seus cuidadores sobre a possibilidade de efeitos colaterais ativadores e aconselhá-los a relatar esses sintomas imediatamente
• Monitorar os pacientes para a ativação de ideação suicida, especialmente crianças e adolescentes

Não usar
• Se o paciente estiver tomando meperidina (petidina)
• Se o paciente estiver tomando um agente simpatomimético ou guanetidina
• Se o paciente estiver tomando outro IMAO
• Se o paciente estiver tomando algum agente capaz de inibir a recaptação de serotonina (p. ex., ISRSs, sibutramina, tramadol, milnaciprano, duloxetina, venlafaxina, clomipramina, etc.)
• Se o paciente estiver tomando diuréticos, dextrometorfano
• Se o paciente estiver tomando erva-de-são-joão, ciclobenzaprina, metadona, propoxifeno

• Se o paciente tiver feocromocitoma
• Se o paciente for passar por cirurgia eletiva e precisar de anestesia geral
• Se houver alergia comprovada a selegilina

POPULAÇÕES ESPECIAIS

Insuficiência renal
• Não é necessário ajuste da dose para a administração transdérmica em pacientes com insuficiência renal leve a moderada
• Usar administração oral com cautela – a substância pode se acumular no plasma em pacientes com insuficiência renal
• A administração oral pode requerer dose mais baixa do que a dose adulta típica

Insuficiência hepática
• Não é necessário ajuste da dose para a administração transdérmica em pacientes com insuficiência hepática leve a moderada
• A administração oral pode requerer dose mais baixa do que a dose adulta típica

Insuficiência cardíaca
• Pode requerer doses mais baixas do que a dose adulta típica
• Observar atentamente para hipotensão ortostática

Idosos
• A dose recomendada para pacientes com mais de 65 anos é de 20 mg oral e de 6 mg/dia transdérmica
• Aumentos da dose em idosos devem ser feitos com cautela, e os pacientes devem ser observados quanto a alterações posturais na pressão arterial durante o tratamento
• Redução no risco de suicidalidade com antidepressivos em comparação ao placebo em adultos com mais de 65 anos

Crianças e adolescentes
• Não é recomendada para uso em crianças com menos de 18 anos
• Usar com cautela, observando a ativação de transtorno bipolar conhecido ou desconhecido e/ou ideação suicida, e informar pais ou responsáveis sobre esse risco para que possam ajudar a observar a criança ou adolescente

- Ponderar cuidadosamente os riscos e benefícios do tratamento farmacológico em relação aos do não tratamento com antidepressivos e documentar isso no prontuário do paciente
- Monitorar os pacientes pessoalmente com regularidade, em particular durante as primeiras semanas de tratamento

Gravidez
- Válidas a partir de 30 de junho de 2015, a FDA norte-americana determina alterações no conteúdo e na forma das informações referentes a gravidez e lactação nos rótulos das substâncias de prescrição, incluindo a eliminação das categorias por letras para risco na gravidez; a Pregnancy and Lactation Labeling Rule (PLLR ou regra final) aplica-se somente a substâncias de prescrição e será introduzida gradualmente para substâncias aprovadas a partir de 30 de junho de 2001
- Não foram conduzidos estudos controlados em mulheres gestantes
- Geralmente não é recomendada para uso durante a gravidez, sobretudo durante o primeiro trimestre
- A paciente deve ser avaliada para tratamento com um antidepressivo com melhor relação risco/benefício

Amamentação
- Alguma quantidade da substância é encontrada no leite materno
- O período pós-parto imediato é uma época de alto risco de depressão, especialmente em mulheres que tiveram episódios depressivos prévios, portanto poderá ser necessário reinstituir a substância no fim do terceiro trimestre ou logo após o nascimento para prevenir uma recorrência durante o período pós-parto
- A paciente deve ser avaliada para tratamento com um antidepressivo com melhor relação risco/benefício

A ARTE DA PSICOFARMACOLOGIA

Potenciais vantagens
- Depressão resistente ao tratamento
- Pacientes com depressão atípica (hipersonia, hiperfagia)
- Pacientes que querem evitar ganho de peso e disfunção sexual
- Pacientes com doença de Parkinson pouco respondedores a levodopa

Potenciais desvantagens
- Pacientes não aderentes ao tratamento
- Pacientes com complicações motoras e flutuações no tratamento com levodopa
- Pacientes com problemas cardíacos ou hipertensão

Principais sintomas-alvo
- Humor deprimido (depressão)
- Sintomas somáticos (depressão)
- Distúrbios do sono e alimentares (depressão)
- Distúrbios psicomotores (depressão)
- Sintomas motores (doença de Parkinson)

Pérolas
- A administração transdérmica pode permitir liberdade de restrições alimentares
- A selegilina transdérmica é teoricamente atrativa como um agente de tripla ação (serotonina, norepinefrina e dopamina) para depressão e casos difíceis refratários ao tratamento
- A selegilina transdérmica pode ter baixo risco de ganho de peso e disfunção sexual, e pode ser útil para disfunção cognitiva em transtorno de déficit de atenção e outros transtornos cognitivos, já que aumenta a dopamina e é metabolizada em l-anfetamina e l-metanfetamina
- Administração oral em baixa dose geralmente é utilizada como um tratamento adjuvante para doença de Parkinson depois que outras substâncias perderam a eficácia
- Nas doses orais utilizadas para doença de Parkinson, não há praticamente nenhum risco de interações com alimentos
- Efeitos neuroprotetores são possíveis, mas não estão comprovados

✱ Pode ocorrer aumento da ação de levodopa em pacientes com doença de Parkinson em baixas doses orais, mas ações antidepressivas provavelmente requerem altas doses orais que não têm a seletividade tecidual potencial e a ausência de restrições dietéticas da formulação transdérmica em baixa dose

✱ Altas doses podem perder as características de segurança

- Os IMAOs são geralmente reservados para uso de segunda linha depois que ISRSs, IRSNs e combinações de antidepressivos mais novos fracassaram
- O paciente deve ser alertado a não tomar nenhuma substância, prescrita ou não, sem antes consultar seu médico devido às possíveis interações medicamentosas
- Cefaleia é frequentemente o primeiro sintoma de crise hipertensiva
- Os mitos sobre o perigo da tiramina na dieta podem ser exagerados, mas as proibições contra substâncias concomitantes frequentemente não são seguidas com cuidado suficiente

✲ A combinação de múltiplos psicotrópicos com IMAOs deve ser feita pelo especialista, especialmente se for uma combinação com agentes de risco potencial (p. ex., estimulantes, trazodona, ADTs)
✲ Os IMAOs não devem ser desprezados como agentes terapêuticos para pacientes resistentes ao tratamento

Tabela 1. Substâncias contraindicadas devido ao risco de síndrome serotonérgica/toxicidade

Não usar:

Antidepressivos	Substâncias de abuso	Opioides	Outras
ISRSs	MDMA (ecstasy)	Meperidina	Sumatriptano não subcutâneo
IRSNs	Cocaína	Tramadol	Clorfeniramina
Clomipramina	Metanfetamina	Metadona	Bronfeniramina
Erva-de-são-joão	Anfetamina em alta dose ou injetada	Fentanil	Dextrometorfano
			Procarbazina?

Tabela 2. Orientações dietéticas para pacientes que tomam IMAOs

Alimentos a ser evitados*	Alimentos permitidos
Carne, aves e peixes curados, defumados, fermentados, estragados ou impropriamente armazenados	Carne, aves e peixes frescos ou processados; peixe em salmoura ou defumado
Favas e vagens de feijão	Todos os outros vegetais
Queijos envelhecidos	Fatias de queijo processado, queijo cottage, ricota, iogurte, requeijão
Chopp e cerveja não pasteurizada	Cerveja enlatada ou engarrafada e álcool
Marmite	Levedura de cerveja e levedura de panificação
Chucrute, kimchee	
Produtos de soja/tofu	Amendoim
Casca de banana	Banana, abacate, framboesa
Suplemento nutricional contendo tiramina	

*Não necessário para selegilina 6 mg transdérmica ou em baixa dose oral

Tabela 3. Substâncias que estimulam a norepinefrina devem ser utilizadas somente com cautela com IMAOs

Usar com cautela			
Descongestionantes	Estimulantes	Antidepressivos com inibição da recaptação de norepinefrina	Outras
Fenilefrina	Anfetaminas	Maioria dos tricíclicos	Fentermina
Pseudoefedrina	Metilfenidato	IRNs	Anestésicos locais contendo vasoconstritores
	Cocaína	IRNDs	
	Metanfetamina		
	Modafinila		Tapentadol
	Armodafinila		

Leituras sugeridas

Bodkin JA, Amsterdam JD. Transdermal selegiline in major depression: a double-blind, placebo-controlled, parallel-group study in outpatients. Am J Psychiatry 2002;159(11):1869–75.

Kennedy SH. Continuation and maintenance treatments in major depression: the neglected role of monoamine oxidase inhibitors. J Psychiatry Neurosci 1997;22:127–31.

Shulman KI, Walker SE. A reevaluation of dietary restrictions for irreversible monoamine oxidase inhibitors. Psychiatr Ann 2001;31:378–84.

SERTINDOL

TERAPÊUTICA

Marcas • SERDOLECT

Genérico? Não

Classe
- Nomenclatura baseada na neurociência: antagonista dos receptores de dopamina e serotonina (ARDS)
- Antipsicótico atípico (antagonista de serotonina e dopamina; antipsicótico de segunda geração; também um estabilizador do humor)

Comumente prescrito para
(em negrito, as aprovações da FDA)
- Esquizofrenia (para pacientes intolerantes a pelo menos um outro antipsicótico)
- Mania aguda/mania mista
- Outros transtornos psicóticos
- Manutenção bipolar
- Depressão bipolar
- Depressão resistente ao tratamento

Como a substância atua
- Bloqueia os receptores de dopamina 2, reduzindo sintomas positivos de psicose e estabilizando sintomas afetivos
- Bloqueia os receptores de serotonina 2A, causando aumento na liberação de dopamina em certas regiões do cérebro e, assim, reduzindo os efeitos colaterais motores e possivelmente melhorando os sintomas cognitivos e afetivos

✴ As propriedades sobre a serotonina 2C podem contribuir para as ações antidepressivas

Tempo para início da ação
- Os sintomas psicóticos podem melhorar dentro de 1 semana, mas pode levar várias semanas para efeito completo no comportamento e na cognição
- Classicamente, é recomendado esperar pelo menos 4 a 6 semanas para determinar a eficácia da substância, mas, na prática, alguns pacientes podem requerer até 16 a 20 semanas para apresentar uma boa resposta, sobretudo nos sintomas cognitivos

Se funcionar
- Na maioria das vezes reduz os sintomas positivos, mas não os elimina
- Pode melhorar os sintomas negativos, além dos sintomas agressivos, cognitivos e afetivos em esquizofrenia
- A maioria dos pacientes com esquizofrenia não tem remissão total dos sintomas, mas uma redução de aproximadamente um terço
- Talvez de 5 a 15% dos pacientes com esquizofrenia experimentem uma melhora geral de mais de 50 a 60%, especialmente quando recebem tratamento estável por mais de 1 ano
- Esses pacientes são considerados super-respondedores ou "*awakeners*", já que podem ficar bem o suficiente para obter emprego, viver de forma independente e ter relações de longa duração
- Continuar o tratamento até atingir um platô de melhora
- Depois de atingido um platô satisfatório, continuar o tratamento por pelo menos 1 ano depois do primeiro episódio de psicose
- Para segundo episódio de psicose e episódios subsequentes, poderá ser necessário tratamento por tempo indefinido
- Mesmo para o primeiro episódio de psicose, pode ser preferível continuar o tratamento

Se não funcionar
- Tentar um dos outros antipsicóticos atípicos (risperidona, olanzapina, quetiapina, ziprasidona, aripiprazol, paliperidona, iloperidona, asenapina, amissulprida, lurasidona)
- Se 2 ou mais monoterapias com antipsicótico não funcionarem, considerar clozapina
- Alguns pacientes podem requerer tratamento com um antipsicótico convencional
- Se nenhum antipsicótico atípico de primeira linha for efetivo, considerar doses mais altas ou potencialização com valproato ou lamotrigina
- Considerar a não adesão e trocar por outro antipsicótico com menos efeitos colaterais ou por um antipsicótico que possa ser dado por injeção *depot*
- Considerar início de reabilitação e psicoterapia como remediação cognitiva
- Considerar a ocorrência de abuso de substância concomitante

Melhores combinações de potencialização para resposta parcial ou resistência ao tratamento
- Ácido valproico (valproato, divalproex, divalproex ER)
- Outros anticonvulsivantes estabilizadores do humor (carbamazepina, oxcarbazepina, lamotrigina)

- Lítio
- Benzodiazepínicos

Exames
- ECG basal, medidas de potássio e magnésio séricos
- O ECG deve ser repetido depois de ser atingido um estado de equilíbrio aproximadamente 3 semanas depois do início do tratamento ou ao atingir 16 mg/dia, aos 3 meses e, então, a cada 3 meses durante o tratamento
- É recomendado ECG antes e depois de qualquer aumento da dose e após a adição de alguma substância que possa alterar a concentração de sertindol (p. ex., inibidores de CYP450 2D6 ou 3A4)

Antes de iniciar um antipsicótico atípico
✻ Pesar todos os pacientes e acompanhar o IMC durante o tratamento
- Obter a história pessoal e familiar basal de diabetes, obesidade, dislipidemia, hipertensão e doença cardiovascular

✻ Obter a circunferência da cintura (na altura do umbigo), pressão arterial, glicose plasmática em jejum e perfil lipídico em jejum
- Determinar se o paciente
  - tem sobrepeso (IMC 25,0-29,9)
  - está obeso (IMC > 30)
  - tem pré-diabetes (glicose plasmática em jejum 100-125 mg/dL)
  - tem diabetes (glicose plasmática em jejum > 126 mg/dL)
  - tem hipertensão (PA > 140/90 mmHg)
  - tem dislipidemia (colesterol total, colesterol LDL e triglicerídeos aumentados; colesterol HDL diminuído)
- Tratar ou encaminhar esses pacientes para tratamento, incluindo manejo nutricional e do peso, aconselhamento de atividade física, cessação do tabagismo e manejo clínico

Monitoramento após o início de um antipsicótico atípico
✻ IMC mensalmente por 3 meses, depois trimestralmente
✻ Considerar monitoramento mensal dos triglicerídeos em jejum por vários meses em pacientes com alto risco de complicações metabólicas e ao iniciar ou trocar antipsicóticos
✻ Pressão arterial, glicose plasmática em jejum, lipídeos em jejum dentro de 3 meses e depois anualmente, porém de modo mais precoce e frequente para pacientes com diabetes ou que ganharam > 5% do peso inicial

- Tratar ou encaminhar para tratamento e considerar troca por outro antipsicótico atípico para pacientes que adquirem sobrepeso ou tornam-se obesos, pré-diabéticos, diabéticos, hipertensos ou dislipidêmicos enquanto recebem um antipsicótico atípico
✻ Mesmo em pacientes sem diabetes conhecida, manter vigilância para o início raro, mas potencialmente fatal, de cetoacidose diabética, que sempre requer tratamento imediato, monitorando o início súbito de poliúria, polidipsia, perda de peso, náusea, vômitos, desidratação, respiração rápida, fraqueza e turvação da consciência, até mesmo coma
- Deve ser verificada a pressão arterial durante a titulação e no início do tratamento de manutenção

EFEITOS COLATERAIS

Como a substância causa efeitos colaterais
- Bloqueando os receptores alfa-1 adrenérgicos, pode causar tontura, sedação e hipotensão
- Bloqueando os receptores de dopamina 2 no estriado, pode causar efeitos colaterais motores
- Bloqueando os receptores de dopamina 2 na hipófise, pode causar elevações na prolactina
- O mecanismo do ganho de peso e da incidência aumentada de diabetes e dislipidemia com antipsicóticos atípicos é desconhecido

Efeitos colaterais notáveis
✻ Hipotensão ortostática
- Tontura, boca seca, congestão nasal
- Ganho de peso, edema periférico, volume ejaculatório reduzido
✻ Pode aumentar o risco de diabetes e dislipidemia
- Rara discinesia tardia (risco muito reduzido em comparação aos antipsicóticos convencionais)

Efeitos colaterais potencialmente fatais ou perigosos
- Hiperglicemia, em alguns casos extrema e associada a cetoacidose ou coma hiperosmolar ou morte, foi relatada em pacientes que estavam tomando antipsicóticos atípicos
- Risco aumentado de morte e eventos cerebrovasculares em pacientes idosos com psicose relacionada a demência

- Rara síndrome neuroléptica maligna (risco muito reduzido em comparação aos antipsicóticos convencionais)
- Raras convulsões

Ganho de peso

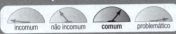

- Muitos experimentam e/ou pode ocorrer em quantidade significativa
- Pode ser menor do que com alguns antipsicóticos, e maior do que com outros

Sedação

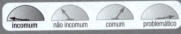

- Relatada, mas não esperada

O que fazer com os efeitos colaterais
- Esperar
- Esperar
- Esperar
- Anticolinérgicos podem reduzir os efeitos colaterais motores quando presentes
- Perda de peso, programas de exercícios e manejo clínico para IMC alto, diabetes, dislipidemia
- Trocar por outro antipsicótico atípico

Melhores agentes de acréscimo para os efeitos colaterais
- Benzotropina ou triexifenidil para efeitos colaterais motores
- Muitos efeitos colaterais não podem ser melhorados com um agente de acréscimo

DOSAGEM E USO

Variação típica da dosagem
- 12 a 20 mg/dia

Formas de dosagem
- Comprimidos de 4 mg, 12 mg, 16 mg, 20 mg

Como dosar
- Dose inicial de 4 mg/dia; aumentar 4 mg a cada 4 a 5 dias; dose máxima geralmente de 24 mg/dia

Dicas para dosagem
- Uma dose inicial de 8 mg ou um aumento rápido na dose aumentam significativamente o risco de hipotensão ortostática
- O sertindol deve ser descontinuado se for observado intervalo QTc de mais que 500 mseg durante o tratamento

Overdose
- Foram relatadas mortes; sedação, fala mal articulada, taquicardia, hipotensão, prolongamento de QTc transitório; *torsades de pointes*

Uso prolongado
- Não foi estudado, mas frequentemente é necessário tratamento de manutenção de longo prazo para esquizofrenia

Formação de hábito
- Não

Como interromper
- Titulação descendente, sobretudo ao iniciar simultaneamente um novo antipsicótico durante a troca (i.e., titulação cruzada)
- A descontinuação rápida, em teoria, pode levar a psicose de rebote e piora dos sintomas

Farmacocinética
- Meia-vida terminal de aproximadamente 3 dias
- É amplamente metabolizado por CYP450 2D6 e 3A

Interações medicamentosas
- Pode aumentar os efeitos de agentes anti-hipertensivos
- Pode antagonizar levodopa e agonistas de dopamina
- Pode aumentar o prolongamento de QTc de outras substâncias capazes de prolongar o intervalo QTc
- Inibidores de CYP450 2D6 (p. ex., paroxetina, fluoxetina, duloxetina, quinidina) podem aumentar significativamente os níveis plasmáticos de sertindol e requerem uma redução na sua dosagem
- Inibidores de CYP450 3A (p. ex., nefazodona, fluvoxamina, fluoxetina, cetoconazol) podem aumentar os níveis plasmáticos de sertindol, e o uso concomitante desses agentes com sertindol é contraindicado

Outras advertências/precauções
- Usar com cautela em pacientes com condições que se predispõem a hipotensão (desidratação, calor excessivo)
- Disfagia foi associada ao uso de antipsicóticos, e o sertindol deve ser utilizado com cautela em pacientes com risco de pneumonia por aspiração
- O sertindol prolonga o intervalo QTc mais do que alguns outros antipsicóticos

Não usar
- Se o paciente estiver tomando agentes capazes de prolongar significativamente o intervalo QTc (p. ex., pimozida, tioridazina, antiarrítmicos selecionados, moxifloxacina, esparfloxacina)
- Se houver uma história pessoal ou familiar de prolongamento de QTc
- Se houver uma história de doença cardiovascular significativa, incluindo insuficiência cardíaca congestiva, hipertrofia cardíaca, arritmia, bradicardia ou síndrome de QT prolongado congênito
- Se o paciente tiver hipocalemia, hipomagnesemia ou QTc maior que 450 mseg (homens) ou 470 mseg (mulheres)
- Se o paciente estiver tomando um inibidor de CYP450 3A
- Se o paciente tiver insuficiência hepática grave
- Se o paciente tiver intolerância à galactose, deficiência de lactase de Lapp ou má absorção de glicose-galactose
- Se houver alergia comprovada a sertindol

POPULAÇÕES ESPECIAIS

Insuficiência renal
- Geralmente não é necessário ajuste da dose

Insuficiência hepática
- Para insuficiência de leve a moderada, usar titulação mais lenta e dose de manutenção mais baixa
- Contraindicado em pacientes com insuficiência hepática grave

Insuficiência cardíaca
- A substância deve ser utilizada com cautela devido ao risco de hipotensão ortostática
- Não é recomendada para pacientes com doença cardiovascular significativa, incluindo insuficiência cardíaca congestiva, hipertrofia cardíaca, arritmia, bradicardia ou síndrome do intervalo QT prolongado congênito

Idosos
- Usar com cautela e somente depois de exame cardiovascular minucioso
- Alguns pacientes podem tolerar melhor doses mais baixas
- Embora antipsicóticos atípicos sejam comumente utilizados para transtornos comportamentais em demência, nenhum agente foi aprovado para tratamento de pacientes idosos com psicose relacionada a demência
- Pacientes idosos com psicose relacionada a demência tratados com antipsicóticos atípicos têm um risco aumentado de morte em comparação ao placebo, e também um risco aumentado de eventos cerebrovasculares

 Crianças e adolescentes
- Segurança e eficácia não foram estabelecidas
- Crianças e adolescentes que utilizam sertindol podem precisar ser monitorados mais frequentemente do que adultos

 Gravidez
- Alguns estudos com animais mostram efeitos adversos; não há estudos controlados em humanos
- Há um risco de movimentos musculares anormais e sintomas de retirada em recém-nascidos cujas mães tenham tomado um antipsicótico durante o terceiro trimestre; os sintomas podem incluir agitação, tônus muscular anormalmente aumentado ou diminuído, tremor, sonolência, dificuldade intensa para respirar e dificuldade de alimentação
- Sintomas psicóticos podem piorar durante a gravidez, e poderá ser necessária alguma forma de tratamento

Amamentação
- É desconhecido se o sertindol é secretado no leite humano, mas presume-se que todos os psicotrópicos sejam secretados no leite materno
- ✱ É recomendado descontinuar a substância ou usar mamadeira
- Bebês de mulheres que tenham optado por amamentar durante o uso de sertindol devem ser monitorados para possíveis efeitos adversos

A ARTE DA PSICOFARMACOLOGIA

Potenciais vantagens
- Alguns casos de psicose e transtorno bipolar refratários a tratamento com outros antipsicóticos

Potenciais desvantagens
- Pacientes que requerem início rápido de ação antipsicótica sem titulação da dosagem

Principais sintomas-alvo
- Sintomas positivos de psicose
- Sintomas negativos de psicose
- Sintomas cognitivos
- Humor instável (depressão e mania)
- Sintomas agressivos

 Pérolas
- É destinado a pacientes intolerantes a pelo menos um outro antipsicótico e quando os benefícios potenciais compensam os riscos potenciais
- Não é aprovado para mania, mas todos os antipsicóticos atípicos aprovados para esquizofrenia aguda costumam ser úteis para mania bipolar aguda
- Não é aprovado para depressão, mas as propriedades de ligação sugerem uso potencial em depressão resistente ao tratamento e depressão bipolar, embora provavelmente não como um agente de primeira ou segunda linha, dada a necessidade de se acumular mais experiência clínica no mundo real com relação aos reais riscos do sertindol

 Leituras sugeridas

Komossa K, Rummel-Kluge C, Hunger H, et al. Sertindole versus other atypical antipsychotics for schizophrenia. Cochrane Database Syst Rev 2009;2:CD006752.

Lindstrom E, Farde L, Eberhard L, Haverkamp W. QTc interval prolongation and antipsychotic drug treatments: focus on sertindole. Int J Neuropsychopharmacol 2005;8:615–29.

Spina E, Zoccali R. Sertindole: pharmacological and clinical profile and role in the treatment of schizophrenia. Expert Opin Drug Metab Toxicol 2008;4:629–38.

SERTRALINA

TERAPÊUTICA

Marcas • Zoloft

Genérico? Sim

Classe
- Nomenclatura baseada na neurociência: inibidor da recaptação de serotonina (IRS)
- ISRS (inibidor seletivo da recaptação de serotonina); frequentemente classificada como um antidepressivo, mas não é apenas um antidepressivo

Comumente prescrita para
(em negrito, as aprovações da FDA)
- **Transtorno depressivo maior**
- **Transtorno disfórico pré-menstrual (TDPM)**
- **Transtorno de pânico**
- **Transtorno de estresse pós-traumático (TEPT)**
- **Transtorno de ansiedade social (fobia social)**
- **Transtorno obsessivo-compulsivo (TOC)**
- Transtorno de ansiedade generalizada (TAG)

Como a substância atua
- Estimula o neurotransmissor serotonina
- Bloqueia a bomba de recaptação de serotonina (transportador de serotonina)
- Dessensibiliza os receptores de serotonina, especialmente os receptores de serotonina 1A
- Possivelmente aumenta a neurotransmissão serotonérgica

✱ A sertralina também tem alguma capacidade de bloquear a bomba de recaptação de dopamina (transportador de dopamina), o que pode aumentar a neurotransmissão dopaminérgica e contribuir para suas ações terapêuticas
- A sertralina também se liga aos receptores sigma 1

Tempo para início da ação
✱ Alguns pacientes podem experimentar energia aumentada ou ativação logo após o início do tratamento
- O início das ações terapêuticas não costuma ser imediato, frequentemente demorando de 2 a 4 semanas
- Se não estiver funcionando dentro de 6 a 8 semanas, poderá ser necessário aumento da dosagem ou poderá simplesmente não funcionar
- Pode continuar a agir por muitos anos, prevenindo recaída dos sintomas

Se funcionar
- O objetivo do tratamento é a completa remissão dos sintomas atuais e a prevenção de recaídas futuras
- O tratamento na maioria das vezes reduz ou até mesmo elimina os sintomas, mas não é uma cura, já que os sintomas podem recorrer depois que o medicamento é interrompido
- Continuar o tratamento até que todos os sintomas tenham desaparecido (remissão) ou reduzido significativamente (p. ex., TOC, TEPT)
- Depois que os sintomas tiverem desaparecido, continuar o tratamento por 1 ano para o primeiro episódio de depressão
- Para segundo episódio de depressão e episódios subsequentes, poderá ser necessário tratamento por tempo indefinido
- O uso em transtornos de ansiedade também poderá precisar ser por tempo indefinido

Se não funcionar
- Muitos pacientes têm apenas uma resposta parcial, em que alguns sintomas são melhorados, mas outros persistem (especialmente insônia, fadiga e problemas de concentração em depressão)
- Outros pacientes podem ser não respondedores, sendo algumas vezes chamados de resistentes ou refratários ao tratamento
- Alguns pacientes que têm uma resposta inicial podem recair mesmo que continuem o tratamento, sendo algumas vezes chamados de *poop-out* (que param de responder)
- Considerar aumento da dose, troca por outro agente ou adição de um agente de potencialização apropriado
- Considerar psicoterapia
- Considerar avaliação para outro diagnóstico ou para uma condição comórbida (p. ex., doença clínica, abuso de substância, etc.)
- Alguns pacientes podem experimentar aparente falta de consistência na eficácia devido à ativação de um transtorno bipolar latente ou subjacente, requerendo descontinuação do antidepressivo e troca por um estabilizador do humor

Melhores combinações de potencialização para resposta parcial ou resistência ao tratamento
- Trazodona, especialmente para insônia
- Nos Estados Unidos, a sertralina (Zoloft) é comumente potencializada com bupropiona (Wellbutrin), com bons resultados em uma combinação

anedótica denominada "*Well-loft*" (usar combinações de antidepressivos com cautela, pois isso pode ativar transtorno bipolar e ideação suicida)
• Mirtazapina, reboxetina ou atomoxetina (acrescentar com cautela e em doses mais baixas, já que a sertralina pode, em teoria, aumentar os níveis de atomoxetina); usar combinações de antidepressivos com cautela, pois isso pode ativar transtorno bipolar e ideação suicida
• Modafinila, especialmente para fadiga, sonolência e falta de concentração
• Estabilizadores do humor ou antipsicóticos atípicos para depressão bipolar, depressão psicótica, depressão resistente ao tratamento ou transtornos de ansiedade resistentes ao tratamento
• Benzodiazepínicos
• Se tudo o mais falhar para transtornos de ansiedade, considerar gabapentina ou tiagabina
• Hipnóticos para insônia
• Classicamente, lítio, buspirona ou hormônio da tireoide

Exames
• Nenhum para pessoas saudáveis

EFEITOS COLATERAIS

Como a substância causa efeitos colaterais
• Teoricamente, devido a aumentos nas concentrações de serotonina nos receptores serotonérgicos em partes do cérebro e do corpo diferentes daquelas que causam ações terapêuticas (p. ex., ações indesejadas da serotonina nos centros do sono causando insônia, ações indesejadas da serotonina no intestino causando diarreia, etc.)
✱ O aumento da serotonina pode causar liberação diminuída de dopamina, possivelmente contribuindo para embotamento emocional, lentificação cognitiva e apatia em alguns pacientes, embora, em teoria, isso possa ser diminuído em alguns indivíduos pelas propriedades da sertralina de bloqueio da recaptação da dopamina
• A maioria dos efeitos colaterais é imediata, mas geralmente desaparece com o tempo, em contraste com a maioria dos efeitos terapêuticos, que são retardados e aumentam com o tempo
• As possíveis propriedades de bloqueio da recaptação de dopamina podem contribuir para agitação, ansiedade e ativação indesejável, especialmente no início da dosagem

Efeitos colaterais notáveis
• Disfunção sexual (dose-dependente; homens: retardo na ejaculação, disfunção erétil; homens e mulheres: diminuição do desejo sexual, anorgasmia)
• Gastrintestinais (diminuição do apetite, náusea, diarreia, constipação, boca seca)
• Preponderantemente no SNC (insônia, mas também sedação, agitação, tremores, cefaleia, tontura)
• Nota: pacientes com transtorno bipolar ou psicótico, diagnosticados ou não, podem ser mais vulneráveis a ações ativadoras dos ISRSs no SNC
• Autonômicos (transpiração)
• Hematomas e raro sangramento
• Rara hiponatremia (sobretudo em pacientes idosos, e geralmente reversível com a descontinuação de sertralina)
• Rara hipotensão
• SIADH (síndrome de secreção inapropriada do hormônio antidiurético)

Efeitos colaterais potencialmente fatais ou perigosos
• Raras convulsões
• Rara indução de mania
• Rara ativação de ideação e comportamento suicida (suicidalidade) (estudos de curto prazo não mostraram aumento no risco de suicidalidade com antidepressivos em comparação a placebo acima dos 24 anos)

Ganho de peso

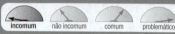

• Relatado, mas não esperado
• Alguns pacientes podem experimentar perda de peso

Sedação

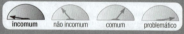

• Relatada, mas não esperada
• Possivelmente ativadora em alguns pacientes

O que fazer com os efeitos colaterais
• Esperar
• Esperar
• Esperar
• Se a sertralina estiver sendo ativadora, tomar pela manhã para ajudar a reduzir a insônia

- Reduzir a dose para 25 mg ou mesmo 12,5 mg até que os efeitos colaterais diminuam, depois aumentar a dose conforme tolerado, em geral para, no mínimo, 50 mg/dia
- Em algumas semanas trocar ou acrescentar outras substâncias

Melhores agentes de acréscimo para os efeitos colaterais
- Frequentemente, é melhor tentar outro ISRS ou outra monoterapia com antidepressivo antes de recorrer a estratégias de acréscimo para tratar os efeitos colaterais
- Trazodona ou um hipnótico para insônia
- Bupropiona, sildenafila, vardenafila ou tadalafila para disfunção sexual
- Bupropiona para embotamento emocional, lentificação cognitiva ou apatia
- Mirtazapina para insônia, agitação e efeitos colaterais gastrintestinais
- Benzodiazepínicos para nervosismo e ansiedade, especialmente no início do tratamento e para pacientes ansiosos
- Muitos efeitos colaterais são dose-dependente (i.e., aumentam à medida que a dose aumenta, ou reemergem até que volte a se desenvolver tolerância)
- Muitos efeitos colaterais são tempo-dependentes (i.e., iniciam imediatamente após a dosagem inicial e a cada aumento da dosagem, mas desaparecem com o tempo)
- Ativação e agitação podem representar a indução de um estado bipolar, especialmente uma condição bipolar tipo II disfórica mista algumas vezes associada a ideação suicida, requerendo adição de lítio, um estabilizador do humor ou um antipsicótico atípico e/ou descontinuação de sertralina

DOSAGEM E USO

Variação típica da dosagem
- 50 a 200 mg/dia

Formas de dosagem
- Comprimidos de 25 mg sulcados, 50 mg sulcados, 100 mg sulcados
- Solução oral de 20 mg/mL

Como dosar
- Depressão e TOC: dose inicial de 50 mg/dia; em geral, esperar algumas semanas para avaliar os efeitos da substância antes de aumentar a dose, que pode ser aumentada 1 vez por semana; máximo geralmente de 200 mg/dia; dose única
- Pânico, TEPT e ansiedade social: dose inicial de 25 mg/dia; aumentar para 50 mg/dia depois de 1 semana; em geral, esperar algumas semanas para avaliar os efeitos da substância antes de aumentar a dose; máximo geralmente de 200 mg/dia; dose única
- TDPM: dose inicial de 50 mg/dia; pode ser dosada diariamente durante o ciclo menstrual ou ser limitada à fase lútea
- Solução oral: misturar com 120 mL de água, refrigerante de gengibre, refrigerante de limão/lima, limonada ou suco de laranja apenas; beber imediatamente após misturar

Dicas para dosagem
- Todos os comprimidos são sulcados, portanto, para poupar custos, dar 50 mg como metade do comprimido de 100 mg, já que comprimidos de 50 mg e 100 mg custam quase o mesmo em muitos mercados
- É dada 1 vez por dia, geralmente pela manhã, para reduzir as chances de insônia
- Muitos pacientes acabam precisando de mais do que 50 mg por dia
- Alguns pacientes são dosados acima de 200 mg
- Há evidências de que alguns pacientes com TOC resistentes ao tratamento podem responder com segurança a doses de até 400 mg/dia, mas isso cabe aos especialistas e precisa ser feito com cautela
- Quanto mais ansioso e agitado for o paciente, mais baixa a dose inicial, mais lenta a titulação e mais provável a necessidade de um agente concomitante, como trazodona ou um benzodiazepínico
- Se ocorrer ansiedade, insônia, agitação, acatisia ou ativação intoleráveis após o início ou a descontinuação da dosagem, considerar a possibilidade de transtorno bipolar ativado e trocar por um estabilizador do humor ou antipsicótico atípico
- Utilizar metade de um comprimido de 25 mg (12,5 mg) ao iniciar o tratamento em pacientes com uma história de intolerância a antidepressivos prévios

Overdose
- Raramente letal em *overdose* como monoterapia; vômitos, sedação, distúrbios do ritmo cardíaco, pupilas dilatadas, agitação; foram relatadas mortes com *overdose* de sertralina combinada com outras substâncias ou álcool

Uso prolongado
- Seguro

Formação de hábito
- Não

Como interromper
- Reduzir a dose gradualmente para evitar efeitos de retirada (tontura, náusea, cólicas estomacais, sudorese, formigamento, disestesias)
- Muitos pacientes toleram redução de 50% da dose por 3 dias, depois outra redução de 50% por 3 dias, então descontinuação
- Se emergirem sintomas de retirada durante a descontinuação, aumentar a dose para interromper os sintomas e, depois, reiniciar a retirada mais lentamente

Farmacocinética
- A substância-mãe tem meia-vida de 22 a 36 horas
- Meia-vida do metabólito de 62 a 104 horas
- Inibe CYP450 2D6 (fracamente em baixas doses)
- Inibe CYP450 3A4 (fracamente em baixas doses)

Interações medicamentosas
- O tramadol aumenta o risco de convulsões em pacientes que tomam um antidepressivo
- Pode aumentar os níveis de ADT; usar com cautela com ADTs ou ao trocar de um ADT para sertralina
- Pode causar uma "síndrome serotonérgica" fatal quando combinada com IMAOs, portanto não usar com esses medicamentos ou por pelo menos 14 dias depois que tiverem sido interrompidos
- Não iniciar um IMAO por pelo menos 5 meias-vidas (5 a 7 dias para a maioria das substâncias) após a descontinuação de sertralina
- Pode deslocar substâncias altamente ligadas a proteínas (p. ex., varfarina, AINEs)
- Apesar de raro, pode causar fraqueza, hiper-reflexia e incoordenação quando combinada com sumatriptano ou, possivelmente, com outros triptanos, o que requer monitoramento atento do paciente
- Possível risco aumentado de sangramento, sobretudo quando combinada com anticoagulantes (p. ex., varfarina, AINEs)
- Os AINEs podem prejudicar a eficácia dos ISRSs
- Via inibição de CYP450 2D6, a sertralina pode teoricamente interferir nas ações analgésicas da codeína e aumentar os níveis plasmáticos de alguns betabloqueadores e atomoxetina
- Via inibição de CYP450 2D6, a sertralina pode teoricamente aumentar as concentrações de tioridazina e causar arritmias cardíacas perigosas
- Via inibição de CYP450 3A4, a sertralina pode aumentar os níveis de alprazolam, buspirona e triazolam
- Via inibição de CYP450 3A4, pode teoricamente aumentar as concentrações de certos inibidores da HMG-CoA redutase que reduzem o colesterol, especialmente sinvastatina, atorvastatina e lovastatina, mas não pravastatina ou fluvastatina, o que aumentaria o risco de rabdomiólise; assim, a coadministração de sertralina com certos inibidores da HMG-CoA redutase deve ser feita com cautela
- Via inibição de CYP450 3A4, a sertralina pode teoricamente aumentar as concentrações de pimozida e causar prolongamento de QTc, bem como arritmias cardíacas perigosas
- Testes de rastreio com imunoensaio de urina falso-positivos para benzodiazepínico foram relatados em pacientes que tomam sertralina devido a uma falta de especificidade nesses testes. Resultados falso-positivos podem ser esperados por vários dias após a descontinuação de sertralina

Outras advertências/precauções
- Adicionar ou iniciar outros antidepressivos com cautela por até 2 semanas após a descontinuação de sertralina
- Usar com cautela em pacientes com história de convulsões
- Usar com cautela em pacientes com transtorno bipolar, a menos que tratados concomitantemente com agente estabilizador do humor
- Ao tratar crianças, ponderar cuidadosamente os riscos e benefícios do tratamento farmacológico em relação aos do não tratamento com antidepressivos e documentar isso no prontuário do paciente
- Distribuir as brochuras fornecidas pela FDA e pelas empresas farmacêuticas
- Alertar paciente e seus cuidadores sobre a possibilidade de efeitos colaterais ativadores e aconselhá-los a relatar esses sintomas imediatamente
- Monitorar o paciente para a ativação de ideação suicida, especialmente crianças e adolescentes

Não usar
- Se o paciente estiver tomando um IMAO
- Se o paciente estiver tomando pimozida
- Se o paciente estiver tomando tioridazina
- O uso de concentrado oral de sertralina é contraindicado com dissulfiram devido ao conteúdo alcoólico do concentrado
- Se houver alergia comprovada a sertralina

POPULAÇÕES ESPECIAIS

Insuficiência renal
- Sem ajuste da dose
- Não é removida por hemodiálise

Insuficiência hepática
- Reduzir a dose ou a frequência, talvez pela metade

Insuficiência cardíaca
- Segurança cardiovascular comprovada em pacientes deprimidos com infarto do miocárdio recente ou angina
- O tratamento de depressão com ISRSs em pacientes com angina aguda ou depois de infarto do miocárdio pode reduzir eventos cardíacos e melhorar a sobrevida e o humor

Idosos
- Alguns pacientes podem tolerar melhor doses mais baixas e/ou titulação mais lenta
- O risco de SIADH com ISRSs é mais alto em idosos
- Redução no risco de suicidalidade com antidepressivos em comparação ao placebo em adultos com mais de 65 anos

Crianças e adolescentes
- Ponderar cuidadosamente os riscos e benefícios do tratamento farmacológico em relação aos do não tratamento com antidepressivos e documentar isso no prontuário do paciente
- Monitorar os pacientes pessoalmente com regularidade, em particular durante as primeiras semanas de tratamento
- Usar com cautela, observando a ativação de transtorno bipolar conhecido ou desconhecido e/ou ideação suicida, e informar os pais ou responsáveis sobre esse risco para que possam ajudar a observar a criança ou o adolescente
- Aprovada para uso em TOC
- 6 a 12 anos: dose inicial de 25 mg/dia
- A partir dos 13 anos: dosagem adulta
- Os efeitos de longo prazo, particularmente no crescimento, não foram estudados

Gravidez
- Válidas a partir de 30 de junho de 2015, a FDA norte-americana determina alterações no conteúdo e na forma das informações referentes a gravidez e lactação nos rótulos das substâncias de prescrição, incluindo a eliminação das categorias por letras para risco na gravidez; a Pregnancy and Lactation Labeling Rule (PLLR ou regra final) aplica-se somente a substâncias de prescrição e será introduzida gradualmente para substâncias aprovadas a partir de 30 de junho de 2001
- Não foram conduzidos estudos controlados em gestantes
- Em geral, não é recomendada para uso durante a gravidez, especialmente durante o primeiro trimestre
- Entretanto, poderá ser necessário tratamento contínuo durante a gravidez, e não foi comprovado que seja prejudicial para o feto
- No parto pode haver mais sangramento na mãe e irritabilidade ou sedação transitórias no recém-nascido
- Deve ser ponderado o risco do tratamento (desenvolvimento fetal do primeiro trimestre, parto do recém-nascido no terceiro trimestre) para a criança em relação ao do não tratamento (recorrência de depressão, saúde materna, vínculo com o bebê) para a mãe e a criança
- Para muitas pacientes, isso pode significar a continuidade do tratamento durante a gravidez
- A exposição a ISRSs no início da gravidez pode estar associada a risco aumentado de defeitos cardíacos septais (o risco absoluto é pequeno)
- O uso de ISRS além da 20ª semana de gravidez pode estar associado a risco aumentado de hipertensão pulmonar em recém-nascidos, embora isso não esteja comprovado
- A exposição a ISRSs no fim da gravidez pode estar associada a risco aumentado de hipertensão gestacional e pré-eclâmpsia
- Recém-nascidos expostos a ISRSs ou ISRNs no fim do terceiro trimestre desenvolveram complicações que requereram hospitalização prolongada, suporte respiratório e alimentação por sonda; os sintomas relatados são compatíveis com um efeito tóxico direto dos ISRSs e IRSNs ou, possivelmente, uma síndrome da descontinuação da substância, incluindo sofrimento respiratório, cianose, apneia, convulsões, instabilidade da temperatura, dificuldade de alimentação, vômitos, hipoglicemia, hipotonia, hipertonia, hiperreflexia, tremor, nervosismo, irritabilidade e choro constante

Amamentação
- Alguma quantidade da substância é encontrada no leite materno
- Vestígios da substância podem estar presentes em lactentes cujas mães estejam fazendo uso de sertralina
- A sertralina demonstrou eficácia no tratamento de depressão pós-parto

- Se a criança se tornar irritável ou sedada, poderá ser necessário descontinuar a amamentação ou a substância
- O período pós-parto imediato é uma época de alto risco de depressão, especialmente em mulheres que tiveram episódios depressivos prévios, portanto poderá ser necessário reinstituir a substância no fim do terceiro trimestre ou logo após o nascimento para prevenir uma recorrência durante o período pós-parto
- Devem ser ponderados os benefícios da amamentação com os riscos e benefícios do tratamento com antidepressivo *versus* não tratamento para o bebê e a mãe
- Para muitas pacientes, isso pode significar a continuidade do tratamento durante a amamentação

A ARTE DA PSICOFARMACOLOGIA

Potenciais vantagens
- Pacientes com depressão atípica (hipersônia, aumento do apetite)
- Pacientes com fadiga e baixa energia
- Pacientes que querem evitar hiperprolactinemia (p. ex., crianças púberes, meninas e mulheres com galactorreia, meninas e mulheres com amenorreia inexplicável, mulheres na pós-menopausa que não estão fazendo terapia de reposição de estrogênio)
- Pacientes sensíveis às propriedades de elevação da prolactina de outros ISRSs (a sertralina é um ISRS que geralmente não eleva a prolactina)

Potenciais desvantagens
- Início do tratamento em pacientes ansiosos com algum grau de insônia
- Pacientes com síndrome do intestino irritável comórbida
- Pode requerer titulação da dosagem

Principais sintomas-alvo
- Humor deprimido
- Ansiedade
- Distúrbio do sono, insônia e hipersonia (eventualmente pode causar insônia, sobretudo no curto prazo)
- Ataques de pânico, comportamento evitativo, reexperiência, hiperexcitação

Pérolas
✷ Pode ser um tipo de agente de "ação dual" com inibição potente da recaptação de serotonina e inibição menos potente da recaptação de dopamina, mas a relevância clínica disso é desconhecida
- O "embotamento" cognitivo e afetivo pode teoricamente ser diminuído em alguns pacientes pelas propriedades bloqueadoras da recaptação de dopamina da sertralina

✷ Pode ser uma escolha de primeira linha para depressão atípica (p. ex., hipersonia, hiperfagia, baixa energia, reatividade do humor)
- Tem a segurança cardiovascular mais bem documentada entre os antidepressivos, comprovada como segura para pacientes deprimidos com infarto do miocárdio ou angina recentes
- Pode se ligar aos receptores sigma 1, aumentando as ações ansiolíticas da sertralina
- Pode ter mais efeitos gastrintestinais, particularmente diarreia, do que alguns outros antidepressivos
- Pode ser um tratamento mais efetivo para mulheres com TEPT ou depressão do que para homens com essas condições, mas o significado clínico disso é desconhecido
- Os ISRSs podem ser menos efetivos em mulheres com mais de 50 anos, especialmente se não estiverem tomando estrogênio
- Os ISRSs podem ser úteis para fogachos em mulheres na perimenopausa
- Para disfunção sexual, pode ser acrescentada com bupropiona, sildenafila, vardenafila, tadalafila ou trocada para um não ISRS como bupropiona ou mirtazapina
- A depressão em algumas mulheres na pós-menopausa responde melhor a sertralina potencializada por estrogênio do que a sertralina isoladamente
- A falta de resposta à sertralina em idosos pode requerer a consideração de prejuízo cognitivo leve ou doença de Alzheimer
- Não é tão bem tolerada quanto alguns ISRSs para pânico, especialmente quando a dosagem é iniciada, a menos que dada com coterapias como benzodiazepínicos ou trazodona
- A relativa de falta de efeito sobre a prolactina pode fazer dela um agente preferido para algumas crianças, adolescentes e mulheres
- Algumas evidências sugerem que o tratamento com sertralina durante apenas a fase lútea pode ser mais efetivo do que o tratamento contínuo para pacientes com TDPM

Leituras sugeridas

Cipriani A, La Ferla T, Furukawa TA, et al. Sertraline versus other antidepressive agents for depression. Cochrane Database Syst Rev 2010;14(4):CD006117.

DeVane CL, Liston HL, Markowitz JS. Clinical pharmacokinetics of sertraline. Clin Pharmacokinet 2002;41:1247–66.

Flament MF, Lane RM, Zhu R, Ying Z. Predictors of an acute antidepressant response to fluoxetine and sertraline. Int Clin Psychopharmacol 1999;14:259–75.

Khouzam HR, Emes R, Gill T, Raroque R. The antidepressant sertraline: a review of its uses in a range of psychiatric and medical conditions. Compr Ther 2003;29:47–53.

McRae AL, Brady KT. Review of sertraline and its clinical applications in psychiatric disorders. Expert Opin Pharmacother 2001;2:883–92.

SULPIRIDA

TERAPÊUTICA

Marcas • Dolmatil

Genérico? Sim

Classe
- Nomenclatura baseada na neurociência: antagonista dos receptores de dopamina (ARD)
- Antipsicótico convencional (neuroléptico, benzamida, antagonista da dopamina 2)

Comumente prescrita para
(em negrito, as aprovações da FDA)
- Esquizofrenia
- Depressão

Como a substância atua
- Bloqueia os receptores de dopamina 2, reduzindo os sintomas positivos de psicose
- Bloqueia os receptores de dopamina 3 e 4, o que pode contribuir para as ações da sulpirida
* Possivelmente bloqueia os autorreceptores pré-sinápticos da dopamina 2 de modo mais potente em baixas doses, o que teoricamente pode contribuir para a melhora dos sintomas negativos de esquizofrenia, bem como de depressão

Tempo para início da ação
- Os sintoma psicóticos podem melhorar dentro de 1 semana, mas pode levar várias semanas para efeito completo no comportamento

Se funcionar
- Na maioria das vezes, reduz os sintomas positivos na esquizofrenia, mas não os elimina
- A maioria dos pacientes esquizofrênicos não tem uma remissão total dos sintomas, mas uma redução de aproximadamente um terço
- Continuar o tratamento na esquizofrenia até atingir um platô de melhora
- Depois de atingido um platô satisfatório, continuar o tratamento por pelo menos 1 ano depois do primeiro episódio de psicose na esquizofrenia
- Para segundo episódio de psicose na esquizofrenia e episódios subsequentes, poderá ser necessário tratamento por tempo indefinido

Se não funcionar
- Tentar um dos antipsicóticos atípicos de primeira linha (risperidona, olanzapina, quetiapina, ziprasidona, aripiprazol, paliperidona, amissulprida, asenapina, iloperidona, lurasidona)
- Tentar outro antipsicótico convencional
- Se 2 ou mais monoterapias antipsicóticas não funcionarem, considerar clozapina

Melhores combinações de potencialização para resposta parcial ou resistência ao tratamento
- A potencialização de antipsicóticos convencionais não foi estudada sistematicamente
- A adição de um anticonvulsivante estabilizador do humor como valproato, carbamazepina ou lamotrigina pode ser útil em esquizofrenia e mania bipolar
- A potencialização com lítio em mania bipolar pode ser útil
- Adição de um benzodiazepínico, especialmente no curto prazo para agitação

Exames
* Uma vez que os antipsicóticos convencionais estão frequentemente associados a ganho de peso, antes de iniciar o tratamento, pesar todos os pacientes e determinar se o indivíduo já está com sobrepeso (IMC 25,0-29,9) ou é obeso (IMC ≥ 30)
- Antes de dar uma substância que pode causar ganho de peso a um paciente com sobrepeso ou obeso, determinar se o indivíduo já tem pré-diabetes (glicose plasmática em jejum 100-125 mg/dL) diabetes (glicose plasmática em jejum > 126 mg/dL) ou dislipidemia (colesterol total, colesterol LDL e triglicerídeos aumentados; colesterol HDL reduzido) e tratar ou encaminhar esses pacientes para tratamento, incluindo manejo nutricional e do peso, aconselhamento de atividade física, cessação de tabagismo e manejo clínico
* Considerar o monitoramento mensal dos triglicerídeos em jejum por vários meses em pacientes com alto risco de complicações metabólicas e ao iniciar ou trocar antipsicóticos
* Monitorar peso e IMC durante o tratamento
* Enquanto é dada uma substância a um paciente que ganhou > 5% do peso inicial, considerar avaliação para a presença de pré-diabetes, diabetes ou dislipidemia, ou considerar troca por um antipsicótico diferente

- O monitoramento de níveis elevados de prolactina é de benefício clínico questionável
- Pacientes com baixa contagem de leucócitos ou história de leucopenia/neutropenia induzida por substância devem ter o hemograma completo monitorado frequentemente durante os primeiros meses, e a sulpirida deve ser descontinuada ao primeiro sinal de declínio de leucócitos na ausência de outros fatores causativos

EFEITOS COLATERAIS

Como a substância causa efeitos colaterais
- Bloqueando os receptores de dopamina 2 no estriado, pode causar efeitos colaterais motores
- Bloqueando os receptores de dopamina 2 na hipófise, pode causar elevações na prolactina
- Bloqueando os receptores de dopamina 2 excessivamente nas vias dopaminérgicas mesocortical e mesolímbica, sobretudo em altas doses, pode causar piora dos sintomas negativos e cognitivos (síndrome de déficit induzido por neuroléptico)
- As ações anticolinérgicas podem causar sedação, visão turva, constipação, boca seca
- As ações anti-histamínicas podem causar sedação e ganho de peso
- Bloqueando os receptores alfa-1 adrenérgicos, pode causar tontura, sedação e hipotensão
- O mecanismo do ganho de peso e da possível incidência aumentada de diabetes ou dislipidemia com antipsicóticos convencionais é desconhecido

Efeitos colaterais notáveis
✱ Efeitos colaterais extrapiramidais, acatisia
✱ Elevação da prolactina, galactorreia, amenorreia
- Sedação, tontura, distúrbio do sono, cefaleia, concentração prejudicada
- Boca seca, náusea, vômitos, constipação, anorexia
- Impotência
- Rara discinesia tardia
- Palpitações, hipertensão
- Ganho de peso

Efeitos colaterais potencialmente fatais ou perigosos
- Rara síndrome neuroléptica maligna
- Raras convulsões

- Risco aumentado de morte e eventos cerebrovasculares em pacientes idosos com psicose relacionada a demência

Ganho de peso

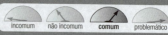

- Muitos pacientes experimentam e/ou pode ocorrer em quantidade significativa

Sedação

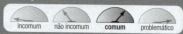

- Muitos pacientes experimentam e/ou pode ocorrer em quantidade significativa, especialmente em altas doses

O que fazer com os efeitos colaterais
- Esperar
- Esperar
- Esperar
- Para sintomas motores, acrescentar um agente anticolinérgico
- Reduzir a dose
- Para sedação, dar à noite
- Trocar por um antipsicótico atípico
- Perda de peso, programas de exercícios e manejo clínico para IMC alto, diabetes, dislipidemia

Melhores agentes de acréscimo para os efeitos colaterais
- Benzotropina ou triexifenidil para efeitos colaterais motores
- Algumas vezes amantadina pode ser útil para efeitos colaterais motores
- Benzodiazepínicos podem ser úteis para acatisia
- Muitos efeitos colaterais não podem ser melhorados com um agente

DOSAGEM E USO

Variação típica da dosagem
- Esquizofrenia: 400 a 800 mg/dia em 2 doses (oral)
- Sintomas predominantemente negativos: 50 a 300 mg/dia (oral)
- Injeção intramuscular: 600 a 800 mg/dia
- Depressão: 150 a 300 mg/dia (oral)

Formas de dosagem
- Diferentes formulações podem estar disponíveis em diferentes mercados

- Comprimidos de 200 mg, 400 mg, 500 mg
- Injeção intramuscular de 50 mg/mL, 100 mg/mL

Como dosar
- Dose inicial de 400 a 800 mg/dia em 1 a 2 doses; poderá ser preciso aumentar a dose para controlar os sintomas positivos; máximo geralmente de 2.400 mg/dia

Dicas para dosagem
✳ Baixas doses de sulpirida podem ser mais efetivas na redução dos sintomas negativos do que dos positivos na esquizofrenia; altas doses podem ser igualmente efetivas na redução de ambas as dimensões dos sintomas
✳ Doses mais baixas têm maior probabilidade de serem ativadoras; doses mais altas têm maior probabilidade de serem sedativas
- Alguns pacientes recebem mais de 2.400 mg/dia
- O tratamento deve ser suspenso se a contagem de neutrófilos absolutos cair abaixo de 1.000/mm³

Overdose
- Pode ser fatal; vômitos, agitação, hipotensão, alucinações, depressão do SNC, taquicardia sinusal, arritmia, distonia, disartria, hiperreflexia

Uso prolongado
- Aparentemente seguro, mas não foi bem estudado

Formação de hábito
- Não

Como interromper
- É recomendado reduzir a dose durante 1 semana
- Titulação descendente lenta (por 6 a 8 semanas), sobretudo ao iniciar simultaneamente um novo antipsicótico durante troca (i.e., titulação cruzada)
- A rápida descontinuação pode levar a psicose de rebote e piora dos sintomas
- Se estiverem sendo utilizados agentes antiparkinsonianos, eles devem ser continuados por algumas semanas depois que a sulpirida for descontinuada

Farmacocinética
- Meia-vida de eliminação de aproximadamente 6 a 8 horas
- Excretada em grande parte inalterada

Interações medicamentosas
- A sulpirida pode aumentar os efeitos de substâncias anti-hipertensivas
- Os efeitos no SNC podem ser aumentados se a sulpirida for utilizada com outros depressores do SNC
- Pode reduzir os efeitos de levodopa e agonistas da dopamina
- Antiácidos ou sucralfato podem reduzir a absorção de sulpirida

Outras advertências/precauções
- Caso se desenvolvam sinais de síndrome neuroléptica maligna, o tratamento deve ser imediatamente descontinuado
- Usar com cautela em pacientes com abstinência alcoólica ou transtornos convulsivos devido à possível diminuição do limiar convulsivo
- O efeito antiemético da sulpirida pode mascarar sinais de outros transtornos ou *overdose*; a supressão do reflexo da tosse pode causar asfixia
- Usar com cautela em pacientes com hipertensão, doença cardiovascular, doença pulmonar, hipertireoidismo, retenção urinária, glaucoma
- Pode exacerbar sintomas de mania ou hipomania
- Usar somente com cautela em doença de Parkinson ou demência com corpos de Lewy

Não usar
- Se o paciente tiver feocromocitoma
- Se o paciente tiver tumor prolactina-dependente
- Se a paciente estiver grávida ou amamentando
- Em crianças com menos de 15 anos
- Se houver alergia comprovada a sulpirida

POPULAÇÕES ESPECIAIS

Insuficiência renal
- Usar com cautela; a substância pode se acumular
- A sulpirida é eliminada por via renal; em casos de insuficiência renal grave, a dose deve ser reduzida e deve-se considerar tratamento intermitente ou troca por outro antipsicótico

Insuficiência hepática
- Usar com cautela

Insuficiência cardíaca
• Usar com cautela

Idosos
• Alguns pacientes podem tolerar melhor doses mais baixas
• Embora antipsicóticos convencionais sejam comumente utilizados para transtornos comportamentais na demência, nenhum agente foi aprovado para tratamento de pacientes idosos com psicose relacionada a demência
• Pacientes idosos com psicose relacionada a demência tratados com antipsicóticos têm um risco aumentado de morte em comparação ao placebo, e também um risco aumentado de eventos cerebrovasculares

Crianças e adolescentes
• Não é recomendada para crianças com menos de 15 anos
• A partir dos 14 anos: recomendado de 3 a 5 mg/kg por dia

Gravidez
• Há um risco aumentado de movimentos musculares anormais e sintomas de retirada em recém-nascidos cujas mães tenham tomado um antipsicótico durante o terceiro trimestre; os sintomas podem incluir agitação, tônus muscular anormalmente aumentado ou diminuído, tremor, sonolência, dificuldade intensa para respirar e dificuldade de alimentação
• Os riscos potenciais devem ser ponderados em relação aos benefícios potenciais, e a sulpirida deve ser utilizada somente se for considerada necessária
• Os sintomas psicóticos podem piorar durante a gestação, e alguma forma de tratamento poderá ser necessária
• Antipsicóticos atípicos podem ser preferíveis a antipsicóticos convencionais ou anticonvulsivantes estabilizadores do humor se for necessário tratamento durante a gravidez

Amamentação
• Alguma quantidade da substância é encontrada no leite materno
✣ É recomendado descontinuar a substância ou usar mamadeira
• O período pós-parto imediato é um momento de alto risco de recaída de psicose

A ARTE DA PSICOFARMACOLOGIA

Potenciais vantagens
• Para sintomas negativos em alguns pacientes

Potenciais desvantagens
• Pacientes que não toleram sedação em altas doses
• Pacientes com insuficiência renal grave

Principais sintomas-alvo
• Sintomas positivos de psicose
• Sintomas negativos de psicose
• Funcionamento cognitivo
• Sintomas depressivos
• Sintomas agressivos

Pérolas
✣ Existe alguma controvérsia quanto à sulpirida ser mais efetiva do que antidepressivos convencionais mais antigos no tratamento dos sintomas negativos
• A sulpirida tem sido utilizada para tratar enxaqueca associada a alterações hormonais
✣ Alguns pacientes com resposta inadequada à clozapina podem se beneficiar de potencialização com sulpirida
• A sulpirida é mal absorvida no trato gastrintestinal e penetra fracamente na barreira hematoencefálica, o que pode levar a respostas clínicas muito variáveis, sobretudo em doses mais baixas
• Pequenos estudos e relatos clínicos sugerem eficácia em depressão e transtornos de ansiedade ("neuroses") em baixas doses
• Os pacientes têm respostas antipsicóticas muito semelhantes com qualquer antipsicótico convencional, o que é diferente do que ocorre com antipsicóticos atípicos, em que as respostas de pacientes individuais ocasionalmente podem variar muito de um agente para outro
• Pacientes com respostas inadequadas a antipsicóticos atípicos podem se beneficiar de uma tentativa de potencialização com um antipsicótico convencional como sulpirida ou da troca por um antipsicótico convencional como sulpirida
• No entanto, a polifarmácia de longo prazo com uma associação de um antipsicótico convencional com um antipsicótico atípico pode combinar seus efeitos colaterais sem claramente potencializar a eficácia de cada um
• Para pacientes resistentes ao tratamento, especialmente aqueles com impulsividade, agressão, violência e autolesão, a polifarmácia de longo

prazo com 2 antipsicóticos atípicos ou com 1 antipsicótico atípico e 1 convencional pode ser útil ou até mesmo necessária, mediante monitoramento atento
- Em tais casos, pode ser benéfico combinar um antipsicótico *depot* com 1 oral

- Embora seja uma prática frequente por parte de alguns prescritores, o acréscimo de 2 antipsicóticos convencionais em conjunto tem pouca lógica e pode reduzir a tolerabilidade sem claramente aumentar a eficácia

Leituras sugeridas

Caley CF, Weber SS. Sulpiride: an antipsychotic with selective dopaminergic antagonist properties. Ann Pharmacother 1995;29(2):152–60.

Mauri MC, Bravin S, Bitetto A, Rudelli R, Invernizzi G. A risk-benefit assessment of sulpiride in the treatment of schizophrenia. Drug Saf 1996;14(5):288–98.

O'Connor SE, Brown RA. The pharmacology of sulpiride – a dopamine receptor antagonist. Gen Pharmacol 1982;13(3):185–93.

Omori IM, Wang J. Sulpiride versus placebo for schizophrenia. Cochrane Database Syst Rev 2009;15(2):CD007811.

Wang J, Omori IM, Fenton M, Soares B. Sulpiride augmentation for schizophrenia. Cochrane Database Syst Rev 2010;20(1):CD008125.

SUVOREXANT

TERAPÊUTICA

Marcas • Belsomra

Genérico? Não

 Classe
- Antagonista dos receptores de orexina; hipnótico

Comumente prescrito para
(em negrito, as aprovações da FDA)
- Insônia (problemas para iniciar e/ou manter o sono)

 Como a substância atua
- A orexina serve para estabilizar e promover a vigília; o suvorexant se liga aos receptores de orexina 1 e orexina 2, bloqueando a ligação da orexina e, assim, impedindo que ela promova a vigília

Tempo para início da ação
- Geralmente, faz efeito em menos de 1 hora

Se funcionar
- Melhora a qualidade do sono
- Os efeitos no tempo total em vigília e no número de despertares durante a noite teoricamente podem diminuir com o tempo

Se não funcionar
- Se a insônia não melhorar depois de 7 a 10 dias, isso pode ser manifestação de uma doença psiquiátrica ou física primária, como apneia obstrutiva do sono ou síndrome das pernas inquietas, o que requer avaliação independente
- Aumentar a dose
- Melhorar a higiene do sono
- Trocar por outro agente

 Melhores combinações de potencialização para resposta parcial ou resistência ao tratamento
- Não existem ensaios controlados de combinações com outros hipnóticos ou substâncias psicotrópicas
- Em geral, é melhor trocar por outro agente

Exames
- Nenhum para indivíduos saudáveis

EFEITOS COLATERAIS

Como a substância causa efeitos colaterais
- Teoricamente, devido a efeitos excessivos do bloqueio dos receptores de orexina

Efeitos colaterais notáveis
- Sedação, cefaleia, tontura, sonhos anormais

 Efeitos colaterais potencialmente fatais ou perigosos
- Paralisia do sono e alucinações hipnagógicas/hipnopômpicas (raro)
- Sintomas dose-dependentes semelhantes a catalepsia leve (raro)

Ganho de peso

incomum / não incomum / comum / problemático

- Relatado, mas não esperado

Sedação

incomum / não incomum / **comum** / problemático

- Muitos pacientes experimentam e/ou pode ocorrer em quantidade significativa

O que fazer com os efeitos colaterais
- Esperar
- Para evitar problemas de memória, tomar suvorexant somente se a intenção for uma noite inteira de sono
- Reduzir a dose
- Trocar por um hipnótico diferente

Melhores agentes de acréscimo para os efeitos colaterais
- Muitos efeitos colaterais não podem ser melhorados com um agente de acréscimo

DOSAGEM E USO

Variação típica da dosagem
- 10 mg/noite

Formas de dosagem
- Comprimidos de 5 mg, 10 mg, 15 mg, 20 mg

Como dosar
- A dose inicial é de 10 mg, não mais do que 1 vez por noite e 30 minutos antes da hora de dormir
- Não deve ser tomada a menos que restem pelo menos 7 horas para dormir

Dicas para dosagem
- Pacientes que toleram, mas não respondem, a 10 mg podem receber doses de 15 mg ou 20 mg; 20 mg é a dose máxima recomendada
- Usar a dose mais baixa efetiva para o paciente
- Tomar suvorexant com ou logo após uma refeição pode retardar o tempo para fazer efeito
- Não é restrito ao uso de curto prazo

Overdose
- Dados limitados; sedação

Uso prolongado
- Foi avaliado e mostrou-se efetivo em ensaios de até 1 ano

Formação de hábito
- O suvorexant é uma substância Classe IV
- Não houve evidências de dependência fisiológica ou sintomas de abstinência com o uso prolongado de suvorexant

Como interromper
- Não é necessário reduzir a dose gradualmente

Farmacocinética
- Metabolizado por CYP450 3A4
- Meia-vida terminal média de aproximadamente 12 horas

Interações medicamentosas
- Não é recomendado em pacientes que estão tomando concomitantemente fortes inibidores de CYP450 3A4
- Pacientes que tomam inibidores moderados de CYP3A4 devem receber uma dose de 5 mg; a dose pode ser aumentada para 10 mg, se necessário
- Pacientes que tomam indutores de CYP3A4 podem experimentar eficácia reduzida do suvorexant

Outras advertências/precauções
- A insônia pode ser sintoma de um transtorno primário, em vez de um transtorno primário em si
- Alguns pacientes podem exibir pensamento anormal ou alterações comportamentais semelhantes às causadas por outros depressores do SNC (i.e., ações depressoras ou ações desinibidoras)
- Alguns pacientes deprimidos podem experimentar uma piora da ideação suicida
- Usar somente com cautela em pacientes com função respiratória prejudicada ou apneia obstrutiva do sono
- O suvorexant só deve ser administrado na hora de dormir
- A bula contém advertência para o risco de prejuízo do estado de alerta e da coordenação motora no dia seguinte

Não usar
- Se o paciente tiver narcolepsia
- Se o paciente estiver tomando fortes inibidores de CYP450 3A4
- Se houver alergia comprovada ao suvorexant

POPULAÇÕES ESPECIAIS

Insuficiência renal
- Não é necessário ajuste da dose

Insuficiência hepática
- Não é necessário ajuste da dose na insuficiência hepática leve a moderada
- Não é recomendado para pacientes com insuficiência hepática grave

Insuficiência cardíaca
- Não foi estudado em pacientes com insuficiência cardíaca

Idosos
- Alguns pacientes podem tolerar melhor doses mais baixas

Crianças e adolescentes
- Segurança e eficácia não foram estabelecidas

Gravidez
- Válidas a partir de 30 de junho de 2015, a FDA norte-americana determina alterações no conteúdo e na forma das informações referentes a

gravidez e lactação nos rótulos das substâncias de prescrição, incluindo a eliminação das categorias por letras para risco na gravidez; a Pregnancy and Lactation Labeling Rule (PLLR ou regra final) aplica-se somente a substâncias de prescrição e será introduzida gradualmente para substâncias aprovadas a partir de 30 de junho de 2001
• Não foram conduzidos estudos controlados em gestantes

Amamentação
• É desconhecido se o suvorexant é secretado no leite humano, mas presume-se que todos os psicotrópicos sejam secretados no leite materno
• É recomendado descontinuar a substância ou usar mamadeira

A ARTE DA PSICOFARMACOLOGIA

Potenciais vantagens
• Insônia primária
• Insônia crônica
• Aqueles que requerem tratamento de longo prazo
• Aqueles com depressão cuja insônia não se resolve com tratamento com antidepressivo

Potenciais desvantagens
• Mais caro do que alguns outros hipnóticos sedativos

Principais sintomas-alvo
• Tempo para início do sono
• Despertares noturnos
• Tempo total de sono

 Pérolas
• Ter como alvo a insônia pode prevenir o início de transtorno depressivo maior ou TAG e ajuda a manter a remissão após a recuperação de um transtorno depressivo maior ou TAG
• A insônia de rebote não parece ser comum
• O suvorexant pode ser seguro para uso de longo prazo, com pouca ou nenhuma sugestão de tolerância, dependência ou abuso
• Pode até mesmo ser seguro considerar em pacientes com uma história passada de abuso de substância que requerem tratamento com um hipnótico
• Pode ser efetivo em pacientes com insônia não responsiva a medicações com outros mecanismos de ação (p. ex., hipnóticos Z, benzodiazepínicos)

 Leituras sugeridas

Citrome L. Suvorexant for insomnia: a systematic review of the efficacy and safety profile for this newly approved hypnotic – what is the number needed to treat, number needed to harm and likelihood to be helped or harmed? Int J Clin Pract 2014;68(12):1429–41.

Michelson D, Snyder E, Paradis E, et al. Safety and efficacy of suvorexant during 1-year treatment of insomnia with subsequent abrupt treatment discontinuation: a phase 3 randomised, double-blind, placebo-controlled trial. Lancet Neurol 2014;13(5):461–71.

TASIMELTEON

TERAPÊUTICA

Marcas • Hetlioz

Genérico? Não

 Classe
- Agonista dos receptores de melatonina 1 e 2

Comumente prescrito para
(em negrito, as aprovações da FDA)
- **Transtorno do ciclo sono-vigília do tipo não de 24 horas**
- Insônia associada a trabalho em turnos, *jet lag* ou perturbações no ritmo circadiano

 Como a substância atua
- Liga-se seletivamente aos receptores de melatonina 1 e 2 como agonista completo, com maior afinidade pelos receptores de melatonina 2 do que pelos de melatonina 1

Tempo para início da ação
- Devido a diferenças individuais nos ritmos circadianos, poderá ser necessário uso diário por várias semanas ou meses antes que seja observada eficácia

Se funcionar
- Provoca um ajuste do ritmo circadiano
- Aumenta o tempo de sono durante a noite
- Reduz o tempo de cochilos durante o dia

Se não funcionar
- Trocar para outro agente

 Melhores combinações de potencialização para resposta parcial ou resistência ao tratamento
- Não existem ensaios controlados de combinações com outros hipnóticos ou substâncias psicotrópicas
- Em geral, é melhor trocar por outro agente

Exames
- Nenhum para indivíduos saudáveis

EFEITOS COLATERAIS

Como a substância causa efeitos colaterais
- As ações nos receptores de melatonina que perduram até o dia seguinte podem teoricamente causar sedação diurna, fadiga e morosidade, mas isso não é comum

Efeitos colaterais notáveis
- Cefaleia, pesadelos ou sonhos incomuns
- Alanina aminotransferase aumentada
- Infecção das vias respiratórias superiores, infecção urinária

 Efeitos colaterais potencialmente fatais ou perigosos
- Não foram relatados

Ganho de peso

- Relatado, mas não esperado

Sedação

- Muitos pacientes experimentam e/ou pode ocorrer em quantidade significativa

O que fazer com os efeitos colaterais
- Esperar
- Para evitar problemas de memória, tomar o tasimelteon somente se a intenção for ter uma noite inteira de sono
- Trocar por hipnótico diferente

Melhores agentes de acréscimo para os efeitos colaterais
- Analgésicos de venda livre para cefaleia
- Muitos efeitos colaterais não podem ser melhorados com um agente de acréscimo

DOSAGEM E USO

Variação típica da dosagem
- 20 mg na hora de dormir

Formas de dosagem
- Cápsulas de 20 mg

Como dosar
- Deve ser tomado na mesma hora todas as noites
- Deve ser tomado sem alimentos

Dicas para dosagem
- Se o tasimelteon não puder ser tomado em seu horário típico em determinada noite, a dose dessa noite deve ser saltada
- A cápsula deve ser engolida inteira

Overdose
- A experiência é limitada

Uso prolongado
- O uso não é restrito ao curto prazo
- O uso continuado é necessário para manter o ajuste circadiano
- Foi estudado e demonstrou ser seguro em um pequeno número de pacientes por até 1 ano

Formação de hábito
- Não

Como interromper
- Não é necessário reduzir a dose gradualmente

Farmacocinética
- Meia-vida média de eliminação de 1,3 horas
- Metabolizado por CYP450 1A2 e CYP450 3A4

Interações medicamentosas
- Inibidores de CYP450 1A2, como fluvoxamina, podem aumentar os níveis plasmáticos do tasimelteon, portanto a combinação de tasimelteon com fluvoxamina ou outros inibidores fortes de CYP450 1A2 deve ser evitada
- Indutores de CYP450 3A4, como rifampicina, podem reduzir os níveis plasmáticos do tasimelteon, portanto a combinação de tasimelteon com indutores de CYP450 3A4 deve ser evitada
- A eficácia pode ser reduzida se for dado com indutores de CYP450 1A2 (p. ex., fumaça de cigarro)
- Inibidores de CYP450 3A4, como cetoconazol, podem aumentar os níveis plasmáticos de tasimelteon

Outras advertências/precauções
- O tasimelteon só deve ser administrado na hora de dormir

Não usar
- Em pacientes com insuficiência hepática grave
- Se houver uma alergia comprovada a tasimelteon

POPULAÇÕES ESPECIAIS

Insuficiência renal
- Não é necessário ajuste da dose

Insuficiência hepática
- Não é necessário ajuste da dose para insuficiência leve a moderada
- Não é recomendado para pacientes com insuficiência grave

Insuficiência cardíaca
- Não foi estudadoa

Idosos
- A exposição ao tasimelteon é aumentada em aproximadamente 2 vezes

Crianças e adolescentes
- Segurança e eficácia não foram estabelecidas

Gravidez
- Válidas a partir de 30 de junho de 2015, a FDA norte-americana determina alterações no conteúdo e na forma das informações referentes a gravidez e lactação nos rótulos das substâncias de prescrição, incluindo a eliminação das categorias por letras para risco na gravidez; a Pregnancy and Lactation Labeling Rule (PLLR ou regra final) aplica-se somente a substâncias de prescrição e será introduzida gradualmente para substâncias aprovadas a partir de 30 de junho de 2001
- Não foram conduzidos estudos controlados em gestantes
- Em estudos com animais, a administração de tasimelteon durante a gravidez resultou em toxicidade desenvolvimental (mortalidade embrionária/fetal, prejuízo neurocomportamental, crescimento e desenvolvimento reduzidos na prole)

Amamentação
- É desconhecido se o tasimelteon é secretado no leite humano, mas presume-se que todos os psicotrópicos sejam secretados no leite materno
- Usar com cautela se a paciente estiver amamentando

A ARTE DA PSICOFARMACOLOGIA

Potenciais vantagens
- Aqueles que requerem tratamento de longo prazo
- Transtornos do ritmo circadiano

Potenciais desvantagens
- Caro

Principais sintomas-alvo
- Tempo de sono total durante a noite

 Pérolas
- O tasimelteon atua nos ritmos circadianos estimulando os receptores de melatonina no "marca-passo" do cérebro, a saber, o núcleo supraquiasmático
- Teoricamente, a estimulação dos receptores de melatonina 1 é mediadora dos efeitos supressores da melatonina no núcleo supraquiasmático
- Teoricamente, a estimulação dos receptores de melatonina 2 é mediadora dos efeitos da troca de fase da melatonina
- O tasimelteon pode agir promovendo o ajuste apropriado dos ritmos circadianos subjacentes a um ciclo sono-vigília normal; isso é apoiado pelos dados de biomarcadores envolvendo a melatonina e o cortisol
- Assim, o tasimelteon também pode se mostrar efetivo para o tratamento de perturbações do ritmo circadiano, como transtornos do sono decorrentes de trabalho em turnos e *jet lag*, e atualmente estão em andamento estudos em *jet lag*; no entanto, esta seria uma alternativa cara
- Teoricamente, pode estimular os efeitos de um antidepressivo em indivíduos cegos com depressão ou ansiedade, mas isso não foi estudado do modo adequado, e os estudos de potencialização em depressão não são positivos
- Ausência de ações nos sistemas de GABA, que pode estar relacionada à aparente ausência de risco de abuso

 Leituras sugeridas

Leger D, Quera-Salva MA, Vecchierini MF, et al. Safety profile of tasimelteon, a melatonin MT1 and MT2 receptor agonist: pooled safety analyses from six clinical studies. Expert Opin Drug Saf 2015;14(11):1673–85.

Lockley SW, Dressman MA, Licamele L, et al. Tasimelteon for non-24-hour sleep-wake disorder in totally blind people (SET and RESET): two multicentre, randomised, double-masked, placebo-controlled phase 3 trials. Lancet 2015;386(10005):1754–64.

Stahl SM. Mechanism of action of tasimelteon in non-24 sleep-wake syndrome: treatment for a circadian rhythm disorder in blind patients. CNS Spectr 2014;19(6):475–8.

TEMAZEPAM

TERAPÊUTICA

Marcas • Restoril

Genérico? Sim

Classe
- Nomenclatura baseada na neurociência: modulador alostérico positivo de GABA (MAP-GABA)
- Benzodiazepínico (hipnótico)

Comumente prescrito para
(em negrito, as aprovações da FDA)
- **Tratamento de curta duração para insônia**
- Catatonia

Como a substância atua
- Liga-se aos receptores benzodiazepínicos no complexo dos canais de cloreto dos receptores de GABA-A ativados por ligante
- Aumenta os efeitos inibitórios de GABA
- Estimula a condutância do cloreto através dos canais regulados por GABA
- As ações inibitórias nos centros do sono podem causar efeitos hipnóticos sedativos

Tempo para início da ação
- Em geral, faz efeito em menos de 1 hora, mas pode levar mais tempo em alguns pacientes

Se funcionar
- Melhora a qualidade do sono
- Os efeitos no tempo total em vigília e no número de despertares durante a noite pode ser reduzido com o tempo

Se não funcionar
- Se a insônia não melhorar depois de 7 a 10 dias, ela pode ser manifestação de uma doença psiquiátrica ou física primária, como apneia obstrutiva do sono ou síndrome das pernas inquietas, o que requer avaliação independente
- Aumentar a dose
- Melhorar a higiene do sono
- Trocar por outro agente

Melhores combinações de potencialização para resposta parcial ou resistência ao tratamento
- Em geral, é melhor trocar por outro agente
- Trazodona
- Agentes com ações anti-histamínicas (p. ex., difenidramina, ADTs)

Exames
- Em pacientes com transtornos convulsivos, doença clínica concomitante e/ou aqueles com muitas medicações de longo prazo concomitantes, pode ser prudente realizar testes hepáticos e hemogramas completos periódicos

EFEITOS COLATERAIS

Como a substância causa efeitos colaterais
- Mesmo mecanismo para os efeitos colaterais que para os efeitos terapêuticos – isto é, devido às ações excessivas nos receptores benzodiazepínicos
- As ações nos receptores benzodiazepínicos que se prolongam até o dia seguinte podem causar sedação diurna, amnésia e ataxia
- As adaptações de longo prazo nos receptores benzodiazepínicos podem explicar o desenvolvimento de dependência, tolerância e abstinência

Efeitos colaterais notáveis
✷ Sedação, fadiga, depressão
✷ Tontura, ataxia, fala mal articulada, fraqueza
✷ Esquecimento, confusão
✷ Hiper-excitabilidade, nervosismo
- Raras alucinações e mania
- Rara hipotensão
- Hipersalivação, boca seca
- Insônia de rebote na retirada de tratamento de longa duração

Efeitos colaterais potencialmente fatais ou perigosos
- Depressão respiratória, especialmente quando tomado com depressores do SNC em *overdose*
- Raras disfunção hepática, disfunção renal, discrasias sanguíneas

Ganho de peso

incomum não incomum comum problemático

- Relatado, mas não esperado

Sedação

incomum não incomum **comum** problemático

- Muitos pacientes experimentam e/ou pode ocorrer em quantidade significativa

O que fazer com os efeitos colaterais
- Esperar
- Para evitar problemas de memória, tomar o temazepam somente se a intenção for ter uma noite inteira de sono
- Reduzir a dose
- Trocar por outro hipnótico sedativo de mais curta ação
- Trocar por um hipnótico não benzodiazepínico
- Administrar flumazenil se os efeitos colaterais forem graves ou potencialmente fatais

Melhores agentes de acréscimo para os efeitos colaterais
- Muitos efeitos colaterais não podem ser melhorados com um agente de acréscimo

DOSAGEM E USO

Variação típica da dosagem
- 15 mg/dia na hora de dormir

Formas de dosagem
- Cápsulas de 7,5 mg, 15 mg, 30 mg

Como dosar
- 15 mg/dia na hora de dormir; pode ser aumentado para 30 mg/dia na hora de dormir, se ineficaz

 Dicas para dosagem
- Usar a dose mais baixa possível e avaliar regularmente a necessidade de tratamento continuado
- Em geral, o temazepam não deve ser prescrito em quantidades maiores do que o suprimento necessário para 1 mês
- Pacientes com peso corporal mais baixo podem requerer doses mais baixas
- ✱ Uma vez que o temazepam é absorvido lentamente, a administração da dose 1 a 2 horas antes da hora de dormir pode melhorar o início da ação e encurtar a latência do sono
- O risco de dependência pode aumentar com a dose e a duração do tratamento

Overdose
- Pode ser fatal em monoterapia; fala mal articulada, má coordenação, depressão respiratória, sedação, confusão, coma

Uso prolongado
- Em geral, não é destinado ao uso de longo prazo

Formação de hábito
- O temazepam é uma substância Classe IV
- Alguns pacientes podem desenvolver dependência e/ou tolerância; o risco pode ser maior com doses mais altas
- História de adição a substâncias pode aumentar o risco de dependência

Como interromper
- Se for tomado por mais de algumas semanas, reduzir a dose gradualmente para diminuir as chances de efeitos de abstinência
- Pacientes com história de convulsões podem ter crises com a retirada abrupta
- Pode ocorrer insônia de rebote nas primeiras 1 a 2 noites após a interrupção
- Para pacientes com problemas graves de descontinuação de um benzodiazepínico, poderá ser necessário reduzir a dose gradualmente durante muitos meses (i.e., reduzir a dose em 1% a cada 3 dias, triturando o comprimido e fazendo uma suspensão ou dissolvendo em 100 mL de suco de fruta e então descartando 1 mL e bebendo o restante; 3 a 7 dias depois, descartam-se 2 mL, e assim por diante). Essa é uma forma de redução gradual biológica muito lenta da dose e uma forma de dessensibilização comportamental.

Farmacocinética
- Sem metabólitos ativos
- Meia-vida de aproximadamente 8 a 15 horas

 Interações medicamentosas
- Efeitos depressores são aumentados quando tomado com outros depressores do SNC (veja a seção Outras advertências/precauções, a seguir)
- Se o temazepam for utilizado com kava, a eliminação de ambas as substâncias pode ser afetada

 Outras advertências/ precauções
- Medicação controlada devido ao risco aumentado de efeitos depressores no SNC quando benzodiazepínicos e medicações opioides são utilizados em conjunto, incluindo especificamente o risco de respiração lenta ou dificuldade de respirar e morte
- Se não estiverem disponíveis alternativas para o uso combinado de benzodiazepínicos e opioides,

os clínicos devem limitar a dosagem e a duração de cada substância ao mínimo possível em que ainda seja obtida eficácia terapêutica
• Os pacientes e seus cuidadores devem ser aconselhados a buscar atenção médica se ocorrer tontura incomum, atordoamento, sedação, respiração lenta ou dificuldade de respirar ou ausência de responsividade
• Insônia pode ser sintoma de um transtorno primário, em vez de um transtorno primário em si
• Alguns pacientes podem exibir pensamento anormal ou alterações no comportamento semelhante aos causados por outros depressores do SNC (i.e., ações depressoras ou ações desinibidoras)
• Alguns pacientes deprimidos podem experimentar uma piora da ideação suicida
• Usar somente com extrema cautela em pacientes com função respiratória prejudicada ou apneia obstrutiva do sono
• O temazepam só deve ser administrado na hora de dormir

Não usar
• Se a paciente estiver grávida
• Se o paciente tiver glaucoma de ângulo fechado
• Se houver uma alergia comprovada a temazepam ou a algum benzodiazepínico

Gravidez
• É contraindicado para uso na gravidez
• Válidas a partir de 30 de junho de 2015, a FDA norte-americana determina alterações no conteúdo e na forma das informações referentes a gravidez e lactação nos rótulos das substâncias de prescrição, incluindo a eliminação das categorias por letras para risco na gravidez; a Pregnancy and Lactation Labeling Rule (PLLR ou regra final) aplica-se somente a substâncias de prescrição e será introduzida gradualmente para substâncias aprovadas a partir de 30 de junho de 2001
• Bebês cujas mães tenham recebido um benzodiazepínico no fim da gravidez podem experimentar efeitos de abstinência
• Flacidez neonatal foi relatada em bebês cujas mães tomaram um benzodiazepínico durante a gravidez

Amamentação
• É desconhecido se o temazepam é secretado no leite humano, mas presume-se que todos os psicotrópicos sejam secretados no leite materno
✱ É recomendado descontinuar a substância ou usar mamadeira
• Foram observados efeitos no bebê, incluindo dificuldades de alimentação, sedação e perda de peso

POPULAÇÕES ESPECIAIS

Insuficiência renal
• Dose recomendada: 7,5 mg/dia

Insuficiência hepática
• Dose recomendada: 7,5 mg/dia

Insuficiência cardíaca
• Pode não ser necessário ajuste da dose
• Benzodiazepínicos têm sido utilizados para tratar insônia associada a infarto agudo do miocárdio

Idosos
• Dose recomendada: 7,5 mg/dia

Crianças e adolescentes
• Segurança e eficácia não foram estabelecidas
• Os efeitos de longo prazo do temazepam em crianças e adolescentes são desconhecidos
• Em geral, devem receber doses mais baixas e ser monitorados mais atentamente

A ARTE DA PSICOFARMACOLOGIA

Potenciais vantagens
• Pacientes com insônia intermediária (despertar noturno)

Potenciais desvantagens
• Pacientes com insônia inicial (dificuldade para adormecer)

Principais sintomas-alvo
• Tempo para início do sono
• Tempo total de sono
• Despertares durante a noite

Pérolas
• Caso se desenvolva tolerância, isso pode resultar em ansiedade aumentada durante o dia e/ou vigília aumentada durante a última parte da noite

✶ Tem uma lenta absorção gastrintestinal em comparação a outros benzodiazepínicos sedativos, portanto pode ser mais efetivo para despertar noturno do que para insônia inicial, a menos que dosado 1 a 2 horas antes da hora de dormir

✶ É conhecido pelo início de ação retardado em comparação a alguns outros hipnóticos sedativos
• Embora isso não tenha sido estudado sistematicamente, os benzodiazepínicos têm sido utilizados com efetividade para tratar catatonia, e são o tratamento inicial recomendado

Leituras sugeridas

Ashton H. Guidelines for the rational use of benzodiazepines. When and what to use. Drugs 1994;48:25–40.

Fraschini F, Stankov B. Temazepam: pharmacological profile of a benzodiazepine and new trends in its clinical application. Pharmacol Res 1993;27:97–113.

Heel RC, Brogden RN, Speight TM, Avery GS. Temazepam: a review of its pharmacological properties and therapeutic efficacy as an hypnotic. Drugs 1981;21:321–40.

McElnay JC, Jones ME, Alexander B. Temazepam (Restoril, Sandoz Pharmaceuticals). Drug Intell Clin Pharm 1982;16:650–6.

TIAGABINA

TERAPÊUTICA

Marcas • Gabitril

Genérico? Sim

Classe
- Anticonvulsivante; inibidor seletivo da recaptação de GABA (ISRG)

Comumente prescrita para
(em negrito, as aprovações da FDA)
- **Convulsões parciais (adjunto; adultos e crianças a partir dos 12 anos)**
- Transtornos de ansiedade
- Dor neuropática/dor crônica

Como a substância atua
- Bloqueia seletivamente a recaptação do ácido gama-aminobutírico (GABA) pelos transportadores de GABA pré-sinápticos e gliais

Tempo para início da ação
- Deve reduzir as convulsões em 2 semanas
- Não está claro se funciona em transtornos de ansiedade ou dor crônica, mas alguns pacientes podem responder e, nesse caso, as ações terapêuticas podem ser vistas em 2 semanas

Se funcionar
- O objetivo do tratamento é a completa remissão dos sintomas (p. ex., convulsões, ansiedade)
- O objetivo do tratamento de dor neuropática crônica é reduzir os sintomas o máximo possível, especialmente em combinação com outros tratamentos
- O tratamento de dor neuropática crônica na maioria das vezes reduz, mas não elimina os sintomas, e não é uma cura, já que os sintomas costumam recorrer depois que o medicamento é interrompido
- Continuar o tratamento até que todos os sintomas tenham desaparecido ou até que a melhora seja estável e, depois, continuar tratando por tempo indefinido enquanto persistir a melhora

Se não funcionar (para dor neuropática ou transtornos de ansiedade)
- Muitos pacientes têm apenas uma resposta parcial, em que alguns sintomas são melhorados, mas outros persistem
- Outros pacientes podem ser não respondedores, sendo algumas vezes chamados de resistentes ou refratários ao tratamento
- Pode apenas ser efetiva em um subgrupo de pacientes com dor neuropática ou transtornos de ansiedade, em alguns indivíduos que não respondem a outros tratamentos, ou poderá simplesmente não funcionar
- Considerar aumento da dose, troca por outro agente ou acréscimo de um agente de potencialização apropriado
- Considerar *biofeedback* ou hipnose para dor
- Considerar avaliação para outro diagnóstico ou para uma condição comórbida (p. ex., doença clínica, abuso de substância, etc.)
- Trocar por outro agente com menos efeitos colaterais

Melhores combinações de potencialização para resposta parcial ou resistência ao tratamento
- A própria tiagabina é um agente de potencialização para diversos outros anticonvulsivantes no tratamento de epilepsia
- ✱ Para dor neuropática crônica, a tiagabina pode potencializar ADTs e IRSNs, bem como gabapentina, outros anticonvulsivantes e até mesmo opiáceos, se prescrito por especialistas, mediante monitoramento atento em casos difíceis
- Para ansiedade, a tiagabina é um tratamento de segunda linha para potencializar ISRSs, IRSNs ou benzodiazepínicos

Exames
- Nenhum para indivíduos saudáveis
- A tiagabina pode se ligar a tecidos que contêm melanina, portanto podem ser consideradas verificações oftalmológicas em tratamentos de longa duração

EFEITOS COLATERAIS

Como a substância causa efeitos colaterais
- Os efeitos colaterais no SNC podem ser devidos às ações excessivas de GABA

Efeitos colaterais notáveis
- ✱ Sedação, tontura, astenia, nervosismo, dificuldade de concentração, problemas na fala/linguagem, confusão, tremor
- Diarreia, vômitos, náusea
- Equimose, depressão

Efeitos colaterais potencialmente fatais ou perigosos
- Exacerbação de anormalidades no EEG em epilepsia
- Estado epiléptico em epilepsia (é desconhecido se está associado ao uso de tiagabina)
- Mortes súbitas inexplicáveis ocorreram em epilepsia (é desconhecido se estavam associadas ao uso de tiagabina)
- Convulsões de novo início e estado epiléptico foram relatados em pacientes sem epilepsia
- Rara ativação de ideação e comportamento suicida (suicidalidade)

Ganho de peso

incomum | não incomum | comum | problemático

- Relatado, mas não esperado
- Alguns pacientes experimentam aumento no apetite

Sedação

incomum | não incomum | comum | problemático

- Muitos experimentam e/ou pode ocorrer em quantidade significativa

O que fazer com os efeitos colaterais
- Esperar
- Esperar
- Esperar
- Tomar a maior parte da dose ou toda ela à noite, para reduzir a sedação diurna
- Reduzir a dose
- Trocar por outro agente

Melhores agentes de acréscimo para os efeitos colaterais
- Muitos efeitos colaterais não podem ser melhorados com um agente de acréscimo

DOSAGEM E USO

Variação típica da dosagem
- 32 a 56 mg/dia em 2 a 4 doses divididas para tratamento adjuvante de epilepsia
- 2 a 12 mg/dia para tratamento adjuvante de dor crônica e transtornos de ansiedade

Formas de dosagem
- Comprimidos de 2 mg, 4 mg, 12 mg, 16 mg, 20 mg

Como dosar
- Adjuvante de substâncias anticonvulsivantes indutoras enzimáticas: dose inicial de 4 mg 1 vez por dia; depois de 1 semana, pode ser aumentada em 4 a 8 mg/dia a cada semana; dose máxima geralmente de 56 mg/dia em 2 a 4 doses divididas
- Dosagem para dor crônica ou transtornos de ansiedade não está bem estabelecida, mas iniciar com 2 mg à noite, aumentando em incrementos de 2 mg a cada poucos dias conforme tolerado, até 8 a 12 mg/dia
- É preciso particular cautela ao prescrever para pacientes não induzidos

Dicas para dosagem
- Geralmente, é administrada como medicação adjuvante para outros anticonvulsivantes no tratamento de epilepsia
- ✳ As recomendações de dosagem estão baseadas em estudos de uso adjuvante com substâncias anticonvulsivantes indutoras enzimáticas, que reduzem pela metade os níveis plasmáticos da tiagabina; assim, quando se utiliza a tiagabina sem substâncias anticonvulsivantes indutoras enzimáticas, a dose poderá precisar ser reduzida significativamente, podendo requerer um ritmo de titulação muito mais lento
- ✳ Também é administrada como medicação adjuvante para benzodiazepínicos, ISRSs e/ou IRSNs no tratamento de transtornos de ansiedade; e para IRSNs, gabapentina, outros anticonvulsivantes, até mesmo opiáceos, no tratamento de dor crônica
- ✳ A dosagem varia de modo considerável entre pacientes individuais, mas está certamente na extremidade inferior do espectro de dosagem para pacientes com dor neuropática crônica ou transtornos de ansiedade (i.e., 2 a 12 mg como dose dividida ou integral à noite)
- ✳ Pacientes com dor neuropática crônica e transtornos de ansiedade são muito menos tolerantes a efeitos colaterais no SNC, portanto requerem uma titulação da dosagem muito mais lenta, além de uma dose de manutenção mais baixa
- A absorção gastrintestinal é acentuadamente reduzida pela ingestão concomitante de alimento, o que também diminui as concentrações plasmáticas de pico
- ✳ Assim, para melhor tolerabilidade e ações clínicas consistentes, instruir os pacientes a sempre ingerir com alimento
- Os efeitos colaterais podem aumentar com a dose

Tiagabina

Overdose
- Não foram relatadas mortes; sedação agitação, confusão, dificuldade na fala, hostilidade, depressão, fraqueza, mioclonia, convulsões, estado epiléptico

Uso prolongado
- Seguro

Formação de hábito
- Não

Como interromper
- Reduzir a dose gradualmente
- Pacientes com epilepsia podem ter convulsão durante a retirada, especialmente se for abrupta
- Sintomas de descontinuação são incomuns

Farmacocinética
- Primariamente metabolizada por CYP450 3A4
- As concentrações em estado de equilíbrio tendem a ser mais baixas à noite do que pela manhã
- Meia-vida de aproximadamente 7 a 9 horas
- Excretada por via renal

Interações medicamentosas
- A eliminação de tiagabina pode ser reduzida, e, assim, os níveis plasmáticos <u>aumentados</u> se for tomada com uma substância anticonvulsivante não indutora de enzimas (p. ex., valproato, gabapentina, lamotrigina); portanto, a dose de tiagabina poderá precisar ser reduzida
- Indutores de CYP450 3A4, como carbamazepina, podem <u>reduzir</u> os níveis plasmáticos de tiagabina
- Inibidores de CYP450 3A4, como nefazodona, fluvoxamina e fluoxetina, podem teoricamente <u>aumentar</u> os níveis plasmáticos da tiagabina
- A eliminação de tiagabina é aumentada se for tomada com uma substância anticonvulsivante indutora enzimática (p. ex., carbamazepina, fenobarbital, fenitoína, primidona), e, assim, os níveis plasmáticos são <u>reduzidos</u>; no entanto, não são necessários ajustes da dose para o tratamento de epilepsia, já que as recomendações de dosagem para epilepsia estão baseadas em tratamento adjuvante com uma substância anticonvulsivante indutora enzimática
- Apesar das ações comuns em GABA, não foram apresentadas interações farmacodinâmicas ou farmacocinéticas na combinação de tiagabina com o benzodiazepínico triazolam ou com álcool
- Entretanto, as ações sedativas de quaisquer duas substâncias sedativas dadas em combinação podem ser aditivas

Outras advertências/precauções
- Ocorreram convulsões em indivíduos sem epilepsia que tomaram tiagabina
- O risco de convulsão pode ser dose-relacionado; quando a tiagabina é utilizada na ausência de substâncias anticonvulsivantes indutoras enzimáticas, que reduzem os níveis plasmáticos de tiagabina, a dose poderá precisar ser reduzida
- Os efeitos depressores podem ser aumentados por outros depressores do SNC (álcool, IMAOs, outros anticonvulsivantes, etc.)
- A tiagabina pode se ligar à melanina, aumentando a possibilidade de efeitos oftalmológicos de longo prazo
- Alertar os pacientes e seus cuidadores sobre a possibilidade de ativação de ideação suicida e aconselhá-los a relatar esses sintomas imediatamente

Não usar
- Se houver alergia comprovada à tiagabina

POPULAÇÕES ESPECIAIS

Insuficiência renal
- Embora a tiagabina seja excretada por via renal, sua farmacocinética em pacientes saudáveis e naqueles com função renal deficiente é semelhante, não sendo recomendado ajuste da dose

Insuficiência hepática
- A eliminação é reduzida
- Pode requerer dose mais baixa

Insuficiência cardíaca
- Não é recomendado ajuste da dose

Idosos
- Alguns pacientes podem tolerar melhor doses mais baixas

Crianças e adolescentes
- Segurança e eficácia não foram estabelecidas abaixo de 12 anos
- Dose máxima recomendada é geralmente de 32 mg/dia em 2 a 4 doses divididas

Gravidez
- Válidas a partir de 30 de junho de 2015, a FDA norte-americana determina alterações no conteúdo e na forma das informações referentes a gravidez e lactação nos rótulos das substâncias de prescrição, incluindo a eliminação das categorias por letras para risco na gravidez; a Pregnancy and Lactation Labeling Rule (PLLR ou regra final) aplica-se somente a substâncias de prescrição e será introduzida gradualmente para substâncias aprovadas a partir de 30 de junho de 2001
- Não foram conduzidos estudos controlados em gestantes
- O uso em mulheres em idade reprodutiva requer que sejam ponderados os benefícios potenciais para a mãe em relação aos riscos para o feto
- Antiepileptic Drug Pregnancy Registry: (888) 233-2334
- Reduzir a substância gradualmente para ser descontinuada
- Convulsões, mesmo leves, podem causar danos ao embrião/feto

✱ A falta de evidências definitivas de eficácia para dor neuropática crônica ou transtornos de ansiedade sugere que a relação risco/benefício esteja a favor da descontinuação de tiagabina durante a gravidez para essas indicações

Amamentação
- Alguma quantidade da substância é encontrada no leite materno

✱ É recomendado descontinuar a substância ou usar mamadeira

- Se a substância for continuada durante a amamentação, o bebê deve ser monitorado para possíveis efeitos adversos
- Se o bebê apresentar sinais de irritabilidade ou sedação, poderá ser necessário descontinuar a substância

A ARTE DA PSICOFARMACOLOGIA

Potenciais vantagens
- Dor neuropática crônica resistente ao tratamento
- Transtornos de ansiedade resistentes ao tratamento

Potenciais desvantagens
- Pode requerer dosagem de 2 a 4 vezes por dia
- Precisa ser tomada com alimentos

Principais sintomas-alvo
- Ocorrência de convulsões
- Dor
- Ansiedade

Pérolas
- É bem estudada em epilepsia
- Boa parte do uso é *off label*

✱ O uso *off-label* como segunda linha e como agente de potencialização pode ser justificado para transtornos de ansiedade e dor neuropática resistentes ao tratamento e também para fibromialgia

✱ O uso *off-label* para transtorno bipolar pode não ser justificado

✱ É um dos poucos agentes que estimula o sono delta de ondas lentas, que pode ser útil em síndromes de dor neuropática crônica

- Pode ser difícil de dosar em pacientes que não estão tomando substâncias anticonvulsivantes indutoras enzimáticas, já que as doses em indivíduos não induzidos não foram bem estudadas, são geralmente muito mais baixas e a titulação é muito mais lenta do que em pacientes induzidos
- Pode causar convulsões mesmo em pacientes sem epilepsia, especialmente naqueles que estão tomando outros agentes (antidepressivos, antipsicóticos, estimulantes, narcóticos) que possam reduzir o limiar convulsivo

Leituras sugeridas

Backonja NM. Use of anticonvulsants for treatment of neuropathic pain. Neurology 2002 10;59(Suppl 2):S14–17.

Carta MG, Hardoy MC, Grunze H, Carpiniello B. The use of tiagabine in affective disorders. Pharmacopsychiatry 2002;35:33–4.

Evans EA. Efficacy of newer anticonvulsant medications in bipolar spectrum mood disorders. J Clin Psychiatry 2003;64(Suppl 8):S9–14.

Lydiard RB. The role of GABA in anxiety disorders. J Clin Psychiatry 2003;64(Suppl 3):S21–7.

Schmidt D, Gram L, Brodie M, et al. Tiagabine in the treatment of epilepsy – a clinical review with a guide for the prescribing physician. Epilepsy Res 2000;41:245–51.

Stahl SM. Anticonvulsants as anxiolytics, part 1: tiagabine and other anticonvulsants with actions on GABA. J Clin Psychiatry 2004;65:291–2.

Stahl SM. Psychopharmacology of anticonvulsants: do all anticonvulsants have the same mechanism of action? J Clin Psychiatry 2004;65:149–50.

TIANEPTINA

TERAPÊUTICA

Marcas
- Coaxil
- Stablon
- Tatinol

Genérico? Sim

Classe
- Nomenclatura baseada na neurociência: ainda a ser determinada
- Modulador glutamatérgico
- Frequentemente classificada como antidepressivo tricíclico, mas farmacologicamente distinto

Comumente prescrita para
(em negrito, as aprovações da FDA)
- Transtorno depressivo maior
- Distimia
- Ansiedade associada a depressão

Como a substância atua
✷ Modula a neurotransmissão glutamatérgica, talvez por meio da potencialização da função dos receptores de AMPA (ácido alfa-amino-3-hidroxi-5-metil-4-isoxazolpropiônico)

Tempo para início da ação
- O início das ações terapêuticas não costuma ser imediato, frequentemente demorando de 2 a 4 semanas
- Se não estiver funcionando dentro de 6 a 8 semanas para depressão, poderá ser necessário aumento da dosagem ou poderá simplesmente não funcionar
- Pode continuar a agir por muitos anos, prevenindo recaída dos sintomas

Se funcionar
- O objetivo do tratamento é a completa remissão dos sintomas atuais e a prevenção de recaídas futuras
- O tratamento na maioria das vezes reduz ou até mesmo elimina os sintomas, mas não é uma cura, já que os sintomas podem recorrer depois que o medicamento é interrompido
- Continuar o tratamento até que todos os sintomas tenham desaparecido (remissão)
- Depois que os sintomas tiverem desaparecido, continuar tratando por 1 ano para o primeiro episódio de depressão
- Para segundo episódio de depressão e episódios subsequentes, poderá ser necessário tratamento por tempo indefinido

Se não funcionar
- Muitos pacientes têm apenas uma resposta parcial em que alguns sintomas são melhorados, mas outros persistem (especialmente insônia, fadiga e problemas de concentração)
- Outros pacientes podem ser não respondedores, sendo algumas vezes chamados de resistentes ou refratários ao tratamento
- Considerar aumento da dose, troca por outro agente ou adição de um agente de potencialização apropriado
- Considerar psicoterapia
- Considerar avaliação para outro diagnóstico ou para uma condição comórbida (p. ex., doença clínica, abuso de substância, etc.)

Melhores combinações de potencialização para resposta parcial ou resistência ao tratamento
- A potencialização não foi estudada sistematicamente com a tianeptina

Exames
- Nenhum recomendado para indivíduos saudáveis

EFEITOS COLATERAIS

Como a substância causa efeitos colaterais
✷ A atividade anticolinérgica leve (menor do que de alguns ADTs) pode levar a efeitos sedativos, boca seca, constipação e visão turva
- A maioria dos efeitos colaterais é imediata, mas frequentemente desaparece com o tempo
✷ Estudos farmacológicos não indicam que a tianeptina seja um antagonista potente de alfa-1 ou anti-histamínico H1

Efeitos colaterais notáveis
- Cefaleia, tontura, insônia, sedação
- Náusea, constipação, dor abdominal, boca seca
- Sonhos anormais
- Transaminases aumentadas
- Taquicardia

Efeitos colaterais potencialmente fatais ou perigosos
- Teoricamente, rara indução de mania e ativação de ideação e comportamento suicida (suicidalidade) (em curto prazo não apresentou um aumento no risco de suicidalidade com antidepressivos em comparação ao placebo acima dos 24 anos)
- Hepatite que pode, em casos excepcionais, ser grave
- Dermatite bulbosa em casos excepcionais

Ganho de peso

- Não foi bem estudado

Sedação
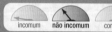
- Ocorre em uma minoria significativa

O que fazer com os efeitos colaterais
- Esperar
- Esperar
- Esperar
- Reduzir a dose
- Em algumas semanas, trocar ou acrescentar outras substâncias
- Para reações cutâneas, interromper o tratamento

Melhores agentes de acréscimo para os efeitos colaterais
- O acréscimo para os efeitos colaterais de tianeptina não foi sistematicamente estudado

DOSAGEM E USO

Variação típica da dosagem
- 37,5 mg/dia

Formas de dosagem
- Comprimidos de 12,5 mg

Como dosar
- 12,5 mg 3 vezes ao dia

 Dicas para dosagem
- A eliminação rápida da tianeptina necessita da estrita adesão ao programa de dosagem
- ✱ A meia-vida curta significa múltiplas doses diárias

Overdose
- Os efeitos são geralmente leves e não fatais; é improvável que cause efeitos cardiovasculares

Uso prolongado
- Seguro

Formação de hábito
- Abuso e dependência podem ocorrer, em particular em pacientes com menos de 50 anos e com uma história de dependência de substância ou álcool

Como interromper
- Muitos pacientes toleram redução de 50% da dose por 3 dias, depois outra redução de 50% por 3 dias, e então descontinuação
- Caso surjam sintomas de retirada durante a descontinuação, aumentar a dose para interromper os sintomas e depois reiniciar a retirada muito mais lentamente

Farmacocinética
- Não é metabolizada predominantemente pelo sistema enzimático CYP450
- A tianeptina é eliminada rapidamente
- Meia-vida de aproximadamente 2,5 horas

 Interações medicamentosas
- Ativação e agitação, especialmente depois de troca ou acréscimo de antidepressivos, pode representar a indução de um estado bipolar, sobretudo uma condição bipolar tipo II disfórica mista algumas vezes associada a ideação suicida, requerendo a adição de lítio, um estabilizador do humor ou um antipsicótico atípico e/ou descontinuação de tianeptina
- Outras interações medicamentosas não estão bem estudadas

 Outras advertências/ precauções
- Para cirurgia eletiva, a tianeptina deve ser interrompida 24 a 48 horas antes que a anestesia geral seja administrada

- Em geral, usar somente com extrema cautela com IMAOs; não usar até 14 dias depois que IMAOs tiverem sido interrompidos; não iniciar um IMAO por pelo menos 5 meias-vidas (5 a 7 dias para a maioria das substâncias) após a descontinuação de tianeptina
- Alertar os pacientes e seus cuidadores sobre a possibilidade de efeitos colaterais de ativação e aconselhá-los a relatar tais sintomas imediatamente
- Monitorar os pacientes para a ativação de ideação suicida, especialmente crianças e adolescentes
- Alertar os médicos para que prestem atenção a pacientes com história de dependência de substâncias

Não usar
- Se o paciente estiver tomando um IMAO
- Se a paciente estiver grávida ou em aleitamento
- Se houver uma alergia comprovada a tianeptina

- Monitorar os pacientes pessoalmente com regularidade, em particular durante as primeiras semanas de tratamento
- Usar com cautela, observando ativação de transtorno bipolar conhecido ou desconhecido e/ou ideação suicida, e informar os pais ou responsáveis sobre esse risco para que possam ajudar a observar a criança ou adolescente

Gravidez
- Não é recomendada para uso durante a gravidez

Amamentação
- Alguma quantidade da substância é encontrada no leite materno
✱ Não recomendada para uso durante a gravidez
- O período pós-parto imediato é uma época de alto risco de depressão, especialmente em mulheres que tiveram episódios depressivos prévios, portanto poderá ser necessário reinstituir a substância no fim do terceiro trimestre ou logo após o nascimento para prevenir uma recorrência durante o período pós-parto
- Devem ser ponderados os benefícios da amamentação com os riscos e benefícios de tratamento com antidepressivo *versus* não tratamento para o bebê e a mãe
- Para muitas pacientes, isso pode significar a continuidade do tratamento durante a amamentação

POPULAÇÕES ESPECIAIS

Insuficiência renal
- A dose deve ser reduzida para 25 mg/dia na insuficiência grave

Insuficiência hepática
- Em pacientes com cirrose grave (Classe C, Classificação de Child-Pugh), a dosagem deve ser restringida a 25 mg/dia

Insuficiência cardíaca
- É recomendado ECG basal

Idosos
- É recomendado ECG basal para pacientes a partir dos 50 anos
- A dose deve ser reduzida para 25 mg/dia
- Redução no risco de suicidalidade com antidepressivos em comparação ao placebo em adultos com mais de 65 anos

Crianças e adolescentes
- A tianeptina não é recomendada para uso em crianças e adolescentes com menos de 18 anos
- Ponderar cuidadosamente os riscos e benefícios do tratamento farmacológico em relação aos do não tratamento com antidepressivos e documentar isso no prontuário do paciente

A ARTE DA PSICOFARMACOLOGIA

Potenciais vantagens
- Pacientes idosos

Potenciais desvantagens
- Pacientes que têm dificuldade em aderir a múltiplas dosagens diárias

Principais sintomas-alvo
- Humor deprimido
- Sintomas de ansiedade

Pérolas
✱ Tem possivelmente um mecanismo único de ação como um antidepressivo glutamatérgico
- Não é metabolizada por CYP450, portanto o risco de interações farmacocinéticas entre substâncias é minimizado

Leituras sugeridas

Kasper S, McEwen BS. Neurobiological and clinical effects of the antidepressant tianeptine. CNS Drugs 2008;22(1):15–26.

Kasper S, Olie JP. A meta-analysis of randomized controlled trials of tianeptine versus SSRI in the short-term treatment of depression. Eur Psychiatry 2002;17(suppl 3):331–40.

McEwen BS, Chattarji S, Diamond DM, et al. The neurobiological properties of tianeptine (Stablon): from monoamine hypothesis to glutamatergic modulation. Mol Psychiatry 2010;15:237–49.

Svenningsson P, Bateup H, Qi H, et al. Involvement of AMPA receptor phosphorylation in antidepressant actions with special reference to tianeptine. Eur J Neuorsci 2007;26:3509–17.

Wagstaff AJ, Ormrod D, Spencer CM. Tianeptine: a review of its use in depressive disorders. CNS Drugs 2001;15(3):231–59.

TIORIDAZINA

TERAPÊUTICA

Marcas • Mellaril

Genérico? Sim

Classe
- Nomenclatura baseada na neurociência: antagonista dos receptores de dopamina e serotonina (ARDS)
- Antipsicótico convencional (neuroléptico, fenotiazina, antagonista de dopamina 2)

Comumente prescrita para
(em negrito, as aprovações da FDA)
- Pacientes esquizofrênicos que não respondem ao tratamento com outras substâncias antipsicóticas

Como a substância atua
- Bloqueia os receptores de dopamina 2, reduzindo os sintomas positivos de psicose

Tempo para início da ação
- Os sintomas psicóticos podem melhorar dentro de 1 semana, mas pode levar várias semanas para o efeito completo no comportamento

Se funcionar
- É uma opção de tratamento de segunda linha
- ✱ Deve ser avaliada a troca por um antipsicótico com melhor relação risco/benefício

Se não funcionar
- Tentar um dos antipsicóticos atípicos de primeira linha (risperidona, olanzapina, quetiapina, ziprasidona, aripiprazol, paliperidona, amissulprida, asenapina, iloperidona, lurasidona)
- Tentar outro antipsicótico convencional
- Se 2 ou mais monoterapias com antipsicótico não funcionarem, considerar clozapina

Melhores combinações de potencialização para resposta parcial ou resistência ao tratamento
- ✱ A potencialização de tioridazina não foi estudada sistematicamente e pode ser perigosa, sobretudo com substâncias que podem prolongar o intervalo QTc ou elevar os níveis plasmáticos de tioridazina

Exames
- ✱ ECG e níveis séricos de potássio basais devem ser determinados
- ✱ Avaliação periódica do ECG e níveis séricos de potássio
- Os níveis séricos do magnésio também podem precisar ser monitorados
- ✱ Uma vez que os antipsicóticos convencionais frequentemente estão associados a ganho de peso, antes de iniciar o tratamento, pesar todos os pacientes e determinar se o indivíduo já está com sobrepeso (IMC 25,0-29,9) ou é obeso (IMC ≥ 30)
- Antes de dar uma substância que pode causar ganho de peso a um paciente com sobrepeso ou obeso, determinar se o indivíduo já tem pré-diabetes (glicose plasmática em jejum de 100-125 mg/dL), diabetes (glicose plasmática em jejum > 126 mg/dL) ou dislipidemia (colesterol total, colesterol LDL e triglicerídeos aumentados; colesterol HDL reduzido) e tratar ou encaminhar esses pacientes para tratamento, incluindo manejo nutricional e do peso, aconselhamento de atividade física, cessação de tabagismo e manejo clínico
- ✱ Monitorar peso e IMC durante o tratamento
- ✱ Considerar o monitoramento mensal dos triglicerídeos em jejum por vários meses em pacientes com alto risco de complicações metabólicas e ao iniciar ou trocar antipsicóticos
- ✱ Enquanto é dada uma substância a um paciente que ganhou > 5% do peso inicial, considerar avaliação para a presença de pré-diabetes, diabetes ou dislipidemia, ou considerar troca por um antipsicótico diferente
- Deve ser verificada a pressão arterial nos idosos antes de iniciar o tratamento e durante as primeiras semanas de tratamento
- O monitoramento de níveis elevados de prolactina é de benefício clínico duvidoso
- Fenotiazinas podem causar resultados falso-positivos para fenilcetonúria
- Pacientes com baixa contagem de leucócitos ou história de leucopenia/neutropenia induzida por substância devem ter o hemograma completo monitorado frequentemente durante os primeiros meses, e a tioridazina deve ser descontinuada ao primeiro sinal de declínio de leucócitos na ausência de outros fatores causativos

EFEITOS COLATERAIS

Como a substância causa efeitos colaterais
- Bloqueando os receptores de dopamina 2 no estriado, pode causar efeitos colaterais motores

- Bloqueando os receptores de dopamina 2 na hipófise, pode causar elevações na prolactina
- Bloqueando os receptores de dopamina 2 excessivamente nas vias dopaminérgicas mesocortical e mesolímbica, sobretudo em altas doses, pode causar piora dos sintomas negativos e cognitivos (síndrome de déficit induzido por neuroléptico)
- As ações anticolinérgicas podem causar sedação, visão turva, constipação, boca seca
- As ações anti-histamínicas podem causar sedação e ganho de peso
- Bloqueando os receptores alfa-1 adrenérgicos, pode causar tontura, sedação e hipotensão
- O mecanismo do ganho de peso e a possível incidência amentada de diabetes ou dislipidemia com antipsicóticos convencionais é desconhecido

✻ O mecanismo do prolongamento de QTc potencialmente perigoso pode estar relacionado a ações nos canais iônicos

Efeitos colaterais notáveis

✻ Síndrome de déficit induzido por neuroléptico
✻ Acatisia
✻ Priapismo
✻ Efeitos colaterais extrapiramidais, parkinsonismo, discinesia tardia
✻ Galactorreia, amenorreia
✻ Retinopatia pigmentar em altas doses

- Tontura, sedação
- Boca seca, constipação, visão turva
- Redução da transpiração
- Disfunção sexual
- Hipotensão
- Ganho de peso

Efeitos colaterais potencialmente fatais ou perigosos

- Rara síndrome neuroléptica maligna
- Raras icterícia e agranulocitose
- Raras convulsões

✻ Prolongamento de QTc dose-dependente

- Arritmias ventriculares e morte súbita
- Risco aumentado de morte súbita e eventos cerebrovasculares em pacientes idosos com psicose relacionada a demência

Ganho de peso

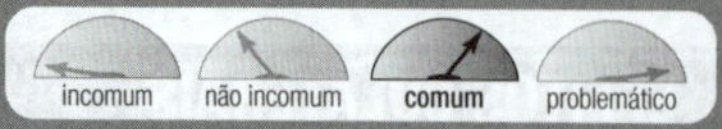

- Muitos pacientes experimentam e/ou pode ocorrer em quantidade significativa

Sedação

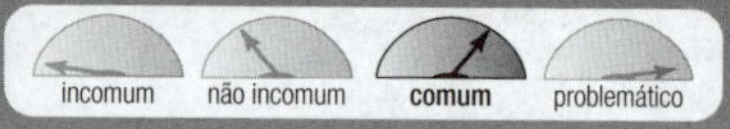

- Muitos pacientes experimentam e/ou pode ocorrer em quantidade significativa
- A sedação costuma ser transitória

O que fazer com os efeitos colaterais

- Esperar
- Esperar
- Esperar
- Para sintomas motores, acrescentar um agente anticolinérgico
- Reduzir a dose
- Para sedação, dar à noite
- Trocar por antipsicótico atípico
- Perda de peso, programas de exercícios e manejo clínico para IMC alto, diabetes, dislipidemia

Melhores agentes de acréscimo para os efeitos colaterais

✻ O acréscimo de tioridazina não foi estudado sistematicamente e pode ser perigoso

DOSAGEM E USO

Variação típica da dosagem

- 200 a 800 mg/dia em doses divididas

Formas de dosagem

- Comprimidos de 10 mg, 15 mg, 25 mg, 50 mg, 100 mg, 150 mg, 200 mg
- Líquido de 30 mg/mL, 100 mg/mL
- Suspensão de 5 mg/mL, 20 mg/mL

Como dosar

- 50 a 100 mg 3 vezes por dia; aumentar gradualmente; máximo de 800 mg/dia em doses divididas

Dicas para dosagem

✻ O prolongamento do intervalo QTc é dose-dependente, portanto iniciar com dose baixa, aumentando lentamente, mediante monitoramento atento do intervalo QTc

- Foi relatada retinopatia pigmentar em pacientes que estavam tomando doses que excediam a dosagem recomendada

- O tratamento deve ser suspenso se a contagem de neutrófilos absolutos cair abaixo de 1.000/mm³

Overdose
- Sedação, confusão, depressão respiratória, distúrbio cardíaco, hipotensão, convulsão, coma

Uso prolongado
- Alguns efeitos colaterais podem ser irreversíveis (p. ex., discinesia tardia)

Formação de hábito
- Não

Como interromper
- Titulação descendente lenta (por 6 a 8 semanas), sobretudo quando iniciado simultaneamente um novo antipsicótico ou durante troca (i.e., titulação cruzada)
- A descontinuação rápida pode levar a psicose de rebote e piora dos sintomas
- Se estiverem sendo utilizados agentes antiparkinsonianos, eles devem ser continuados por algumas semanas depois que a tioridazina for descontinuada

Farmacocinética
- Metabolizada por CYP450 2D6

Interações medicamentosas
- Pode reduzir os efeitos de levodopa e de agonistas da dopamina
- Pode aumentar os efeitos de substâncias anti-hipertensivas
- Pode aumentar o prolongamento de QTc de outras substâncias capazes de prolongar o intervalo QTc
- ✱ Inibidores de CYP450 2D6, incluindo paroxetina, fluoxetina, duloxetina, bupropiona, sertralina, citalopram e outros, podem elevar a tioridazina até níveis perigosos
- ✱ Fluvoxamina, propranolol e pindolol também inibem o metabolismo de tioridazina até níveis perigosos
  - Depressão/parada respiratória pode ocorrer se for utilizada com um barbitúrico
  - Podem ocorrer efeitos aditivos se for utilizada com depressores do SNC
  - Álcool e diuréticos podem aumentar o risco de hipotensão; a epinefrina pode reduzir a pressão arterial
  - Alguns pacientes que tomavam um neuroléptico e lítio desenvolveram uma síndrome encefalopática semelhante à síndrome neuroléptica maligna

 Outras advertências/ precauções
- Caso se desenvolvam sinais de síndrome maligna neuroléptica, o tratamento deve ser imediatamente descontinuado
- ✱ A tioridazina pode aumentar o intervalo QTc e causar arritmia do tipo *torsades de pointes* ou morte súbita, especialmente em combinação com substâncias que aumentam seus níveis
- Usar com cautela em pacientes com distúrbios respiratórios, glaucoma ou retenção urinária
- Evitar exposição extrema ao calor
- O efeito antiemético pode mascarar sinais de outros transtornos ou de *overdose*
- Usar com cautela em pacientes com abstinência alcoólica ou transtornos convulsivos devido à possível redução do limiar convulsivo
- Não usar epinefrina em caso de *overdose*, pois a interação com alguns agentes pressores pode reduzir a pressão arterial
- Usar somente com cautela em doença de Parkinson ou demência com corpos de Lewy
- Observar sinais de retinopatia pigmentar, especialmente em doses mais elevadas
- Uma vez que a tioridazina pode prolongar o intervalo QTc de modo dose-dependente, usar com cautela em pacientes que têm bradicardia ou estão tomando substâncias que podem induzir bradicardia (p. ex., betabloqueadores, bloqueadores dos canais de cálcio, clonidina, digitálicos)
- Uma vez que a tioridazina pode prolongar o intervalo QTc de modo dose-dependente, usar com cautela em pacientes que tenham hipocalemia e/ou hipomagnesemia ou estão tomando substâncias que podem induzir hipocalemia e/ou hipomagnesemia (p. ex., diuréticos, laxativos estimulantes, anfotericina B intravenosa, glicocorticoides, tetracosactida)

Não usar
- Se o paciente estiver em um estado comatoso ou tiver depressão do SNC
- Se o paciente sofrer de hipertensão/hipotensão extrema
- ✱ Se o intervalo QTc for maior que 450 mseg ou se estiver tomando um agente capaz de prolongar significativamente o intervalo QTc (p. ex., pimozida, antiarrítmicos selecionados, moxifloxacina e esparfloxacina)
- ✱ Se houver uma história de prolongamento de QTc ou arritmia cardíaca, infarto do miocárdio agudo recente, insuficiência cardíaca descompensada

* Se o paciente estiver tomando substâncias que inibem o metabolismo de tioridazina, incluindo inibidores de CYP450
* Se houver função reduzida de CYP450 2D6, como em pacientes que são metabolizadores lentos de 2D6
- Se houver alergia comprovada a tioridazina
- Se houver sensibilidade conhecida a alguma fenotiazina

POPULAÇÕES ESPECIAIS

Insuficiência renal
- Usar com cautela

Insuficiência hepática
- Usar com cautela

Insuficiência cardíaca
- A tioridazina produz um prolongamento do intervalo QTc dose-dependente, que pode ser aumentado pela existência de bradicardia, hipocalemia, intervalo QTc longo congênito ou adquirido, os quais devem ser avaliados antes da administração da tioridazina
- Usar com cautela em caso de tratamento concomitante com uma medicação provável de produzir bradicardia prolongada, hipocalemia, lentificação da condução intracardíaca ou prolongamento do intervalo QTc
- Evitar tioridazina em pacientes com uma história conhecida de prolongamento de QTc, infarto agudo do miocárdio recente e insuficiência cardíaca descompensada
* A relação risco/benefício pode não justificar o uso na insuficiência cardíaca

Idosos
- Alguns pacientes podem tolerar melhor doses mais baixas
- Pacientes idosos podem ser mais sensíveis a efeitos adversos, incluindo agranulocitose e leucopenia
- Embora antipsicóticos convencionais sejam comumente utilizados para transtornos comportamentais na demência, nenhum agente foi aprovado para o tratamento de pacientes idosos com psicose relacionada a demência
- Pacientes idosos com psicose relacionada a demência tratados com antipsicóticos têm um risco aumentado de morte em comparação ao placebo, e também um risco aumentado de eventos cerebrovasculares

Crianças e adolescentes
- Segurança e eficácia não foram estabelecidas em crianças com menos de 2 anos
- Dose: inicial de 0,5 mg/kg por dia em doses divididas; aumentar gradualmente; máximo de 3 mg/kg por dia
- A relação risco/benefício pode não justificar o uso em crianças e adolescentes

Gravidez
- Válidas a partir de 30 de junho de 2015, a FDA norte-americana determina alterações no conteúdo e na forma das informações referentes a gravidez e lactação nos rótulos das substâncias de prescrição, incluindo a eliminação das categorias por letras para risco na gravidez; a Pregnancy and Lactation Labeling Rule (PLLR ou regra final) aplica-se somente a substâncias de prescrição e será introduzida gradualmente para substâncias aprovadas a partir de 30 de junho de 2001
- Não foram conduzidos estudos controlados em gestantes
- Há um risco de movimentos musculares anormais e sintomas de retirada em recém-nascidos cujas mães tenham tomado um antipsicótico durante o terceiro trimestre; os sintomas podem incluir agitação, tônus muscular anormalmente aumentado ou diminuído, tremor, sonolência, dificuldade intensa de respirar e dificuldade de alimentação
- Relatos de efeitos colaterais extrapiramidais, icterícia, hiper-reflexia, hiporreflexia em bebês cujas mães tenham tomado uma fenotiazina durante a gravidez
- Sintomas psicóticos podem piorar durante a gravidez e poderá ser necessária alguma forma de tratamento
- Antipsicóticos atípicos podem ser preferíveis a antipsicóticos convencionais ou anticonvulsivantes estabilizadores do humor, caso seja necessário tratamento durante a gravidez
- Deve ser avaliado um antipsicótico com melhor relação risco/benefício caso seja necessário tratamento durante a gravidez

Amamentação
- É desconhecido se a tioridazina é secretada no leite humano, mas presume-se que todos os psicotrópicos sejam secretados no leite materno
* É recomendado descontinuar a substância ou usar mamadeira

A ARTE DA PSICOFARMACOLOGIA

Potenciais vantagens
- Somente para pacientes que respondem a este agente e não a outros antipsicóticos

Potenciais desvantagens
- Crianças
- Idosos
- Pacientes em uso de outras substâncias
- Aqueles com baixo metabolismo de CYP450 2D6

Principais sintomas-alvo
- Sintomas positivos de psicose em pacientes que não respondem ao tratamento com outros antipsicóticos
- Hiperatividade motora e autonômica em pacientes que não respondem ao tratamento com outros antipsicóticos
- Comportamento violento ou agressivo em pacientes que não respondem ao tratamento com outros antipsicóticos

Pérolas

✱ Em geral, os benefícios da tioridazina não compensam seus riscos para a maioria dos pacientes

✱ Devido aos seus efeitos no intervalo QTc, a tioridazina não é destinada para uso, a não ser que outras opções (no mínimo 2 antipsicóticos) tenham fracassado
- A tioridazina não foi estudada sistematicamente na esquizofrenia refratária ao tratamento

✱ Poderá ser necessário teste fenotípico para detectar os 7% das pessoas brancas para quem a tioridazina é contraindicada devido a uma variante genética que leva à atividade reduzida de CYP450 2D6
- Antipsicóticos convencionais são muito menos caros do que antipsicóticos atípicos
- A tioridazina causa menos efeitos colaterais extrapiramidais do que alguns outros antipsicóticos convencionais

✱ Já foi um antipsicótico preferido para crianças e idosos, e para aqueles cujos sintomas se beneficiavam com uma fenotiazina sedativa de baixa potência, com menor incidência de efeitos colaterais extrapiramidais

✱ Entretanto, agora é reconhecido que os perigos das arritmias cardíacas e das interações medicamentosas suplantam os benefícios da tioridazina, e ela agora é considerada um tratamento de segunda linha, caso seja considerada

Leituras sugeridas

Fenton M, Rathbone J, Reilly J, Sultana A. Thioridazine for schizophrenia. Cochrane Database Syst Rev 2007;18(3):CD001944.

Frankenburg FR. Choices in antipsychotic therapy in schizophrenia. Harv Rev Psychiatry 1999;6:241–9.

Gardos G, Tecce JJ, Hartmann E, Bowers P, Cole JO. Treatment with mesoridazine and thioridazine in chronic schizophrenia: II. Potential predictors of drug response. Compr Psychiatry 1978;19:527–32.

Leucht S, Wahlbeck K, Hamann J, Kissling W. New generation antipsychotics versus low-potency conventional antipsychotics: a systematic review and meta-analysis. The Lancet 2003;361:1581–9.

TIOTIXENO

TERAPÊUTICA

Marcas • Navane

Genérico? Sim

Classe
- Antipsicótico convencional (neuroléptico, tioxanteno, antagonista de dopamina 2)

Comumente prescrito para
(em negrito, as aprovações da FDA)
- **Esquizofrenia**
- Outros transtornos psicóticos
- Transtorno bipolar

Como a substância atua
- Bloqueia os receptores de dopamina 2, reduzindo os sintomas positivos de psicose

Tempo para início da ação
- Os sintomas psicóticos podem melhorar dentro de 1 semana, mas pode levar várias semanas para o efeito completo no comportamento

Se funcionar
- Na maioria das vezes, reduz os sintomas positivos na esquizofrenia, mas não os elimina
- A maioria dos pacientes esquizofrênicos não tem uma remissão total dos sintomas, mas uma redução de aproximadamente um terço
- Continuar o tratamento na esquizofrenia até atingir um platô de melhora
- Depois de atingido um platô satisfatório, continuar o tratamento por pelo menos 1 ano depois do primeiro episódio de psicose na esquizofrenia
- Para segundo episódio de psicose em esquizofrenia e episódios subsequentes, poderá ser necessário tratamento por tempo indefinido
- Reduz os sintomas de mania psicótica aguda, mas não está comprovado como estabilizador do humor ou como tratamento de manutenção efetivo em transtorno bipolar
- Após a redução dos sintomas psicóticos agudos em mania, trocar por um estabilizador do humor e/ou um antipsicótico atípico para estabilização do humor e manutenção

Se não funcionar
- Tentar um dos antipsicóticos atípicos de primeira linha (risperidona, olanzapina, quetiapina, ziprasidona, aripiprazol, paliperidona, amissulprida, asenapina, iloperidona, lurasidona)
- Tentar outro antipsicótico convencional
- Se 2 ou mais monoterapias antipsicóticas não funcionarem, considerar clozapina

Melhores combinações de potencialização para resposta parcial ou resistência ao tratamento
- A potencialização de antipsicóticos convencionais não foi sistematicamente estudada
- A adição de um anticonvulsivante estabilizador do humor como valproato, carbamazepina ou lamotrigina pode ser útil em esquizofrenia e mania bipolar
- A potencialização com lítio em mania bipolar pode ser útil
- Adição de um benzodiazepínico, especialmente de curto prazo para agitação

Exames
✵ Uma vez que os antipsicóticos convencionais estão frequentemente associados a ganho de peso, antes de iniciar o tratamento pesar todos os pacientes e determinar se o indivíduo já está com sobrepeso (IMC 25,0-29,9) ou é obeso (IMC ≥ 30)
- Antes de dar uma substância que pode causar ganho de peso a um paciente com sobrepeso ou obeso, determinar se o indivíduo já tem pré-diabetes (glicose plasmática em jejum 100-125 mg/dL) diabetes (glicose plasmática em jejum > 126 mg/dL) ou dislipidemia (colesterol total, colesterol LDL e triglicerídeos aumentados; colesterol HDL reduzido) e tratar ou encaminhar esses pacientes para tratamento, incluindo manejo nutricional e do peso, aconselhamento de atividade física, cessação de tabagismo e manejo clínico

✵ Monitorar peso e IMC durante o tratamento

✵ Considerar o monitoramento mensal dos triglicerídeos em jejum por vários meses em pacientes com alto risco de complicações metabólicas e ao iniciar ou trocar antipsicóticos

✵ Enquanto é dada uma substância a um paciente que ganhou > 5% do peso inicial, considerar avaliação para a presença de pré-diabetes, diabetes ou dislipidemia, ou considerar troca por um antipsicótico diferente

- O monitoramento de níveis elevados de prolactina é de benefício clínico duvidoso
- Pacientes com baixa contagem de leucócitos ou história de leucopenia/neutropenia induzida por

substância devem ter o hemograma completo monitorado frequentemente durante os primeiros meses, e o tiotixeno deve ser descontinuado ao primeiro sinal de declínio na ausência de outros fatores causativos

EFEITOS COLATERAIS

Como a substância causa efeitos colaterais

- Bloqueando os receptores de dopamina 2 no estriado, pode causar efeitos colaterais motores
- Bloqueando os receptores de dopamina 2 na hipófise, pode causar elevações na prolactina
- Bloqueando os receptores de dopamina 2 excessivamente nas vias dopaminérgicas mesocortical e mesolímbica, sobretudo em altas doses, pode causar piora dos sintomas negativos e cognitivos (síndrome de déficit induzido por neuroléptico)
- As ações anticolinérgicas podem causar sedação, visão turva, constipação e boca seca
- As ações anti-histamínicas podem causar sedação e ganho de peso
- Bloqueando os receptores alfa-1 adrenérgicos, pode causar tontura, sedação e hipotensão
- O mecanismo do ganho de peso e da possível incidência aumentada de diabetes ou dislipidemia com antipsicóticos convencionais é desconhecido

Efeitos colaterais notáveis

✻ Síndrome de déficit induzido por neuroléptico
✻ Acatisia
✻ Efeitos colaterais extrapiramidais, parkinsonismo, discinesia tardia
✻ Galactorreia, amenorreia

- Sedação
- Boca seca, constipação, distúrbios da visão, retenção urinária
- Hipotensão, taquicardia
- Rara pigmentação lenticular fina

Efeitos colaterais potencialmente fatais ou perigosos

- Rara síndrome neuroléptica maligna
- Raras convulsões
- Raras discrasias sanguíneas
- Rara toxicidade hepática
- Risco aumentado de morte e eventos cerebrovasculares em pacientes idosos com psicose relacionada a demência

Ganho de peso

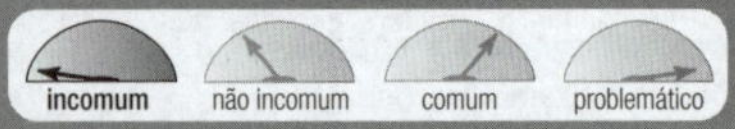

✻ Relatado, mas não esperado

Sedação

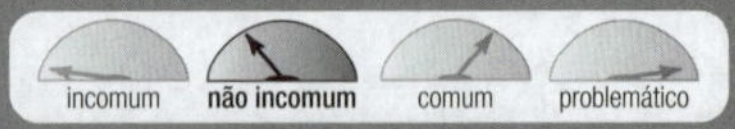

- Ocorre em uma minoria significativa

O que fazer com os efeitos colaterais

- Esperar
- Esperar
- Esperar
- Para sintomas motores, acrescentar um agente anticolinérgico
- Para sedação, tomar à noite
- Reduzir a dose
- Trocar por antipsicótico atípico
- Perda de peso, programas de exercícios e manejo clínico para IMC alto, diabetes, dislipidemia

Melhores agentes de acréscimo para os efeitos colaterais

- Benzotropina ou triexifenidil para os efeitos colaterais motores
- Algumas vezes, amantadina pode ser útil para efeitos colaterais motores
- Benzodiazepínicos podem ser úteis para acatisia
- Muitos efeitos colaterais não podem ser melhorados com um agente de acréscimo

DOSAGEM E USO

Variação típica da dosagem

- 15 a 30 mg/dia

Formas de dosagem

- Cápsulas de 2 mg, 5 mg, 10 mg

Como dosar

- Dose inicial de 5 a 10 mg/dia; dose máxima geralmente de 60 mg/dia; doses mais altas podem ser dadas em doses divididas

Dicas para dosagem

- Quando a dose de tiotixeno é muito alta, ele pode induzir ou piorar os sintomas negativos de esquizofrenia

- Doses mais baixas proporcionam o melhor benefício com menos efeitos colaterais em pacientes que respondem a baixas doses
- O tratamento deve ser suspenso se a contagem de neutrófilos absolutos cair abaixo de 1.000/mm³

Overdose
- Espasmo muscular, sedação, tontura, depressão do SNC, rigidez, fraqueza, torcicolo, disfagia, hipotensão, coma

Uso prolongado
- Alguns efeitos colaterais podem ser irreversíveis (p. ex., discinesia tardia)

Formação de hábito
- Não

Como interromper
- Titulação descendente lenta (por 6 a 8 semanas), sobretudo ao iniciar simultaneamente um novo antipsicótico durante troca (i.e., titulação cruzada)
- A rápida descontinuação pode levar a psicose de rebote e piora dos sintomas
- Se agentes antiparkinsonianos estiverem sendo utilizados, eles devem ser continuados por algumas semanas depois que o tiotixeno for descontinuado

Farmacocinética
- Meia-vida de eliminação inicial de aproximadamente 3,4 horas
- Meia-vida de eliminação terminal de aproximadamente 34 horas

Interações medicamentosas
- Pode ocorrer depressão respiratória quando o tiotixeno é combinado com lorazepam
- Efeitos aditivos podem ocorrer se for utilizado com depressores do SNC
- Pode diminuir os efeitos de levodopa e de agonistas da dopamina
- Alguns pacientes que tomavam um neuroléptico e lítio desenvolveram uma síndrome encefalopática semelhante à síndrome neuroléptica maligna
- O uso combinado com epinefrina pode reduzir a pressão arterial
- Pode aumentar os efeitos de substâncias anti-hipertensivas, exceto guanetidina, cujas ações anti-hipertensivas o tiotixeno pode antagonizar

Outras advertências/precauções
- Caso se desenvolvam sinais de síndrome neuroléptica maligna, o tratamento deve ser imediatamente descontinuado
- Usar com cautela em pacientes com abstinência alcoólica ou transtornos convulsivos devido à possível diminuição do limiar convulsivo
- O efeito antiemético pode mascarar sinais de outros transtornos ou de *overdose*
- Não usar epinefrina em caso de *overdose*, pois a interação com alguns agentes pressores pode reduzir a pressão arterial
- Usar com cautela em pacientes com glaucoma e retenção urinária
- Observar sinais de toxicidade ocular (retinopatia pigmentar, pigmentação lenticular)
- Evitar exposição a calor extremo
- Usar somente com cautela em doença de Parkinson ou demência com corpos de Lewy

Não usar
- Se o paciente tiver depressão do SNC, estiver em um estado comatoso, em colapso respiratório ou houver a presença de discrasias sanguíneas
- Se houver alergia comprovada a tiotixeno

POPULAÇÕES ESPECIAIS

Insuficiência renal
- Usar com cautela

Insuficiência hepática
- Usar com cautela

Insuficiência cardíaca
- O tiotixeno pode causar ou agravar alterações no ECG

Idosos
- Alguns pacientes podem tolerar melhor doses mais baixas
- Embora antipsicóticos atípicos sejam comumente utilizados para transtornos comportamentais em demência, nenhum agente foi aprovado para tratamento de pacientes idosos com psicose relacionada a demência
- Pacientes idosos com psicose relacionada a demência tratados com antipsicóticos atípicos têm um risco aumentado de morte em comparação ao placebo, e também um risco aumentado de eventos cerebrovasculares

Crianças e adolescentes
- Segurança e eficácia não foram estabelecidas em crianças com menos de 12 anos
- Em geral, considerar como segunda linha, depois de antipsicóticos atípicos

Gravidez
- Não foram conduzidos estudos controlados em mulheres gestantes
- Há um risco de movimentos musculares anormais e sintomas de retirada em recém-nascidos cujas mães tenham tomado um antipsicótico durante o terceiro trimestre; os sintomas podem incluir agitação, tônus muscular anormalmente aumentado ou diminuído, tremor, sonolência, dificuldade intensa de respirar e dificuldade de alimentação
- Relatos de efeitos colaterais extrapiramidais, icterícia, hiper-reflexia, hiporreflexia em bebês cujas mães tenham tomado uma fenotiazina durante a gravidez
- Sintomas psicóticos podem piorar durante a gravidez, e poderá ser necessária alguma forma de tratamento
- Antipsicóticos atípicos podem ser preferíveis a antipsicóticos convencionais ou anticonvulsivantes estabilizadores do humor caso seja necessário tratamento durante a gravidez
- Em geral, o tiotixeno não deve ser utilizado durante o primeiro trimestre
- O tiotixeno deve ser utilizado durante a gravidez apenas se for claramente necessário

Amamentação
- É desconhecido se o tiotixeno é secretado no leite humano, mas presume-se que todos os psicotrópicos sejam secretados no leite materno
- ✱ É recomendado descontinuar a substância ou usar mamadeira

A ARTE DA PSICOFARMACOLOGIA

Potenciais vantagens
- Para pacientes que não respondem a outros antipsicóticos

Potenciais desvantagens
- Pacientes com discinesia tardia
- Crianças
- Idosos

Principais sintomas-alvo
- Sintomas positivos de psicose
- Sintomas negativos de psicose

Pérolas
- ✱ Embora não tenha sido estudado sistematicamente, pode causar menos ganho de peso do que outros antipsicóticos
- Antipsicóticos convencionais são menos caros do que antipsicóticos atípicos
- Os pacientes têm respostas antipsicóticas muito semelhantes a qualquer antipsicótico convencional, o que é diferente do que ocorre com antipsicóticos atípicos, em que as respostas de pacientes individuais às vezes podem variar bastante de um agente para outro
- Pacientes com respostas inadequadas a antipsicóticos atípicos podem se beneficiar de uma tentativa de potencialização com um antipsicótico convencional como tiotixeno, ou da troca por um antipsicótico convencional como tiotixeno
- Entretanto, a polifarmácia de longo prazo juntando um antipsicótico convencional como tiotixeno com um antipsicótico atípico pode combinar seus efeitos colaterais sem claramente potencializar a eficácia de cada um
- Para pacientes resistentes ao tratamento, especialmente aqueles com impulsividade, agressão, violência e autolesão, a polifarmácia de longo prazo com 2 antipsicóticos atípicos ou com 1 antipsicótico atípico e 1 convencional pode ser útil ou até mesmo necessária, mediante monitoramento atento
- Em tais casos, pode ser benéfico combinar 1 antipsicótico *depot* com 1 oral
- Embora seja uma prática frequente por parte de alguns prescritores, o acréscimo de 2 antipsicóticos convencionais em conjunto tem pouca lógica e pode reduzir a tolerabilidade sem claramente aumentar a eficácia

Leituras sugeridas

Huang CC, Gerhardstein RP, Kim DY, Hollister L. Treatment-resistant schizophrenia: controlled study of moderate and high-dose thiothixene. Int Clin Psychopharmacol 1987;2:69--75.

Sterlin C, Ban TA, Jarrold L. The place of thiothixene among the thioxanthenes. Curr Ther Res Clin Exp 1972;14:205–14.

TOPIRAMATO

TERAPÊUTICA

Marcas
- Topamax
- Epitomax
- Topamac
- Topimax
- Trokendi XR
- Qsymia

Genérico? Sim (não para Qsymia)

Classe
- Anticonvulsivante, modulador dos canais de sódio sensíveis à voltagem

Comumente prescrito para
(em negrito, as aprovações da FDA)
- **Convulsões de início parcial (para liberação imediata: adjuvante para pacientes adultos e pediátricos entre 2 e 16 anos de idade; para liberação prolongada: monoterapia para pacientes acima de 10 anos, adjunto para pacientes a partir dos 6 anos)**
- **Convulsões tônico-clônicas generalizadas primárias (adjunto; pacientes adultos e pediátricos de 2 a 16 anos de idade)**
- **Convulsões associadas à síndrome de Lennox-Gastaut (a partir dos 2 anos para liberação imediata, a partir dos 6 anos para liberação prolongada [adjuvante])**
- **Profilaxia de enxaqueca**
- **Manejo crônico do peso (adjuvante para dieta de redução calórica e atividade física aumentada) em adultos com um índice de massa corporal (IMC) inicial de no mínimo 30 kg/m² (obeso) ou 27 kg/m² (sobrepeso) na presença de pelo menos uma condição comórbida relacionada ao peso (em combinação com fentermina [Qsymia])**
- Transtorno bipolar (adjunto; não mais em desenvolvimento)
- Ganho de peso induzido por substância psicotrópica
- Transtorno de compulsão alimentar

Como a substância atua
* Bloqueia os canais de sódio sensíveis à voltagem por meio de um mecanismo desconhecido
- Inibe a liberação de glutamato
- Potencializa a atividade do ácido gama-aminobutírico (GABA)
- Inibe a anidrase carbônica

Tempo para início da ação
- Deve reduzir as convulsões em 2 semanas
- Não está claro se tem propriedades estabilizadoras do humor, mas alguns pacientes bipolares podem responder e, nesse caso, pode levar de várias semanas até meses para otimizar um efeito na estabilização do humor

Se funcionar
- O objetivo do tratamento é a completa remissão dos sintomas (p. ex., mania, convulsões, enxaqueca)
- Continuar o tratamento até que todos os sintomas tenham desaparecido ou até que a melhora seja estável, e depois continuar o tratamento por tempo indefinido enquanto a melhora persistir
- Continuar o tratamento por tempo indefinido para evitar recorrência de mania, convulsões e cefaleias

Se não funcionar (para transtorno bipolar)
* Pode ser efetivo apenas em um subgrupo de pacientes bipolares, em alguns indivíduos que não respondem a outros estabilizadores do humor, ou pode simplesmente não funcionar
* Considerar aumento da dose ou troca por outro agente com eficácia mais bem demonstrada em transtorno bipolar

Melhores combinações de potencialização para resposta parcial ou resistência ao tratamento
- O próprio topiramato é um agente de potencialização de segunda linha para diversos outros anticonvulsivantes, lítio e antipsicóticos no tratamento de transtorno bipolar

Exames
* Níveis de bicarbonato sérico basais e periódicos para monitorar acidose metabólica hiperclorêmica, não ânion *gap* (i.e., redução do bicarbonato sérico abaixo da variação de referência normal na ausência de alcalose respiratória crônica)

EFEITOS COLATERAIS

Como a substância causa efeitos colaterais
- Os efeitos colaterais no SNC teoricamente se devem a ações excessivas nos canais de sódio sensíveis à voltagem

- A fraca inibição da anidrase carbônica pode levar a cálculos renais e parestesias
- A inibição da anidrase carbônica também pode levar a acidose metabólica

Efeitos colaterais notáveis
✻ Sedação, astenia, tontura, ataxia, parestesia, nervosismo, nistagmo, tremor
✻ Náusea, perda do apetite, perda de peso
- Visão turva ou dupla, alterações de humor, problemas de concentração, confusão, problemas de memória, retardo psicomotor, problemas de linguagem, problemas de fala, fadiga, alteração do paladar

Efeitos colaterais potencialmente fatais ou perigosos
✻ Acidose metabólica
✻ Cálculos renais
- Glaucoma de ângulo fechado secundário
- Oligoidrose e hipertermia (mais comum em crianças)
- Mortes súbitas inexplicáveis ocorreram em epilepsia (é desconhecido se estavam relacionadas ao uso de topiramato)
- Rara ativação de ideação e comportamento suicida (suicidalidade)

Ganho de peso

incomum | não incomum | comum | problemático
- Relatado, mas não esperado
✻ Os pacientes podem experimentar perda de peso

Sedação

incomum | não incomum | comum | problemático
- Muitos experimentam e/ou pode ocorrer em quantidade significativa

O que fazer com os efeitos colaterais
- Esperar
- Esperar
- Esperar
- Tomar à noite para reduzir a sedação diurna
- Aumentar a ingestão de líquidos para reduzir o risco de cálculos renais
- Trocar por outro agente

Melhores agentes de acréscimo para os efeitos colaterais
- Muitos efeitos colaterais não podem ser melhorados com um agente de acréscimo

DOSAGEM E USO

Variação típica da dosagem
- Adultos, liberação imediata: 200 a 400 mg/dia em 2 doses divididas para epilepsia; 50 a 300 mg/dia para tratamento adjuvante de transtorno bipolar
- Adultos, liberação prolongada: 200 a 400 mg/dia como adjunto para convulsões de início parcial; 400 mg/dia como adjunto para convulsões tônico clônicas primárias generalizadas; 400 mg/dia como monoterapia para convulsões

Formas de dosagem
- Comprimidos de 25 mg, 100 mg, 200 mg
- Cápsulas *sprinkle* de 15 mg, 25 mg
- Cápsulas de liberação prolongada de 25 mg, 50 mg, 100 mg, 200 mg

Como dosar
- Adultos (liberação imediata): dose inicial de 25 a 50 mg/dia; aumentar a cada semana 50 mg/dia; administrar em 2 doses divididas; dose máxima geralmente de 1.600 mg/dia
- Adultos (liberação prolongada; adjuvante para convulsões): dose inicial de 25 a 50 mg 1 vez por dia; aumentar semanalmente 25 a 50 mg
- Convulsões (liberação prolongada, monoterapia, pacientes a partir de 10 anos): dose inicial de 50 mg 1 vez por dia; aumentar 50 mg semanalmente por 4 semanas, aumentar 100 mg semanalmente nas semanas 5 e 6; dose recomendada de 400 mg/dia
- Convulsões (liberação imediata, 2 a 16 anos): ver a seção Crianças e adolescentes

Dicas para dosagem
- Os efeitos adversos podem aumentar à medida que a dose é aumentada
- O topiramato está disponível em uma formulação em cápsula *sprinkle*, que pode ser engolida inteira ou polvilhada sobre aproximadamente uma colher de chá de alimentos com pouca consistência (p. ex., molho de maçã); a mistura deve ser consumida imediatamente
- Pacientes bipolares em geral recebem doses na extremidade inferior da variação da dosagem
- A titulação ascendente lenta a partir de doses de 25 mg/dia pode reduzir a incidência de sedação intolerável
- Muitos pacientes bipolares não toleram mais do que 200 mg/dia
✻ A perda de peso é dose-relacionada, mas a maioria dos pacientes tratados para ganho de peso recebem doses no extremo inferior da variação da dosagem

Overdose
- Não foram relatadas mortes em monoterapia; convulsões, sedação, distúrbio da fala, visão turva ou dupla, acidose metabólica, coordenação prejudicada, hipotensão, dor abdominal, agitação, tontura

Uso prolongado
- Provavelmente seguro
- Poderá ser necessário monitoramento periódico dos níveis de bicarbonato sérico

Formação de hábito
- Não

Como interromper
- Reduzir a dose gradualmente
- Pacientes com epilepsia podem ter convulsões durante a retirada, especialmente se for abrupta
✸ A descontinuação rápida pode aumentar o risco de recaída em pacientes bipolares
✸ Sintomas de descontinuação são incomuns

Farmacocinética
- Meia-vida de eliminação de aproximadamente 21 horas
- Secretado por via renal

Interações medicamentosas
- Carbamazepina, fenitoína e valproato podem aumentar a eliminação de topiramato e, assim, reduzir os níveis de topiramato, possivelmente requerendo uma dose mais alta dessa substância
- O topiramato pode aumentar a eliminação de fenitoína e, assim, reduzir os níveis de fenitoína, possivelmente requerendo uma dose mais alta de fenitoína
- O topiramato pode aumentar a eliminação de valproato e, assim, reduzir os níveis de valproato, possivelmente requerendo uma dose mais alta dessa substância
- O topiramato pode aumentar os níveis plasmáticos de metformina; além disso, a metformina pode reduzir a eliminação de topiramato e aumentar os níveis de topiramato
- O topiramato pode interagir com inibidores da anidrase carbônica e aumentar o risco de cálculos renais
- O topiramato pode reduzir a eficácia de contraceptivos orais
- Há relatos de hiperamonemia, com ou sem encefalopatia, em pacientes que tomam topiramato combinado com valproato, embora isso não se deva a uma interação farmacocinética; em pacientes que desenvolvem letargia inexplicável, vômitos ou alteração no estado mental, deve ser medido o nível de amônia

 Outras advertências/precauções

✸ Caso se desenvolvam sintomas de acidose metabólica (hiperventilação, fadiga, anorexia, arritmias cardíacas, estupor), poderá ser necessário reduzir a dose ou descontinuar o tratamento
- Os efeitos depressores podem ser aumentados por outros depressores do SNC (álcool, IMAOs, outros anticonvulsivantes, etc.)
- Usar com cautela ao combinar com outras substâncias que predispõem os pacientes a transtornos relacionados ao calor, incluindo inibidores da anidrase carbônica e anticolinérgicos
- Alertar os pacientes e seus cuidadores sobre a possibilidade de ativação de ideação suicida e aconselhá-los a relatar esses efeitos colaterais imediatamente

Não usar
- 6 horas antes e 6 horas depois de uso de álcool (liberação prolongada)
- Em pacientes com acidose metabólica que estão tomando metformina (liberação prolongada)
- Se houver alergia comprovada a topiramato

POPULAÇÕES ESPECIAIS

Insuficiência renal
- O topiramato é excretado por via renal, portanto a dose deve ser reduzida pela metade
- Pode ser removido por hemodiálise; pacientes que recebem hemodiálise podem requerer doses suplementares de topiramato

Insuficiência hepática
- A substância deve ser utilizada com cautela

Insuficiência cardíaca
- A substância deve ser utilizada com cautela

Idosos
- Pacientes idosos podem ser mais suscetíveis a efeitos adversos

Crianças e adolescentes
- É aprovado para uso em crianças a partir dos 2 anos (liberação imediata) para tratamento de convulsões
- A eliminação é aumentada em pacientes pediátricos
- Convulsões (liberação imediata, 2 a 16 anos): dose inicial de 1 a 3 mg/kg por dia à noite; depois de 1 semana aumentar 1 a 3 mg/kg por dia a cada 1 a 2 semanas com dose diária total administrada em 2 doses divididas; dose recomendada geralmente de 5 a 9 mg/kg por dia em 2 doses divididas
- Não foi demonstrada eficácia em bebês/crianças de 1 a 24 meses de idade com convulsões de início parcial refratárias; ocorreram alguns efeitos adversos/toxicidades não observados em pacientes mais velhos
- Convulsões (liberação prolongada, adjuvante): dose inicial de 25 mg uma vez por noite (1 a 3 mg/kg/noite) durante a primeira semana; aumentar em intervalos de 1 ou 2 semanas com incrementos de 1 a 3 mg/kg/noite; dose recomendada de 5 a 9 mg/kg/noite

Gravidez
- Válidas a partir de 30 de junho de 2015, a FDA norte-americana determina alterações no conteúdo e na forma das informações referentes a gravidez e lactação nos rótulos das substâncias de prescrição, incluindo a eliminação das categorias por letras para risco na gravidez; a Pregnancy and Lactation Labeling Rule (PLLR ou regra final) aplica-se somente a substâncias de prescrição e será introduzida gradualmente para substâncias aprovadas a partir de 30 de junho de 2001
- Risco aumentado de lábio leporino/fenda palatina
- O uso em mulheres em idade reprodutiva requer ponderação dos benefícios potenciais para a mãe em relação aos riscos para o feto
- Ocorreu hipospadia em alguns bebês do sexo masculino cujas mães haviam tomado topiramato durante a gravidez
* A falta de eficácia convincente para o tratamento de transtorno bipolar sugere que a relação risco/benefício está a favor da descontinuação de topiramato em pacientes bipolares durante a gravidez
* Para pacientes bipolares, o topiramato deve geralmente ser descontinuado antes de gestações previstas
- Antiepileptic Drug Pregnancy Registry: (888) 233-2334
- Reduzir a substância gradualmente para descontinuar
* Para pacientes bipolares, dado o risco de recaída no período pós-parto, o tratamento com estabilizadores do humor, sobretudo com agentes que apresentam melhores evidências de eficácia do que o topiramato, deve geralmente ser reiniciado imediatamente após o parto se a paciente não foi medicada durante a gravidez
* Antipsicóticos atípicos podem ser preferíveis ao topiramato se for necessário tratamento de transtorno bipolar durante a gravidez
- Sintomas bipolares podem recorrer ou piorar durante a gravidez, podendo ser necessária alguma forma de tratamento
- Convulsões, mesmo leves, podem causar danos ao embrião/feto

Amamentação
- Alguma quantidade da substância é encontrada no leite materno
* É recomendado descontinuar a substância ou usar mamadeira
- Se a substância for continuada durante a amamentação, o bebê deve ser monitorado para possíveis efeitos adversos
- Se o bebê apresentar sinais de irritabilidade ou sedação, poderá ser necessário descontinuar a substância
* Transtorno bipolar pode recorrer durante o período pós-parto, particularmente se houver uma história prévia de episódios pós-parto de depressão ou psicose
* As taxas de recaída podem ser mais baixas em mulheres que recebem tratamento profilático para episódios pós-parto de transtorno bipolar
- Antipsicóticos atípicos e anticonvulsivantes como valproato podem ser mais seguros e mais efetivos do que topiramato durante o período pós-parto ao se tratar uma mãe lactante com transtorno bipolar

A ARTE DA PSICOFARMACOLOGIA

Potenciais vantagens
- Transtorno bipolar resistente ao tratamento
- Pacientes que desejam evitar ganho de peso

Potenciais desvantagens
- A eficácia em transtorno bipolar é incerta
- Pacientes com história de cálculos renais ou risco de acidose metabólica

Principais sintomas-alvo
- Ocorrência de convulsões
- Humor instável

Pérolas
- Efeitos colaterais podem ocorrer menos frequentemente em pacientes pediátricos
- Tem sido estudado em uma ampla gama de transtornos psiquiátricos, incluindo transtorno bipolar, TEPT, transtorno de compulsão alimentar, obesidade e outros
- Foram publicados alguns relatos, séries de casos e estudos abertos que são amplamente conhecidos como sugestivos de eficácia em transtorno bipolar
- ✳ Entretanto, ensaios clínicos randomizados não sugerem eficácia em transtorno bipolar; infelizmente, esses importantes estudos não foram publicados pelo fabricante, que abandonou o desenvolvimento de topiramato como estabilizador do humor, embora isso não seja muito divulgado
- ✳ Percepções erradas sobre a eficácia de topiramato em transtorno bipolar levaram ao seu uso em mais pacientes do que outros agentes com eficácia comprovada, como lamotrigina
- ✳ Devido à perda de peso relatada em alguns pacientes com epilepsia, o topiramato costuma ser utilizado para tratar ganho de peso, especialmente em indivíduos com ganho de peso induzido por substância psicotrópica
- ✳ A perda de peso em pacientes com epilepsia é dose-relacionada, com maior perda de peso em altas doses (média de 6,5 kg ou 7,3% de declínio) e menor perda de peso em doses mais baixas (média de 1,6 kg ou 2,2% de declínio)
- ✳ As alterações no peso foram maiores em pacientes com epilepsia que pesavam mais no momento basal (> 100 kg) com perda média de 9,6 kg ou 8,4% de declínio, enquanto aqueles pesando < 60 kg tiveram apenas uma perda média de 1,3 kg ou 2,5% de declínio
- ✳ Estudos de longo prazo demonstram que a perda de peso em pacientes com epilepsia foi observada dentro dos primeiros 3 meses de tratamento e atingiu o pico com uma média de 6kg depois de 12 a 18 meses de tratamento; no entanto, o peso tendia a retornar aos níveis pré-tratamento depois de 18 meses
- ✳ Alguns pacientes com ganho de peso induzido por substância psicotrópica podem experimentar perda de peso significativa (> 7% do peso corporal) com topiramato até 200 mg/dia por 3 meses, mas isso não é típico, com frequência não é sustentado e não foi estudado sistematicamente.
- Estudos iniciais sugerem eficácia potencial em transtorno de compulsão alimentar
- A combinação de topiramato e fentermina é aprovada como tratamento para obesidade (ver fentermina-topiramato); a combinação também está sendo estudada em diabetes e apneia do sono

Leituras sugeridas

Johnson BA, Ait-Daoud N. Topiramate in the new generation of drugs: efficacy in the treatment of alcoholic patients. Curr Pharm Des 2010;16(19):2103–12.

Kramer CK, Leitao CB, Pinto LC, et al. Efficacy and safety of topiramate on weight loss: a meta-analysis of randomized controlled trials. Obes Rev 2011;12(5):e338–47.

Ormrod D, McClellan K. Topiramate: a review of its use in childhood epilepsy. Paediatr Drugs 2001;3:293–319.

Shank RP, Gardocki JF, Streeter AJ, Maryanoff BE. An overview of the preclinical aspects of topiramate: pharmacology, pharmacokinetics, and mechanism of action. Epilepsia 2000;41(Suppl 1):S3–9.

Suppes T. Review of the use of topiramate for treatment of bipolar disorders. J Clin Psychopharmacol 2002;22:599–609.

TRANILCIPROMINA

TERAPÊUTICA

Marcas • Parnate

Genérico? Sim

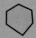
Classe
- Nomenclatura baseada na neurociência: inibidor enzimático multimodal de serotonina, norepinefrina, dopamina (SND-MM)
- Inibidor da monoaminoxidase (IMAO)

Comumente prescrita para
(em negrito, as aprovações da FDA)
- **Episódio de transtorno depressivo maior sem melancolia**
- Depressão resistente ao tratamento
- Transtorno de pânico resistente ao tratamento
- Transtorno de ansiedade social resistente ao tratamento

Como a substância atua
- Bloqueia irreversivelmente a monoaminoxidase (MAO), impedindo que degrade a norepinefrina, a serotonina e a dopamina
- Isso possivelmente estimula a neurotransmissão noradrenérgica, serotonérgica e dopaminérgica
- ✱ Uma vez que a substância está estruturalmente relacionada à anfetamina, pode ter algumas ações semelhantes a estimulantes devido à liberação de monoaminas e inibição da recaptação

Tempo para início da ação
- Alguns pacientes podem experimentar ações semelhantes a estimulantes no início da dosagem
- O início das ações terapêuticas não costuma ser imediato, frequentemente demorando de 2 a 4 semanas
- Se não estiver funcionando dentro de 6 a 8 semanas, poderá ser necessário aumentar a dosagem ou poderá simplesmente não funcionar
- Pode continuar a agir por muitos anos, prevenindo a recaída dos sintomas

Se funcionar
- O objetivo do tratamento é a completa remissão dos sintomas atuais e a prevenção de recaídas futuras
- O tratamento na maioria das vezes reduz ou mesmo elimina os sintomas, mas não é uma cura, já que os sintomas podem recorrer depois que o medicamento é interrompido
- Continuar o tratamento até que todos os sintomas tenham desaparecido (remissão)
- Depois que os sintomas tiverem desaparecido, continuar o tratamento por 1 ano para o primeiro episódio de depressão
- Para segundo episódio de depressão e episódios subsequentes, poderá ser necessário tratamento por tempo indefinido
- O uso em transtornos de ansiedade também poderá precisar ser por tempo indefinido

Se não funcionar
- Muitos pacientes têm apenas uma resposta parcial, em que alguns sintomas são melhorados, mas outros persistem (especialmente insônia, fadiga e problemas de concentração)
- Outros pacientes podem ser não respondedores, sendo algumas vezes chamados de resistentes ou refratários ao tratamento
- Alguns pacientes que têm uma resposta inicial podem recair mesmo que continuem o tratamento, sendo algumas vezes chamados de *poop-out* (que param de responder)
- Considerar aumento da dose, troca por outro agente ou adição de um agente de potencialização apropriado
- Considerar psicoterapia
- Considerar avaliação para outro diagnóstico ou para uma condição comórbida (p. ex., doença clínica, abuso de substância, etc.)
- Alguns pacientes podem experimentar aparente falta de consistência na eficácia devido à ativação de um transtorno bipolar latente ou subjacente, requerendo descontinuação do antidepressivo e a troca por um estabilizador do humor

Melhores combinações de potencialização para resposta parcial ou resistência ao tratamento
- ✱ A potencialização de IMAOs não foi estudada sistematicamente, e isso é reservado para o especialista, a ser feito com cautela e com monitoramento atento
- ✱ Um estimulante como d-anfetamina ou metilfenidato (com cautela; pode ativar transtorno bipolar e ideação suicida; pode elevar a pressão arterial)
- Lítio
- Anticonvulsivantes estabilizadores do humor
- Antipsicóticos atípicos (com especial cautela para aqueles agentes com propriedades bloqueadores da recaptação de monoaminas, como ziprasidona e zotepina)

Exames
- Os pacientes devem ser monitorados para alterações na pressão arterial
- Pacientes que recebem altas doses ou tratamento de longo prazo devem ter a função hepática avaliada periodicamente

EFEITOS COLATERAIS

Como a substância causa efeitos colaterais
- Teoricamente, devido a aumentos nas monoaminas em partes do cérebro e do corpo e em receptores diferentes daqueles que causam ações terapêuticas (p. ex., ações indesejadas da serotonina nos centros do sono, causando insônia; ações indesejadas da norepinefrina na musculatura lisa vascular, causando hipertensão, etc.)
- Os efeitos colaterais costumam ser imediatos, mas frequentemente desaparecem com o tempo

Efeitos colaterais notáveis
- Agitação, ansiedade, insônia, fraqueza, sedação, tontura
- Constipação, boca seca, náusea, diarreia, alteração no apetite, ganho de peso
- Disfunção sexual
- Hipotensão ortostática (dose-relacionada); pode se desenvolver síncope em altas doses

 Efeitos colaterais potencialmente fatais ou perigosos
- Crise hipertensiva (especialmente quando IMAOs são utilizados com certos alimentos contendo tiramina ou substâncias proibidas)
- Indução de mania
- Rara ativação de ideação e comportamento suicida (suicidalidade) (estudos de curto prazo não mostraram um aumento no risco de suicidalidade com antidepressivos em comparação ao placebo acima dos 24 anos)
- Convulsões
- Hepatotoxicidade

Ganho de peso

incomum　não incomum　comum　problemático

- Ocorre em uma minoria significativa

Sedação

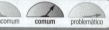
incomum　não incomum　comum　problemático

- Muitos pacientes experimentam e/ou pode ocorrer em quantidade significativa
- Também pode causar ativação

O que fazer com os efeitos colaterais
- Esperar
- Esperar
- Esperar
- Reduzir a dose
- Tomar à noite se ocorrer sedação diurna; tomar durante o dia se houver excesso de estimulação à noite
- Após eliminação apropriada, trocar por um ISRS ou um antidepressivo mais recente

Melhores agentes de acréscimo para os efeitos colaterais
- Trazodona (com cautela) para insônia
- Benzodiazepínicos para insônia
- ✱ Dose única oral ou sublingual de um bloqueador dos canais de cálcio (p. ex., nifedipina) para tratamento urgente de hipertensão devido à interação medicamentosa ou tiramina na dieta
- Muitos efeitos colaterais não podem ser melhorados com um agente de acréscimo

DOSAGEM E USO

Variação típica da dosagem
- 30 mg/dia em doses divididas

Formas de dosagem
- Comprimidos de 10 mg

Como dosar
- Dose inicial de 30 mg/dia em doses divididas; depois de 2 semanas, aumentar 10 mg/dia a cada 1 a 3 semanas; máximo de 60 mg/dia

 Dicas para dosagem
- Hipotensão ortostática, especialmente em altas doses, pode requerer divisão em 3 a 4 doses diárias
- Pacientes que recebem altas doses podem precisar ser avaliados periodicamente para efeitos sobre o fígado

Overdose
- Tontura, sedação, ataxia, cefaleia, insônia, inquietação, ansiedade, irritabilidade; efeitos cardiovasculares, confusão, depressão respiratória ou coma também podem ocorrer

Uso prolongado
- Poderá ser necessária avaliação periódica da função hepática
- Os IMAOs podem perder a eficácia no longo prazo

Formação de hábito
- Alguns pacientes desenvolveram dependência de IMAOs

Como interromper
- Em geral, não é necessário reduzir de modo gradual, já que a substância é eliminada lentamente por 2 a 3 semanas

Farmacocinética
- A duração da ação clínica pode ser de até 14 dias devido à inibição enzimática irreversível

Interações medicamentosas
- O tramadol pode aumentar o risco de convulsões em pacientes que tomam um IMAO
- Pode causar uma "síndrome serotonérgica" fatal quando combinada com substâncias que bloqueiam a recaptação de serotonina, portanto não usar com um inibidor da recaptação de serotonina ou por 5 meias-vidas depois de interromper o inibidor da recaptação de serotonina (ver a Tab. 1, depois da seção Pérolas)
- Crise hipertensiva com cefaleia, hemorragia intracraniana e morte pode resultar da combinação de IMAOs com substâncias simpatomiméticas (p. ex., anfetaminas, metilfenidato, cocaína, dopamina, epinefrina, norepinefrina e os compostos relacionados metildopa, levodopa, L-triptofano, L-tirosina e fenilalanina)
- Não combinar com outro IMAO, álcool ou guanetidina
- Reações medicamentosas adversas podem resultar da combinação de IMAOs com antidepressivos tricíclicos/tetracíclicos e compostos relacionados, incluindo carbamazepina, ciclobenzaprina e mirtazapina, e deve ser evitada, exceto se prescrito por especialistas para tratar casos difíceis
- Os IMAOs em combinação com anestesia espinal podem causar efeitos hipotensores combinados
- A combinação de IMAOs e depressores do SNC pode aumentar a sedação e a hipotensão

Outras advertências/precauções
- O uso requer dieta com baixo teor de tiramina (ver a Tab. 2 depois da seção Pérolas)
- Paciente e prescritor devem ficar vigilantes às interações potenciais com alguma substância, incluindo anti-hipertensivos e preparações para tosse/resfriado de venda livre
- As medicações de venda livre que devem ser evitadas abrangem preparações para tosse e resfriado, incluindo aquelas que contêm dextrometorfano, descongestionantes nasais (comprimidos, gotas ou *spray*), medicações para febre do feno, medicações sinusais, medicações inalantes para asma, medicações inibidoras do apetite, preparações para redução de peso, "estimulantes" (ver a Tab. 3, depois da seção Pérolas)
- Pode ocorrer hipoglicemia em pacientes diabéticos que recebem insulina ou agentes antidiabéticos orais
- Usar com cautela em pacientes que recebem reserpina, anestésicos, dissulfiram, metrizamida, agentes anticolinérgicos
- A tranilcipromina não é recomendada para uso em pacientes que não podem ser monitorados atentamente
- Ao tratar crianças, ponderar cuidadosamente os riscos e benefícios do tratamento farmacológico em relação aos do não tratamento com antidepressivos e documentar isso no prontuário do paciente
- Distribuir as brochuras fornecidas pela FDA e pelas companhias farmacêuticas
- Alertar pacientes e seus cuidadores sobre a possibilidade de efeitos colaterais ativadores e aconselhá-los a relatar esses sintomas imediatamente
- Monitorar os pacientes para ativação de ideação suicida, especialmente crianças e adolescentes

Não usar
- Se o paciente estiver tomando meperidina (petidina)
- Se o paciente estiver tomando um agente simpatomimético ou guanetidina
- Se o paciente estiver tomando outro IMAO
- Se o paciente estiver tomando algum agente que possa inibir a recaptação de serotonina (p. ex., ISRSs, sibutramina, tramadol, milnaciprano, duloxetina, venlafaxina, clomipramina, etc.)
- Se o paciente estiver tomando diuréticos, dextrometorfano
- Se o paciente tiver feocromocitoma
- Se o paciente tiver doença cardiovascular ou cerebrovascular
- Se o paciente tiver cefaleias frequentes ou graves
- Se o paciente for se submeter a cirurgia eletiva e precisar de anestesia geral
- Se o paciente tiver história de doença hepática ou testes da função hepática anormais
- Se o paciente estiver tomando uma substância proibida
- Se o paciente não aderir a uma dieta com baixo teor de tiramina
- Se houver alergia comprovada a tranilcipromina

POPULAÇÕES ESPECIAIS

Insuficiência renal
- Usar com cautela – a substância pode se acumular no plasma
- Pode exigir dose mais baixa do que a dose adulta típica

Insuficiência hepática
- A tranilcipromina não deve ser utilizada em pacientes com história de insuficiência hepática ou naqueles com testes da função hepática anormais

Insuficiência cardíaca
- Contraindicada em pacientes com qualquer insuficiência cardíaca

Idosos
- Dose inicial mais baixa do que a dose adulta típica
- Pacientes idosos podem ter maior sensibilidade a efeitos adversos
- Redução no risco de suicidalidade com antidepressivos em comparação ao placebo em adultos a partir dos 65 anos

Crianças e adolescentes
- Em geral, não é recomenda para uso em crianças com menos de 18 anos
- Ponderar cuidadosamente os riscos e benefícios do tratamento farmacológico em relação aos do não tratamento com antidepressivos e documentar isso no prontuário do paciente
- Monitorar os pacientes pessoalmente com regularidade, em particular durante as primeiras semanas de tratamento
- Usar com cautela, observando a ativação de transtorno bipolar conhecido ou desconhecido e/ou ideação suicida, e informar os pais ou responsáveis sobre esse risco para que possam ajudar a observar a criança ou adolescente

Gravidez
- Válidas a partir de 30 de junho de 2015, a FDA norte-americana determina alterações no conteúdo e na forma das informações referentes a gravidez e lactação nos rótulos das substâncias de prescrição, incluindo a eliminação das categorias por letras para risco na gravidez; a Pregnancy and Lactation Labeling Rule (PLLR ou regra final) aplica-se somente a substâncias de prescrição e será introduzida gradualmente para substâncias aprovadas a partir de 30 de junho de 2001

- Não foram conduzidos estudos controlados em gestantes
- Em geral, não é recomendada para uso durante a gravidez, especialmente durante o primeiro trimestre
- A paciente deve ser avaliada para tratamento com um antidepressivo com melhor relação risco/benefício

Amamentação
- Alguma quantidade da substância é encontrada no leite materno
- Os efeitos no bebê são desconhecidos
- O período pós-parto imediato é uma época de alto risco de depressão, especialmente em mulheres que tiveram episódios depressivos prévios, portanto poderá ser necessário reinstituir a substância no fim do terceiro trimestre ou logo após o parto para prevenir uma recorrência durante o período pós-parto
- A paciente deve ser avaliada para tratamento com um antidepressivo com melhor relação risco/benefício

A ARTE DA PSICOFARMACOLOGIA

Potenciais vantagens
- Depressão atípica
- Depressão grave
- Depressão ou transtornos de ansiedade resistentes ao tratamento

Potenciais desvantagens
- Requer adesão às restrições alimentares e às restrições a medicamentos concomitantes
- Pacientes com problemas cardíacos ou hipertensão
- Múltiplas doses diárias

Principais sintomas-alvo
- Humor deprimido
- Sintomas somáticos
- Distúrbios do sono e da alimentação
- Retardo psicomotor
- Preocupação mórbida

Pérolas
- Os IMAOs são geralmente reservados para uso de segunda linha depois que ISRSs, IRSNs e combinações de antidepressivos mais novos tiverem fracassado

- O paciente deve ser aconselhado a não tomar nenhuma substância, prescrita ou não, sem consultar seu médico devido às possíveis interações medicamentosas com o IMAO
- Cefaleia é frequentemente o primeiro sintoma de crise hipertensiva
- As restrições alimentares rígidas podem reduzir a adesão (ver a Tab. 2, depois da seção Pérolas)
- Transtornos do humor podem estar associados a transtornos alimentares (especialmente em adolescentes do sexo feminino), e a tranilcipromina pode ser utilizada para tratar depressão e bulimia
- Os IMAOs são uma opção viável de tratamento de segunda linha, mas não são utilizados com frequência

✲ Os mitos sobre o perigo de tiramina na alimentação podem ser exagerados, mas as proibições contra substâncias concomitantes com frequência não são suficientemente respeitadas

- Hipotensão ortostática, insônia e disfunção sexual são frequentemente os efeitos colaterais incômodos mais comuns

✲ Os IMAOs devem ser utilizados pelo especialista, especialmente se forem combinados com agentes com riscos potenciais (p. ex., estimulantes, trazodona, ADTs)

✲ Os IMAOs não devem ser desconsiderados como agentes terapêuticos para pacientes resistentes ao tratamento

- Embora costume ser proibido, um tratamento extremo e potencialmente perigoso, para pacientes com muita resistência ao tratamento, é dar um antidepressivo tricíclico/tetracíclico, exceto clomipramina, simultaneamente com um IMAO para indivíduos que não respondem a diversos outros antidepressivos
- O uso de IMAOs com clomipramina é sempre proibido devido ao risco de síndrome serotonérgica e morte
- A amoxapina pode ser o antidepressivo tricíclico/tetracíclico preferido para combinar com um IMAO em casos extremos devido às suas propriedades antagonistas de 5HT2A teoricamente protetivas
- Se essa opção for escolhida, iniciar o IMAO com o antidepressivo tricíclico/tetracíclico simultaneamente em baixas doses depois da eliminação apropriada, depois aumentar a dose desses agentes de modo alternado a cada poucos dias até uma semana, conforme tolerado
- Embora devam ser observadas restrições rígidas a alimentos e a medicamentos concomitantes para prevenir crises hipertensivas e síndrome serotonérgica, os efeitos colaterais mais comuns de combinações de IMAO com tricíclico/tetracíclico podem ser ganho de peso e hipotensão ortostática

Tabela 1. Substâncias contraindicadas devido ao risco de síndrome serotonérgica/toxicidade

Não usar:			
Antidepressivos	Substâncias de abuso	Opioides	Outras
ISRSs	MDMA (ecstasy)	Meperidina	Sumatriptano não subcutâneo
IRSNs	Cocaína	Tramadol	Clorfeniramina
Clomipramina	Metanfetamina	Metadona	Bronfeniramina
Erva-de-são-joão	Anfetamina em alta dose ou injetada	Fentanil	Dextrometorfano
			Procarbazina?

Tabela 2. Orientações dietéticas para pacientes que tomam IMAOs	
Alimentos a serem evitados*	**Alimentos permitidos**
Carne, aves e peixes curados, defumados, fermentados, estragados ou impropriamente armazenados	Carne, aves e peixes frescos ou processados; peixe em salmoura ou defumado
Favas e vagens de feijão	Todos os outros vegetais
Queijos envelhecidos	Fatias de queijo processado, queijo *cottage*, ricota, iogurte, requeijão
Chope e cerveja não pasteurizada	Cerveja enlatada ou engarrafada, álcool
Marmite	Levedura da cerveja e levedura de panificação
Chucrute, *kimchee*	
Produtos de soja/tofu	Amendoim
Casca de banana	Banana, abacate, framboesa
Suplemento nutricional contendo tiramina	

* Não necessárias para selegilina 6 mg transdérmica ou em baixa dose oral

Tabela 3. Substâncias que estimularm a norepinefrina devem ser utilizadas somente com cautela com IMAOs			
Usar com cautela			
Descongestionantes	**Estimulantes**	**Antidepressivos com inibição da recaptação de norepinefrina**	**Outras**
Fenilefrina	Anfetaminas	Maioria dos tricíclicos	Fentermina
Pseudoefedrina	Metilfenidato	IRNs	Anestésicos locais contendo vasoconstritores
	Cocaína	IRNDs	
	Metanfetamina		
	Modafinila		Tapentadol
	Armodafinila		

Leituras sugeridas

Baker GB, Coutts RT, McKenna KF, Sherry-McKenna RL. Insights into the mechanisms of action of the MAO inhibitors phenelzine and tranylcypromine: a review. J Psychiatry Neurosci 1992;17:206–14.

Kennedy SH. Continuation and maintenance treatments in major depression: the neglected role of monoamine oxidase inhibitors. J Psychiatry Neurosci 1997;22:127–31.

Lippman SB, Nash K. Monoamine oxidase inhibitor update. Potential adverse food and drug interactions. Drug Saf 1990;5:195–204.

Thase ME, Triyedi MH, Rush AJ. MAOIs in the contemporary treatment of depression. Neuropsychopharmacology 1995;12:185–219.

TRAZODONA

TERAPÊUTICA

Marcas
- Desyrel
- Oleptro

Genérico? Sim

Classe
- Nomenclatura baseada na neurociência: antagonista dos receptores de serotonina (ARM)
- AIRS (antagonista/inibidor dos receptores de serotonina 2); antidepressivo; hipnótico

Comumente prescrita para
(em negrito, as aprovações da FDA)
- **Depressão**
- Insônia (primária e secundária)
- Ansiedade

Como a substância atua
- Bloqueia de modo potente os receptores de serotonina 2
- Bloqueia a bomba de recaptação de serotonina (transportador de serotonina) de modo menos potente

Tempo para início da ação
✱ O início das ações terapêuticas para insônia é imediato se a dosagem for correta
- O início das ações terapêuticas em depressão não costuma ser imediato, frequentemente demorando de 2 a 4 semanas, tanto se for dada como adjuvante para outro antidepressivo como em monoterapia
- Se não estiver funcionando dentro de 6 a 8 semanas para depressão, poderá ser necessário aumento da dosagem ou poderá simplesmente não funcionar
- Pode continuar a agir por muitos anos, prevenindo recaída dos sintomas na depressão e reduzindo sintomas de insônia crônica

Se funcionar
✱ Para insônia, o uso pode ser por tempo indefinido, já que não há evidências confiáveis de tolerância, dependência ou abstinência, mas poucos estudos de longo prazo
- Para insônia secundária, se a condição subjacente (p. ex., depressão, transtorno de ansiedade) estiver em remissão, o tratamento com trazodona pode ser descontinuado se a insônia não reemergir

- O objetivo do tratamento para depressão é a completa remissão dos sintomas atuais de depressão e a prevenção de recaídas futuras
- O tratamento na maioria das vezes reduz ou mesmo elimina os sintomas de depressão, mas não é uma cura, já que os sintomas podem recorrer depois que o medicamento é interrompido
- Continuar o tratamento até que todos os sintomas de depressão tenham desaparecido (remissão)
- Depois que os sintomas de depressão tiverem desaparecido, continuar o tratamento por 1 ano para o primeiro episódio de depressão
- Para segundo episódio de depressão e episódios subsequentes, poderá ser necessário tratamento por tempo indefinido

Se não funcionar
- Para insônia, tentar escalonamento das doses ou trocar por outro agente
- Muitos pacientes têm apenas uma resposta antidepressiva parcial, em que alguns sintomas são melhorados, mas outros persistem (especialmente insônia, fadiga e problemas de concentração)
- Outros pacientes podem ser não respondedores, sendo algumas vezes chamados de resistentes ou refratários ao tratamento
- Considerar aumento da dose, troca por outro agente ou adição de um agente de potencialização apropriado para tratamento de depressão
- Considerar psicoterapia
- Considerar avaliação para outro diagnóstico ou para uma condição comórbida (p. ex., doença clínica, abuso de substância, etc.)
- Alguns pacientes podem experimentar uma aparente falta de consistência na eficácia em razão da ativação de um transtorno bipolar latente ou subjacente, requerendo descontinuação do antidepressivo e troca por um estabilizador do humor

Melhores combinações de potencialização para resposta parcial ou resistência ao tratamento
- A trazodona não é utilizada com frequência como monoterapia para insônia, mas pode ser combinada com benzodiazepínicos hipnóticos sedativos em casos difíceis
- A trazodona é mais frequentemente utilizada em depressão como agente de potencialização para diversas substâncias psicotrópicas
- A trazodona pode não só melhorar a insônia em pacientes deprimidos tratados com antidepressivos, mas também ser um potencializador efetivo de ações antidepressivas de outros antidepressivos (usar combinações de antidepressivos com

cautela, pois isso pode ativar transtorno bipolar e ideação suicida)
- A trazodona também pode melhorar a insônia em diversas outras condições psiquiátricas (p. ex., transtorno bipolar, esquizofrenia, abstinência alcoólica) e ser acrescentada a diversas outras substâncias psicotrópicas (p. ex., lítio, estabilizadores do humor, antipsicóticos)

Exames
- Nenhum para indivíduos saudáveis

EFEITOS COLATERAIS

Como a substância causa efeitos colaterais
- Os efeitos sedativos podem ser devidos às propriedades anti-histamínicas
- O bloqueio dos receptores alfa-1 adrenérgicos pode explicar tontura, sedação e hipotensão
- A maioria dos efeitos colaterais é imediata, mas frequentemente desaparecem com o tempo

Efeitos colaterais notáveis
- Náusea, vômitos, edema, visão turva, constipação, boca seca
- Tontura, sedação, fadiga, cefaleia, incoordenação, tremor
- Hipotensão, síncope
- Bradicardia sinusal ocasional (longo prazo)
- Rara erupção cutânea

Efeitos colaterais potencialmente fatais ou perigosos
- Raro priapismo
- Raras convulsões
- Rara indução de mania
- Rara ativação de ideação e comportamento suicida (suicidalidade) (estudos de curto prazo não mostraram um aumento no risco de suicidalidade com antidepressivos em comparação ao placebo a partir dos 24 anos)

Ganho de peso

- Relatado, mas não esperado

Sedação
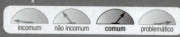
- Muitos experimentam e/ou pode ocorrer em quantidade significativa

O que fazer com os efeitos colaterais
- Esperar
- Esperar
- Esperar
- Tomar a dose maior à noite para prevenir sedação diurna
- Trocar por outro agente

Melhores agentes de acréscimo para os efeitos colaterais
- A maioria dos efeitos colaterais não pode ser melhorada com um agente de acréscimo
- Ativação e agitação podem representar a indução de um estado bipolar, especialmente uma condição bipolar tipo II disfórica mista algumas vezes associada a ideação suicida, requerendo a adição de lítio, um estabilizador do humor e/ou descontinuação de trazodona

DOSAGEM E USO

Variação típica da dosagem
- 150 a 600 mg/dia
- 150 a 375 mg/dia (liberação prolongada)

Formas de dosagem
- Comprimidos de 50 mg sulcados, 100 mg sulcados, 150 mg, 150 mg com povidona sulcados, 300 mg com povidona sulcados
- Comprimidos de liberação prolongada de 150 mg sulcados, 300 mg sulcados

Como dosar
- Depressão como monoterapia: dose inicial de 150 mg/dia em doses divididas; pode ser aumentada a cada 3 a 4 dias em 50 mg/dia conforme necessário; máximo de 400 mg/dia (ambulatorial) ou 600 mg/dia (internação); dividir em 2 doses diárias
- Insônia: dose inicial de 25 a 50 mg na hora de dormir; aumentar conforme tolerado, geralmente até 50 a 100 mg/dia, mas alguns pacientes podem precisar de dose antidepressiva plena dentro da variação da dosagem
- Potencialização de outros antidepressivos no tratamento de depressão: dose conforme recomendado para insônia

- Liberação prolongada: dose inicial de 150 mg uma vez por dia; pode ser aumentada em 75 mg/dia a cada 3 dias; dose máxima geralmente de 375 mg/dia

Dicas para dosagem
- Iniciar com dose baixa e aumentá-la lentamente
- ✶ Os pacientes podem ter sedação residual, ataxia e sensação de intoxicação se for dosada de modo muito agressivo, particularmente ao iniciar a dosagem
- ✶ Não descontinuar as tentativas se estiver ineficaz em baixas doses (< 50 mg), já que muitos pacientes com casos difíceis podem responder a doses mais altas (150 a 300 mg, até mesmo 600 mg em alguns casos)
- Para alívio de ansiedade diurna, pode ser dada parte da dose durante o dia se não for excessivamente sedativa
- Embora o uso como monoterapia para depressão costume se dar em doses divididas devido à sua meia-vida curta, o uso como adjuvante é geralmente efetivo e mais bem tolerado 1 vez por dia na hora de dormir

Overdose
- Raramente letal; sedação, vômitos, priapismo, parada respiratória, convulsões, alterações no ECG

Uso prolongado
- Seguro

Formação de hábito
- Não

Como interromper
- É prudente reduzir a dose de modo gradual para evitar efeitos de retirada, mas tolerância, dependência e efeitos de abstinência não foram confiavelmente demonstrados

Farmacocinética
- Metabolizada por CYP450 3A4
- A meia-vida é bifásica; a primeira fase é de aproximadamente 3 a 6 horas; a segunda fase é de aproximadamente 5 a 9 horas

Interações medicamentosas
- O tramadol aumenta o risco de convulsões em pacientes que tomam um antidepressivo

- Fluoxetina e outros ISRSs podem aumentar os níveis plasmáticos de trazodona
- A trazodona pode bloquear os efeitos hipotensores de algumas substâncias anti-hipertensivas
- A trazodona pode aumentar as concentrações de digoxina ou fenitoína
- A trazodona pode interferir nos efeitos anti-hipertensivos de clonidina
- Geralmente, não usar com IMAOs, incluindo 14 dias depois que tiverem sido interrompidos
- Relatos de tempo de protrombina aumentada ou diminuída em pacientes que tomam varfarina ou trazodona

Outras advertências/precauções
- Possibilidade de efeitos aditivos se a trazodona for utilizada com outros depressores do SNC
- O tratamento deve ser descontinuado se ocorrer ereção peniana prolongada, devido ao risco de disfunção erétil permanente
- Alertar os pacientes a procurar atenção médica imediatamente se ocorrerem ereções dolorosas durante mais de 1 hora
- Em geral, o priapismo pode reverter espontaneamente, enquanto o fluxo sanguíneo peniano e outros sinais são monitorados, mas em casos urgentes injeções locais de fenilefrina ou até mesmo cirurgia podem ser indicadas
- Usar com cautela em pacientes com história de convulsões
- Usar com cautela em pacientes com transtorno bipolar, a menos que tratados concomitantemente com agente estabilizador do humor
- Ao tratar crianças, ponderar cuidadosamente os riscos e benefícios do tratamento farmacológico em relação aos do não tratamento com antidepressivos e documentar isso no prontuário do paciente
- Distribuir as brochuras fornecidas pela FDA e pelas companhias farmacêuticas
- Alertar pacientes e seus cuidadores sobre a possibilidade de efeitos colaterais ativadores e aconselhá-los a relatar esses sintomas imediatamente
- Monitorar os pacientes para ativação de ideação suicida, especialmente crianças e adolescentes

Não usar
- Se o paciente estiver tomando um IMAO, mas ver a seção Pérolas
- Se houver alergia comprovada a trazodona

POPULAÇÕES ESPECIAIS

Insuficiência renal
- Não é necessário ajuste da dose

Insuficiência hepática
- A substância deve ser utilizada com cautela

Insuficiência cardíaca
- A trazodona pode ser arritmogênica
- Monitorar os pacientes atentamente
- Não é recomendada para uso durante recuperação de infarto do miocárdio

Idosos
- Pacientes idosos podem ser mais sensíveis a efeitos adversos e podem requerer doses mais baixas
- Redução no risco de suicidalidade com antidepressivos em comparação ao placebo em adultos a partir dos 65 anos

Crianças e adolescentes
- Ponderar cuidadosamente os riscos e benefícios do tratamento farmacológico em relação aos do não tratamento com antidepressivos e documentar isso no prontuário do paciente
- Monitorar os pacientes pessoalmente com regularidade, em particular durante as primeiras semanas de tratamento
- Usar com cautela, observando a ativação de transtorno bipolar conhecido ou desconhecido e/ou ideação suicida, e informar pais ou responsáveis sobre esse risco para que possam ajudar a observar a criança ou adolescente
- Segurança e eficácia não foram estabelecidas, mas a trazodona tem sido utilizada para transtornos comportamentais, depressão e terrores noturnos
- Crianças requererem dose inicial mais baixa e titulação lenta
- Meninos podem ser ainda mais sensíveis a ter ereções prolongadas do que homens adultos

Gravidez
- Válidas a partir de 30 de junho de 2015, a FDA norte-americana determina alterações no conteúdo e na forma das informações referentes a gravidez e lactação nos rótulos das substâncias de prescrição, incluindo a eliminação das categorias por letras para risco na gravidez; a Pregnancy and Lactation Labeling Rule (PLLR ou regra final) aplica-se somente a substâncias de prescrição e será introduzida gradualmente para substâncias aprovadas a partir de 30 de junho de 2001
- Não foram conduzidos estudos controlados em gestantes
- Evitar uso durante o primeiro trimestre
- Deve ser ponderado o risco do tratamento (desenvolvimento fetal de primeiro trimestre, parto do recém-nascido no terceiro trimestre) para a criança em relação ao do não tratamento (recorrência de depressão, saúde materna, vínculo com o bebê) para a mãe e a criança
- Para muitas pacientes, isso pode significar a continuidade do tratamento durante a gravidez

Amamentação
- Alguma quantidade da substância é encontrada no leite materno
- Se a criança se tornar irritável ou sedada, poderá ser necessário descontinuar a amamentação ou a substância
- O período pós-parto imediato é uma época de alto risco de depressão, especialmente em mulheres que tiveram episódios depressivos prévios, portanto poderá ser necessário reinstituir a substância no fim do terceiro trimestre ou logo após o nascimento para prevenir uma recorrência durante o período pós-parto
- Devem ser ponderardos os benefícios da amamentação com os riscos e benefícios do tratamento com antidepressivo *versus* não tratamento para o bebê e a mãe
- Para muitas pacientes, isso pode significar a continuidade do tratamento durante a amamentação

A ARTE DA PSICOFARMACOLOGIA

Potenciais vantagens
- Para insônia, quando é preferido evitar o uso de agentes causadores de dependência
- Como adjunto para o tratamento de ansiedade e insônia residuais com outros antidepressivos
- Pacientes deprimidos com ansiedade
- Pacientes preocupados com efeitos colaterais sexuais ou ganho de peso

Potenciais desvantagens
- Para pacientes com fadiga, hipersonia
- Para pacientes intolerantes aos efeitos sedativos

Principais sintomas-alvo
- Depressão
- Ansiedade
- Distúrbios do sono

Pérolas

- Pode ter menor probabilidade do que alguns antidepressivos de precipitar hipomania ou mania
- Dados preliminares sugerem que trazodona pode ser um tratamento efetivo para discinesias induzidas por substância, talvez em parte porque reduz a ansiedade que a acompanha
- A trazodona pode ter alguma eficácia no tratamento de agitação e agressão associadas a demência

* Pode causar disfunção sexual apenas infrequentemente

- Pode causar sedação residual, algumas vezes intensa, se for dosada muito alto
- Frequentemente, não é tolerada como monoterapia para casos moderados a graves de depressão, pois muitos pacientes não conseguem tolerar doses altas (> 150 mg)
- Não esquecer de tentar doses altas, de até 600 mg/dia, se doses mais baixas forem bem toleradas, mas ineficazes

* Para o psicofarmacologista especialista, a trazodona pode ser utilizada com cautela para insônia associada a IMAOs, apesar da advertência – deve ser tentada somente se os pacientes forem monitorados atentamente por especialistas experientes no uso de IMAOs

- Pode ocorrer priapismo em 1 em cada 8 mil homens
- As indicações iniciais de priapismo iminente podem ser uma detumescência peniana lenta ao despertar do sono REM
- Ao usar para tratar insônia, lembrar que ela pode ser um sintoma de algum outro transtorno primário, e não um transtorno primário em si, e assim justifica avaliação para condições psiquiátricas e/ou clínicas comórbidas
- Raramente os pacientes se queixam de "trilhas" visuais ou pós-imagens durante o uso de trazodona

Leituras sugeridas

DeVane CL. Differential pharmacology of newer antidepressants. J Clin Psychiatry 1998;59(Suppl 20):S85–93.

Haria M, Fitton A, McTavish D. Trazodone. A review of its pharmacology, therapeutic use in depression and therapeutic potential in other disorders. Drugs Aging 1994;4:331–55.

Rotzinger S, Bourin M, Akimoto Y, Coutts RT, Baker GB. Metabolism of some "second"- and "fourth"-generation antidepressants: iprindole, viloxazine, bupropion, mianserin, maprotiline, trazodone, nefazodone, and venlafaxine. Cell Mol Neurobiol 1999;19:427–42.

Stahl SM. Mechanism of action of trazodone: a multifunctional drug. CNS Spectr 2009;14(10):536–46.

TRIAZOLAM

TERAPÊUTICA

Marcas • Halcion

Genérico? Sim

Classe
- Nomenclatura baseada na neurociência: modulador alostérico positivo de GABA (MAP-GABA)
- Benzodiazepínico (hipnótico)

Comumente prescrito para
(em negrito, as aprovações da FDA)
- Tratamento de curto prazo de insônia
- Catatonia

Como a substância atua
- Liga-se aos receptores benzodiazepínicos no complexo dos canais de cloreto dos receptores de GABA-A ativados por ligante
- Aumenta os efeitos inibitórios de GABA
- Estimula a condutância do cloreto através dos canais regulados por GABA
- As ações inibitórias nos centros do sono podem proporcionar efeitos hipnótico-sedativos

Tempo para início da ação
- Em geral, faz efeito em menos de 1 hora

Se funcionar
- Melhora a qualidade do sono
- Os efeitos no tempo total de sono e no número de despertares durante a noite podem ser diminuídos com o tempo

Se não funcionar
- Se a insônia não melhorar depois de 7 a 10 dias, ela pode ser manifestação de uma doença psiquiátrica ou física primária, como apneia obstrutiva do sono ou síndrome das pernas inquietas, o que requer avaliação independente
- Aumentar a dose
- Melhorar a higiene do sono
- Trocar por outro agente

Melhores combinações de potencialização para resposta parcial ou resistência ao tratamento
- Em geral, é melhor trocar por outro agente
- Trazodona

- Agentes com ações anti-histamínicas (p. ex., difenidramina, ADTs)

Exames
- Em pacientes com transtornos convulsivos, doença clínica concomitante e/ou aqueles com múltiplas medicações de longo prazo concomitantes, pode ser prudente realizar testes hepáticos e hemogramas periódicos

EFEITOS COLATERAIS

Como a substância causa efeitos colaterais
- Mesmo mecanismo para os efeitos colaterais que para os efeitos terapêuticos – ou seja, devido às ações excessivas nos receptores benzodiazepínicos
- Ações nos receptores benzodiazepínicos que perduram até o dia seguinte podem causar sedação diurna, amnésia e ataxia
- Adaptações de longo prazo nos receptores benzodiazepínicos podem explicar o desenvolvimento de dependência, tolerância e abstinência

Efeitos colaterais notáveis
✻ Sedação, fadiga, depressão
✻ Tontura, ataxia, fala mal articulada, fraqueza
✻ Esquecimento, confusão
✻ Hiperexcitabilidade, nervosismo
✻ Amnesia anterógrada
- Raras alucinações, mania
- Rara hipotensão
- Hipersalivação, boca seca
- Insônia de rebote na interrupção de tratamento de longo prazo

Efeitos colaterais potencialmente fatais ou perigosos
- Depressão respiratória, especialmente quando tomado com depressores do SNC em *overdose*
- Raras disfunção hepática, disfunção renal, discrasias sanguíneas

Ganho de peso

incomum — não incomum — comum — problemático

- Relatado, mas não esperado

Sedação

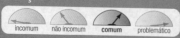

- Muitos experimentam e/ou pode ocorrer em quantidade significativa

O que fazer com os efeitos colaterais
- Esperar
- Para evitar problemas de memória, tomar triazolam somente se a intenção for uma noite inteira de sono
- Reduzir a dose
- Trocar por um hipnótico sedativo de mais curta ação
- Trocar por um hipnótico não benzodiazepínico
- Administrar flumazenil se os efeitos colaterais forem graves ou potencialmente fatais

Melhores agentes de acréscimo para os efeitos colaterais
- Muitos efeitos colaterais não podem ser melhorados com um agente de acréscimo

DOSAGEM E USO

Variação típica da dosagem
- 0,125 a 0,25 mg/dia na hora de dormir por 7 a 10 dias

Formas de dosagem
- Comprimidos de 0,125 mg, 0,25 mg

Como dosar
- Dose inicial de 0,125 ou 0,25 mg/dia na hora de dormir; pode ser aumentada com cautela para 0,5 mg/dia se ineficaz; dose máxima geralmente de 0,5 mg/dia

Dicas para dosagem
- Usar a dose mais baixa possível e avaliar regularmente a necessidade de tratamento continuado
* Muitos pacientes não conseguem tolerar dose de 0,5 mg (p. ex., desenvolvendo amnésia anterógrada)
- O triazolam em geral não deve ser prescrito em quantidades maiores do que o suprimento para 1 mês
- Alguns efeitos colaterais (sedação, tontura, atordoamento, amnésia) parecem aumentar com a dose

- Pacientes com peso mais baixo podem requerer uma dose de apenas 0,125 mg
- O risco de dependência pode aumentar com a dose e a duração do tratamento
* Doses mais altas associadas a mais problemas comportamentais e amnésia anterógrada

Overdose
- Pode ser fatal em monoterapia; má coordenação, confusão, convulsões, fala mal articulada, sedação, coma, depressão respiratória

Uso prolongado
- Geralmente, não é destinado a uso de longo prazo
- Pode ocorrer vigília aumentada durante a parte final da noite (desaparecimento do efeito) ou um aumento na ansiedade diurna (rebote) devido à meia-vida curta

Formação de hábito
- Triazolam é uma substância Classe IV
- Alguns pacientes podem desenvolver dependência e/ou tolerância; o risco pode ser maior com doses mais altas
- História de adição a substâncias pode aumentar o risco de dependência

Como interromper
- Se for tomado por mais de algumas semanas, diminuir gradualmente a dose para reduzir as chances de efeitos de abstinência
- Pacientes com história de convulsão podem ter crise com a retirada abrupta
- Pode ocorrer insônia de rebote por 1 a 2 semanas após a interrupção
- Para pacientes com problemas graves de descontinuação de um benzodiazepínico, poderá ser necessário reduzir a dose gradualmente por muitos meses (i.e., reduzir a dose em 1% a cada 3 dias triturando o comprimido e fazendo uma suspensão ou dissolvendo em 100 mL de suco de fruta e então descartando 1 mL e bebendo o restante; 3 a 7 dias depois, descartam-se 2 mL, e assim por diante). Essa é uma forma de redução biológica da dose muito lenta e uma forma de dessensibilização comportamental.

Farmacocinética
- Meia-vida de 1,5 a 5,5 horas
- Metabólitos inativos

Interações medicamentosas
- Inibidores de CYP450 3A, como nefazodona, fluoxetina e fluvoxamina, podem diminuir a elimina-

ção de triazolam e aumentar seus níveis significativamente
- A ranitidina pode aumentar as concentrações plasmáticas do triazolam
- Efeitos depressores aumentados quando é tomado com outros depressores do SNC (ver seção Outras advertências/precauções, a seguir)

 Outras advertências/ precauções

- Medicamento controlado devido ao risco aumentado de efeitos depressores no SNC quando benzodiazepínicos e medicações opioides são utilizados em conjunto, incluindo especificamente o risco de respiração lenta ou dificuldade para respirar e morte
- Se não estiverem disponíveis alternativas ao uso combinado de benzodiazepínicos e opioides, os clínicos devem limitar a dosagem e a duração de cada substância ao mínimo possível em que ainda se atinja a eficácia terapêutica
- Pacientes e seus cuidadores devem ser alertados a buscar atenção médica se ocorrer tontura incomum, atordoamento, sedação, respiração lenta, dificuldade de respirar ou irresponsividade
- A insônia pode ser sintoma de um transtorno primário, em vez de um transtorno primário em si
- Alguns pacientes podem exibir pensamento anormal ou alterações comportamentais semelhantes às causadas por outros depressores do SNC (i.e., ações depressoras ou ações desinibidoras)
- Alguns pacientes deprimidos podem experimentar piora de ideação suicida
- Usar somente com extrema cautela em pacientes com função respiratória prejudicada ou apneia obstrutiva do sono
- O triazolam deve ser administrado apenas na hora de dormir
- Suco de toranja pode aumentar os níveis do triazolam

Não usar
- Se a paciente estiver grávida
- Se o paciente tiver glaucoma de ângulo fechado
- Se o paciente estiver tomando cetoconazol, itraconazol, nefazodona ou outros inibidores potentes de CYP450 3A4
- Se houver alergia comprovada a triazolam ou a algum benzodiazepínico

POPULAÇÕES ESPECIAIS

Insuficiência renal
- A substância deve ser utilizada com cautela

Insuficiência hepática
- A substância deve ser utilizada com cautela

Insuficiência cardíaca
- Benzodiazepínicos têm sido utilizados para tratar insônia associada a infarto agudo do miocárdio

Idosos
- Dose inicial recomendada: 0,125 mg
- Podem ser mais sensíveis a efeitos adversos

 Crianças e adolescentes
- Segurança e eficácia não foram estabelecidas
- Os efeitos de longo prazo de triazolam em crianças/adolescentes são desconhecidos
- Em geral, devem receber doses mais baixas e ser monitorados mais atentamente

 Gravidez
- Contraindicado para uso na gravidez
- Válidas a partir de 30 de junho de 2015, a FDA norte-americana determina alterações no conteúdo e na forma das informações referentes a gravidez e lactação nos rótulos das substâncias de prescrição, incluindo a eliminação das categorias por letras para risco na gravidez; a Pregnancy and Lactation Labeling Rule (PLLR ou regra final) aplica-se somente a substâncias de prescrição e será introduzida gradualmente para substâncias aprovadas a partir de 30 de junho de 2001
- Bebês cujas mães tenham recebido um benzodiazepínico no fim da gravidez podem experimentar efeitos de abstinência
- Flacidez neonatal foi relatada em bebês cujas mães haviam tomado um benzodiazepínico durante a gravidez

Amamentação
- É desconhecido se o triazolam é secretado no leite humano, mas presume-se que todos os psicotrópicos sejam secretados no leite materno
✱ É recomendado descontinuar a substância ou usar mamadeira
- Foram observados efeitos no bebê, incluindo dificuldades de alimentação, sedação e perda de peso

A ARTE DA PSICOFARMACOLOGIA

Potenciais vantagens
- Curta duração

Potenciais desvantagens
- Pacientes usando concomitantemente inibidores de CYP450 3A4
- Pacientes com insônia terminal (despertares precoces pela manhã)

Principais sintomas-alvo
- Tempo para início do sono
- Tempo total de sono
- Despertares durante a noite

 Pérolas

✷ A meia-vida mais curta deve prevenir prejuízos no desempenho cognitivo e motor durante o dia e sedação diurna
✷ Caso se desenvolva tolerância, a meia-vida de eliminação curta pode resultar em ansiedade aumentada durante o dia e/ou vigília aumentada durante a última parte da noite
- A meia-vida curta pode minimizar o risco de interações medicamentosas com agentes tomados durante o dia (p. ex., álcool)
✷ Entretanto, o risco de interações medicamentosas com álcool tomado à noite pode ser maior do que para alguns outros hipnóticos sedativos, especialmente para amnésia anterógrada
✷ A ocorrência de amnésia anterógrada pode ser mais provável com triazolam do que com outros benzodiazepínicos sedativos
- Devido a sua meia-vida curta e seus metabólitos inativos, o triazolam pode ser preferido a alguns benzodiazepínicos para pacientes com doença hepática
✷ O risco de comportamentos incomuns ou alucinações pode ser maior com triazolam do que com outros benzodiazepínicos sedativos
- A eliminação do triazolam pode ser um pouco mais rápida em mulheres do que em homens
- Mulheres que estão tomando progesterona oral podem ser mais sensíveis aos efeitos de triazolam
- Embora não tenham sido sistematicamente estudados, os benzodiazepínicos têm sido utilizados com eficácia para tratar catatonia, sendo o tratamento inicial recomendado

 Leituras sugeridas

Jonas JM, Coleman BS, Sheridan AQ, Kalinske RW. Comparative clinical profiles of triazolam versus other shorter-acting hypnotics. J Clin Psychiatry 1992;53(Suppl):S19–31.

Lobo BL, Greene WL. Zolpidem: distinct from triazolam? Ann Pharmacother 1997;31:625–32.

Rothschild AJ. Disinhibition, amnestic reactions, and other adverse reactions secondary to triazolam: a review of the literature. J Clin Psychiatry 1992;53(Suppl):S69–79.

Yuan R, Flockhart DA, Balian JD. Pharmacokinetic and pharmacodynamic consequences of metabolism-based drug interactions with alprazolam, midazolam, and triazolam. J Clin Pharmacol 1999;39:1109–25.

TRIEXIFENIDIL

TERAPÊUTICA

Marcas • Artane

Genérico? Sim

Classe
• Agente antiparkinsoniano; anticolinérgico

Comumente prescrito para
(em negrito, as aprovações da FDA)
• **Transtornos extrapiramidais**
• **Parkinsonismo**
• Distonia idiopática generalizada
• Distonias focais
• Distonia responsiva a dopa

Como a substância atua
• Diminui a atividade excessiva da acetilcolina causada pela remoção da inibição da dopamina quando os receptores de dopamina são bloqueados
• Também pode inibir a recaptação e o armazenamento da dopamina nos seus receptores centrais, prolongando a ação da dopamina

Tempo para início da ação
• Para transtornos extrapiramidais e parkinsonismo, o início da ação pode ser em minutos ou horas

Se funcionar
• Reduz efeitos colaterais motores
• Não diminui a capacidade dos antipsicóticos de causar discinesia tardia

Se não funcionar
• Para transtornos extrapiramidais, aumentar até a dose mais alta tolerada
• Considerar troca por benzotropina, difenidramina ou um benzodiazepínico
• Transtornos que se desenvolvem depois de uso prolongado de antipsicóticos podem não responder ao tratamento
• Considerar a descontinuação do agente que precipitou o efeito colateral extrapiramidal

Melhores combinações de potencialização para resposta parcial ou resistência ao tratamento
• Se for ineficaz, trocar por outro agente, em vez de potencializar
• O próprio triexifenidil é um agente de acréscimo para antipsicóticos

Exames
• Nenhum para indivíduos sadios

EFEITOS COLATERAIS

Como a substância causa efeitos colaterais
• Impede a ação da acetilcolina nos receptores muscarínicos

Efeitos colaterais notáveis
• Boca seca, visão turva, diplopia
• Confusão, alucinações
• Constipação, náusea, vômitos
• Dilatação do cólon
• Disfunção erétil

Efeitos colaterais potencialmente fatais ou perigosos
• Glaucoma de ângulo fechado
• Insolação, especialmente em pacientes idosos
• Taquicardia, arritmias cardíacas, hipotensão
• Retenção urinária
• Agentes anticolinérgicos como triexifenidil podem exacerbar ou revelar discinesia tardia

Ganho de peso

• Relatado, mas não esperado

Sedação

• Muitos experimentam e/ou pode ocorrer em quantidade significativa

O que fazer com os efeitos colaterais
• Para confusão ou alucinações, descontinuar o uso

- Para sedação, reduzir a dose e/ou tomar a dose inteira à noite
- Para boca seca, goma de mascar ou beber água
- Para retenção urinária, obter uma avaliação urológica; poderá ser necessário descontinuar o uso

Melhores agentes de acréscimo para os efeitos colaterais
- Muitos efeitos colaterais não podem ser melhorados com um agente de acréscimo

DOSAGEM E USO

Variação típica da dosagem
- Transtornos extrapiramidais: 5 a 15 mg/dia
- Parkinsonismo: 6 a 15 mg/dia

Formas de dosagem
- Comprimidos de 2 mg, 5 mg
- Injeção de 2 mg/5 mL

Como dosar
- Transtornos extrapiramidais: 5 a 15 mg/dia; avaliar o efeito e aumentar a dose empiricamente conforme tolerado; a dose diária total varia de paciente para paciente
- Parkinsonismo (oral): dose inicial de 1 mg/dia; depois de 3 dias, a dose pode ser aumentada em incrementos de 2 mg a cada 3 a 5 dias, conforme tolerado, até que seja atingido efeito clínico; a dose diária total deve ser dividida em 3 doses e dada com as refeições

Dicas para dosagem
- Se ocorrer efeito colateral extrapiramidal induzido por substância longo após o início de um neuroléptico, provavelmente será transitório; assim, tentar retirar o triexifenidil depois de 1 a 2 semanas para determinar se ainda é necessário
- Para obter alívio mais rápido, reduzir temporariamente a dose do agente provocador (fenotiazina, tioxanteno ou butirofenona) ao iniciar triexifenidil
- Tomar o triexifenidil com as refeições pode reduzir os efeitos colaterais
- Em doença de Parkinson, a dose típica é de 6 a 10 mg/dia (divididos em 3 doses) para doença de Parkinson idiopática e de 12 a 15 mg/dia (divididos em 3 ou 4 doses) para doença de Parkinson pós-encefalítica

Overdose
- Colapso circulatório, parada cardíaca, depressão ou parada respiratória, depressão ou estimulação do SNC, psicose, choque, coma, convulsão, ataxia, agressividade, anidrose e hipertermia, febre, disfagia, ruídos intestinais diminuídos, pupilas pouco reativas

Uso prolongado
- Seguro
- A eficácia pode diminuir com o tempo (anos), e efeitos colaterais como sedação e prejuízo cognitivo podem piorar

Formação de hábito
- Não

Como interromper
- Não é necessário reduzir a dose gradualmente

Farmacocinética
- Meia-vida de 6 a 10 horas; o tempo para efeito de pico é de 1 a 1,3 horas
- O metabolismo não é bem compreendido

Interações medicamentosas
- O uso com amantadina pode aumentar os efeitos colaterais
- O triexifenidil e todos os outros agentes anticolinérgicos podem aumentar os níveis séricos e os efeitos da digoxina
- Pode reduzir a concentração de haloperidol e outras fenotiazinas, causando piora dos sintomas de esquizofrenia
- Pode diminuir a motilidade gástrica, resultando em desativação gástrica aumentada de levodopa e redução de sua eficácia

Outras advertências/precauções
- Usar com cautela em climas quentes, já que o triexifenidil pode aumentar a suscetibilidade a insolação
- Agentes anticolinérgicos apresentam efeitos aditivos quando utilizados com substâncias de abuso como canabinoides, barbitúricos, opioides e álcool

Não usar
- Em pacientes com glaucoma, particularmente glaucoma de ângulo fechado
- Em pacientes com obstrução pilórica ou duodenal, úlceras pépticas estenosantes, hipertrofia da próstata ou obstruções no colo da bexiga, acalasia ou megacólon
- Se houver uma alergia comprovada a triexifenidil

POPULAÇÕES ESPECIAIS

Insuficiência renal
- Sem efeitos conhecidos, mas usar com cautela

Insuficiência hepática
- Sem efeitos conhecidos, mas usar com caututela

Insuficiência cardíaca
- Usar com cautela em pacientes com arritmias conhecidas, especialmente taquicardia

Idosos
- Usar com cautela
- Pacientes idosos podem ser mais suscetíveis a efeitos colaterais

Crianças e adolescentes
- Não usar em crianças com menos de 3 anos
- Distonias generalizadas podem responder ao tratamento anticolinérgico, e pacientes jovens em geral toleram melhor a medicação do que idosos
- A dose típica é de 0,05 mg/kg 1 ou 2 vezes por dia

Gravidez
- Válidas a partir de 30 de junho de 2015, a FDA norte-americana determina alterações no conteúdo e na forma das informações referentes a gravidez e lactação nos rótulos das substâncias de prescrição, incluindo a eliminação das categorias por letras para risco na gravidez; a Pregnancy and Lactation Labeling Rule (PLLR ou regra final) aplica-se somente a substâncias de prescrição e será introduzida gradualmente para substâncias aprovadas a partir de 30 de junho de 2001
- Não foram conduzidos estudos controlados em gestantes

Amamentação
- É desconhecido se o triexifenidil é secretado no leite humano, mas presume-se que todos os psicotrópicos sejam secretados no leite materno
- ✱ É recomendado descontinuar a substância ou usar mamadeira, a não ser que o benefício potencial para a mãe justifique o risco potencial para a criança
- Bebês de mulheres que optaram por amamentar durante o uso de triexifenidil devem ser monitorados para possíveis efeitos adversos

A ARTE DA PSICOFARMACOLOGIA

Potenciais vantagens
- Transtornos extrapiramidais relacionados ao uso de antipsicótico
- Distonias generalizadas (bem tolerado em grupos etários mais jovens)

Potenciais desvantagens
- Pacientes com transtornos extrapiramidais de longa duração podem não responder ao tratamento
- Múltiplos efeitos colaterais dose-dependentes podem limitar o uso

Principais sintomas-alvo
- Tremor, acinesia, rigidez, sialorreia, distonia

Pérolas
- É frequentemente abusado em ambientes correcionais pela sua ação eufórica e sedativa/hipnótica, sobretudo em altas doses
- Embora um agente anticolinérgico seja potencialmente abusável, sobretudo em um ambiente correcional, o triexifenidil pode sê-lo ainda mais do que outros, possivelmente devido a suas ações que estimulam a dopamina
- É um adjuvante útil em pacientes com doença de Parkinson mais jovens com tremor
- É útil no tratamento de doença de Parkinson pós-encefalítica e para reações extrapiramidais diferentes de discinesia tardias
- Pacientes com doença de Parkinson pós-encefalítico toleram doses mais altas do que pacientes com doença de Parkinson idiopática
- Distonias generalizadas têm maior probabilidade de se beneficiar de terapia anticolinérgica do que distonias focais; o triexifenidil é utilizado mais comumente do que benzotropina
- A sedação limita o uso, especialmente em pacientes mais velhos
- Pacientes com deficiência mental apresentam pior resposta
- Distonias relacionadas a paralisia cerebral, lesões cranianas e AVC podem melhorar com triexifenidil, sobretudo em pacientes mais jovens e cognitivamente normais
- Pacientes com esquizofrenia podem abusar do triexifenidil e de outras medicações anticolinérgicas para aliviar os sintomas negativos, para um efeito estimulante ou para melhorar os sintomas de parkinsonismo induzido por substância
- Pode causar efeitos colaterais cognitivos com o uso crônico, portanto tentativas periódicas de descontinuação podem ser úteis para justificar o uso contínuo, especialmente em ambientes institucionais como adjuvante para antipsicóticos

Leituras sugeridas

Brocks DR. Anticholinergic drugs used in Parkinson's disease: an overlooked class of drugs from a pharmacokinetic perspective. J Pharm Pharm Sci 1999;2(2):39–46.

Colosimo C, Gori MC, Inghilleri M. Postencephalitic tremor and delayed-onset parkinsonism. Parkinsonism Relat Disord 1999;5(3):123–4.

Costa J, Espírito-Santo C, Borges A, et al. Botulinum toxin type A versus anticholinergics for cervical dystonia. Cochrane Database Syst Rev 2005;(1):CD004312.

Sanger TD, Bastian A, Brunstrom J, et al. Prospective open-label clinical trial of trihexyphenidyl in children with secondary dystonia due to cerebral palsy. J Child Neurol 2007;22(5):530–7.

Zemishlany Z, Aizenberg D, Weiner Z, Weizman A. Trihexyphenidyl (Artane) abuse in schizophrenic patients. Int Clin Psychopharmacol 1996;11(3):199–202.

TRIFLUOPERAZINA

TERAPÊUTICA

Marcas • Stelazine

Genérico? Sim

Classe
- Nomenclatura baseada na neurociência: antagonista dos receptores de dopamina (ARD)
- Antipsicótico convencional (neuroléptico, fenotiazina, antagonista de dopamina 2)

Comumente prescrita para
(em negrito, as aprovações da FDA)
- **Esquizofrenia (oral e intramuscular)**
- Ansiedade não psicótica (curto prazo, segunda linha)
- Outros transtornos psicóticos
- Transtorno bipolar

Como a substância atua
- Bloqueia os receptores de dopamina 2, reduzindo os sintomas positivos de psicose

Tempo para início da ação
- Sintomas psicóticos podem melhorar dentro de 1 semana, mas pode levar várias semanas para efeito completo no comportamento

Se funcionar
- Na maioria das vezes, reduz os sintomas positivos na esquizofrenia, mas não os elimina
- A maioria dos pacientes esquizofrênicos não tem uma remissão total dos sintomas, mas uma redução de aproximadamente um terço
- Continuar o tratamento na esquizofrenia até atingir um platô de melhora
- Depois de atingido um platô satisfatório, continuar o tratamento por pelo menos 1 ano após o primeiro episódio de psicose na esquizofrenia
- Para segundo episódio de psicose na esquizofrenia e episódios subsequentes, poderá ser necessário tratamento por tempo indefinido
- Reduz os sintomas de mania psicótica aguda, mas não está comprovada como estabilizador do humor ou como um tratamento de manutenção efetivo em transtorno bipolar
- Após a redução dos sintomas agudos em mania, trocar por um estabilizador do humor e/ou um antipsicótico atípico para estabilização do humor e manutenção

Se não funcionar
- Tentar um dos antipsicóticos atípicos de primeira linha (risperidona, olanzapina, quetiapina, ziprazidona, aripiprazol paliperidona, amissulprida, asenapina, iloperidona, lurasidona)
- Tentar outro antipsicótico convencional
- Se 2 ou mais monoterapias com antipsicótico não funcionarem, considerar olanzapina

Melhores combinações de potencialização para resposta parcial ou resistência ao tratamento
- A potencialização de antipsicóticos convencionais não foi sistematicamente estudada
- A adição de um anticonvulsivante estabilizador do humor como valproato, carbamazepina ou lamotrigina pode ser útil na esquizofrenia e na mania bipolar
- A potencialização com lítio na mania bipolar pode ser útil
- Adição de um benzodiazepínico, especialmente de curto prazo para agitação

Exames
✳ Uma vez que os antipsicóticos convencionais estão frequentemente associados a ganho de peso, antes de iniciar o tratamento, pesar todos os pacientes e determinar se o indivíduo já está com sobrepeso (IMC 25,0-29,9) ou é obeso (IMC ≥ 30)
- Antes de dar uma substância que pode causar ganho de peso a um paciente com sobrepeso ou obeso, determinar se o indivíduo já tem pré-diabetes (glicose plasmática em jejum de 100-125 mg/dL) diabetes (glicose plasmática em jejum > 126 mg/dL) ou dislipidemia (colesterol total, colesterol LDL e triglicerídeos aumentados; colesterol HDL reduzido) e tratar ou encaminhar esses pacientes para tratamento, incluindo manejo nutricional e do peso, aconselhamento de atividade física, cessação de tabagismo e manejo clínico

✳ Monitorar peso e IMC durante o tratamento

✳ Considerar o monitoramento mensal dos triglicerídeos em jejum por vários meses em pacientes com alto risco de complicações metabólicas e ao iniciar ou trocar antipsicóticos

✳ Enquanto é dada uma substância a um paciente que ganhou > 5% do peso inicial, considerar avaliação para a presença de pré-diabetes, diabetes ou dislipidemia, ou considerar troca por um antipsicótico diferente

- Deve ser verificada a pressão arterial em idosos antes de iniciar o tratamento e durante as primeiras semanas de tratamento

- O monitoramento de níveis elevados de prolactina é de benefício clínico questionável
- Fenotiazinas podem causar resultados falso-positivos de fenilcetonúria
- Pacientes com baixa contagem de leucócitos ou história de leucopenia/neutropenia induzida por substância devem ter o hemograma completo monitorado frequentemente durante os primeiros meses, e a trifluoperazina deve ser descontinuada ao primeiro sinal de declínio de leucócitos na ausência de outros fatores causativos

Efeitos colaterais potencialmente fatais ou perigosos
- Rara síndrome neuroléptica maligna
- Raras icterícia, agranulocitose
- Raras convulsões
- Risco aumentado de morte e eventos cerebrovasculares em pacientes idosos com psicose relacionada a demência

Ganho de peso

✻ Relatado, mas não esperado

Sedação

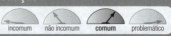

- Muitos experimentam e/ou pode ocorrer em quantidade significativa
- A sedação costuma ser transitória

O que fazer com os efeitos colaterais
- Esperar
- Esperar
- Esperar
- Para sintomas motores, acrescentar um agente anticolinérgico
- Reduzir a dose
- Para sedação, dar à noite
- Trocar por antipsicótico atípico
- Perda de peso, programas de exercícios e manejo clínico para IMC alto, diabetes, dislipidemia

Melhores agentes de acréscimo para os efeitos colaterais
- Benzotropina ou triexifenidil para efeitos colaterais motores
- Algumas vezes, a amantadina pode ser útil para os efeitos colaterais motores
- Benzodiazepínicos podem ser úteis para acatisia
- Muitos efeitos colaterais não podem ser melhorados com um agente de acréscimo

EFEITOS COLATERAIS

Como a substância causa efeitos colaterais
- Bloqueando os receptores de dopamina 2 no estriado, pode causar efeitos colaterais motores
- Bloqueando os receptores de dopamina 2 na hipófise, pode causar elevações na prolactina
- Bloqueando os receptores de dopamina 2 excessivamente nas vias dopaminérgicas mesocortical e mesolímbica, sobretudo em altas doses, pode causar piora dos sintomas negativos e cognitivos (síndrome de déficit induzido por neuroléptico)
- As ações anticolinérgicas podem causar sedação, visão turva, constipação e boca seca
- As ações anti-histamínicas podem causar sedação e ganho de peso
- Bloqueando os receptores alfa-1 adrenérgicos, pode causar tontura, sedação e hipotensão
- O mecanismo do ganho de peso e da possível incidência amentada de diabetes ou dislipidemia com antipsicóticos convencionais é desconhecido

Efeitos colaterais notáveis
✻ Síndrome de déficit induzido por neuroléptico
✻ Acatisia
✻ Erupção cutânea
✻ Priapismo
✻ Efeitos colaterais extrapiramidais, parkinsonismo, discinesia tardia, distonia tardia
✻ Galactorreia, amenorreia
- Tontura, sedação
- Boca seca, constipação, visão turva, retenção urinária
- Transpiração reduzida
- Disfunção sexual
- Hipotensão

DOSAGEM E USO

Variação típica da dosagem
- Oral: psicose: 15 a 20 mg/dia

Formas de dosagem
- Comprimidos de 1 mg, 2 mg, 5 mg, 10 mg
- Frasco de 2 mg/mL
- Concentrado de 10 mg/mL

Como dosar
- Psicose: oral: dose inicial de 2 a 5 mg 2 vezes por dia; aumentar gradualmente durante 2 a 3 semanas
- Psicose: intramuscular: 1 a 2 mg a cada 4 a 6 horas; em geral, não exceder 6 mg/dia
- Ansiedade: dose inicial de 1 a 2 mg/dia; máximo de 6 mg/dia

 Dicas para dosagem

✻ Usar somente em baixas doses e curto prazo para ansiedade, pois a trifluoperazina é agora um tratamento de segunda linha e apresenta o risco de discinesia tardia
- O concentrado contém sulfitos que podem causar reações alérgicas, particularmente em pacientes com asma
- Muitos pacientes podem ser dosados 1 vez por dia
- O tratamento deve ser suspenso se a contagem de neutrófilos absolutos cair abaixo de 1.000/mm^3

Overdose
- Efeitos colaterais extrapiramidais, sedação, convulsões, coma, hipotensão, depressão respiratória

Uso prolongado
- Alguns efeitos colaterais podem ser irreversíveis (p. ex., discinesia tardia)
- Não se destina ao tratamento de ansiedade de longa duração (i.e., mais do que 12 semanas)

Formação de hábito
- Não

Como interromper
- Titulação descendente lenta da formulação oral (durante 6 a 8 semanas), sobretudo quando iniciado simultaneamente um novo antipsicótico durante troca (i.e., titulação cruzada)
- A descontinuação oral rápida pode levar a psicose de rebote e piora dos sintomas
- Se estiverem sendo usados agentes antiparkinsonianos, eles devem ser continuados por algumas semanas depois que a trifluoperazina for descontinuada

Farmacocinética
- Meia-vida de eliminação média de aproximadamente 12,5 horas

 Interações medicamentosas
- Pode aumentar os efeitos de levodopa e de agonistas da dopamina
- Pode aumentar os efeitos de substâncias anti-hipertensivas, exceto guanetidina, cujas ações anti-hipertensivas a trifluoperazina pode antagonizar
- Podem ocorrer efeitos aditivos se for utilizada com depressores do SNC
- Álcool e diuréticos podem aumentar o risco de hipotensão; a epinefrina pode reduzir a pressão arterial
- Fenotiazinas podem reduzir os efeitos de anticoagulantes
- Alguns pacientes que tomavam um neuroléptico e lítio desenvolveram uma síndrome encefalopática similar à síndrome neuroléptica maligna
- Se for utilizada com propranolol, os níveis plasmáticos de ambas as substâncias podem aumentar

 Outras advertências/precauções
- Caso se desenvolvam sinais de síndrome neuroléptica maligna, o tratamento deve ser imediatamente descontinuado
- Usar com cautela em pacientes em abstinência alcoólica ou com transtornos convulsivos devido à possível diminuição do limiar convulsivo
- Usar com cautela em pacientes com transtornos respiratórios, glaucoma ou retenção urinária
- Evitar exposição indevida à luz solar
- Evitar exposição a calor extremo
- O efeito antiemético pode mascarar sinais de outros transtornos ou *overdose*; a supressão do reflexo da tosse pode causar asfixia
- Não usar epinefrina no caso de *overdose*, pois a interação com alguns agentes pressores pode reduzir a pressão arterial
- Usar somente com muita cautela em doença de Parkinson ou demência com corpos de Lewy

Não usar
- Se o paciente estiver em um estado comatoso ou com depressão do SNC
- Se houver a presença de discrasias sanguíneas, depressão da medula óssea ou doença hepática
- Se houver alergia comprovada a trifluoperazina
- Se houver sensibilidade conhecida a alguma fenotiazina

POPULAÇÕES ESPECIAIS

Insuficiência renal
- Usar com cautela

Insuficiência hepática
- Não é recomendada para uso

Insuficiência cardíaca
- A dose deve ser reduzida
- Não usar administração parenteral, a menos que necessário

Idosos
- Devem ser utilizadas doses mais baixas e o paciente deve ser monitorado atentamente
- Embora antipsicóticos convencionais sejam comumente usados para transtornos comportamentais em demência, nenhum agente foi aprovado para tratamento de pacientes idosos com psicose relacionada a demência
- Pacientes idosos com psicose relacionada a demência tratados com antipsicóticos têm um risco aumentado de morte em comparação ao placebo, e também um risco aumentado de eventos cerebrovasculares

Crianças e adolescentes
- Não é recomendada para uso em crianças com menos de 6 anos
- Crianças devem ser monitoradas atentamente quando tomarem trifluoperazina
- Oral: dose inicial de 1 mg; aumentar gradualmente; máximo de 15 mg/dia, exceto em crianças mais velhas com sintomas graves
- Intramuscular: 1 mg 1 ou 2 vezes por dia
- Geralmente considerar como segunda linha depois de antipsicóticos atípicos

Gravidez
- Válidas a partir de 30 de junho de 2015, a FDA norte-americana determina alterações no conteúdo e na forma das informações referentes a gravidez e lactação nos rótulos das substâncias de prescrição, incluindo a eliminação das categorias por letras para risco na gravidez; a Pregnancy and Lactation Labeling Rule (PLLR ou regra final) aplica-se somente a substâncias de prescrição e será introduzida gradualmente para substâncias aprovadas a partir de 30 de junho de 2001
- Não foram conduzidos estudos controlados em gestantes
- Há um risco de movimentos musculares anormais e sintomas de retirada em recém-nascidos cujas mães tenham tomado um antipsicótico durante o terceiro trimestre; os sintomas podem incluir agitação, tônus muscular anormalmente aumentado ou diminuído, tremor, sonolência, dificuldade intensa de respirar e dificuldade de alimentação
- Há relatos de efeitos colaterais extrapiramidais, icterícia, hiperreflexia e hiporreflexia em bebês cujas mães haviam tomado uma fenotiazina durante a gravidez
- A trifluoperazina só deve ser utilizada durante a gravidez se for claramente necessário
- Sintomas psicóticos podem piorar durante a gravidez, e poderá ser necessária alguma forma de tratamento
- Antipsicóticos atípicos podem ser preferíveis a antipsicóticos convencionais ou anticonvulsivantes estabilizadores do humor, caso seja necessário tratamento durante a gravidez

Amamentação
- Alguma quantidade da substância é encontrada no leite materno
- ✻ É recomendado descontinuar a substância ou usar mamadeira

A ARTE DA PSICOFARMACOLOGIA

Potenciais vantagens
- Formulação intramuscular para uso de emergência

Potenciais desvantagens
- Pacientes com discinesia tardia
- Crianças
- Idosos

Principais sintomas-alvo
- Sintomas positivos de psicose
- Hiperatividade motora e autonômica
- Comportamento violento e agressivo

Pérolas
- A trifluoperazina é uma fenotiazina de mais alta potência
- ✻ Embora não estudada sistematicamente, pode causar menos ganho de peso do que outros antipsicóticos
- Menor risco de sedação e hipotensão ortostática, porém mais efeitos colaterais extrapiramidais do que com fenotiazinas de baixa potência

- Os pacientes têm respostas antipsicóticas muito semelhantes a qualquer antipsicótico convencional, o que é diferente do que ocorre com antipsicóticos atípicos, em que as respostas de pacientes individuais às vezes podem variar bastante de um agente para outro
- Pacientes com respostas inadequadas a antipsicóticos atípicos podem se beneficiar de uma tentativa de potencialização com um antipsicótico convencional como trifluoperazina, ou de uma troca por um antipsicótico convencional como trifluoperazina. Entretanto, a polifarmácia de longo prazo com associação de um antipsicótico convencional como trifluoperazina com um antipsicótico atípico pode combinar seus efeitos colaterais sem claramente potencializar a eficácia de cada um
- Para pacientes resistentes ao tratamento, especialmente aqueles com impulsividade, agressão, violência e autolesão, a polifarmácia de longo prazo com 2 antipsicóticos atípicos ou com 1 antipsicótico atípico e 1 convencional pode ser útil ou mesmo necessária, mediante monitoramento atento
- Em tais casos, pode ser benéfico combinar 1 antipsicótico *depot* com 1 oral
- Embora seja uma prática frequente por parte de alguns prescritores, o acréscimo de 2 antipsicóticos convencionais em conjunto tem pouca lógica e pode reduzir a tolerabilidade sem claramente aumentar a eficácia

Leituras sugeridas

Doongaji DR, Satoskar RS, Sheth AS, et al. Centbutindole vs trifluoperazine: a double-blind controlled clinical study in acute schizophrenia. J Postgrad Med 1989;35:3–8.

Frankenburg FR. Choices in antipsychotic therapy in schizophrenia. Harv Rev Psychiatry 1999;6:241–9.

Kiloh LG, Williams SE, Grant DA, Whetton PS. A double-blind comparative trial of loxapine and trifluoperazine in acute and chronic schizophrenic patients. J Int Med Res 1976;4:441–8.

Marques LO, Lima MS, Soares BG. Trifluoperazine for schizophrenia. Cochrane Database Syst Rev 2004;(1):CD003545.

TRI-IODOTIRONINA

TERAPÊUTICA

Marcas • Cytomel

Genérico? Sim

 Classe
- Hormônio sintético; adjuvante para antidepressivo

Comumente prescrita para
(em negrito, as aprovações da FDA)
- **Terapia de reposição ou suplementar em pacientes com hipotireoidismo (exceto hipotireoidismo transitório durante a fase de recuperação de tireoidite subaguda)**
- **Supressor do hormônio tireoestimulante hipofisário (TSH) no tratamento ou na prevenção de vários tipos de bócio eutireoideano**
- Transtorno depressivo maior (adjuvante)

 Como a substância atua
- Hipoteticamente, estimula as ações de monoaminas no SNC
- Pode agir em sinergia com antidepressivos tradicionais

Tempo para início da ação (para depressão)
- Pode agir em poucos dias, mas os efeitos terapêuticos podem demorar até 8 semanas

Se funcionar (para depressão)
- O objetivo do tratamento é a completa remissão dos sintomas atuais e a prevenção de recaídas futuras
- O tratamento na maioria das vezes reduz ou até mesmo elimina os sintomas, mas não é uma cura, já que os sintomas podem recorrer depois que o medicamento é interrompido
- Continuar o tratamento até que todos os sintomas tenham desaparecido (remissão) ou reduzido significativamente
- Depois que os sintomas tiverem desaparecido, continuar o tratamento por 1 ano para o primeiro episódio de depressão
- Para segundo episódio de depressão e episódios subsequentes, poderá ser necessário continuar o tratamento por tempo indefinido

Se não funcionar (para depressão)
- Muitos pacientes têm apenas uma resposta parcial, em que alguns sintomas são melhorados, mas outros persistem (especialmente insônia, fadiga e problemas de concentração)
- Outros pacientes podem ser não respondedores, sendo algumas vezes chamados de resistentes ou refratários ao tratamento
- Alguns pacientes que têm uma resposta inicial podem recair mesmo que continuem o tratamento, sendo algumas vezes chamados de *poop-out* (que param de responder)
- Considerar troca por outro antidepressivo ou adição de um agente de potencialização diferente
- Considerar psicoterapia
- Considerar avaliação para outro diagnóstico ou para uma condição comórbida (p. ex., doença clínica, abuso de substância, etc.)
- Alguns pacientes podem experimentar aparente falta de consistência na eficácia devido à ativação de um transtorno bipolar latente ou subjacente, requerendo descontinuação do antidepressivo e troca por um estabilizador do humor

 Melhores combinações de potencialização para resposta parcial ou resistência ao tratamento
- A própria tri-iodotironina é um agente de potencialização para resposta parcial em depressão

Exames
- Avaliação periódica da função da tireoide
- A administração de tri-iodotironina pode levar a hipertireoidismo leve com níveis reduzidos de TSH

EFEITOS COLATERAIS

Como a substância causa efeitos colaterais
- Aumentos nas concentrações do hormônio da tireoide

Efeitos colaterais notáveis
- Hipertireoidismo (cefaleia, irritabilidade, nervosismo, sudorese, arritmia, motilidade intestinal aumentada, irregularidades menstruais)
- Possível aceleração da desmineralização óssea, especialmente em mulheres na pós-menopausa (controverso)

 Efeitos colaterais potencialmente fatais ou perigosos
- *Angina pectoris*, insuficiência cardíaca congestiva
- Choque

Ganho de peso

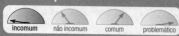

- Relatado, mas não esperado
- Pode causar perda de peso

Sedação

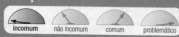

- Relatada, mas não esperada

O que fazer com os efeitos colaterais
- Esperar
- Esperar
- Esperar
- Em algumas semanas, trocar por outro agente

Melhores agentes de acréscimo para os efeitos colaterais
- Frequentemente, é melhor tentar outro tratamento antes de recorrer a estratégias de acréscimo para tratar os efeitos colaterais

DOSAGEM E USO

Variação típica da dosagem
- 25 a 50 mcg/dia

Formas de dosagem
- Comprimidos de 5 mcg, 25 mcg, 50 mcg

Como dosar
- Dose inicial de 25 mcg/dia; se não houver resposta, pode ser aumentada para 50 mcg/dia depois de 2 a 4 semanas

 Dicas para dosagem
- Monitorar os níveis do TSH para determinar a eficácia ou as ações periféricas da tireoide e para orientar a dosagem
- Caso não haja efeitos no humor depressivo, poderá ser descontinuada em 8 a 12 semanas
- Para avaliar a eficácia na estabilização do humor em combinação com outros estabilizadores do humor, poderá ser preciso monitorar por alguns meses

Overdose
- Dor torácica, frequência cardíaca aumentada, palpitações, sudorese, intolerância ao calor, nervosismo

Uso prolongado
- Não foi avaliado em estudos controlados, mas geralmente é necessario tratamento de longa duração no transtorno depressivo maior

Formação de hábito
- Não

Como interromper
- Não é necessário reduzir a dose gradualmente

Farmacocinética
- Meia-vida de aproximadamente 2,5 dias

 Interações medicamentosas
- Os hormônios da tireoide parecem aumentar o catabolismo de fatores coagulantes dependentes de vitamina K; pacientes estabilizados com anticoagulantes orais que são tratados com tri-iodotironina devem ser observados muito atentamente quando a substância for iniciada e podem exigir redução da dose do anticoagulante oral
- O início da terapia de reposição pode causar aumentos na necessidade de insulina ou de hipoglicemiantes orais; pacientes que recebem insulina ou hipoglicemiantes orais devem ser observados atentamente durante o início de tri-iodotironina
- A colestiramina se liga a T4 e T3 no intestino, prejudicando a absorção desses hormônios da tireoide; portanto, deve haver um intervalo de 4 a 5 horas entre a administração de colestiramina e os hormônios da tireoide
- O uso de produtos da tireoide com imipramina e outros ADTs pode amentar a sensibilidade dos receptores e aumentar a atividade antidepressiva; foram observadas arritmias cardíacas transitórias; a atividade do hormônio da tireoide também pode ser aumentada
- Preparações da tireoide podem potencializar os efeitos tóxicos de digitálicos
- Usar com cautela com cetamina; pode causar hipertensão e taquicardia
- O uso com catecolaminas pode aumentar seus efeitos adrenérgicos; é necessária observação cuidadosa

 Outras advertências/ precauções
- O uso de hormônios da tireoide na terapia de obesidade, isoladamente ou em combinação, não é

eficaz em doses dentro da variação das necessidades hormonais diárias; doses maiores podem produzir manifestações de toxicidade sérias ou até mesmo potencialmente fatais, em particular quando dadas em associação com aminas simpatomiméticas
- O uso de hormônios da tireoide não é justificado para o tratamento de infertilidade masculina ou feminina, a não ser que acompanhado por hipotireoidismo
- Usar com cautela em pacientes em quem se suspeita de falta de integridade do sistema cardiovascular, incluindo pacientes idosos ou aqueles com *angina pectoris*
- Terapia com hormônio da tireoide em pacientes com diabetes melito ou insípido ou insuficiência adrenal cortical agrava a intensidade dos seus sintomas

Não usar
- Se o paciente tiver insuficiência adrenal cortical não controlada
- Se o paciente tiver tirotoxicose não tratada
- Se houver alergia comprovada a tri-iodotironina

POPULAÇÕES ESPECIAIS

Insuficiência renal
- Não é necessário ajuste da dose

Insuficiência hepática
- Não é necessário ajuste da dose

Insuficiência cardíaca
- Usar com cautela
- Requer redução da dose: dose inicial de 5 mcg; aumentar não mais do que 5 mcg com intervalos de 2 semanas; reduzir a dose se a doença cardiovascular for agravada

Idosos
- Alguns pacientes podem tolerar melhor doses mais baixas

Crianças e adolescentes
- O hormônio da tireoide é utilizado com segurança em bebês, crianças e adolescentes para hipotireoidismo

- Não foi estudado para uso como adjuvante em depressão

Gravidez
- Válidas a partir de 30 de junho de 2015, a FDA norte-americana determina alterações no conteúdo e na forma das informações referentes a gravidez e lactação nos rótulos das substâncias de prescrição, incluindo a eliminação das categorias por letras para risco na gravidez; a Pregnancy and Lactation Labeling Rule (PLLR ou regra final) aplica-se somente a substâncias de prescrição e será introduzida gradualmente para substâncias aprovadas a partir de 30 de junho de 2001
- Estudos adequados e bem controlados em gestantes não conseguiram demonstrar risco para o feto
- Os hormônios da tireoide não cruzam prontamente a barreira placentária, e a experiência clínica até o momento não indica nenhum efeito adverso nos fetos quando hormônios da tireoide são administrados a gestantes

Amamentação
- Alguma quantidade da substância é encontrada no leite materno
- Não há efeitos adversos conhecidos, mas o uso deve ser cauteloso
- Devem ser ponderados os benefícios da amamentação com os riscos e benefícios de tratamento com antidepressivo *versus* não tratamento para o bebê e a mãe
- Para muitas pacientes, isso pode significar a continuidade do tratamento durante a amamentação

A ARTE DA PSICOFARMACOLOGIA

Potenciais vantagens
- Pacientes com letargia e fadiga
- Pacientes com humor instável ou rapidamente flutuante

Potenciais desvantagens
- Pacientes com osteoporose
- Pacientes que já estão fazendo reposição para a tireoide

Principais sintomas-alvo
- Humor deprimido

Pérolas
- Realização de monitoramento periódico pelo médico de cuidados primários, incluindo exame do pescoço e palpação da tireoide
- Geralmente é bem tolerada, sobretudo em comparação a outras opções de potencialização para depressão
- Pode ser útil na estabilização de estados de humor flutuantes, além de melhorar o humor deprimido

Leituras sugeridas

Aronson R, Offman HJ, Joffe RT, et al. Triiodothyronine augmentation in the treatment of refractory depression: a meta-analysis. Arch Gen Psychiatry 1996;53:842–8.

Connolly KR, Thase ME. If at first you don't succeed: a review of the evidence for antidepressant augmentation, combination and switching strategies. Drugs 2011;71(1):43––64.

Garlow SJ, Dunlop BW, Ninan PT, Nemeroff CB. The combination of triiodothyronine (T3) and sertraline is not superior to sertraline monotherapy in the treatment of major depressive disorder. J Psychiatr Res 2012;46(11):1406–13.

Hage MP, Azar ST. The link between thyroid function and depression. J Thyroid Res 2012;2012:590648.

Nierenberg AA, Fava M, Trivedi MH, et al. A comparison of lithium and T(3) augmentation following two failed medication treatments for depression: a STAR*D report. Am J Psychiatry 2006;163:1519–30.

TRIMIPRAMINA

TERAPÊUTICA

Marcas • Surmontil

Genérico? Sim

Classe
- Nomenclatura baseada na neurociência: antagonista dos receptores de dopamina e serotonina (ARDS)
- Antidepressivo tricíclico (ADT)
- Inibidor da recaptação de serotonina e norepinefrina/noradrenalina

Comumente prescrita para
(em negrito, as aprovações da FDA)
- **Depressão**
- **Depressão endógena**
- Ansiedade
- Insônia
- Dor neuropática/dor crônica
- Depressão resistente ao tratamento

Como a substância atua
- Estimula os neurotransmissores serotonina e norepinefrina/noradrenalina
- Bloqueia a bomba de recaptação de serotonina (transportador de serotonina), possivelmente aumentando a neurotransmissão serotonérgica
- Bloqueia a bomba de recaptação de norepinefrina (transportador de norepinefrina), possivelmente aumentando a neurotransmissão noradrenérgica
- Possivelmente, dessensibiliza os receptores de serotonina 1A e beta-adrenérgicos
- Uma vez que a dopamina é inativada pela recaptação de norepinefrina no córtex frontal, que em grande parte carece de transportadores de dopamina, a trimipramina pode aumentar a neurotransmissão de dopamina nessa parte do cérebro

Tempo para início da ação
- Pode ter efeitos imediatos no tratamento de insônia, agitação ou ansiedade
- O início das ações terapêuticas não costuma ser imediato, frequentemente demorando de 2 a 4 semanas
- Se não estiver funcionando dentro de 6 a 8 semanas para depressão, poderá ser necessário aumento da dosagem ou poderá simplesmente não funcionar
- Pode continuar a agir por muitos anos, prevenindo recaída dos sintomas

Se funcionar
- O objetivo do tratamento de depressão é a completa remissão dos sintomas atuais e a prevenção de recaídas futuras
- O objetivo do tratamento de dor neuropática crônica é reduzir o máximo possível os sintomas, especialmente em combinação com outros tratamentos
- O tratamento de depressão na maioria das vezes reduz ou até mesmo elimina os sintomas, mas não é uma cura, já que os sintomas podem recorrer depois que o medicamento é interrompido
- O tratamento de dor neuropática crônica pode reduzir os sintomas, mas raramente os elimina por completo, e não é uma cura, já que os sintomas podem recorrer depois que o tratamento é interrompido
- Continuar o tratamento de depressão até que todos os sintomas tenham desaparecido (remissão)
- Depois que todos os sintomas tiverem desaparecido, continuar o tratamento por 1 ano para o primeiro episódio de depressão
- Para segundo episódio de depressão e episódios subsequentes, poderá ser necessário tratamento por tempo indefinido
- O uso em transtornos de ansiedade e dor crônica também poderá precisar ser por tempo indefinido, mas o tratamento de logo prazo não está bem estudado nessas condições

Se não funcionar
- Muitos pacientes deprimidos têm apenas uma resposta parcial, em que alguns sintomas são melhorados, mas outros persistem (especialmente insônia, fadiga e problemas de concentração)
- Outros pacientes deprimidos podem ser não respondedores, sendo algumas vezes chamados de resistentes ou refratários ao tratamento
- Considerar aumento da dose, troca por outro agente ou adição de um agente de potencialização apropriado
- Considerar psicoterapia
- Considerar avaliação para outro diagnóstico ou para uma condição comórbida (p. ex., doença clínica, abuso de substância, etc.)
- Alguns pacientes podem experimentar aparente falta de consistência na eficácia devido à ativação de um transtorno bipolar latente ou subjacente, requerendo descontinuação do antidepressivo e troca por um estabilizador do humor

Melhores combinações de potencialização para resposta parcial ou resistência ao tratamento
- Lítio, buspirona, hormônio da tireoide (para depressão)
- Gabapentina, tiagabina, outros anticonvulsivantes, até mesmo opiáceos, se prescrito por especialistas, mediante monitoramento atento em casos difíceis (para dor crônica)

Exames
- ECG basal é recomendado para pacientes a partir dos 50 anos
- ✱ Uma vez que os antidepressivos tricíclicos e tetracíclicos estão frequentemente associados a ganho de peso, antes de iniciar o tratamento, pesar todos os pacientes e determinar se o indivíduo já tem sobrepeso (IMC 25,0-29,9) ou é obeso (IMC ≥ 30)
- Antes de dar uma substância que pode causar ganho de peso a um paciente com sobrepeso ou obeso, determinar se o indivíduo já tem pré-diabetes (glicose plasmática em jejum 100-125 mg/dL) diabetes (glicose plasmática em jejum > 126 mg/dL) ou dislipidemia (colesterol total, colesterol LDL e triglicerídeos aumentados; colesterol HDL reduzido) e tratar ou encaminhar esses pacientes para tratamento, incluindo manejo nutricional e do peso, aconselhamento de atividade física, cessação de tabagismo e manejo clínico
- ✱ Monitorar peso e IMC durante o tratamento
- ✱ Enquanto é dada uma substância a um paciente que ganhou > 5% do peso inicial, considerar avaliação para a presença de pré-diabetes, diabetes ou dislipidemia, ou considerar troca por um antipsicótico diferente
- ECGs podem ser úteis para pacientes selecionados (p. ex., aqueles com história pessoal ou familiar de prolongamento de QTc; arritmia cardíaca; infarto do miocárdio recente; insuficiência cardíaca descompensada; ou que estejam tomando agentes que prolongam o intervalo QTc, como pimozida, tioridazina, antiarrítmicos selecionados, moxifloxacina, esparfloxacina, etc.)
- Pacientes em risco de distúrbios eletrolíticos (p. ex., pacientes em terapia com diurético) devem ter medidas basais e periódicas de potássio e magnésio séricos

EFEITOS COLATERAIS

Como a substância causa efeitos colaterais
- A atividade anticolinérgica pode explicar efeitos sedativos, boca seca, constipação e visão turva
- Os efeitos sedativos e o ganho de peso podem ser devidos às propriedades anti-histamínicas
- O bloqueio dos receptores alfa-1 adrenérgicos pode explicar tontura, sedação e hipotensão
- Arritmias cardíacas e convulsões, especialmente em *overdose*, podem ser causadas pelo bloqueio dos canais iônicos

Efeitos colaterais notáveis
- Visão turva, constipação, retenção urinária, aumento do apetite, boca seca, náusea, diarreia, azia, gosto estranho na boca, ganho de peso
- Fadiga, fraqueza, tontura, sedação, cefaleia, ansiedade, nervosismo, inquietação
- Disfunção sexual (impotência, alteração na libido)
- Sudorese, erupção cutânea, prurido

 Efeitos colaterais potencialmente fatais ou perigosos
- Íleo paralítico, hipertermia (ADTs + agentes anticolinérgicos)
- Redução do limiar convulsivo e raras convulsões
- Hipotensão ortostática, morte súbita, arritmias, taquicardia
- Prolongamento de QTc
- Insuficiência hepática, efeitos colaterais extrapiramidais
- Pressão intraocular aumentada
- Rara indução de mania
- Rara ativação de ideação e comportamento suicida (suicidalidade) (estudos de curto prazo não mostraram aumento no risco de suicidalidade com antidepressivos em comparação ao placebo acima dos 24 anos)

Ganho de peso

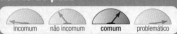

- Muitos experimentam e/ou pode ocorrer em quantidade significativa
- Pode aumentar o apetite e a fissura por carboidrato

Sedação

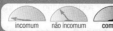

- Muitos experimentam e/ou pode ocorrer em quantidade significativa
- Pode-se desenvolver tolerância aos efeitos sedativos com o uso de longo prazo

O que fazer com os efeitos colaterais
- Esperar
- Esperar
- Esperar
- Reduzir a dose
- Trocar por um ISRS ou antidepressivo mais novo

Melhores agentes de acréscimo para os efeitos colaterais
- Muitos efeitos colaterais não podem ser melhorados com um agente de acréscimo

DOSAGEM E USO

Variação típica da dosagem
- 50 a 150 mg/dia

Formas de dosagem
- Cápsulas de 25 mg, 50 mg, 100 mg

Como dosar
- Dose inicial de 25 mg/dia na hora de dormir; aumentar 75 mg a cada 3 a 7 dias
- 75 mg/dia em doses divididas; aumentar para 150 mg/dia; máximo de 200 mg/dia; pacientes hospitalizados podem receber doses de até 300 mg/dia

 Dicas para dosagem
- Se for dada em dose única, em geral, deve ser administrada na hora de dormir devido às suas propriedades sedativas
- Se for dada em doses divididas, geralmente, a maior deve ser dada na hora de dormir devido às suas propriedades sedativas
- Se os pacientes tiverem pesadelos, dividir a dose e não dar dose grande na hora de dormir
- Pacientes tratados para dor crônica podem precisar apenas de doses mais baixas
- Se ocorrer ansiedade, insônia, agitação, acatisia ou ativação intoleráveis no início ou na descontinuação da dosagem, considerar a possibilidade de transtorno bipolar ativado e trocar por um estabilizador do humor ou um antipsicótico atípico

Overdose
- Pode ocorrer morte; depressão do SNC, convulsões, arritmias cardíacas, hipotensão grave, alterações no ECG, coma

Uso prolongado
- Seguro

Formação de hábito
- Não

Como interromper
- Reduzir a dose gradualmente para evitar efeitos de retirada
- Mesmo com redução gradual da dose, alguns sintomas de retirada podem aparecer dentro das 2 primeiras semanas
- Muitos pacientes toleram redução de 50% da dose por 3 dias, depois outra redução de 50% por 3 dias, então descontinuação
- Se emergirem sintomas de retirada durante a descontinuação, aumentar a dose para interromper os sintomas e depois reiniciar a retirada muito mais lentamente

Farmacocinética
- Substrato para CYP450 2D6, 2C19 e 2C9
- Meia-vida de aproximadamente 7 a 23 horas

 Interações medicamentosas
- O tramadol aumenta o risco de convulsões em pacientes que tomam ADTs
- O uso de ADTs com substâncias anticolinérgicas pode resultar em íleo paralítico ou hipertermia
- Fluoxetina, paroxetina, bupropiona, duloxetina e outros inibidores de CYP450 2D6 podem aumentar as concentrações de ADT
- A cimetitidina pode aumentar as concentrações plasmáticas de ADTs e causar sintomas anticolinérgicos
- Fenotiazinas ou haloperidol podem aumentar as concentrações sanguíneas de ADT
- Pode alterar os efeitos de substâncias anti-hipertensivas; pode inibir os efeitos hipotensores da clonidina
- O uso com agentes simpatomiméticos pode aumentar a atividade simpática
- O metilfenidato pode inibir o metabolismo de ADTs
- Ativação e agitação, especialmente depois de troca ou acréscimo de antidepressivos, podem

representar a indução de um estado bipolar, especialmente uma condição bipolar tipo II disfórica mista associada a ideação suicida, requerendo a adição de lítio, um estabilizador do humor ou um antipsicótico atípico e/ou descontinuação de trimipramina

 Outras advertências/ precauções

- Acrescentar ou iniciar outros antidepressivos com cautela por até 2 semanas após a descontinuação de trimipramina
- Em geral, não usar com IMAOs, incluindo 14 dias depois que tiverem sido interrompidos; não iniciar um IMAO por pelo menos 5 meias-vidas (5 a 7 dias para a maioria das substâncias) após a descontinuação de trimipramina, mas ver a seção Pérolas
- Usar com cautela em pacientes com história de convulsões, retenção urinária, glaucoma de ângulo fechado, hipertireoidismo
- Os ADTs podem aumentar o intervalo QTc, especialmente em doses tóxicas, o que pode ocorrer não somente por *overdose*, mas também pela combinação com substâncias que inibem o metabolismo de ADT via CYP450 2D6, potencialmente causando arritmia tipo *torsades de pointes* ou morte súbita
- Uma vez que os ADTs podem prolongar o intervalo QTc, usar com cautela em pacientes que têm bradicardia ou estejam tomando substâncias que podem induzir bradicardia (p. ex., betabloqueadores, bloqueadores dos canais de cálcio, clonidina, digitálicos)
- Uma vez que os ADTs podem prolongar o intervalo QTc, usar com cautela em pacientes que têm hipocalemia e/ou hipomagnesemia ou estejam tomando substâncias que podem induzir hipocalemia e/ou hipomagnesemia (p. ex., diuréticos, laxativos estimulantes, anfotericina B intravenosa, glicocorticoides, tetracosactida)
- Ao tratar crianças, ponderar cuidadosamente os riscos e benefícios do tratamento farmacológico em relação aos do não tratamento com antidepressivos, e documentar isso no prontuário do paciente
- Distribuir as brochuras fornecidas pela FDA e pelas companhias farmacêuticas
- Alertar pacientes e seus cuidadores sobre a possibilidade de efeitos colaterais ativadores e aconselhá-los a relatar tais sintomas imediatamente
- Monitorar os pacientes para ativação de ideação suicida, especialmente crianças e adolescentes

Não usar
- Se o paciente estiver se recuperando de infarto do miocárdio
- Se o paciente estiver tomando agentes capazes de prolongar significativamente o intervalo QTc (p. ex., pimozida, tioridazina, antiarrítmicos selecionados, moxifloxacina, esparfloxacina)
- Se houver uma história de prolongamento de QTc ou arritmia cardíaca, infarto agudo do miocárdio recente, insuficiência cardíaca descompensada
- Se o paciente estiver tomando substâncias que inibem o metabolismo de ADT, incluindo inibidores de CYP450 2D6, exceto se prescrito por um especialista
- Se houver função reduzida de CYP450 2D6, como em pacientes que são metabolizadores lentos de 2D6, exceto se prescrito por um especialista e em baixas doses
- Se houver alergia comprovada a trimipramina

POPULAÇÕES ESPECIAIS

Insuficiência renal
- Usar com cautela; poderá ser necessário reduzir a dose

Insuficiência hepática
- Usar com cautela; poderá ser necessário reduzir a dose

Insuficiência cardíaca
- ECG basal é recomendado
- Os ADTs foram relatados como causadores de arritmias, prolongamento do tempo de condução, hipotensão ortostática, taquicardia sinusal e insuficiência cardíaca, especialmente em doença cardíaca
- Infarto do miocárdio e AVC foram relatados com ADTs
- Os ADTs produzem prolongamento de QTc, que pode ser aumentado pela existência de bradicardia, hipocalemia, intervalo QTc longo congênito ou adquirido, os quais devem ser avaliados antes da administração de trimipramina
- Usar com cautela se tratar concomitantemente com uma medicação provável de produzir bradicardia prolongada, hipocalemia, lentificação na condução intracardíaca ou prolongamento do intervalo QTc
- Evitar ADTs em pacientes com história conhecida de prolongamento de QTc, infarto agudo do mio-

cárdio recente e insuficiência cardíaca descompensada
- Os ADTs podem causar um aumento sustentado na frequência cardíaca em pacientes com doença cardíaca isquêmica e podem piorar (reduzir) a variabilidade da frequência cardíaca, um risco independente de mortalidade em populações cardíacas
- Uma vez que os ISRSs podem melhorar (aumentar) a variabilidade da frequência cardíaca em pacientes depois de um infarto do miocárdio e podem melhorar a sobrevida e o humor em pacientes com angina aguda ou depois de infarto do miocárdio, eles são agentes mais apropriados para a população cardíaca do que antidepressivos tricíclicos/tetracíclicos

✱ A relação risco/benefício pode não justificar o uso de ADTs em insuficiência cardíaca

Idosos
- ECG basal é recomendado para pacientes com mais de 50 anos
- Podem ser mais sensíveis a efeitos anticolinérgicos, cardiovasculares, hipotensores e sedativos
- Dose inicial de 50 mg/dia; aumentar gradualmente até 100 mg/dia
- Redução no risco de suicidalidade com antidepressivos em comparação ao placebo em adultos a partir dos 65 anos

Crianças e adolescentes
- Ponderar cuidadosamente os riscos e benefícios do tratamento farmacológico em relação aos do não tratamento com antidepressivos e documentar isso no prontuário do paciente
- Monitorar os pacientes pessoalmente com regularidade, em particular durante as primeiras semanas de tratamento
- Usar com cautela, observando a ativação de transtorno bipolar conhecido ou desconhecido e/ou ideação suicida, e informar pais ou responsáveis sobre esse risco para que possam ajudar a observar a criança ou adolescente
- Não é recomendada para uso em crianças com menos de 12 anos
- Vários estudos mostram falta de eficácia de ADTs para depressão

- Pode ser utilizada para tratar enurese ou comportamentos hiperativos/impulsivos
- Alguns casos de morte súbita ocorreram em crianças que tomavam ADTs
- Adolescentes: dose inicial de 50 mg/dia; aumentar gradualmente até 100 mg/dia

Gravidez
- Válidas a partir de 30 de junho de 2015, a FDA norte-americana determina alterações no conteúdo e na forma das informações referentes a gravidez e lactação nos rótulos das substâncias de prescrição, incluindo a eliminação das categorias por letras para risco na gravidez; a Pregnancy and Lactation Labeling Rule (PLLR ou regra final) aplica-se somente a substâncias de prescrição e será introduzida gradualmente para substâncias aprovadas a partir de 30 de junho de 2001
- Não foram conduzidos estudos controlados em gestantes
- Atravessa a placenta
- Foram relatados efeitos adversos em bebês cujas mães haviam tomado um ADT (letargia, sintomas de retirada, malformações fetais)
- Deve ser ponderado o risco do tratamento (desenvolvimento fetal do primeiro trimestre, parto do recém-nascido no terceiro trimestre) para a criança em relação ao do não tratamento (recorrência de depressão, saúde materna, vínculo com o bebê) para a mãe e a criança
- Para muitas pacientes, isso pode significar a continuidade do tratamento durante a gravidez

Amamentação
- Alguma quantidade da substância é encontrada no leite materno

✱ É recomendado descontinuar a substância ou usar mamadeira

- O período pós-parto imediato é uma época de alto risco de depressão, especialmente em mulheres que tiveram episódios depressivos prévios, portanto poderá ser necessário reinstituir a substância no fim do terceiro trimestre ou logo após o parto para prevenir uma recorrência durante o período pós-parto
- Para muitas pacientes, isso pode significar a continuidade do tratamento durante a amamentação

A ARTE DA PSICOFARMACOLOGIA

Potenciais vantagens
- Pacientes com insônia, ansiedade
- Depressão grave ou resistente ao tratamento

Potenciais desvantagens
- Pacientes pediátricos e geriátricos
- Pacientes preocupados com ganho de peso e sedação

Principais sintomas-alvo
- Humor deprimido
- Sintomas de ansiedade
- Sintomas somáticos

Pérolas

✱ Pode ser mais útil do que alguns ADTs para pacientes com ansiedade, distúrbio do sono e depressão com doença física

✱ Pode ser mais sedativo do que alguns outros ADTs

- Os ADTs são frequentemente uma opção de tratamento de primeira linha para dor crônica
- Os ADTs, em geral, não são mais considerados uma opção de primeira linha para depressão devido ao seu perfil de efeitos colaterais
- Os ADTs continuam a ser úteis para depressão grave ou resistente ao tratamento
- Os ADTs podem agravar sintomas psicóticos
- Deve ser evitado álcool devido aos efeitos aditivos no SNC
- Pacientes abaixo do peso normal podem ser mais suscetíveis a efeitos cardiovasculares adversos
- Crianças, pacientes com hidratação inadequada e pacientes com doença cardíaca podem ser mais suscetíveis a cardiotoxicidade induzida por ADT do que adultos saudáveis
- Somente para o especialista: embora costume ser proibido, um tratamento extremo e potencialmente perigoso, para pacientes muito resistentes ao tratamento, é dar um antidepressivo tricíclico/tetracíclico, exceto clomipramina, simultaneamente com um IMAO para pacientes que não respondem a diversos outros antidepressivos
- Se essa opção for escolhida, iniciar o IMAO com o antidepressivo tricíclico/tetracíclico simultaneamente em baixas doses depois da eliminação apropriada da substância, depois aumentar as doses desses agentes de modo alternado a cada poucos dias até 1 semana, conforme tolerado
- Embora devam ser observadas restrições rígidas a alimentos e a medicamentos concomitantes para prevenir crises hipertensivas e síndrome serotonérgica, os efeitos colaterais mais comuns da combinação de IMAO e antidepressivo tricíclico/tetracíclico podem ser ganho de peso e hipotensão ortostática
- Pacientes que usam tricíclicos devem estar cientes de que podem experimentar sintomas como fotossensibilidade ou urina azul-esverdeada
- Os ISRSs podem ser mais efetivos que os ADTs nas mulheres, e os ADTs podem ser mais efetivos que os ISRSs nos homens
- Uma vez que os antidepressivos tricíclicos/tetracíclicos são substratos para CYP450 2D6 e 7% da população (especialmente das pessoas brancas) podem ter uma variante genética que leva a atividade reduzida de 2D6, tais pacientes podem não tolerar com segurança doses normais de antidepressivos tricíclicos/tetracíclicos, podendo requerer redução da dose
- Poderá ser necessária testagem fenotípica para detectar essa variante genética antes da dosagem com um antidepressivo tricíclico/tetracíclico, especialmente em populações vulneráveis como crianças, idosos, populações cardíacas e aqueles com medicações concomitantes
- Pacientes que parecem ter efeitos colaterais extraordinariamente graves com doses normais ou baixas podem ter essa variante fenotípica de CYP450 2D6, requerendo baixas doses ou troca por outro antidepressivo não metabolizado por 2D6

Leituras sugeridas

Anderson IM. Meta-analytical studies on new antidepressants. Br Med Bull 2001;57:161–78.

Anderson IM. Selective serotonin reuptake inhibitors versus tricyclic antidepressants: a meta-analysis of efficacy and tolerability. J Aff Disorders 2000;58:19–36.

Berger M, Gastpar M. Trimipramine: a challenge to current concepts on antidepressives. Eur Arch Psychiatry Clin Neurosci 1996;246:235–9.

Lapierre YD. A review of trimipramine. 30 years of clinical use. Drugs 1989;38(Suppl 1):S17–24; discussion S49–50.

VALPROATO

TERAPÊUTICA

Marcas
- Depakene
- Depacon
- Depakote, Depakote ER
- Stavzor

Genérico? Sim

Classe
- Nomenclatura baseada na neurociência: ainda a ser determinada
- Anticonvulsivante, estabilizador do humor, profilaxia de enxaqueca, modulador dos canais de sódio sensíveis a voltagem

Comumente prescrito para
(em negrito, as aprovações da FDA)
- **Mania aguda (divalproex) e episódios mistos (divalproex, divalproex ER, ácido valproico de liberação retardada)**
- **Convulsões parciais complexas que ocorrem isoladamente ou em associação com outros tipos de convulsões (monoterapia e adjuvante)**
- **Crises de ausência simples e complexas (monoterapia e adjuvante)**
- **Convulsões de múltiplos tipos, incluindo crises de ausência (adjuvante)**
- **Profilaxia de enxaqueca (divalproex, divalproex ER, ácido valproico de liberação retardada)**
- Tratamento de manutenção de transtorno bipolar
- Depressão bipolar
- Psicose, esquizofrenia (adjuvante)

Como a substância atua
✱ Bloqueia os canais de sódio sensíveis a voltagem por meio de um mecanismo desconhecido
- Aumenta as concentrações cerebrais do ácido gama-aminobutírico (GABA) por meio de um mecanismo desconhecido

Tempo para início da ação
- Para mania aguda, devem ocorrer efeitos dentro de poucos dias, dependendo da formulação da substância
- Pode levar várias semanas ou meses para otimizar um efeito na estabilização do humor
- Também deve reduzir convulsões e melhorar enxaqueca em poucas semanas

Se funcionar
- O objetivo do tratamento é a completa remissão dos sintomas (p. ex., mania, convulsões, enxaqueca)
- Continuar o tratamento até que todos os sintomas tenham desaparecido ou até que a melhora seja estável, e então continuar o tratamento por tempo indefinido enquanto a melhora persistir
- Continuar o tratamento por tempo indefinido para evitar recorrência de mania, depressão, convulsões e cefaleias

Se não funcionar (para transtorno bipolar)
✱ Muitos pacientes têm apenas uma resposta parcial, em que alguns sintomas são melhorados, mas outros persistem ou continuam a oscilar, sem estabilização do humor
- Outros pacientes podem ser não respondedores, sendo algumas vezes chamados de resistentes ou refratários ao tratamento
- Considerar a verificação do nível plasmático da substância, aumento da dose, troca por outro agente ou adição de um agente de potencialização apropriado
- Considerar o acréscimo de psicoterapia
- Considerar a falta de adesão ao tratamento e aconselhar o paciente
- Trocar por outro estabilizador do humor com menos efeitos colaterais
- Considerar avaliação para outro diagnóstico ou para uma condição comórbida (p. ex., doença clínica, abuso de substância, etc.)

Melhores combinações de potencialização para resposta parcial ou resistência ao tratamento
- Lítio
- Antipsicóticos atípicos (especialmente risperidona, olanzapina, quetiapina, ziprasidona e aripiprazol)
✱ Lamotrigina (com cautela e na metade da dose na presença de valproato, porque ele pode dobrar os níveis de lamotrigina)
✱ Antidepressivos (com cautela, porque eles podem desestabilizar o humor em alguns pacientes, incluindo indução de ciclagem rápida ou ideação suicida; em particular, considerar bupropiona; também ISRSs, IRSNs, outros; em geral, evitar ADTs, IMAOs)

Exames
✱ Antes de iniciar o tratamento, hemograma completo, testes de coagulação e testes da função hepática

- Considerar testes de coagulação antes de cirurgia planejada ou se houver história de sangramento
- Durante os primeiros meses de tratamento, testes regulares da função hepática e contagem das plaquetas; isso pode ser alterado para uma ou duas vezes por ano para o restante do tratamento
- Os níveis plasmáticos da substância podem auxiliar no monitoramento da eficácia, efeitos colaterais e adesão ao tratamento

✱ Uma vez que o valproato está frequentemente associado a ganho de peso, antes de iniciar o tratamento, pesar todos os pacientes e determinar se o indivíduo já está com sobrepeso (IMC 25,0-29,9) ou é obeso (IMC ≥ 30)

- Antes de dar uma substância que pode causar ganho de peso a um paciente com sobrepeso ou obeso, determinar se o indivíduo já tem pré-diabetes (glicose plasmática em jejum de 100-125 mg/dL) diabetes (glicose plasmática em jejum > 126 mg/dL) ou dislipidemia (colesterol total, colesterol LDL e triglicerídeos aumentados; colesterol HDL reduzido) e tratar ou encaminhar esses pacientes para tratamento, incluindo manejo nutricional e do peso, aconselhamento de atividade física, cessação do tabagismo e manejo clínico

✱ Monitorar peso e IMC durante o tratamento
✱ Enquanto é dada uma substância a um paciente que ganhou > 5% do peso inicial, considerar avaliação para a presença de pré-diabetes, diabetes ou dislipidemia, ou considerar troca por um antipsicótico diferente

EFEITOS COLATERAIS

Como a substância causa efeitos colaterais
- Efeitos colaterais no SNC são teoricamente devidos às ações excessivas nos canais de sódio sensíveis a voltagem

Efeitos colaterais notáveis
✱ Sedação, tremor dose-dependente, tontura, ataxia, astenia, cefaleia
✱ Dor abdominal, náusea, vômitos, diarreia, redução do apetite, constipação, dispepsia, ganho de peso
✱ Alopécia (incomum)
- Ovários policísticos (controverso)
- Hiperandrogenismo, hiperinsulinemia, desregulação lipídica (controverso)
- Densidade mineral óssea reduzida (controverso)

Efeitos colaterais potencialmente fatais ou perigosos
- Pode causar taquicardia ou bradicardia
- Rara hepatotoxicidade com insuficiência hepática, algumas vezes grave e fatal, particularmente em crianças com menos de 2 anos
- Rara pancreatite, algumas vezes fatal
- Rara, mas séria condição cutânea conhecida como reação a substâncias com eosinofilia (DRESS)
- Rara ativação de ideação e comportamento suicida (suicidalidade)

Ganho de peso

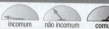

- Muitos experimentam e/ou pode ocorrer em quantidade significativa
- Pode se tornar um problema de saúde em alguns pacientes

Sedação

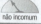

- Frequente e pode ocorrer em quantidade significativa
- Alguns pacientes podem não tolerar
- Pode desaparecer com o tempo
- Pode reemergir à medida que a dose aumenta, depois desaparece novamente com o tempo

O que fazer com os efeitos colaterais
- Esperar
- Esperar
- Esperar
- Tomar à noite para reduzir a sedação diurna, especialmente com divalproex ER
- Reduzir a dose
- Trocar por outro agente

Melhores agentes de acréscimo para os efeitos colaterais
✱ Propranolol de 20 a 30 mg 2 a 3 vezes/dia pode reduzir tremor
✱ Multivitaminas fortificadas com zinco e selênio podem ajudar a reduzir alopecia
- Muitos efeitos colaterais não podem ser melhorados com um agente de acréscimo

DOSAGEM E USO

Variação típica da dosagem
- Mania: 1.200 a 1.500 mg/dia
- Enxaqueca: 500 a 1.000 mg/dia
- Epilepsia: 10 a 60 mg/kg por dia

Formas de dosagem
- Comprimidos (liberação retardada, como divalproato de sódio) de 125 mg, 250 mg, 500 mg
- Comprimidos (liberação prolongada, como divalproato de sódio) de 250 mg, 500 mg
- Cápsulas (*sprinkle*, como divalproato de sódio) de 125 mg
- Cápsulas (como ácido valproico) de 250 mg
- Cápsulas (liberação retardada, como ácido valproico) de 125 mg, 250 mg, 500 mg
- Injeção (como valproato de sódio) de 100 mg/mL (5 mL)
- Xarope (como valproato de sódio) de 250 mg/5 mL

Como dosar
- A dose inicial típica para mania ou epilepsia é de 15 mg/kg em 2 doses divididas (1 vez por dia para valproato de liberação prolongada)
- Mania aguda (adultos): dose inicial de 1.000 mg/dia; aumentar a dose rapidamente; dose máxima geralmente de 60 mg/kg por dia
- Para mania menos aguda, pode-se começar com 250 a 500 mg no primeiro dia e depois titular de modo crescente conforme tolerado
- Enxaqueca (adultos): dose inicial de 500 mg/dia; dose máxima recomendada de 1.000 mg/dia
- Epilepsia (adultos): dose inicial de 10 a 15 mg/kg por dia; aumentar de 5 a 10 mg/kg por semana; dose máxima geralmente de 60 mg/kg por dia

Dicas para dosagem
✱ Carga oral de 20 a 30 mg/kg por dia pode reduzir o início da ação para 5 dias ou menos e ser especialmente útil para o tratamento de mania aguda em contextos hospitalares
- Dada a meia-vida do valproato de liberação imediata, a dosagem diária de 2 vezes ao dia é provavelmente o ideal
- O valproato de liberação prolongada pode ser dado 1 vez por dia
- Entretanto, o valproato de liberação prolongada tem apenas 80% da biodisponibilidade do valproato de liberação imediata, produzindo níveis plasmáticos da substância 10 a 20% mais baixos em comparação a este último

✱ Assim, o valproato de liberação prolongada é dosado aproximadamente 8 a 20% mais alto quando os pacientes são convertidos para a formulação ER
- Divalproato de sódio é um composto entérico revestido e estável contendo ácido valproico e valproato de sódio

✱ A formulação de divalproex de liberação imediata reduz os efeitos colaterais gastrintestinais
✱ O divalproex ER melhora os efeitos colaterais gastrintestinais e a alopecia em comparação ao divalproex de liberação imediata ou valproato genérico
- A amida do ácido valproico está disponível na Europa (valpromida)
- Níveis plasmáticos da substância > 45 μg/mL podem ser necessários para efeitos antimaníacos ou ações anticonvulsivantes
- Níveis plasmáticos da substância de até 100 μg/mL são geralmente bem tolerados
- Níveis plasmáticos da substância de até 125 μg/mL podem ser necessários em alguns pacientes agudamente maníacos
- As dosagens para atingir níveis plasmáticos terapêuticos variam muito, frequentemente entre 750 a 3.000 mg/dia

Overdose
- Foram relatadas mortes; coma, inquietação, alucinações, sedação, bloqueio cardíaco

Uso prolongado
- Requer testes regulares da função hepática e contagem das plaquetas

Formação de hábito
- Não

Como interromper
- Reduzir a dose gradualmente; poderá ser necessário ajustar a dosagem de medicações concomitantes conforme o valproato é descontinuado
- Os pacientes podem ter crise convulsiva durante a retirada, especialmente se for abrupta
✱ A descontinuação rápida aumenta o risco de recaída no transtorno bipolar
- Sintomas de descontinuação são incomuns

Farmacocinética
- Meia-vida média terminal de 9 a 16 horas
- Metabolizado primariamente pelo fígado, cerca de 25% dependente do sistema CYP450 (CYP450 2C9 e 2C19)
- Inibe CYP450 2C9
- Alimentos retardam o ritmo, mas não a extensão da absorção

Interações medicamentosas

✱ A dose de lamotrigina deve ser <u>reduzida em talvez 50%</u> se for utilizada com valproato, já que o valproato inibe o metabolismo da lamotrigina e eleva seus níveis plasmáticos, teoricamente aumentando o risco de erupção cutânea
- Os níveis plasmáticos de valproato podem ser <u>reduzidos</u> por carbamazepina, fenitoína, etossuximida, fenobarbital, rifampicina
- Aspirina pode inibir o metabolismo de valproato e <u>aumentar</u> seus níveis plasmáticos
- Os níveis plasmáticos de valproato também podem ser <u>aumentados</u> por felbamato, clorpromazina, fluoxetina, fluvoxamina, topiramato, cimetidina, eritromicina e ibuprofeno
- O valproato inibe o metabolismo de etossuximida, fenobarbital e fenitoína, podendo assim <u>aumentar</u> seus níveis plasmáticos
- Não há interações farmacocinéticas prováveis de valproato com lítio ou antipsicóticos atípicos
- O uso de valproato com clonazepam pode causar estado de ausência
- Há relatos de hiperamonemia com ou sem encefalopatia em pacientes que tomavam topiramato combinado com valproato, embora isso não se deva a uma interação farmacocinética; em pacientes que desenvolvem letargia inexplicável, vômitos ou alterações no estado mental, deve ser medido o nível de amônia

Outras advertências/precauções

✱ Estar alerta aos seguintes sintomas de hepatotoxicidade que requerem atenção imediata: mal-estar, fraqueza, letargia, edema facial, anorexia, vômitos, pele e olhos amarelados
✱ Estar alerta aos seguintes sintomas de pancreatite que requerem atenção imediata: dor abdominal, náusea, vômitos, anorexia
✱ Efeitos teratogênicos no desenvolvimento fetal, como defeitos no tubo neural, podem ocorrer com o uso de valproato
✱ A sonolência pode ser mais comum em idosos e estar associada a desidratação, ingesta nutricional reduzida e perda de peso, requerendo aumentos mais lentos da dosagem, doses mais baixas e monitoramento da ingestão de líquidos e nutrientes
- Não é recomendado o uso em pacientes com trombocitopenia; pacientes devem relatar equimoses ou sangramento

- Avaliar para distúrbios do ciclo da ureia, pois encefalopatia hiperamonêmica, algumas vezes fatal, foi associada à administração de valproato nesses distúrbios incomuns; distúrbios no ciclo da ureia, como deficiência de ornitina transcarbamilase, estão associados a encefalopatia inexplicável, retardo mental, amônia plasmática elevada, vômitos cíclicos e letargia
- O valproato está associado a uma condição cutânea rara, mas grave, conhecida como reação a substâncias com eosinofilia (DRESS). A DRESS pode começar como uma erupção cutânea, mas progredir para outras partes do corpo, e pode incluir sintomas como febre, linfonodos inchados, inflamação dos órgãos e um aumento nos leucócitos conhecido como eosinofilia. Em alguns casos, ela pode levar à morte
- Alertar pacientes e seus cuidadores sobre a possibilidade de ativação de ideação suicida e aconselhá-los a relatar esses sintomas imediatamente

Não usar
- Se o paciente tiver pancreatite
- Se o paciente tiver doença hepática séria
- Se o paciente tiver distúrbio no ciclo da ureia
- Se houver uma alergia comprovada a ácido valproico, valproato ou divalproex

POPULAÇÕES ESPECIAIS

Insuficiência renal
- Não é necessário ajuste da dose

Insuficiência hepática
- Contraindicado

Insuficiência cardíaca
- Não é necessário ajuste da dose

Idosos
- Reduzir a dose inicial e titular lentamente: a dosagem costuma ser mais baixa do que em adultos saudáveis
✱ Sedação em idosos pode ser mais comum e associada a desidratação, ingestão nutricional reduzida e perda de peso
- Monitorar a ingestão de líquidos e nutrientes
- Um em cada 3 pacientes idosos em cuidados de longa duração que recebem valproato pode acabar desenvolvendo trombocitopenia

Crianças e adolescentes
✻ Em geral, não é recomendado para uso em crianças com menos de 10 anos para transtorno bipolar, exceto se prescrito por especialistas e quando já foram consideradas outras opções
• Crianças com menos de 2 anos têm risco significativamente aumentado de hepatotoxicidade, já que têm capacidade acentuadamente reduzida de eliminar o valproato em comparação a crianças maiores e adultos
• O uso requer supervisão médica

Gravidez
• Válidas a partir de 30 de junho de 2015, a FDA norte-americana determina alterações no conteúdo e na forma das informações referentes a gravidez e lactação nos rótulos das substâncias de prescrição, incluindo a eliminação das categorias por letras para risco na gravidez; a Pregnancy and Lactation Labeling Rule (PLLR ou regra final) aplica-se somente a substâncias de prescrição e será introduzida gradualmente para substâncias aprovadas a partir de 30 de junho de 2001
✻ O uso durante o primeiro trimestre pode aumentar o risco de defeitos no tubo neural (p. ex., espinha bífida) ou outras anomalias congênitas
• Foram identificados casos de atraso no desenvolvimento na ausência de teratogenicidade associados à exposição fetal
• Risco aumentado de escores mais baixos em testes cognitivos em crianças cujas mães haviam tomado valproato durante a gravidez
• O uso em mulheres em idade reprodutiva requer avaliação dos benefícios potenciais para a mãe em relação aos riscos para o feto
✻ Se a substância for continuada, monitorar os parâmetros de coagulação e realizar testes para detectar defeitos congênitos
✻ Se a substância for continuada, iniciar folato 1 mg/dia no início da gravidez para reduzir o risco de defeitos no tubo neural
✻ Se a substância for continuada, considerar vitamina K durante as 6 últimas semanas de gravidez para reduzir os riscos de sangramento
• Antiepileptic Drug Pregnancy Registry: (888) 233-2334
• Reduzir gradualmente a substância em caso de descontinuação
• Convulsões, mesmo leves, podem causar danos ao embrião/feto

✻ Para pacientes bipolares, o valproato deve, em geral, ser descontinuado antes de gestações previstas
• Doença bipolar recorrente durante a gravidez pode ser muito disruptiva
✻ Para pacientes bipolares, dado o risco de recaída no período pós-parto, o tratamento com um estabilizador do humor como valproato em geral deve ser reiniciado imediatamente após o parto se a paciente não tiver sido medicada durante a gravidez
✻ Antipsicóticos atípicos podem ser preferíveis a lítio ou anticonvulsivantes como valproato, caso seja necessário tratamento durante a gravidez
• Sintomas bipolares podem recorrer ou piorar durante a gravidez, podendo ser necessária alguma forma de tratamento

Amamentação
• Alguma quantidade da substância é encontrada no leite materno
✻ Em geral, é considerado seguro amamentar durante o uso de valproato
• Se a substância for continuada durante a amamentação, o bebê deve ser monitorado para possíveis efeitos adversos
• Se o bebê apresentar sinais de irritabilidade ou sedação, poderá ser necessário descontinuar a substância
✻ O transtorno bipolar pode recorrer durante o período pós-parto, particularmente se houver uma história prévia de episódios pós-parto de depressão ou psicose
✻ As taxas de recaída podem ser mais baixas em mulheres que recebem tratamento profilático para episódios pós-parto de transtorno bipolar
• Antipsicóticos atípicos e anticonvulsivantes como valproato podem ser mais seguros do que lítio no período pós-parto durante a amamentação

A ARTE DA PSICOFARMACOLOGIA

Potenciais vantagens
• Fase maníaca de transtorno bipolar
• Funciona bem em combinação com lítio e/ou antipsicóticos atípicos
• Pacientes para quem é aconselhável monitoramento medicamentoso terapêutico

Potenciais desvantagens
• Fase depressiva de transtorno bipolar
• Pacientes que não toleram sedação ou ganho de peso

- Múltiplas interações medicamentosas
- Múltiplos riscos de efeitos colaterais
- Pacientes gestantes

Principais sintomas-alvo

- Humor instável
- Ocorrência de enxaqueca
- Incidência de convulsões parciais complexas

Pérolas (para transtorno bipolar)

✻ O valproato é uma opção de tratamento de primeira linha que pode ser melhor para pacientes com estados mistos de transtorno bipolar ou pacientes com transtorno bipolar de ciclagem rápida

✻ Parece ser mais efetivo no tratamento de episódios maníacos do que episódios depressivos em transtorno bipolar (trata melhor "de cima para baixo" do que "de baixo para cima")

✻ Também pode ser mais efetivo na prevenção de episódios maníacos do que na prevenção de episódios depressivos (estabiliza melhor "de cima para baixo" do que "de baixo para cima")

- Apenas um terço dos pacientes bipolares experimenta alívio adequado com monoterapia, portanto a maioria necessita de múltiplas medicações para melhor controle
- É útil em combinação com antipsicóticos atípicos e/ou lítio para mania aguda

✻ Também pode ser útil para transtorno bipolar em combinação com lamotrigina, mas a dose desta deve ser reduzida pela metade quando combinada com valproato

- A utilidade para transtorno bipolar em combinação com anticonvulsivantes diferentes de lamotrigina não está bem demonstrada; tais combinações podem ser caras e ineficazes ou até mesmo irracionais

✻ Pode ser útil como adjunto de antipsicóticos atípicos para início rápido da ação em esquizofrenia

✻ É utilizado para tratar agressão, agitação e impulsividade não somente em transtorno bipolar e esquizofrenia, mas também em muitos outros transtornos, incluindo demência, transtornos da personalidade e lesão cerebral

- Pacientes com mania aguda tendem a tolerar melhor os efeitos colaterais do que aqueles com hipomania ou depressão
- Multivitaminas fortificadas com zinco e selênio podem ajudar a reduzir a alopecia
- A associação de valproato com ovários policísticos é controversa e pode estar relacionada a ganho de peso, obesidade ou epilepsia
- No entanto, é aconselhável cautela na administração de valproato a mulheres em idade reprodutiva, especialmente as pacientes bipolares adolescentes, e monitorar cuidadosamente o peso, a condição endócrina e o tamanho e a função ovariana

✻ Mulheres em idade reprodutiva que são ou provavelmente se tornarão sexualmente ativas, devem ser informadas sobre o risco de danos ao feto, e monitorar a condição contraceptiva

- A associação de valproato com massa óssea reduzida é controversa e pode estar relacionada aos níveis de atividade, exposição à luz solar e epilepsia, podendo ser prevenida pela suplementação de vitamina D 2.000 IU/dia e cálcio 600 a 1.000 mg/dia
- A nova cápsula de liberação retardada de ácido valproico pode ser mais fácil de engolir do que outras formulações
- Um pró-fármaco do ácido valproico, a valpromida, está disponível em vários países europeus
- Embora a valpromida seja rapidamente transformada em ácido valproico, ela apresenta características únicas que podem afetar as interações medicamentosas
- Em particular, a valpromida é um inibidor potente da hipóxido hidrolase microssomal hepática e assim causa aumentos clinicamente significativos nos níveis plasmáticos de carbamazepina-10, 11-epóxido (o metabólito ativo da carbamazepina)

Leituras sugeridas

Bowden CL. Valproate. Bipolar Disorders 2003;5:189–202.

Gill D, Derry S, Wiffen PJ, Moore RA. Valproic acid and sodium valproate for neuropathic pain and fibromyalgia in adults. Cochrane Database Syst Rev 2011;(10):CD009183.

Landy SH, McGinnis J. Divalproex sodium – review of prophylactic migraine efficacy, safety and dosage, with recommendations. Tenn Med 1999;92:135–6.

Macritchie KA , Geddes JR, Scott J, Haslam DR, Goodwin GM. Valproic acid, valproate and divalproex in the maintenance treatment of bipolar disorder. Cochrane Database Syst Rev 2001;(3):CD003196.

Smith LA, Cornelius V, Warnock A, Tacchi MJ, Taylor D. Pharmacological interventions for acute bipolar mania: a systematic review of randomized placebo-controlled trials. Bipolar Disord 2007;9(6):551–60.

VARENICLINA

TERAPÊUTICA

Marcas
- Chantix
- Champix

Genérico? Não

Classe
- Nomenclatura baseada na neurociência: agonista parcial dos receptores de acetilcolina (APRAC)
- Tratamento para cessação do tabagismo; agonista parcial de alfa-4 e beta-2 nos receptores nicotínicos de acetilcolina

Comumente prescrita para
(em negrito, as aprovações da FDA)
- Adição/dependência de nicotina

Como a substância atua
- Causa quantidades sustentadas, mas pequenas, de liberação de dopamina (menos do que com nicotina)
- Especificamente, como um agonista parcial dos receptores nicotínicos alfa-4 e beta-2 da acetilcolina, a vareniclina ativa esses receptores em menor grau do que o agonista completo da nicotina e também impede que a nicotina se ligue a eles
- As ações mais proeminentes ocorrem nos neurônios dopaminérgicos mesolímbicos na área tegmental ventral

Tempo para início da ação
- O ensaio de tratamento inicial recomendado é de 12 semanas; um ensaio adicional de 12 semanas em indivíduos que param de fumar depois de 12 semanas pode aumentar a probabilidade de abstinência no longo prazo

Se funcionar
- Reduz os sintomas de abstinência e a fissura de fumar; aumenta a abstinência

Se não funcionar
- Avaliar e tratar os fatores contribuintes, depois tentar novamente o tratamento
- Considerar troca por outro agente

Melhores combinações de potencialização para resposta parcial ou resistência ao tratamento
- É melhor tentar outras monoterapias

Exames
- Nenhum para indivíduos saudáveis

EFEITOS COLATERAIS

Como a substância causa efeitos colaterais
- Teoricamente, devido a aumentos nas concentrações de dopamina em receptores em partes do cérebro e do corpo diferentes daquelas que causam ações terapêuticas

Efeitos colaterais notáveis
- Náusea dose-dependente, vômitos, constipação, flatulência
- Insônia, cefaleia, sonhos anormais

Efeitos colaterais potencialmente fatais ou perigosos
- Rara ativação de agitação, humor deprimido, ideação suicida, comportamento suicida
- Raras convulsões

Ganho de peso

- Relatado, mas não esperado
- Alguns pacientes relatam perda de peso

Sedação

- Relatada, mas não esperada
- Alguns pacientes relatam ativação e insônia

O que fazer com os efeitos colaterais
- Esperar
- Ajustar a dose
- Se os efeitos colaterais persistirem, descontinuar o uso

Melhores agentes de acréscimo para os efeitos colaterais
- A redução da dose ou troca por outro agente pode ser mais efetiva, já que a maioria dos efeitos colaterais não pode ser melhorada com um agente de acréscimo

DOSAGEM E USO

Variação típica da dosagem
- 1 mg duas vezes ao dia

Formas de dosagem
- Comprimidos de 0,5 mg, 1 mg

Como dosar
- O paciente deve estabelecer uma data para deixar de fumar, e então começar a tomar a vareniclina 1 semana antes da data estipulada, ou iniciá-la e depois parar de fumar entre os dias 8 e 35 do tratamento
- Dose inicial de 0,5 mg/dia; depois de 3 dias, aumentar para 1 mg/dia em 2 doses divididas; após 4 dias, pode ser aumentada para 2 mg/dia em 2 doses divididas

Dicas para dosagem
- A vareniclina deve ser ingerida depois de uma refeição e com um copo cheio de água
- O fornecimento de materiais educacionais e o aconselhamento em combinação com o tratamento com vareniclina pode aumentar as chances de sucesso
- A duração do tratamento inicial recomendada é de 12 semanas; para indivíduos que pararam de fumar depois de 12 semanas, o tratamento continuado por mais 12 semanas pode aumentar a probabilidade de abstinência no longo prazo
- Para pacientes que não têm sucesso em sua tentativa de parar de fumar depois de 12 semanas de tratamento ou para aqueles que têm recaída depois do tratamento, é melhor tentar tratar os fatores que contribuíram para a tentativa fracassada e depois reintroduzir o tratamento

Overdose
- Dados disponíveis limitados

Uso prolongado
- Tratamento por até 24 semanas provou ser efetivo

Formação de hábito
- Não

Como interromper
- Reduzir a dose gradualmente para evitar efeitos de retirada, mas tolerância, dependência ou reações de abstinência não estão bem documentadas

Farmacocinética
- Meia-vida de eliminação de 24 horas

Interações medicamentosas
- Não inibe as enzimas hepáticas ou as proteínas transportadoras renais, e assim é improvável que afete as concentrações plasmáticas de outras substâncias
- Não é hepaticamente metabolizada, e assim é improvável que seja afetada por outras substâncias
- Os efeitos colaterais podem ser aumentados se a vareniclina for tomada com terapia de reposição de nicotina
- A vareniclina pode alterar a reação ao álcool, com relatos de casos mostrando redução na tolerância ao álcool, embriaguês aumentada, comportamento incomum ou agressivo, ou ausência de lembrança de fatos que aconteceram

Outras advertências/ precauções
- Monitorar os pacientes para alterações no comportamento, agitação, humor deprimido, piora de doença psiquiátrica preexistente e suicidalidade
- Usar com cautela em indivíduos com doença psiquiátrica conhecida
- Usar com cautela em pacientes com história de convulsões ou outros fatores que podem diminuir o limiar convulsivo
- A descontinuação do tabagismo pode levar a alterações farmacocinéticas ou farmacodinâmicas em outras substâncias que o paciente esteja tomando, o que pode requerer ajuste da dose

Não usar
- Se houver uma alergia comprovada a vareniclina

POPULAÇÕES ESPECIAIS

Insuficiência renal
- Para insuficiência grave, a dose máxima recomendada é de 0,5 mg 2 vezes por dia
- Para pacientes com doença renal em estágio terminal que se submetem a hemodiálise, a dose máxima recomendada é de 0,5 mg 1 vez por dia
- É removida por hemodiálise

Insuficiência hepática
- Geralmente não é necessário ajuste da dose

Insuficiência cardíaca
- Efetiva em pacientes com doença cardiovascular; pequeno risco aumentado de certos efeitos adversos cardiovasculares nesses pacientes

Idosos
- Alguns pacientes podem tolerar melhor doses mais baixas

Crianças e adolescentes
- Segurança e eficácia não foram estabelecidas

Gravidez
- Válidas a partir de 30 de junho de 2015, a FDA norte-americana determina alterações no conteúdo e na forma das informações referentes a gravidez e lactação nos rótulos das substâncias de prescrição, incluindo a eliminação das categorias por letras para risco na gravidez; a Pregnancy and Lactation Labeling Rule (PLLR ou regra final) aplica-se somente a substâncias de prescrição e será introduzida gradualmente para substâncias aprovadas a partir de 30 de junho de 2001
- Não foram conduzidos estudos controlados em gestantes
- Gestantes que desejam interromper o tabagismo podem considerar terapia comportamental antes de farmacoterapia
- Em geral não é recomendada para uso durante a gravidez, especialmente durante o primeiro trimestre

Amamentação
- É desconhecido se a vareniclina é secretada no leite humano, mas presume-se que todos os psicotrópicos sejam secretados no leite materno
- É recomendado descontinuar a substância ou usar mamadeira

A ARTE DA PSICOFARMACOLOGIA

Potenciais vantagens
- Mais efetiva do que outras farmacoterapias para cessação do tabagismo

Potenciais desvantagens
- Não foi bem estudada em pacientes com transtornos psiquiátricos comórbidos

Principais sintomas-alvo
- Fissura associada à abstinência de nicotina

Pérolas
- É mais efetiva do que nicotina ou bupropiona
- Ao contrário da nicotina ou da bupropiona, o paciente não pode "fumar por cima" da vareniclina, já que esta, mas não os outros, bloqueará os efeitos da nicotina adicional fumada se o paciente decidir fumar durante o tratamento
- Embora tenha sido testada na população geral, excluindo-se pacientes psiquiátricos, cujas taxas de tabagismo nos Estados Unidos são de aproximadamente 20 a 25%, existe uma grande necessidade não atendida de tratamentos para cessação do tabagismo em pacientes com transtornos psiquiátricos, especialmente transtorno de déficit de atenção/hiperatividade e esquizofrenia, os quais têm índices de tabagismo de até 50 a 75% nos Estados Unidos
- O tratamento para cessação do tabagismo em pacientes com transtornos psiquiátricos comórbidos não está bem estudado
- Resultados preliminares sugerem que a vareniclina não está associada à piora de sintomas psiquiátricos em pacientes estáveis com esquizofrenia, transtorno esquizoafetivo ou depressão
- Pacientes com transtornos psiquiátricos comórbidos devem ser monitorados atentamente quanto aos seus sintomas psiquiátricos, especialmente suicidalidade
- Em um grande estudo multinacional encomendado pela FDA, não houve aumento significativo nos eventos adversos neuropsiquiátricos moderados a graves com vareniclina em comparação a adesivo de nicotina ou placebo em participantes com ou sem história de transtorno psiquiátrico

Leituras sugeridas

Anthenelli RM, Benowitz N, West R, et al. Neuropsychiatric safety and efficacy of varenicline, bupropion, and nicotine patch in smokers with and without psychiatric disorders (EAGLES): a double-blind, randomised, placebo-controlled clinical trial. The Lancet 2016;387(10037):2507–20.

Cerimele JM, Durango A. Does varenicline worsen psychiatric symptoms in patients with schizophrenia or schizoaffective disorder? A review of published studies. J Clin Psychiatry 2012;73(8):e1039–47.

Jorenby DE, Hays JT, Rigotti NA. Efficacy of varenicline, an alpha4beta2 nicotinic acetylcholine receptor partial agonist, vs placebo or sustained-release bupropion for smoking cessation: a randomized controlled trial. JAMA 2006;296(1):56–63.

Meszaros ZS, Abdul-Malak Y, Dimmock JA, et al. Varenicline treatment of concurrent alcohol and nicotine dependence in schizophrenia: a randomized, placebo-controlled pilot trial. J Clin Psychopharmacol 2013;33(2):243–7.

Rollema H, Coe JW, Chambers LK, et al. Rationale, pharmacology and clinical efficacy of partial agonists of alpha4beta2 nACh receptors for smoking cessation. Trends Pharmacol Sci 2007;28(7):316–25.

Wu P, Wilson K, Dimoulas P, Mills EJ. Effectiveness of smoking cessation therapies: a systematic review and meta-analysis. BMC Public Health 2006;6:300.

VENLAFAXINA

TERAPÊUTICA

Marcas
- Effexor
- Effexor XR

Genérico? Sim

Classe
- Nomenclatura baseada na neurociência: inibidor da recaptação de serotonina e norepinefrina (IRSN)
- IRSN (inibidor dual da recaptação de serotonina e norepinefrina), frequentemente classificada como um antidepressivo, mas não é apenas um antidepressivo

Comumente prescrita para
(em negrito, as aprovações da FDA)
- **Depressão**
- **Transtorno de ansiedade generalizada (TAG)**
- **Transtorno de ansiedade social (fobia social)**
- **Transtorno de pânico**
- Transtorno de estresse pós-traumático (TEPT)
- Transtorno disfórico pré-menstrual (TDPM)

Como a substância atua
- Estimula os neurotransmissores serotonina, norepinefrina/noradrenalina e dopamina
- Bloqueia a bomba de recaptação de serotonina (transportador de serotonina), possivelmente aumentando a neurotransmissão serotonérgica
- Bloqueia a bomba de recaptação de norepinefrina (transportador de norepinefrina), possivelmente aumentando a neurotransmissão noradrenérgica
- Possivelmente dessensibiliza os receptores de serotonina 1A e os receptores beta-adrenérgicos
- Uma vez que a dopamina é inativada pela recaptação de norepinefrina no córtex frontal, que em grande parte carece de transportadores de dopamina, a venlafaxina pode aumentar a neurotransmissão de dopamina nessa parte do cérebro
- Bloqueia fracamente a bomba de recaptação de dopamina (transportador de dopamina), podendo aumentar a neurotransmissão de dopamina

Tempo para início da ação
- O início das ações terapêuticas não costuma ser imediato, frequentemente demorando de 2 a 4 semanas
- Se não estiver funcionando dentro de 6 a 8 semanas para depressão, poderá ser necessário um aumento da dosagem ou poderá simplesmente não funcionar
- Em contrapartida, para ansiedade generalizada, o início da resposta e aumentos nas taxas de remissão ainda podem ocorrer depois de 8 semanas e por até 6 meses após o início da dosagem
- Pode continuar a agir por muitos anos, prevenindo recaída dos sintomas

Se funcionar
- O objetivo do tratamento é a completa remissão dos sintomas atuais e a prevenção de recaídas futuras
- O tratamento na maioria das vezes reduz ou até mesmo elimina os sintomas, mas não é uma cura, já que os sintomas podem recorrer depois que o medicamento é interrompido
- Continuar o tratamento até que todos os sintomas tenham desaparecido (remissão), especialmente na depressão e, sempre que possível, nos transtornos de ansiedade
- Depois que os sintomas tiverem desaparecido, continuar o tratamento por 1 ano para o primeiro episódio de depressão
- Para segundo episódio de depressão e episódios subsequentes, poderá ser necessário tratamento por tempo indefinido
- O uso em transtornos de ansiedade também poderá precisar ser por tempo indefinido

Se não funcionar
- Muitos pacientes têm apenas uma resposta parcial, em que alguns sintomas são melhorados, mas outros persistem (especialmente insônia, fadiga e problemas de concentração)
- Outros pacientes podem ser não respondedores, sendo algumas vezes chamados de resistentes ou refratários ao tratamento
- Alguns pacientes que têm uma resposta inicial podem recair mesmo que continuem o tratamento, sendo algumas vezes chamados de *poop-out* (que param de responder)
- Considerar aumento da dose, troca por outro agente ou adição de um agente de potencialização apropriado
- Considerar psicoterapia
- Considerar avaliação para outro diagnóstico ou para uma condição comórbida (p. ex., doença clínica, abuso de substância, etc.)
- Alguns pacientes podem experimentar aparente falta de consistência na eficácia devido à ativação de um transtorno bipolar latente ou subjacente, requerendo descontinuação do antidepressivo e troca por um estabilizador do humor

Melhores combinações de potencialização para resposta parcial ou resistência ao tratamento
* Mirtazapina ("combustível de foguetes da Califórnia"; uma combinação dual potencialmente poderosa de serotonina e norepinefrina, mas observar para ativação de transtorno bipolar e ideação suicida)
- Bupropiona, reboxetina, nortriptilina, desipramina, maprotilina, atomoxetina (todos estimuladores potencialmente poderosos da ação noradrenérgica, mas observar para ativação de transtorno bipolar e ideação suicida)
- Modafinila, especialmente para fadiga, sonolência e falta de concentração
- Estabilizadores do humor ou antipsicóticos atípicos para depressão bipolar, depressão psicótica ou depressão resistente ao tratamento
- Benzodiazepínicos
- Se tudo o mais falhar para transtornos de ansiedade, considerar gabapentina ou tiagabina
- Hipnóticos ou trazodona para insônia
- Classicamente, lítio, buspirona ou hormônio da tireoide

Exames
- Verificar a pressão arterial antes de iniciar o tratamento e regularmente durante o tratamento

EFEITOS COLATERAIS

Como a substância causa efeitos colaterais
- Teoricamente, devido a aumentos nas concentrações de serotonina e norepinefrina em receptores em partes do cérebro e do corpo diferentes daquelas que causam ações terapêuticas (p. ex., ações indesejadas da serotonina nos centros do sono causando insônia, ações indesejadas da liberação de norepinefrina na acetilcolina causando constipação e boca seca, etc.)
- A maioria dos efeitos colaterais é imediata, mas frequentemente desaparece com o tempo

Efeitos colaterais notáveis
- A maioria dos efeitos colaterais aumenta com doses mais altas, pelo menos transitoriamente
- Cefaleia, nervosismo, insônia, sedação
- Náusea, diarreia, redução do apetite
- Disfunção sexual (ejaculação/orgasmo anormal, impotência)
- Astenia, sudorese

- SIADH (síndrome da secreção inapropriada do hormônio antidiurético)
- Hiponatremia
- Aumento dose-dependente na pressão arterial

 Efeitos colaterais potencialmente fatais ou perigosos
- Raras convulsões
- Rara indução de hipomania
- Rara ativação de ideação e comportamento suicida (suicidalidade) (estudos de curto prazo não apresentaram um aumento no risco de suicidalidade com antidepressivos em comparação ao placebo acima dos 24 anos)

Ganho de peso
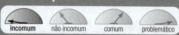
- Relatado, mas não esperado
- Possível perda de peso, especialmente de curto prazo

Sedação
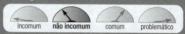
- Ocorre em uma minoria significativa
- Também pode ser ativadora em alguns pacientes

O que fazer com os efeitos colaterais
- Esperar
- Esperar
- Esperar
- Reduzir a dose
- Em algumas semanas, trocar ou acrescentar outras substâncias

Melhores agentes de acréscimo para os efeitos colaterais
- Frequentemente é melhor tentar outra terapia antidepressiva antes de recorrer a estratégias de acréscimo para tratar os efeitos colaterais
- Trazodona ou um hipnótico para insônia
- Bupropiona, sildenafila, vardenafila ou tadalafila para disfunção sexual
- Benzodiazepínicos para nervosismo e ansiedade, especialmente no início do tratamento e para pacientes ansiosos
- Mirtazapina para insônia, agitação e efeitos colaterais gastrintestinais
- Muitos efeitos colaterais são dose-dependentes (i.e., aumentam à medida que a dose aumenta, ou reemergem até que volte a se desenvolver tolerância)

- Muitos efeitos colaterais são tempo-dependentes (i.e., iniciam imediatamente após a dosagem inicial e a cada aumento da dose, mas desaparecem com o tempo)
- Ativação e agitação podem representar a indução de um estado bipolar, especialmente uma condição bipolar tipo II disfórica mista algumas vezes associada a ideação suicida, requerendo a adição de lítio, um estabilizador do humor ou um antipsicótico atípico e/ou descontinuação de venlafaxina

DOSAGEM E USO

Variação típica da dosagem
- Depressão: 75 a 225 mg/dia, uma vez por dia (liberação prolongada) ou divididos em 2 a 3 doses (liberação imediata)
- TAG: 150 a 225 mg/dia

Formas de dosagem
- Cápsulas (liberação prolongada) de 37,5 mg, 75 mg, 150 mg
- Comprimidos (liberação prolongada): de 37,5 mg, 75mg, 150 mg, 225 mg
- Comprimidos de 25 mg sulcados, 37,5 mg sulcados, 50 mg sulcados, 75 mg sulcados, 100 mg sulcados

Como dosar
- Dose inicial de 37,5 mg 1 vez por dia (liberação prolongada) ou 25 a 50 mg divididos em 2 a 3 doses (liberação imediata) por 1 semana, se tolerado; em geral, aumentar a dose diária não mais rápido do que 75 mg a cada 4 dias até que seja atingida a eficácia desejada; dose máxima geralmente de 375 mg/dia
- Tipicamente tentar doses com incrementos de 75 mg por algumas semanas antes de incrementar mais 75 mg

Dicas para dosagem
- Em todas as doses, ocorre bloqueio potente da recaptação de serotonina
- Doses de 75 a 225 mg/dia podem ser predominantemente serotonérgicas em alguns pacientes, e agir na serotonina e norepinefrina de modo dual em outros
- Doses de 225 a 375 mg/dia agem na serotonina e norepinefrina de modo dual na maioria dos pacientes

✽ Assim, aqueles que não respondem a doses mais baixas devem tentar doses mais altas para assegurar os benefícios da ação dual de IRSN

- Em doses muito altas (p. ex., > 375 mg/dia), a recaptação da dopamina também é bloqueada em alguns pacientes
- Até 600 mg/dia foram dados para casos extremos
- A venlafaxina possui um metabólito ativo, o O-desmetilenlafaxina (ODV), que é formado como resultado de CYP450 2D6
- Assim, a inibição de CYP450 2D6 reduz a formação de ODV, mas isso é de importância clínica incerta

✽ Considerar a verificação dos níveis plasmáticos de ODV e venlafaxina em não respondedores que toleram doses altas, e, se os níveis plasmáticos estiverem baixos, os especialistas podem prescrever, com prudência, doses acima de 375 mg/dia, mediante monitoramento atento

- Não quebrar ou mastigar cápsulas de venlafaxina XR, pois isso alterará as propriedades de liberação controlada

✽ Para pacientes com problemas graves de descontinuação de venlafaxina, poderá ser necessário reduzir a dose gradualmente durante muitos meses (i.e., reduzir a dose em 1% a cada 3 dias, triturando o comprimido e fazendo uma suspensão ou dissolvendo em 100 mL, descartando-se 1 mL e bebendo o restante; 3 a 7 dias mais tarde, descartam-se 2 mL, e assim por diante). Essa é uma forma de redução biológica da dose muito lenta e de dessensibilização comportamental (não para XR).

- Para alguns pacientes com problemas graves de descontinuação de venlafaxina, poderá ser útil acrescentar um ISRS com uma meia-vida longa, especialmente fluoxetina, antes de reduzir a venlafaxina; durante a manutenção da dosagem de fluoxetina, primeiro reduzir a venlafaxina lentamente e depois reduzir a fluoxetina de modo gradual
- Certificar-se de diferenciar entre a reemergência de sintomas que requerem reinstituição do tratamento de sintomas de retirada

Overdose
- Pode ser letal; pode não causar sintomas; os possíveis sintomas incluem sedação, convulsões, batimento cardíaco acelerado
- Dados de índice da toxicidade fatal do Reino Unido sugerem uma taxa mais alta de mortes por *overdose* com venlafaxina do que com ISRSs
- É desconhecido se isso está relacionado a diferenças nos pacientes que recebem venlafaxina ou à toxicidade cardiovascular potencial da venlafaxina

Uso prolongado
- Visitar o médico com regularidade para monitorar a pressão arterial, especialmente em doses > 225 mg/dia

Formação de hábito
• Não

Como interromper
• Reduzir a dose gradualmente para evitar os efeitos de retirada (tontura, náusea, cólicas estomacais, sudorese, formigamento, disestesias)
• Muitos pacientes toleram redução de 50% da dose por 3 dias, depois outra redução de 50% por 3 dias, então descontinuação
• Se surgirem sintomas de retirada durante a descontinuação, aumentar a dose para interromper os sintomas e depois reiniciar a retirada muito mais lentamente

✳ Efeitos de retirada podem ser mais comuns ou mais graves com venlafaxina do que com alguns outros antidepressivos

Farmacocinética
• A substância-mãe tem meia-vida de 3 a 7 horas
• O metabólito ativo tem meia-vida de 9 a 13 horas
• Alimentos não afetam a absorção

Interações medicamentosas
• O tramadol aumenta o risco de convulsões em pacientes que estão tomando antidepressivo
• Pode causar uma "síndrome serotonérgica" fatal quando combinada com IMAOs, portanto não usar com esses medicamentos ou por pelo menos 14 dias depois que tiverem sido interrompidos
• Não iniciar um IMAO por pelo menos 5 meias-vidas (5 a 7 dias para a maioria das substâncias) depois da descontinuação de venlafaxina
• Possível risco aumentado de sangramento, especialmente quando combinada com anticoagulantes (p. ex., varfarina, AINEs)
• O uso concomitante com cimetidina pode reduzir a eliminação de venlafaxina e aumentar seus níveis
• Teoricamente, pode interferir nas ações analgésicas da codeína ou com outros triptanos
• Poucas interações medicamentosas adversas conhecidas

Outras advertências/precauções
• Usar om cautela em pacientes com história de convulsões
• Usar com cautela em pacientes com doença cardíaca
• Usar com cautela em pacientes com transtorno bipolar, a menos que tratados concomitantemente com agentes estabilizadores do humor

• Ao tratar crianças, ponderar cuidadosamente os riscos e benefícios do tratamento farmacológico em relação aos do não tratamento com antidepressivos e documentar isso no prontuário do paciente
• Distribuir as brochuras fornecidas pela FDA e pelas companhias farmacêuticas
• Alertar pacientes e seus cuidadores sobre a possibilidade de efeitos colaterais ativadores e aconselhá-los a relatar esses sintomas imediatamente
• Monitorar os pacientes para a ativação de ideação suicida, especialmente crianças e adolescentes

Não usar
• Se o paciente tiver glaucoma de ângulo fechado não controlado
• Se o paciente estiver tomando um IMAO
• Se houver uma alergia comprovada a venlafaxina

POPULAÇÕES ESPECIAIS

Insuficiência renal
• Reduzir a dose em 25 a 50%
• Pacientes em diálise não devem receber dose subsequente até que a diálise seja concluída

Insuficiência hepática
• Reduzir a dose em 50%

Insuficiência cardíaca
• A substância deve ser utilizada com cautela
• A hipertensão deve ser controlada antes do início de venlafaxina e monitorada regularmente durante o tratamento
• A venlafaxina tem um efeito dose-dependente no aumento da pressão arterial
• A venlafaxina é contraindicada em pacientes com doença cardíaca no Reino Unido
• A venlafaxina pode bloquear os canais iônicos cardíacos *in vitro*
• A venlafaxina piora (reduz) a variabilidade da frequência cardíaca em depressão, talvez devido à inibição da recaptação de norepinefrina

Idosos
• Alguns pacientes podem tolerar melhor doses mais baixas
• O risco de SIADH com ISRSs é mais alto em idosos
• Redução no risco de suicidalidade com antidepressivos em comparação ao placebo em adultos a partir dos 65 anos

Crianças e adolescentes
- Ponderar cuidadosamente os riscos e benefícios do tratamento farmacológico em relação aos do não tratamento com antidepressivos e documentar isso no prontuário do paciente
- Monitorar os pacientes pessoalmente com regularidade, em particular durante as primeiras semanas de tratamento
- Usar com cautela, observando ativação de transtorno bipolar conhecido ou desconhecido e/ou ideação suicida, e informar os pais ou responsáveis desse risco para que possam ajudar a observar a criança ou adolescente
- Não está especificamente aprovada, mas dados preliminares sugerem que a venlafaxina é efetiva em crianças e adolescentes com depressão, transtornos de ansiedade e TDAH

Gravidez
- Válidas a partir de 30 de junho de 2015, a FDA norte-americana determina alterações no conteúdo e na forma das informações referentes a gravidez e lactação nos rótulos das substâncias de prescrição, incluindo a eliminação das categorias por letras para risco na gravidez; a Pregnancy and Lactation Labeling Rule (PLLR ou regra final) aplica-se somente a substâncias de prescrição e será introduzida gradualmente para substâncias aprovadas a partir de 30 de junho de 2001
- Não foram conduzidos estudos controlados em gestantes
- Em geral, não é recomendada para uso durante a gravidez, especialmente durante o primeiro trimestre
- Entretanto, poderá ser necessário tratamento contínuo durante a gravidez, e não foi comprovado que seja prejudicial para o feto
- Deve ser ponderado o risco do tratamento (desenvolvimento fetal de primeiro trimestre, parto de recém-nascido no terceiro trimestre) para a criança em relação ao do não tratamento (recorrência de depressão, saúde materna, vínculo com o bebê) para a mãe e a criança
- Para muitas pacientes isso pode significar a continuidade do tratamento durante a gravidez
- Recém-nascidos expostos a ISRSs ou IRSNs no final do terceiro trimestre desenvolveram complicações requerendo hospitalização prolongada, suporte respiratório e alimentação por sonda; os sintomas relatados são compatíveis com um efeito tóxico direto de ISRSs e IRSNs ou, possivelmente, uma síndrome de descontinuação da substância, incluindo sofrimento respiratório, cianose, apneia, convulsões, instabilidade da temperatura, dificuldade de alimentação, vômitos, hipoglicemia, hipotonia, hipertonia, hiperreflexia, tremor, nervosismo, irritabilidade, choro constante

Amamentação
- Alguma quantidade da substância é encontrada no leite materno
- Vestígios da substância podem estar presentes em lactentes cujas mães estão fazendo uso de venlafaxina
- Se a criança se tornar irritável ou sedada, poderá ser necessário descontinuar a amamentação ou a substância
- O período pós-parto imediato é uma época de alto risco de depressão, especialmente em mulheres que tiveram episódios depressivos prévios, portanto poderá ser necessário reinstituir a substância no final do terceiro trimestre ou logo após o nascimento para prevenir uma recorrência durante o período pós-parto
- Devem ser ponderados os benefícios da amamentação com os riscos e benefícios do tratamento com antidepressivo em relação aos do não tratamento para o bebê e a mãe
- Para muitas pacientes, isso pode significar continuidade do tratamento durante a amamentação

A ARTE DA PSICOFARMACOLOGIA

Potenciais vantagens
- Pacientes com depressão retardada
- Pacientes com depressão atípica
- Pacientes com ansiedade comórbida
- Pacientes com depressão podem ter taxas mais altas de remissão com IRSNs do que com ISRSs
- Pacientes deprimidos com sintomas somáticos, fadiga e dor
- Pacientes que não respondem ou têm remissão em tratamento com ISRSs

Potenciais desvantagens
- Pacientes sensíveis a náusea
- Pacientes com hipertensão limítrofe ou descontrolada
- Pacientes com doença cardíaca

Principais sintomas-alvo
- Humor deprimido
- Energia, motivação e interesse
- Distúrbio do sono
- Ansiedade

Pérolas

* Pode de ser efetiva em pacientes que não respondem a ISRSs, e pode ser um dos tratamentos preferidos para depressão resistente ao tratamento
* Pode ser utilizada em combinação com outros antidepressivos para casos refratários ao tratamento
- A formulação XR melhora a tolerabilidade, reduz a náusea e requer dosagem de apenas 1 vez por dia
- Pode ser efetiva em um amplo espectro de transtornos de ansiedade
- Pode ser efetiva em TDAH adulto
- Não foi estudada em incontinência urinária por estresse
* Tem maior potência para bloqueio da recaptação de serotonina do que para o da recaptação de norepinefrina, mas isso é de importância clínica pouco clara como característica diferenciadora de outros IRSNs
* Estudos da ligação *in vitro* tendem a subestimar a potência *in vivo* para bloqueio da recaptação, já que não levam em consideração a presença de altas concentrações de um metabólito ativo, dosagem oral mais alta em mg ou a ligação mais baixa a proteínas, o que pode aumentar os níveis funcionais da substância nos sítios receptores

- A variação efetiva da substância é ampla (i.e., de 75 a 375 mg em casos muito difíceis, e de até 600 mg ou mais em casos extremos)
* Estudos preliminares em dor neuropática e fibromialgia sugerem eficácia potencial
- A eficácia, bem como os efeitos colaterais (especialmente náusea e pressão arterial aumentada), são dose-dependentes
- Aumentos na pressão arterial são raros com a formulação XR em dose de até 225 mg
- Há mais reações de retirada relatadas na descontinuação do que para alguns outros antidepressivos
- Pode ser útil para fogachos em mulheres na perimenopausa
- Pode estar associada a taxas mais altas de remissão em depressão do que ISRSs
* Devido a estudos recentes no Reino Unido que sugerem uma taxa mais alta de mortes por *overdose* com venlafaxina do que com ISRSs, e devido ao seu potencial para afetar a função cardíaca, a venlafaxina só pode ser prescrita no Reino Unido por médicos especialistas, e é contraindicada nesse país em pacientes com doença cardíaca
- Os dados sobre *overdose* são de estudos de índice de toxicidade fatal, que não levam em conta as características do pacientes ou se o uso da substância como de primeira ou de segunda linha
- A toxicidade da venlafaxina em *overdose* é menor do que a dos ADTs

Leituras sugeridas

Buckley NA, McManus PR. Fatal toxicity of serotonergic and other antidepressant drugs: analysis of United Kingdom mortality data. BMJ 2002;325:1332–3.

Cheeta S, Schifano F, Oyefeso A, Webb L, Ghodse AH. Antidepressant-related deaths and antidepressant prescriptions in England and Wales, 1998–2000. Br J Psychiatry 2004;184:41–7.

Davidson J, Watkins L, Owens M, et al. Effects of paroxetine and venlafaxine XR on heart rate variability in depression. J Clin Psychopharmacol 2005;25:480–4.

Hackett D. Venlafaxine XR in the treatment of anxiety. Acta Psychiatrica Scand 2000;406(Suppl):S30–5.

Sheehan DV. Attaining remission in generalized anxiety disorder: venlafaxine extended-release comparative data. J Clin Psychiatry 2001;62(Suppl 19):S26–31.

Smith D, Dempster C, Glanville J, Freemantle N, Anderson I. Efficacy and tolerability of venlafaxine compared with selective serotonin reuptake inhibitors and other antidepressants: a meta-analysis. Br J Psychiatry 2002;180:396–404.

Wellington K, Perry CM. Venlafaxine extended-release: a review of its use in the management of major depression. CNS Drugs 2001;15:643–9.

VILAZODONA

TERAPÊUTICA

Marcas • Viibryd

Genérico? Não

Classe
- Nomenclatura baseada na neurociência: multimodal de serotonina (MM-S)
- IRAPS (inibidor da recaptação e agonista parcial de serotonina)
- Inibidor da recaptação de serotonina de ação dual mais agonista parcial de 5HT1A

Comumente prescrita para
(em negrito, as aprovações da FDA)
- **Transtorno depressivo maior**
- Ansiedade
- Transtorno obsessivo-compulsivo

Como a substância atua
- Estimula o neurotransmissor serotonina
- Bloqueia a bomba de recaptação de serotonina (transportador de serotonina)
- Dessensibiliza os receptores de serotonina, especialmente os autorreceptores de serotonina 1A
- Possivelmente aumenta a neurotransmissão serotonérgica
- Teoricamente, as ações agonistas parciais nos autorreceptores pré-sinápticos somatodendríticos de serotonina 1A podem aumentar a atividade serotonérgica e contribuir para ações antidepressivas
- Teoricamente, as ações agonistas parciais nos receptores pós-sinápticos de serotonina 1A podem diminuir a disfunção sexual causada pela inibição da recaptação de serotonina

Tempo para início da ação
- O início das ações terapêuticas pode ser mais rápido do que com outros ISRSs devido às ações de vilazodona nos receptores de serotonina 1A, com dados atuais sugerindo início da eficácia já na semana 1, apesar do fato de que a titulação-padrão só chega à dose terapêutica integral de 40 mg na terceira semana
- Se não estiver funcionando dentro de 6 a 8 semanas, poderá ser necessário aumento da dose (*off labbel*) ou poderá simplesmente não funcionar
- Pode continuar a agir por muitos anos, prevenindo recaída dos sintomas

Se funcionar
- O objetivo do tratamento é a completa remissão dos sintomas atuais e a prevenção de recaídas futuras
- O tratamento na maioria das vezes reduz ou até mesmo elimina os sintomas, mas não é uma cura, já que os sintomas podem recorrer depois que o medicamento é interrompido
- Continuar o tratamento até que todos os sintomas tenham desaparecido (remissão), ou reduzido significativamente
- Depois que os sintomas tiverem desaparecido, continuar o tratamento por 1 ano para o primeiro episódio de depressão
- Para segundo episódio de depressão e episódios subsequentes, poderá ser necessário tratamento por tempo indefinido
- O uso em transtornos de ansiedade também poderá precisar ser por tempo indefinido

Se não funcionar
- Muitos pacientes têm apenas uma resposta parcial, em que alguns sintomas são melhorados, mas outros persistem (especialmente insônia, fadiga e problemas de concentração)
- Outros pacientes podem ser não respondedores, sendo algumas vezes chamados de resistentes ou refratários ao tratamento
- Alguns pacientes que têm uma resposta inicial podem recair mesmo que continuem o tratamento, sendo algumas vezes chamados de *poop-out* (que param de responder)
- Considerar aumento *off label* da dose para 50 a 80 mg/dia durante várias semanas se tolerado
- Considerar troca por outro agente ou adição de um agente de potencialização apropriado
- Considerar psicoterapia
- Considerar avaliação para outro diagnóstico ou para uma condição comórbida (p. ex., doença clínica, abuso de substância, etc.)
- Alguns pacientes podem experimentar aparente falta de consistência na eficácia devido à ativação de um transtorno bipolar latente ou subjacente, requerendo descontinuação do antidepressivo e troca por um estabilizador do humor

Melhores combinações de potencialização para resposta parcial ou resistência ao tratamento
- Trazodona, especialmente para insônia
- Bupropiona, mirtazapina, reboxetina ou atomoxetina (usar combinações de antidepressivos com cautela, pois isso pode ativar transtorno bipolar e ideação suicida)
- Modafinila, especialmente para fadiga, sonolência e falta de concentração
- Estabilizadores do humor ou antipsicóticos atípicos para depressão bipolar, depressão psicótica,

depressão resistente ao tratamento ou transtornos de ansiedade resistentes ao tratamento
- Benzodiazepínicos
- Se tudo o mais falhar para transtornos de ansiedade, considerar gabapentina, pregabalina ou tiagabina
- Hipnóticos para insônia
- Classicamente, lítio, buspirona ou hormônio da tireoide

Exames
- Nenhum para indivíduos saudáveis

EFEITOS COLATERAIS

Como a substância causa efeitos colaterais
- Teoricamente, devido a aumentos nas concentrações de serotonina em receptores de serotonina em partes do cérebro e do corpo diferentes daquelas que causam ações terapêuticas (p. ex., ações indesejadas da serotonina nos centros do sono, causando insônia, ações indesejadas da serotonina no intestino causando diarreia, etc.)
- O aumento da serotonina pode causar diminuição na liberação de dopamina e contribuir para embotamento emocional, lentificação cognitiva e apatia em alguns pacientes
- A maioria dos efeitos colaterais é imediata, mas eles frequentemente desaparecem com o tempo, em contraste com a maioria dos efeitos terapêuticos, que são mais demorados e aumentam com o tempo

Efeitos colaterais notáveis
- Náusea, diarreia, vômitos
- Insônia, tontura
- Nota: pacientes com transtornos bipolares e psicóticos, diagnosticados ou não, podem ser mais vulneráveis a ações ativadoras no SNC dos antidepressivos serotonérgicos
- Hematomas e sangramento raro
- Rara hiponatremia (sobretudo em pacientes idosos e geralmente reversível com a descontinuação de vilazodona)
- Disfunção sexual (homens: ejaculação retardada; homens e mulheres: diminuição do desejo sexual, anorgasmia) levemente maior do que o placebo e, em geral, menor do que a de ISRSs/IRSNs, mas sem estudos comparativos
- SIADH (síndrome da secreção inapropriada do hormônio antidiurético)

Efeitos colaterais potencialmente fatais ou perigosos
- Raras convulsões
- Rara indução de mania e ativação de ideação suicida

Ganho de peso
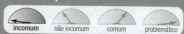
- Relatado, mas não esperado

Sedação
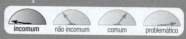
- Relatada, mas não esperada

O que fazer com os efeitos colaterais
- Esperar
- Esperar
- Esperar
- Em poucas semanas, trocar por outro agente ou acrescentar outras substâncias

Melhores agentes de acréscimo para os efeitos colaterais
- Frequentemente é melhor tentar outra monoterapia com antidepressivo antes de recorrer a estratégias de acréscimo para tratar os efeitos colaterais
- Trazodona ou um hipnótico para insônia
- Bupropiona, sildenafila, vardenafila, ou tadalafila para disfunção sexual
- Bupropiona para embotamento emocional, lentificação cognitiva ou apatia
- Mirtazapina para insônia, agitação e efeitos colaterais gastrintestinais
- Benzodiazepínicos para nervosismo e ansiedade, especialmente no início do tratamento e para pacientes ansiosos
- Muitos efeitos colaterais são dose-dependentes (i.e., aumentam à medida que a dose aumenta, ou reemergem até que volte a se desenvolver tolerância)
- Muitos efeitos colaterais são tempo-dependentes (i.e., iniciam imediatamente após a dosagem inicial e a cada aumento da dose, mas desaparecem com o tempo)
- Ativação e agitação podem representar a indução de um estado bipolar, especialmente uma condição bipolar tipo II disfórica mista algumas vezes associada a ideação suicida, requerendo a adição de lítio, um estabilizador do humor ou um antipsicótico atípico e/ou descontinuação de vilazodona

DOSAGEM E USO

Variação típica da dosagem
- 20 a 40 mg/dia

Formas de dosagem
- Comprimidos de 10 mg, 20 mg, 40 mg

Como dosar
- Dose inicial de 10 mg/dia; aumentar para 20 mg/dia depois de 1 semana; pode ser aumentada para 40 mg/dia depois de mais 1 semana; deve ser ingerida com alimentos

Dicas para dosagem
- Ingerida 1 vez por dia, a qualquer hora em que for tolerada, mas deve ser administrada com alimentos, porque tomar com o estômago vazio pode reduzir sua absorção em 50%
- Se ocorrer ansiedade, insônia, agitação, acatisia ou ativação intoleráveis após o início ou descontinuação da dosagem, considerar a possibilidade de ativação de transtorno bipolar e trocar por estabilizador do humor ou antipsicótico atípico
- Não foi estabelecida uma dose minimamente efetiva, portanto, em teoria, é possível que doses abaixo de 40 mg por dia sejam eficazes em alguns pacientes
- Doses acima de 40 mg por dia não foram bem estudadas, mas é teoricamente possível que a titulação lenta para essas doses seja efetiva em alguns pacientes, em particular naqueles com depressão resistente ao tratamento que não respondem adequadamente a 40 mg por dia

Overdose
- Há poucos relatos de *overdose* de vilazodona
- Não houve mortes; síndrome serotonérgica, letargia, inquietação, alucinações, desorientação

Uso prolongado
- Não foi avaliado em estudos controlados, mas geralmente é necessário tratamento de longo prazo do transtorno depressivo maior

Formação de hábito
- Não

Como interromper
- Em geral, é prudente reduzir a dose gradualmente para evitar reações de retirada
- Muitos pacientes toleram redução de 50% da dose por 3 dias, depois outra redução de 50% por 3 dias, então descontinuação
- Se emergirem sintomas de retirada durante a descontinuação, aumentar a dose para interromper os sintomas e depois reiniciar a retirada muito mais lentamente

Farmacocinética
- Meia-vida terminal média de 25 horas
- Metabolizada por CYP450 3A4
- A absorção e a biodisponibilidade são reduzidas pela metade quando tomada com o estômago vazio

Interações medicamentosas
- O tramadol aumenta o risco de convulsões em pacientes que tomam antidepressivo
- Pode causar uma "síndrome serotonérgica" fatal quando combinada com IMAOs, portanto não usar com esses medicamentos ou por pelo menos 14 dias depois que tiverem sido interrompidos
- Não iniciar um IMAO por pelo menos 5 meias-vidas (5 a 7 dias para a maioria das substâncias) após a descontinuação de vilazodona
- Inibidores de CYP450 3A4, como nefazodona, fluoxetina, fluvoxamina e até mesmo suco de toranja, podem aumentar a eliminação de vilazodona e, assim, aumentar seus níveis plasmáticos, portanto a dose deve ser reduzida para 20 mg quando coadministrada com inibidores fortes de CYP3A4
- Indutores de CYP450 3A4, como carbamazepina, podem aumentar a eliminação de vilazodona e, assim, reduzir seus níveis plasmáticos, bem como os efeitos terapêuticos
- Em teoria, pode causar fraqueza, hiperreflexia e incoordenação quando combinada com sumatriptano ou, possivelmente, outros triptanos, requerendo monitoramento atento do paciente
- Possível risco aumentado de sangramento, especialmente quando combinada com anticoagulantes (p. ex., varfarina, AINEs)

Outras advertências/precauções
- Usar om cautela em pacientes com história de convulsão
- Usar com cautela em pacientes com transtorno bipolar, a menos que tratados concomitantemente com agente estabilizador do humor
- Não está aprovada para crianças, portanto, ao tratar crianças de modo *off label*, ponderar cuidadosamente os riscos e benefícios do tratamento farmacológico em relação aos do não tratamento com antidepressivos e registrar isso no prontuário do paciente

- Distribuir as brochuras fornecidas pela FDA e pelas companhias farmacêuticas
- Alertar pacientes e seus cuidadores sobre a possibilidade de efeitos colaterais ativadores e aconselhá-los a relatar esses sintomas imediatamente
- Monitorar os pacientes para ativação de ideação suicida, especialmente crianças e adolescentes

Não usar
- Se o paciente estiver tomando um IMAO
- Se houver uma alergia comprovada a vilazodona

POPULAÇÕES ESPECIAIS

Insuficiência renal
- Não é necessário ajuste da dose

Insuficiência hepática
- Não é necessário ajuste da dose para insuficiência leve a moderada
- Não foi estudada em pacientes com insuficiência hepática grave

Insuficiência cardíaca
- Não foi avaliada sistematicamente em pacientes com insuficiência cardíaca
- A vilazodona não demonstrou efeito significativo na pressão arterial, frequência cardíaca ou intervalo QT em ensaios controlados com placebo
- O tratamento de depressão com ISRSs em pacientes com angina aguda ou depois de infarto do miocárdio pode reduzir eventos cardíacos e melhorar a sobrevida e o humor

Idosos
- Não é necessário ajuste da dose
- Alguns pacientes podem tolerar melhor doses mais baixas
- O risco de SIADH com ISRSs é mais alto em idosos
- Redução no risco de suicidalidade com antidepressivos em comparação ao placebo em adultos acima dos 65 anos

Crianças e adolescentes
- Segurança e eficácia não foram estabelecidas
- Usar com cautela, observando ativação de transtorno bipolar conhecido ou desconhecido e/ou ideação suicida, e informar os pais ou responsáveis desse risco para que possam ajudar a observar a criança ou o adolescente

Gravidez
- Válidas a partir de 30 de junho de 2015, a FDA norte-americana determina alterações no conteúdo e na forma das informações referentes a gravidez e lactação nos rótulos das substâncias de prescrição, incluindo a eliminação das categorias por letras para risco na gravidez; a Pregnancy and Lactation Labeling Rule (PLLR ou regra final) aplica-se somente a substâncias de prescrição e será introduzida gradualmente para substâncias aprovadas a partir de 30 de junho de 2001
- Não foram conduzidos estudos controlados em gestantes
- Em geral, não é recomendada para uso durante a gravidez, especialmente durante o primeiro trimestre
- Entretanto, poderá ser necessário tratamento contínuo durante a gravidez, e não foi comprovado que seja prejudicial para o feto
- No parto, pode haver mais sangramento na mãe e irritabilidade ou sedação transitórias no recém-nascido
- Deve ser ponderado o risco do tratamento (desenvolvimento fetal no primeiro trimestre, parto e recém-nascido no terceiro trimestre) para a criança em relação ao do não tratamento (recorrência de depressão, saúde materna, vínculo com o bebê) para a mãe e a criança
- Para muitas pacientes isso pode significar a continuidade do tratamento durante a gravidez
- A exposição a inibidores da recaptação de serotonina no início da gravidez pode estar associada a risco aumentado de defeitos cardíacos septais (o risco absoluto é pequeno)
- O uso de inibidor da recaptação de serotonina além da 20ª semana de gravidez pode estar associado a risco aumentado de hipertensão pulmonar em recém-nascidos, embora isso não tenha sido comprovado
- A exposição a inibidores da recaptação de serotonina no final da gravidez pode estar associada a risco aumentado de hipertensão gestacional e pré-eclâmpsia
- Recém-nascidos expostos a ISRSs ou IRSNs no final do terceiro trimestre desenvolveram complicações requerendo hospitalização prolongada, suporte respiratório e alimentação por sonda; os sintomas relatados são compatíveis com um efeito tóxico direto de ISRSs ou IRSNs ou, possivelmente, uma síndrome de descontinuação da substância, incluindo sofrimento respiratório, cianose, apneia, convulsões, instabilidade da temperatura, dificuldade de alimentação, vômi-

tos, hipoglicemia, hipotonia, hipertonia, hiperreflexia, tremor, nervosismo, irritabilidade e choro constante

Amamentação
- É desconhecido se a vilazodona é secretada no leite humano, mas presume-se que todos os psicotrópicos sejam secretados no leite materno
- Vestígios da substância podem estar presentes em lactentes cujas mães estejam tomando vilazodona
- Se a criança se tornar irritável ou sedada, poderá ser necessário descontinuar a amamentação ou a substância
- O período pós-parto imediato é uma época de alto risco de depressão, especialmente em mulheres que tiveram episódios depressivos prévios, portanto poderá ser necessário reinstituir a substância no final do terceiro trimestre ou logo após o nascimento para prevenir uma recorrência durante o período pós-parto
- Devem ser ponderados os benefícios da amamentação com os riscos e benefícios do tratamento com antidepressivo em relação ao não tratamento para o bebê e a mãe
- Para muitas pacientes, isso pode significar a continuidade do tratamento durante a amamentação

A ARTE DA PSICOFARMACOLOGIA

Potenciais vantagens
- Pacientes com disfunção sexual com o uso de ISRS/IRSN ou que desejam evitar disfunção sexual com um antidepressivo
- Pacientes com ganho de peso com uso de outro antidepressivo ou que desejam evitar ganho de peso com um antidepressivo
- Pacientes com ansiedade e depressão mistas

Potenciais desvantagens
- Pacientes que não conseguem tomar medicação com alimentos de modo confiável
- Pacientes sensíveis a efeitos colaterais gastrintestinais como diarreia e náusea

Principais sintomas-alvo
- Humor deprimido
- Ansiedade

Pérolas
- A propriedade agonista parcial de serotonina 1A é um mecanismo de ação relativamente único entre os antidepressivos aprovados (também vortioxetina e agentes de potencialização antipsicóticos atípicos, como quetiapina, aripiprazol, brexpiprazol e outros)
- É o primeiro membro de uma nova classe de antidepressivos, IRAPSs, ou inibidores da recaptação e agonistas parciais de serotonina
- A relativa falta de disfunção sexual e ganho de peso em comparação a muitos outros antidepressivos que bloqueiam a recaptação de serotonina podem ser devidos às propriedades agonistas parciais da vilazodona
- Altas doses, teoricamente, elevariam os níveis de serotonina no cérebro de modo mais robusto do que a dose padrão, e podem melhorar a eficácia em alguns pacientes, mas reduzem a tolerabilidade em outros
- Considerar doses de 50 a 80 mg diárias se forem efetivas e bem toleradas para pacientes com depressão resistente ao tratamento ou TOC resistente ao tratamento e outros transtornos de ansiedade
- Considerar para pacientes com transtornos de ansiedade comórbidos com depressão
- A falta de resposta a vilazodona em idosos pode requerer a consideração de prejuízo cognitivo leve ou doença de Alzheimer

Leituras sugeridas

Citrome L. Vilazodone for major depressive disorder: a systematic review of the efficacy and safety profile for this newly approved antidepressant – what is the number needed to treat, number needed to harm and likelihood to be helped or harmed? Int J Clin Pract 2012;66(4):356–68.

Dawson LA, Watson JM. Vilazodone: a 5HT1A receptor agonist/serotonin transporter inhibitor for the treatment of affective disorders. CNS Neurosci Therapeutics 2009;15:107–17.

Laughren TP, Gobburu J, Temple RJ, et al. Vilazodone: clinical basis for the US Food and Drug Administration's approval of a new antidepressant. J Clin Psychiatry 2011;72(9):1166–73.

Rickels K, Athanasiou M, Robinson D, et al. Evidence for efficacy and tolerability of vilazodone in the treatment of major depressive disorder: a randomized, double-blind, placebo-controlled trial. J Clin Psychiatry 2009;e1–e8.

VORTIOXETINA

TERAPÊUTICA

Marcas • Trintellix (anteriormente Brintellix)

Genérico? Não

Classe
- Nomenclatura baseada na neurociência: multimodal de serotonina (MM-S)
- Antidepressivo multimodal

Comumente prescrita para
(em negrito, as aprovações da FDA)
- **Transtorno depressivo maior**
- Transtorno de ansiedade generalizada (TAG)
- Sintomas cognitivos associados a depressão
- Depressão geriátrica

Como a substância atua
- Aumenta a liberação de vários neurotransmissores diferentes (serotonina, norepinefrina, dopamina, glutamato, acetilcolina e histamina) e reduz a liberação de GABA por meio de 3 diferentes modos de ação
- Modo 1: bloqueia a bomba de recaptação de serotonina (transportador de serotonina)
- Modo 2: liga-se aos receptores ligados à proteína G (agonista completo nos receptores de serotonina 1A, agonista parcial nos receptores de serotonina 1B, antagonista nos receptores de serotonina 1D e serotonina 7)
- Modo 3: liga-se aos receptores ligados aos canais iônicos (antagonista nos receptores de serotonina 3)
- Ações agonistas completas nos autorreceptores somatodendríticos pré-sinápticos de serotonina 1A podem teoricamente aumentar a atividade serotonérgica e contribuir para ações antidepressivas
- Ações agonistas completas nos receptores pós-sinápticos de serotonina 1A podem teoricamente diminuir a disfunção sexual causada pela inibição da recaptação de serotonina
- Ações antagonistas nos receptores de serotonina 3 podem teoricamente aumentar a atividade noradrenérgica, acetilcolinérgica e glutamatérgica, além de contribuir para ações antidepressivas e pró-cognitivas
- Ações antagonistas nos receptores de serotonina 3 podem teoricamente reduzir náusea e vômitos causados pela inibição da recaptação de serotonina
- Ações antagonistas nos receptores de serotonina 7 podem teoricamente contribuir para as ações antidepressivas e pró-cognitivas, além de reduzir a insônia causada pela inibição da recaptação de serotonina
- Ações agonistas parciais nos receptores de serotonina 1B podem aumentar não só a liberação de serotonina, mas também a liberação de acetilcolina e histamina
- Ações antagonistas nos receptores de serotonina 1D podem aumentar a liberação de serotonina, bem como teoricamente aumentar a liberação de neurotransmissores pró-cognitivos e, assim, aumentar as ações pró-cognitivas

Tempo para início da ação
- O início das ações terapêuticas não costuma ser imediato, frequentemente demorando de 2 a 4 semanas
- No entanto, afirma-se que a vortioxetina tenha especificamente início da ação na semana 2
- Se não estiver funcionando dentro de 6 a 8 semanas, poderá ser necessário aumento da dosagem ou poderá simplesmente não funcionar
- Pode continuar a agir por muitos anos, prevenindo recaída dos sintomas

Se funcionar
- O objetivo do tratamento é a completa remissão dos sintomas atuais e a prevenção de recaídas futuras
- O tratamento, na maioria das vezes, reduz ou até mesmo elimina os sintomas, mas não é uma cura, já que os sintomas podem recorrer depois que o medicamento é interrompido
- Continuar o tratamento até que todos os sintomas tenham desaparecido (remissão), ou reduzido significativamente
- Depois que os sintomas tiverem desaparecido, continuar o tratamento por 1 ano para o primeiro episódio de depressão
- Para segundo episódio de depressão e episódios subsequentes, poderá ser necessário tratamento por tempo indefinido
- O uso em transtornos de ansiedade também poderá precisar ser por tempo indefinido

Se não funcionar
- Muitos pacientes têm apenas resposta parcial, em que alguns sintomas são melhorados, mas outros persistem (especialmente insônia, fadiga e problemas de concentração)
- Outros pacientes podem ser não respondedores, sendo algumas vezes chamados de resistentes ou refratários ao tratamento

- Alguns pacientes que têm resposta inicial podem recair mesmo que continuem o tratamento, sendo algumas vezes chamados de *poop-out* (que param de responder)
- Considerar troca por outro agente ou adição de um agente de potencialização apropriado
- Considerar psicoterapia
- Considerar avaliação por outro diagnóstico ou uma condição comórbida (p. ex., doença clínica, abuso de substância, etc.)
- Alguns pacientes podem experimentar aparente falta de consistência na eficácia devido à ativação de um transtorno bipolar latente ou subjacente, requerendo descontinuação do antidepressivo e troca por um estabilizador do humor

Melhores combinações de potencialização para resposta parcial ou resistência ao tratamento

- A experiência de potencialização é limitada comparada a outros antidepressivos
- Trazodona, especialmente para insônia
- Bupropiona, mirtazapina, reboxetina ou atomoxetina (usar combinações de antidepressivos com cautela, pois pode ativar transtorno bipolar e ideação suicida)
- Usar com cautela com antidepressivos que são inibidores de CYP450 2D6 (p. ex., bupropiona, duloxetina, fluoxetina, paroxetina), pois esses agentes aumentarão os níveis de vortioxetina e podem requerer uma redução da dose da substância
- Modafinila, especialmente para fadiga, sonolência e falta de concentração
- Estabilizadores do humor ou antipsicóticos atípicos para depressão bipolar, depressão psicótica, depressão resistente ao tratamento ou transtornos de ansiedade resistentes ao tratamento
- Benzodiazepínicos
- Se tudo o mais falhar para transtornos de ansiedade, considerar gabapentina, pregabalina ou tiagabina
- Hipnóticos para insônia
- Classicamente, lítio, buspirona ou hormônio da tireoide

Exames
- Nenhum para indivíduos saudáveis

EFEITOS COLATERAIS

Como a substância causa efeitos colaterais
- Teoricamente, devido a aumentos nas concentrações de serotonina nos receptores serotonérgicos em partes do cérebro e do corpo diferentes daquelas que causam ações terapêuticas (p. ex., ações indesejadas da serotonina nos receptores centrais de serotonina 1A causando náusea, ações indesejadas da serotonina no SNC causando disfunção sexual, etc.)
- A maioria dos efeitos colaterais é imediata, mas frequentemente desaparece com o tempo, em contraste com a maioria dos efeitos terapêuticos, que são retardados e aumentam com o tempo

Efeitos colaterais notáveis
- Náusea, vômitos, constipação
- Disfunção sexual

Efeitos colaterais potencialmente fatais ou perigosos
- Raras convulsões
- Rara indução de mania e ativação de ideação suicida

Ganho de peso

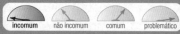

- Relatado, mas não esperado

Sedação

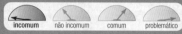

- Relatada, mas não esperada

O que fazer com os efeitos colaterais
- Esperar
- Esperar
- Esperar
- Em algumas semanas, trocar por outro agente ou acrescentar outras substâncias

Melhores agentes de acréscimo para os efeitos colaterais
- Frequentemente, é melhor tentar outra monoterapia com antidepressivo antes de recorrer a estratégias de acréscimo para tratar os efeitos colaterais

Vortioxetina

- Trazodona ou hipnótico para insônia
- Sildenafila, vardenafila ou tadalafila para disfunção sexual
- Bupropiona para embotamento emocional, lentificação cognitiva, apatia ou disfunção sexual (com cautela, já que a bupropiona pode aumentar os níveis de vortioxetina via inibição de CYP450 2D6)
- Mirtazapina para insônia, agitação e efeitos colaterais gastrintestinais
- Benzodiazepínicos para nervosismo e ansiedade, especialmente no início do tratamento e para pacientes ansiosos
- Muitos efeitos colaterais são dose-dependentes (i.e., aumentam à medida que a dose aumenta, ou reemergem até que volte a se desenvolver tolerância)
- Muitos efeitos colaterais são tempo-dependentes (i.e., iniciam imediatamente após a dosagem inicial e a cada aumento da dose, mas desaparecem com o tempo)
- Ativação e agitação podem representar a indução de estado bipolar, especialmente condição bipolar tipo II disfórica mista, algumas vezes associada a ideação suicida, requerendo a adição de lítio, estabilizador do humor ou antipsicótico atípico e/ou descontinuação de vortioxetina

DOSAGEM E USO

Variação típica da dosagem
- 5 a 20 mg/dia

Formas de dosagem
- Comprimidos de 5 mg, 10 mg, 15 mg, 20 mg

Como dosar
- Dose inicial de 10 mg 1 vez por dia; pode ser reduzida para 5 mg 1 vez por dia ou aumentada para 20 mg 1 vez por dia, dependendo da resposta do paciente; dose máxima geralmente de 20 mg 1 vez por dia

Dicas para dosagem
- Pode ser tomada com ou sem alimentos
- O comprimido não deve ser dividido, triturado ou dissolvido
- Se ocorrer ansiedade, insônia, agitação, acatisia ou ativação intoleráveis com o início ou descontinuação da dosagem, considerar a possibilidade de ativação de transtorno bipolar ativado e trocar por estabilizador do humor ou antipsicótico atípico

Overdose
- Não foram relatadas mortes; náusea, tontura, diarreia, desconforto abdominal, prurido generalizado, sonolência, rubor

Uso prolongado
- Geralmente, é necessário tratamento de longo prazo para transtorno depressivo maior

Formação de hábito
- Não

Como interromper
- Não é necessário reduzir a dose gradualmente

Farmacocinética
- Metabolizada por CYP450 2D6, 3A4/5, 2C19, 2C9, 2A6, 2C8 e 2B6
- Meia-vida terminal média de aproximadamente 66 horas

Interações medicamentosas
- O tramadol aumenta o risco de convulsões em pacientes que tomam antidepressivo
- Pode causar "síndrome serotonérgica" fatal quando combinada com IMAOs, portanto não usar com esses medicamentos ou por pelo menos 14 a 21 dias depois de tiverem sido interrompidos
- Não iniciar um IMAO por pelo menos 5 meias-vidas (aproximadamente 14 dias para vortioxetina com uma meia-vida de 66 horas) após a descontinuação de vortioxetina
- Inibidores fortes de CYP450 2D6 podem aumentar os níveis plasmáticos de vortioxetina, possivelmente requerendo que a dose seja reduzida
- Indutores amplos de CYP450 2D6 podem reduzir os níveis plasmáticos de vortioxetina, possivelmente requerendo que dose seja aumentada
- Teoricamente, pode causar fraqueza, hiperreflexia e incoordenação quando combinada com sumatriptano ou até outros triptanos, requerendo monitoramento atento do paciente
- Possível risco aumentado de sangramento, especialmente quando combinada com anticoagulantes (p. ex., varfarina, AINEs)

Outras advertências/precauções
- Usar com cautela em pacientes com história de convulsões

- Usar com cautela em pacientes com transtorno bipolar, a menos que tratados concomitantemente com agente estabilizador do humor
- Possível risco de hiponatremia relacionada a SIADH (síndrome da secreção inapropriada do hormônio antidiurético) com substâncias serotonérgicas
- Não está aprovada para crianças, portanto, ao tratar crianças de modo *off label*, ponderar cuidadosamente os riscos e os benefícios do tratamento farmacológico em relação aos do não tratamento com antidepressivos e registrar isso no prontuário do paciente
- Distribuir as brochuras fornecidas pela FDA e pelas companhias farmacêuticas
- Alertar os pacientes e seus cuidadores sobre a possibilidade de efeitos colaterais ativadores e aconselhá-los a relatar esses sintomas imediatamente
- Monitorar os pacientes para ativação de ideação suicida, especialmente crianças e adolescentes

Não usar
- Se o paciente estiver tomando IMAO
- Se houver alergia comprovada a vortioxetina

POPULAÇÕES ESPECIAIS

Insuficiência renal
- Não é necessário ajuste da dose

Insuficiência hepática
- Não é necessário ajuste da dose para insuficiência leve a moderada
- Não foi estudada em pacientes com insuficiência hepática grave

Insuficiência cardíaca
- Não foi avaliada sistematicamente em pacientes com insuficiência cardíaca
- O tratamento de depressão com ISRSs em pacientes com angina aguda ou depois de infarto do miocárdio pode reduzir eventos cardíacos e melhorar a sobrevida e o humor; não há conhecimento sobre a vortioxetina

Idosos
- Não é necessário ajuste da dose
- Alguns pacientes podem tolerar melhor doses mais baixas

- O risco de SIADH com ISRSs é mais alto em idosos
- Redução no risco de suicidalidade com antidepressivos em comparação ao placebo em adultos a partir dos 65 anos

Crianças e adolescentes
- Segurança e eficácia não foram estabelecidas
- Ponderar cuidadosamente os riscos e os benefícios do tratamento farmacológico em relação aos do não tratamento com antidepressivos e documentar isso no prontuário do paciente
- Monitorar os pacientes pessoalmente com regularidade, em particular durante as primeiras semanas de tratamento
- Usar com cautela, observando ativação de transtorno bipolar conhecido ou desconhecido e/ou ideação suicida, e informar os pais ou responsáveis desse risco para que possam ajudar a observar a criança ou o adolescente

Gravidez
- Válidas a partir de 30 de junho de 2015, a FDA norte-americana determina alterações no conteúdo e na forma das informações referentes a gravidez e lactação nos rótulos das substâncias de prescrição, incluindo a eliminação das categorias por letras para risco na gravidez; a Pregnancy and Lactation Labeling Rule (PLLR ou regra final) aplica-se somente a substâncias de prescrição e será introduzida gradualmente para substâncias aprovadas a partir de 30 de junho de 2001
- Não foram conduzidos estudos controlados em gestantes
- Em geral, não é recomendada para uso durante a gravidez, especialmente durante o primeiro trimestre
- No entanto, poderá ser necessário tratamento contínuo durante a gravidez, e não foi comprovado que seja prejudicial para o feto
- No parto, pode haver mais sangramento na mãe e irritabilidade ou sedação transitórias no recém-nascido
- Deve ser pesado o risco do tratamento (desenvolvimento fetal do primeiro trimestre, parto do recém-nascido no terceiro trimestre) para a criança contra o do não tratamento (recorrência de depressão, saúde materna, vínculo com o bebê) para a mãe e a criança
- Para muitas pacientes, isso pode significar a continuidade do tratamento durante a gravidez
- A exposição a inibidores da recaptação de serotonina no início da gravidez pode estar associada

- ao risco aumentado de defeitos cardíacos septais (o risco absoluto é pequeno)
- O uso de inibidores da recaptação de serotonina além da vigésima semana de gravidez pode estar associado ao risco aumentado de hipertensão pulmonar em recém-nascidos, embora isso não esteja comprovado
- A exposição a inibidores da recaptação de serotonina no final da gravidez pode estar associada ao risco aumentado de hipertensão gestacional e pré-eclâmpsia
- Recém-nascidos expostos a ISRSs ou IRSNs no final do terceiro trimestre desenvolveram complicações que requereram hospitalização prolongada, suporte respiratório e alimentação por sonda; os sintomas relatados são compatíveis com efeito tóxico direto de ISRSs e IRSNs ou, possivelmente, síndrome de descontinuação da substância, incluindo sofrimento respiratório, cianose, apneia, convulsões, instabilidade da temperatura, hipotonia, hipertonia, hiperreflexia, tremor, nervosismo, irritabilidade e choro constante

Amamentação
- É desconhecido se a vortioxetina é secretada no leite humano, mas presume-se que todos os psicotrópicos sejam secretados no leite materno
- Se a criança se tornar irritável ou sedada, poderá ser necessário descontinuar a amamentação ou a substância
- O período pós-parto imediato é uma época de alto risco de depressão, especialmente em mulheres que tiveram episódios depressivos prévios, portanto poderá ser necessário reinstituir a substância no final do terceiro trimestre ou logo após o nascimento para prevenir recorrência durante o período pós-parto
- Devem ser ponderados os benefícios da amamentação em relação aos riscos e os benefícios do tratamento com antidepressivo *versus* não tratamento para o bebê e a mãe
- Para muitas pacientes, isso pode significar a continuidade do tratamento durante a amamentação

A ARTE DA PSICOFARMACOLOGIA

Potenciais vantagens
- Pacientes com disfunção sexual
- Pacientes com sintomas cognitivos de depressão
- Pacientes com sintomas cognitivos residuais depois de tratamento com outro antidepressivo
- Pacientes idosos
- Pacientes que não responderam a outros antidepressivos
- Pacientes que não desejam ganho de peso

Potenciais desvantagens
- Custo

Principais sintomas-alvo
- Humor deprimido
- Sintomas cognitivos
- Ansiedade

Pérolas
- Em maio de 2016, a FDA norte-americana aprovou uma mudança no nome comercial de Brintellix para Trintellix, visando reduzir os erros de prescrição e administração devido à confusão do nome com a medicação antiplaquetária Brilinta (ticagrelor)
- Pode causar menos disfunção sexual do que ISRSs
- Múltiplos estudos mostram efeitos pró-cognitivos maiores do que antidepressivo de comparação em pacientes com episódios depressivos maiores
- Pacientes que não respondem a antidepressivos com outros mecanismos de ação podem responder à vortioxetina
- Demonstrou ser efetiva especificamente em pacientes idosos com depressão, com ensaio positivo em depressão geriátrica e melhora da cognição e do humor
- Tem alegação específica de prevenir recorrência em transtorno depressivo maior
- Não houve ganho de peso em ensaios clínicos
- A meia-vida longa significa que a vortioxetina pode, em geral, ser descontinuada abruptamente, embora possa ser necessária alguma cautela ao interromper doses altas (i.e., 15 ou 20 mg/dia)
- Apesar das ações antagonistas de serotonina 3, náusea é comum, possivelmente devido às ações agonistas completas nos receptores de serotonina 1A
- Resposta à dose para eficácia em depressão: doses mais altas são mais efetivas
- A vortioxetina tem mecanismo de ação multimodal único
- A falta de resposta à vortioxetina em idosos pode requerer a consideração de prejuízo cognitivo leve ou doença de Alzheimer

Leituras sugeridas

Bang-Anderson B, Ruhland T, Jorgensen M, et al. Discovery of 1-[2-(2,4-dimethylphenylsulfanyl) phenyl]piperazine (Lu AA21004): a novel multimodal compound for the treatment of major depressive disorder. J Med Chem 2011;54(9):3206–21.

Mork A, Montezinho LP, Miller S, et al. Vortioxetine (Lu AA21004), a novel multimodal antidepressant, enhanced memory in rats. Pharmacol Biochem Behav 2013;105:41–50.

Stahl SM, Lee-Zimmerman C, Cartwright S, Morrissette DA. Serotonergic drugs for depression and beyond. Curr Drug Targets 2013;14(5):578–85.

Westrich I, Pehrson A, Zhong H, et al. In vitro and in vivo effects of the multimodal antidepressant vortioxetine (Lu AA21004) at human and rat targets. Int J Psychiatry Clin Pract 2012;5(Suppl 1):S47.

ZALEPLON

TERAPÊUTICA

Marcas • Sonata

Genérico? Sim

Classe
- Nomenclatura baseada na neurociência: modulador alostérico positivo de GABA (MAP-GABA)
- Hipnótico não benzodiazepínico; agonista da isoforma alfa-1 de receptores de GABA-A/benzodiazepínicos

Comumente prescrito para
(em negrito, as aprovações da FDA)
- **Tratamento de curto prazo de insônia**

Como a substância atua
- Liga-se seletivamente a um subtipo do receptor benzodiazepínico, a isoforma alfa-1
- Pode aumentar as ações inibitórias de GABA que proporcionam efeitos hipnóticos sedativos mais seletivamente do que outras ações de GABA
- Estimula a condutância do cloreto através dos canais regulados por GABA
- Ações inibitórias nos centros do sono podem proporcionar efeitos hipnóticos sedativos

Tempo para início da ação
- Geralmente, faz efeito em menos de 1 hora

Se funcionar
- Melhora a qualidade do sono
- Os efeitos no tempo total de vigília e no número de despertares durante a noite podem ser reduzidos com o tempo

Se não funcionar
- Se a insônia não melhorar depois de 7 a 10 dias, ela pode ser manifestação de doença psiquiátrica ou física primária, como apneia obstrutiva do sono ou síndrome das pernas inquietas, o que requer avaliação independente
- Aumentar a dose
- Melhorar a higiene do sono
- Trocar por outro agente

Melhores combinações de potencialização para resposta parcial ou resistência ao tratamento
- Em geral, é melhor trocar por outro agente
- Trazodona

- Agentes com ações anti-histamínicas (p. ex., difenidramina, ADTs)

Exames
- Nenhum para indivíduos saudáveis

EFEITOS COLATERAIS

Como a substância causa efeitos colaterais
- Ações nos receptores benzodiazepínicos que perduram até o dia seguinte podem causar sedação diurna, amnésia e ataxia
- Adaptações de longo prazo ao zaleplon não estão bem estudadas, mas estudos crônicos de outros hipnóticos não benzodiazepínicos seletivos para alfa-1 sugerem ausência de tolerância ou dependência notáveis se desenvolvendo com o tempo

Efeitos colaterais notáveis
✻ Sedação
✻ Tontura, ataxia
✻ Amnésia dose-dependente
✻ Hiperexcitabilidade, nervosismo
- Raras alucinações
- Cefaleia
- Redução do apetite

Efeitos colaterais potencialmente fatais ou perigosos
- Depressão respiratória, especialmente quando tomada com depressores do SNC em *overdose*
- Raro angioedema

Ganho de peso

- Relatado, mas não esperado

Sedação

- Muitos experimentam e/ou pode ocorrer em quantidade significativa

O que fazer com os efeitos colaterais
- Esperar
- Para evitar problemas de memória, não tomar zaleplon se a intenção for dormir por menos de 4 horas
- Reduzir a dose

- Administrar flumazenil se os efeitos colaterais forem graves ou potencialmente fatais

Melhores agentes de acréscimo para os efeitos colaterais
- Muitos efeitos colaterais não podem ser melhorados com um agente de acréscimo

DOSAGEM E USO

Variação típica da dosagem
- 10 mg/dia na hora de dormir por 7 a 10 dias

Formas de dosagem
- Cápsulas de 5 mg, 10 mg

Como dosar
- Dose inicial de 10 mg/dia na hora de dormir; pode ser aumentada para 20 mg/dia na hora de dormir se for ineficaz; dose máxima geralmente de 20 mg/dia

Dicas para dosagem
- Pacientes com peso corporal mais baixo podem requerer dose de apenas 5 mg
- O zaleplon em geral não deve ser prescrito em quantidades maiores do que o suprimento para 1 mês
- O risco de dependência pode aumentar com a dose e a duração do tratamento
* No entanto, o tratamento com hipnóticos não benzodiazepínicos seletivos para alfa-1 pode causar menos tolerância ou dependência do que hipnóticos benzodiazepínicos

Overdose
- Não foram relatadas mortes com zaleplon; ocorreram mortes com outros hipnóticos sedativos; sedação, confusão, ataxia, hipotensão, depressão respiratória, coma

Uso prolongado
- Geralmente, não é destinado ao uso de longo prazo
- Pode ocorrer vigília aumentada durante a última parte da noite (desaparecimento de efeito) ou aumento na ansiedade diurna (rebote) devido à meia-vida curta

Formação de hábito
- O zaleplon é uma substância Classe IV

- Alguns pacientes podem desenvolver dependência e/ou tolerância; o risco pode ser maior com doses mais altas
- História de adição a substâncias pode aumentar o risco de dependência

Como interromper
- Pode ocorrer insônia de rebote na primeira noite após a interrupção
- Se for tomado por mais de algumas semanas, reduzir a dose gradualmente para diminuir as chances de efeitos de abstinência

Farmacocinética
- Meia-vida de eliminação em fase terminal de aproximadamente 1 hora (meia-vida ultracurta)

Interações medicamentosas
- Efeitos depressores aumentados quando tomado com outros depressores do SNC
- A cimetidina pode aumentar as concentrações plasmáticas de zaleplon, requerendo uma dose inicial mais baixa (5 mg/dia)
- Indutores de CYP450 3A4, como carbamazepina, podem reduzir a eficácia de zaleplon

Outras advertências/ precauções
- A insônia pode ser sintoma de um transtorno primário, em vez de um transtorno primário em si
- Alguns pacientes podem exibir pensamento anormal ou alterações comportamentais semelhantes às causadas por outros depressores do SNC (i.e., tanto ações depressoras como ações desinibidoras)
- Alguns pacientes deprimidos podem experimentar uma piora da ideação suicida
- Usar somente com extrema cautela em pacientes com função respiratória prejudicada ou apneia obstrutiva do sono
- O zaleplon deve ser administrado somente na hora de dormir
- Raro angioedema ocorreu com o uso de hipnóticos sedativos, podendo causar obstrução fatal das vias aéreas se envolver a garganta, glote ou laringe; assim, se ocorrer angioedema, o tratamento deverá ser descontinuado
- Dirigir durante o sono e outros comportamentos complexos, como comer e preparar alimentos e fazer ligações telefônicas, foram relatados em pacientes que tomavam hipnóticos sedativos

Não usar
- Se houver alergia comprovada a zaleplon

POPULAÇÕES ESPECIAIS

Insuficiência renal
- Não é necessário ajuste da dose
- Usar com cautela em pacientes com insuficiência grave

Insuficiência hepática
- Insuficiência leve a moderada: dose recomendada de 5 mg
- Não é recomendado para uso em pacientes com insuficiência grave

Insuficiência cardíaca
- O zaleplon não foi estudado em pacientes com insuficiência cardíaca, mas pode não ser necessário ajuste da dose

Idosos
- Dose recomendada de 5 mg

Crianças e adolescentes
- Segurança e eficácia não foram estabelecidas
- Efeitos de longo prazo de zaleplon em crianças/adolescentes são desconhecidos
- Devem, em geral, receber doses mais baixas e ser monitorados mais atentamente

Gravidez
- Válidas a partir de 30 de junho de 2015, a FDA norte-americana determina alterações no conteúdo e na forma das informações referentes a gravidez e lactação nos rótulos das substâncias de prescrição, incluindo a eliminação das categorias por letras para risco na gravidez; a Pregnancy and Lactation Labeling Rule (PLLR ou regra final) aplica-se somente a substâncias de prescrição e será introduzida gradualmente para substâncias aprovadas a partir de 30 de junho de 2001
- Não foram conduzidos estudos controlados em gestantes
- Bebês cujas mães tenham tomado hipnóticos sedativos durante a gravidez podem experimentar alguns sintomas de abstinência
- Flacidez neonatal foi relatada em bebês cujas mães haviam tomado hipnóticos sedativos durante a gravidez

Amamentação
- Alguma quantidade da substância é encontrada no leite materno
- ✻ É recomendado descontinuar a substância ou usar mamadeira

A ARTE DA PSICOFARMACOLOGIA

Potenciais vantagens
- Aqueles que precisam de curta duração da ação

Potenciais desvantagens
- Aqueles que precisam de mais longa duração da ação
- Mais caro do que alguns outros hipnóticos sedativos

Principais sintomas-alvo
- Tempo para início do sono
- Tempo total de sono
- Despertares durante a noite

Pérolas
- O zaleplon não demonstrou aumentar o tempo total de sono ou reduzir o número de despertares
- ✻ Pode ser preferido aos benzodiazepínicos devido ao seu rápido início de ação, curta duração do efeito e perfil de segurança
- ✻ É popular para usos que requerem meia-vida curta (p. ex., dosagem no meio da noite, dormir em aviões, *jet lag*)
- ✻ Pode não ser ideal para pacientes que desejam início hipnótico imediato e comem logo antes da hora de dormir
- Não é um benzodiazepínico propriamente, mas se liga aos receptores benzodiazepínicos
- Pode ter menos efeitos colaterais residuais do que alguns outros hipnóticos sedativos
- Pode não ter eficácia suficiente em pacientes com insônia grave crônica e ser resistente a alguns outros hipnóticos sedativos
- Pode causar menos dependência do que alguns outros hipnóticos sedativos, especialmente naqueles sem história de abuso de substância
- ✻ O zaleplon não é absorvido tão rapidamente se tomado com alimentos com alto teor de gordura, o que pode retardar o início da ação

Leituras sugeridas

Dooley M, Plosker GL. Zaleplon: a review of its use in the treatment of insomnia. Drugs 2000;60:413–45.

Heydorn WE. Zaleplon – a review of a novel sedative hypnotic used in the treatment of insomnia. Expert Opin Invest Drugs 2000;9:841–58.

Mangano RM. Efficacy and safety of zaleplon at peak plasma levels. Int J Clin Pract Suppl 2001;116:9–13.

Weitzel KW, Wickman JM, Augustin SG, Strom JG. Zaleplon: a pyrazolopyrimidine sedative-hypnotic agent for the treatment of insomnia. Clin Ther 2000;22:1254–67.

ZIPRASIDONA

TERAPÊUTICA

Marcas • Geodon

Genérico? Sim

Classe
- Nomenclatura baseada na neurociência: antagonista dos receptores de dopamina e serotonina (ARDS)
- Antipsicótico atípico (antagonista da serotonina-dopamina; antipsicótico de segunda geração; também estabilizador do humor)

Comumente prescrita para
(em negrito, as aprovações da FDA)
- **Esquizofrenia**
- **Retardar recaída na esquizofrenia**
- **Agitação aguda na esquizofrenia (intramuscular)**
- **Mania aguda/mania mista**
- **Manutenção bipolar**
- Outros transtornos psicóticos
- Depressão bipolar
- Transtornos comportamentais em demências
- Transtornos comportamentais em crianças e adolescentes
- Transtornos associados a problemas com o controle dos impulsos

Como a substância atua
- Bloqueia os receptores de dopamina 2, reduzindo os sintomas positivos de psicose e estabilizando os sintomas afetivos
- Bloqueia os receptores de serotonina 2A, causando aumento na liberação de dopamina em certas regiões do cérebro e, assim, reduzindo os efeitos colaterais motores, bem como possivelmente melhorando os sintomas cognitivos e afetivos
- Interações em uma miríade de outros receptores de neurotransmissores podem contribuir para a eficácia de ziprasidona
- ✷ Especificamente, interações nos receptores 5HT2C e 5HT1A podem contribuir para a eficácia nos sintomas cognitivos e afetivos em alguns pacientes
- ✷ Especificamente, interações nos receptores 5HT1D e 5HT7 e nos transportadores de serotonina e norepinefrina (especialmente em altas doses) podem contribuir para a eficácia nos sintomas afetivos em alguns pacientes

Tempo para início da ação
- Sintomas psicóticos e maníacos podem melhorar dentro de 1 semana, mas pode levar várias semanas para efeito completo no comportamento, na cognição e na estabilização afetiva
- Classicamente, é recomendado esperar pelo menos 4 a 6 semanas para determinar a eficácia da substância, mas, na prática, alguns pacientes requerem até 16 a 20 semanas para apresentar uma boa resposta, especialmente nos sintomas cognitivos
- A formulação IM pode reduzir agitação em 15 minutos

Se funcionar
- Na maioria das vezes, reduz os sintomas positivos na esquizofrenia, mas não os elimina
- Pode melhorar os sintomas negativos, além dos sintomas agressivos, cognitivos e afetivos na esquizofrenia
- A maioria dos pacientes esquizofrênicos não tem uma remissão total dos sintomas, mas uma redução de aproximadamente um terço
- Talvez 5 a 15% dos pacientes esquizofrênicos possam experimentar melhora global de mais de 50 a 60%, especialmente quando recebem tratamento estável por mais de 1 ano
- Tais pacientes são considerados super-respondedores ou "*awakeners*", já que podem ficar suficientemente bem para obter emprego, viver de forma independente e manter relações de longa duração
- Muitos pacientes bipolares podem experimentar redução dos sintomas pela metade ou mais
- Continuar o tratamento até atingir um platô de melhora
- Depois de atingido um platô satisfatório, continuar o tratamento por pelo menos 1 ano após o primeiro episódio de psicose
- Para segundo episódio de psicose e episódios subsequentes, poderá ser necessário tratamento por tempo indefinido
- Mesmo para primeiros episódios de psicose, pode ser preferível continuar o tratamento por tempo indefinido para evitar episódios subsequentes
- O tratamento pode não só reduzir a mania, mas também prevenir suas recorrências no transtorno bipolar

Se não funcionar
- Tentar um dos outros antipsicóticos atípicos (risperidona, olanzapina, quetiapina, aripiprazol, paliperidona, amissulprida, asenapina, iloperidona, lurasidona)
- Se 2 ou mais monoterapias antipsicóticas não funcionarem, considerar clozapina

- Alguns pacientes podem requerer tratamento com antipsicótico convencional
- Se nenhum antipsicótico atípico for efetivo, considerar doses mais altas ou potencialização com valproato ou lamotrigina
- Considerar a não adesão e trocar por outro agente antipsicótico com menos efeitos colaterais ou por um que possa ser administrado por injeção *depot*
- Considerar o início de reabilitação e de psicoterapia como a remediação cognitiva
- Considerar a presença de abuso de substância concomitante

Melhores combinações de potencialização para resposta parcial ou resistência ao tratamento

- Ácido valproico (valproato, divalproex, divalproex ER)
- Outros anticonvulsivantes estabilizadores do humor (carbamazepina, oxcarbazepina, lamotrigina)
- Lítio
- Benzodiazepínicos

Exames

Antes de iniciar um antipsicótico atípico

✻ Pesar todos os pacientes e acompanhar o IMC durante o tratamento

- Obter a história pessoal e familiar basal de diabetes, obesidade, dislipidemia, hipertensão e doença cardiovascular

✻ Obter a circunferência da cintura (na altura do umbigo), pressão arterial, glicose plasmática em jejum e perfil lipídico em jejum

- Determinar se o paciente
  - está com sobrepeso (IMC 25,0-29,9)
  - está obeso (IMC ≥ 30)
  - tem pré-diabetes (glicose plasmática em jejum 100-125 mg/dL)
  - tem diabetes (glicose plasmática em jejum > 126 mg/mL)
  - tem hipertensão (PA > 140/90 mg Hg)
  - tem dislipidemia (colesterol total, colesterol LDL e triglicerídeos aumentados; colesterol HDL reduzido)
- Tratar ou encaminhar esses pacientes para tratamento, incluindo manejo nutricional e do peso, aconselhamento de atividade física, cessação do tabagismo e manejo clínico

Monitoramento após o início de um antipsicótico atípico

✻ IMC mensal por 3 meses, depois trimestralmente

✻ Considerar monitoramento mensal dos triglicerídeos em jejum por vários meses em pacientes com alto risco de complicações metabólicas ou troca dos antipsicóticos

✻ Pressão arterial, glicose plasmática em jejum, lipídeos em jejum dentro de 3 meses e depois anualmente, porém de modo mais precoce e frequente para pacientes com diabetes ou que ganharam > 5% do peso inicial

- Tratar ou encaminhar para tratamento e considerar troca por outro antipsicótico atípico para pacientes que estão com sobrepeso, obesos, pré-diabéticos, diabéticos, hipertensos ou dislipidêmicos enquanto recebem um antipsicótico atípico

✻ Mesmo em pacientes sem diabetes conhecida, manter vigilância para o início raro, mas potencialmente fatal, de cetoacidose diabética, o que sempre requer tratamento imediato, monitorando o início súbito de poliúria, polidipsia, perda de peso, náusea, vômitos, desidratação, respiração rápida, fraqueza e turvação da consciência, até mesmo coma

- ECGs de rotina para rastreio ou monitoramento são de valor clínico questionável
- ECGs podem ser úteis para pacientes selecionados (p. ex., aqueles com história pessoal ou familiar de prolongamento de QTc; arritmia cardíaca; infarto do miocárdio recente; insuficiência cardíaca descompensada; ou aqueles que tomam agentes que prolongam o intervalo QTc como pimozida, tioridazina, antiarrítmicos selecionados, moxifloxacina, esparfloxacina, etc.)
- Pacientes em risco para distúrbios eletrolíticos (p. ex., pacientes em terapia diurética) devem ter medidas basais e periódicas de potássio e magnésio séricos
- Pacientes com baixa contagem de leucócitos ou história de leucopenia/neutropenia induzida por substância devem ter o hemograma completo monitorado frequentemente durante os primeiros meses, e a ziprasidona deve ser descontinuada ao primeiro sinal de declínio de leucócitos na ausência de outros fatores causativos

EFEITOS COLATERAIS

Como a substância causa efeitos colaterais

- Bloqueando os receptores alfa-1 adrenérgicos, pode causar tontura, sedação e hipotensão, especialmente em altas doses

Ziprasidona

- Bloqueando os receptores de dopamina 2 no estriado, pode causar efeitos colaterais motores (incomum)
✼ O mecanismo de um possível ganho de peso é desconhecido; esse efeito colateral não é comum com ziprasidona e ela pode, assim, ter um mecanismo diferente dos antipsicóticos atípicos com os quais o ganho de peso é comum ou problemático
✼ O mecanismo da possível incidência aumentada de diabetes ou dislipidemia é desconhecido; a experiência inicial sugere que essas complicações não estão claramente associadas à ziprasidona e, se presentes, podem, portanto, ter um mecanismo diferente do de antipsicóticos atípicos associados a uma incidência aumentada de diabetes e dislipidemia

Efeitos colaterais notáveis
✼ Ativação (em doses muito baixas a baixas)
- Tontura, efeitos colaterais extrapiramidais, sedação (dose-dependente), distonia em altas doses
- Náusea, boca seca (dose-dependente)
- Astenia, erupção cutânea
- Hipotensão ortostática (dose-dependente)

Efeitos colaterais potencialmente fatais ou perigosos
- Rara, mas séria, condição cutânea conhecida como reação a substâncias com eosinofilia (DRESS)
- Rara síndrome neuroléptica maligna (risco muito reduzido em comparação a antipsicóticos convencionais)
- Rara discinesia tardia (risco muito reduzido em comparação a antipsicóticos convencionais)
- Raras convulsões
- Risco aumentado de morte e de eventos cerebrovasculares em pacientes idosos com psicose relacionada a demência

Ganho de peso

- Relatado em alguns pacientes, especialmente aqueles com baixo IMC, mas não esperado
- Menos frequente e menos grave do que com a maioria dos outros antipsicóticos

Sedação

- Alguns pacientes experimentam, especialmente em altas doses

- Pode ser menor do que com alguns antipsicóticos, e maior do que com outros
- Geralmente transitória e em doses mais altas
- Pode ser ativadora em baixas doses

O que fazer com os efeitos colaterais
- Esperar
- Esperar
- Esperar
- Geralmente, é dosada 2 vezes por dia, portanto tomar a maior parte da dose diária total na hora de dormir para ajudar a reduzir a sedação diurna
- Anticolinérgicos podem reduzir efeitos colaterais motores, quando presentes
- Perda de peso, programas de exercícios e manejo clínico para alto IMC, diabetes, dislipidemia
✼ Para efeitos colaterais ativadores em baixas doses, aumentar a dose
✼ Para efeitos colaterais sedativos em altas doses, reduzir a dose
- Trocar por outro antipsicótico atípico

Melhores agentes de acréscimo para os efeitos colaterais
- Benzotropina ou triexifenidil para efeitos colaterais motores
- Muitos efeitos colaterais não podem ser melhorados com um agente de acréscimo

DOSAGEM E USO

Variação típica da dosagem
- Esquizofrenia: 40 a 200 mg/dia (em doses divididas) por via oral
- Transtorno bipolar: 80 a 160 mg/dia (em doses divididas) por via oral
- 10 a 20 mg por via intramuscular

Formas de dosagem
- Cápsulas de 20 mg, 40 mg, 60 mg, 80 mg
- Injeção de 20 mg/mL

Como dosar
- Esquizofrenia (segundo o fabricante); dose oral inicial de 20 mg 2 vezes por dia; entretanto, 40 mg 2 vezes por dia ou 60 mg 2 vezes por dia podem ser mais bem tolerados em muitos pacientes (menos ativação); dose máxima aprovada de 100 mg 2 vezes por dia
- Transtorno bipolar (segundo o fabricante): dose oral inicial de 40 mg 2 vezes por dia; no dia 2 aumentar para 60 ou 80 mg 2 vezes por dia

- Para formulação intramuscular, a dose recomendada é de 10 a 20 mg administrados conforme necessário; doses de 10 mg podem ser administradas a cada 2 horas; doses de 20 mg podem ser administradas a cada 4 horas; dose máxima diária de 40 mg intramuscular; não deve ser administrada por mais de 3 dias consecutivos
- Ver também seção A arte da troca, depois de Pérolas

Dicas para dosagem

✼ **Mais pode ser muito mais:** a prática clínica sugere que a ziprasidona é frequentemente subdosada, depois trocada antes de ensaios adequados, talvez devido a temores injustificados de prolongamento de QTc

✼ A dosagem de muitos pacientes com 20 a 40 mg 2 vezes ao dia é muito baixa e de fato ativadora, talvez devido às propriedades antagonistas potentes de 5HT2C

✼ Paradoxalmente, essa ativação é com frequência reduzida pelo aumento da dose para 60 a 80 mg 2 vezes por dia, talvez devido a quantidades crescentes de antagonismo do receptor de dopamina 2

✼ A melhor eficácia em esquizofrenia e transtorno bipolar é para doses > 120 mg/dia, mas apenas uma minoria dos pacientes é dosada adequadamente na prática clínica

✼ É recomendado que seja tomada com alimentos, porque o alimento pode dobrar a biodisponibilidade, aumentando a absorção e, assim, os níveis plasmáticos da substância

- Refeições com algumas centenas de calorias (p. ex., sanduíche de peru e uma fruta) ou mais são necessárias para aumentar a absorção de ziprasidona
- Alguns pacientes respondem melhor a doses > 160 mg/dia e até 320 mg/dia em 2 doses divididas (i.e., 80-160 mg 2 vezes por dia)
- Muitos pacientes respondem bem com uma única dose diária oral, geralmente na hora de dormir
- O prolongamento de QTc com 320 mg/dia não é maior do que com 160 mg/dia
- Em vez de aumentar a dose acima desses níveis em pacientes agudamente agitados que requerem ações antipsicóticas agudas, considerar potencialização com benzodiazepínico ou antipsicótico convencional, por via oral ou intravenosa
- Em vez de aumentar a dose acima desses níveis em respondedores parciais, considerar potencialização com anticonvulsivante estabilizador do humor, como valproato ou lamotrigina

- Crianças e idosos devem ser dosados no extremo inferior do espectro de dosagem
- A ziprasidona intramuscular pode ser administrada por curto prazo, tanto para iniciar a dosagem com ziprasidona oral ou outro antipsicótico quanto para tratar agitação descompensada em pacientes mantidos com antipsicóticos orais
- O prolongamento de QTc da ziprasidona intramuscular é o mesmo ou menor do que com haloperidol intramuscular
- O tratamento deve ser suspenso se a contagem de neutrófilos absolutos cair abaixo de 1.000/mm³

Overdose
- Raramente letal em *overdose* de monoterapia; sedação, fala mal articulada, hipertensão transitória

Uso prolongado
- Aprovada para retardar recaída no tratamento de longo prazo de esquizofrenia
- Frequentemente utilizada para manutenção de longo prazo em transtorno bipolar e vários transtornos comportamentais

Formação de hábito
- Não

Como interromper
- Ver a seção Troca para orientações sobre como interromper a ziprasidona
- A descontinuação oral rápida pode levar a psicose de rebote e piora dos sintomas

Farmacocinética
- Meia-vida média de 6,6 horas
- Ligação a proteínas > 99%
- Metabolizada por CYP450 3A4
- A absorção é praticamente dobrada se for tomada com alimentos

Interações medicamentosas
- Nem os inibidores de CYP450 3A4 nem de CYP450 2D6 afetam significativamente os níveis plasmáticos da ziprasidona
- Pouco potencial para afetar o metabolismo de substâncias eliminadas por enzimas CYP450
- Pode aumentar os efeitos de substâncias anti-hipertensivas
- Pode antagonizar levodopa e agonistas da dopamina
- Pode aumentar o prolongamento de QTc de outras substâncias capazes de prolongar o intervalo QTc

Outras advertências/ precauções
- A ziprasidona prolonga o intervalo QTc mais do que alguns outros antipsicóticos
- A ziprasidona está associada a uma condição rara, mas séria, conhecida como reação a substâncias com eosinofilia (DRESS). A DRESS pode começar como erupção cutânea, mas progredir para outras partes do corpo, incluindo sintomas como febre, linfonodos inchados, rosto inchado, inflamação dos órgãos e aumento em leucócitos conhecido como eosinofilia. Em alguns casos, ela pode levar à morte. Os clínicos que prescrevem ziprasidona devem informar os pacientes sobre o risco de DRESS; indivíduos que desenvolvem febre com erupção cutânea e linfonodos inchados ou rosto inchado devem procurar atenção médica. Não é aconselhável que os pacientes interrompam sua medicação sem consultar seu clínico prescritor
- Usar com cautela em pacientes com condições que predispõem à hipotensão (desidratação, calor excessivo)
- Foi relatado priapismo
- Disfagia foi associada ao uso de antipsicótico, e a ziprasidona deve ser utilizada com cautela em pacientes com risco de pneumonia por aspiração

Não usar
- Se o paciente estiver utilizando agentes capazes de prolongar significativamente o intervalo QTc (p. ex., pimozida, tioridazina, antiarrítmicos selecionados, moxifloxacina, esparfloxacina)
- Se houver história de prolongamento de QTc ou arritmia cardíaca, infarto agudo do miocárdio recente, insuficiência cardíaca descompensada
- Se houver alergia comprovada a ziprasidona

POPULAÇÕES ESPECIAIS

Insuficiência renal
- Não é necessário ajuste da dose
- Não é removida por hemodiálise
- A formulação intramuscular deve ser utilizada com cautela

Insuficiência hepática
- Não é necessário ajuste da dose

Insuficiência cardíaca
- A ziprasidona é contraindicada em pacientes com história conhecida de prolongamento de QTc, infarto agudo do miocárdio recente e insuficiência cardíaca descompensada
- Deve ser utilizada com cautela em outros casos de insuficiência cardíaca devido ao risco de hipotensão ortostática

Idosos
- Alguns pacientes podem tolerar melhor doses mais baixas
- Embora antipsicóticos atípicos sejam comumente utilizados para transtornos comportamentais em demência, nenhum agente foi aprovado para tratamento de pacientes idosos com psicose relacionada a demência
- Pacientes idosos com psicose relacionada a demência tratados com antipsicóticos atípicos têm risco aumentado de morte em comparação ao placebo, e também risco aumentado de eventos cerebrovasculares

 Crianças e adolescentes
- Não é recomendada oficialmente para pacientes com menos de 18 anos
- A experiência clínica e dados iniciais sugerem que a ziprasidona pode ser segura e efetiva para transtornos comportamentais em crianças e adolescentes
- Crianças e adolescentes que usam ziprasidona podem precisar ser monitorados mais frequentemente do que adultos e tolerar melhor doses mais baixas

 Gravidez
- Válidas a partir de 30 de junho de 2015, a FDA norte-americana determina alterações no conteúdo e na forma das informações referentes a gravidez e lactação nos rótulos das substâncias de prescrição, incluindo a eliminação das categorias por letras para risco na gravidez; a Pregnancy and Lactation Labeling Rule (PLLR ou regra final) aplica-se somente a substâncias de prescrição e será introduzida gradualmente para substâncias aprovadas a partir de 30 de junho de 2001
- Não foram conduzidos estudos controlados em gestantes
- Há risco de movimentos musculares anormais e sintomas de retirada em recém-nascidos cujas mães tenham tomado antipsicótico durante o terceiro trimestre; os sintomas podem incluir

agitação, tônus muscular anormalmente aumentado ou diminuído, tremor, sonolência, dificuldade intensa de respirar e dificuldade de alimentação

- Sintomas psicóticos podem piorar durante a gravidez, e poderá ser necessária alguma forma de tratamento
- A ziprasidona pode ser preferível a anticonvulsivantes estabilizadores do humor, caso seja necessário tratamento durante a gravidez
- National Pregnancy Registry for Atypical Antipsichotic: 1-866-961-2388 ou http://womensmentalwealth.org/clinical-and-research-programs/pregnancyregistry/

Amamentação

- É desconhecido se a ziprasidona é secretada no leite humano, mas presume-se que todos os psicotrópicos sejam secretados no leite materno

✻ É recomendado descontinuar a substância ou usar mamadeira

- Bebês de mulheres que optaram por amamentar durante o uso de ziprasidona devem ser monitorados para possíveis efeitos adversos

A ARTE DA PSICOFARMACOLOGIA

Potenciais vantagens

- Alguns casos de psicose e transtorno bipolar refratários ao tratamento com outros antipsicóticos

✻ Pacientes preocupados com ganho de peso e pacientes que já são obesos ou têm sobrepeso

✻ Pacientes com diabetes

✻ Pacientes com dislipidemia (especialmente triglicerídeos elevados)

- Pacientes que requerem alivio rápido dos sintomas (injeção intramuscular)
- Pacientes que trocam de ziprasidona intramuscular para preparação oral

Potenciais desvantagens

- Pacientes que não aderem à dosagem de 2 vezes por dia

✻ Pacientes que não aderem à dosagem com alimentos

Principais sintomas-alvo

- Sintomas positivos de psicose
- Sintomas negativos de psicose
- Sintomas cognitivos
- Humor instável (tanto depressão como mania)
- Sintomas agressivos

Pérolas

- Um estudo comparativo clássico recente em esquizofrenia sugere efeitos colaterais metabólicos menores e eficácia comparável a alguns outros antipsicóticos atípicos e convencionais

✻ Quando é administrada a pacientes com obesidade e dislipidemia associadas a tratamento prévio com outro antipsicótico atípico, muitos experimentam perda de peso e redução nos triglicerídeos em jejum

✻ Os temores de prolongamento de QTc frequentemente são exagerados e não justificados, já que esse prolongamento com ziprasidona não é dose-relacionado e poucas substâncias têm algum potencial para aumentar os níveis plasmáticos desse fármaco

✻ A eficácia pode ser subestimada, uma vez que a ziprasidona é em grande parte subdosada (< 120 mg/dia) na prática clínica

✻ É bem aceita na prática clínica quando existe o desejo de evitar ganho de peso, porque provoca menos ganho de peso do que a maioria dos outros antipsicóticos atípicos

✻ Pode não ter risco de diabetes ou dislipidemia, mas ainda assim é indicado monitoramento

- Menos sedação do que alguns antipsicóticos, e mais do que outros (em doses moderadas a altas)

✻ Mais ativadora do que alguns outros antipsicóticos em baixas doses

- Relatos esporádicos da utilidade em casos resistentes ao tratamento, especialmente quando dosada de modo adequado

✻ Uma formulação com dosagem intramuscular de curta ação se encontra disponível

- Aprovada para mania em crianças entre 10 e 17 anos
- Pacientes com respostas inadequadas a antipsicóticos atípicos podem se beneficiar da determinação dos níveis plasmáticos da substância e, se baixos, de aumento da dosagem mesmo além dos limites típicos de prescrição
- Para pacientes resistentes ao tratamento, especialmente aqueles com impulsividade, agressão, violência e autolesão, a polifarmácia de longo prazo com 2 antipsicóticos atípicos ou com 1 antipsicótico atípico e 1 convencional pode ser útil ou até mesmo necessária, mediante monitoramento atento
- Em tais casos, poderá ser benéfico combinar 1 antipsicótico *depot* com 1 oral

A ARTE DA TROCA

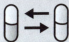

Troca de antipsicóticos orais por ziprasidona
- Com aripiprazol, amissulprida e paliperidona ER, é possível interrupção imediata: iniciar ziprasidona com uma dose intermediária
- A experiência clínica demonstrou que quetiapina, olanzapina e asenapina devem ser reduzidas de modo gradual e lento por um período de 3 a 4 semanas para permitir que os pacientes se readaptem à retirada do bloqueio de receptores colinérgicos, histaminérgicos e alfa-1
- A clozapina deve ser sempre reduzida de modo gradual e lento, por um período de 4 semanas ou mais

* Benzodiazepínico ou medicação anticolinérgica podem ser administrados durante a titulação cruzada para ajudar a aliviar efeitos colaterais como insônia, agitação e/ou psicose

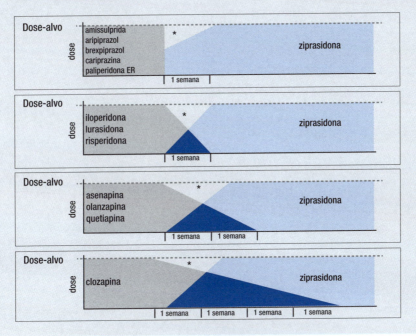

Leituras sugeridas

Komossa K, Rummel-Kluge C, Hunger H, et al. Ziprasidone versus other atypical antipsychotics for schizophrenia. Cochrane Database Syst Rev 2009;7(4):CD006627.

Lieberman JA, Stroup TS, McEvoy JP, et al. Effectiveness of antipsychotic drugs in patients with chronic schizophrenia. N Engl J Med 2005;353(12):1209–23.

Nasrallah HA Jr. Atypical antipsychoticinduced metabolic side effects: insights from receptor-binding profiles. Mol Psychiatry 2008;13(1):27–35.

Smith LA, Cornelius V, Warnock A, Tacchi MJ, Taylor D. Pharmacological interventions for acute bipolar mania: a systematic review of randomized placebo-controlled trials. Bipolar Disord 2007;9(6):551–60.

Taylor D. Ziprasidone in the management of schizophrenia: the QT interval issue in context. CNS Drugs 2003;17:423–30.

ZOLPIDEM

TERAPÊUTICA

Marcas
- Ambien, Ambien CR
- Intermezzo

Genérico? Sim

 Classe
- Nomenclatura baseada na neurociência: modulador alostérico positivo de GABA (MAP-GABA)
- Hipnótico não benzodiazepínico; agonista seletivo da isoforma alfa-1 de receptores de GABA-A/benzodiazepínicos

Comumente prescrito para
(em negrito, as aprovações da FDA)
- Tratamento de curto prazo de insônia (a indicação de liberação controlada não está restrita ao curto prazo)
- Conforme necessário, para o tratamento de insônia quando o despertar no meio da noite é seguido de dificuldade para voltar a pegar no sono e ainda há pelo menos 4 horas restantes para dormir antes da hora em que se planeja acordar (Intermezzo)

 Como a substância atua
- Liga-se seletivamente a um subtipo do receptor benzodiazepínico, a isoforma alfa-1
- Pode aumentar as ações inibitórias de GABA que proporcionam efeitos hipnóticos sedativos mais seletivamente do que outras ações de GABA
- Estimula a condutância do cloreto através dos canais regulados por GABA
- Ações inibitórias nos centros do sono podem proporcionar efeitos hipnóticos sedativos
- A formulação CR permite que uma quantidade suficiente da substância se mantenha nos receptores para melhorar o tempo total de sono e impedir os despertares precoces pela manhã que podem estar associados à formulação de liberação imediata de zolpidem

Tempo para início da ação
- Geralmente, faz efeito em menos de 1 hora

Se funcionar
- Melhora a qualidade do sono
- Os efeitos no tempo total em vigília e no número de despertares durante a noite podem diminuir com o tempo

Se não funcionar
- Se a insônia não melhorar depois de 7 a 10 dias, ela pode ser manifestação de doença psiquiátrica ou física primária, como apneia obstrutiva do sono ou síndrome das pernas inquietas, o que requer tratamento independente
- Aumentar a dose
- Melhorar a higiene do sono
- Trocar por outro agente

 Melhores combinações de potencialização para resposta parcial ou resistência ao tratamento
- Em geral, é melhor trocar por outro agente
- Trazodona
- Agentes com ações anti-histamínicas (p. ex., difenidramina, ADTs)

Exames
- Nenhum para indivíduos saudáveis

EFEITOS COLATERAIS

Como a substância causa efeitos colaterais
- Ações nos receptores benzodiazepínicos que perduram até o dia seguinte podem causar sedação diurna, amnésia e ataxia
- Adaptações de longo prazo ao zolpidem de liberação imediata não foram bem estudadas, mas estudos crônicos de zolpidem CR e outros hipnóticos não benzodiazepínicos seletivos para alfa-1 sugerem ausência de tolerância ou dependência notáveis que se desenvolvam com o tempo

Efeitos colaterais notáveis
- ✹ Sedação
- ✹ Tontura, ataxia
- ✹ Amnésia dose-dependente
- ✹ Hiperexcitabilidade, nervosismo
- Raras alucinações
- Diarreia, náusea
- Cefaleia

 Efeitos colaterais potencialmente fatais ou perigosos
- Depressão respiratória, especialmente quando tomado com outros depressores do SNC em *overdose*
- Raro angioedema

Ganho de peso

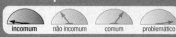

- Relatado, mas não esperado

Sedação

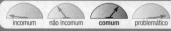

- Muitos experimentam e/ou pode ocorrer em quantidade significativa

O que fazer com os efeitos colaterais
- Esperar
- Para evitar problemas de memória, só tomar zolpidem ou zolpidem CR se a intenção for ter uma noite inteira de sono
- Reduzir a dose
- Trocar por outro hipnótico sedativo de mais curta ação
- Administrar flumazenil se os efeitos colaterais forem graves ou potencialmente fatais

Melhores agentes de acréscimo para os efeitos colaterais
- Muitos efeitos colaterais não podem ser melhorados com um agente de acréscimo

DOSAGEM E USO

Variação típica da dosagem
- 10 mg/dia na hora de dormir por 7 a 10 dias (liberação imediata)
- 12,5 mg/dia na hora de dormir (liberação controlada)

Formas de dosagem
- Comprimido de liberação imediata de 5 mg
- Comprimidos de liberação controlada de 6,25 mg, 12,5 mg
- Comprimidos sublinguais de 1,75 mg, 3,5 mg, 5 mg, 10 mg
- *Spray* oral de 5 mg

Como dosar
- Homens: 10 mg na hora de dormir por 7 a 10 dias (liberação imediata); 12,5 mg na hora de dormir por 7 a 10 dias (liberação controlada); 3,5 mg sublingual no meio da noite se restarem mais de 4 horas de sono (Intermezzo)
- Mulheres: 5 mg na hora de dormir por 7 a 10 dias (liberação imediata); 6,25 mg na hora de dormir por 7 a 10 dias (liberação controlada); 1,75 mg sublingual no meio da noite se restarem mais de 4 horas de sono (Intermezzo)
- A formulação Intermezzo é administrada por via sublingual no meio da noite; deve ser colocada sob a língua, deixando-se que dissolva completamente antes de engolir
- A formulação Intermezzo não deve ser tomada mais de 1 vez por noite

 Dicas para dosagem

✷ O zolpidem não é absorvido tão rapidamente se for tomado com alimentos, o que pode retardar o início da ação
- Pacientes com peso corporal mais baixo podem requerer apenas 1 dose de 5 mg de liberação imediata ou 6,25 mg de liberação controlada
- O zolpidem, em geral, não deve ser prescrito em quantidades maiores do que o suprimento para 1 mês; entretanto, zolpidem CR não está restrito ao uso de curta duração
- O risco de dependência pode aumentar com a dose e a duração do tratamento

✷ No entanto, o tratamento com hipnóticos não benzodiazepínicos seletivos para alfa-1 pode causar menos tolerância ou dependência do que com hipnóticos benzodiazepínicos
- Comprimidos de liberação prolongada devem ser engolidos e não devem ser divididos, triturados ou mastigados

Overdose
- Não há mortes relatadas com monoterapia; sedação, ataxia, confusão, hipotensão, depressão respiratória, coma

Uso prolongado
- Estudos originais com zolpidem de liberação imediata não avaliaram o uso de longo prazo
- O zolpidem CR não está restrito ao uso de curto prazo
- Vigília aumentada durante a última parte da noite (perda do efeito) ou aumento na ansiedade diurna (rebote) podem ocorrer com a liberação imediata e ser menos comum com a liberação controlada

Formação de hábito
- O zolpidem é uma substância Classe IV
- Alguns pacientes podem desenvolver dependência e/ou tolerância; o risco pode ser maior com doses mais altas
- História de adição a substâncias pode aumentar o risco de dependência

Como interromper
- Embora possa ocorrer insônia de rebote, esse efeito não foi visto de forma geral com doses terapêuticas de zolpidem ou zolpidem CR
- Se for tomado por mais de algumas semanas, reduzir a dose gradualmente para diminuir as chances de efeitos de abstinência

Farmacocinética
- Meia-vida de eliminação curta (aproximadamente 2,5 horas)

Interações medicamentosas
- Efeitos depressores aumentados quando tomado com outros depressores do SNC
- A sertralina pode aumentar os níveis plasmáticos de zolpidem
- A rifampicina pode reduzir os níveis plasmáticos de zolpidem
- O cetoconazol pode aumentar os níveis plasmáticos de zolpidem
- O uso com imipramina ou clorpromazina pode estar associado a estado de alerta reduzido

Outras advertências/precauções
- A insônia pode ser sintoma de um transtorno primário, em vez de um transtorno primário em si
- Alguns pacientes podem exibir pensamento anormal ou alterações comportamentais similares às causadas por outros depressores do SNC (i.e., tanto ações depressoras como ações desinibidoras)
- Alguns pacientes deprimidos podem experimentar piora da ideação suicida
- Usar somente com extrema cautela em pacientes com função respiratória prejudicada ou apneia obstrutiva do sono
- O zolpidem e o zolpidem CR devem ser administrados somente na hora de dormir
- Pode ocorrer perda temporária de memória com doses acima de 10 mg/noite
- Raro angioedema ocorreu com o uso de hipnótico sedativo, podendo causar obstrução fatal das vias aéreas se envolver a garganta, glote ou laringe; assim, se ocorrer angioedema, o tratamento deve ser descontinuado
- Dirigir durante o sono e outros comportamentos complexos, como comer e preparar alimentos e fazer ligações telefônicas, foram relatados em pacientes que tomavam hipnóticos sedativos

Não usar
- Se houver alergia comprovada a zolpidem
- Para Intermezzo, se restar ao paciente menos de 4 horas de sono antes do horário planejado de acordar

POPULAÇÕES ESPECIAIS

Insuficiência renal
- Não é necessário ajuste da dose
- Os pacientes devem ser monitorados

Insuficiência hepática
- Dose recomendada de 5 mg (liberação imediata), 6,25 mg (liberação controlada), 1,75 mg (Intermezzo)
- Os pacientes devem ser monitorados

Insuficiência cardíaca
- Não há dados disponíveis

Idosos
- Dose inicial recomendada de 5 mg (liberação imediata), 6,25 mg (liberação controlada), 1,75 mg (Intermezzo)
- Idosos podem ter risco aumentado de queda e confusão

Crianças e adolescentes
- Segurança e eficácia não foram estabelecidas
- Os efeitos de longo prazo de zolpidem ou zolpidem CR em crianças/adolescentes são desconhecidos
- Em geral, devem receber doses mais baixas e ser monitorados mais atentamente
- Foram relatadas alucinações em crianças entre 6 e 17 anos

Gravidez
- Válidas a partir de 30 de junho de 2015, a FDA norte-americana determina alterações no conteúdo e na forma das informações referentes a gravidez e lactação nos rótulos das substâncias de prescrição, incluindo a eliminação das categorias por letras para risco na gravidez; a Pregnancy and Lactation Labeling Rule (PLLR ou regra final) aplica-se somente a substâncias

de prescrição e será introduzida gradualmente para substâncias aprovadas a partir de 30 de junho de 2001
- Não foram conduzidos estudos controlados em gestantes
- Bebês cujas mães tenham tomado hipnóticos sedativos durante a gravidez podem experimentar alguns sintomas de abstinência
- Flacidez neonatal foi relatada em bebês cujas mães haviam tomado hipnóticos sedativos durante a gravidez

Amamentação
- Alguma quantidade da substância é encontrada no leite materno
- ✱ É recomendado descontinuar a substância ou usar mamadeira

Pérolas
✱ É um dos agentes hipnóticos sedativos mais populares em psicofarmacologia
- O zolpidem demonstrou aumentar o tempo total de sono e reduzir a quantidade de despertares durante a noite
- O zolpidem CR pode ser ainda mais efetivo para esses parâmetros de sono do que o zolpidem de liberação imediata devido à liberação prolongada da substância

✱ Pode ser preferível a benzodiazepínicos devido ao seu rápido início de ação, curta duração do efeito e perfil de segurança
- Em alguns pacientes, os níveis sanguíneos de zolpidem na manhã seguinte podem estar altos a ponto de prejudicar atividades que requerem estado de alerta, incluindo dirigir; isso motivou a FDA norte-americana a emitir novos critérios de dosagem
- Especificamente, uma vez que a eliminação do zolpidem é um pouco mais lenta em mulheres do que em homens, a FDA determinou que a dose recomendada fosse diminuída para mulheres
- A FDA recomenda, ainda, que os prestadores de cuidados à saúde considerem a prescrição de doses mais baixas também para homens
- Um produto de zolpidem de baixa dose está aprovado para despertares no meio da noite por administração sublingual
- Pode não ser o ideal para pacientes que desejam início hipnótico imediato e comem logo antes da hora de dormir
- Não é um benzodiazepínico propriamente, mas se liga aos receptores benzodiazepínicos
- Pode ter menos efeitos colaterais residuais do que alguns outros hipnóticos sedativos
- Pode causar menos dependência do que alguns outros hipnóticos sedativos, especialmente naqueles sem história de abuso de substância

A ARTE DA PSICOFARMACOLOGIA

Potenciais vantagens
- Pacientes que requerem tratamento de longo prazo, especialmente a formulação CR

Potenciais desvantagens
- Mais caro do que alguns outros hipnóticos sedativos

Principais sintomas-alvo
- Tempo para início do sono
- Tempo total de sono
- Despertares durante a noite

Leituras sugeridas

Daley C, McNiel DE, Binder RL. "I did what?" Zolpidem and the courts. J Am Acad Psychiatry Law 2011;39(4):535–42.

Greenblatt DJ, Roth T. Zolpidem for insomnia. Expert Opin Pharmacother 2012;13(6):879–93.

Rush CR. Behavioral pharmacology of zolpidem relative to benzodiazepines: a review. Pharmacol Biochem Behav 1998;61:253–69.

Soyka M, Bottlender R, Moller HJ. Epidemiological evidence for a low abuse potential of zolpidem. Pharmacopsychiatry 2000;33:138–41.

Toner LC, Tsambiras BM, Catalano G, Catalano MC, Cooper DS. Central nervous system side effects associated with zolpidem treatment. Clin Neuropharmacol 2000;23:54–8.

ZONISAMIDA

TERAPÊUTICA

Marcas
- Zonegran
- Excegram

Genérico? Sim

Classe
- Anticonvulsivante, modulador dos canais de sódio sensíveis a voltagem; modulador dos canais de cálcio tipo T; estruturalmente uma sulfonamida

Comumente prescrita para
(em negrito, as aprovações da FDA)
- **Terapia adjuvante para convulsões parciais em adultos com epilepsia**
- Transtorno bipolar
- Dor neuropática crônica
- Enxaqueca
- Doença de Parkinson
- Ganho de peso induzido por substância psicotrópica
- Transtorno de compulsão alimentar

Como a substância atua
- Desconhecido
- Modula os canais de sódio sensíveis a voltagem por meio de mecanismo desconhecido
- Também modula os canais de cálcio tipo T
- Facilita a liberação de dopamina e serotonina
- Inibe a anidrase carbônica

Tempo para início da ação
- Deve reduzir as convulsões em 2 semanas
- Início da ação, bem como eficácia terapêutica convincente, não foram demonstrados para usos diferentes do tratamento adjuvante de convulsões parciais

Se funcionar
- O objetivo do tratamento é a completa remissão dos sintomas (p. ex., convulsões, dor, mania, enxaqueca)
- Atualmente, é esperada ação apenas em um subgrupo de pacientes para condições diferentes de epilepsia como tratamento adjuvante para agentes com melhor demonstração de eficácia

Se não funcionar (para condições diferentes de epilepsia)
- Pode ser efetiva somente em pacientes que não respondem a agentes com eficácia comprovada, ou poderá simplesmente não funcionar
- Considerar aumento da dose ou troca por outro agente com eficácia mais bem demonstrada

Melhores combinações de potencialização para resposta parcial ou resistência ao tratamento
- A própria zonisamida é um agente de potencialização de segunda linha para diversos outros agentes no tratamento de condições diferentes de epilepsia, como transtorno bipolar, dor neuropática crônica e enxaqueca

Exames
- Considerar monitoramento basal e periódico da função renal

EFEITOS COLATERAIS

Como a substância causa efeitos colaterais
- Efeitos colaterais no SNC são teoricamente devidos a ações excessivas nos canais iônicos sensíveis a voltagem
- A fraca inibição da anidrase carbônica pode levar a cálculos renais
- Erupção cutânea grave teoricamente é reação alérgica

Efeitos colaterais notáveis
✱ Sedação, depressão, dificuldade de concentração, agitação, irritabilidade, lentificação psicomotora, tontura, ataxia
- Cefaleia
- Náusea, anorexia, dor abdominal, vômitos
- Cálculos renais
- Creatinina sérica e nitrogênio ureico sanguíneo elevados

Efeitos colaterais potencialmente fatais ou perigosos
- Rara erupção cutânea séria (síndrome de Stevens-Johnson, necrólise epidérmica tóxica) (sulfonamida)
- Rara oligohidrose e hipertermia (pacientes pediátricos)
- Raras discrasias sanguíneas (anemia aplástica, agranulocitose)
- Necrose hepática abrupta
- Ocorreram mortes repentinas inexplicáveis (é desconhecido se estavam relacionadas ao uso de zonisamida)
- Rara ativação de ideação e comportamento suicida (suicidalidade)

Ganho de peso

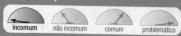

- Relatado, mas não esperado
* Os pacientes podem experimentar perda de peso

Sedação

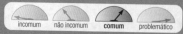

- Muitos experimentam e/ou pode ocorrer em quantidade significativa
- Dose-relacionada
- Pode desaparecer com o tempo, mas não desaparece em altas doses

O que fazer com os efeitos colaterais
- Esperar
- Esperar
- Esperar
- Tomar maior parte da dose à noite para reduzir a sedação diurna
- Reduzir a dose
- Trocar por outro agente

Melhores agentes de acréscimo para os efeitos colaterais
- Muitos efeitos colaterais não podem ser melhorados com um agente de acréscimo

DOSAGEM E USO

Variação típica da dosagem
- 100 a 600 mg/dia em 1 a 2 doses

Formas de dosagem
- Cápsulas de 25 mg, 50 mg, 100 mg

Como dosar
- Dose inicial de 100 mg/dia, depois de 2 semanas, pode ser aumentada para 200 mg/dia; a dose pode ser aumentada em 100 mg/dia a cada 2 semanas se necessário e tolerado; a dose máxima geralmente é de 600 mg/dia; manter dose estável por pelo menos 2 semanas antes de aumentar a dose

Dicas para dosagem
* A maior experiência clínica é com doses de até 400 mg/dia

- Não há evidências de ensaios controlados de aumento de resposta acima de 400 mg/dia
- Entretanto, alguns pacientes podem tolerar e responder a doses de até 600 mg/dia
- Há pouca experiência com doses acima de 600 mg/dia
- Os efeitos colaterais podem aumentar notavelmente com doses acima de 300 mg/dia
- Para sedação intolerável, pode ser administrada maior parte da dose à noite e a menor durante o dia

Overdose
- Pode causar bradicardia, hipotensão, depressão respiratória

Uso prolongado
- Seguro
- Considerar monitoramento periódico do nitrogênio ureico sanguíneo e creatinina

Formação de hábito
- Não

Como interromper
- Reduzir a dose gradualmente
- Pacientes com epilepsia podem ter crise durante a retirada, especialmente se esta for abrupta
- A descontinuação rápida pode aumentar o risco de recaída em pacientes bipolares
- Sintomas de descontinuação são incomuns

Farmacocinética
- Meia-vida de eliminação plasmática de aproximadamente 63 horas
- Metabolizada em parte por CYP450 3A4
- Parcialmente eliminada por via renal

Interações medicamentosas
- Agentes que inibem CYP450 3A4 (como nefazodona, fluvoxamina e fluoxetina) podem reduzir a eliminação de zonisamida e aumentar seus níveis plasmáticos, possivelmente requerendo doses mais baixas da substância
- Agentes que induzem CYP450 3A4 (como carbamazepina) podem aumentar a eliminação de zonisamida e reduzir seus níveis plasmáticos, possivelmente requerendo doses mais altas da substância
- Substâncias anticonvulsivantes indutoras enzimáticas (carbamazepina, fenitoína, fenobarbital e primidona) podem reduzir os níveis plasmáticos de zonisamida
- Teoricamente, a zonisamida pode interagir com inibidores da anidrase carbônica e aumentar o risco de cálculos renais

Outras advertências/precauções
- Os efeitos depressores podem ser aumentados por outros depressores do SNC (álcool, IMAOs, outros anticonvulsivantes, etc.)
- Usar com cautela ao combinar com outras substâncias que predispõem os pacientes a transtornos relacionados ao calor, incluindo inibidores da anidrase carbônica e anticolinérgicos
- ✱ Erupções cutâneas se desenvolveram em associação com o uso de zonisamida; o fármaco deve em geral ser descontinuado ao primeiro sinal de erupção séria
- O paciente deve ser instruído a relatar imediatamente qualquer sintoma de hipersensibilidade (febre; sintomas similares a gripe; erupções cutâneas; bolhas na pele ou nos olhos, boca, orelhas, nariz ou áreas genitais; inchaço das pálpebras, conjuntivite, linfadenopatia)
- Os pacientes devem ser monitorados para sinais de sangramento incomum ou hematomas, aftas na boca, infecções, febre e dor de garganta, pois há risco aumentado de anemia aplástica e agranulocitose com zonisamida
- Alertar os pacientes e seus cuidadores sobre a possibilidade de ativação de ideação suicida e aconselhá-los a relatar imediatamente esses efeitos colaterais

Não usar
- Se houver alergia comprovada a zonisamida ou sulfonamidas

POPULAÇÕES ESPECIAIS

Insuficiência renal
- A zonisamida é excretada principalmente por via renal
- Usar com cautela
- Pode requerer titulação mais lenta

Insuficiência hepática
- Usar com cautela
- Pode requerer titulação mais lenta

Insuficiência cardíaca
- Sem recomendações específicas

Idosos
- Alguns pacientes podem tolerar melhor doses mais baixas
- Pacientes idosos podem ser mais suscetíveis a efeitos adversos

 Crianças e adolescentes
- Foram relatados casos de oligoidrose e hipertermia
- Não está aprovada para uso em crianças com menos de 16 anos
- Uso em crianças é somente para o especialista, mediante monitoramento atento, depois que outras opções tiverem fracassado

 Gravidez
- Válidas a partir de 30 de junho de 2015, a FDA norte-americana determina alterações no conteúdo e na forma das informações referentes a gravidez e lactação nos rótulos das substâncias de prescrição, incluindo a eliminação das categorias por letras para risco na gravidez; a Pregnancy and Lactation Labeling Rule (PLLR ou regra final) aplica-se somente a substâncias de prescrição e será introduzida gradualmente para substâncias aprovadas a partir de 30 de junho de 2001
- Não foram conduzidos estudos controlados em gestantes
- O uso em mulheres em idade reprodutiva requer que sejam ponderados os benefícios potenciais para a mãe em relação aos riscos para o feto
- Antiepileptic Drug Pregnancy Registry: (888) 233-2334
- Reduzir a substância gradualmente em caso de descontinuação
- Convulsões, mesmo leves, podem causar danos ao embrião/feto
- A falta de eficácia convincente para o tratamento de condições diferentes de epilepsia sugere que a relação risco/benefício está a favor da descontinuação de zonisamida durante a gravidez para essas indicações

Amamentação
- É desconhecido se a zonisamida é secretada no leite humano, mas presume-se que todos os psicotrópicos sejam secretados no leite materno
- ✱ É recomendado descontinuar a substância ou usar mamadeira
- Se a substância for continuada durante a amamentação, o bebê deve ser monitorado para possíveis efeitos adversos
- Se a criança se tornar irritável ou sedada, poderá ser necessário descontinuar a amamentação ou a substância

A ARTE DA PSICOFARMACOLOGIA

Potenciais vantagens
- Condições resistentes ao tratamento
- Pacientes que desejam evitar ganho de peso

Potenciais desvantagens
- Pouca documentação da eficácia para usos *off-label*
- Pacientes que não aderem à dosagem de 2 vezes ao dia

Principais sintomas-alvo
- Convulsões
- Diversos outros sintomas para usos *off-label*
- Pacientes com história de cálculos renais

Pérolas
- É bem estudada em epilepsia
- ✱ Boa parte do uso *off-label* está baseada em considerações teóricas em vez de na experiência clínica ou em estudos de eficácia convincentes
- Estudos iniciais sugerem eficácia em transtorno de compulsão alimentar
- Estudos iniciais sugerem possível eficácia em enxaqueca
- Estudos iniciais sugerem possível utilidade em doença de Parkinson
- Estudos iniciais sugerem possível utilidade em dor neuropática
- Estudos iniciais sugerem algum potencial terapêutico para estabilização do humor
- A ingestão crônica de cafeína pode reduzir as concentrações de zonisamida no cérebro e atenuar seus efeitos anticonvulsivantes (baseado em estudos com animais)
- ✱ Devido à perda de peso relatada em alguns pacientes em ensaios de epilepsia, alguns pacientes com ganho de peso induzido por psicotrópico são tratados com zonisamida
- A utilidade para essa indicação não está clara, nem foi estudada sistematicamente
- Foram concluídos ensaios de fase II para a combinação de zonisamida e bupropiona como tratamento para a obesidade

Leituras sugeridas

Chadwick DW, Marson AG. Zonisamide add-on for drug-resistant partial epilepsy. Cochrane Database Syst Rev 2002;(2):CD001416.

Glauser TA, Pellock JM. Zonisamide in pediatric epilepsy: review of the Japanese experience. J Child Neurol 2002;17:87–96.

Jain KK. An assessment of zonisamide as an anti-epileptic drug. Expert Opin Pharmacother 2000;1:1245–60.

Leppik IE. Three new drugs for epilepsy: levetiracetam, oxcarbazepine, and zonisamide. J Child Neurol 2002;17(Suppl 1):S53–7.

TERAPÊUTICA

Marcas • Imovane

Genérico? Não

Classe

- Nomenclatura baseada na neurociência: modulador alostérico positivo de GABA (MAP-GABA)
- Hipnótico não benzodiazepínico; agonista seletivo da isoforma alfa-1 de receptores de GABA-A/benzodiazepínicos

Comumente prescrita para

(em negrito, as aprovações da FDA)

- Tratamento de curto prazo para insônia

Como a substância atua

- Pode se ligar seletivamente a um subtipo do receptor benzodiazepínico, a isoforma alfa-1
- Pode estimular as ações inibitórias de GABA que proporcionam efeitos hipnóticos sedativos mais seletivamente do que outras ações de GABA
- Estimula a condutância do cloreto através dos canais regulados por GABA
- Ações inibitórias nos centros do sono podem proporcionar efeitos hipnóticos sedativos

Tempo para início da ação

- Geralmente, faz efeito em menos de 1 hora

Se funcionar

- Melhora a qualidade do sono
- Os efeitos no tempo total de vigília e no número de despertares durante a noite podem diminuir com o tempo

Se não funcionar

- Se a insônia não melhorar depois de 7 a 10 dias, ela pode ser manifestação de doença psiquiátrica primária ou física como apneia obstrutiva do sono ou síndrome das pernas inquietas, o que requer avaliação independente
- Aumentar a dose
- Melhorar a higiene do sono
- Trocar por outro agente

Melhores combinações de potencialização para resposta parcial ou resistência ao tratamento

- Em geral, é melhor trocar por outro agente
- Trazodona

- Agentes com ações anti-histamínicas (p. ex., difenidramina, ADTs)

Exames

- Nenhum para indivíduos saudáveis

EFEITOS COLATERAIS

Como a substância causa efeitos colaterais

- Ações nos receptores benzodiazepínicos que perduram até o dia seguinte podem causar sedação diurna, amnésia e ataxia

✻ Adaptações de longo prazo à zopiclona, mistura de enantiômero S ativo e enantiômero R inativo, não foram bem estudadas, mas estudos crônicos do isômero ativo eszopiclona sugerem ausência de tolerância ou dependência notáveis se desenvolvendo com o tempo

Efeitos colaterais notáveis

✻ Sedação
✻ Tontura, ataxia
✻ Amnésia dose-dependente
✻ Hiperexcitabilidade, nervosismo

- Boca seca, perda do apetite, constipação, gosto amargo na boca
- Visão prejudicada

Efeitos colaterais potencialmente fatais ou perigosos

- Depressão respiratória, especialmente quando tomada com outros depressores do SNC em *overdose*
- Raro angioedema

Ganho de peso

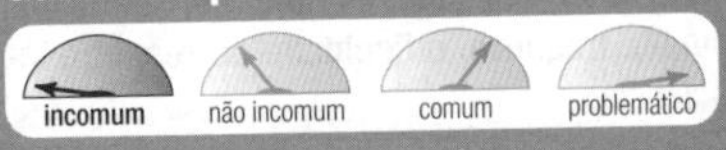
incomum
não incomum
comum
problemático

- Relatado, mas não esperado

Sedação

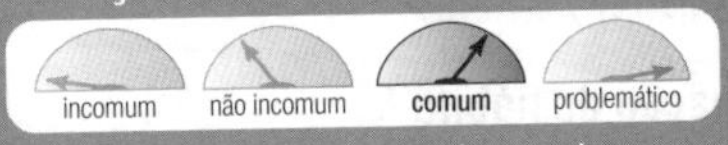
incomum
não incomum
comum
problemático

- Muitos experimentam e/ou pode ocorrer em quantidade significativa

O que fazer com os efeitos colaterais

- Esperar

- Para evitar problemas de memória, somente tomar zopiclona se a intenção for ter uma noite inteira de sono
- Reduzir a dose
- Trocar por um hipnótico sedativo de mais curta ação
- Administrar flumazenil se os efeitos colaterais forem graves ou potencialmente fatais

Melhores agentes de acréscimo para os efeitos colaterais
- Muitos efeitos colaterais não podem ser melhorados com um agente de acréscimo

DOSAGEM E USO

Variação típica da dosagem
- 7,5 mg na hora de dormir

Formas de dosagem
- Comprimidos de 5 mg, 7,5 mg sulcados

Como dosar
- Sem titulação, tomar a dose na hora de dormir

Dicas para dosagem
- Em geral, a zopiclona não deve ser prescrita em quantidades maiores que o suprimento para 1 mês
- O risco de dependência pode aumentar com a dose e a duração do tratamento
- No entanto, tratamento crônico com hipnóticos não benzodiazepínicos seletivos para alfa-1 podem causar menos tolerância ou dependência do que hipnóticos benzodiazepínicos

Overdose
- Pode ser fatal; dificuldades motoras, alterações no humor, fraqueza, dificuldade de respirar, inconsciência

Uso prolongado
- Em geral, não é destinada para uso além de 4 semanas

Formação de hábito
- Alguns pacientes podem desenvolver dependência e/ou tolerância; o risco pode ser maior com doses mais altas
- História de adição a substâncias pode aumentar o risco de dependência

Como interromper
- Pode ocorrer insônia de rebote na primeira noite após a interrupção
- Se for tomada por mais de algumas semanas, reduzir a dose gradualmente para diminuir as chances de efeitos de abstinência

Farmacocinética
- Metabolizada por CYP450 3A4
- Meia-vida de eliminação terminal de aproximadamente 3,5 a 6,5 horas

Interações medicamentosas
- Efeitos depressores aumentados quando tomada com outros depressores do SNC
- Teoricamente, inibidores de CYP450 3A4, como nefazodona e fluvoxamina, podem aumentar os níveis plasmáticos de zopiclona

Outras advertências/precauções
- A insônia pode ser sintoma de transtorno primário, em vez de transtorno primário em si
- Alguns pacientes podem exibir pensamento anormal ou alterações comportamentais similares às causadas por outros depressores do SNC (i.e., tanto ações depressoras como ações desinibidoras)
- Alguns pacientes deprimidos podem experimentar piora da ideação suicida
- Usar somente com extrema cautela em pacientes com função respiratória prejudicada ou apneia obstrutiva do sono
- A zopiclona deve ser administrada somente na hora de dormir
- Raro angioedema ocorreu com uso de hipnótico sedativo, podendo causar obstrução fatal das vias aéreas se envolver a garganta, glote ou laringe; assim, se ocorrer angioedema, o tratamento deve ser descontinuado
- Dirigir durante o sono e outros comportamentos complexos, como comer e preparar alimentos e fazer ligações telefônicas, foi relatado em pacientes que tomavam hipnóticos sedativos

Não usar
- Se o paciente tiver miastenia grave
- Se o paciente tiver insuficiência respiratória grave
- Se o paciente já teve AVC
- Se o paciente tiver insuficiência hepática grave
- Se houver alergia comprovada a zopiclona

POPULAÇÕES ESPECIAIS

Insuficiência renal
- Níveis plasmáticos aumentados
- Poderá ser preciso reduzir a dose

Insuficiência hepática
- Níveis plasmáticos aumentados
- Dose recomendada de 3,75 mg
- Não recomendada para uso em pacientes com insuficiência grave

Insuficiência cardíaca
- Poderá não ser necessário ajuste da dosagem

Idosos
- Podem ser mais suscetíveis a efeitos adversos
- Dose inicial de 3,75 mg na hora de dormir; pode ser aumentada para a dose adulta típica se necessário e tolerado

Crianças e adolescentes
- Segurança e eficácia não foram estabelecidas
- Os efeitos de longo prazo de zopiclona em crianças/adolescentes são desconhecidos
- Em geral, devem receber doses mais baixas e ser monitorados mais atentamente

Gravidez
- Não foram conduzidos estudos controlados em gestantes
- Alguns estudos com animais mostram efeitos adversos
- Bebês cujas mães tomaram hipnóticos sedativos durante a gravidez podem experimentar alguns sintomas de abstinência
- Foi relatada flacidez neonatal em bebês cujas mães tomaram hipnóticos sedativos durante a gravidez

Amamentação
- Alguma quantidade da substância é encontrada no leite materno
- ✸ É recomendado descontinuar a substância ou usar mamadeira

A ARTE DA PSICOFARMACOLOGIA

Potenciais vantagens
- Aqueles que requerem tratamento de longa duração

Potenciais desvantagens
- Mais cara do que alguns outros hipnóticos sedativos

Principais sintomas-alvo
- Tempo para início do sono
- Despertares durante a noite
- Tempo total de sono

Pérolas
- ✸ Pode ser preferida aos benzodiazepínicos devido ao seu início de ação rápido, curta duração do efeito e perfil de segurança
- A zopiclona não parece ser uma substância que causa alta dependência, pelo menos não em pacientes sem história de abuso de substância
- Insônia de rebote não parece ser comum
- Não é um benzodiazepínico propriamente, mas se liga aos receptores benzodiazepínicos
- Pode ter menos efeitos colaterais residuais do que alguns outros hipnóticos sedativos
- O enantiômero ativo de zopiclona, eszopiclona, recebeu carta de aprovação da FDA norte-americana

Leituras sugeridas

Fernandez C, Martin C, Gimenez F, Farinotti R. Clinical pharmacokinetics of zopiclone. Clin Pharmacokinet 1995;29:431–41.

Hajak G. A comparative assessment of the risks and benefits of zopiclone: a review of 15 years' clinical experience. Drug Saf 1999;21:457–69.

Noble S, Langtry HD, Lamb HM. Zopiclone. An update of its pharmacology, clinical efficacy and tolerability in the treatment of insomnia. Drugs 1998;55:277–302.

ZOTEPINA

TERAPÊUTICA

Marcas
- Lodopin
- Zoleptil

Genérico? Não

Classe
- Nomenclatura baseada na neurociência: antagonista dos receptores de dopamina e serotonina (ARDS)
- Antipsicótico atípico (antagonista de serotonina-dopamina)

Comumente prescrita para
(em negrito, as aprovações da FDA)
- **Esquizofrenia**
- Outros transtornos psicóticos
- Mania

Como a substância atua
- Bloqueia os receptores de dopamina 2, reduzindo os sintomas positivos de psicose
- Bloqueia os receptores de serotonina 2A, causando aumento na liberação de dopamina em certas regiões do cérebro e, assim, reduzindo efeitos colaterais motores, bem como possivelmente melhorando os sintomas cognitivos e afetivos
- Interações em uma miríade de outros receptores neurotransmissores podem contribuir para a eficácia da zotepina
- ✱ Inibe especificamente a captação de norepinefrina

Tempo para início da ação
- Sintomas psicóticos e maníacos podem melhorar dentro de 1 semana, mas pode levar várias semanas para efeito completo no comportamento, bem como na cognição e na estabilização afetiva
- Classicamente, é recomendado esperar pelo menos 4 a 6 semanas para determinar a eficácia da substância, mas, na prática, alguns pacientes requerem até 16 a 20 semanas para mostrar boa resposta, especialmente nos sintomas cognitivos

Se funcionar
- Na maioria das vezes, reduz os sintomas positivos na esquizofrenia, mas não os elimina
- Além dos sintomas agressivos, cognitivos e afetivos, pode melhorar os sintomas negativos na esquizofrenia
- A maioria dos pacientes esquizofrênicos não tem remissão total dos sintomas, mas redução de aproximadamente um terço
- Talvez 5 a 15% dos pacientes esquizofrênicos possam experimentar melhora global de mais de 50 a 60%, especialmente quando recebem tratamento estável por mais de 1 ano
- Esses pacientes são considerados super-respondedores ou "*awakeners*", já que podem ficar suficientemente bem para obter emprego, viver de forma independente e manter relações de longa duração
- Muitos pacientes bipolares podem experimentar redução dos sintomas pela metade ou mais
- Continuar o tratamento em esquizofrenia até atingir platô de melhora
- Depois de atingir um platô satisfatório, continuar o tratamento por pelo menos 1 ano depois do primeiro episódio de psicose
- Para segundo episódio de psicose e episódios subsequentes, poderá ser necessário tratamento por tempo indefinido
- Mesmo para primeiros episódios de psicose, pode ser preferível continuar o tratamento por tempo indefinido para evitar episódios subsequentes
- O tratamento pode não só reduzir a mania, mas também prevenir recorrências de mania em transtorno bipolar

Se não funcionar
- Tentar um dos antipsicóticos atípicos de primeira linha (risperidona, olanzapina, quetiapina, ziprasidona, aripiprazol, paliperidona, amissulprida, asenapina, iloperidona, lurasidona)
- Se 2 ou mais monoterapias com antipsicótico não funcionarem, considerar clozapina
- Alguns pacientes podem requerer tratamento com antipsicótico convencional
- Se nenhum antipsicótico atípico de primeira linha for efetivo, considerar doses mais altas ou potencialização com valproato ou lamotrigina
- Considerar a não adesão e trocar por outro antipsicótico com menos efeitos colaterais ou por um que possa ser dado por injeção *depot*
- Considerar o início de reabilitação e psicoterapia como a remediação cognitiva
- Considerar a presença de abuso de substância concomitante

Melhores combinações de potencialização para resposta parcial ou resistência ao tratamento
- A potencialização de zotepina não foi estudada sistematicamente

- Ácido valproico (valproato, divalproex, divalproex ER)
- Outros anticonvulsivantes estabilizadores do humor (carbamazepina, oxcarbazepina, lamotrigina)
- Lítio
- Benzodiazepínicos

Exames
✳ Embora o risco de diabetes e dislipidemia com zotepina não tenha sido estudado sistematicamente, é sugerido monitoramento como para todos os outros antipsicóticos atípicos

Antes de iniciar um antipsicótico atípico
✳ Pesar todos os pacientes e acompanhar o IMC durante o tratamento
- Obter a história pessoal e familiar basal de diabetes, obesidade, dislipidemia, hipertensão e doença cardiovascular

✳ Obter a circunferência da cintura (na altura do umbigo), pressão arterial, glicose plasmática em jejum e perfil lipídico em jejum
- Determinar se o paciente
  - está com sobrepeso (IMC 25,0-29,9)
  - é obeso (IMC ≥ 30)
  - tem pré-diabetes (glicose plasmática em jejum 100-125 mg/dL)
  - tem diabetes (glicose plasmática em jejum > 126 mg/dL)
  - tem hipertensão (PA > 140/90 mmHg)
  - tem dislipidemia (colesterol total, colesterol LDL e triglicerídeos aumentados; colesterol HDL diminuído)
- Tratar ou encaminhar esses pacientes para tratamento, incluindo manejo nutricional e do peso, aconselhamento de atividade física, cessação do tabagismo e manejo clínico

Monitoramento depois de iniciar um antipsicótico atípico
✳ IMC mensalmente por 3 meses, depois trimestralmente
✳ Considerar monitoramento mensal dos triglicerídeos em jejum por vários meses em pacientes com alto risco de complicações metabólicas e ao iniciar ou trocar antipsicóticos
✳ Pressão arterial, glicose plasmática em jejum, lipídeos em jejum dentro de 3 meses e depois anualmente, porém de modo mais precoce e frequente para pacientes com diabetes ou que ganharam > 5% do peso inicial
- Tratar ou encaminhar para tratamento e considerar troca por outro antipsicótico atípico para pacientes que estão com sobrepeso, obesos, pré-diabéticos, diabéticos, hipertensos ou dislipidêmicos enquanto recebem antipsicótico atípico

✳ Mesmo em pacientes sem diabetes conhecida, manter vigilância para o início raro, mas potencialmente fatal, de cetoacidose diabética, o que sempre requer tratamento imediato, monitorando o início súbito de poliúria, polidipsia, perda de peso, náusea, vômitos, desidratação, respiração rápida, fraqueza e turvação da consciência, até mesmo coma
- ECGs podem ser úteis para pacientes selecionados (p. ex., aqueles com história pessoal ou familiar de prolongamento de QTc; arritmia cardíaca; infarto do miocárdio recente; insuficiência cardíaca descompensada; ou aqueles que tomam agentes que prolongam o intervalo QTc como pimozida, tioridazina, antiarrítmicos selecionados, moxifloxacina, esparfloxacina, etc.)
- Pacientes em risco para distúrbios eletrolíticos (p. ex., pacientes em terapia diurética) devem ter medidas basais e periódicas de potássio e magnésio séricos
- Pacientes com suspeita de anormalidades hematológicas podem requerer contagem de leucócitos antes de iniciar o tratamento
- Monitorar testes da função hepática em pacientes com doença hepática estabelecida
- Deve ser checada a pressão arterial em idosos antes de iniciar o tratamento e durante as primeiras semanas de tratamento
- Pacientes com baixa contagem de leucócitos ou história de leucopenia/neutropenia induzida por substância devem ter o hemograma completo monitorado frequentemente durante os primeiros meses, e a zotepina deve ser descontinuada ao primeiro sinal de declínio de leucócitos na ausência de outros fatores causativos

EFEITOS COLATERAIS

Como a substância causa efeitos colaterais
- Bloqueando os receptores alfa-1 adrenérgicos, pode causar tontura, sedação e hipotensão
- Bloqueando os receptores de histamina no cérebro, pode causar sedação e ganho de peso
- Bloqueando os receptores de dopamina 2 no estriado, pode causar efeitos colaterais motores
- Bloqueando os receptores de dopamina 2 na hipófise, pode causar elevações na prolactina
- O mecanismo do ganho de peso e da possível incidência aumentada de diabetes ou de dislipidemia com antipsicóticos atípicos é desconhecido

Efeitos colaterais notáveis
- Antipsicóticos atípicos podem aumentar o risco de diabetes e de dislipidemia, embora os riscos específicos associados à zotepina sejam desconhecidos
- Agitação, ansiedade, depressão, astenia, cefaleia, insônia, sedação, hipo/hipertermia
- Constipação, boca seca, dispepsia, ganho de peso
- Taquicardia, hipotensão, sudorese, visão turva
- Rara discinesia tardia
- Hiperprolactinemia dose-relacionada

Efeitos colaterais potencialmente fatais ou perigosos
- Rara síndrome neuroléptica maligna
- Raras convulsões (o risco aumenta com a dose, especialmente acima de 300 mg/dia)
- Discrasias sanguíneas
- Prolongamento de QTc dose-dependente
- Risco aumentado de morte e eventos cerebrovasculares em pacientes idosos com psicose relacionada à demência

Ganho de peso

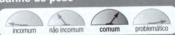

- Muitos experimentam e/ou pode ocorrer em quantidade significativa

Sedação

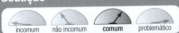

- Muitos experimentam e/ou pode ocorrer em quantidade significativa

O que fazer com os efeitos colaterais
- Esperar
- Esperar
- Esperar
- Para sintomas motores, acrescentar agente anticolinérgico
- Tomar maior parte da dose na hora de dormir para ajudar a reduzir a sedação diurna
- Perda de peso, programas de exercícios e manejo clínico para IMC alto, diabetes, dislipidemia
- Reduzir a dose
- Trocar por um antipsicótico atípico de primeira linha

Melhores agentes de acréscimo para os efeitos colaterais
- Benzotropina ou triexifenidil para efeitos colaterais motores
- Algumas vezes, amantadina pode ser útil para efeitos colaterais motores
- Benzodiazepínicos podem ser úteis para acatisia
- Muitos efeitos colaterais não podem ser melhorados com um agente de acréscimo

DOSAGEM E USO

Variação típica da dosagem
- 75 a 300 mg/dia em 3 doses divididas

Formas de dosagem
- Comprimidos de 25 mg, 50 mg, 100 mg

Como dosar
- Dose inicial de 75 mg/dia em 3 dosagens; pode ser aumentada a cada 4 dias; máximo de 300 mg/dia em 3 doses

Dicas para dosagem
- Titulação inicial lenta pode minimizar hipotensão
- Não há estudos formais, mas alguns pacientes podem responder bem com dosagem de 2 vezes por dia em vez de 3 vezes por dia
- ✻ Prolongamento de QTc dose-relacionado, portanto usar com cautela, especialmente em altas doses
- O tratamento deve ser suspenso se a contagem de neutrófilos absolutos cair para menos de 1.000/mm³

Overdose
- Pode ser fatal, especialmente em *overdoses* mistas; convulsões, coma

Uso prolongado
- Pode ser utilizada para retardar a recaída em tratamento de longo prazo de esquizofrenia

Formação de hábito
- Não

Como interromper
- Titulação decrescente lenta (mais de 6 a 8 semanas), sobretudo quando iniciado simultaneamente novo antipsicótico durante troca (i.e., titulação cruzada)
- A descontinuação rápida pode levar à psicose de rebote e piora dos sintomas
- Se estiverem sendo utilizados agentes antiparkinsonianos, devem ser continuados por algumas semanas depois que a zotepina for descontinuada

Farmacocinética
- Metabolizada por CYP450 3A4 e CYP450 1A2
- Metabólito ativo norzotepina

Interações medicamentosas
- O uso combinado com fenotiazinas pode aumentar o risco de convulsões
- Pode reduzir os efeitos de levodopa e agonistas de dopamina
- A epinefrina pode reduzir a pressão arterial
- Pode interagir com agentes hipotensivos devido ao bloqueio alfa-1 adrenérgico
- Pode aumentar o prolongamento de QTc de outras substâncias capazes de prolongar o intervalo QTc
- Concentrações plasmáticas são aumentadas por diazepam e fluoxetina
- A zotepina pode aumentar os níveis plasmáticos de fenitoína
- Pode aumentar o risco de sangramento se for utilizada com anticoagulantes
- Teoricamente, a dose pode precisar ser aumentada se for administrada em conjunto com indutores de CYP450 1A2 (p. ex., fumaça de cigarro)
- Teoricamente, a dose pode precisar ser reduzida se for administrada em conjunto com inibidores de CYP450 1A2 (p. ex., fluvoxamina) para prevenir os perigos do prolongamento de QTc dose-dependente
- Teoricamente, a dose pode precisar ser reduzida se for administrada em conjunto com inibidores de CYP450 3A4 (p. ex., fluvoxamina, nefazodona, fluoxetina) para prevenir os perigos do prolongamento de QTc dose-dependente

Outras advertências/precauções
- Não é recomendada para uso com sibutramina
- Usar com cautela em pacientes em abstinência alcoólica ou com transtornos convulsivos devido à possível redução do limiar convulsivo
- Caso se desenvolvam sinais de síndrome neuroléptica maligna, o tratamento deverá ser descontinuado imediatamente
- Uma vez que a zotepina pode prolongar o intervalo QTc de forma dose-dependente, usar com cautela em pacientes que têm bradicardia ou que estão tomando substâncias capazes de induzir bradicardia (p. ex., betabloqueadores, bloqueadores dos canais de cálcio, clonidina, digitálicos)
- Uma vez que a zotepina pode prolongar o intervalo QTc de forma dose-dependente, usar com cautela em pacientes que têm hipocalemia e/ou hipomagnesemia ou que estão tomando substâncias capazes de induzir hipocalemia e/ou hipomagnesemia (p. ex., diuréticos, laxativos estimulantes, anfotericina B intravenosa, glicocorticoides, tetracosactida)
- Uma vez que a zotepina prolonga o intervalo QTc de forma dose-dependente, usar com cautela em pacientes que estão tomando algum agente capaz de aumentar os níveis plasmáticos de zotepina (p. ex., diazepam, inibidores de CYP450 1A2 e inibidores de CYP450 3A4)

Não usar
- Se o paciente tiver epilepsia ou história familiar de epilepsia
- Se o paciente tiver gota ou nefrolitíase
- Se o paciente estiver tomando outros depressores do SNC
- Se o paciente estiver tomando altas doses de outros antipsicóticos
- Se o paciente estiver tomando agentes capazes de prolongar significativamente o intervalo QTc (p. ex., pimozida, tioridazina; antiarrítmicos selecionados como quinidina, disopiramida, amiodarona e sotalol; antibióticos selecionados como moxifloxacina e esparfloxacina)
- Se houver história de prolongamento de QTc ou arritmia cardíaca, infarto agudo do miocárdio recente, insuficiência cardíaca descompensada
- Se a paciente estiver grávida ou amamentando
- Se houver uma alergia comprovada a zotepina

POPULAÇÕES ESPECIAIS

Insuficiência renal
- Dose inicial recomendada de 25 mg 2 vezes por dia; a dose máxima recomendada geralmente de 75 mg 2 vezes por dia

Insuficiência hepática
- Dose inicial recomendada de 25 mg 2 vezes por dia; dose máxima recomendada geralmente de 75 mg por dia
- Pode requerer monitoramento semanal da função hepática durante os primeiros meses de tratamento

Insuficiência cardíaca
- A substância deve ser utilizada com cautela
- A zotepina produz um prolongamento do intervalo QTc dose-dependente que pode ser aumentado

pela existência de bradicardia, hipocalemia, intervalo QTc prolongado congênito ou adquirido, o que deve ser avaliado antes de administrar o fármaco
- Usar com cautela se tratar concomitantemente com medicação provável de produzir bradicardia prolongada, hipocalemia, lentificação da condução cardíaca ou prolongamento do intervalo QTc
- Evitar zotepina em pacientes com história conhecida de prolongamento de QTc, infarto agudo do miocárdio recente e insuficiência cardíaca descompensada

Idosos
- Dose inicial recomendada de 25 mg 2 vezes ao dia; dose máxima recomendada geralmente de 75 mg 2 vezes ao dia
- Embora antipsicóticos atípicos sejam comumente utilizados para transtornos comportamentais em demência, nenhum agente foi aprovado para tratamento de pacientes idosos com psicose relacionada à demência
- Pacientes idosos com psicose relacionada à demência tratados com antipsicóticos atípicos têm risco aumentado de morte em comparação ao placebo, e também risco aumentado de eventos cerebrovasculares

Crianças e adolescentes
- Não é recomendada para uso em crianças com menos de 18 anos

Gravidez
- Dados são insuficientes em humanos para determinar o risco
- Há risco de movimentos musculares anormais e sintomas de retirada em recém-nascidos cujas mães tenham tomado antipsicótico durante o terceiro trimestre; os sintomas podem incluir agitação, tônus muscular anormalmente aumentado ou diminuído, tremor, sonolência, dificuldade intensa de respirar e dificuldade de alimentação
- A zotepina não é recomendada durante a gravidez

Amamentação
- A zotepina não é recomendada durante a amamentação
- O período pós-parto imediato é uma época de alto risco de recaída de psicose, portanto considerar tratamento com outro antipsicótico

A ARTE DA PSICOFARMACOLOGIA

Potenciais vantagens
- As ações bloqueadoras da recaptação de norepinefrina têm benefícios teóricos para a cognição (atenção) e para a depressão

Potenciais desvantagens
- Pacientes que não aderem à dosagem de 3 vezes por dia
- Pacientes que requerem rápido início da ação antipsicótica
- Pacientes com convulsões não controladas

Principais sintomas-alvo
- Sintomas positivos de psicose
- Sintomas negativos de psicose
- Funcionamento cognitivo
- Sintomas depressivos

Pérolas
* A zotepina inibe a recaptação de norepinefrina, o que pode ter implicações para o tratamento da depressão, além dos sintomas cognitivos de esquizofrenia
- Os riscos de diabetes e de dislipidemia não estão bem estudados para a zotepina, mas o conhecido ganho de peso significativo sugere a necessidade de monitoramento atento durante o tratamento com o fármaco
- Não foi tão bem investigada no transtorno bipolar, mas seu mecanismo de ação sugere eficácia para mania bipolar aguda

Leituras sugeridas

Ackenheil M. [The biochemical effect profile of zotepine in comparison with other neuroleptics]. Fortschr Neurol Psychiatr 1991;59(Suppl 1):S2–9.

Fenton M, Morris S, De-Silva P, et al. Zotepine for schizophrenia. Cochrane Database Syst Rev 2000;(2):CD001948.

Stanniland C, Taylor D. Tolerability of atypical antipsychotics. Drug Saf 2000;22(3):195–214.

ZUCLOPENTIXOL

TERAPÊUTICA

Marcas
- Clopixol
- Clopixol-Acuphase

Genérico? Não

Classe
- Nomenclatura baseada na neurociência: antagonista dos receptores de dopamina (ARD)
- Antipsicótico convencional (neuroléptico, tioxanteno, antagonista da dopamina 2)

Comumente prescrito para
(em negrito, as aprovações da FDA)
- **Esquizofrenia aguda (injeção oral, acetato)**
- **Tratamento de manutenção de esquizofrenia (oral, injeção decanoato)**
- Transtorno bipolar
- Agressão

Como a substância atua
- Bloqueia os receptores de dopamina 2, reduzindo os sintomas positivos de psicose

Tempo para início da ação
- Para injeção, os sintomas psicóticos podem melhorar dentro de poucos dias, mas pode levar 1 a 2 semanas para melhora notável
- Para formulação oral, os sintomas psicóticos podem melhorar dentro de 1 semana, mas pode levar várias semanas para efeito completo no comportamento

Se funcionar
- Na maioria das vezes, reduz os sintomas positivos na esquizofrenia, mas não os elimina
- A maioria dos pacientes esquizofrênicos não tem remissão total dos sintomas, mas redução de aproximadamente um terço
- Continuar o tratamento em esquizofrenia até atingir platô de melhora
- Depois de atingido um platô satisfatório, continuar o tratamento por pelo menos 1 ano depois do primeiro episódio de psicose na esquizofrenia
- Para segundo episódio de psicose na esquizofrenia e episódios subsequentes, poderá ser necessário tratamento por tempo indefinido
- Reduz os sintomas de mania psicótica aguda, mas não está comprovado como estabilizador do humor ou como tratamento de manutenção efetivo no transtorno bipolar
- Após a redução dos sintomas agudos em mania, trocar por estabilizador do humor e/ou antipsicótico atípico para estabilização e manutenção do humor

Se não funcionar
- Tentar um dos antipsicóticos atípicos de primeira linha (risperidona, olanzapina, quetiapina, ziprasidona, aripiprazol, paliperidona, amissulprida, asenapina, iloperidona, lurasidona)
- Tentar outro antipsicótico convencional
- Se 2 ou mais monoterapias com antipsicótico não funcionarem, considerar clozapina

Melhores combinações de potencialização para resposta parcial ou resistência ao tratamento
- A potencialização de antipsicóticos convencionais não foi estudada sistematicamente
- A adição de um anticonvulsivante estabilizador do humor como valproato, carbamazepina ou lamotrigina pode ser útil tanto em esquizofrenia quanto na mania bipolar
- A potencialização com lítio na mania bipolar pode ser útil
- Adição de benzodiazepínico, especialmente no curto prazo para agitação

Exames
✱ Uma vez que os antipsicóticos convencionais estão frequentemente associados a ganho de peso, antes de iniciar o tratamento pesar todos os pacientes e determinar se o indivíduo já está com sobrepeso (IMC 25,0-29,9) ou é obeso (IMC ≥ 30)
- Antes de administrar substância que pode causar ganho de peso a um paciente com sobrepeso ou obeso, determinar se o indivíduo já tem pré-diabetes (glicose plasmática em jejum 100-125 mg/dL), diabetes (glicose plasmática em jejum > 126 mg/dL) ou dislipidemia (colesterol total, colesterol LDL e triglicerídeos aumentados; colesterol HDL reduzido) e tratar ou encaminhar esses pacientes para tratamento, incluindo manejo nutricional e do peso, aconselhamento de atividade física, cessação de tabagismo e manejo clínico
✱ Monitorar o peso e o IMC durante o tratamento
✱ Considerar o monitoramento mensal dos triglicerídeos em jejum por vários meses em pacientes com alto risco de complicações metabólicas e ao iniciar ou trocar antipsicóticos
✱ Enquanto é administrada substância a um paciente que ganhou > 5% do peso inicial, considerar avaliação para a presença de pré-diabetes, dia-

betes ou dislipidemia, ou considerar troca por um antipsicótico diferente

- Deve ser verificada a pressão arterial em idosos antes de iniciar o tratamento e durante as primeiras semanas de tratamento
- O monitoramento de níveis elevados de prolactina é de benefício clínico questionável
- Pacientes com baixa contagem de leucócitos ou história de leucopenia/neutropenia induzida por substância devem ter o hemograma completo monitorado frequentemente durante os primeiros meses, e o zuclopentixol deve ser descontinuado ao primeiro sinal de declínio de leucócitos na ausência de outros fatores causativos

EFEITOS COLATERAIS

Como a substância causa efeitos colaterais

- Bloqueando os receptores de dopamina 2 no estriado, pode causar efeitos colaterais motores
- Bloqueando os receptores de dopamina 2 na hipófise, pode causar elevações na prolactina
- Bloqueando os receptores de dopamina 2 excessivamente nas vias dopaminérgicas mesocortical e mesolímbica, sobretudo em altas doses, pode causar piora dos sintomas negativos e cognitivos (síndrome de déficit induzido por neuroléptico)
- As ações anticolinérgicas podem causar sedação, visão turva, constipação, boca seca
- As ações anti-histamínicas podem causar sedação e ganho de peso
- Bloqueando os receptores alfa-1 adrenérgicos, pode causar tontura, sedação e hipotensão
- O mecanismo do ganho de peso e a possível incidência amentada de diabetes ou de dislipidemia com antipsicóticos convencionais é desconhecido

Efeitos colaterais notáveis

* Efeitos colaterais extrapiramidais
* Discinesia tardia (o risco aumenta com a duração do tratamento e com a dose)
* Priapismo
* Galactorreia, amenorreia

- Rara catarata
- Sedação, tontura
- Boca seca, constipação, problemas de visão
- Hipotensão
- Ganho de peso

Efeitos colaterais potencialmente fatais ou perigosos

- Rara síndrome neuroléptica maligna
- Rara neutropenia
- Rara depressão respiratória
- Rara agranulocitose
- Raras convulsões
- Risco aumentado de morte e eventos cerebrovasculares em pacientes idosos com psicose relacionada à demência

Ganho de peso

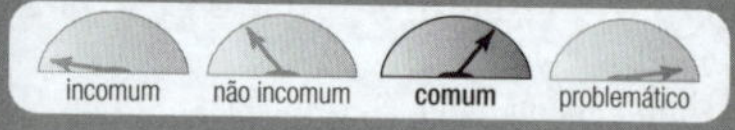

- Muitos experimentam e/ou pode ocorrer em quantidade significativa
- Algumas pessoas podem perder peso

Sedação

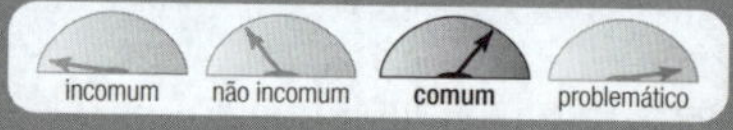

- Muitos experimentam e/ou pode ocorrer em quantidade significativa
- A formulação com acetato pode estar associada a uma resposta sedativa inicial

O que fazer com os efeitos colaterais

- Esperar
- Esperar
- Esperar
- Para sinomtas motores, acrescentar agente anticolinérgico
- Reduzir a dose
- Para sedação, tomar à noite
- Trocar por antipsicótico atípico
- Perder peso, programa de exercícios e manejo clínico para IMC alto, diabetes, dislipidemia

Melhores agentes de acréscimo para os efeitos colaterais

- Benzotropina ou triexifenidil para efeitos colaterais motores
- Algumas vezes, a amantadina pode ser útil para os efeitos colaterais motores
- Benzodiazepínicos podem ser úteis para acatisia
- Muitos efeitos colaterais não podem ser melhorados com um agente de acréscimo

DOSAGEM E USO

Variação típica da dosagem
- Oral: 20 a 60 mg/dia
- Acetato: 50 a 150 mg a cada 2 a 3 dias
- Decanoato: 150 a 300 mg a cada 2 a 4 semanas

Formas de dosagem
- Comprimidos de 10 mg, 25 mg, 40 mg
- Acetato de 50 mg/mL (equivalente a zuclopentixol 45,25 mg/mL), 100 mg/2 mL (equivalente a zuclopentixol 45,25 mg/mL)
- Decanoato de 200 mg/mL (equivalente a zuclopentixol 144,4 mg/mL), 500 mg/mL (equivalente a zuclopentixol 361,1 mg/mL)

Como dosar
- Oral: dose inicial de 10 a 15 mg/dia em doses divididas; pode ser aumentada em 10 a 20 mg/dia a cada 2 a 3 dias; a dose de manutenção pode ser administrada como dose única noturna; dose máxima geralmente de 100 mg/dia
- A injeção deve ser administrada por via intramuscular na região glútea pela manhã
- Geralmente deve ser administrado acetato a cada 2 a 3 dias; alguns pacientes podem requerer uma segunda dose 24 a 48 horas depois da primeira injeção; a duração do tratamento não deve exceder 2 semanas; a dosagem cumulativa máxima não deve exceder 400 mg; o número máximo de injeções não deve exceder 4
- Decanoato: dose inicial de 100 mg; depois de 1 a 4 semanas administrar uma segunda injeção de 100 a 200 mg; o tratamento de manutenção é geralmente de 100 a 600 mg a cada 1 a 4 semanas

Dicas para dosagem
- O início da ação da formulação com acetato intramuscular após injeção única costuma ocorrer em 2 a 4 horas; a duração da ação é geralmente de 2 a 3 dias
- O zuclopentixol acetato não se destina a uso de longo prazo, e em geral não deve ser utilizado por mais de 2 semanas; pacientes que requerem tratamento além de 2 semanas devem ser trocados para formulação *depot* ou oral de zuclopentixol ou outro antipsicótico
- Ao trocar de zuclopentixol acetato para tratamento de manutenção com zuclopentixol decanoato, administrar a última injeção de acetato concomitantemente com a injeção inicial de decanoato
- O pico de ação do decanoato costuma ocorrer em 4 a 9 dias, e as doses geralmente têm que ser administradas a cada 2 a 3 semanas

- O tratamento deve ser suspenso se a contagem de neutrófilos absolutos cair abaixo de 1.000/mm^3

Overdose
- Sedação, convulsões, efeitos colaterais extrapiramidais, coma, hipotensão, choque, hipo/hipertermia

Uso prolongado
- O zuclopentixol decanoato destina-se a tratamento de manutenção
- Alguns efeitos colaterais podem ser irreversíveis (p. ex., discinesia tardia)

Formação de hábito
- Não

Como interromper
- Titulação decrescente lenta da formulação oral (por 6 a 8 semanas), sobretudo ao iniciar simultaneamente novo antipsicótico durante troca (i.e., titulação cruzada)
- A descontinuação oral rápida pode levar à psicose de rebote e piora dos sintomas
- Se estiverem sendo utilizados agentes antiparkinsonianos, devem ser continuados por algumas semanas depois que o zuclopentixol for descontinuado

Farmacocinética
- Metabolizado por CYP450 2D6 e CYP450 3A4
- Para formulação oral, meia-vida de eliminação de aproximadamente 20 horas
- Para acetato, a meia-vida limitadora da velocidade é de aproximadamente 32 horas
- Para decanoato, a meia-vida limitadora da velocidade é de aproximadamente 17 a 21 dias com doses múltiplas

Interações medicamentosas
- Teoricamente, o uso concomitante com inibidores de CYP450 2D6 (como paroxetina e fluoxetina) ou com inibidores de CYP450 3A4 (como fluoxetina e cetoconazol) pode elevar os níveis plasmáticos de zuclopentixol, requerendo redução da dosagem
- Teoricamente, o uso concomitante com indutores de CYP450 3A4 (como carbamazepina) pode reduzir os níveis plasmáticos, requerendo aumento da dosagem
- Os efeitos no SNC podem ser aumentados se for utilizado com outros depressores do SNC

- Se for utilizado com agentes anticolinérgicos, pode potencializar seus efeitos
- O uso combinado com epinefrina pode reduzir a pressão arterial
- O zuclopentixol pode bloquear os efeitos anti-hipertensivos de substâncias como guanetidina, mas aumentar as ações de outras substâncias anti-hipertensivas
- O uso de zuclopentixol com metoclopramida ou piperazina pode aumentar o risco de efeitos colaterais extrapiramidais
- O zuclopentixol pode antagonizar os efeitos da levodopa e de agonistas de dopamina
- Alguns pacientes que tomam neuroléptico e lítio desenvolveram síndrome encefalopática similar à síndrome neuroléptica maligna

 Outras advertências/precauções
- Caso ocorram sinais de síndrome neuroléptica maligna, o tratamento deve ser descontinuado imediatamente
- Usar com cautela em pacientes com epilepsia, glaucoma, retenção urinária
- O decanoato não deve ser utilizado com clozapina porque não pode ser retirado abruptamente no caso de efeitos adversos graves, como neutropenia
- Possíveis efeitos antieméticos do zuclopentixol podem mascarar sinais de outros transtornos ou de *overdose*; a supressão do reflexo da tosse pode causar asfixia
- Usar somente com grande cautela em doença de Parkinson ou demência com corpos de Lewy
- Observar sinais de toxicidade ocular (retinopatia pigmentária e depósitos lenticulares e corneais)
- Evitar exposição indevida à luz solar
- Evitar exposição ao calor extremo
- Não usar epinefrina no caso de *overdose*, pois a interação com alguns agentes pressores pode reduzir a pressão arterial

Não usar
- Se o paciente estiver tomando alta dose concomitante de hipnótico sedativo
- Se o paciente estiver tomando guanetidina ou composto de ação similar
- Se o paciente tiver depressão do SNC, estiver comatoso ou tiver dano cerebral subcortical
- Se o paciente estiver em intoxicação aguda de álcool, barbitúrico ou opiáceo
- Se o paciente tiver glaucoma de ângulo fechado
- Se o paciente tiver feocromocitoma, colapso circulatório ou discrasias sanguíneas
- Em caso de gravidez
- Se houver uma alergia comprovada a zuclopentixol

POPULAÇÕES ESPECIAIS

Insuficiência renal
- Usar com cautela

Insuficiência hepática
- Usar com cautela

Insuficiência cardíaca
- Usar com cautela

Idosos
- Alguns pacientes podem tolerar melhor doses mais baixas
- Dose máxima de acetato é de 100 mg
- Embora antipsicóticos convencionais sejam comumente usados para transtornos comportamentais em demência, nenhum agente foi aprovado para tratamento de pacientes idosos com psicose relacionada à demência
- Pacientes idosos com psicose relacionada à demência tratados com antipsicóticos têm risco aumentado de morte em comparação ao placebo, e também risco aumentado de eventos cerebrovasculares

 Crianças e adolescentes
- Segurança e eficácia não foram estabelecidas em crianças com menos de 18 anos
- Dados de estudos abertos preliminares mostram que zuclopentixol oral pode ser efetivo na redução da agressão em crianças com deficiência mental

 Gravidez
- Não é recomendado para uso durante a gravidez
- Há risco de movimentos musculares anormais e sintomas de retirada em recém-nascidos cujas mães tenham tomado antipsicótico durante o terceiro trimestre; os sintomas podem incluir agitação, tônus muscular anormalmente aumentado ou diminuído, tremor, sonolência, dificuldade intensa para respirar e dificuldade de alimentação
- Sintomas psicóticos podem piorar durante a gravidez, e poderá ser necessária alguma forma de tratamento
- Antipsicóticos atípicos podem ser preferíveis a antipsicóticos convencionais ou anticonvulsivantes estabilizadores do humor, caso seja necessário tratamento durante a gravidez

Amamentação

- Alguma quantidade da substância é encontrada no leite materno

* É recomendado descontinuar a substância ou usar mamadeira

- Bebês de mulheres que optaram por amamentar devem ser monitorados para possíveis efeitos adversos

A ARTE DA PSICOFARMACOLOGIA

Potenciais vantagens

- Pacientes que não aderem ao tratamento (decanoato)
- Uso de emergência (injeção aguda)

Potenciais desvantagens

- Crianças
- Idosos
- Pacientes com discinesia tardia

Principais sintomas-alvo

- Sintomas positivos de psicose
- Sintomas negativos de psicose
- Sintomas agressivos

Pérolas

- O zuclopentixol pode reduzir o risco de recaída, mais do que alguns outros antipsicóticos convencionais *depot*, mas pode também estar associado a mais efeitos adversos
- Pode ser combinada injeção aguda com injeção *depot* na mesma seringa para início rápido e efeitos de longa duração ao iniciar o tratamento
- O zuclopentixol pode ter propriedades antagonistas de serotonina 2A, mas estas nunca foram investigadas sistematicamente quanto a propriedades antipsicóticas atípicas em baixas doses
- Os pacientes têm respostas antipsicóticas muito similares a qualquer antipsicótico convencional, o que é diferente do que ocorre com os antipsicóticos atípicos, em que as respostas de pacientes individuais podem às vezes variar muito de um agente para outro
- Pacientes com respostas inadequadas a antipsicóticos atípicos podem se beneficiar de tentativa de potencialização com antipsicótico convencional como zuclopentixol ou da troca por um antipsicótico convencional como zuclopentixol
- No entanto, a polifarmácia de longo prazo com combinação de um antipsicótico convencional como zuclopentixol com um antipsicótico atípico pode combinar seus efeitos colaterais sem claramente potencializar a eficácia de cada um
- Para pacientes resistentes ao tratamento, especialmente aqueles com impulsividade, agressão, violência e autolesão, a polifarmácia de longo prazo com 2 antipsicóticos atípicos ou com 1 antipsicótico atípico e 1 convencional pode ser útil ou até mesmo necessária, mediante monitoramento atento
- Em tais casos, pode ser benéfico combinar 1 antipsicótico *depot* com 1 oral
- Embora seja uma prática frequente por parte de alguns prescritores, o acréscimo de 2 antipsicóticos convencionais em conjunto tem pouca lógica e pode reduzir a tolerabilidade sem claramente aumentar a eficácia

Leituras sugeridas

Coutinho E, Fenton M, Adams C, Campbell C. Zuclopenthixol acetate in psychiatric emergencies: looking for evidence from clinical trials. Schizophr Res 2000;46:111–18.

Coutinho E, Fenton M, Quraishi S. Zuclopenthixol decanoate for schizophrenia and other serious mental illnesses. Cochrane Database Syst Rev 2000;(2):CD001164.

Davies S, Westin A, Castberg I, et al. Characterisation of zuclopenthixol metabolism by in vitro and therapeutic drug monitoring studies. Acta Psychiatr Scand 2010;122(6):444–53.

Fenton M, Coutinho ES, Campbell C. Zuclopenthixol acetate in the treatment of acute schizophrenia and similar serious mental illnesses. Cochrane Database Syst Rev 2000;(2):CD000525.

Stahl SM. How to dose a psychotropic drug: beyond therapeutic drug monitoring to genotyping the patient. Acta Psychiatr Scand 2010;122(6):440–1.

ÍNDICE POR USO

COMUMENTE PRESCRITO PARA (EM NEGRITO AS APROVAÇÕES DA FDA)

Abstinência alcoólica
  acamprosato, 15
  dissulfiram, 239
  clonidina, 177
  clorazepato, 183
  clordiazepóxido, 25
  diazepam, 229
  lorazepam, 427
  oxazepam, 561

Adição a nicotina
  bupropiona, 121
  vareniclina, 793

Afeto pseudobulbar
  dextrometorfano (com quinidina), 225

Agressão
  clozapina, 201
  propranolol, 631
  zuclopentixol, 845

Amnésia induzida por substância
  midazolam, 493

Ansiedade
  alprazolam, 25
  amitriptilina, 39
  amoxapina, 47
  buspirona, 145
  ciamemazina, 151
  citalopram, 157
  clomipramina, 163
  clonazepam, 171
  clonidina, 177
  clorazepato, 183
  clordiazepóxido, 189
  desipramina, 211
  diazepam, 229
  dotiepina, 249
  doxepina, 255
  duloxetina, 263
  escitalopram, 269
  fenelzina, 283
  fluoxetina, 313
  fluvoxamina, 329
  gabapentina (adjuvante), 335
  hidroxizina, 359
  imipramina, 369
  isocarboxazida, 377
  lofepramina, 415
  loflazepato, 421
  lorazepam, 427
  maprotilina, 451
  mianserina, 487
  mirtazapina, 503
  moclobemida, 509
  nefazodona, 537
  nortriptilina, 543

oxazepam, 561
paroxetina, 589
pregabalina, 627
reboxetina, 657
sertralina, 695
tiagabina, 721
tianeptina, 727
tranilcipromina, 749
trazodona, 755
trifluoperazina, 769
trimipramina, 789
venlafaxina, 797
vilazodona, 803

Bulimia nervosa/compulsão alimentar
  fluoxetina, 313
  topiramato, 743
  zonisamida, 831

Catatonia
  alprazolam, 25
  clonazepam, 171
  clorazepato, 183
  clordiazepóxido, 189
  diazepam, 229
  estazolam, 275
  flunitrazepam, 309
  flurazepam, 325
  loflazepato, 421
  lorazepam, 427
  midazolam, 493
  oxazepam, 561
  quazepam, 641
  temazepam, 717
  triazolam, 761

Delirium
  haloperidol (adjuvante), 351
  lorazepam (adjuvante), 427

Demência
  donepezila, 243
  galantamina, 341
  memantina, 459
  rivastigmina, 673

Demência na doença de Parkinson
  rivastigmina, 673

Dependência de álcool
  Nalmefeno, 525
  Naltrexona, 529

Dependência de opioide
  buprenorfina, 115
  naltrexona, 529

Depressão
  agomelatina, 19
  amissulprida, 31

amitriptilina, 39
amoxapina, 47
anfetamina (d), 53
anfetamina (d,l), 59
aripiprazol (adjuvante), 67
asenapina, 85
atomoxetina, 91
brexpiprazol (adjuvante), 107
bupropiona, 121
buspirona (adjuvante), 145
cariprazina, 141
cetamina, 147
ciamemazina, 151
citalopram, 157
clomipramina, 163
desipramina, 211
desvenlafaxina, 219
dotiepina, 249
doxepina, 255
duloxetina, 263
escitalopram, 269
fenelzina, 283
fluoxetina, 313
flupentixol, 319
fluvoxamina, 329
iloperidona, 363
imipramina, 369
isocarboxazida, 377
lisdexanfetamina, 403
lítio (adjuvante), 409
l-metilfolato (adjuvante), 483
lofepramina, 415
lurasidona, 443
maprotilina, 451
metilfenidato (d), 469
metilfenidato (d,l), 475
mianserina, 487
milnaciprano, 497
mirtazapina, 503
moclobemida, 509
modafinila (adjuvante), 515
nefazodona, 537
nortriptilina, 543
olanzapina, 551
paroxetina, 285
protriptilina, 635
quetiapina (adjuvante), 645
reboxetina, 657
selegilina, 679
sertindol, 689
sertralina, 695
sulpirida, 703
tianeptina, 727
tranilcipromina, 749
trazodona, 755
tri-iodotironina, 775
trimipramina, 789

venlafaxina, 797
vilazodona, 803
vortioxetina, 809

Depressão bipolar
  amoxapina, 47
  aripiprazol, 67
  armodafinila, 79
  asenapina, 85
  brexpiprazol, 107
  bupropiona, 121
  carbamazepina, 135
  cariprazina, 141
  combinação olanzapina-fluoxetina, 551
  fluoxetina, 245
  iloperidona, 363
  lamotrigina, 385
  lítio, 409
  lurasidona, 443
  modafinila, 515
  olanzapina, 551
  quetiapina, 645
  risperidona, 663
  sertindol, 689
  valproato (divalproex), 787
  ziprasidona, 819

Disfunção sexual
  bupropiona, 121
  flibanserina, 293

Doença de Alzheimer
  caprilideno, 131
  donepezila, 243
  galantamina, 341
  memantina, 459
  rivastigmina, 673

Doença de Parkinson
  selegilina, 679
  zonisamida, 831

Dor neuropática/dor crônica
  amitriptilina, 39
  amoxapina, 47
  carbamazepina, 24
  clomipramina, 163
  clonidina (adjuvante), 177
  desipramina, 211
  dotiepina, 249
  doxepina, 255
  duloxetina, 263
  gabapentina, 335
  imipramina, 369
  lamotrigina, 385
  levetiracetam, 383
  lofepramina, 415
  maprotilina, 451
  memantina, 459
  milnaciprano, 497
  nortriptilina, 543
  pregabalina, 627
  tiagabina, 721

topiramato, 743
trimipramina, 789
valproato (divalproex), 787
zonisamida, 831

Dor neuropática periférica
  pregabalina, 627

Efeitos colaterais extrapiramidais
  Benzotropina, 97
  Difenidramina, 235
  Triexifenidil, 765

Enurese
  imipramina, 369

Enxaqueca
  topiramato, 743
  valproato (divalproex), 787

Espasmo muscular
  diazepam, 229
  lorazepam, 427

Esquizofrenia
  amissulprida, 31
  aripiprazol, 67
  asenapina, 85
  brexpiprazol, 107
  carbamazepina (adjuvante), 135
  cariprazina, 141
  ciamemazina, 151
  clorpromazina, 195
  clozapina, 201
  flupentixol, 319
  haloperidol, 351
  iloperidona, 363
  lamotrigina (adjuvante), 385
  l-metilfolato (adjuvante), 483
  loxapina, 437
  lurasidona, 443
  mesoridazina, 463
  molindona, 521
  olanzapina, 551
  paliperidona, 577
  perfenazina, 597
  perospirona, 603
  pipotiazina, 617
  quetiapina, 645
  risperidona, 663
  sertindol, 689
  sulpirida, 703
  tioridazina, 731
  tiotixeno, 737
  trifluoperazina, 769
  valproato (divalproex) (adjuvante), 787
  ziprasidona, 819
  zotepina, 839
  zuclopentixol, 845

Fibromialgia
  amitriptilina, 39
  desvenlafaxina, 219
  duloxetina, 263
  milnaciprano, 497

oxibato de sódio, 573
pregabalina, 627

Hipertensão
  clonidina, 177
  guanfacina, 347

Incontinência urinária por estresse
  duloxetina, 263

Indução de sedação
  hidroxizina, 359
  midazolam, 493

Insônia
  agomelatina, 19
  alprazolam, 15
  amitriptilina, 39
  amoxapina, 47
  clomipramina, 163
  clonazepam, 171
  desipramina, 211
  diazepam, 229
  dotiepina, 249
  doxepina, 255
  estazolam, 275
  eszopiclona, 289
  flunitrazepam, 309
  flurazepam, 325
  hidroxizina, 359
  imipramina, 369
  lofepramina, 415
  lorazepam, 427
  maprotilina, 451
  mianserina, 487
  nortriptilina, 543
  quazepam, 641
  ramelteon, 653
  suvorexant, 709
  tasimelteon, 713
  temazepam, 717
  trazodona, 755
  triazolam, 761
  trimipramina, 789
  zaleplon, 815
  zolpidem, 827
  zopiclona, 835

Irritabilidade relacionada a autismo
  aripiprazol, 67
  risperidona, 663

Manejo do peso
  fentermina-topiramato, 289
  lorcaserina, 433
  naltrexona-bupropiona, 533
  topiramato, 743
  zonisamida, 831

Mania
  alprazolam (adjuvante), 25
  aripiprazol, 67
  asenapina, 85
  brexpiprazol, 107
  carbamazepina, 135

Índice por uso **853**

cariprazina, 141
clonazepam (adjuvante), 171
clorpromazina, 195
iloperidona, 363
lamotrigina, 385
levetiracetam, 383
lítio, 409
lorazepam (adjuvante), 427
lurasidona, 443
olanzapina, 551
quetiapina, 645
risperidona, 663
sertindol, 689
valproato (divalproex), 787
ziprasidona, 819
zotepina, 839

Manutenção bipolar
  aripiprazol, 67
  asenapina, 85
  brexpiprazol, 107
  carbamazepina,135
  cariprazina, 141
  combinação olanzapina-fluoxetina, 551
  iloperidona, 363
  lamotrigina, 385
  lítio, 409
  lurasidona, 443
  olanzapina, 551
  quetiapina, 645
  risperidona (injetável), 663
  sertindol, 689
  valproato (divalproex), 787
  ziprasidona, 819

Narcolepsia
  anfetamina (d), 53
  anfetamina (d,l), 59
  lisdexanfetamina, 403
  metilfenidato (d), 469
  metilfenidato (d,l), 475
  modafinila, 515
  oxibato de sódio, 809

Náusea/vômitos
  clorpromazina, 195
  hidroxizina, 359
  perfenazina, 597

Neuralgia glossofaríngea
  carbamazepina, 135

Neuralgia pós-herpética
  gabapentina, 335

Neuralgia trigeminal
  carbamazepina, 135

Neutropenia
  lítio, 409

Porfíria
  clorpromazina, 195

Problemas comportamentais
  aripiprazol, 67
  asenapina,85
  brexpiprazol, 107
  cariprazina, 141
  clorpromazina, 195
  haloperidol, 351
  iloperidona, 363
  lurasidona, 443
  olanzapina, 551
  paliperidona, 577
  quetiapina, 645
  risperidona, 663
  ziprazidona, 819

Prurido
  doxepina, 255
  hidroxizina, 359

Psicose
  alprazolam (adjuvante), 25
  amissulprida, 31
  aripiprazol, 67
  asenapina, 85
  blonanserina, 101
  brexpiprazol, 107
  carbamazepina (adjuvante), 135
  cariprazina, 141
  ciamemazina, 151
  clonazepam (adjuvante), 171
  clorpromazina, 195
  clozapina, 201
  flufenazina, 297
  flupentixol, 319
  haloperidol, 351
  iloperidona, 363
  lamotrigina (adjuvante), 385
  lorazepam (adjuvante), 427
  loxapina, 437
  lurasidona, 443
  mesoridazina, 463
  molindona, 521
  olanzapina, 551
  paliperidona, 577
  perfenazina, 597
  perospirona, 603
  pimavanserina, 607
  pimozida, 611
  pipotiazina, 617
  quetiapina, 645
  risperidona, 663
  sertindol, 689
  sulpirida, 703
  tioridazina, 731
  tiotixeno, 737
  trifluoperazina, 769
  valproato (divalproex) (adjuvante), 787
  ziprasidona, 819
  zotepina, 839
  zuclopentixol, 845

Psicose na doença de Parkinson
  pimavanserina, 607

Reversão dos efeitos benzodiazepínicos
  flumazenil, 305

Síndrome das pernas inquietas
  gabapentina ER, 335

Síndrome de cataplexia
  clomipramina, 163
  imipramina, 369
  oxibato de sódio, 573

Síndrome de Tourette
  clonidina, 177
  haloperidol, 351
  pimozida, 611

Sintomas vasomotores
  desvenlafaxina, 219
  duloxetina, 263
  paroxetina, 589

Soluço intratável
  clorpromazina, 195

Sonolência excessiva em narcolepsia, síndrome da apneia/hipopneia obstrutiva do sono, transtorno do sono decorrente de trabalho em turnos
  armodafinila, 79
  modafinila, 515
  oxibato de sódio (somente em narcolepsia), 573
  tasimelteon (somente em transtorno do sono decorrente de trabalho em turnos), 713

Tétano
  clorpromazina, 195

Transtorno afetivo sazonal
  bupropiona, 121

Transtorno bipolar
  alprazolam (adjuvante),25
  amoxapina, 47
  aripiprazol, 67
  asenapina, 85
  brexpiprazol, 107
  bupropiona, 121
  carbamazepina, 135
  cariprazina, 141
  ciamemazina, 151
  clonazepam (adjuvante), 171
  clorpromazina, 195
  combinação olanzapina-fluoxetina, 551
  doxepina, 255
  flufenazina, 297
  fluoxetina, 313
  flupentixol, 319
  gabapentina (adjuvante), 335
  haloperidol, 351

iloperidona, 363
lamotrigina, 385
levetiracetam, 383
lítio, 409
lorazepam (adjuvante), 427
loxapina, 437
lurasidona, 443
molindona, 521
olanzapina, 551
oxcarbazepina, 567
paliperidona, 577
perfenazina, 617
pipotiazina, 617
quetiapina, 645
risperidona, 663
sertindol, 689
tiotixeno, 737
topiramato (adjuvante), 743
trifluoperazina, 769
valproato (divalproex), 787
ziprasidona, 819
zonisamida, 831
zotepina, 839
zuclopentixol, 845

Transtorno de ansiedade generalizada
 alprazolam, 25
 citalopram, 157
 desvenlafaxina, 219
 duloxetina, 263
 escitalopram, 269
 fluoxetina, 313
 fluvoxamina, 329
 mirtazapina, 503
 paroxetina, 589
 pregabalina, 627
 sertralina, 695
 tiagabina (adjuvante), 721
 venlafaxina, 797

Transtorno de ansiedade social
 citalopram, 157
 clonidina, 177
 desvenlafaxina, 219
 escitalopram, 269
 fenelzina, 283
 fluoxetina, 313
 fluvoxamina, 329
 isocarboxazida, 377
 moclobemida, 509
 paroxetina, 589
 pregabalina, 627
 sertralina, 695
 tranilcipromina, 749
 venlafaxina, 797

Transtorno de déficit de atenção/hiperatividade
 anfetamina (d), 53
 anfetamina (d,l), 59
 armodafinila, 79
 atomoxetina, 91

bupropiona, 121
clonidina, 177
clorpromazina (hiperatividade), 195
guanfacina, 347
haloperidol (hiperatividade), 351
lisdexanfetamina, 403
metilfenidato (d), 469
metilfenidato (d,l), 483
modafinila, 515
reboxetina, 657

Transtorno de estresse pós-traumático
 citalopram, 157
 clonidina, 177
 desvenlafaxina, 219
 escitalopram, 269
 fluoxetina, 313
 fluvoxamina, 329
 mirtazapina, 503
 nefazodona, 537
 paroxetina, 589
 prazosina (pesadelos), 623
 propranolol (profilático), 631
 sertralina, 695
 venlafaxina, 797

Transtorno de pânico
 alprazolam, 25
 citalopram, 157
 clonazepam, 171
 desvenlafaxina, 219
 escitalopram, 269
 fenelzina, 283
 fluoxetina, 313
 fluvoxamina, 329
 isocarboxazida, 377
 lorazepam, 427
 mirtazapina, 503
 nefazodona, 537
 paroxetina, 589
 pregabalina, 627
 reboxetina, 657
 sertralina, 695
 tranilcipromina, 749
 venlafaxina, 797

Transtorno disfórico pré-menstrual
 citalopram, 157
 desvenlafaxina, 219
 escitalopram, 269
 fluoxetina, 313
 paroxetina, 589
 sertralina, 695
 venlafaxina, 797

Transtorno do ciclo sono-vigília não de 24 horas
 tasimelteon, 713

Transtorno esquizoafetivo
 amissulprida, 31
 aripiprazol, 67
 asenapina, 85

brexpiprazol, 107
carbamazepina (adjuvante), 135
cariprazina, 141
ciamemazina, 151
clorpromazina, 195
clozapina, 201
flupentixol, 319
haloperidol, 351
iloperidona, 363
lamotrigina (adjuvante), 385
l-metilfolato (adjuvante), 483
loxapina, 437
lurasidona, 443
mesoridazina, 463
molindona, 521
olanzapina, 551
paliperidona, 577
perfenazina, 597
perospirona, 603
pipotiazina, 617
quetiapina, 645
risperidona, 663
sertindol, 689
sulpirida, 703
tioridazina, 731
tiotixeno, 737
trifluoperazina, 769
valproato (divalproex) (adjuvante), 787
ziprasidona, 819
zotepina, 839
zuclopentixol, 845

Transtorno obsessivo-compulsivo
 citalopram, 157
 clomipramina, 163
 escitalopram, 269
 fluoxetina, 313
 fluvoxamina, 329
 paroxetina, 589
 sertralina, 695
 venlafaxina, 797
 vilazodona, 803

Transtornos convulsivos
 carbamazepina, 135
 clonazepam, 171
 clorazepato (adjuvante), 183
 diazepam, 229
 gabapentina, 335
 lamotrigina, 385
 levetiracetam, 383
 lorazepam, 427
 oxcarbazepina, 567
 pregabalina (adjuvante), 627
 tiagabina, 721
 topiramato, 743
 valproato (divalproex), 787
 zonisamida, 831

Transtornos globais do desenvolvimento
 guanfacina, 347

ÍNDICE POR CLASSE

Alimentos medicinais
 caprilideno, 131
 l-metilfolato, 483

Ansiolíticos
 alprazolam, 25
 amitriptilina, 39
 amoxapina, 47
 buspirona, 145
 citalopram, 157
 clomipramina, 163
 clonazepam, 171
 clonidina, 177
 clorazepato, 183
 clordiazepóxido, 189
 desipramina, 211
 diazepam, 229
 dotiepina, 249
 doxepina, 255
 duloxetina, 263
 escitalopram, 269
 fenelzina, 283
 fluoxetina, 313
 fluvoxamina, 329
 gabapentina (adjuvante), 335
 hidroxizina, 359
 imipramina, 369
 isocarboxazida, 377
 lofepramina, 415
 loflazepato 421
 lorazepam, 427
 maprotilina, 451
 mirtazapina, 503
 moclobemida, 509
 nefazodona, 537
 nortriptilina, 543
 oxazepam, 561
 paroxetina, 589
 prazosina, 623
 pregabalina, 627
 propranolol, 631
 reboxetina, 657
 sertralina, 695
 tiagabina (adjuvante), 721
 tianeptina, 727
 tranilcipromina, 749
 trazodona, 755
 trifluoperazina, 769
 trimipramina, 789
 venlafaxina, 797
 vilazodona, 803

Antagonistas de NMDA
 cetamina, 147
 dextrometorfano, 225

Anticolinérgicos
 benzotropina, 97
 difenidramina, 235
 triexifenidil, 765

Anticonvulsivantes
 carbamazepina, 135
 clonazepam, 171

 clorazeapato (adjuvante), 183
 diazepam, 229
 gabapentina, 335
 lamotrigina, 385
 levetiracetam, 383
 lorazepam, 427
 oxcarbazepina, 567
 pregabalina, 627
 tiagabina, 721
 topiramato, 743
 valproato (divalproex), 787
 zonisamida, 831

Antidepressivos
 amitriptilina, 39
 amoxapina, 47
 atomoxetina, 91
 bupropiona, 121
 citalopram, 157
 clomipramina, 163
 desipramina, 211
 desvenlafaxina, 219
 dotiepina, 249
 doxepina, 255
 duloxetina, 263
 escitalopram, 269
 fenelzina, 283
 fluoxetina, 313
 fluvoxamina, 329
 imipramina, 369
 isocarboxazida, 377
 levomilnaciprano, 397
 l-metilfolato (adjuvante), 483
 lofepramina, 415
 maprotilina, 451
 mianserina, 487
 milnaciprano, 497
 mirtazapina, 503
 moclobemida, 509
 nefazodona, 537
 nortriptilina, 543
 paroxetina, 589
 protriptilina, 635
 reboxetina, 657
 selegilina, 679
 sertralina, 695
 tianeptina, 727
 tranilcipromina, 749
 trazodona, 755
 tri-iodotironina, 775
 trimipramina, 789
 venlafaxina, 797
 vilazodona, 803
 vortioxetina, 809

Antipsicóticos
 amissulprida, 31
 aripiprazol, 67
 asenapina, 85
 blonanserina, 101
 brexpiprazol, 107
 cariprazina, 141
 ciamemazina, 151

 clorpromazina, 195
 clozapina, 201
 flufenazina, 297
 flupentixol, 319
 haloperidol, 351
 iloperidona, 363
 loxapina, 437
 lurasidona, 443
 mesoridazina, 463
 molindona, 521
 olanzapina, 551
 paliperidona, 577
 perfenazina, 597
 perospirona, 603
 pimozida, 611
 pipotiazina, 617
 quetiapina, 645
 risperidona, 663
 sertindol, 689
 sulpirida, 703
 tioridazina, 731
 tiotixeno, 737
 trifluoperazina, 769
 ziprasidona, 819
 zotepina, 839
 zuclopentixol, 845

Estabilizadores do humor
 alprazolam (adjuvante), 25
 amoxapina, 47
 aripiprazol, 67
 bupropiona, 121
 carbamazepina, 135
 cariprazina, 141
 clonazepam (adjuvante), 171
 clorpromazina, 195
 combinação olanzapina-fluoxetina, 551
 doxepina, 255
 flufenazina, 297
 fluoxetina, 313
 flupentixol, 319
 gabapentina (adjuvante), 335
 haloperidol, 351
 lamotrigina, 385
 levetiracetam (adjuvante), 383
 lítio, 409
 lorazepam (adjuvante), 427
 loxapina, 437
 lurasidona, 443
 molindona, 521
 olanzapina, 551
 oxcarbazepina, 567
 perfenazina, 597
 pipotiazina, 617
 pregabalina (adjuvante), 627
 quetiapina, 645
 risperidona, 663
 tiotixeno, 737
 topiramato (adjuvante), 743
 trifluoperazina, 769
 valproato (divalproex), 787
 ziprasidona, 819

zonisamida (adjuvante), 831
zotepina, 839
zuclopentixol, 845

Estimulante da libido
  flibanserina, 293

Estimulantes
  anfetamina (d), 53
  anfetamina (d,l), 59
  lisdexanfetamina, 403
  metilfenidato (d), 469
  metilfenidato (d.l), 475

Estimulantes cognitivos
  anfetamina (d), 53
  anfetamina (d.l), 59
  atomoxetina, 91
  bupropiona, 121
  caprilideno, 131
  clonidina, 177
  combinação memantina-donepezila, 459
  donepezila, 243
  galantamina, 341
  memantina, 459
  metilfenidato (d), 469
  metilfenidato (d,l), 475
  modafinila, 515
  reboxetina, 657
  rivastigmina, 653

Hipnóticos sedativos
  agomelatina, 19
  estazolam, 275
  eszopiclona, 289
  flunitrazepam, 309
  flurazepam, 325

midazolam, 493
quazepam, 641
ramelteon, 653
temazepam, 717
trazodona, 755
triazolam, 761
zaleplon, 815
zolpidem, 827
zopiclona, 835

Manejo do peso
  fentermina-topiramato, 289
  lorcaserina, 433

Tratamentos de doença de Alzheimer
  caprilideno, 131
  combinação memantina-donepezila, 459
  donepezila, 243
  galantamina, 341
  memantina, 459
  rivastigmina, 673

Tratamentos para dor crônica/ neuropática
  amitriptilina, 39
  amoxapina, 47
  carbamazepina, 135
  clomipramina, 163
  clonidina (adjuvante), 177
  desipramina, 211
  dotiepina, 249
  doxepina, 255
  gabapentina, 335
  imipramina, 369
  lamotrigina, 385
  levetiracetam, 383

lofepramina, 415
maprotilina, 451
memantina, 459
milnaciprano, 497
nortriptilina, 543
oxibato de sódio, 573
pregabalina, 627
tiagabina, 721
topiramato, 743
trimipramina, 789
valproato (divalproex), 787
zonisamida, 831

Tratamentos para transtorno de déficit de atenção/hiperatividade
  anfetamina (d), 53
  anfetamina (d,l), 59
  atomoxetina, 91
  bupropiona, 121
  clonidina, 177
  clorpromazina, 195
  guanfacina, 347
  haloperidol, 351
  lisdexanfetamina, 403
  metilfenidato (d), 469
  metilfenidato (d,l), 475
  modafinila, 515
  reboxetina, 657

Tratamentos para transtorno relacionado ao uso de substância
  acamprosato, 15
  buprenorfina, 115
  dissulfiram, 239
  nalmefeno, 525
  naltrexona, 529
  vareniclina, 793